T0222921

Die
Arzneimittel-Synthese

auf Grundlage der Beziehungen zwischen chemischem Aufbau und Wirkung

Für Ärzte, Chemiker und Pharmazeuten

von

Dr. Sigmund Fränkel

a. o. Professor für medizinische Chemie an der Wiener Universität

Dritte, umgearbeitete Auflage

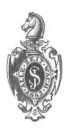

Springer-Verlag Berlin Heidelberg GmbH
1912

ISBN 978-3-662-37318-7   ISBN 978-3-662-38055-0 (eBook)
DOI 10.1007/978-3-662-38055-0
Softcover reprint of the hardcover 3rd edition 1912

Vorwort zur zweiten Auflage.

In verhältnismäßig kurzer Zeit sieht sich die Verlagsbuchhandlung veranlaßt, eine zweite Auflage dieses Buches zu veranstalten. Das Werk erscheint nunmehr zum großen Teile neu bearbeitet und durch eine Reihe neuer Kapitel bereichert. Einem vielfach geäußerten Wunsche der Fachgenossen entsprechend ist die benützte Literatur angegeben, so daß das Buch als Nachschlagewerk benützt werden kann. Die Literatur ist bis September 1905 berücksichtigt. Mehrere Register erleichtern die Benützung des Werkes. Dem Verhalten der Substanzen im Organismus ist ein eigenes Register gewidmet. Ich bin zahlreichen deutschen und englischen Fachgenossen für Mitteilungen und Korrekturen zu Dank verpflichtet. Es sind nunmehr in diesem Buche viele anderweitig nicht veröffentlichte Untersuchungen, die teils aus meinem Institute stammen, teils mir von Fachgenossen und Fabrikchemikern zur Verfügung gestellt wurden, enthalten. Ebenso hat eine neuerliche Durchsicht der Literatur wertvolle Ergänzungen geliefert. In seiner gegenwärtigen Fassung vertritt das Buch durchaus den Standpunkt, die Wirkungen vom stereochemischen Gesichtspunkte aus zu erklären.

Für Korrekturen und Mitteilungen werde ich den Fachgenossen stets dankbar sein.

Wien, Oktober 1905.　　　　　　　　　　**Sigmund Fränkel.**

Vorwort zur dritten Auflage.

Die vorliegende dritte Auflage ist bedeutend vergrößert und neuerlich zum Teil umgearbeitet. Die Literatur ist bis Oktober 1911 berücksichtigt. Vor Benützung des Buches wolle man die Nachträge beachten. Hoffentlich erwirbt sich die „Arzneimittelsynthese" im neuen Gewande ebenso viele Freunde, wie in den früheren Auflagen.

Wien, im November 1911. **Sigmund Fränkel.**

Inhalts-Verzeichnis.

Einleitung.

Die Pharmakologie hat in der zweiten Hälfte des vorigen Jahrhunderts eine eigenartige Vermehrung des Arzneischatzes erfahren. Die früheren Jahrhunderte hatten Heilmittel verschiedenster Art auf Grund reiner Empirie der verschiedensten Völker gehabt, Heilmittel anorganischer und organischer Natur; in den letzten Jahrhunderten wurden besonders mit steigender Erkenntnis der anorganischen Körper, namentlich im iatrochemischen Zeitalter, viele anorganische Substanzen, vor allem Metallsalze, als neuer Zuwachs für die Therapie geschaffen. Es entstand aber gleichsam eine neue Arzneimittellehre in dem Momente, als man nicht nur auf Grund von Empirie und Aberglauben und Überlieferung die Drogen benützte, sondern durch das Bemühen der Chemiker die Drogen selbst einer Untersuchung in der Richtung unterwarf, daß man ihre wirksamen Bestandteile zu isolieren sich bestrebte. Mit der Entdeckung der reinen Pflanzenalkaloide war der erste große Fortschritt gemacht, welcher zeigte, daß nicht die chemisch aus verschiedensten Substanzen bestehende Droge, sondern ein oder mehrere chemische Individuen die Träger der einer Droge eigentümlichen Wirkung waren. Diese Erkenntnis mußte dazu führen, mit der oft auf Aberglauben beruhenden Überlieferung zu brechen und so eine große Reihe von Drogen aus der Benützung auszuschalten. Die Reindarstellung chemischer Individuen bedeutete aber auch einen großen Fortschritt in dem Sinne, als man nunmehr die eigentlich wirksamen Substanzen selbst genau dosieren konnte, was ja bei dem wechselnden Gehalt der Drogen an wirksamen Bestandteilen bis zu diesem Zeitpunkte eine Sache der Unmöglichkeit war. Die physiologische Untersuchung der aktiven Prinzipien selbst gab nun Aufschluß über die reine Wirkung des Mittels. Man konnte auf diese Weise auch eine Reihe von Nebenwirkungen und unangenehmen Eigenschaften, die sich auf Geschmack und Geruch bezogen, ausschalten, wenn diese Nebenwirkungen nicht dem wirksamen Bestandteil, sondern anderen an der Grundwirkung der Droge nicht beteiligten Substanzen zukamen. Das Studium der chemischen Konstitutionen der als wirksam erkannten organischen Verbindungen mußte dazu führen, Versuche anzustellen, auf synthetischem Wege dieselben Körper aufzubauen. Dieser einen großen Richtung der synthetischen Chemie der Arzneimittel folgte aber bald eine theoretisch ungleich wichtigere, die wohl zum großen Teile ihren

Ursprung darin gefunden hat, daß man, bei dem damaligen und bei dem gegenwärtigen Stande der synthetischen Chemie, so komplizierte Körper, wie die meisten Pflanzenalkaloide und andere Bestandteile der wirksamen Drogen sind, auf synthetischem Wege aufzubauen nicht vermochte. Man versuchte nun zu erkennen, auf welchem Teile des Moleküles die Wirkungen der Substanzen beruhen und von diesem Gesichtspunkte aus analog konstituierte Körper aufzubauen, in der Voraussicht, daß die analoge Konstitution den Körpern eine analoge physiologische Wirkung im Organismus verleihen müsse. Solche Bemühungen haben den Gedanken zur natürlichen Voraussetzung, daß die physiologische Wirkung der Körper außer von bestimmten physikalischen Verhältnissen in erster Linie von dem chemischen Aufbau abhängt. Hierbei muß man auch den Umstand berücksichtigen, daß man nicht zu einer sklavischen Nachahmung der Konstitution der natürlichen Arzneimittel gezwungen ist. Sind doch die von der Natur gegebenen Substanzen nicht von dem teleologischen Gesichtspunkte aufzufassen, als ob sie in der Pflanze zu dem Zwecke entstünden, damit sie der Mensch als Arzneimittel erkenne und benütze, sondern unter den so mannigfaltigen, in der Pflanzenwelt vorkommenden chemischen Körpern hat die Jahrtausende alte Empirie einige wenige zu finden vermocht, welche physiologische Wirksamkeit zeigten und unter diesen wenigen einige gefunden, die als Arzneimittel verwertbar sind. Naturgemäß sind nun diese in der Natur vorkommenden Substanzen in der Pflanze Produkte, die eine bestimmte Rolle im Leben und in der Anatomie dieser Organismen spielen.

Wenn wir sie aber als Arzneimittel benützen, so tun wir es in dem Bewußtsein, daß wir bestimmte, im Molekül dieser Substanzen vorkommende Gruppierungen für unsere Zwecke ausnützen, und daß nicht immer das gesamte Molekül dieser in der Natur vorkommenden chemischen Individuen an der Wirkung beteiligt sein muß, weil diese Körper nicht nach Gründen der Zweckmäßigkeit als Arzneimittel von der Natur aufgebaut sind. Wenn wir einen chemischen Körper, der als Arzneimittel dienen soll, aufbauen, so schaffen wir in demselben nach Möglichkeit nur wirksame Gruppierungen oder wir lagern Gruppen an, um die zu starke Wirkung der Grundsubstanz abzuschwächen. In den natürlich vorkommenden Arzneimitteln hingegen, welche ja nicht nach dem Plane aufgebaut sind, als solche zu dienen, sondern deren durch pflanzenphysiologische Ursachen bestimmter chemische Aufbau zufällig sich auch in der Therapie verwerten läßt, kann wohl der ganze Körper als solcher an der Wirkung beteiligt sein, es kann aber, und das wird wohl der häufigere Fall sein, nur von einem Teile des großen Moleküles der pharmakologische Effekt abhängen. Anderseits muß die vorhandene wirksame Gruppierung nicht die bestmögliche sein. Wir sind also daher gar nicht darauf angewiesen, um jeden Preis auf synthetischem Wege den in der Natur vorkommenden Körper genau aufzubauen, sondern es genügt, wenn wir Substanzen erhalten, die in der Wirkung mit den natürlich vorkommenden, die uns als Exemplum trahens dienen, identisch sind, und dies kann geschehen, wenn unsere pharmakologischen Studien und Spekulationen, welche sich auf die physiologischen Effekte der Abbauprodukte stützen, uns über den Bau der eigentlich wirksamen Gruppen aufklären.

Eine große Bereicherung unserer Erkenntnis trat mit dem ungeahnten Aufschwunge der synthetischen organischen Chemie ein, als man sich, hauptsächlich ausgehend von der Erkenntnis der Wirkung einfach gebauter Substanzen, bemühte, durch physiologische Untersuchung ganzer Körperklassen, die auf synthetischem Wege gewonnen wurden, in diesen Klassen einzelne Individuen zu finden, die wegen ihrer Eigenschaften als Arzneimittel verwertbar waren. Je mehr nun Kenntnisse dieser Art sich erweiterten, je eingehender unsere Erfahrungen über die Wirkung einzelner Gruppierungen sich gestalteten, desto mehr war der Weg vorbereitet, den Chemiker und Pharmakologen der neuesten Zeit mit sichtlich großem Erfolge betreten haben, der Weg des planmäßigen Aufbauens und Findens neuer Körper, mit pharmakologisch verwertbaren Eigenschaften, welche als Arzneimittel therapeutische Verwendung finden sollten. Es zeigte sich nun bald, daß hier ein bedeutender Unterschied in den Resultaten eintreten mußte zwischen den Forschungen, welche die erste Hälfte des 19. Jahrhunderts charakterisierten und die sich darauf bezogen, aus den wirksamen Drogen den wirksamen Bestandteil, das aktive Prinzip, zu isolieren und der neuen Richtung, welche nicht etwa das in der Natur Vorhandene suchte und nachahmte, sondern Neues, in der Natur nicht Vorhandenes, auf Grund von Erfahrungen und Spekulationen schuf. Diese Richtung mußte nun ganze Körperklassen, eine Reihe von analog gebauten Individuen schaffen, Körper, die in ihrer Grundwirkung miteinander übereinstimmten und denen durch synthetische Prozesse eine Reihe von Nebenwirkungen benommen wurden. Das Resultat dieser Richtung war eine Unzahl von physiologisch wirksamen Substanzen und erst die therapeutische Erfahrung konnte aus jeder Klasse wirksamer Körper dasjenige Individuum heraussuchen, welches als bester Träger der charakteristischen Wirkung mit möglichst wenig schädlichen Nebeneigenschaften, als eigentliches Arzneimittel, Verwendung finden konnte. War man bis zu diesem Zeitpunkte darauf angewiesen, nur mit dem von der Natur Gebotenen in der Arzneitherapie vorlieb zu nehmen, so zeigte sich nun eine fast unendliche Fülle von Möglichkeiten, über die Natur hinausgehend Neues zu schaffen.

Wie der Künstler als sein Ziel nicht etwa die sklavische Nachahmung der Natur, welche die Kunst zur einfachen Reproduktion herabwürdigen würde, ansieht, sondern seine subjektive Anschauung vom Schönen benützt, um neues Schöne, welches die Natur in dieser Form nicht gerade bietet, aus sich heraus zu schaffen, wohl unter der Benützung des Natürlichen, aber in einer neuen, dem Künstler eigentümlichen Art der Darstellung, so muß auch der synthetische Chemiker neue Körperklassen in der Weise schaffen, daß er, angeregt durch die Wirkungen in der Natur vorkommender Körper und geleitet von seiner chemischen und pharmakodynamischen Erkenntnis der wirksamen Gruppierungen in solchen Substanzen, neue Körperklassen darstellt, zum Teile wohl auf Spekulation basierend, gleich wie der Künstler auf der Betrachtung des ihm subjektiv schön Erscheinenden.

Doch war hier für den Chemiker, welcher physiologisch wirksame Körper aufgebaut hatte, auf Grundlage von wirklicher Erkenntnis oder von Spekulation, ein natürliches Kriterium in der therapeutischen Erfahrung am Krankenbette gegeben, eine Erfahrung, die von tausenden Ärzten in den verschiedensten Ländern und unter den verschiedensten Bedingungen gesammelt, nur dem wirklich Guten und Brauchbaren zum endlichen Siege verhelfen konnte.

Wurde nun mit steigender Erkenntnis eine neue wirksame Körperklasse mit wertvolleren Eigenschaften in derselben therapeutischen Richtung erschlossen, als es die bisher verwendete Substanz war, so mußte der anfänglich gut verwertbare Körper dem besseren gegenüber im Wettkampfe unterliegen. Dieses Ringen und Schaffen förderte diese neue Richtung in so überraschender Weise, daß die synthetisch gewonnenen, physiologisch wirksamen Körper mit therapeutisch verwertbaren Eigenschaften schon nach Tausenden zählen. Aber wir stecken noch immer in den Kinderschuhen der Arzneimittelsynthese. Wir suchen in der Natur vorhandene Arzneikörper synthetisch darzustellen oder ihnen verwandte Substanzen mit ähnlichen oder gleichen Wirkungen. Wir finden beim planmäßigen Studium neuer chemischer Körperklassen, die wir auf bekannte Wirkungen prüfen, neue Individuen mit solchen Wirkungen; aber die Therapie mit ihrer ungeheueren Mannigfaltigkeit stellt immer neue Anforderungen nach neuen Wirkungen und wiederholt stetig den Wunsch nach Befriedigung ihres Bedürfnisses an Substanzen, denen therapeutische Wirkungen eigen sind, die kein von der Natur uns gebotenes Mittel besitzt. Von der synthetischen Chemie erhofft man nun, daß sie von dem pharmakologischen Studium der so zahlreichen dargestellten Körperklassen und Individuen unterstützt und angeregt, Substanzen darstellt und findet, welchen neue, von der Natur nicht gebotene therapeutische Eigenschaften innewohnen.

Das planmäßige Studium der chemischen Vorgänge im Organismus, insbesondere das Studium der chemischen Reaktionen, mit welchen sich der tierische Körper vor der Einwirkung bestimmter Gifte, sei es solcher, die normalerweise etwa durch die Fäulnis im Darme entstehen oder von Giften, die ihm künstlich zugeführt werden, der Hauptsache nach aber das chemische Studium und die Isolierung der Substanzen, durch welche sich der Organismus vor der Einwirkung der Mikroorganismen und der Produkte ihrer Lebenstätigkeit schützt, müssen uns die Wege zeigen, wie wir durch Zufuhr bestimmter chemischer Verbindungen diesen Selbstschutz des Organismus unterstützen oder hervorrufen und steigern können. Anderseits können uns Spekulationen über diese Vergiftungsvorgänge unter normalen und pathologischen Bedingungen, die sich ja bei verschiedenen Individuen und bei verschiedenen Tierklassen so eigentümlich different abspielen, zu der Erkenntnis führen, worauf das auffällige refraktäre Verhalten bestimmter Tierklassen gegen bestimmte Gifte und gegen bestimmte Infektionen beruht. Wenn wir sehen, daß einzelne Tiere Infektionen, die dem Menschen verderblich sind, überhaupt nicht unterliegen, wenn wir weiter sehen, wie einzelne, für den Menschen äußerst giftige Substanzen bestimmte Tierklassen

gar nicht tangieren, so müssen wir durch Spekulation über die Wechselwirkung zwischen wirkender Substanz und Organismus, dahin geführt
werden, anzunehmen, daß entweder diese giftige Substanz so rasch
in dem betreffenden Organismus zu Zerfall geht, neutralisiert oder abgebaut wird, daß sie wegen ihrer mangelhaften Resistenz der Einwirkung
dieses speziellen Organismus gegenüber eine physiologische Wirkung
auf denselben auszuüben nicht in der Lage ist, oder daß die Substanz
in einem Organismus, den sie nicht zu alterieren vermag, aus dem Grunde
sich so refraktär verhält, weil sie für diesen Organismus chemisch so
resistent gebaut ist, daß sie mit seinen Geweben in Wechselwirkung zu
treten nicht vermag, was wohl auch an der stereochemischen Konfiguration liegen kann. Es kann auch der Fall vorliegen, dass die
betreffenden Erfolgszellen diese Substanz physikalisch nicht aufnehmen.

So ist Atropin, welches für den Menschen ein sehr heftiges Gift
ist, für Kaninchen von sehr geringem giftigem Effekte. Ja es ist bekannt, daß sich Kaninchen ohne Schaden von Blättern der Belladonna-
pflanze ernähren können und Dragendorff[1]) konnte im Muskelfleische
von Kaninchen, die mit Atropin gefüttert waren, das unveränderte
Atropin quantitativ bestimmen. Kaninchen scheiden 15—20 % des
injizierten Atropins durch den Harn wieder aus. Aber man kann
den Organismus durch Angewöhnung dahin bringen, daß selbst große
Dosen in 24 Stunden aus den Organen verschwinden. Die Leber und
das Blut hat dann eine erhöhte Zerstörungsfähigkeit für Atropin und
die Niere scheidet den nicht zerstörten Teil schneller aus. Die ange-
borene Widerstandsfähigkeit des Kaninchens beruht in erster Linie
auf der Zerstörungsfähigkeit von Blut und Leber für Atropin, die
Empfindlichkeit der Katze auf dem Fehlen dieser Vorgänge[2]). Wenn wir
nun sehen, daß unser Organismus bei der normalen Entgiftung giftiger,
ihm kontinuierlich zugeführter Substanzen, wie der Phenole, die bei der
Fäulnis im Darme entstehen, in der Weise vorgeht, daß er diese Substanzen in saure gepaarte Verbindungen verwandelt, wie die Ätherschwefelsäuren und die gepaarten Glykuronsäuren, die sich im Stoffwechsel so ungeheuer resistent verhalten, daß sie weiter keine physiologischen Wirkungen besitzen und unverändert ausgeschieden werden, wenn
wir ferner sehen, daß der Organismus Blausäurederivate von großer
Giftigkeit in resistente, ungiftige Rhodanderivate durch Synthese mit
einer Sulfhydrylgruppe überführt, so muß uns eine analoge Spekulation
dahin leiten, unseren Organismus gegen die Gifte anderer Art in der
Weise zu schützen, daß wir ihm die Fähigkeit verleihen, solche Gifte
in ihrer Resistenz dem Organismus gegenüber zu steigern und sie auf
diese Weise für den Organismus wirkungslos zu machen. Die andere
Möglichkeit hingegen, die chemische Wechselwirkung der vergiftenden
Substanz mit dem betroffenen Organismus zu beschleunigen und durch
raschen Abbau des Giftes innerhalb des tierischen Körpers dasselbe
unwirksam zu machen, bietet bei dem meist an und für sich schon resi-

---

[1]) Koppe, Dissert. Dorpat 1866, Dragendorff, Pharm. Zeitschr. f. Russland
5 p. 92.
[2]) M. Cloetta, AePP. **64,** 427 (1911).

stenten Baue der giftigen Substanzen eine geringe Wahrscheinlichkeit nach dieser Richtung hin. Die physiologische Tätigkeit des Organismus durch Zufuhr von wirksamen Substanzen zu heben, liegt aber immerhin nahe, wenn man bedenkt, daß der Organismus auch ohne Unterstützung diesen Weg einschlagen kann.

Es bietet sich tatsächlich eine solche Möglichkeit, daß der Organismus sich einer sehr giftigen Substanz in der Weise entledigt, daß er sie gleichsam wie ein Nahrungsmittel zum Zerfall und zur Verbrennung bringt. E. S. Faust [1]) hat nachweisen können, daß die Angewöhnung an Morphin nur auf dem Umstande beruht, daß dieses so wirksame Alkaloid innerhalb des tierischen Körpers zum größten Teile eine Zersetzung wie die Nahrungsstoffe erfährt, eine Zersetzung, die nach der Ansicht dieses Forschers zunächst durch eine fermentative Spaltung und weitere Verwandlung der Spaltungsprodukte der Fermenteinwirkung durch Oxydation und Synthese in die Endprodukte des Stoffwechsels zu erklären ist. Der Organismus bringt bei der Angewöhnung keine neuen Faktoren in Tätigkeit, die Morphin zu zersetzen in der Lage sind, sondern zerstört es wie ein Nahrungsmittel, während dieses giftige Alkaloid sonst nur seine typische Wirkung auslöst und hierbei wohl nicht völlig zu Zerfall geht.

Eine andere Möglichkeit ist die durch Änderung am Molekül die Löslichkeitsverhältnisse in der Weise zu beeinflussen, daß die Substanz nicht mehr in die betreffenden Zellen einzudringen vermag, sondern abgelenkt wird. Anderseits kann man die synthetischen Substanzen so konstruieren, daß sie gerade in diejenigen Zellen eindringen, welche der Wirkung unterliegen sollen. Paul Ehrlich nennt dieses das „chemische Zielen".

Die meisten Bestrebungen der Pharmakodynamiker waren aber bei der großen Schwierigkeit, der Krankheitsursache selbst beizukommen, vielmehr darauf gerichtet, die von der Krankheit erzeugten, zur Erscheinung kommenden Symptome zu bekämpfen. Vornehmlich konnte man die subjektiv empfundenen Wirkungen des Krankheitsprozesses unterdrücken, die schlechter arbeitenden Organe in ihrer Tätigkeit durch spezifisch auf diese Gewebe wirkende Mittel steigern, die gereizten, aber an ihrer krankhaften Tätigkeit entweder durch Einwirkung auf die entsprechenden Nervenzentren oder die betreffenden Erfolgsorgane verhindern. Die Unterdrückung des Schmerzes war von jeher ein Hauptziel und auch eine Hauptaufgabe der Therapeuten.

Waren die eben besprochenen Bahnen nur schwierig zu betreten und boten sie dem Forscher und Darsteller auf diesem Gebiete nur wenige Möglichkeiten des Erfolges, so konnte man doch, wenn man nach langen Bemühungen oder durch Zufall einen neuen Stützpunkt für den Fortschritt in Form eines neuen wirksamen Grundkörpers gewonnen hatte, von diesem aus durch chemische Abschwächungen und Verstärkungen der Grund- und Nebenwirkungen eine theoretisch unendlich

---

[1]) AePP. **44**, 217 (1900).

große Möglichkeit von Variationen schaffen, von Variationen, die aus dem Grunde mit wenigen Ausnahmen ähnliche Wirkungen zeigten, weil der wirksame Grundkörper das Stetige im Wechsel, die alterierende Gruppe das Variable war.

Handelt es sich für den Eingeweihten nur darum, eine Reihe von Substanzen aufzubauen, die alle gleichmäßig nach einer Richtung hin wirksam waren, und aus der ganzen Gruppe bei verschiedenen Variationen den wirksamsten Körper, welcher möglichst frei von allen schädlichen Nebenwirkungen war, also den therapeutisch brauchbarsten herauszusuchen und diesen zur Anwendung als Arzneimittel zu empfehlen, so bot sich anderseits durch dieselbe physiologische Erkenntnis, durch die verschiedenartige Variation der abschwächenden Gruppen, ohne sonst den Grundkörper und dessen Wirkungen irgendwie zu tangieren, die Möglichkeit, gleichwertige Konkurrenzpräparate in beliebiger Anzahl zu schaffen. So wurde der Schein erweckt, daß die moderne synthetische Chemie, welche sich mit Arzneimitteldarstellung beschäftigt, eine so ungeheure Anzahl von neuen Arzneimitteln geschaffen hat, während es doch klar liegt, wenn man die ganze Entwickelung dieser Richtung in der zweiten Hälfte des 19. und im Anfang unseres Jahrhunderts verfolgt, daß nur wenige wirksame Grundsubstanzen tatsächlich gefunden wurden und daher nur wenige neue Arzneimittel in Wirklichkeit als Gewinnst für die Therapie resultieren, daß aber eine Reihe von Variationen gleichwertiger oder minderwertiger Art, welche von diesen Grundsubstanzen ausgingen, als Konkurrenzpräparate auf den Markt kamen, als Präparate, die sich nur in ihren unwesentlichen Bestandteilen und Gruppierungen voneinander unterschieden. Nicht neue Wirkungen konnten diese Variationen bieten, aber man mußte ihnen den Anschein neuer Wirkungen geben, um sie überhaupt marktfähig zu machen. Doch hat die Erfahrung der letzten Jahre gezeigt, daß im Wettkampfe um die Eroberung der therapeutischen Anwendung dieser Substanzen seitens der Ärzte aus jeder Gruppe von Körpern mit identischem Bau und identischen Wirkungen nur ein, höchstens zwei Repräsentanten sich behaupten können und alle Bemühungen der Erfinder und Fabrikanten, solche gleichwertige Variationen durchzudrücken, trotz anfänglicher Erfolge dennoch immer im Wettbewerbe scheitern. Diese gesunde Wirkung des Wettbewerbes verschont uns vor einer noch größeren Überflutung des Arzneischatzes mit gleichwertigen und gleichartig wirkenden Substanzen. Aber trotz dieser Lehre, die sich aus Betrachtung der Vorgänge dieser Art bei der Einführung neuer Arzneimittel ergeben muß, fehlt es nicht an fortwährenden Versuchen der Erfinder und Fabrikanten, solche gleichwertige Präparate durch Variation einer an der Wirkung nicht beteiligten Gruppe darzustellen und in den Arzneischatz einzuführen. Es mag dies wohl zum großen Teil damit zusammenhängen, daß sowohl unter den Ärzten, als auch unter den Chemikern noch eine große Unklarheit darüber herrscht, worauf eigentlich die Wirksamkeit bestimmter Körperklassen beruht und daß sie nur nach Analogien, die aus anderen Körperklassen herübergenommen sind, neue Substanzen schaffen und schließlich sehr erfreut sind, wenn sie einen physiologisch wirksamen

Körper, der am Krankenbette therapeutische Wirkungen äußert, erhalten und dabei übersehen, daß sie nur das Unwesentliche in der Konstitution des Körpers variiert haben, das Wesentliche aber unverändert
blieb.

Eine zweite Richtung der synthetischen Arzneimittelchemie war
noch ungleich einfacher in bezug auf das gestellte Problem, sowie auch
auf die Variationsmöglichkeiten der Lösungen dieses Problems. Eine
Reihe von in der Natur vorkommenden und als Arzneimittel verwendeten
Körpern, sowie auch neue, synthetisch dargestellte Substanzen zeigten
bei ihrer Anwendung in der Therapie gewisse unangenehme Nebenwirkungen, die mit der Hauptwirkung der Substanz nicht immer im
genetischen Zusammenhang standen. Diese Nebenwirkungen äußeren
sich darin, daß die Arzneikörper zu rasch oder zu langsam die ihnen
eigentümliche Wirkung auslösen, daß sie ätzend wirken oder bitteren
Geschmack haben. Bei einer Reihe anderer Mittel fällt wieder der
Umstand in die Wagschale, daß sie ihre Wirkung schon an Orten auslösen, an welchen diese Wirkung nicht benötigt wird, wie z. B. die
Darmantiseptica und darmadstringierenden Mittel, deren Wirkungen
unnötigerweise schon im Magen beginnen. Bei vielen Arzneimitteln
zeigt sich wiederum der Mißstand, daß sie wegen ihrer Unlöslichkeit
nur schwer zur Resorption gelangen; hier ist das Problem, diese
Substanzen ohne Veränderung ihrer physiologischen Wirksamkeit auf
chemischem Wege in wasserlösliche zu verwandeln. Auch das umgekehrte Problem, leicht lösliche Substanzen in schwerlösliche oder unlösliche zu verwandeln, um sie bestimmten Zwecken dienstbar zu machen,
wurde häufig aufgestellt. Während in der Therapie der früheren Zeit
sich häufig die Notwendigkeit herausstellte, um gleichzeitig verschiedene
Wirkungen zu erzielen, Gemenge verschiedener, verschieden oder ähnlich wirkender Substanzen zu verabreichen, war auf synthetischem
Wege die Möglichkeit geboten, chemisch solche Substanzen zu kombinieren. Es ist nun die Frage naheliegend, ob Synthesen dieser Art,
bei denen zwei oder mehrere wirksame Körper chemisch verbunden
werden, Vorteile bieten vor einem einfachen Mengen der wirksamen
Substanzen, ob nicht der ganze synthetisch-chemische Prozeß überflüssig ist. Diese Frage läßt sich nicht strikte beantworten. Durch
die Verbindung zweier wirksamer Substanzen können nämlich unter
Umständen dem neu entstehenden Körper neue, den beiden Grundsubstanzen nicht zukommende Wirkungen verliehen werden, doch erhält
man in der Mehrzahl der Fälle meist Wirkungen, die der Wirkung eines
Gemenges der beiden Substanzen entsprechen, manchmal auch ganz
wirkungslose Körper. Es ist nun ersichtlich und klar, daß all diese
Bemühungen der Synthetiker, auf dem bezeichneten Wege Derivate
der bekannten Arzneikörper zu erhalten, zur Darstellung von Substanzen führen, welche keineswegs als neue Arzneimittel anzusehen
sind, wie es Ärzte und Chemiker häufig tun, sondern als Körper, welche
uns als synthetisch-chemischer Ersatz der gegenwärtig unmodernen und
für manche Ärzte antiquierten pharmazeutischen Zubereitung kompli-
zierter Art dienen. Es bieten sich nun eine Reihe von Möglichkeiten,
auf synthetischem Wege bestimmte Eigenschaften der Arzneikörper zu

korrigieren Die verschiedenartige Lösung dieses einen bestimmten
Problems führt aber nicht zu neuen Arzneikörpern, sie hat nur die Dar-
stellung verschiedener chemischer Substanzen zur Folge, welche in der
Grundwirkung mehr oder minder identisch und in denen der wirksame
Kern erhalten sein muß. Es gibt nun eine Anzahl von Möglichkeiten,
die Lösung solcher Probleme zu variieren, von Möglichkeiten, die in
ihrer Wirkung häufig zu ganz identischen Resultaten führen. Diese
Variationsmöglichkeit bereichert oft in einer ganz unnötigen Weise die
Auswahl der vorhandenen Arzneikörper, ohne daß diese Varianten in
ihrer Wirkung oder in ihren sonstigen Eigenschaften differieren. Anderseits stellt sich häufig bei Chemikern, welche die theoretischen Grundlagen der Wirkungen chemischer Substanzen im Organismus nicht
kennen, der Fehler ein, daß sie die gestellten Probleme, wirksame Arzneikörper etwa geschmacklos oder wasserlöslich zu machen, in einer solchen
Weise zu lösen versuchen, daß sie durch die gesetzten chemischen Veränderungen an den wirkenden Grundsubstanzen die Wirksamkeit derselben überhaupt vernichten. Aus diesem Grunde kamen häufig chemische
Substanzen zur therapeutischen Verwendung, die durch Variationen
an einem bekannten wirksamen Grundkörper hergestellt waren, denen
aber jede Wirkung mangelte oder deren Wirkung unnötigerweise wesentlich abgeschwächt war.

Es erschien dem Verfasser als eine dankbare Aufgabe, den gegenwärtigen Stand unserer Kenntnisse und Erfahrungen über die Beziehung
zwischen Aufbau und Wirkung der chemischen Verbindungen zu untersuchen und jene allgemeinen Regeln, welche sich aus diesen Kenntnissen ableiten lassen, festzustellen. Er ergab sich nun, daß es von
großem Interesse für die Erkenntnis dieser Verhältnisse sei, wenn man
in das Bereich der Untersuchungen auch das Verhalten der chemischen
Substanzen und insbesondere der Arzneimittel im Organismus ein-
bezieht, um so mehr, als der Verfasser sich zu der Anschauung berechtigt
fühlte, daß das Erkennen der chemischen Prozesse bei der Vergiftung
und bei der Entgiftung im Organismus, sowie das Erkennen, welche
Körper im Organismus völlig abgebaut werden, welche nur partielle
Wandlungen erleiden und welche schließlich den Organismus ganz unverändert passieren, uns die wertvollsten Aufschlüsse theoretischer
Natur liefert, sowie auch eine Reihe von Fingerzeigen gibt, welche
sich für die Synthese neuer wirksamer Körper verwerten lassen. Von
der so gewonnenen Grundlage wurde der Versuch unternommen, jene
Bahnen, welche die synthetischen Chemiker bei der Darstellung neuer
Arzneimittel und der Derivate von wirksamen Körpern eingeschlagen
haben, aufzusuchen und kritisch zu beleuchten.

Nur wenige Ideen waren es, aus denen die große Anzahl, die Tausende
von neuen Mitteln entsprungen sind, und nur die Variationsmöglichkeit verschiedenster Art war die Quelle dieser überaus großen Menge
neuer Körper, eine Variationsmöglichkeit, die leicht noch auf das Mehrfache gesteigert werden kann. Aber auch manche überaus wertvolle
Errungenschaft verdankt die Therapie der synthetisch-chemischen
Richtung in der Pharmakologie und außer diesen Errungenschaften
von praktischer Bedeutung hat die pharmakologische Wissenschaft

auch viele theoretische Kenntnisse durch die Darstellung und Prüfung der vielen neuen Arzneimittel gewonnen.

Die Hochflut der neuen Substanzen, welche Erfinder und Fabrikanten praktisch zu verwerten suchten, mußte es dahin bringen, daß die Frage aufgeworfen wurde, wie man den Einbruch dieser neuen Mittel in die Therapie vor einer eingehenden Prüfung verhüten könnte. Es wurde mehrfach der Vorschlag gemacht, staatliche Institute zu errichten, deren Aufgabe darin bestehen soll, die neuen Arzneimittel zu prüfen und zu begutachten, bevor man deren Einführung in die Therapie zuläßt. So wertvoll eine solche Prüfung auch sein mag und so sehr vielleicht durch eine solche Vorprüfung die Anwendung von durchaus schädlichen Substanzen seitens praktischer Ärzte verhindert werden möchte, so kann sich leicht ein anderer Nachteil in der Richtung einstellen, daß ein solches staatliches Institut die ungeheuer große Möglichkeit von Variationen an bekannten, wirksamen Substanzen als neue, gut wirksame Körper anerkennen und für die Praxis zulassen müßte. Gerade diese Variationen machen die große Anzahl neuer Arzneimittel aus, während das Auffinden neuer wirksamer Körperklassen und Grundkörper ja doch weitaus seltener ist. Wir müssen vielmehr hoffen, daß den unnützen Variationen bekannter wirksamer Grundverbindungen seitens der Chemiker ein Damm gesetzt wird durch Erweiterung der pharmakologischen Kenntnisse der Ärzte, und daß die berufenen Lehrkräfte auf die Ärzte in der Weise aufklärend wirken, indem sie dieselben mit den Richtungen, mit den Zielen und mit den Methoden der Chemiker vertraut machen und sie strenge unterscheiden lehren zwischen dem Auftreten neuer wirksamer Grundkörper und den Variationen verschiedenster Art an alten oder neuen wirksamen Substanzen.

Gegenwärtig besteht leider eine Schutzwehr gegen die Überflutung der Therapie durch überflüssige neue Mittel nur in der Resistenz und dem Konservativismus des ärztlichen Publikums, ein konservativer Sinn, welcher ebenso dem Neuen und Guten, wie dem Neuen und Überflüssigen entgegengesetzt wird.

Durch die kritische Sichtung der Bestrebungen der Chemiker und die Beleuchtung der sie treibenden pharmakologischen Ideen hofft der Verfasser nach beiden Richtungen zu wirken. Der Chemiker soll durch die Erkenntnis des schon tatsächlich Geleisteten davon abgehalten werden, für die Therapie überflüssige Stoffe darzustellen und durch das Erkennen der pharmakologischen Grundwirkungen soll er in die Lage versetzt werden, auf neuen Wegen vorzuschreiten. Auch die Darstellung des Scheiterns so zahlreicher pharmakologischer Ideen wird sicherlich lehrreich wirken und den Synthetiker von dem Betreten einer aussichtslosen oder falschen Bahn zurückhalten.

Auf die medizinischen Kreise hofft der Verfasser in der Weise aufklärend zu wirken, daß er sie zum Erkennen und gruppenweisen Betrachten der neuen Arzneimittel nach chemischen und pharmakodynamischen Prinzipien anregt und zeigt, aus welchen Richtungen und auf welche Weise eine Überflutung mit neuen Arzneimitteln droht, welche Richtungen Vorteile zu bringen versprechen und welche schließlich ganz unwirksame Körper fördern müssen.

Welche Erfolge diese neue Betrachtungsweise der Arzneimittel und ihrer Wirkung zeitigen und welche Klärung durch die Bestrebungen des Verfassers eintreten wird, soll die Zukunft entscheiden.

Für Ärzte und insbesondere für Chemiker muß es auch von Interesse sein, jene synthetisch-chemischen Prozesse kennen zu lernen, nach welchen die Darstellung der verschiedenen Arzneimittel durchgeführt wird. An der Hand der Patentschriften des Deutschen Reichs-Patentamtes u. a. sind alle hier in Betracht kommenden Verfahren in diesem Werke beschrieben.

In jüngster Zeit hat die physikalisch-chemische Richtung in der Pharmakologie ungemein an Bedeutung gewonnen, vorzüglich der Versuch, die Wirkung der Substanzen aus ihrem physikalischen Verhalten, insbesonders ihrer Verteilung zu erklären. Wenn auch diese Richtung bis nun sich nicht als heuristisches Prinzip durchgesetzt, so hat der Verfasser nicht ermangelt, ihre theoretischen Grundlagen in diesem Werke auseinanderzusetzen.

Allgemeiner Teil.

I. Kapitel.

Theorie der Wirkungen anorganischer Körper.

Bei den Wirkungen der anorganischen Körper läßt sich eine bestimmte Gesetzmäßigkeit innerhalb gewisser Reihen leicht erkennen, und schon im Jahre 1839 [1]) hat James Blake darauf hingewiesen, daß die Wirkung der Lösungen verschiedener Salze, in das Blut eingeführt, nur von dem elektro-positiven Grundstoffe abhängt, und die Säure im Salze zu der Wirkung desselben in gar keinem oder nur sehr geringem Zusammenhange steht. Später konnte er zeigen, daß bei den Metallen die Wirksamkeit einer und derselben isomorphen Gruppe im Verhältnisse zum Atomgewichte steht [2]). Je größer das Atomgewicht innerhalb der isomorphen Gruppe, desto intensiver die physiologische Wirkung. Es stimmen die einwertigen Metalle Li, Na, Rb, Tl, Cs, Ag qualitativ genau in ihrer physiologischen Wirkung überein. Die zweiwertigen Metalle Mg, Te, Mn, Co, Ni, Cu, Zn, Cd haben untereinander ebenfalls eine Übereinstimmung aufzuweisen, dasselbe zeigt sich in der Gruppe Ca, Sr, Ba. In den Salzen der Magnesiumreihe ist die analoge physiologische Wirkung deutlich ausgesprochen. Man kann leicht ersehen, daß sich ihre Wirksamkeit mit der Zunahme des Atomgewichtes steigert, ebenso bei den Salzen der Calciumgruppe. Die vierwertigen Elemente Thorium, Palladium, Platin, Osmium und das ein- oder dreiwertige Gold zeigen alle übereinstimmend eine große Intensität der physiologischen Wirkung. Nach den Untersuchungen von Blake stimmen auch die drei Halogene Chlor, Brom und Jod in ihren physiologischen Wirkungen überein. Nach den Angaben von Blake machen Phosphor und Antimon, in den Kreislauf gebracht, keine sofort wahrnehmbare physiologische Reaktion. Auch für Schwefel und Selen gibt es Gesetze der Isomorphie, denn letzteres wirkt stärker. Die einzige Ausnahme von der Blakeschen Regel der analogen Wirkungsweise isomorpher Substanzen machen die Salze des Kalium und Ammonium, da diese von der Wirkung der anderen Glieder der isomorphen Gruppe stark differiert. Dieselben Elemente machen aber auch eine

---

[1]) C. r. Jg. 1839. Proceedings London Roy. Soc. 1841, BB. 14. 394 (1881).
[2]) Americ. Journ. of Science and Arts 7. März. 1874.

Ausnahme in dem von Mitscherlich aufgefundenen Gesetze, daß den Elementen derselben isomorphen Gruppe ähnliche Spektren zukommen. Blake nimmt an, daß die physiologische Wirkung der Elemente auf intramolekularen Schwingungen beruht, welche sich auch im Spektrum äußern. Zwei isomorphe Gruppen, die der Alkalimetalle und die des Phosphors, haben im ganzen außer einer verhältnismäßigen Einfachheit des Spektrums, nach Blake auch die Eigenschaft gemein, nur periphere Nervenzentren, nicht aber cerebrospinale zu affizieren. Der Stickstoff, welcher ein kompliziertes Spektrum besitzt, wirkt dagegen sehr entschieden auf die cerebrospinalen Nervenzentren.

Die Einwirkung einwertiger Elemente auf die Lungenkapillaren (Kontraktion derselben beim Durchspritzen) ist nach Blake so spezifisch, daß diese Metalle auch beim Einspritzen in die Arterien noch durch ihre Wirkung auf diese Gefäße tödlich sind. Sie zirkulieren durch die Nervenzentren in einem konzentrierteren Zustande als durch die Lunge, und passieren die Körpercapillaren, ohne eine deutliche physiologische Wirkung auszuüben.

Die Salze aller zweiwertigen Elemente gehen durch die Lungencapillaren durch, ohne eine Kontraktion derselben zu verursachen, setzen aber der Herztätigkeit alsbald ein Ende. In kleineren Mengen eingespritzt ist die physiologische Wirkung der Salze in der Mg-Gruppe und der Ba-Gruppe ganz verschieden. Die ersteren wirken auf das Brechzentrum direkt oder wahrscheinlich infolge von Reflexwirkung auf den Splanchnicus, während Salze der Ba-Gruppe auf das Rückenmark einwirken, indem sie Zuckungen der willkürlichen Muskeln noch mehrere Minuten nach dem Tode verursachen.

Die Salze der drei- und vierwertigen Metalle wirken hauptsächlich auf das Hemmungs- und vasomotorische Zentrum in der Medulla oblongata.

Die erzeugten Wirkungen werden durch den elektro-positiven Bestandteil des Salzes bestimmt, ändern sich aber nur wenig mit der Natur des damit verbundenen Säureradikals. Direkt in das Blut eingeführt, übten die Sulfate, Nitrate, Chloride, Acetate, Arseniate, Phosphate einer und derselben Base sämtlich die gleiche biologische Wirkung aus, wie Blake behauptet, was aber nicht ganz richtig ist.

Die biologischen Wirkungen der anorganischen Verbindungen sind durch ihre isomorphen Beziehungen bestimmt, indem alle Stoffe derselben isomorphen Gruppe analoge Wirkungen ausüben.

Das Atomgewicht eines Elementes ist ein wichtiger Faktor bei den biologischen Wirkungen und beeinflußt den allgemeinen Charakter derselben, welcher von den isomorphen Beziehungen der Substanzen abhängig ist. Bei Körpern derselben isomorphen Gruppe ist die Intensität der Wirkungen dem Atomgewicht proportional oder mit anderen Worten, je höher das Atomgewicht eines Elementes ist, um so weniger muß vorhanden sein, um die der betreffenden isomorphen Gruppe eigentümliche biologische Wirkung zu zeigen. Diese Regel findet jedoch nur für die elektropositiven Elemente Anwendung. Bei den Metalloiden und Halogenen ist zwar die biologische Wirkung durch ihre isomorphen

Beziehungen bestimmt, doch zeigt sich kein Zusammenhang zwischen dem Atomgewicht und der Intensität der Wirkung.

Es besteht also nach Blakes Untersuchungen ein Zusammenhang zwischen der molekularen Konstitution der anorganischen Substanzen und ihrer Wirkung, indem die Wertigkeit eines Elementes ein bestimmender Faktor der biologischen Wirkung ist. Es ist nicht der allgemeine Charakter oder die Intensität der biologischen Wirkung, sondern sozusagen die Ausdehnung derselben, worauf die Wertigkeit des Elementes von Einfluß ist. Mit der Zahl der Valenzen steigt die Zahl der Organe, auf welche die anorganischen Verbindungen einwirken. Die Wirkungen im differenzierten Organismus werden allgemeiner.

Die Mg-Gruppe wirkt auf die Eingeweidenerven, die Ba-Gruppe auf die willkürlichen Muskeln.

Der Einfluß der isomorphen Beziehungen eines Elementes zeigt sich als der für die Wirkung auf belebte Materie bestimmende gerade bei jenen Elementen in besonders hervorragender Weise, welche die Übergangsglieder zweier isomorpher Gruppen bilden. Sie erzeugen biologische Wirkungen, welche den von den Elementen der beiden ihnen nahe stehenden Gruppen hervorgerufenen ganz nahe sind. Kalium und Ammonium z. B., welche mit den einwertigen Metallen und ebenso mit der Bariumgruppe in isomorpher Beziehung stehen, zeichnen sich durch ihre Wirkungen auf die Lungencapillaren aus, wie es die Salze der Na-Gruppe tun, während sie gleichzeitig die am meisten charakteristische Reaktion der Salze der Bariumgruppe hervorbringen, indem sie nämlich die Kontraktion der willkürlichen Muskeln noch mehrere Minuten nach dem Tode verursachen. Wenn dasselbe Element Verbindungen eingeht, die zwei isomorphen Gruppen angehören, so ist die Wirkung der Salze, die zu den verschiedenen Gruppen gehören, keineswegs die gleiche. Der Unterschied zwischen den biologischen Wirkungen der Ferro- oder Ferrisalze ist sehr deutlich. Ferrosalze affizieren die Lungencapillaren nicht, Ferrisalze verursachen ihre Kontraktion. Die ersteren heben die Herztätigkeit auf, die letzteren vermehren und verstärken sie. Auf Nervenzentren ist die Wirkung der Ferrisalze sehr bestimmt, während die Ferrosalze sie kaum affizieren; die Ferrosalze verzögern oder verhindern die Koagulation des Blutes, während die Ferrisalze sie begünstigen und dieselbe Menge eines Ferrisalzes ist 30 mal giftiger als die eines Ferrosalzes.

Was den Einfluß der elektro-negativen Bestandteile eines Salzes auf seine biologische Wirkung betrifft, so äußert er sich nach Blake gleichsam als Korrelat zu der Regel, daß isomorphe Substanzen zu ähnlichen biologischen Wirkungen Veranlassung geben. — Die meisten Verbindungen des elektronegativen Elementes haben keine deutliche biologische Wirkung. Phosphor und arsenige Säure können in die Blutgefäße in viel größeren Mengen eingespritzt werden, als eines der Metallsalze, ohne eine direkte Wirkung auf die Nervenzentren hervorzurufen. Die Tatsache, daß die pyrophosphorsauren Alkalien viel giftiger sind als die phosphorsauren, ist wahrscheinlich durch Dissoziation der Salze in verdünnter wässeriger Lösung veranlaßt, indem die unverbundenen alkalischen Basen viel stärker wirken als Salze.

Der Einfluß der Wertigkeit auf die biologische Wirkung der anorganischen Verbindungen ist ähnlich wie beim Molekulargewicht, nur sekundär. Er scheint nur die Richtungen, in denen er sich äußert, zu bestimmen. Elemente derselben Wertigkeit finden sich in verschiedenen isomorphen Gruppen und können gemäß ihrer isomorphen Beziehungen sich durch sehr verschiedene biologische Wirkungen unterscheiden, aber kein einwertiges Element wirkt auf so viele Nervenzentren und Organe wie ein zweiwertiges und die Wirkung jedes zweiwertigen Elementes ist mehr beschränkt als die der drei- und vierwertigen Elemente [1].

Nur bei den elektropositiven Elementen ist nach Blake Wertigkeit und Atomgewicht bestimmend für die biologische Wirkung.

Eine Analogie hierfür existiert bei den organischen Verbindungen. O. Schmiedeberg fand, daß die biologische Wirkung der Ester nicht durch den elektro-negativen Bestandteil beeinflußt wird [2].

Man ist zu der Annahme berechtigt, daß in derselben Gruppe von Elementen die Spektra homolog sind; dasselbe findet man bei der biologischen Wirkung.

Wie schon oben erwähnt, zeigen die biologischen Wirkungen der Elemente nur in zwei Fällen (Kalium- und Stickstoffverbindungen) eine Ausnahme, da dieses biologische Verhalten mit den isomorphen Beziehungen nicht übereinstimmt [3]. Dasselbe Verhalten zeigen aber auch die Spektra. Bei diesen Elementen sind die Spektra von denen der anderen Elemente derselben Gruppe verschieden. Wir kennen die Absorptionsspektra der Verbindungen der einwertigen Metalle zu wenig, um der Ausnahmsstellung des Kaliums viel Gewicht beizulegen. Die Spektra des Stickstoffs und seiner Verbindungen aber sind durchaus verschieden von den Spektren der anderen Elemente. Nicht nur unterscheidet sich der Stickstoff in seinen spektralen Beziehungen gänzlich von den anderen Elementen, sondern der Einfluß seiner Verbindungen auf die Lichtabsorption zeigt, daß er optisch ein außerordentlich aktives Element ist; diese optische Aktivität ist nun aber von einer deutlich ausgesprochenen biologischen Aktivität begleitet.

Diese interessanten Untersuchungen Blakes haben eine Reihe von Forschern angespornt, dieses Gebiet weiter auszubauen und auch die Blakeschen Versuche und Theorien kritisch zu beleuchten. Zuerst haben Bouchardat und Stewart Cooper [4] gezeigt, daß die physiologische Wirkung der Chloride, Bromide und Jodide, in engem Zusammenhang mit ihrem Atomgewicht steht, und das Verhältnis ein solches ist, daß mit dem Anwachsen des Atomgewichtes die Wirkung sich abschwächt. Vergleicht man hingegen die Wirkung der Natriumsalze der Halogene, so ergibt sich die umgekehrte Regel: Fluornatrium ist das giftigste, dann Jodnatrium, Bromnatrium und zum Schluß das ungiftige Chlornatrium. Rabuteau [4] konnte diese Regel für die einwertigen Metalloide bestätigen. Die physiologische Wirkung der zweiwertigen Metalloide

---

[1] J. Blake, C. r. **106**. 1250.
[2] AePP. **20**. 201.
[3] Blake, C. r. **104**, 1544, Journ. of physiol. 8, 13.
[4] L. Brunton, Handb. d. Pharmakol., p. 31. Leipzig 1893.

soll sich aber im allgemeinen direkt mit der Zunahme des Atomgewichtes steigern. Selen wirke stärker als Schwefel, während Fluor stärker wirkt als Chlor. Er dehnte dieses Gesetz auch auf die Metalle aus, mußte aber dann seine Behauptung wesentlich einschränken.

Einige interessante Untersuchungen sollen hier noch erwähnt werden. So hat Charles Richet[1]) die physiologische Wirkung der Salze von Lithium, Kalium und Rubidium untersucht und gefunden, daß sich Lithium, Kalium und Rubidium in ihrer Giftigkeit verhalten, wie 1.1 : 0.5 : 1,0, während sich die Atomgewichte verhalten 1 : 5.6 : 12. Man berechnet die tödliche Dosis des Alkalimetalles, wenn man das Atomgewicht mit 0.0128 multipliziert. Richet erklärt das Verhalten der Alkalimetalle im Organismus damit, daß sie Atom für Atom Natrium in den Verbindungen des Organs verdrängen und ersetzen. Binet[2]), welcher vergleichende physiologische Untersuchungen der Alkalien und Erdalkalien machte, fand, daß die allgemeinste Wirkung der Alkalien und Erdalkalien die ist, daß ein Verlust der Erregbarkeit des Zentralnervensystems und Störung der Muskelkontraktilität auftritt diesem letzteren Stadium gehen Störungen der Respiration und Herztätigkeit voraus, welche bei Warmblütern schnell zum Tode führen können, bevor sich noch die erstgenannten Wirkungen auf das Nervensystem entwickeln. Bisweilen sind auch Störungen im Verdauungskanal zu beobachten, namentlich durch Barium und Lithium. Neben diesen gemeinsamen Wirkungen treten auch besondere Erscheinungen auf, welche für die chemischen Gruppen der Metalle besonders charakteristisch sind. Die Alkalien machen Herzstillstand in der Diastole und motorische Untätigkeit durch allgemeine Muskelerschlaffung; Erdalkalien machen systolischen Herzstillstand. Barium charakterisiert sich durch Kontraktion, Calcium durch die Wirkung auf das Zentralnervensystem, durch einen Zustand von Torpor mit Erhaltung der Reflexerregbarkeit und der Sensibilität. Magnesium nähert sich der ersten Gruppe, indem es ebenfalls Herzstillstand in der Diastole bewirkt, es unterscheidet sich aber durch die frühzeitige Lähmung des peripheren Nervensystems. Nach der toxischen Wirkung am Frosch besteht folgende Reihe sehr giftiger Metalle: Lithium, Kalium, Barium, dann folgen die viel unschädlicheren Calcium, Magnesium, Strontium, letzteres ist sehr wenig giftig; schließlich Natrium, dem fast gar keine toxische Wirkung zukommt, wahrscheinlich infolge der Gewöhnung der Vorfahren unserer heutigen Tierwelt an salzige Medien[3]). Aber das Chlornatrium kann ebenfalls sehr giftig sein, da es die anderen Metallbestandteile der Zellen wie Kalium, Calcium und Magnesium verdrängen kann, wie wir später sehen werden.

Auf die völlige Unschädlichkeit der löslichen Strontiumsalze wies auch Laborde[4]) hin, welcher ebenfalls die starke Toxizität der ähnlichen Bariumverbindungen und die schwächere Toxizität der Kalium salze betonte.

---

[1]) Richet, C. r. **101**, 667, 707.
[2]) C. r. **115**. 251.
[3]) Bunge, Lehrb. d. physiol. u. pathol. Chemie.
[4]) Bull. de l'Acad. de Méd. **26**. 104, 119 (1891).

Bei Säugetieren ist für Herz und Respiration Barium am giftigsten. Binet vermißt aber die von Rabuteau aufgestellte Beziehung zwischen Giftigkeit und Atomgewicht der Metalle.

Doch muß man in Betracht ziehen, in welcher Form die Metalle zur Untersuchung kommen, ob als kristallinische Verbindung oder als kolloidale, denn die Toxizität der kolloidalen Bariumsalze ist dreimal so gering wie die der gewöhnlichen Bariumsalze [1]).

Spuren kolloidaler Metalle erzeugen bei einzelligen Organismen Plasmolyse (Nägeli).

Viele kolloidale Metallverbindungen, aber nicht alle, haben direkt oxydierende Wirkungen. Die respiratorische Kraft der Gewebe wird durch sie nicht gesteigert. Auf Mikroorganismen wirken sie auch innerhalb des Organismus zerstörend, ebenso zerstören sie Toxine durch Oxydation [2]).

Kolloidale Metalle, z. B. das Kollargol, vermögen im Organismus Silberverbindungen zu bilden; infolge ihres physikochemischen Zustandes haben die kolloidalen Metalle die Eigenschaft, in den Kreislauf gebracht, eine Hyperleukocytose zu erzeugen und Absorptionserscheinungen auszulösen, die sich darin äußern, daß manche Alkaloidgifte, wie z. B. Curarin und Strychnin weniger schnell und intensiv wirken, wenn sie gemischt mit den Lösungen kolloidaler Metalle eingespritzt werden. Außerdem wurde bei allen kolloidalen Metallen nach ihrer intravenösen Injektion beobachtet, daß sie Temperatursteigerungen erzeugen [3]).

Setzt man Sr = 1, so ergeben sich aus den Binetschen Versuchen folgende tödliche Dosen:

Tödliche Dosen	Atomgewicht	Giftigkeit
Na	23	0
Sr	87.5	1
Mg	24	2.5
Ca	40	3
Ba	137	5
K	39	7
Li	7	10

Joseph und Meltzer [4]) fanden, daß
pro kg Körpergewicht letal wirken: $Mg Cl_2$ 0.223
$Ca Cl_2$ 0.444
K Cl 0.469
NaCl 3.7
intravenös oder intrarteriell injiziert.

Ch. Richet [5]) versetzte Meerwasser, in dem Fische waren, mit Metallsalzen. Eine Beziehung zwischen der Giftigkeit der Metalle und ihren

---

[1]) C. Neuberg u. Neimann, Biochem. Ztschr. 1. 166.
[2]) C. Foà und A. Aggazzotti, Biochem. Ztschr. 19, 1 (1909).
[3]) Portig, Diss., Leipzig 1909, Oskar Groß und James M. O'Connor. AePP 64, 456 (1911).
[4]) Zentralbl. f. Physiol. 22. 244.
[5]) C. Richet, C. r. 93, 649.

Atomgewichten ließ sich nicht auffinden. Nitrate erwiesen sich aber giftiger als die Chloride.

Die toxische Grenze ist nun nach Ch. Richet[1]) bei Aufträufeln auf Froschherzen nicht abhängig vom Atomgewicht und die Metallchloride wirken anders auf das Froschherz, als auf die Kiemen der Fische. Auch bei den Alkalimetallen steht die letale Minimaldosis in keinem Verhältnis zum Atomgewicht.

Ch. Richet meint, daß je löslicher ein Körper ist, desto weniger giftig sei er, und versucht die Erklärung, daß dies durch die Unfähigkeit einer weniger löslichen Verbindung, durch das Protoplasma zu diffundieren, verursacht sei. Diese Erklärung kann man nur für Körper von ähnlicher Zusammensetzung annehmen und für Lösungen von gleicher Stärke. Sehr leicht lösliche Körper werden viel leichter absorbiert oder resorbiert und unter gewöhnlichen Umständen produzieren sie einen größeren Effekt, weil eine größere Menge in der Zeiteinheit die Gewebszellen affiziert. Blake[2]) und Rabuteau[3]) kritisierten diese von Richet angewandten Methoden und hielten ihre Angaben über den Zusammenhang zwischen Giftigkeit und Atomgewicht weiterhin aufrecht.

Nach Blake nimmt die Giftigkeit nur innerhalb isomorpher Gruppen mit dem Atomgewichte zu, nicht allgemein, wie Rabuteau[4]) mit alleiniger Ausnahme von Natrium und Rubidium behauptet. Blake ordnet die Metalle nach ihrer Giftigkeit folgendermaßen: Gold, Eisen oxyd, Ceroxydul, Aluminium, Didym, Beryllium (Glycinium), Palladium, Lanthan, Silber, Thorium, Platin, Ceroxyd, Barium, Cadmium, Blei, Rubidium, Kupfer, Kobalt, Nickel, Zink, Eisenoxydul, Strontium, Calcium, Magnesium, Lithium.

In fortgesetzten Versuchen ordnete Blake die Elemente in isomorphe Reihen und nach ihrem Atomgewichte und ihrer Giftigkeit an. Diese Anordnung zeigt, wie die Giftigkeit der Metalle nicht im allgemeinen, sondern nur innerhalb isomorpher Gruppen mit dem Atomgewicht zunimmt.

Er stellte folgende Gruppen zusammen:

	Atomgewicht	Tödl. Dosis per Kilo		Atomgewicht	Tödl. Dosis per Kilo
Lithium	7	1.2	Magnesium	24	0.97
Rubidium	85	0.12	Eisen (FeO)	56	0.32
Caesium	133	0.12	Nickel	58	0.18
Silber	108	0.028	Kobalt	58	0.17
Gold	196	0.003	Kupfer	63	0.17
Beryllium (Glycinium)	9	0.023	Zink	65	0.18
Aluminium	27	0.007	Kadmium	112	0.085
Eisen (Fe₂O₃)	56	0.004			
Yttrium	90	0.004	Calcium	40	0.50
Cerium (Ce₂O₃)	140	0.005	Strontium	87	0.38

---

1) Richet, C. r. **94**, 742.
2) J. Blake, C. r. **94**, 1005.   C. r. s. b. **1882**, 847.
3) Rabuteau, C. r. s. b. **1882**, 376.
4) Rabuteau, Thése Paris 1867.

	Atom-gewicht	Tödl. Dosis per Kilo		Atom-gewicht	Tödl. Dosis per Kilo
Barium	136	0.08	Palladium	106	0.008
Cerium (CeO₂)	140	0.062	Platin	195	0.027
Thorium	231	0.034			
			Blei	200	0.110
Lanthan	139	0.025			
Didym	147	0.017			

Äquimolekulare Lösungen der Chloride des Lanthans, Praseodyms und des Neodyms zeigen zunehmende Giftwirkung mit steigendem Molekulargewicht. (Dryfuß und Wolf[1]).)

Blei, welches sich nicht in eine der obigen Gruppen einordnen läßt, wirkt relativ weniger giftig; die tödliche Dose beträgt 0.11 pro kg. — Bei den Verbindungen der Metalloide steigt die Giftigkeit nicht mit dem Atomgewicht, wie nach Blake bei den Metallen innerhalb der isomorphen Gruppen. Blake bestimmte die toxische Dose für Phosphorsäure, Arsensäure und Tartarus stibiatus zu 0.7, für arsenige Säure zu 0.3 pro kg. — Selensäure fand er wirksamer als Schwefelsäure. Bei Vergleichung der Halogene fand er die Wasserstoff- und die Sauerstoffsäuren des Chlor am giftigsten, die des Jod am wenigsten giftig [2]).

Die Desinfektionswirkung der Halogene Chlor, Brom und Jod nimmt mit steigendem Atomgewicht ab.

Die Botkinschen Untersuchungen über die Wirkungen der Alkalimetalle waren darauf gerichtet, einen Zusammenhang zwischen den Wirkungen und dem periodischen System von Mendelejeff zu suchen. Nach Mendelejeff [3]) nehmen wir an, daß die Eigenschaften der Elemente, sowie die Form und Eigenschaften ihrer Verbindungen sich als periodische Funktionen der Atomgewichte darstellen. Die Alkalimetalle, welche die erste Gruppe bilden, werden in zwei Untergruppen geteilt; zur ersten gehören Lithium (Mol.-Gew. 7), Kalium (39), Rubidium (85) und Cäsium (133), zur zweiten: Natrium (23). Somit ist das Natrium trotz seiner Ähnlichkeit mit Kalium in eine andere Untergruppe eingereiht, während Lithium, Rubidium, Cäsium und Kalium ein und derselben Untergruppe angehören. Unsere Kenntnisse über die physiologische Wirkung des Kaliums und Natriums rechtfertigen vollkommen eine solche Trennung. Bekanntlich erweist sich Natrium sogar in größeren Quantitäten ins Blut eingeführt, fast als ganz unschädlich, während Kalium als ein starkes Herzgift erscheint. Lithiumsalze üben ihrerseits eine bestimmte Wirkung auf das Herz aus, indem sie dasselbe in einen diastolischen Stillstand versetzen. Zwar ist der Einfluß der genannten Salze auf Warmblüter ein sehr schwacher, dagegen erweist sich Lithium in bezug auf das Froschherz als ein starkes Gift.

Rubidium und Cäsium (letzteres zwar im schwächeren Grade) üben gleich dem Kalium eine spezifische Wirkung auf das Herz aus. Vergleichen wir miteinander Kalium, Rubidium und Cäsium, so er-

---

[1]) Americ. Journ. of physiology 16. 314.
[2]) Blake, Journ. of physiol. 5, 35.
[3]) Centralbl. f. med. Wiss. 1885, Nr. 48.
[4]) Mendelejeff, Grundlagen d. Chemie, Leipzig, 1892 p. 684.

Periodisches System nach Mendelejeff.

Reihe	Gruppe 0	Gruppe 1	Gruppe 2	Gruppe 3	Gruppe 4	Gruppe 5	Gruppe 6	Gruppe 7	Gruppe 8
	X	Y							
1	He 4,0	H 1,008							
2	Ne 19,9	Li 7,03	Be 9,1	B 11,3	C 12,0	N 14,04	O 16,00	F 19,0	
3	Ar 38	Na 23,05	Mg 24,1	Al 27,0	Si 28,4	P 31,0	S 32,06	Cl 35,45	
4		K 39,1	Ca 40,1	Sc 44,1	Ti 48,1	V 51,4	Cr 52,1	Mn 55,0	Fe 55,9 Co 59 Ni(Cu) 59
5	Kr 81,8	Cu 63,6	Zn 65,4	Ga 70,0	Ge 72,3	As 75,0	Se 79	Br 79,95	
6		Rb 85,4	Sr 87,6	Y 89,0	Zr 90,6	Nb 94,0	Mo 96,0	—	Ru 101,7 Rh 103,0 Pd 106,5
7	Xe 128	Ag 107,9	Cd 112,4	In 114,0	Sn 119,0	Sb 120	Te 127	J 127	
8		Cs 132,9	Ba 137,4	La 139	Ce 140	—	—	—	—
9		—	—	—					
10		—	—	Yb 173	—	Ta 183	W 184	—	Os 191 Ir 193 Pt(Au) 194
11		Au 197,2	Hg 200	Tl 204,1	Pb 206,9	Bi 208		—	—
12	—	—	Ra 229	—	Th 232	—	U 239	—	—

sehen wir, daß Kalium die größte toxische Wirkung besitzt, Cäsium die schwächste, Rubidium dagegen steht der Wirkung nach in der Mitte zwischen beiden, nähert sich darin übrigens mehr dem Kalium; die toxische Wirkung nimmt mit Abnahme des Atomgewichtes zu. Lithium wirkt trotz seines sehr geringen Atomgewichtes schwächer als die übrigen, sogar schwächer als Cäsium, scheint somit eine Ausnahme zu bilden. Allein diese Ausnahme ist nur eine scheinbare, denn Lithium, Beryllium, Bor und andere leichteste Metalle, die als Repräsentanten entsprechender Gruppen, der I., II., III. usw., erscheinen, können nach Mendelejeff „typische" genannt werden, indem dieselben nur in den Hauptzügen die Eigenschaften, welche der ganzen Gruppe zukommen, besitzen, im übrigen sich jedoch oft wesentlich unterscheiden. Es muß also nicht Wunder nehmen, daß auch die physiologische Wirkung des Lithiums im Vergleich zu Kalium, Rubidium und Cäsium einen Unterschied aufweist, obgleich eine gewisse Ähnlichkeit dennoch unverkennbar vorhanden ist.

Das periodische System von Mendelejeff, nach welchem Natrium in eine besondere Untergruppe ausgeschieden wird[1], und ferner den leichtesten Repräsentanten entsprechender Gruppen, z. B. dem Lithium besondere Eigenschaften zukommen, läßt also in der physiologischen Wirkung der Alkalimetalle der ersten Gruppe eine gewisse Gesetzmäßigkeit erblicken.

Die Chloride der Cäsium- und Rubidiumverbindungen erhöhen, in das Blut injiziert, den Blutdruck, indem sie den Herzschlag verlangsamen, der Einfluß auf die Herztätigkeit ist nach Botkin beim Rubidium ein untergeordneter; noch unbedeutender ist er beim Cäsium, im allgemeinen stehen die Cäsium- und Rubidiumsalze den Alkalien in physiologischer Beziehung sehr nahe[2]. Nach Laufenauer[3] besteht eine merkwürdige Beziehung zwischen dem Atomgewicht und der Positivität der Metallbromide mit deren antiepileptischen Wirkungen; dieselbe wächst mit höherem Atomgewicht und größerer Positivität, die mit höherem Atomgewicht ausgestatteten Cäsium- und Rubidiumbromide wirken daher stärker antiepileptisch, als die Kalium- und Natriumbromide mit niederem Atomgewicht.

Bei Nickel und Kobalt steht die physiologische Wirkung in Beziehungen zu ihren physikalischen Eigenschaften, wenn auch keine direkte Proportionalität zwischen Wirkung und Atomgewicht besteht.

Athanasiu und Langlois[4] zeigten, daß die Cadmiumsalze fast doppelt so giftig sind als die Zinksalze, sie verringern die Herzfrequenz und die systolische Kraft und verlängern die Herzpausen bis zu zwölf Sekunden Dauer. Beim Warmblüter sinkt der Druck, es tritt Benommenheit und Verlangsamung der Atembewegungen ein. Cadmium wirkt auf höhere Tiere nach dem absoluten Gewicht schwächer als Zink, nach dem Atomgewicht aber besitzt es eine stärkere Giftigkeit.

---

[1] Mendelejeff, Grundlagen d. Chemie p. 684 (Tafel).
[2] Brunton und Cash, Philos. Transact. 1884, I. 297.
[3] Ther. Mon. 1889.
[4] C. r. s. b. 47. 391, 496.

Gallium, welches nach seinen chemischen Eigenschaften zwischen Zink und Aluminium steht, hat bei einem Atomgewicht von 69.82 in seinen Salzen toxische Wirkungen, welche besonders die Muskeln betreffen und etwas stärker sind als die des Zinks (Atomgewicht 65.02) entsprechend der Differenz der Atomgewichte. (Rabuteau[1]).)

Mangan, Eisen, Nickel und Kobalt haben identische Wirkungen. Sie erzeugen eine Capillarhyperämie des Magendarmtraktus. Die Vergiftungserscheinungen sind fast identisch mit den durch Arsen hervorgerufenen [2].

Nach den Untersuchungen R. Koberts[3]) ist Uran ein eminent giftiges allgemeines Metallgift, es macht Gastroenteritis, Nephritis und schwerste Lähmungserscheinungen. Außerdem macht es schwere Ekchymosen in den Organen und alteriert die Gefäßwand erheblich. Die Sauerstoffzehrung ist retardiert, es kommt zu intensiven Ernährungsstörungen. Es ist sicher, daß Uran bei subkutaner oder intravenöser Injektion seiner indifferentesten Salze alle übrigen Elemente an Giftigkeit übertrifft, während Gold und Wolfram, welche ihm dem Atomgewicht nach sehr nahe stehen, bedeutend weniger wirksam sind. Wolfram ist giftig, aber seine Resorbierbarkeit durch unverletzte Schleimhäute fast unmöglich. Die Vergiftungserscheinungen des Wolframs sind die gleichen wie bei den Schwermetallen.

Wenn auch die Untersuchungen von Blake und seiner Kritiker noch keineswegs geeignet sind, eine völlig klare Beziehung zwischen den physikalischen Funktionen der Elemente und dem Verhalten im Tierkörper aufzustellen, so müssen sie durch den umfassenden Ausblick, den sie gestatten, sowie die einzelnen höchst wertvollen Resultate, die sie gezeitigt, sowie die merkwürdigen, und man wäre versucht zu sagen, unerwarteten Beziehungen (wir erwähnen nur die Beziehung zwischen physiologischer Wirkung und optischem Verhalten, auf die zuerst Papillon hinwies in Kenntnis der Versuche Rabuteaus [4])), die sie aufgedeckt, als sehr wertvolle Errungenschaften bezeichnet werden. Es war dies die erste Brücke zwischen der physikalischen Chemie und der Pharmakologie. Daß wir noch nicht alle „Ungesetzmäßigkeiten" heute verstehen, mag wohl zum Teile daran liegen, daß wir auch chemisch die Beziehungen der einzelnen Elemente zueinander noch nicht völlig erfaßt haben und andererseits die Prüfungsart durchaus nicht alle Beziehungen aufdecken konnte.

Daß die Stellung und Gruppierung wie bei den organischen, so auch bei den anorganischen Verbindungen eine große Rolle spielt, daß in einem Falle ein analog zusammengesetzter Körper giftig, im anderen Falle ungiftig, darauf haben Larmuth, Gamgee und Priestley [5]) in einer gemeinsamen Arbeit aufmerksam gemacht.

Die giftige Wirkung derselben Quantität Vanadium ist verschieden stark, je nachdem dieselbe Menge ortho-, meta- oder pyrovanadinsaure

---

[1]) C. r. s. b. 1883. 310.
[2]) Friedrich Wohlwill, AePP. 56. 403 (1907).
[3]) Koberts Arb. 5. p. 1—40 (1890) (Woroschilsky).
[4]) L. Brunton, Pharmakologie (deutsche Ausgabe) p. 30.
[5]) Philos. Transact, of Roy. Soc. 166; Journ. Anat. and Phys. 11.

Verbindung in den Körper eingeführt wird, und zwar sind die pyro-vanadinsauren Verbindungen die giftigsten, die orthovanadinsauren die am wenigsten wirksamen. In ähnlicher Weise verhalten sich die entsprechenden Phosphorsäuren. Orthophosphorsaure Salze sind bekanntlich ohne toxische Wirkung, dagegen haben meta- und pyrophosphorsaure Salze, besonders letztere, subkutan oder intravenös eingeführt, ausgesprochen giftige Eigenschaften, ähnlich denjenigen der entsprechenden Vanadium-Verbindungen. Pyrophosphorsaures Natron wirkt nicht vom Magen aus, wahrscheinlich wegen schneller Elimination des Salzes. Die Annahme eines Überganges in orthophosphorsaures Salz kann dieses Verhalten nicht erklären, denn weder die Fermente des Speichels, noch die des Magensaftes oder des Pankreas sind imstande, diesen Übergang zu bewirken [1]).

Natriumpersulfat wirkt giftig und hypothermisch [2]).

Auch die Stellung eines Metalls in einer organischen Verbindung ist von großer Bedeutung dafür, ob der betreffende Körper die Metallwirkung besitzt oder nicht.

Wie schon Wöhler beobachtet hat, wird Ferrocyannatrium größtenteils unverändert ausgeschieden, es wirkt nicht wie ein Eisensalz. Auch das Platincyannatrium ist fast ohne giftige Wirkung, abweichend von dem Verhalten der äußerst giftigen Platinsalze, und wird im Harn unverändert ausgeschieden; eben weil der Organismus nicht die Fähigkeit besitzt aus diesen Metallverbindungen das Metall abzuspalten und als Ion zur Wirkung zu bringen, haben diese Verbindungen keine physiologische Wirkung als Metallgifte, aber wegen ihrer Resistenz auch keine Blausäurewirkung und verlassen unangegriffen den Organismus.

Bleitriäthyl, aus welchem kein Blei abdissoziiert, macht ähnliche Symptome wie die Anästhetika und erst nach einiger Zeit tritt Bleivergiftung auf [3]).

Die Stibonium- und Arsoniumverbindungen zeigen die Wirkungen der übrigen Antimon- und Arsenverbindungen nicht, ebenso verhalten sich die Phosphoniumverbindungen, welche keine Phosphorwirkung besitzen. Die Wirkungen des Methyltriäthylstiboniumjodids, des Tetraäthylarsoniumjodids und des Tetraäthylphosphoniumjodids [4]) sind vielmehr die gleichen wie die der substituierten Ammoniumsalze und des Curare (Lähmung der motorischen Nervenendplatten [s. Kapitel: Alkaloide]). Hier kommt also nicht die eigentümliche Wirkung dieser Metalloidgifte selbst zur Geltung, sondern sie spielen in diesen Verbindungen die Rolle des an und für sich indifferenten Stickstoffs.

Wie die anorganischen Körper ihre Wirkungen im Organismus entfalten, dafür existiert wohl keine allgemeingültige Anschauung. Es lassen sich wohl auch hier nur gruppenweise Betrachtungen anstellen. So zeigten C. Binz und H. Schulz [5]), daß die Verbindungen von

[1]) Larmuth, Gamgee, Priestley, Journ. of Anat. Phys. 11, Hugo Schulz, AePP. 18, 179.
[2]) Joseph Nicolas, C. r. s. b, 52. 404.
[3]) E. Harnack, AePP. 9. 152. (1878).
[4]) Arch. de physiol. norm. et pathol. I. 472.
[5]) AePP. 11. 131. 13. 256, 14. 345.

N, P, As, Sb, Bi, Va sämtlich durch eine energische Steigerung des Sauerstoffumsatzes auf die Zellen wirken, wobei sie gleichzeitig selbst mit Ausnahme der dreibasischen Phosphorsäure, abwechselnd höhere und niedere Oxydationsstufen eingehen. Nach Schulz werden die lebenden Zellen von solchen Giften stärker beeinflußt, die reduzierend wirken, und zwar so, daß sie den atomistischen Sauerstoff aufnehmen. Daher sei z. B. arsenige Säure in ihrer Wirkung giftiger als die Arsensäure. Die die Hauptrolle spielende Reduktion wird aber unterstützt durch die Oxydation und das chemische Verhalten des Oxydationsproduktes. Salpetrige und arsenige Säure sind alle stark giftig, wenn sie in den Organismus eingeführt werden. (Die phosphorige Säure ist ganz ungiftig[1]).) Sie nehmen atomistischen Sauerstoff auf, wirken während dieses Vorganges als intensive Gifte und verwandeln sich in die völlig oxidierten Säuren. Die arsenige Säure wirkt also auf die Gewebe heftig reduzierend und oxydiert sich hierbei zur Arsensäure, welche wieder durch die reduzierenden Einflüsse der Gewebe zu arseniger Säure rückgebildet wird. Die Giftigkeit der arsenigen Säure und auch des Phosphors beruht also auf der Sauerstoffentziehung aus den Geweben, bei der arsenigen Säure noch dadurch fortwirkend, daß das Oxydationsprodukt durch Reduktion wieder in die ursprüngliche giftige Substanz rückverwandelt wird.

Bei der Betrachtung der Wirkungen von Salzen muß zweierlei unterschieden werden: Die Salzwirkung selbst und die Wirkung der Ionen. Unsere Ansichten über die Art der Wirkung der Salze haben sich aber bedeutend geändert und die Resultate der Forschungen eine andere Deutung und Erklärung gefunden, seitdem man die Arrheniussche Theorie der elektrolytischen Dissoziation und der Ionenwirkungen in der Physiologie angewendet; ferner seitdem wir die Änderungen im Gleichgewichtszustande der Ionen in den verschiedenen Zellen durch Zufuhr einer neuen Ionengattung oder Erhöhung einer schon vorhandenen Ionenmenge kennen.

Insbesonders die Forschungen von J. Loeb haben nach dieser Richtung hin grundlegend gewirkt.

Die toxischen Wirkungen der Ionen sind nach Loeb spezifisch und verschieden für verschiedene Vorgänge, Gewebe und Tiere. Kaliumionen sind spezifisch toxisch für Muskelkontraktionen, während für die Anfänge der Zellteilung bei Fischeiern Natriumionen giftiger sind als Kaliumionen. Andererseits wirken manche Ionen schon in kleinsten Mengen antitoxisch, spezifischen Ionenwirkungen gegenüber. Spuren von Calcium genügen, um die Giftwirkungen erheblicher Mengen von Natrium zu beseitigen. Eine reine Chlornatriumlösung von der Konzentration des Seewassers wirkt auf die Eier eines Seetieres merkwürdigerweise giftig, während eine kleine Spur so ausgesprochener Gifte, wie Zink und Blei-Ionen die Giftwirkungen der Kochsalz-Lösung aufhebt. Sublimat und essigsaures Kupfer versagten. Eine kleine Menge zweiwertiger oder eine noch kleinere Menge dreiwertiger Kationen vermag die giftige Wirkung einer großen Menge einwertiger Kationen aufzuheben. Es

---

[1] AePP. 23. 150.

ist möglich, daß die entgiftende Wirkung der zweiwertigen Metalle auf der Bildung einer unlöslichen Verbindung zwischen dem Metall und einem Bestandteile der Zelle oder ihrer Oberfläche beruht. Dieser Umstand erklärt vielleicht, daß die entgiftende Wirkung eines zweiwertigen Metalles so viel höher ist als die eines einwertigen. Das dreiwertige Fe-Ion ist ungleich giftiger als das zweiwertige Fe-Ion; zweiwertige Kationen sind im allgemeinen giftiger als die einwertigen. Die Giftigkeit einwertiger Kationen kann durch einwertige Kationen nicht aufgehoben werden. Hingegen können die giftigen Wirkungen zweiwertiger Kationen durch eine kleine Menge eines anderen zweiwertigen Kations oder durch eine relativ große Menge eines einwertigen Kations aufgehoben werden [1]). Hingegen können Lösungen von Nichtelektrolyten keine antitoxischen Wirkungen auf die Lösung eines Elektrolyten haben [2]). Auf Muskelzuckungen des Froschmuskels wirken ein wertige Kationen, z. B. Kalium hemmend und zweiwertige Kationen wie Barium, Zink, Cadmium, Blei u. a. erregend.

Unter den Anionen wirken gerade diejenigen besonders erregend, welche die Konzentration der Calciumionen in den Geweben verringern.

Die Empfindlichkeit aller vegetativen Nervenendigungen insbesondere aber der sympathischen Fasern, wird durch Kalziumentziehung gesteigert.

Die erregende Wirkung der Ionen ist nicht eine Funktion ihrer elektrischen Ladung, sondern es scheinen die polaren Wirkungen des Stromes aus den Veränderungen im Verhältnis der Ionen und aus den dadurch bedingten chemischen und physikalischen Änderungen an den Polen sich ableiten zu lassen [3]).

Chlorkalium ist spezifisch giftig für Organismen mit Nerven und Muskeln. In den ersten Entwicklungstagen ist Chlorkalium beim Fundulusembryo kaum giftiger als Chlornatrium, es wird aber giftiger, sobald die Herztätigkeit und die Zirkulation im Embryo eintreten.

Im Serum enthaltenes Kalium und Calcium dient nur zur Entgiftung des Chlornatriums, das in höheren Konzentrationen giftig ist. (J. Loeb 1899). Der Entgiftungskoeffizient von Chlorkalium durch Natriumsalze ist konstant. Natrium, Kalium und Calcium scheinen mit demselben Bestandteil, wahrscheinlich einem Eiweißkörper, eine Verbindung einzugehen, aus der sie sich gegenseitig nach dem Massenwirkungsgesetz verdrängen können. Der Ablauf des Lebens in der Zelle ist nach J. Loeb nur dann möglich, wenn die drei Metalle sich mit dem gemeinsamen, vermutlich kolloidalen Anion des lebenden Organismus in dem Verhältnis verbinden, wie es das Massenwirkungsgesetz und die relative Konzentration der drei Ionen im Serum z. B. bedingen.

A. P. Mathews und W. Koch [4]) nehmen dagegen an, daß der Antagonismus immer zwischen den entgegengesetzt geladenen Ionen besteht, daß also wenn Natrium das entgiftende, Chlor das giftige Ion ist. Nach

---

[1]) J. Loeb, Pflügers Arch. **88**. 68.
[2]) J. Loeb und Gies, Pflügers Arch. **93**. 246.
[3]) J. Loeb, Pflügers Arch. **91**. 248.
[4]) W. Koch, H.S. **63**. 432 (1909).

der Hardy-Whetham-Regel ist die Wirkung eines Ions eine exponentielle Funktion seiner Wertigkeit.

Der Antagonismus findet aber nach J. Loeb nicht zwischen den Ionen mit entgegengesetzter Ladung, sondern zwischen denen mit gleicher Ladung statt, denn er zeigte, daß die entgiftende Wirkung von Glaubersalz genau zweimal so groß ist wie die einer äquimolekularen Chlornatriumlösung, so daß es lediglich auf das Kation und nicht auf das Anion ankommt.

Entgiftungskoeffizient ist das Verhältnis der Konzentration des giftigen zu derjenigen des antagonistischen Salzes, die eben zur Entgiftung der Lösung ausreicht.

H. Dreser [1]) fand, daß je größer die Konzentration freier Quecksilberionen in einer Lösung eines Quecksilbersalzes ist, die Lösung um so giftiger für Hefezellen ist. Analoge Resultate erhielten Scheurlen und Spiro [2]).

Die Giftwirkung gelöster Quecksilbersalze ist nicht etwa von der Menge gelösten Quecksilbers, sondern von dem Dissoziationsgrade der Lösung abhängig. Cyanquecksilber, Rhodanquecksilber wirken viel schwächer als Sublimat. Das Kaliumquecksilberthiosulfat wirkt überhaupt nicht, da es ein komplexes Salz ist und keine wirksamen Quecksilberionen abspaltet, sondern in die Ionen Kalium und Hg (S_2O_3) dissoziiert.

Die Quecksilberwirkungen hängen nicht nur bei den Mikroorganismen, sondern auch bei den höheren Tieren vom ionisierten Quecksilber ab, und zwar von einer bestimmten Konzentration seiner Ionen. So kann man die Giftigkeit intravenös injizierten Sublimats abschwächen und die minimalste tägliche Dosis bedeutend vergrößern, wenn man bewirkt, daß die elektrolytische Dissoziation des zirkulierenden Quecksilbers eine geringe bleibt. Je kleiner die Konzentration der Ionen desto mehr nimmt die Giftigkeit ab. Wenn man in die Venen der Tiere vorerst Kochsalz injiziert, das bei der Gleichheit des Anions mit dem Quecksilberchlorid seine Dissoziation zurückdrängt, so werden die Tiere gegen intravenöse Injektionen von Sublimat widerstandsfähiger. Injiziert man vorher Natriumbromid, so wird die Toleranz noch viel größer, weil das sich im Organismus bildende Quecksilberbromid weniger dissoziiert ist als die Chlorverbindung. Injiziert man vorher Jodnatrium, so wächst die Widerstandsfähigkeit der Tiere gegen Sublimat noch mehr, weil die Tendenz vorhanden ist Jodquecksilber zu bilden, nach dessen Entstehung das Quecksilber noch weniger dissoziert ist. Nach vorhergegangener Injektion von Natriumthiosulfat wird die Toleranz der Tiere sehr groß, weil das Quecksilber die Tendenz hat, als Doppelsalz ein Gesamtion zu bilden: Quecksilberthiosulfatnatriumchlorid [3]).

Die Wirkung der Ionen läßt sich sehr gut demonstrieren an der Einwirkung von Lösungen der Substanzen auf Bakterien (desinfizierende Kraft). Untersuchungen solcher Art verdanken wir insbesondere Krönig

---

[1]) AePP. **32.** 456. (1893).
[2]) Münchener med. Wochenschr. **1897.** Nr. 4.
[3]) L. Sabbatani, Biochem. Zeitschr. **11.** 294 (1908).

und Paul [1]). Bei diesen Untersuchungen hat es sich gezeigt, daß die Metallsalze, insbesonders die Quecksilbersalze nach Maßgabe ihres Dissoziationsgrades wirken; Lösungen von Metallsalzen aber, in denen das Metall Bestandteil eines komplexen Ions und demnach die Konzentration der Metallionen sehr gering ist, desinfizieren außerordentlich wenig.

Wenn man Metallsalze in organischen Solvenzien (Alkohol, Äther etc.) löst, so dissoziieren sie in diesen sehr wenig, und infolgedessen ist ihre Wirkung auf Bakterien nur gering. Die Desinfektionswirkung der Metallsalze hängt aber nicht nur von der Konzentration des in Lösung befindlichen Metalles ab, sondern ist besonders abhängig von den spezifischen Eigenschaften der Salze und des Lösungsmittels. Sie hängt nicht nur vom Metallion ab, sondern auch vom Anion und von dem nichtdissoziierten Anteil. Für die Säuren wurde gefunden, daß sie im allgemeinen im Verhältnis ihres Dissoziationsgrades, d. h. entsprechend der Konzentration der in der Lösung enthaltenen Wasserstoffionen desinfizierend wirken. Den Anionen, bzw. den nicht dissoziierten Molekülen der Flußsäure, Salpetersäure und Trichloressigsäure kommt eine spezifische Giftwirkung zu. Diese spezifische Wirkung tritt mit steigender Verdünnung gegenüber der Giftwirkung der Wasserstoffionen zurück. Für die Basen zeigt es sich, daß die Hydroxyde des Kalium, Natrium, Lithium, Ammonium im Verhältnis ihres Dissoziationsgrades desinfizieren, d. h. entsprechend der Konzentration der in der Lösung enthaltenen Hydroxylionen. Es zeigte sich, daß die Wasserstoffionen ein stärkeres Gift sind als die Hydroxylionen.

Durch die Untersuchungen von W. Pauli [2]) hat es sich ergeben, daß die Salzwirkung auf die Eiweißkörper in ihrem Hauptanteile aus der algebraischen Summe der einzelnen Ionenwirkungen sich zusammensetzten. Dabei wirken nun Anionen und Kationen antagonistisch und zwar die Kationen fällend, die Anionen fällungswidrig.

Außer den komplexen Verbindungen, welche in wässeriger Lösung nicht das Metallion, sondern ein zusammengesetztes metallhaltiges Ion abdissoziieren, unterscheiden neuerlich Franz Müller, Walter Schöller und Walter Schrauth [3]) noch sogenannte halbkomplexe Verbindungen. Die letzteren verhalten sich einzelnen Reagenzien gegenüber wie komplexe, stärkeren gegenüber aber so wie die Verbindung mit Metallion, da sie sofort mit den stärkeren Reagenzien die Ionenreaktionen des Metalls geben. So haben z. B. die weinsauren Metallverbindungen, wie etwa weinsaures Quecksilberoxydulnatrium [4]) sowie die Quecksilberverbindungen von Glykokoll, Asparagin, Alanin und Succinimid eine Metallbindung am Sauerstoff oder Stickstoff, welche weniger stabil ist als die Kohlenstoffbildung. Diese Salze sind als halbkomplex anzusehen, da ihre Wirkung sich von der einfacher Metallsalze nicht unterscheidet, sie aber weder Eiweiß fällen, noch ätzend wirken. Gegen-

---

[1]) Zeitschr. f. physik. Chemie 21, 414. Zeitschr. f. Hygiene 25. 1.
[2]) W. Pauli, Münchener med. Wochenschr. 1903. Nr. 4.
[3]) Biochem. Zeitschr. 33. 381 (1911).
[4]) H. H. Meyer und Williams, AePP. 13. 70 (1880). R. Gottlieb, AePP. 26. 139.

über der Anschauung, daß die spezifische Metallwirkung nur von den freien oder an Sauerstoff gebundenen Metallionen hervorgebracht wird, glauben diese Forscher, daß Metallionen im Organismus nicht existenzfähig sind, da sie sich mit den Eiweißkörpern zu halbkomplexen Metalleiweißverbindungen umsetzen würden.

Die Salze der seltenen Erden wie Lantan, Yttrium, Cerium, Erbium und Praseodymium stimmen in bezug auf ihre Wirkung auf das Froschherz überein. Ebenso wirken Neodymium, Samarium und Thulium, ferner Dysprosium, Neoerbium und Gadolinium. Diese elf trivalenten seltenen Erden haben denselben Grad der Aktivität auf das Froschherz. Skandium wirkt weniger als die anderen seltenen Erden. Skandium ist auch weniger basisch und seine Lösungen sind stark hydrolysiert und reagieren sauer und erinnern nach dieser Richtung mehr an Aluminium als an die seltenen Erden, mit denen es in eine Gruppe zusammengebaut ist.

Luteokobaltchlorid $(Co(NH_3)_6)$ Cl_3 enthält das trivalente positive Radikal $(CO(NH_3)_6)$. Dieses wirkt ungemein viel weniger auf das Herz als die seltenen Erden. Ebenso wirken komplexe Salze von Kobalt und Chrom, welche Werner dargestellt hat und die in ihrer Lösung ein dreiwertiges Ion abgeben, sehr wenig. Die einfachen trivalenten Kationen machen in großer Verdünnung diastolischen Herzstillstand beim Frosch, während komplexe trivalente Kationen in 100mal so konzentrierter Lösung kaum das Herz affizieren und erst in viel höherer Konzentration diastolischen Stillstand machen.

F. Hofmeister [1]) hat bereits vor langer Zeit erkannt, daß die purgierende Wirkung der Salze im Zusammenhange steht mit ihrem Eiweißfällungsvermögen. Nun ist das Eiweißfällungsvermögen eine Eigentümlichkeit der Kationen und so muß man die purgierende Wirkung, insbesondere der Alkalien, auf die Kationen beziehen. Und in Wirklichkeit sind die Schwermetallionen, welche selbst in großen Verdünnungen eiweißkoagulierend wirken, sehr energisch wirkende Purgiermittel, die hierbei schwere Verätzung und Entzündung des Magendarmkanals hervorrufen. Aber auch die Anionen, insbesondere die Nitrate, Brom- und Jodionen haben starke pharmakodynamische Wirkungen, vorzüglich setzen sie den Blutdruck herab. So wirken auch die Rhodanate, die sich ähnlich wie die Bromide und Jodide in bezug auf ihre eiweißfällende Wirkung verhalten, in der Therapie ähnlich wie die genannten Substanzen.

Gruppiert man die Metallionen nach dem Grade ihrer eiweißfällenden Wirkung, so erhält man eine Steigerung in der Reihe Ammonium, Kalium, Natrium, Lithium. Der eiweißlösende Effekt der Anionen steigt vom Sulfat zum Tartrat, Acetat, Chlorid, Nitrat, Bromid, Jodid, Rhodanid. Die drei letzten Glieder der Reihe sind wirksam. Während die Metallionen erregende Wirkung haben, kommen den Säureionen sedative und blutdruckherabsetzende Wirkungen zu (W. Pauli).

Die Anwendung physikalisch-chemischer Methoden und Anschauungen auf allgemein pharmakologische Probleme [2]) scheint eine grundlegend neue Auffassung schon bekannter Tatsachen anzubahnen.

---

[1]) AePP. **24.** 247.
[2]) W. Pauli, Münchener med. Wochenschr. **1903.** Nr. 4. H.B. **2.** 1 (1902), **3.** 225 (1903), **5**, 27 (1904), **6**, 233 (1905).

Die einwertigen Kationen Natrium und Kalium sind vielleicht die Träger der temperatursteigernden, das zweiwertige Kation Calcium der Träger der temperaturherabsetzenden Funktion[1]).

Neuberg[2]) hat einen neuen Gesichtspunkt für die biologische Wirkung der anorganischen Verbindungen, insbesondere der Schwermetallsalze aufgedeckt; er zeigte, daß bereits sehr kleine Mengen derselben fast alle physiologisch wichtigen organischen Bausteine der Organismen photosensibel machen und im Licht weitgehend verändern. Nach Neubergs Befunden sind Metallsalzwirkungen von Photokatalysen in praxi untrennbar.

---

[1]) E. Schloss, Biochem. Zeitschr. 18. 14 (1909).
[2]) C. Neuberg, Biochem. Zeitschr. 13, 305 (1908); 17, 270 (1909); 27, 271 (1910); 29, 279 (1910). Zeitschr. f. Balneologie 3. Nr. 19 (1911).

II. Kapitel

Theorie der Wirkungen organischer Verbindungen.

a) Beziehungen zwischen chemischer Konstitution und Wirkungen.

Wir haben bei den anorganischen Substanzen gesehen, daß sich bestimmte Beziehungen zwischen ihrem Molekulargewicht, ihrer Wertigkeit, elektrischer Ladung, ihrem spektral-analytischen Verhalten innerhalb bestimmter Reihen und zwischen ihrer physiologischen Wirkung feststellen lassen. Insbesondere sieht man deutlich, daß Körper, welche isomorphe Verbindungen geben, einander auch in der Wirkung sehr ähnlich sind. Es war wahrscheinlich, wenn man die Wirkung ähnlich gebauter organischer Verbindungen miteinander verglich und dieselben sehr ähnlich fand, daß zwischen der physiologischen Wirkung und der chemischen Struktur Beziehungen gefunden würden. Es sind nur noch wenige Pharmakologen mehr, die sich der Bedeutung dieser Untersuchungen verschließen oder diese Untersuchungen überhaupt nicht anerkennen.

Man hat es in letzter Zeit vorgezogen die Specificität der Giftstoffe in ihren physikalischen Eigenschaften und nicht in ihren chemischen zu suchen und insbesonders ihre Löslichkeit in der Zellwand, ihre Oberflächenenergie in gelöstem Zustande als die Ursache der Specificität anzusehen; diese Eigenschaften beherrschen die Verteilung durch Auswahl. Man vergißt hierbei nur, daß damit in erster Linie nur die Selektion und nicht die Wirkung erklärt wird und daß ferner die chemischen und physikalischen Eigenschaften der Verbindungen doch untrennbar sind. Jedenfalls hat diese neue Richtung den großen Vorteil gezeigt, daß man nicht nur die chemische Konstitution, sondern auch die Struktur, sowie die aus diesen resultierenden physikalischen Eigenschaften und insbesondere Lösungsverhältnisse und Verteilungsverhältnisse mehr in Betracht zieht; die vorläufige Kampfstellung der physikalischen und chemischen Richtung zeitgt wie jede wissenschaftliche Kontroverse für den Beobachter neue Resultate, welche die neugefundene Tatsache besser erklären, als eine der beiden Theorien.

Die physikalische Voraussetzung, daß die Wirkung der Elemente ihren Bewegungs- und Schwingungszuständen entsprechen, sind von Curci [1]) auf die organischen Verbindungen in der Weise ausgedehnt worden, daß er die Behauptung aufstellte, die Wirkungen eines organischen Moleküls beruhen und resultieren aus der Wirkung der einzelnen Komponenten desselben und zwar hat der Kohlenstoff eine lähmende,

[1]) Terapia moderna **1891**, Gennajo p. 33.

der Wasserstoff eine erregende und der Sauerstoff eine indifferente Wirkung. Die Kohlenwasserstoffe der fetten und aromatischen Reihe sind lähmende Gruppen, weil der Kohlenstoff den Wasserstoff, welcher antagonistisch wirkt, in der Wirkung überwindet. Es ist daher die lähmende Wirkung um so größer, je mehr Kohlenstoff und je weniger Wasserstoff vorhanden, und umgekehrt um so kleiner, je weniger Kohlenstoff und je mehr Wasserstoff im Molekül enthalten ist. In den Wasserstoff und Stickstoff enthaltenden Gruppen überwiegt die aufregende Wirkung des Wasserstoffes die schwach lähmende Wirkung des Stickstoffes. In den Hydroxylgruppen hat der Wasserstoff eine beträchtlich erregende Wirkung, weil der Sauerstoff indifferent ist: es folgt nun daraus, daß die hydroxylierten Kohlenwasserstoffe eine doppelte Wirkung haben müssen. Einerseits eine erregende durch das Hydroxyl, andererseits eine lähmende durch den Kohlenwasserstoff. Doch kommt den Hydroxylen nach Curci's Auffassung besondere Wirkung zu, je nachdem ihre Stellung ist.

Diese durchaus anders erklärbaren Resultate Curci's sind gleichsam der roheste Versuch, einen Zusammenhang der chemischen Konstitution und der biologischen Wirkung zu finden. So einfach liegen aber diese Beziehungen durchaus nicht.

Für die aliphatischen Körper verdanken wir vor allem O. Schmiedeberg [1]) eine Reihe von Erklärungsversuchen. Die Wirksamkeit der Substanzen, insbesondere der aliphatischen Reihe, hängt vor allen Dingen von physikalischen und von biologischen Verhältnissen ab. So spielt die Resorbierbarkeit einer Substanz eine große Rolle. Eine nicht resorbierbare Substanz kann selbstverständlich innerhalb des Organismus (jenseits des Darmkanals) nicht zur Wirkung gelangen. Ferner ist die große Löslichkeit in Wasser und die große Flüchtigkeit bei gewöhnlicher Temperatur für die Wirkung maßgebend. So zeigen z. B. die flüchtigen Kohlenwasserstoffe des Petroleums in vollem Umfange die narkotische Gruppenwirkung der Kohlenwasserstoffe, während die flüssigen, in Wasser ganz unlöslichen, der Verdunstung unfähigen Paraffinöle und vollends die festen Paraffine gänzlich unwirksam sind. Die Wirksamkeit im Sinne der Alkoholgruppen, d. h. narkotische Wirkung, wird im wesentlichen durch die Anzahl der im Molekül enthalteneń Sauerstoffatome bedingt. Alle Verbindungen dieser Gruppe, welche zwei oder mehr Sauerstoffatome in einer Kohlenwasserstoffgruppe enthalten, büßen dadurch die Wirksamkeit ein oder werden gänzlich wirkungslos. Die Glykole $C_nH_{2n}(OH)_2$ stehen schon an der Grenze der Wirksamkeit. Ist aber eine Verbindung aus mehreren selbständigen Kohlenwasserstoffgruppen zusammengesetzt, so ist sie wirksam, wenn wenigstens die eine von den letzteren kein oder nicht mehr als ein Atom Sauerstoff enthält. So z. B. kann der schlafmachende Paraldehyd $(CH_3 . CHO)_3$ als eine Verbindung angesehen werden, deren Moleküle gleichsam aus drei gleichartigen, je ein Atom Sauerstoff enthaltenden Teilen locker zusammengefügt sind, von denen jeder eine selbständige Rolle bei der

---

[1]) AePP. 20. 201.

Wirkung spielt. O. Schmiedeberg stellte folgende Gesetzmäßigkeit für die Wirkung substituierter Körper auf:

„1. Sehr giftige Atomgruppen verlieren bei der Substitution mit den Kohlenwasserstoffen der Fettreihe die Intensität und den ursprünglichen Charakter ihrer Wirkung. Dieses Verhalten zeigen die Nitrile $R.C \vdots N$ und Isonitrile $R.N \vdots C$ oder $R.N:C$, von denen die letzteren als direkte Substitutionsprodukte der Blausäure zu betrachten sind. Nur wenn die Blausäure sich durch Abspaltung im Organismus bildet, tritt die entsprechende Wirkung ein.

Beispiele: Kakodyloxyd $(CH_3)_2.As\ O.As\ (CH_3)_2$ kann aus dem Arsenigsäureanhydrid As_2O_3 durch Substitution von je 1 Atom O durch $(CH_3)_2$ entstanden gedacht werden und bringt keine Arsenikwirkung hervor. Diese tritt erst nach der Zersetzung der Verbindung im Organismus ein. Ebenso verhalten sich das Blei- [1]) und Zinntriäthyl und wohl alle anderen analogen Verbindungen.

2. Es kann auch umgekehrt die Wirksamkeit der Kohlenwasserstoffgruppe durch die Verbindung mit anderen Atomen und Atomkomplexen abgeschwächt oder ganz aufgehoben werden. Hierher gehören die Ammoniakbasen der Fettreihe. Die Wirkung derselben, z. B. des Methylamins $CH_3.NH_2$, Di- $(CH_3)_2.NH$ und Trimethylamins $(CH_3)_3.N$ hat den gleichen Grundcharakter, wie die des Ammoniaks. Eine Narkose verursachen sie nicht.

3. Wenn die Verbindung, wie in den Äthern und Estern aus zwei Atomgruppen durch Vermittlung von Sauerstoff zusammengesetzt ist, so hängt, so weit es sich übersehen läßt, die Wirkung des ganzen Moleküls derselben von der Natur und Beschaffenheit der beiden Komponenten ab, indem jede der letzteren dabei eine selbständige Rolle spielt. Bestehen diese beiden Teile aus gleichartigen oder gleichwertigen Kohlenwasserstoffen, wie es in den einfachen und zusammengesetzten Äthern der Fall ist, so ist die Wirkung der ganzen Verbindung eine einheitliche und die letztere gehört pharmakologisch zu den typischen Gliedern der Alkoholgruppe. Ihnen schließen sich solche Ester an, in denen die Säuren an sich, d. h. im neutralisierten Zustande, besonders als Natriumsalze, keinerlei spezifische Wirkungen haben. Die Essigsäureester und ihre Homologen sind daher ebenfalls zur Alkoholgruppe zu rechnen.

Wenn dagegen in derartigen Verbindungen die Säure an sich giftig ist oder in irgend einer Weise ein besonderes Verhalten im Organismus aufweist, so treten diese Eigenschaften auch bei den betreffenden Estern zutage und bedingen eine wesentliche Abweichung ihrer Wirkung von dem Grundcharakter der Alkoholgruppe. Beispiel Salpetrigsäureamylester.‟

Ein stringenter Beweis dafür, daß zwischen der chemischen Konstitution der Körper und ihrer physiologischen Wirkung ein inniger Zusammenhang besteht, oder noch deutlicher ausgedrückt, daß die physiologische Wirkung einer Substanz durch ihre chemische Kon-

---

[1]) Dieses macht nach E. Harnack, AePP. 9. 152, Lähmung des Zentralnervensystems, wie Chloral und Chloroform.

stitution und Konfiguration [1]) bedingt ist, kann durch die Tatsache unumstößlich geliefert werden, daß bestimmte Änderungen in der Konstitution bestimmte Änderungen in der Wirkung bei ähnlichen Körpern hervorbringen, und daß ferner die Anlagerung bestimmter Molekular-komplexe an verschieden wirkende Substanzen dieselben in physiologisch ähnlich wirkende oder auch in gleichmäßig unwirksame verwandeln kann. Es gelingt leicht, aus ganz besonders wirksamen Substanzen durch Anlagerung bestimmter Gruppen gleichmäßig unwirksame zu erhalten und nach Abspaltung dieser Gruppen wieder die wirksamen Substanzen zu regenerieren. Als Beispiel wollen wir vorläufig nur einiges erwähnen: a) Durch die Anlagerung identischer Gruppen in identischer Weise werden gleichmäßig wirkende Körper erhalten. Nach den Untersuchungen von Crum Brown und Fraser [2]) und anderen gelingt es durch Methylierung der Alkaloide, welche ja verschiedene physiologische Wirkung haben, Körper zu erhalten, welche alle die motorischen Nervenendigungen lähmen, also dem Curare ähnliche Wirkungen haben. Es ist hierbei im allgemeinen gleichgültig, ob diese Alkaloide als solche Krämpfe auslösen, wie Strychnin, Brucin und Thebain, oder ob sie es nicht tun, wie Morphin, Nicotin, Atropin. Aus diesen Versuchen läßt sich sogar die allgemeine Regel ableiten, daß die zusammengesetzten Radikale, bei welchen Methyl am quaternären Stickstoff steht, in derselben Weise lähmend wirken. Es können daher aus allen tertiären Basen durch Methylierung Ammoniumbasen erzeugt werden, welche manchmal unverhältnismäßig giftiger, häufig aber viel weniger giftig sind, als die Ausgangssubstanzen. So fand R. Böhm [3]), daß im Curare zwei Basen nebeneinander vorkommen, das Curarin und das Curin. Curarin ist eine Ammoniumbase, Curin eine tertiäre Base, die nur wenig giftig ist. Als R. Böhm aber die tertiäre Base Curin durch Methylierung in eine Ammoniumbase überführte, so entstand Curarin, welches sich als 226 mal so giftig erwies, als die Ausgangssubstanz. b) Daß durch die Anlagerung identischer Gruppen die Wirkung bestimmter Körper abgeschwächt oder ganz vernichtet wird, beweisen folgende Tatsachen: Wenn man hydroxylhaltige Substanzen, wie Phenole, Alkohole etc. in ihre gepaarten Verbindungen mit Schwefel-säure, das ist in saure Ester, überführt, so verlieren sie ihre Giftigkeit fast vollständig. Während Phenol $C_6H_5.OH$ eine beträchtliche Gift-wirkung bei interner Applikation zeigt, ist die Phenolätherschwefel-säure $C_6H_5.O.SO_3H$ als Natriumsalz intern eingegeben selbst in Dosen von 30 g ganz ungiftig. Das so wirkungsvolle Morphin $C_{17}H_{17}NO.(OH)_2$ verliert durch Überführung in Morphinätherschwefelsäure $C_{17}H_{17}NO.$ $(OH).O.SO_3H$ völlig seine hypnotische Wirkung und kann selbst in Dosen von 5 g ohne irgend welchen Schaden genommen werden. Das

---

[1]) Inwiefern die Wirkung von der Konfiguration abhängig ist, siehe am Schlusse dieses Kapitels. Siehe ferner Sigmund Fränkel: Stereochemische Konfiguration und physiologische Wirkung in: Asher und Spiro, Ergebnisse d. Physiologie III. Biochemie p. 290.

[2]) Transact. Roy. Soc. Edinborough 25. 707 (1868) und Proc. Roy. Soc. Edinborough 1869. 560.

[3]) Arch. d. Pharm. 235. 660.

giftige Ammoniak geht durch Ersatz eines Wasserstoffes durch Essigsäure in das ganz ungiftige Glykokoll (Aminoessigsäure) $NH_2.CH_2.COOH$
über. Es können, um ein weiteres Beispiel anzuführen, durch Einführung
von Säureradikalen in basische Reste die Wirkungen der letzteren bedeutend abgeschwächt, wenn nicht ganz aufgehoben werden. So ist Acetamid
$CH_3.CO.NH_2$ völlig wirkungslos [1]), während Ammoniak ein heftiges
Gift ist. Acetanilid $CH_3.CO.NH.C_6H_5$ (Antifebrin) ist weit weniger
giftig, als Anilin $NH_2.C_6H_5$. Ebenso wird im Phenetidin $NH_2.C_6H_4.OC_2H_5$
durch Anlagerung von Acetyl- oder Lactylradikalen die Wirkung abgeschwächt, indem die Base schwieriger angreifbar wird.

Gleichmäßig wird in allen Fällen durch Einführung von
Wasserstoff in die cyklischen Basen die physiologische
Wirkung verstärkt, bzw. die Giftigkeit gesteigert. (Regel
von Kendrick-Dewar-Königs.)

So viel als Beweis und Beispiel, daß gleichmäßige Veränderungen
an ungleich wirkenden Substanzen ähnliche oder gleiche Veränderungen
in der Wirkung setzen.

Daß bestimmte Gruppen von Substanzen ihre Wirkung durch
einfache Änderungen im Molekül, etwa die Verwandlung des Charakters
der Verbindung von einer Base in eine Säure, verlieren, läßt sich physiologisch dadurch erklären, daß der Angriffspunkt der Substanz verschoben bzw. aufgehoben ist, oder daß die Verteilung im Organismus
völlig alteriert wird. Wir können uns nämlich das Zustandekommen
der Wirkung der Substanzen auf bestimmte Zellgruppen d. i. die
selektive Wirkung der Substanz nur so deuten, daß gewisse endständige Gruppen im Molekül in chemische Beziehungen zu Zellsub-
stanzen treten und von denen festgehalten werden. Dieses kann durch
rein chemische Bindung oder durch physikalisch-chemische Verhältnisse,
wie Lösung, Absorption und ähnliche erfolgen. Erst dann kann der
ganze Molekularkomplex, einmal im bestimmten Gewebe physikalisch
oder chemisch festgehalten (verankert), zur Wirkung gelangen. Ändern
wir nun den Charakter der endständigen Gruppen oder der ganzen
Verbindung, so waltet die chemische und physikalische Beziehung zwischen der eingeführten chemischen Substanz und dem bestimmten Zell-
komplexe nicht mehr ob. Die Substanz wird von der betreffenden Zell-
gruppe nicht mehr aufgenommen oder festgehalten, und kann daher auch
nicht mehr zur Wirkung gelangen, wenn auch die eigentlich wirkende
Gruppe völlig intakt geblieben ist. Paul Ehrlich [2]) hat als Bild für eine
ähnliche Vorstellung den Vergleich mit den Farbstoffen angewendet.
In allen Farbstoffen kommt nach O. Witt eine chromophore, farbgebende
Gruppe vor, welche sich durch dichtere Bindung auszeichnet (z. B. die
Azogruppe $R.N = N.R_1$). Alle Farbstoffe werden entfärbt, wenn man
sie mit reduzierenden Mitteln behandelt und so durch Einführung von
Wasserstoff die dichtere Bindung der chromophoren Gruppe aufhebt.
So bekommt man aus Indigblau Indigweiß, usw. Aber diese chromo-

---

[1]) Zeitschr. f. Biol. 8. 124.
[2]) Deutsche med. Wochenschr. 1898, 1052. S. auch Festschrift f. Leyden
Bd. I. 645. Internationale Beiträge zur inneren Medizin, Berlin 1902.

phoren Gruppen allein sind nicht ausreichend, um Farbstoffe zu erzeugen, sie haben nur den chromogenen Charakter. Es müssen an sie
noch saure oder basische Gruppen herantreten, z. B. Hydroxyl- oder
Aminogruppen, die man als auxochrome Gruppen bezeichnet, Radikale,
welche erst die Farbstoffnatur der Verbindungen entwickeln. Wenn
in das Azobenzol $C_6H_5 . N = N . C_6H_5$ Hydroxylgruppen eintreten, dann
erst entsteht das braune Oxyazobenzol $C_6H_5 . N = N . C_6H_5 . OH$ und
wenn die Aminogruppe eintritt, das schöne gelbe Aminoazobenzol
$C_6H_5 . N = N . C_6H_5 . NH_2$ (Anilingelb). Es sind also zum Zustandekommen des Farbstoffes zwei Komponenten erforderlich, die chromophore und die auxochrome Gruppe. Die Farbe aber selbst ist wieder
abhängig von der Zahl der auxochromen Gruppen. Das Monaminoazo-
benzol $C_6H_5 . N = N . C_6H_4 . NH_2$ ist gelb (Anilingelb), das m-Diaminoazo-
benzol $C_6H_5 . N = N . C_6H_3 . (NH_2)_2$ ist orange (Chrysoidin), das Triamino-
azobenzol $NH_2 . C_6H_4 . N = N . C_6H_3 . (NH_2)_2$ ist braun.

Wie wir gesehen haben, werden viele Gifte durch einfache Einwirkung, z. B. Einführung von Säuren, in ungiftige Substanzen umgewandelt. M. Nencki suchte diese Verschiedenheiten auf chemischem Wege
durch Unterschiede in der Oxydationsfähigkeit zu erklären, aber Paul
Ehrlich hielt einen solchen Erklärungsversuch für durchaus nicht ausreichend und glaubte auf experimentellem Wege zum Verständnis dieser
Tatsachen gelangt zu sein. So gibt es z. B. eine Reihe von Farbstoffen,
welche bei Tieren das Gehirn färben; fügt man aber in diese Farbstoff-
körper Schwefelsäure ein, indem man die entsprechende Sulfosäure
darstellt, so verlieren sie vollkommen ihre Gehirn färbende Eigenschaft.
Durch die Substitution ist also die Wirkung der Substanz verändert.
Sie hat ihre neurotrope Funktion eingebüßt, d. h. sie geht nicht mehr
an die Elemente des Gehirnes heran. Man ist nun gezwungen, wenn
man von Beziehungen zwischen Konstitution und Wirkung spricht, als
Mittel noch einen dritten Begriff aufzustellen, nämlich den der Verteilung. Wie soll man sich die selektive Fähigkeit der Gewebe vorstellen? Es handelt sich da nicht um nahe liegende chemische Beziehungen, sondern oft nur um physikalische Verhältnisse, so häuft
sich das Chloroform meist in den roten Blutkörperchen an (O. Schmiedeberg 1867). Nach den J. Pohl'schen Erklärungen [1]) wird es von den
Phosphatiden derselben angezogen, mit deren es sich leicht mischt.
Ähnlich dürften sich die Kohlenwasserstoffe, Äther, Ketone und
Sulfonverbindungen verhalten. Schwieriger liegen die Verhältnisse
bei anderen chemischen Gruppen, wie bei Säuren, Basen, Alkoholen und Phenolen, da diese ja leicht chemische Verbindungen
mit bestimmten Gruppen des Protoplasmas eingehen könnten. Bei
einer chemischen Verbindung wäre die Substanz durch Alkohol
aus den Organen nicht extrahierbar. Das Experiment belehrte aber
P. Ehrlich, daß z. B. bei Phenacetin, Kairin, Thallin die Alkoholextraktion
gelingt, also keine chemische Bindung zwischen der eingeführten basischen Substanz und dem Protoplasma vorliegt. So läßt sich auch aus
einer Fuchsinnere durch Alkohol Fuchsin extrahieren. Die einzige

---

[1]) AePP. 28. 239.

Substanz unter vielen, die eine solche Festlegung annehmen läßt, ist, nach P. Ehrlich, vielleicht das Anilin.

Wie erfolgt nun die Anlagerung dieser Substanzen? Der Vorgang der Färbung ist nach Ehrlich derselbe, wie er bei Injektion von Giften im Organismus statthat: die Wollfaser, in Pikrinsäurelösung getaucht, nimmt aus der noch so schwachen Lösung, aus der größten Verdünnung, die Farbe auf, ebenso wie gewisse Gewebe das Gift aus der zirkulierenden Körperflüssigkeit. — Hinsichtlich der Färbung nun bestehen zwei Theorien: die der Salzbildung und die der starren Lösung nach van t'Hoff (Witt'sche Theorie). O. Witt nimmt an, daß der Farbstoff nicht in festem Zustande in der Faser ist, sondern als Lösung. Es gibt Farbstoffe, welche in festem Zustande rot sind, in Lösungen aber fluorescieren: die damit gefärbte Seide fluoresciert gleichfalls. Es ist kein Einwand hiergegen, daß derselbe Körper verschiedene Fasern verschieden färbt: auch Jod in verschiedenen Flüssigkeiten gelöst — in Jodkaliumlösung, in Chloroform usw. — ergibt verschiedene Färbung der Lösung. — Die Gewebsfaser schüttelt die Farbstoffe quantitativ aus der wässerigen Lösung aus und färbt sich so: ist die Löslichkeit der Substanz in Alkohol wieder besser, so ist die Faser durch ihn wieder entfärbbar.

Das Verhalten der Substanzen im Organismus ist nun wohl nach der Ansicht von Ehrlich ein ganz ähnliches. Alle Hirnfarbstoffe verlieren ihre hirnfärbende Eigenschaft, wenn eine Sulfosäuregruppe in sie eintritt. Die Mehrzahl der Stoffe, welche ins Gehirn gehen, gehen auch aus Wasser in Äther über, als Sulfosäuren jedoch nicht. Es sind also im Gehirn Stoffe, welche ebenso wirken wie Äther im Reagenzglase. Die starke Wirkung gewisser Gifte auf das Hirn beruht auf einer Ausschüttelung durch dasselbe, wie durch Äther. — Die Lokalisation der verschiedenen Substanzen in den Körpergeweben beruht also nach Ehrlich auf einer Ausschüttelung durch dieselben. In den Zellen verschiedener Organe sind verschiedene chemische Gruppen enthalten, und einzelne Körper, wie Myosin z. B., haben wieder in alkalischer oder neutraler oder saurer Lösung ganz verschiedene Fähigkeiten, so daß sich die verschiedensten Möglichkeiten einer Endwirkung ergeben. Einzelne Substanzen werden wohl nicht vom lebenden Protoplasma aufgenommen, sondern von anderen zwischenliegenden Körpern — so gewisse Farbstoffe von den Nervenscheiden. — Ein Beispiel für eine starre Lösung gibt die Jodstärke, welche man früher für eine chemische Verbindung hielt, während sie nach Mylius auch eine starre Lösung darstellt, indem die Stärke von Jod durchtränkt ist. Dieselbe Blaufärbung nun bei der Lösung von Jod zeigen gewisse Derivate der Cellulose, die amyloide Substanz und die Cholalsäure. In diesen Körpern sind gewisse Struktur-Komponenten gleich. Die Fähigkeit, eine starre Lösung zu erzeugen, setzt also gewisse, chemische Eigenschaften voraus, und zwar gehören solche Konfigurationen immer einer ganzen Klasse an.

Der Ehrlich'sche Vergleich mit der chromophoren Gruppe läßt sich in der Gruppe der Cocaine schön durchführen. Alle Cocaine im chemischen Sinne (Ekgoninverbindungen) machen bei der Maus dieselben pathologischen Veränderungen der Leber, aber anästhesierend wirkt nur das Cocain mit der Benzoylgruppe, während die Methylgruppe des Cocains das Ekgonin nur an das Nervensystem heranbringt. Die Benzoylgruppe wäre nun die anästhesiophore, die Methylgruppe die anästhesiogene Gruppe. Ehrlich will diese seine Anschauung als einen neuen Weg zur Synthese neuer Arzneimittel betrachtet wissen. Zuerst hat man eine Gruppe von Substanzen zu wählen, welche an gewisse Organe herantreten und in diese Substanzen, welche nun myotrop, neurotrop etc. sind, könnte man verschiedene Gruppen einführen, welche einen toxischen bzw. therapeutischen Einfluß ausüben.

Die Ehrlich'sche Theorie war vielleicht der erste Versuch die Verteilung und zum Teil auch die Wirkung physikalisch-chemisch zu erklären und den Verteilungssatz von Berthelot-Jungfleisch, wie die Theorie der starren Lösung von van t'Hoff auf die Pharmakologie anzuwenden.

Seit dem Ehrlich'schen Versuche haben insbesondere durch die Theorien und Experimente von Hans Meyer, Overton und W. Straub Anschauungen, nach denen sich die pharmakodynamischen Wirkungen nach dem Verteilungssatze rein physikalisch erklären lassen, besonders in Deutschland stark an Boden gewonnen.

Die physikalischen Gesetzmäßigkeiten für die Aufnahme von Substanzen aus ihren wässerigen Lösungen sind zum Teil bekannt. Die Aufnahme erfolgt selektiv in der Weise, daß einzelne Stoffe gar nicht aufgenommen werden, andere hingegen in sehr reicher Weise. Stoffe, die nicht aufgenommen werden, können aber trotzdem auf die Zellmembran reizend wirken. Bei der Aufnahme geben die Substanzen mit dem Kolloid eine sogenannte feste Lösung und es wird soviel von der Substanz aufgenommen und in dem Kolloid aufgespeichert, bis sich ein Gleichgewichtszustand zwischen der Lösung und dem Kolloid, in unserm Falle zwischen den zirkulierenden Medien und den Geweben, entwickelt hat. Der Vorgang ist aber reversibel und aus der festen Lösung kann die Substanz wieder nach dem Verteilungsgesetz in das Lösungsmittel übergehen. Nach dem Verteilungssatz von Berthelot und Jungfleisch verteilt sich eine Substanz zwischen zwei Lösungsmitteln, die einander nur wenig lösen, analog dem Henry'schen Gesetz und zwar in konstantem Verhältnis. Bei gleicher räumlicher Konzentration ist der osmotische Druck in beiden Lösungen gleich groß. In seiner allgemeinsten Form lautet der Verteilungssatz: bei einer bestimmten Temperatur besteht für jede Molekelart ein bestimmtes Verteilungsverhältnis zwischen zwei Phasen eines Systemes, das unabhängig von der Gegenwart anderer Molekel ist und für das es gleichgültig bleibt, ob letzteres sich mit jener in Umsetzung befindet oder nicht.

In der Nernst'schen Formulierung lauten die Gesetzmäßigkeiten folgendermaßen: Wenn wir unter Teilungskoeffizienten eines Stoffes zwischen zwei Lösungsmitteln das Verhältnis der räumlichen Konzentration verstehen, mit welchem er in diesen beiden Lösungsmitteln nach Eintritt des Gleichgewichtszustandes vorhanden ist, so ist der Teilungskoeffizient bei gegebener Temperatur konstant, wenn der gelöste Stoff in beiden Lösungsmitteln das gleiche Molekulargewicht besitzt. Bei Gegenwart mehrerer gelöster Stoffe verteilt sich jede einzelne Molekül-

gattung so, als ob die anderen nicht zugegen wären. Befindet sich aber
der gelöste Stoff nicht in einem einheitlichen Molekularzustande, sondern ist er in der Dissoziation begriffen, so gilt der ausgesprochene Satz,
daß der Teilungskoeffizient bei gegebener Temperatur konstant ist,
wenn der gelöste Stoff in beiden Lösungsmitteln das gleiche Molekulargewicht besitzt, für jede der bei der Dissoziation entstandenen Mole-
külgattungen. Aber die Verteilung ist auch noch abhängig und variabel
mit der Temperatur. Wenn der gelöste Stoff in beiden Lösungsmitteln
ein verschiedenes Molekulargewicht zeigt, so verteilt er sich so, daß
in dem Lösungsmittel die gleiche Anzahl von Molekülen vorhanden
ist, in dem einen einfache, in dem anderen doppelte oder mehrfache
Moleküle.

Nun ist es gleichgültig, ob die Verteilung zwischen zwei Flüssigkeiten oder einer Flüssigkeit und einem amorphen festen Körper stattfindet, da wir den festen, amorphen Körper als eine Flüssigkeit mit
hoher innerer Reibung ansehen können. Aber bei der Verteilung zwischen
einem Kolloid und einer Flüssigkeit kann man den Verteilungssatz nicht
direkt erweisen, da es sich wahrscheinlich in der Hauptsache um eine
Oberflächenwirkung des Kolloids handelt. Die kolloidalen Membranen
nun können Substanzen aus ihren Lösungen nach dem Verteilungssatz
aufnehmen, sobald diese in dem Kolloid der Membran löslich sind und
diese aufgenommenen Substanzen nach der anderen Richtung abgeben.
Für die Resorption überhaupt gilt aber der thermodynamische Satz von
Willard Gibbs, daß Stoffe, die eine Oberflächenspannung erniedrigen,
das Bestreben haben, ihre Konzentration an der Oberfläche zu erhöhen.
Sie werden also absorbiert. Stoffe aber, welche die Oberflächenspannung
erhöhen, haben das Bestreben, ihre Konzentration an der Oberfläche zu
verringern. Daher werden zum Beispiel im Darm die lipoidlöslichen
Stoffe viel leichter und schneller resorbiert, als sie lipoidunlöslichen und
die Raschheit der Resorption steht im geraden Verhältnisse zur Lipoidlöslichkeit.

Diese Gesetzmäßigkeiten sind aber der Hauptsache nach für eine
Theorie der Selektion verwertbar. Es muß erst bewiesen werden, daß das
bloße Hineinlösen einer Substanz in das Protoplasma bestimmter Art
gleichbedeutend ist mit pharmakodynamischer Wirkung und daß eine
chemische Umsetzung zwischen beiden nicht stattfindet.

Die mehr chemische Theorie von O. Loew[1]) geht wiederum dahin, daß
alle diejenigen Stoffe, welche noch bei großer Verdünnung in Aldehyd-
oder in Aminogruppen eingreifen, Gifte für alles Lebende sein müssen,
indem hierbei Substitutionen eintreten. Daher nennt er diese Gruppe von
Giften substituierend wirkende. Je reaktionsfähiger nun ein Körper
in dem Sinne ist, daß er mit einer Aldehyd- oder Aminogruppe leicht
reagieren kann, desto größer ist seine Wirksamkeit, bzw. seine Giftigkeit. So sind die für Aldehyd und Ketongruppen besonders reaktionsfähigen Basen Hydroxylamin $HO . NH_2$ und Diamid (Hydrazin) $NH_2 . NH_2$
sehr stark wirkende Gifte für Pflanzen und tierische Organismen,
ja noch Derivate des Hydroxylamins, wie das Benzenylaminoxim

---

[1]) Natürliches System der Giftwirkung, München 1893.

$C_6H_5-C{<}^{NH_2\,[1])}_{NOH}$. Hingegen sind andere Ketoxime, da sie in diesem

Falle nicht mehr reaktionsfähig sind, für höhere Tiere nur ausnahms-
weise giftiger als die Ketone, aus denen sie entstanden sind. Das für
Aldehyd- und Ketongruppen so ungemein reaktionsfähige Phenylhydrazin
$C_6H_5.NH.NH_2$ ist aus diesem Grunde ein sehr heftiges Blutgift. Anilin
$C_6H_5.NH_2$ hingegen, welches schwieriger mit Aldehyden reagiert, ist
ein schwächeres Gift als Phenylhydrazin, ebenso wie freies Ammoniak
ein schwächeres Gift ist als Diamid. Der am Wasserstoff haftende
Stickstoff kann unter Umständen äußerst leicht, unter anderen wieder
äußerst schwer in die Aldehydgruppen des Protoplasmas eingreifen.
Benachbarte Gruppen bedingen dessen Labilitätsgrad, die Reaktionsfähigkeit.

Körper mit tertiär gebundenem Stickstoff, welche geringe oder
keine Giftwirkung besitzen, können durch Reduktion und Bildung
der Imidgruppe zu starken Giften werden.

Pyridin   Collidin   Piperidin   Coniin

So ist Piperidin ein weit stärkeres Gift als Pyridin, Coniin intensiver wirkend als Collidin, Tetrahydrochinolin energischer
wirkend als Chinolin selbst. Daher ist auch Pyrrol
weit giftiger als Pyridin. Diese Tatsachen lassen sich nach
Loew leicht durch die Zunahme der Reaktionsfähigkeit gegenüber den
labilen Aldehydgruppen des Protoplasmas erklären. Sie werden noch
gestützt durch Beobachtungen, welche zeigen, daß Körper mit labilen
Aminogruppen in ihrer Giftwirkung zunehmen, wenn noch eine zweite
Aminogruppe in solche Substanzen eingeführt wird, die Giftigkeit aber
abnimmt, wenn die Aminogruppe in die Iminogruppe übergeht: So sind
die Phenylendiamine $C_6H_4(NH_2)_2$ giftiger als Toluidine $CH_3.C_6H_4.NH_2$.
Wenn im Anilin ein Wasserstoff der Aminogruppe durch Alkyl ersetzt

---

[1]) B.B. **18**. 1054 (1885).

wird, die Aminogruppe also in eine Iminogruppe übergeht, so nimmt die Giftwirkung ab, da dieses substituierte Anilin mit Aldehyden schwierig reagiert. Diese Körper haben dann keine krampferregende Wirkung mehr. Wenn aber Alkyl nicht in die Seitenkette eintritt, sondern einen Kernwasserstoff ersetzt, also die Aminogruppe intakt bleibt, so bleibt auch die krampferregende Wirkung erhalten. Dieselbe Tatsache läßt sich noch viel besser an der Abschwächung der Wirkung durch den Eintritt von sauren Resten in die Aminogruppen demonstrieren. So ist Acetanilid $CH_3.CO.NH.C_6H_5$ weit ungiftiger, aber auch chemisch mit Aldehyd weniger reaktionsfähig als Anilin. Ebenso ist das symmetr. Acetylphenylhydrazin $C_6H_5.NH.NH.CO.CH_3$ (Pyrodin) weit weniger giftig, aber auch chemisch mit Aldehyd weniger reaktionsfähig, als Phenylhydrazin. Eine solche Abschwächung der Giftigkeit durch Abschwächung der chemischen Reaktionsfähigkeit gegenüber Aldehydgruppen läßt sich noch an vielen anderen Beispielen beweisen.

    Die Giftigkeit der Phenole erklärt O. Loew durch ihre leichte Reagierfähigkeit mit labilen Atomgruppen, besonders Aldehyden Diese Reagierfähigkeit nimmt ab, wenn negative Gruppen, Carboxyl- oder Sulfosäuregruppen in das Molekül eintreten. Daher ist Salicylsäure

weniger giftig als Phenol   , Saccharin

o-Benzoesäuresulfinid $C_6H_4\!\!<^{CO}_{SO_2}\!\!>NH$

ist ganz ungiftig, da durch das gleichzeitige Vorhandensein der Reste der Carboxyl- und Sulfosäuregruppe die Imidgruppe nur sehr wenig reaktionsfähig ist.

    Diese Anschauung Loew's läßt sich aber nicht in allen Gruppen mit gleich viel Glück als einziger Erklärungsversuch durchführen. Besonders bei der Wirkung der Blausäure und ihrer Derivate läßt sich diese Theorie nur gezwungen anwenden.

    Die Loew'schen Ausführungen gipfeln in folgenden Schlußfolgerungen:

    ,,I. Jede Substanz, welche noch bei großer Verdünnung reagiert, ist ein Gift. Beispiele Hydroxylamin, Phenylhydrazin.

    II. Basen mit primär gebundenem Stickstoff sind ceteris paribus schädlicher als solche mit sekundär gebundenem und diese wieder schädlicher als solche mit tertiär gebundenem Stickstoff. Xanthin mit drei NH-Gruppen ist nach Filehne giftiger als Theobromin mit einem NH und dieses wieder giftiger als Koffein. Amarin ist giftig, das isomere Hydrobenzamid nicht. Piperidin und Pyrrol sind giftiger als Pyridin. Pyridin und Hydrobenzamid haben tertiär, Amarin, Piperidin und Pyrrol sekundär gebundenen Stickstoff.

Hydrobenzamid

Amarin $C_6H_5.C.NH\!\!\diagdown$
$\qquad\qquad\qquad\;\; \|\qquad\quad \diagup CH.C_6H_5$
$\qquad C_6H_5.C.NH\!\!\diagup$

$C_6H_5.CH\!:\!N\!\!\diagdown$
$\qquad\qquad\qquad\qquad \diagup CH.C_6H_5$
$C_6H_5.CH\!:\!N\!\!\diagup$

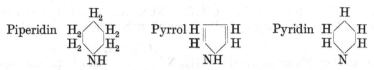

Die am Stickstoff methylierten (Ammonium-) Basen aus Strychnin, Brucin, Codein, Morphin und Nicotin sind weit weniger giftig als die ursprünglichen Alkaloide und zum Teil von anderer Wirkung. Ausnahmen von Satz II infolge spezieller Verhältnisse kann es allerdings geben, werden aber selten sein. So scheint z. B. für gewisse Arten von Spaltpilzen Chinolin schädlicher zu sein als Tetrahydrochinolin. (Letzteres mit sekundär, ersteres mit tertiär gebundenem Stickstoff.)

Monomethyl-, Äthyl- $C_6H_5.NH.C_2H_5$ und Amylanilin wirken anders (und schwächer) als Anilin.

Daß es bei dem Eintritt von Radikalen in die ursprüngliche Base hinsichtlich der Giftwirkung besonders darauf ankommt, ob der am Stickstoff befindliche Wasserstoff ersetzt wird oder der an Kohlenstoff- oder Sauerstoffatomen befindliche, versteht sich für jeden Chemiker von selbst. Nur wenn die Substituierung am Stickstoff erfolgt, läßt die Aldehydnatur des aktiven Eiweißes auch die Abschwächung des Giftcharakters voraussehen.

Erfolgt die Substituierung am Sauerstoff, so kann der Giftcharakter sogar zunehmen: so ist z. B. nach Stolnikow [1]) Dimethylresorcin

O . CH₃   OH

ein stärkeres Gift als Resorcin

O . CH₃   OH.

III. Wird in einem Gifte durch Einführung gewisser Gruppen oder Änderung der Atomlagerung der chemische Charakter labiler, so nimmt der Giftcharakter zu, im entgegengesetzten Falle aber ab.

Beispiele: Die Einführung von Hydroxylgruppen in den Benzolkern steigert die Reaktionsfähigkeit. So findet man auch, daß Trioxybenzole Phloroglucin [2]), Pyrrogallol schädlicher sind, als Dioxybenzole (Resorcin z. B.) und diese schädlicher als Monoxybenzol (Phenol). Werden die Hydroxylgruppen durch elektronegative und sonst unschädliche Gruppen in einem Gift ersetzt, so nimmt zugleich mit der Labilität die Giftigkeit ab. Morphinätherschwefelsäure wirkt weit schwächer und anders als Morphin (Stolnikow) [3]). Der am Stickstoff haftende Wasserstoff im Phenylhydrazin hat eine weit labilere Stellung als der im Anilin, welches sich vom Phenylhydrazin nur durch ein Minus einer Imidgruppe (-NH) unterscheidet: Phenylhydrazin erweist sich denn auch weit giftiger als letzteres. Sulfocyansaures Ammon $CN.S(NH_4)$ tötet allmählich die Pflanzen, das isomere Thiocarbamid $NH_2.CS.NH_2$ aber nicht. Binitronaphtholnatrium ist ziemlich stark giftig, die Sulfoverbindung des Binitronaphthols aber nicht merklich. Körper mit doppelt gebundenem

[1]) HS. 8. 237 (1884).
[2]) Diese Angabe ist nicht richtig; es ist weniger schädlich als Phenol.
[3]) HS. 8. 235 (1884).

Kohlenstoff (Allylsenföl $CH_2:CH.CH_2.NCS$, Akrolein $CH_2:CH.CHO$) sind meist reaktionsfähiger und giftiger als nahestehende Verbindungen

mit einfacher Bindung. Neurin $(CH_3)_3 N \diagup^{CH:CH_2}_{\diagdown OH}$ ist giftiger als Cholin

$(CH_3)_3 N \diagup^{CH_2.CH_2.OH}_{\diagdown OH.}$

IV. Von demselben Gifte wird dasjenige Protoplasma am schnellsten getötet, welches die größte Leistungsfähigkeit entwickelt.

Beim Tetrahydrochinolin geht die Spaltpilzentwicklung viel langsamer vor sich, als bei dem am Stickstoff methylierten Tetrahydrochinolin. Pyrrol ist viel giftiger als Pyridin."

Interessante Resultate, welche für die Theorie der Wirkung verwertbar sind, ergaben sich ferner aus den Untersuchungen von O. Loew und Bokorny [1]) über die Einwirkung von Substanzen auf die Wachstumbeeinflussung der Algen.

Mit der Zunahme der Alkalität, beziehungsweise durch den Eintritt stickstoffhaltiger Gruppen, wächst die schädliche Wirkung der Substanzen auf Algen. Urethan $NH_2.COO.C_2H_5$ schadet also nichts,

bei Harnstoff $CO \diagup^{NH_2}_{\diagdown NH_2}$ kränkeln sie nach einigen Tagen, bei Gua-

nidin $HN:C\diagup^{NH_2}_{\diagdown NH_2}$ sterben sie nach einigen Stunden ab; treten in das

Molekül des Harnstoffes oder Guanidins Säuregruppen ein, die den alkalischen Charakter abschwächen, so verschwindet auch wieder die schädliche Wirkung, wie Versuche mit Hydantoin (Glykolylharnstoff)

$CO \diagup^{NH-CH_2}_{\diagdown NH-CO}$

und Kreatin (Methylguanidinessigsäure) $HN:C\diagup^{NH_2}_{\diagdown N.CH_2.COOH}$ ergaben.
$\qquad\qquad\qquad\qquad\qquad\qquad\qquad\qquad\quad CH_3|$

Wir sehen aus diesen wenigen Versuchen einer Theorie der Wirkungen, daß, wenngleich eine Beziehung zwischen Konstitution und Wirkung nicht wegzuleugnen ist, uns dennoch eine Theorie mangelt, welche alle Tatsachen, die sich auf die Wirkung der anorganischen und organischen Stoffe auf die Organismen verschiedenster Art beziehen, für alle Organismen und Organe erklären kann. Diese Schwierigkeiten liegen wohl hauptsächlich in der mangelhaften Kenntnis der selektiven Kraft der Organe, die wir zum Teil aus den histologischen

---

[1]) Journ. f. prakt. Chemie **36**. 272.

Färbungen, zum Teil aus den toxikologischen Experimenten kennen. Die physikalischen oder chemischen Ursachen dieser selektiven Kraft können wir aber etwa beim Alkohol, Chloroform und den Schlafmitteln in den Organlipoiden vermuten. Bei den meisten Substanzen fehlt uns für die Vermutung die Basis. Es mag sein, dass die Verschiedenheit der Lipoide in den einzelnen Geweben eine Verschiedenheit der Selektionskraft bedingt[1]). Die Loew'sche Ansicht, die ebenso geistreich wie einfach ist, kann auch nur für bestimmte Gruppen von Verbindungen, welche mit Aldehyd- oder Aminogruppen zu reagieren imstande sind, eine teilweise befriedigende Erklärung geben. Sie kann aber nicht erklären, weshalb besondere Zellgruppen, besondere Organe, besonders und nur gerade diese, von den Substanzen zur Wirkungsstätte erwählt werden. Denn die Loew'sche Theorie spricht von Protoplasma überhaupt. Jedes Protoplasma in jedem Organe und Gewebe besitzt aber nach Loew labile Aldehyd- und Aminogruppen, welche zum Zustandekommen der Wirkung, der chemischen Reaktion innerhalb des Organismus nach der Loew'schen Anschauung notwendig sind. Für die selektive Funktion der Mittel entbehren wir eines Erklärungsversuches. Es ist aber anzunehmen, daß tatsächlich solche Erklärungsversuche bei dem gegenwärtigen Stande des Wissens schon möglich sind, und die Ehrlich'schen Anschauungen sind wohl der erste Schritt zu einer solchen Erklärung.

Die selektive Kraft der Zellen und der Zellbestandteile für gewisse Farbstoffe, so für saures und basisches Fuchsin, gibt wohl nur ein Bild von der Selektion für gewisse Mittel, ist aber an und für sich noch keine Erklärung. Wir sehen z. B. bei Strychnin, daß das Rücken-mark eine besondere Selektionskraft für dieses Alkaloid besitzt, eine Selektionskraft welche der des Quecksilbers für den Goldstaub im gepulverten Quarz zu vergleichen ist (L. Brunton). Wären wir nun imstande die Ursachen dieser Selektionskraft der Gewebe zu erforschen, bzw. wären wir imstande diejenigen chemischen Gruppen in den Nervenelementen des Rückenmarks zu erkennen, welche das im Kreislaufe befindliche Strychnin festhalten und zur Wirkung bringen, oder wären wir in der Lage, diejenigen Gruppen im Strychnin, welche das Festhalten an den Rückenmarkselementen bedingen, zu bestimmen, so würden wir die Möglichkeit besitzen, eine Reihe von Verbindungen zu konstruieren, welche nur im Rückenmark haften und dort zur Wirkung gelangen, wobei wir die Wirkung durch Synthesen mit bestimmten wirkungsvollen Gruppen beliebig hervorrufen könnten.

Wir besitzen bereits ein recht reiches empirisches Material, welches gestattet auf Grund der verschiedenartigsten Versuche mit wirkenden und nicht wirkenden Substanzen uns ein Bild davon zu machen, wie bestimmte Atomgruppierungen in bestimmten Stellungen entweder selbst wirken oder durch Anlagerung an einen anderen Atomkomplex dessen Wirkungen auslösen. Wir wissen auch, wie bestimmte Atomgruppierungen durch Anlagerung an bestimmte physiologisch wirksame Substanzen, deren Wirkung durch ihren Eintritt entweder gänzlich auf-

---

[1]) S. Fränkel: Wiener med. Wochenschr. 1909. Nr. 47, Biochem. Zeitschr. **16**, 366, 378 (1909). **17**. 68 (1909). **18**. 37 (1909). **19**. 254 (1909). **21**. 321. 337 (1909) etc.

heben oder wesentlich abschwächen oder der Wirkung eine andere
Richtung geben, das heißt einen anderen als den der Grundsubstanz
eigentümlichen physiologischen Effekt auslösen.

Es kann dieselbe Substanz sich übrigens, abgesehen von der Dosis,
unter physiologischen und pathologischen Verhältnissen im Organismus
sehr verschieden verhalten.

So setzt z. B. Chinin bei Fieber die Temperatur um 3—4 Grad
herunter, während im gesunden Organismus die Temperatur nur sehr
wenig herabgesetzt wird [1]).

Ähnlich verhält sich die Salicylsäure, welche beim akuten Gelenkrheumatismus das Fieber prompt herabsetzt, bei anderen fieberhaften
Erkrankungen schwach oder gar nicht wirkt und im gesunden Organismus gar keine temperaturherabsetzende Wirkung äußert. Die erkrankten Gelenke nehmen die Salicylsäure reichlich auf, die gesunden nicht. Ebenso verhält sich Jod. (Martin Jacoby.)

Zum Zustandekommen der Wirkung sind mehrere Faktoren notwendig: Eine wirksame Substanz, welche aber an sich noch keine Wirkung zu entfalten braucht, aber sie schon an und für sich entfalten
kann. Diese wirksame Substanz muß durch eine endständige Gruppe
mit dem bestimmten Organ oder mit verschiedenen Organen oder Geweben in Kontakt kommen, wo sie die Hauptgruppierung zur Wirkung
bringt. Dabei ist nicht ausgeschlossen, daß die endständige Atomgruppe,
welche die chemische Beziehung zwischen dem Gewebe und dem wirksamen
Körper zustande bringt, also die Verankerung im Gewebe bewerkstelligt,
selbst an der Wirkung beteiligt ist. Andererseits kann die Grundsubstanz
auch bloß der Träger der wirksamen Gruppen in der Weise sein, daß
sie den wirkenden Gruppen jene stereochemische Konfiguration verschafft, welche es erst ermöglicht, daß sie mit einer bestimmten Atomgruppierung eines Gewebes chemisch reagiert, beziehungsweise abgebaut
oder aufgespalten wird.

Der Weg zur steigenden Erkenntnis aller dieser Beziehungen ist
die Beobachtung der verschiedenen wirksamen Körperreihen, der Möglichkeiten, unter welchen sie ihre Wirkung ganz oder teilweise ein-
büßen, sowie insbesondere das physiologische und chemische Studium
derjenigen Substanzen, welche schon in kleinsten Dosen sehr starke
Wirkungen und meist sehr selektiv in einem bestimmten Organe oder
Gewebe entfalten, wie z. B. die Pflanzenalkaloide.

Die oben angedeutete Anschauung, daß die wirksame Substanz
eine endständige Gruppe trägt, wenn sie nicht schon als solche reaktionsfähig, welche mit dem bestimmten Gewebe vermöge ihres Baues
oder ihrer sterischen Anordnung chemische Beziehungen herstellt, läßt
sich an vielen Beispielen demonstrieren. Es kann ferner gezeigt werden,
daß selten der die Verbindung herstellende Teil, sondern meist die
wirkende Hauptsubstanz oder eine andere wirkende Seitenkette tatsächlich die physiologische Wirkung auslöst. Es müssen daher zweierlei
Gruppierungen in jeder wirksamen Substanz unterschieden werden. Erstens die Seitenkette oder der Rest, welcher die chemischen Beziehungen

---

[1]) Jürgensen: Körperwärme, Leipzig 1873, p. 40.

zwischen der chemischen Verbindung und dem Gewebe herstellt und das gesamte Molekül des wirkenden Körpers in dem betreffenden Gewebe verankert. (Verankernde Gruppe.) Zweitens die wirkende Gruppe, die nach der erfolgten Verankerung im Gewebe zur Reaktion mit dem Gewebe gelangt, wobei die Wirkung zur Geltung kommt. Es können aber auch diese beiden, die verankernde und die wirkende Gruppe der Substanz, eine und dieselbe Atomgruppe sein. Wird die verankernde Gruppe verändert oder geschlossen, so kann eine andere, als die ursprüngliche physiologische Wirkung zustande kommen, wenn noch eine andere verankernde Gruppe vorhanden ist, die nunmehr zur stärkeren Geltung gelangt. Da diese andere Gruppe aber nun Beziehungen zu einem anderen Gewebe oder Organe herstellt, so kann eine differente physiologische Wirkung ausgelöst oder eine dem Gesamtmolekül eigentümliche physiologische Wirkung stärker betont, beziehungsweise allein zur Geltung gebracht werden. Dieser Fall tritt ein, wenn im Molekül mehrere Verankerungspunkte und mehrere verschieden wirkende Gruppen vorhanden sind. Die chemisch reaktionsfähigste verankernde Gruppe beherrscht in erster Linie die Situation.

Es kann auch der Fall eintreten, daß sich der Organismus den Verankerungspunkt durch eine meist oxydative Veränderung der chemischen Substanz erst schafft.

Hierfür einige Beispiele:

Morphin hat bekanntlich starke hypnotische Effekte. Im Morphin müssen wir das eine von den beiden vorhandenen Hydroxylen und zwar das Phenolhydroxyl als den Verankerungspunkt für die hypnotische Wirkung ansehen. Wird dieser durch Einführung einer Schwefelsäuregruppe geschlossen, so kann das sonst unveränderte Morphin nicht mit dem Gehirngewebe in Kontakt treten (von demselben festgehalten werden) und es wird in dem Falle überhaupt keine Wirkung ausgelöst, weil ja die Einführung negativer Säuregruppen die Reaktionsfähigkeit der Substanzen mit den Geweben ganz aufhebt. Wird aber das Hydroxyl nur durch Einführung eines organischen Radikals durch Verätherung oder Veresterung verschlossen, wird Acetylmorphin $C_{17}H_{17}NO$-(OH) (O.OC.CH$_3$), Methyl- $C_{17}H_{17}NO(OH)$ (OCH$_3$) oder Äthylmorphin $C_{17}H_{17}NO(OH)$ (OC$_2$H$_5$) dargestellt, so wird der hypnotische Effekt stark in den Hintergrund gedrängt, während die strychninähnliche Wirkung auf die Zentren im Rückenmarke und auf das Respirationszentrum, welche ja auch dem Morphin eigen ist, aber bei diesem nur wenig zur Geltung kommt, in den Vordergrund tritt und das Bild der physiologischen Wirkung dieser Substanzen (der Codeine) völlig beherrscht.

Die Existenz von sauren Eigenschaften oder die Einführung saurer Gruppen können, wie wir gesehen haben, die Wirkung eines Körpers völlig aufheben, oder es kann ein solcher natürlich so gebildeter Körper von Haus aus ohne jede Wirkung sein, da die endständige Säuregruppe die chemische Reaktionsfähigkeit (Verankerung) einer jeden anderen Seitengruppe durch ihre Prävalenz herabsetzt oder ganz aufhebt. Wir sehen beim Morphin, daß infolge des Eintritts der Schwefelsäure, trotz Existenz einer zweiten angreifenden verankernden Gruppe, die durch die Wirkung der Codeine bewiesen erscheint, das Molekül nicht zur

Wirkung gelangen kann, und nur in sehr großen Dosen zeigt sich auch bei der Morphinätherschwefelsäure eine strychninähnliche, codeinartige Wirkung, während die hypnotische wegen Verdeckung des Hydroxyls völlig verschwunden ist.

Daß nicht etwa beim Morphin der Eintritt der Alkylgruppe bei der Bildung der Codeine die neue Wirkung schafft, indem durch die Methoxylgruppe innigere Beziehungen zum Rückenmark geschaffen werden, sondern daß tatsächlich eine schon vorhandene angreifende Gruppe nunmehr zur vollen Geltung kommt, beweist folgendes:

Der Eintritt der Methoxylgruppe bedingt keineswegs eine erleichterte Reaktionsfähigkeit mit dem Rückenmarke. Es kann sogar das Gegenteil der Fall sein. ·

Strychnin und Brucin sind in ihren physiologischen Wirkungen ganz gleich, beide wirken sie auf die Vorderhörner des Rückenmarks und disponieren diese zur Auslösung der charakteristischen Strychninkrämpfe auf den kleinsten Reiz hin. Der Unterschied besteht nur darin, daß Strychnin 40 mal stärker wirkt, als die gleiche Dosis Brucin. Chemisch unterscheiden sich diese beiden Alkaloide dadurch, daß Brucin als ein Strychnin aufzufassen ist, in dem zwei Wasserstoffe der Phenylgruppe durch zwei Methoxylgruppen ersetzt sind,

$$C_{15}H_{17}N_2O_2 \cdot C_6H_5 \qquad\qquad C_{15}H_{17}N_2O_2 \cdot C_6H_3(OCH_3)_2$$
$$\text{Strychnin} \qquad\qquad\qquad \text{Brucin.}$$

Also die Einführung von Methoxylgruppen schafft nicht etwa intimere Beziehungen zum Rückenmark, sondern schwächt sie in diesem Falle bedeutend ab. Es muß daher eine andere Gruppierung die Anheftung des Strychnin und Codein an das Rückenmark besorgen. Scheinbar spricht für die Vermutung, daß eine Methoxylgruppe intimere Beziehungen einer Substanz zum Rückenmarke (insbesondere in den Vorderhörnern derselben) schafft, das Verhalten des Guajacols. Guajacol hat

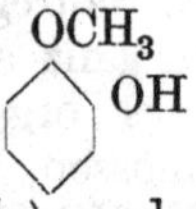

$$\text{OCH}_3$$
$$\bigcirc\text{OH}$$

krampferregende (tetanisierende) und lähmende Eigenschaften, dem

$$\text{OCH}_3$$
Veratrol $\bigcirc\text{OCH}_3$ kommen nur lähmende zu. Doch findet man,
$$\text{OH}$$

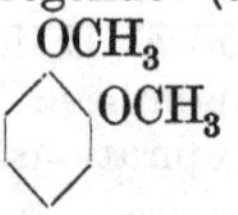

daß Brenzkatechin $\bigcirc\text{OH}$ ebenfalls stark excitierende und krampf-

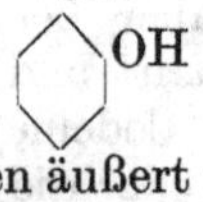

erregende Wirkungen äußert und zwar in stärkerem Maße als Guajacol.

Die Verdeckung des sauren Charakters, welcher eine Substanz verhindert, trotz des Vorhandenseins einer verankernden Gruppe sich an ein bestimmtes Gewebe anzuheften, kann die einer Substanz innewohnenden physiologischen Eigenschaften nunmehr zur Wirkung gelangen lassen. Hierbei muß die verdeckende Gruppe keineswegs an der Wirkung beteiligt sein. Die Wirkung ist lediglich in der ursprünglichen Substanz gelegen, konnte aber wegen der sauren Eigenschaften nicht zur Geltung kommen. Dabei kann die verdeckende Gruppe (Alkyl,

Alkylamin, Amid) für den Wirkungsort orientierend wirken; andererseits kann auch die nun entstehende Gruppe (z. B. Carboxäthyl-COO.C_2H_5) die Wirkung der Grundsubstanz beträchtlich verstärken und zwar im gleichen physiologischen Sinne, was aus der Erleichterung der Selektion resp. Verankerung zu erklären ist. Ein Beweis dafür, daß eine verankernde und eine wirkende Gruppe in den wirksamen Substanzen vorhanden sein müssen, ist auch das Aufhören der Wirkung durch Substitution einer Säure im Molekül, wodurch die verankernde Reaktion unmöglich gemacht, und der Körper, obwohl die wirkende Gruppe durchaus chemisch nicht tangiert wurde, unwirksam wird.

Als Beispiel diene:

Arecaidin ist ohne jedwede Einwirkung auf den tierischen Organismus. Chemisch ist es Methyltetrahydronicotinsäure

$$
\begin{array}{c}
\text{H} \\
\text{C} \\
\text{H}_2\text{C} \diagup \diagdown \text{C.COOH} \\
\text{H}_2\text{C} \diagdown \diagup \text{CH}_2 \\
\text{N.CH}_3
\end{array}
$$

Arecolin, das wirksame Prinzip der Arecanuß (Frucht der Areca Catechu) ist giftig, die physiologischen Eigenschaften nähern sich gleichzeitig dem Pilokarpin, dem Pelletierin und dem Muscarin. Daher hat die Arecanuß auch wurmtreibende Eigenschaften [1]).

Arecolin ist chemisch der Methyläther des Arecaidins, also der Methyltetrahydronicotinsäuremethylester

$$
\begin{array}{c}
\text{H} \\
\text{C} \\
\text{H}_2 \diagup \diagdown \text{C.COO.CH}_3 \\
\text{H}_2 \diagdown \diagup \text{CH}_2 \\
\text{N.CH}_3
\end{array}
$$

Durch Verdeckung der sauren Gruppe gelangen die Wirkungen der hydrierten Base erst zur Geltung. Auch der Äthyläther des Arecaidins wirkt in gleicher Weise.

Man muß wohl auch annehmen, daß dieselben Verhältnisse beim Cocain obwalten.

Wir wissen, daß im Cocain die anästhesierende Eigenschaft in inniger Beziehung zum Benzoylrest steht. Ekgonin (Cocain ist Benzoylekgoninmethylester) ist eine Carbonsäure. Dem Benzoylekgonin gehen aber wegen seines sauren Charakters, bedingt durch die Anwesenheit der Carboxylgruppe, die bekannten physiologischen Eigenschaften des Cocains ab, es ist auch 20 mal weniger giftig, als Cocain. Erst durch Veresterung der Carboxylgruppe kommt die eigentümliche Wirkung des Cocains zum Vorschein. Es ist gleichgültig, durch welchen Alkohol die Veresterung erfolgt. In jedem Falle treten die typischen

---

[1]) Jahns: BB. **21.** 3404 (1888). BB. **23.** 2972 (1890). BB. **24.** 2615 (1891). Marmé: Göttinger Nachrichten 1889. 125. Beckurts Jahresber. 1886. 495.

anästhesierenden Wirkungen des Cocains auf, während diese der freien
Säure nicht zukommen.

Colchicin $C_{15}H_9.(NH.CO.CH_3).(OCH_3)_3.(COO.CH_3)$ wirkt in kleinen
Dosen purgierend und brechenerregend, ähnlich wie Veratrin. Es spaltet
sich schon bei gewöhnlicher Temperatur durch Mineralsäure in Colchicein
und Methylalkohol:

$$C_{22}H_{25}NO_6 + H_2O = C_{21}H_{23}NO_6 + CH_3.OH.$$

Colchicin ist der Methylester des Colchiceins, welch letzteres eine freie
Carboxylgruppe besitzt.   Colchicin $C_{20}H_{22}NO_4(COOCH_3)$.   Colchicein
$C_{20}H_{22}NO_4(COOH)$ [1]).   Colchicein ist aber ganz ungiftig.   Es ist also
nicht der eintretende Alkylrest, welcher wirksam ist, sondern er macht
nur eine die Wirkung aufhebende Gruppe (hier die Carboxylgruppe)
unschädlich und die verankernde Gruppe kann nunmehr zur Reaktion
gelangen.

Es können also nach dem Ausgeführten unwirksame Verbindungen
in wirksame, oder wirksame in anders wirkende oder schließlich wirksame in unwirksame durch chemische Veränderungen, welche die Angriffspunkte betreffen, verwandelt werden.   Eine mehr larvierte Eigenschaft wird entwickelt, wenn man die hervorstechendste in ihrer
Wirkung aufhebt oder beschränkt.

Daß die verankernde Gruppe oft mit der Wirkung selbst nichts
zu tun hat, läßt sich beim Chinin schön zeigen.

Chinin und Cinchonin unterscheiden sich chemisch dadurch, daß
Chinin eine Methoxylgruppe in der p-Stellung in der Chinolingruppe
trägt, während Cinchonin diese Gruppe entbehrt, denn Cinchonin ist
ein Chinolin-, Chinin ein p-Methoxydinolinderivat. Cinchonin wirkt nur
unsicher, während Chinin prompt antipyretische Effekte auslöst und
spezifisch gegen Malaria wirkt.   Es ist aber für den Effekt gleichgültig,
ob im Cinchonin der betreffende Wasserstoff durch eine Methoxy-,
Äthoxy-, Amyloxygruppe ersetzt wird.   Da diese Gruppen, wie im
speziellen Teil gezeigt wird[2]), die spezifische Wirkung nicht hervorbringen
(dieselbe wird durch den sogenannten Loiponanteil des Chinins bewirkt), müssen wir wohl annehmen, daß die Alkyloxygruppe, welche
den chemischen Unterschied zwischen dem sicher wirkenden Chinin und
dem unsicher wirkenden Cinchonin ausmacht, die angreifende verankernde Gruppe ist, welche die Beziehungen zwischen Gewebe und Substanz herstellt, wo dann nach der Anheftung die chemische Reaktion
zwischen den wirkenden Teilen des Hauptmoleküls und dem Gewebe
vor sich geht, wobei erst die physiologische Wirkung ausgelöst wird.
Da dem Cinchonin diese angreifende Gruppe fehlt, so wird seine Wirkung
unsicher.   Sie scheint überhaupt erst dadurch zustande zu kommen,
daß der Organismus Cinchonin in der p - Stellung oxydiert und so ein
Hydroxyl als angreifenden Punkt einführt.

Ein solches Verhalten ist wenigstens für Colchicin sichergestellt [3]).
An und für sich ist es nicht giftig, wird aber durch Oxydation im Organis-

[1]) S. Zeisel, M. f. C. 4. 162 (1883). 7. 557 (1886). 8. 870 (1887). 9.
865 (1888).

[2]) s. Kapitel: Chinin.

[3]) Carl Jacobj, AePP. 27. 119.

mus in eine giftige Verbindung, das Oxydicolchicin $(C_{22}H_{24}NO_6)_2 \cdot O$, übergeführt. So ist Colchicin bei Fröschen in Dosen von 0.1 g fast ohne Wirkung, während Oxydicolchicin schon in Dosen von 0.005 g Krämpfe, und schließlich Tod durch zentrale Lähmung verursacht. Überlebende Organe vermögen Colchicin in Oxydicolchicin zu verwandeln. Der Organismus der Kaltblüter vermag im Gegensatz zu dem der Warmblüter Colchicin nicht zu Oxydicolchicin zu oxydieren, daher die Unwirksamkeit des Colchicins beim Kaltblüter.

Meist bringt in aromatischen Substanzen der aliphatische Anteil oder eine kleine Seitenkette, in sehr vielen Fällen ein Hydroxyl, den Hauptkörper zur Wirkung. Diese aliphatischen Gruppen oder die Hydroxyle sind bei weitem reaktionsfähiger und machen den Kern leichter angreifbar als die meist schwer reagierenden Ringsysteme, bei denen sich der Organismus selbst Angriffspunkte schaffen muß.

Die Gesamtwirkung eines Mittels müssen wir als aus zwei Hauptkomponenten bestehend betrachten. Die Wirkung des Mittels auf ein bestimmtes Gewebe und die Wirkung, welche dieses nun chemisch veränderte (gereizte oder gelähmte) Gewebe im Organismus zu Wege bringt.

b) Beziehung der Wirksamkeit zur Veränderung im Organismus.

Wir haben im vorhergehenden möglichst die Frage zu beleuchten gesucht, wie von chemischen Gesichtspunkten aus der Aufbau der Substanzen in Beziehungen steht dazu, wie diese im Organismus zur Wirkung gelangen; in den Detailkapiteln wird man die Bedeutung jeder Gruppe kennen lernen.

In inniger Beziehung zu der Frage nach dem Zusammenhang zwischen Konstitution und Wirkung steht eine zweite Frage: besteht auch eine Abhängigkeit zwischen Wirkung und chemischer Veränderung der Substanzen? Diese Frage erregte bis nun seltener die Aufmerksamkeit der Pharmakologen und R. Kobert[1]), welcher wenigstens eine präzise Ansicht hierüber äußert, spricht sich folgendermaßen aus:

„Die Stärke der Wirkung eines Mittels ist der Stärke der Umwandlung, welche es in chemischer Hinsicht im Organismus erfährt, nicht nur nicht porportional, sondern sie steht damit in gar keinem Zusammenhange, d. h. sehr stark wirkende Mittel, wie Atropin und Strychnin durchwandern den Organismus ganz unzersetzt, während z. B. Tyrosin eine vollständige Verbrennung zu Harnstoff, Kohlensäure und Wasser erleidet, dabei aber ungemein schwach wirkt. Wir haben hier einen wichtigen Unterschied zwischen Nahrungs- und Arzneimitteln, denn die Leistung eines Nahrungsmittels für den Haushalt des Organismus ist verglichen mit den anderen, welche aus denselben Elementen bestehen, direkt proportional der davon gelieferten lebendigen Kraft, d. h. der Stärke der Zersetzung, welche es erleidet. Damit soll nicht etwa gesagt sein, daß der Stoffwechsel von den Arzneimitteln nicht beeinflußt würde, im Gegenteil verändern ihn einige, wie Phosphor und Chinin, in sehr

---

[1]) Pharmakotherapie, Stuttgart 1897, p. 40.

hochgradiger Weise. Aber diese von den Arzneimitteln bedingte Veränderung des Stoffwechsels ist eben nicht proportional der Stärke der chemischen Zersetzung oder der sonstigen physiologisch-chemischen Umwandlung, welche das Arzneimittel erleidet. Falls letzteres gar keine chemische Umwandlung erleidet, so redet man in der physiologischen Chemie wohl von der sogenannten Kontaktwirkung, ohne daß dadurch das Wunderbare des dabei vor sich gehenden Vorganges uns verständlicher würde."

Diesen Anschauungen gegenüber wollen wir die folgenden entwickeln. Es läßt sich bei den meisten Körpern zeigen, daß, wenn sie im Organismus zur Wirkung gelangt sind, sie eine bestimmte chemische Änderung erfahren haben. Bei den anorganischen Verbindungen haben wir schon darauf verwiesen, wie Binz und Schulz [1]) die Wirkung einer Reihe von Körpern, wie des Arsens, des Phosphors etc. auf die Weise erklären, daß die arsenige Säure sich durch Reduktion der Gewebe höher oxydiert zu Arsensäure, daß erstere durch die reduzierende Wirkung der Gewebe wieder regeneriert wird, um ihre giftige Wirkung weiter durch Reduktion fortzusetzen. Phosphor, welcher ja sehr leicht oxydierbar ist, wirkt nicht etwa durch sein Molekül, sondern durch seine intensive reduzierende Eigenschaft, welche die Zellen auf das heftigste schädigt. Hierbei oxydiert sich Phosphor zu phosphoriger Säure. Es handelt sich also hier nicht etwa um eine katalytische unerklärte Wirkung, sondern wir knüpfen an diese Wirkungen bestimmte Vorstellungen und erkennen, daß die wirkende Substanz bei der Wirkung eine chemische Veränderung erleidet.

Noch deutlicher läßt sich diese Vorstellung bei organischen Körpergruppen nachweisen. Es läßt sich zeigen, daß wirksame Körper eine chemische Veränderung, oft auch einen Abbau des Moleküls erleiden und daß dieselben Körper, wenn sie so resistent gemacht werden, daß sie keine chemische Veränderung im Organismus mehr erleiden, nicht mehr wirken. Ja wir erkennen in bestimmten Körperklassen, wie z. B. in der Phenetidinreihe schon aus dem Harne nach der Einführung einer neuen zu prüfenden Substanz dieser Reihe, ob wir es mit einer wirksamen Substanz zu tun haben oder nicht, daran, ob wir Abbauprodukte nachweisen können oder nicht.

Von einigem Interesse für diese Beweisführung werden folgende Beispiele sein:

Xanthin

$$\begin{array}{c} HN - CO \\ | \quad\quad | \\ OC \quad C - NH \\ | \quad\quad \| \quad\quad \rangle CH \\ HN - C - N \end{array}$$

besitzt keine kontrahierende Wirkung auf den Herzmuskel, hingegen hat es die Eigenschaft Muskelstarre hervorzubringen und das Rückenmark zu lähmen. Dem Xanthin kommt gar keine tonisierende Wirkung auf

---

[1]) AePP. 11. 13. 256. 14. 345.

den Herzmuskel zu, im Gegenteil es produziert einen atonischen Zustand desselben.

Treten nun aber Methylgruppen an die Stickstoffe, so entstehen Theobromin und Coffein (Dimethylxanthin und Trimethylxanthin).

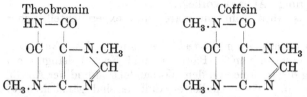

Theobromin mit zwei Methylgruppen verursacht einen leichten Anstieg im Herztonus. Coffein mit drei Methylgruppen macht prononzierte idiomuskuläre Kontraktionen des embryonalen Herzens [1]). Die tonisierende Wirkung des Theobromins und des Coffeins steht also in innigem Zusammenhange zum Vorhandensein von Methylgruppen am Stickstoff im Xanthin. Diese Methylgruppen erst verleihen dem Xanthin jene eigentümliche Herzwirkung, je mehr Methylreste eintreten, desto intensiver und kräftiger ist die bekannte Wirkung der Substanz. (Milde Wirkung des Kakao, stärkere des Kaffee und Tee.)

Xanthin ist hier gleichsam der Träger der Methylgruppen, welcher ihnen jene eigentümliche sterische Anordnung verleiht und für sie die Möglichkeit einer resistenten Bindung am Stickstoff bietet. Dieses Beispiel zeigt deutlich innige und klar fassliche Beziehungen zwischen Konstitution und Wirkung.

Aber an demselben Beispiele läßt sich weiter zeigen, wie innig der Zusammenhang zwischen Wirkung und chemischer Veränderung ist. Die chemische Veränderung ist in diesem Falle Abbau.

Wir haben gesehen, wie die Wirkung des Coffeins und Theobromins mit dem Vorhandensein und der Anzahl von Methylresten an den Stickstoffen des Xanthins zusammenhängt. Wenn wir nun nach dem Schicksal dieser Verbindungen im Organismus forschen, so erfahren wir, daß als Stoffwechselprodukt im Harne nach Genuß von Coffein und Theobromin Xanthinbasen auftreten, welche durch ihren Aufbau beweisen, daß im Organismus eine teilweise Entmethylierung vor sich gegangen ist. Der Abbau des Coffeins geht in der Weise vor sich (bei Hunden), daß zuerst wohl Theophyllin [2]) (Dimethylxanthin) und daraus dann 3. Mono-Methylxanthin entsteht. Als Nebenprodukte entstehen noch die beiden anderen Dimethylxanthine: Paraxanthin und Theobromin. Das Kaninchen baut Coffein zu Xanthin ab, der Mensch zu Theophyllin[3]).

Trotz dieser Unterschiede im Abbau ist eines bei verschiedenen Tieren ersichtlich: Es werden eine oder mehrere oder alle Methylgruppen abgebaut. Da es nun feststeht, daß die Wirkung des Coffeins und Theobromins vom Vorhandensein und der Anzahl der Methylreste abhängt,

---

[1]) Wilhelm Filehne, Dubois Arch. f. Phys. **1886**, 72.
[2]) HS. **36**. 1. (1902).
[3]) Manfredi Albanese, AePP. **35**, 448, Eugen Rost, AePP. **36**. 56, St. Bondzynski und R. Gottlieb, AePP. **36**. 45.

und da beim Passieren des tierischen Organismus diese Körper so abgebaut werden, daß gerade diejenigen Gruppen verschwinden, welche die Wirkung verursachen, so ist wohl als sicher anzunehmen, daß hier ein Zusammenhang zwischen Wirkung, Konstitution und chemischer Veränderung (Abbau) vorliegt.

Es ist dies wohl ein klares und experimentell sicher fundiertes Beispiel.

Ein ebenso sicher festgestelltes ist folgendes. Nach den bekannten Untersuchungen von E. Baumann und Kast [1]) hängt die hypnotische Wirkung der Sulfone von dem Vorhandensein und der Anzahl der Äthylgruppen ab. Die methylierten Sulfone sind gänzlich unwirksam und passieren den Organismus unverändert, die äthylierten machen Schlaf und werden im Organismus nahezu vollständig zerlegt. Der Sulfoanteil findet sich im Harne als eine sehr leicht lösliche, chemisch nicht faßbare Säure.

Auch hier ist die Sachlage für die oben angeführte Anschauung ganz klar. Diese Körper, die Äthylsulfone, wirken durch ihre Äthylgruppen. Diese schlafbringenden Gruppen werden im Organismus abgebaut.

Die nichtwirkenden Methylsulfone aber werden im Organismus überhaupt nicht angegriffen.

Es hat seine besonderen Schwierigkeiten, diese für eine Reihe von physiologisch wirkenden Substanzen sicher feststehenden Tatsachen in allen Reihen nachzuweisen. Insbesondere die Alkaloide, für deren Nachweis wir so feine Methoden besitzen, bieten hier ein Feld, welches scheinbar von einem Gegner dieser Anschauungen siegreich zu behaupten ist.

Die Alkaloide wirken bereits in relativ kleinen Dosen. Aber wir vermögen nach den bekannten Verfahren bereits kleine Quantitäten dieser Körperklasse aus Organen oder Harn darzustellen. Hingegen ist uns die Konstitution der meisten Substanzen dieser Klasse noch nicht genügend bekannt und über den Zusammenhang zwischen der Konstitution und Wirkung schwebt meist noch ein tiefes Dunkel. Daher haben wir nicht einmal die Möglichkeit, uns eine Vorstellung über das zu erwartende Stoffwechselprodukt zu machen, und die bisherigen Versuche, Stoffwechselprodukte der Alkaloide zu isolieren, welche sicherlich ein neues Licht auf die Konstitution derselben werfen würden, welche lehrreich wären für die Beziehungen zwischen dem chemischen Aufbau und Abbau und der physiologischen Wirkung, haben die gewünschten Resultate nicht gezeitigt. Und doch würden uns gerade diese Derivate belehren, welche Gruppen bei der Entfaltung der Wirkung vom Organismus angegriffen wurden.

Wir finden nun bei einzelnen Alkaloiden, z. B. Strychnin und Atropin, den größten Teil des eingeführten Alkaloides im Harne unverändert. Ein weiterer Teil läßt sich ebenfalls aus den Geweben unverändert darstellen. Die Differenz zwischen dem eingeführten und wiedergefundenen Alkaloid wird nun je nach dem pharmakologischen

---

[1]) HS. 14. 52 (1890).

Standpunkt erklärt. Man kann annehmen, daß dieser Rest nicht gefunden wird, weil unsere Methoden keine quantitative Darstellung des eingeführten Alkaloids zulassen und das muß die Auffassung derjenigen sein, welche eine katalytische Funktion dieser Mittel annehmen, ein Ausdruck, welcher wohl nichts erklärt, wo wir gerade eine Erklärung suchen. Doch ist nach O. Modica [1]) die Behauptung Kratters [2]) falsch, nach der das ganze Atropin unzersetzt wieder ausgeschieden werden soll. Sowohl im menschlichen Organismus, als in dem des Hundes, ja in isolierten, künstlich mit Blut durchströmten Organen wird ein wenn auch geringer Teil des Atropins zersetzt. Die das Atropinmolekül zersetzende Kraft ist im Körper des Hundes größer, als in dem des Menschen. Während ein Hund 1 cg schwefelsaures Salz des Atropins fast vollkommen zerstören kann, kann der menschliche Körper nur Dosen von 1 mg bewältigen. Auch nach neueren Untersuchungen von Wilh. Wiechowski [3]) wird Atropin im Organismus zu $^2/_3$ verbrannt.

Anderseits kann man zu folgender Vorstellung gelangen.

Die Alkaloide sind bekanntlich schon in sehr kleiner Dosis wirksam, wir wissen aber, daß gerade die Alkaloide ganz spezifische Angriffspunkte im Organismus haben, daß die meisten rasch aus der Blutbahn verschwinden, mit dem Harne und Kote ausgeschieden werden, ein anderer Teil wird dadurch unwirksam gemacht, daß das Lebergewebe, in welchem er nicht zur Wirkung gelangt, ihn festhält, erst der Rest verteilt sich auf die übrigen Organe und da er nur in bestimmten zur Wirkung gelangen kann, mit den allermeisten aber gar keine Reaktionen eingeht, so muß tatsächlich eine minimale Menge, also nur ein Bruchteil des zugeführten oder kreisenden genügen, um in dem bestimmten Gewebe den bestimmten Effekt auszulösen.

Strychnin gelangt bekanntlich in der grauen Substanz der Vorderhörner des Rückenmarks zur Wirkung. Wenn wir selbst annehmen, daß diesem Gewebe eine ungemeine Fähigkeit zukommt, Strychnin festzulegen, so kann bei der rasch eintretenden Wirkung doch nur ein geringer Bruchteil als zur Wirkung gelangend angesehen werden. Es bestehen doch bei den Alkaloiden andere chemische Reaktionsverhältnisse als bei den mit den meisten Protoplasmagebilden reagierenden Körpern, wie Diamid, Phenylhydrazin etc.

Die zweite Erklärung wäre also, daß der nicht wieder gefundene, nicht unbeträchtliche Bruchteil der Alkaloide und natürlich auch der übrigen Substanzen zur Wirkung gelangt ist unter chemischer Veränderung, daß also auch die Wirkungen dieser Körperklasse sich auf dieselbe Weise erklären lassen, daß nicht nur ein Zusammenhang zwischen Konstitution und Wirkung, sondern auch ein Zusammenhang zwischen chemischer Veränderung und Wirkung besteht.

Einzelne Gifte machen scheinbar eine Ausnahme.

Kohlenoxyd wirkt äußerst giftig und wir wissen sicher, daß unser Organismus gar nicht die Fähigkeit hat, Kohlenoxyd zu verändern.

---

[1]) Riforma med. Bd. II. (1898).

[2]) Vierteljahresschrift f. gerichtl. Medizin, **44.** (1886).

[3]) AePP. **46.** 155 (1901). S. auch Einleitung p. 5.

Aber diese Vergiftung hält wohl keinen Vergleich aus mit den Wirkungen der anderen uns bekannten Körper. Der Tod bei Kohlenoxydvergiftung ist ein einfacher Erstickungstod,ganz identisch mit dem bei mechanischem Verschluß der Luftwege hervorgerufenen, durch den Umstand verursacht, daß Kohlenoxyd eine sehr stabile Verbindung mit dem Hämoglobin eingeht, dieses festlegt, so daß die Sauerstoffzufuhr durch Ausschaltung des Sauerstoffüberträgers aufhört.

Eine solche gleichsam mechanische Festlegung und Ausschaltung kann wohl in keine Beziehung gebracht werden zu der Wirkung der allermeisten Körper, welche sich chemisch durch eine Wechselwirkung zwischen chemischer Substanz und Gewebe auszeichnet, wobei beide eine chemische Veränderung erleiden.

Daß die Stärke der Wirkung eines Mittels der Stärke der Umwandlung, welche es chemisch im Organismus erleidet, nicht proportional ist und damit häufig in keinem Zusammenhange steht, ist wohl von vornherein klar, wenn man sich einige Beispiele vor Augen hält.

Um bei dem schon öfters angewendeten Strychninbeispiel zu bleiben, wollen wir nur folgendes anführen. Kleinste Dosen Strychnin genügen schon, heftige tetanische Zuckungen der Körpermuskulatur hervorzurufen. Aber zwischen der Stärke der Umwandlung und der Stärke der Zuckungen muß keineswegs ein Zusammenhang in dem Sinne sein, daß nach dem Gesetze der Erhaltung der Kraft die latente Energie der Substanz durch eine chemische Destruktion frei wird und ihr Energieeffekt uns zur Erscheinung kommt. Wir sehen wohl nur die Muskelzuckung zur sichtbaren Erscheinung gelangen, wissen aber, daß Strychnin auf die Nervenzentren im Rückenmark in der Weise einwirkt, dass diese für äußere Reize überempfindlich werden und daß diese erst den sichtbaren Effekt, die Muskelzuckungen, auslösen. Ebensowenig als zwischen dem Fingerdruck, welcher eine Mine zur Explosion bringt und der entwickelten Energie der explodierenden Mine ein Zusammenhang nach dem Gesetze der Erhaltung der Kraft besteht, ebensowenig besteht ein solcher Zusammenhang zwischen der Strychninwirkung im Rückenmarke und dem sichtbaren Effekt der Muskelzuckung.

Wir haben es bei den wirkenden Substanzen auch meist mit schwerer im Organismus destruierbaren zu tun, als es die Nahrungsmittel sind. Während diese fast vollständig zu Stoffwechselendprodukten verwandelt werden, zeichnen sich die wirksamen Substanzen durch eine gewisse Resistenz aus. Diese Resistenz darf aber keineswegs so groß sein, daß der Organismus mit der Substanz nicht in Wechselwirkung treten könnte. In diesem Falle wird die Substanz ganz unwirksam. Die Resistenz der wirkenden Substanzen und insbesondere die der spezifisch wirkenden, welche nur mit einzelnen Geweben reagieren, scheint eben der Grund dafür zu sein, daß eine solche Selektion der Gewebe ermöglicht wird.

Würde ein Mittel mit Protoplasma jeder Art reagieren, so wäre eine spezifische Auslösung von Effekten nicht möglich; die große Resistenz den allermeisten Geweben gegenüber ermöglicht es gerade, daß eine kleine angewendete Substanzmenge an der Selektionsstelle den spezifischen Reiz auslöst, die spezifische Wirkung vollbringt, ohne von anderen Geweben angegriffen zu werden.

In der synthetischen Arzneimittelchemie benützen wir diese Erfahrungen, indem wir den synthetischen Mitteln eine bestimmte Resistenz künstlich verleihen, um sie nicht auf einmal zur Reaktion gelangen zu lassen, um sie ferner nicht mit allen Geweben reaktionsfähig zu machen, damit sie nicht auf diese Weise unangenehme Nebenwirkungen zeigen, und um durch diese künstliche Resistenz sie nur mit dem chemisch für sie reaktionsfähigsten Gewebe reagierfähig zu erhalten. Verhindern wir auch dieses, so hört jede Wirkung auf. Daher sind auch alle ungemein reaktionsfähigen Substanzen, welche mit Geweben jeder Art in chemische Wechselwirkung zu treten in der Lage sind, als Arzneimittel nicht zu brauchen (Diamid, Phenylhydrazin, Formaldehyd, Cyanwasserstoff), aber wir können durch Erschwerung der Reagierfähigkeit oder durch eine sehr gewählte Dosierung noch immer nützliche Effekte mit diesen Körpern erzielen.

Diese gewisse Resistenz der Mittel dem Organismus gegenüber und die spezielle Reaktionsfähigkeit mit nur bestimmten Geweben bringt es mit sich, daß bei leicht harnfähigen Substanzen oft ein sehr großer Teil der Substanz unverändert im Harne wieder erscheint. Je leichter harnfähig solche Substanzen sind und je mehr sie die Nierenelemente zur Sekretion reizen, desto mehr wird unter sonst gleichen Umständen unverändert im Harne gefunden werden.

Im vorhergehenden wurde die Anschauung vertreten, daß der Begriff Selektion sich gut durch rein chemische Beziehungen erklären läßt, wenn auch ein mechanisches Moment durch die stereochemischen Beziehungen zwischen der angreifenden Gruppe und dem selektionsfähigen Gewebe sicherlich nicht vernachlässigt werden darf. Den Erklärungsversuch von Paul Ehrlich, die Selektion und Wirkung nach Analogie der starren Lösung verständlich zu machen, haben wir schon erwähnt. Hans H. Meyer [1]) hat ein experimentell gestütztes Material vorgebracht, welches ein rein physikalisches Moment einführt, das für die Erklärung der Selektion narkotischer Substanzen von größter Bedeutung, nach ihm ausschlaggebend sein soll. Ja er geht noch weiter und erklärt nicht nur durch ein bestimmtes physikalisches Moment die Selektion der verschiedenartigen narkotischen Substanzen, sondern nimmt an, daß die Wirkung dieser Körper nicht durch die chemische Umsetzung dieser Körper, sondern durch rein physikalische Momente hervorgerufen wird.

Die narkotische Wirkung der verschiedenen Körper ist nach seiner Annahme eine Funktion der „Fettlöslichkeit" (Affinität der fettähnlichen [lipoiden] Stoffe), woraus sich folgende Thesen formulieren lassen.

1. Alle chemisch zunächst indifferenten Stoffe, die für Fett und fettähnliche Körper löslich sind, müssen auf lebendes Protoplasma, sofern sie darin sich verbreiten können, narkotisch wirken.

---

[1]) AePP. **42**. 109 und 119 (Baum). S. auch E. Overton, Studien über Narkose, Jena 1901.

2. Die Wirkung wird an denjenigen Stellen am ersten und am stärksten hervortreten müssen, in deren chemischen Bau jene fettähnlichen Stoffe vorwalten und wohl besonders wesentliche Träger der Zellfunktion sind: in erster Linie also an den Nervenzellen.

3. Die verhältnismäßige Wirkungsstärke solcher Narkotika muß abhängig sein von ihrer mechanischen Affinität zu fettähnlichen Substanzen einerseits, zu den übrigen Körperbestandteilen, d. i. hauptsächlich Wasser anderseits, mithin von dem Teilungskoeffizienten, der ihre Verteilung in einem Gemisch von Wasser und fettähnlichen Substanzen bestimmt.

So interessant das im Kapitel Schlafmittel näher beleuchtete experimentelle Material ist, erscheint es uns nicht notwendig, die Anschauungen Meyers auf die Theorie der Wirkungen auszudehnen, und einen Zusammenhang zwischen Abbau und Wirkung, wie Baumann und Kast ihn für die Sulfongruppe erwiesen, zu leugnen. Hingegen halten wir die Untersuchungen von Hans Meyer und Baum, sowie E. Overton für einen höchst interessanten Erklärungsversuch der Selektionswirkung nach rein physikalischen Momenten [1]). Seine volle Richtigkeit vorausgesetzt, würde dieser Erklärungsversuch nur die indifferenten Narkotika umfassen, für die übrigen Körpergruppen ohne Zuziehung chemischer Momente nicht mehr möglich sein, und selbst in der Gruppe der schlafmachenden Körper am Erklärungsversuch der Wirkungen des Morphin und der abgeschwächten Wirkung seiner Ätherderivate scheitern.

Zu ähnlichen, ebenfalls physikalischen Vorstellungen gelangt W. Straub. W. Straub hält nach seinen Untersuchungen am Aplysienherzen ein Alkaloid dann für im Organismus wirksam, wenn es von gewissen Zellarten im hohen Maße gespeichert wird, innerhalb der Zellen bestimmte Angriffspunkte findet, und nicht zerstörbar ist [2]).

Zwischen den giftigen und ungiftigen Gliedern der Alkaloidreihe bestehen aber auch physikalische Unterschiede, welche sich in ihren Wirkungen auf rote Blutkörperchen und Colloide manifestieren. Ebenso lassen sich durch Capillaritätsbestimmungen solche Unterschiede demonstrieren [3]). Physikalisch sind Eucain und Cocain am wirksamsten, zugleich sind sie aber auch pharmakodynamisch am stärksten. Das schwächer wirksame Novocain erwies sich auch physikalisch schwächer wirksam. Tropin, Ecgonin und Benzoylecgonin sind pharmakodynamisch indifferent und verhalten sich physikalisch wie Kochsalzlösung.

Die alkalische Reaktion des Mediums befördert und verstärkt die Wirkung aller giftigen Glieder der Cocainreihe auf rote Blutkörperchen. Ebenso erfährt die mit Cocain, Eucain, Novocain bedingte Erhöhung der Oberflächenspannung des Lösungsmittels in alkalischem Medium eine bedeutende Zunahme, während die ungiftigen Glieder der Cocain-Reihe etc. zunächst keine Änderung, nach längerer Zeit ebenfalls eine Zunahme zeigen, die jedoch hinter der der giftigen Glieder der Reihe zurücksteht. Es gehen also die physikalischen und biologischen Eigen-

---

[1]) S. auch P. Ehrlich, Festschr. f. v. Leyden.

[2]) Pflüger's Archiv 98. 233 (1903).

[3]) R. Goldschmied und E. Pribram. Zeitschr. für exper. Pathologie und Therapie, 6. 211 (1909) und E. Pribram, Wiener klin. Wochenschr. 30. (1908).

schaften der Alkaloide mit ihren pharmakodynamischen anscheinend parallel. Sie stehen wahrscheinlich auch in einem causalen Zusammenhange und werden wahrscheinlich in gleicher Weise geändert[1]). So hat O. Groß für das Cocain eine Beeinflussung durch das alkalische Medium im Sinne einer Steigerung der anästhesierenden Wirkung nachgewiesen.

Traube nimmt gegenwärtig einen mehr vermittelnden Standpunkt zwischen den rein physikalischen und rein chemischen Theorien ein. Nach ihm ist die Reihenfolge der Wirkungen der giftigen und ungiftigen Stoffe auf ein kolloidales Milieu irgendwelcher Art im allgemeinen unabhängig von der Natur des Milieus. Maßgebend ist in erster Linie nur der basische und sauere Zustand des Milieus, denn es wirken vornehmlich Kationen auf saure Milieus oder Milieusbestandteile und Anionen auf basische. Nur die giftigen Schwermetalle wirken auf beide Milieuarten. Die Wirkung z. B. der organischen Arsenpräparate ist zwar bedingt durch die chemische Konstitution, aber sie ist rein physikalisch. Es wäre also nach diesen Anschauungen die Konstitution das Bedingende der physikalischen Eigenschaften, welche hinwiederum die pharmakodynamischen bedingen würden.

Man muß aber erwägen, ob die Erklärungsversuche für die Selektion, wie sie von P. Ehrlich, Hans Meyer und Overton unternommen wurden, die auf rein physikalischen Grundlagen der Löslichkeit der wirkenden Substanzen in bestimmten Gewebsarten basiert sind, auch für alle Substanzen sich anwenden lassen und ob auch bei derjenigen Gruppe von Körpern, für die insbesondere diese Forscher ihre Theorie aufgestellt haben, nicht eine andere chemische Erklärungsmöglichkeit vorhanden ist. Bildet ja doch den Ausgangspunkt und die eigentliche experimentelle Grundlage dieser Selektions- und Wirkungstheorien die Beobachtung von Schmiedeberg[2]) und von Pohl[3]), daß Chloroform während der Narkose in der Weise im Blute zirkuliert und an die anderen Gewebe abgegeben wird, daß die lecithinreichen roten Blutkörperchen Träger des Chloroforms sind, da Chloroform Lecithin in Lösung zu bringen vermag. Wir sehen schon bei den Wirkungen der anorganischen Substanzen, insbesondere beim Arsen und Quecksilber, wie es hier zu einer bestimmten Lokalisation von Giften kommt, die nicht anders als auf chemischem Wege zu erklären ist und wir nennen hier insbesondere die Untersuchung von E. Ludwig und Zillner[4]), die durch quantitative Bestimmungen der in verschiedenen Organen deponierten Giftmengen dieser Frage näher zu treten versuchten. Aber das folgende Beispiel wird einer stereochemischen Auffassung der Selektion und Wirkung sicherlich eine genügende Stütze bieten. Wir wissen, daß alle Ammonium-Basen ganz unabhängig davon, welchen Aufbau das übrige Molekül dieser Base hat und ganz unabhängig davon, welche Wirkungen das der Ammonium-Base zugrunde liegende Alkaloid als solches auszulösen vermag, an die Endigungen der motorischen Nerven gehen und dort

---

[1]) Ernst Pribram, Pflüger's Archiv **137**. 350 (1911).
[2]) Arch. f. Heilkunde, 1867, 273.
[3]) AePP. 28. 239.
[4]) Wiener Med. Blätter, Jahrg. II.

auch durch dieselbe Gruppierung, der sie die Selektion für die motorischen
Nervenendplatten verdanken, lähmend wirken. Diese stereochemische
Konfiguration der Ammonium-Base bewirkt eine so weit gehende Prä-
dilektion der Nervenendplatten für diese Substanzen, daß die Möglichkeit, daß Körper, die Ammonium-Basen sind, in anderen Organen
oder Organteilen Wirkungen auslösen, bedeutend erschwert wird. Daher
ist es auch gleichgültig, ob diese Ammonium-Base aliphatischer oder
aromatischer Natur ist. Daß es hier nicht etwa auf die Gegenwart
des Stickstoffes ankommt, beweist weiter der Umstand, daß Basen,
welche statt Stickstoff Arsen, Antimon oder Phosphor und zwar bei
gleicher Konfiguration wie die Ammonium-Basen den Stickstoff enthalten, also Arsonium-, Stibonium- und Phosphonium-Basen die gleiche
Wirkung wie die Ammonium-Basen auslösen und keineswegs die dem
Arsen, Antimon oder Phosphor eigentümlichen Wirkungen äußern.
Dieses eine Beispiel, welches deutlich die Beziehungen zwischen der
stereochemischen Konfiguration, der Selektion und Wirkung klarlegt,
muß notwendigerweise dazu führen, andere, ebenso übersichtliche
Gruppierungen in anderen Körperklassen zu suchen und zu finden, die
uns stereochemische Erklärungsmöglichkeiten für die Selektion bieten.
Je tiefer wir in diese Verhältnisse eindringen, desto verständlicher
werden uns die stereochemischen Beziehungen zwischen der wirkenden
Substanz und dem spezifisch für die Wirkung selegierten Gewebe klar
werden und um so mehr werden wir auf physikalische Erklärungsversuche, die ja bei einzelnen Körpern wohl nicht in bezug auf die Wirkung,
so doch wenigstens für die Verteilung im Organismus gute Erklärungsmöglichkeit bieten mögen, verzichten können. Wenn Emil Fischer [1]
findet, daß eine bestimmte Konfiguration der Zuckermoleküle notwendig
ist, damit bestimmte Hefearten sie vergären können und sich gleichsam hier der gärende Teil des Hefemoleküles zu den vergärten Zucker-
molekülen, wie der passende Schlüssel zu dem passenden Schloß verhält, so können wir analogen Anschauungen auch für eine große Reihe
von physiologisch wirksamen Substanzen Raum geben, die nur von
bestimmten Gewebsarten festgehalten und zerlegt werden, während
alle anderen Gewebe sie unangegriffen lassen. Diese Beziehungen
zwischen der stereochemischen Konfiguration des wirksamen Körpers
und des spezifisch reagierenden Gewebes können, wenn wir sie richtig
zu erkennen vermögen, uns nicht nur die Selektion für dieses Gewebe,
sondern auch die Wirkung im Gewebe erklären. Dieses wäre dann
die wissenschaftliche Grundlage einer neuen Selektions- und Wirkungs-
Theorie, die aber auch nur für bestimmte Körpergruppen zu gelten
vermag und zwar insbesondere für die nur in einzelnen Geweben wirkenden. Eine Theorie, die alle Selektionserscheinungen und alle Wirkungen nur von einem Gesichtspunkte aus, sei es nun von einem physikalischen oder chemischen zu erklären versucht, muß immer an der
Mannigfaltigkeit der Wechselbeziehungen der verschieden wirkenden
Substanzen und der verschiedenen Gewebe scheitern.

---

[1] E. Fischer, BB. 28. 1433 (1895). HS. 26, 61 (1898—99).

III. Kapitel.

Bedeutung der einzelnen Atom-Gruppen für die Wirkung.

1. Wirkungen der Kohlenwasserstoffe.

Im Jahre 1871 zeigte Richardson [1]), daß die dem Methan CH_4 homologen Kohlenwasserstoffe von der allgemeinen Formel $C_n H_{2n+2}$ bei Inhalation Anästhesie und Schlaf und bei Einatmung größerer Mengen Tod durch Asphyxie hervorbringen. Die kohlenstoffreicheren höheren Glieder der Reihe sind kräftiger in ihrer Wirkung und der Grad ihrer Giftigkeit und die Dauer des durch die Einatmung dieses Kohlenwasserstoffes bewirkten Schlafes wächst in demselben Maße wie der Kohlenstoff in ihnen zunimmt. Es steigt die Wirkung vom Methyl- zum Äthyl-, Butyl-, Amyl-Wasserstoff. Die niederen Kohlenwasserstoffe erzeugen nur als negative Gase durch Ausschluß von Sauerstoff Narkose und Anästhesie, während Amyl- und Caprylwasserstoff tiefe Anästhesie veranlassen. Caprylwasserstoff ist kräftiger in der Wirkung, wirkt aber erst nach langem und heftigem Excitationsstadium.

Auf Frösche wirken die aliphatischen Kohlenwasserstoffe Pentan $CH_3.(CH_2)_3.CH_3$, Pental (Trimethyläthylen) $(CH_3)_2 : C : CH.CH_3$ und Cyclopentadien $\begin{array}{c} CH = CH \\ CH = CH \end{array}\!\!\!\Big\rangle CH_2$ ebenso wie Äther narkotisch. Die Narkose trat am schnellsten bei Äther ein, dann bei Pental, Cyclopentadien und Pentan. Cyclopentadien wirkt außerdem auf die Muskeln ein, indem es bei längerer Einwirkung totale Muskelstarre hervorruft. Durch Einatmen dieser Kohlenwasserstoffe werden auch Säugetiere schneller oder langsamer narkotisiert. Die Atmung wird sofort nach Beginn der Inhalation verlangsamt und vertieft. Diese Kohlenwasserstoffe wirken bei subkutaner Injektion narkotisierend. Sie setzen sämtlich beim Kaninchen den Blutdruck herab und zwar mehr als Äther. Durch die Narkose mit diesen Kohlenwasserstoffen wurde der Effekt der elektrischen Vagusreizung gegenüber der Norm mehr oder weniger herabgesetzt. Die Reizung rief keinen Herzstillstand mehr hervor.

Die hydroaromatischen Substanzen, wie Cyclohexan C_6H_{12}, Cyclohexanol $C_6H_{11}OH$, Quercit $C_6H_6(OH)_5$ und Inosit $C_6H_6(OH)_6$ wirken auf das überlebende Herz durch Reizung der interkardialen Nerven

---

[1]) Med. Times and Gazette, Sept.-Oct. 1871.

apparate und machen eine Kontraktion des Herzmuskels. Die Einführung einer einzigen Hydroxylgruppe (Cyclohexanol) vermehrt die Nervenwirkung, während die Anhäufung mehrerer Hydroxyl-Gruppen (Quercit und Inosit) die Giftigkeit und die Nervenreizung vermindert und die Muskelwirkung verstärkt[1].

Curci[2] schreibt den Kohlenwasserstoffen der fetten und aromatischen Reihe oder ihren Substitutionsprodukten paralysierende Wirkung zu.

Nach den Untersuchungen von Lauder Brunton und Cash besteht die hervorragende Wirkung der niederen Glieder der Fettreihe in ihrer stimulierenden und anästhesierenden Wirkung auf die Nervenzentren. Auch die Glieder der aromatischen Reihe affizieren das Nervensystem, aber sie affizieren die motorischen Zentren mehr als die sensorischen, so daß sie anstatt Anästhesie zu erzeugen, wie die Körper der Fettreihe, Tremor, Konvulsionen und Paralyse bewirken.

Benzol, sowie seine Halogensubstitutionsprodukte Chlorbenzol, Brombenzol, Jodbenzol sind in ihrer Wirkung auf den Frosch gleich. (Die Halogenradikale modifizieren die Wirkung des Benzols nicht.) Die willkürlichen Muskeln werden durch Benzol geschwächt und es besteht eine leichte Tendenz zur Paralyse der motorischen Nerven, aber die Hauptwirkung betrifft Gehirn und Rückenmark, zuerst das Gehirn, wodurch allgemeine Lethargie und Desinklination zur Bewegung entsteht, hierauf das Rückenmark. Die Bewegungen werden unvollkommen ausgeführt und es besteht eine Tendenz zu allgemeinem Zittern bei Bewegungen, ähnlich wie bei der disseminierten Sclerose. Die Krampfwirkung wird erhöht durch den Eintritt von Hydroxylen in den Benzolkern (s p. 63. Chassevant und Garnier).

Santesson[3] sah bei Benzolvergiftung von Fröschen Schwäche, Steigerung der Reflexe, dann periphere Lähmung zuerst der motorischen Nervenendigungen und dann der Muskelsubstanz.

Von großer Wichtigkeit ist das Verhalten substituierter aromatischer Reste.

So ist eigentümlicherweise Diphenyl $C_6H_5 . C_6H_5$ völlig ungiftig. Diphenylamin $C_6H_5 . NH . C_6H_5$, Benzylanilin $C_6H_5 . NH . CH_2 . C_6H_5$ besitzen nur schwache physiologische Wirkung (1 g pro kg Kaninchen ohne Wirkung). Sie sind relativ harmlose Anilinderivate[4].

Durch die Substitution des Benzolkerns mit aliphatischen Kohlenwasserstoffradikalen erhält man eine erhöhte Giftigkeit, Toluol und Äthylbenzol sind giftiger als Benzol, während Cumol im Gegensatz hierzu weniger giftig ist, so daß bei verlängerter fetter Kette die Giftigkeit wieder abnimmt

Die Giftigkeit der monosubstituierten Benzolderivate ist immer höher als die der disubstituierten. Zwei Substitutionen verringern die Giftigkeit. Die Xylole sind weniger giftig als Benzol. Toluole und Äthylbenzol, die dreifach substituierten, wie Mesithylen und Pseudo-

[1] Brissemoret und Chevalier. C. r. **147**. 217.
[2] Terapia moderna **1891**, Gennajo, p. 33.
[3] Skand. Arch. f. Physiolog. **10**. 172.
[4] Vittinghof, Studie über Anilinbasen, Marburg 1899.

cumol haben eine Giftigkeit, ähnlich der zweifach substituierten. Bei den Xylolen ist die p-Verbindung viel giftiger als die m- und diese wieder giftiger als die o-Verbindung. p-Cumol hat eine Giftigkeit wie o-Xylol.

Pseudocumol ist weniger giftig als Mesithylen. Die Giftigkeit der Homologen des Benzols hängt vom Molekulargewichte, von der Anzahl der Substitutionen und von der Stellung der Substituenten ab. Die o-Verbindungen scheinen die geringste Giftigkeit zu haben [1]).

Nach Amadeo Ubaldi [2]) sind Lösungen von Harnstoff für niedere Organismen ohne bemerkbaren Einfluß, während Phenylharnstoff $NH_2.CO.NH.C_6H_5$ und Phenylglykokoll $C_6H_5.NH.CH_2.COOH$ hemmend wirken, symmetrischer Diphenylharnstoff (Karbanilid)$CO(NHC_6H_5)_2$ hingegen ohne Einwirkung ist. Die 1% Lösung des Phenylharnstoffes wirkt so stark antiseptisch wie Sublimat. Mit diesem außerordentlichen Vermögen des Phenylharnstoffes steht die absolute Passivität des Diphenylharnstoffes in sonderbarem Widerspruche, korrespondiert aber mit der eben erwähnten völligen Ungiftigkeit des Diphenyls.

Der Eintritt eines Phenylrestes ist bestimmend für die Wirkung bei Eintritt in das Molekül fetter Säuren.

Wenn man Phenol, Phenylessigsäure $C_6H_5.CH_2.COOH$ und Phenylpropionsäure $C_6H_5.CH_2.CH_2.COOH$ in bezug auf ihre antiseptische Wirkung vergleicht, so steigt diese in der Richtung der letzteren. Phenylbuttersäure $C_6H_5.CH_2.CH_2.CH_2.COOH$ wirkt weiterhin stärker als Phenylpropionsäure. Die phenylsubstituierten Fettsäuren also wachsen in ihrer antiseptischen Wirkung mit dem Wachsen des Molekulargewichtes der substituierten Säure [3]), während T. R. Duggan [4]) für die Fettsäurereihe gezeigt hat, daß es sich dort umgekehrt verhält.

Die Wirkung des eintretenden Phenylrestes tritt beim Phenylglycin $C_6H_5.NH.CH_2.COOH$ klar zutage. Dieses ist stark giftig, während Glykokoll $NH_2.CH_2.COOH$ ganz wirkungslos ist.

Der Eintritt von einem Phenylrest in den Wasserstoff des Ammoniak erhöht die krampferregende Wirkung des letzteren. Diamine mit aliphatischen Resten wie Tetra- und Pentamethylendiamin $(CH_2)_4.(NH_2)_2$ und $(CH_2)_5.(NH_2)_2$ sind ganz ungiftig, während Toluylendiamin

$$C_6H_3(CH_3)(NH_2)_2$$

stark giftig ist (macht Ikterus und Hämaturie).

Naphthalin bewirkt Verlangsamung der Respiration. Kleine Dosen steigern den Blutdruck, große verringern ihn. Die normale Temperatur wird durch Gaben von Naphthalin nicht verändert, fieberhaft gesteigerte wird dadurch herabgesetzt. Es wirkt durch Beschränkung des Stoffwechsels, da es die Harnstoffausscheidung im Urin verringert. Bei langsamem Verfüttern bewirkt es merkwürdigerweise Katarakt

---

[1]) A. Chassevant und M. Garnier, Crsb. **55**. 1255 (1903).
[2]) Ann. di chim. e di farmacol **14**. 129.
[3]) Parry Laws, Journ. of physiol. **17**. 360.
[4]) C. r. d. soc. biol. **1886**. 614.

(Linsentrübung) [1]. Es wirkt auf Lymphkörperchen wie Chinin oder Sublimat, es treten keine Fortsätze aus. Diphenyl ist wirkungslos.

Die Analogie, welche zwischen Substanzen der Furangruppe,

$$\text{Furan } \begin{array}{c} HC{-}CH \\ HC{\diagdown}CH \\ O \end{array} \quad \text{Thiophen } \begin{array}{c} HC{-}CH \\ HC{\diagdown}CH \\ S \end{array} \quad \text{und Pyrrol } \begin{array}{c} HC{-}CH \\ HC{\diagdown}CH \\ N \\ H \end{array}$$

in ihrem chemischen Charakter mit den Benzolderivaten besteht, erstreckt sich auch auf ihr Verhalten im Tierkörper, sowie auf die pharmakologische Wirkung.

Bei der Untersuchung der Giftwirkung von Säuren und Oxysäuren auf die Muskeln des curarisierten Frosches fand László Karczag[1]), daß die Verzweigung der Kohlenstoffkette die Giftwirkung der isomeren Buttersäuren nicht beeinflußt, da die Giftigkeit der Butter- und Isobuttersäure ziemlich die gleiche ist. Bei den Oxysäuren aber wurde die Giftigkeit durch die Verzweigung stark beeinflußt gefunden, denn die α-Oxybuttersäure ist giftiger als die α-Oxyisobuttersäure und letztere ist giftiger als die β-Oxybuttersäure. Die Stellung des Hydroxyls übt auf die Wirksamkeit der Oxysäuren einen nicht unbeträchtlichen Einfluß aus und zwar ist die Giftigkeit um so geringer, je weiter das Hydroxyl vom Carboxyl entfernt ist. Die α-Oxybuttersäure ist weitaus giftiger als die β-Oxybuttersäure. Die Zunahme an alkoholischen Gruppen steigert die Giftwirkung. Die $\beta\gamma$-Dioxybuttersäure ist giftiger als die γ-Oxybuttersäure und diese wieder giftiger als die normale Buttersäure. Die Giftigkeit der α-Oxybuttersäure ist der der $\beta\gamma$-Oxybuttersäure gleich, was durch die Stellung der Hydroxylgruppe bedingt ist. α-Oxyisobuttersäure ist auch giftiger als die Isobuttersäure, jedoch ist hierbei die Rolle der Hydroxylstellung unentschieden. Auch auf die Muskel nicht curarisierter Frösche ist die Giftwirkung der Säuren und Oxysäuren gleich. Bei Untersuchungen des Nervenmuskelpräparates aber und zwar bei der Einwirkung auf die Nerven wirken die normalen und verzweigten Säuren und ihre Oxysäuren andererseits umgekehrt auf die Muskeln. Die Säuren sind nach dieser Richtung hin giftiger als ihre Oxysäuren und lähmen die Nervenendplättchen mit der relativen größten Geschwindigkeit.

2. Über die Bedeutung der Hydroxyle.

Der Eintritt von Hydroxylgruppen bei den Substanzen der Fettreihe schwächt deren Wirkung ab. Je mehr Hydroxylgruppen, desto schwächer die Wirkung des Körpers. Aus den narkotisch wirkenden Aldehyden werden die wenig wirksamen Aldole, z. B. Acetaldehyd $CH_3.CHO$ gibt bei Kondensation Aldol $CH_3.CH{\diagup}^{OH}_{\diagdown CH_2.CHO}$, aus den narkotisch wirkenden einwertigen Alkoholen werden die unwirksamen zwei-

---

[1]) Americ. Chem. Journ. **7**. 62.
[2]) Zeitschr. f. Biologie **53**. 93.

wertigen Alkohole, i. e. $C_n H_{2n} (OH)_2$, Glykole und die ebenso unwirk-
samen dreiwertigen Alkohole wie z. B. Glycerin $\begin{matrix} CH_2.OH \\ CH.OH. \\ CH_2.OH \end{matrix}$ (Glycerin
macht Blutdrucksenkung und wirkt auf gestreifte Muskulatur veratrin-
ähnlich). So ist Hexylalkohol $C_6H_{13}OH$ ein starkes Narkotikum, während
Mannit $C_6H_8(OH)_6$ fast ein Nahrungsstoff ist. Bei den Aldehyden
sehen wir, wie ein wirksamer Aldehyd durch den Eintritt eines Hydroxyls
zu einem weniger wirksamen Aldol wird, und durch den Eintritt von
noch mehr Hydroxylen entstehen schließlich Aldosen, die unwirksam
sind, die, wie z. B. der Traubenzucker $C_6H_{12}O_6$, absolut gar keine hypnotische Wirkung haben. Dieselbe Abschwächung gilt auch für die Keto-
gruppe. Nach Curci [1]) erregen die alkoholischen Hydroxyle das Cere-
brospinalsystem und die Psyche, indem sie Trunkenheit und Halluzinationen bewirken.

Der Eintritt von Hydroxylen in aliphatische Säuren übt anscheinend keinen Einfluß auf die Wirkung derselben aus (s. p. 62).

Durch den Eintritt von Hydroxylen in das Coffein geht die Wirkung des Coffeins verloren, selbst das Fünffache der Coffeindosis an
Hydroxycoffein macht keine augenfälligen Erscheinungen [2]). Der Eintritt von Hydroxyl macht das Coffein zersetzlicher, und der Organismus vermag es leichter zu zerstören, zu oxydieren und bewahrt sich
dadurch vor den qualitativ gleich gebliebenen giftigen Eigenschaften.

Methylalkohol macht eine viel geringere akute Rauschwirkung als
Äthylalkohol, aber der Methylalkohol macht schwere anatomische Veränderungen, da er viel schwieriger oxydativ angegriffen wird, Veränderungen, die zum Tode führen. Sehr häufig wurden Erblindungen beobachtet.

Für die aromatischen Verbindungen gelten nach Chassevant und
Garnier [3]) folgende Regeln: Benzol wirkt auf das Nervensystem, macht
Krämpfe; Muskelhypotonie und Hypothermie. Die Hydroxyle vermehren, Carboxyle vermindern die Giftwirkung, der Einfluß der Alkyle
ist wechselnd und im umgekehrten Verhältnis zu ihrem Molekulargewicht, Methyl- und Äthylgruppen wirken steigernd, Isopropylgruppen
vermindernd. Die Wiederholung der Alkylsubstituenten vermindert die
Giftigkeit. Die Xylole sind weniger giftig als Benzol, die trisubstituierten Kohlenwasserstoffe, wie Mesithylen und Pseudocumol noch
weniger. Bei Hydroxyleinführung steigert die doppelte Substitution
die Giftigkeit, während die dreifache sie vermindert. Gleichartige Substitution addiert sich, entgegengesetzte hebt sich mehr oder weniger
auf. Die Stellung der Substituenten ergab folgende Resultate nach der
abfallenden Giftigkeit geordnet: Xylole: p-, m-, o-; Dioxybenzole: o-,
m-, p-; Dicarbonsäuren: m-, p-, o-; Kresole: m- und p- gleich, o-; Toluylsäuren: m-, o-, p-; Oxycarbonsäuren: o-, m-, p-.

Der Eintritt von Hydroxylen durch Ersatz von Wasserstoff im

---

[1]) Terapia moderna 1891, Gennajo p. 33.
[2]) W. Filehne, Dubois' Arch. f. Phys. 1886, 72.
[3]) Arch. de Pharmacodyn. 14. 93.

Benzol erhöht die Tendenz des Benzols zu Krämpfen. Diese entstehen durch die Einwirkung der Substanz auf das Rückenmark und nicht auf das Gehirn. Je mehr Hydroxyle in den Benzolkern eintreten, desto weniger giftig wird der Körper in bezug auf Krampfwirkung, desto giftiger aber in anderer Richtung. Es hängt die Giftigkeit und die Wirkung sehr von der Stellung der Hydroxyle zueinander ab. So machen Phenol und die Dioxybenzole bei Fröschen Krämpfe, Trioxybenzole verursachen nur mehr Zuckungen. Die drei Dioxybenzole machen alle klonische Krämpfe durch Einwirkung auf das Rückenmark, doch ist die p - Verbindung (Hydrochinon) in der Wirkung schwächer als die o - (Brenzkatechin) und m - (Resorcin)verbindung. Pyrogallol

OH

⬡⟨OH, OH⟩ macht mehr Lethargie als Resorcin und Bewegungszittern. Die

sofortigen Symptome werden erst durch die fünffache Dosis im Vergleich zu Resorcin produziert. Aber in der letalen Wirkung sind beide gleich. Die Giftigkeit des Resorcins liegt in der Mitte zwischen beiden. Die Giftigkeit aller dieser Körper ist eng verknüpft mit den in ihnen enthaltenen freien Hydroxylgruppen, denn vertauscht man den Hydroxylwasserstoff mit der indifferenten Schwefelsäure-Gruppe, so erhält man Körper, welche bei weitem schwächer wirkende Substanzen sind. So ist pyrogallolmonoätherschwefelsaures Kali weniger giftig als Phloroglucin oder Pyrogallol [1]). Allein pyrogallolätherschwefelsaures Kali ist giftiger als phenolätherschwefelsaures Kali, weil hier noch freie Hydroxyle sind. Während Dosen von pyrogallolätherschwefelsaurem Kali deutlich die Fähigkeit herabsetzen, spontane, koordinierte Bewegungen, die den Körper in Gleichgewicht erhalten, auszuführen, und ferner die Reflexe erniedrigen, rufen ganz ebenso große Dosen der Phenolätherschwefelsäure bei Tieren keine erhebliche Abweichung von der Norm hervor. Selbst 30 g phenolätherschwefelsaures Natron bewirken bei Eingabe an größere Tiere keine anderen Erscheinungen als Durchfall (Glaubersalzwirkung). Phenol übt seine Wirkung rascher aus, während Phloroglucin weit später zu wirken beginnt. Wie sich bei den Dioxybenzolen und auch bei den Trioxybenzolen der Einfluß der Stellung der Hydroxyle geltend macht, so ist auch zu erwarten, daß durch den Eintritt neuer Substituenten in die Hydroxyle Veränderungen in der physiologischen Wirkung hervorgebracht werden. Es bieten auch die Äther des Brenzkatechins und Hydrochinons große Differenzen in den chemischen Eigenschaften gegenüber den Grundsubstanzen Substituiert man die Hydroxylwasserstoffe durch Alkylradikale, so sind die neutralen Äther, die auf diese Weise entstehen, sowohl vom Brenzkatechin als auch vom Hydrochinon, selbst in Dosen von mehreren Grammen bei Kaninchen viel unschädlicher, während die sauren Äther sich als sehr giftig erweisen. Es zeigt sich auch hier, daß Brenzkatechin der wirksamere Körper ist, da auch der saure Äther des Brenzkatechins energischer wirkt als Hydrochinonmonoalkyläther.

---

[1]) Stolnikow, HS. 8. 280 (1884).
[2]) A. Chassevant und M. Garnier C. r. s. b. 55. 1585 (1903).

Die Giftigkeit des monohydroxylierten Derivates, des Phenols, ist größer als die des Benzols, aber die disubstituierten Derivate haben bei intraperitonealer Injektion eine höhere Giftigkeit als das Phenol. Aber die trisubstituierten sind 3—4 mal weniger giftig. Die molekulare Giftigkeit ist ein wenig höher als die des Phenols. Die o-Verbindung ist die giftigste, die m- die am wenigsten giftige bei den Di-derivaten. Bei den Triderivaten sieht man, dass das Pyrogallol 1.2.3 (alles ortho) viel giftiger ist als Phloroglucin (alles meta), Es scheint eine Beziehung zwischen der Giftigkeit und der reduzierenden Kraft zu bestehen. Alle Derivate wirken krampferregend, am schwächsten die Triderivate und unter ihnen Phloroglucin.

Die Phenole (wie Phenol, Kresol, Brenzcatechin) üben eine erregende Wirkung auf die motorischen Zentren aus, während die Äther der Phenole nur eine zentral lähmende Wirkung entfalten (ebenso die Safrolgruppe).

Pio Marfori[1]) glaubt die krampferzeugende Wirkung des Guajacols auf die eine noch freie Hydroxylgruppe zurückführen zu können, eine Anschauung, welche sich durch Vergleich der Wirkungen der Körper

Brenzcatechin $\bigcirc$ $\substack{OH \\ OH}$, Guajacol $\bigcirc$ $\substack{OCH_3 \\ OH}$, Veratrol $\bigcirc$ $\substack{OCH_3 \\ OCH_3}$

schön stützen läßt.

In der angeführten Reihenfolge zeigt sich eine Abnahme der krampferregenden Wirkung und auch ein Zurückgehen der Wirkungsintensität. Ähnlich verhalten sich auch

Phenol $\bigcirc$ OH zum Anisol $\bigcirc$ OCH_3 und Phenetol $\bigcirc$ OC_2H_5

Diese beiden ersteren erzeugen keinerlei Erregungszustände und sind in viel geringerem Maße giftig als Phenol. Eine Gesetzmäßigkeit ist hier unverkennbar.

Zu den gleichen Resultaten kam Paul Binet[2]). Die für die Phenolvergiftung charakteristischen Erscheinungen, Kollaps und spasmodische Kontraktion der Muskeln, finden sich bei den meisten Körpern der Phenol-Gruppe, übrigens in abgeschwächter Weise auch beim Benzol. Dioxybenzole haben eine excitierendere und allgemein stärkere Wirkung als Phenol, dessen tödliche Dose für Ratten 0,5 bis 0,6, für Meerschweinchen 0,45 bis 0,55 g pro kg beträgt, die Trioxybenzole (Pyrogallol, Phloroglucin) sind nach Binet weniger giftig. Brenzcatechin, Hydrochinon und Pyrogallol rufen die Bildung von Methämoglobin hervor. Die homologen Kresole $CH_3 . C_6H_4 . OH$, Thymol $1.4.3 . C_6H_3$. $(CH_3) (C_3H_7) (OH)$, Orcin $1.3.5 . C_6H_3 (CH_3) (OH)_2$ wirken weniger excitierend und weniger giftig als Phenol, sie sind um so weniger giftig,

---

[1]) Ann. di chim. e di farmacol. 11. 304.
[2]) Rev. Suisse Romande 1895. 561, 617, 1896, 459, 531 und Travaux du laboratoire de Thérap. par Prévost et Binet, Genf 1896, 143.

je größer ihr Molekulargewicht, dagegen wirken sie mehr reizend auf den Darm. Unter den Oxyphenolen und Kresolen sind die m-Verbindungen am wenigsten giftig. Die Alkyläther sind verhältnismäßig wenig toxisch. Anisol und Phenetol bewirken Zittern, Guajacol dagegen nicht. Alkohol- und Aldehyd-Gruppen schwächen die excitierende Wirkung und die Giftigkeit ab, das Zittern ist viel stärker bei Salicylaldehyd $OH.C_6H_4.CHO$ als beim entsprechenden Alkohol Saligenin $(OH.C_6H_4.CH_2.OH)$. Beim Benzylalkohol $C_6H_5.CH_2.OH$ fehlen die Reizerscheinungen, die Giftigkeit ist schwach (bei Ratten beträgt die letale Dose 1,7 g, während die der isomeren o-, m- und p-Kresole 0,65, 0,9 und 0,5 g pro kg beträgt). Die Einführung einer Carboxylgruppe vermindert die Giftigkeit und modifiziert die Wirkung (die Säuren wurden in Form von Salzen einverleibt). Benzoesäure und Salicyl-

säure bewirken Kontrakturen und Dyspnoe, die Gallussäure [Struktur: Benzolring mit COOH, OH, OH, OH]

bewirkt keine Zuckungen, sie zeigt in abgeschwächter Weise die Wirkung

des Pyrogallols auf das Blut. p-Aminophenol [Struktur: Benzolring mit NH₂, OH] ist weniger ex-

citierend und weniger toxisch als Phenol, es hat hingegen eine intensive blutzersetzende Wirkung. Im allgemeinen wird durch Substitution die Giftigkeit des Phenols verringert, wenn die eintretenden Gruppen nicht selbst toxisch wirken.

Die Halogenderivate des Phenols sind weniger toxisch als dieses, die Chlorderivate unter ihnen am wenigsten wirksam. Chlor- und Bromphenol rufen noch starkes Zittern hervor, beim Jodphenol ist dasselbe am wenigsten ausgesprochen. Durch die Nitrogruppe wird die Giftigkeit in o-Stellung vermindert, in p-Stellung vermehrt, in m-Stellung ist sie ohne Einfluß. Die Nitroverbindungen haben keine excitierenden Eigenschaften, dagegen wirken sie auf das Blut. Chlorbenzol und

Nitrobenzol sind toxischer als Benzol selbst. Eugenol [Struktur: Benzolring mit OH, OCH₃, CH₂.CH:CH₂]

und Vanillin [Struktur: Benzolring mit OH, OCH₃, CHO], welche ein freies Phenolhydroxyl enthalten,

sind toxischer als Piperonal $CH_2\langle^O_O\rangle$[Benzolring].CHO[1]), bei welchem kein freies

Hydroxyl vorhanden ist; sie bewirken Kollaps ohne Zittern. Phenol hemmt die Tätigkeit der Bierhefe weit mehr als die Oxyphenole Salicylat mehr als Benzoat.

---

[1]) 1 g Piperonal ist beim Hunde wenig giftig (Privatmitt. C. Mohr).

Im Gegensatz zum wirkungslosen Phenanthren [1]
erzeugen die Oxyphenanthrene beim Warmblüter schwere tetanische
Anfälle. Der Wirkungsgrad erscheint von der Stellung der Hydroxyle
im Phenanthrenkern ziemlich unabhängig [2]).

Mit der Hydroxylgruppe des Morphins ist jene wesentliche Eigenschaft desselben [3]) verknüpft, welche dasselbe von allen anderen Alkaloiden der Opiumgruppe unterscheidet, nämlich seine narkotische Wirkung, seine Fähigkeit vorzüglich und hauptsächlich auf die Nervenzentren des Gehirns zu reagieren und mit ihr ist auch die Giftigkeit
des Morphins verbunden. Denn die Morphinätherschwefelsäure wirkt
gar nicht narkotisch und sehr wenig giftig. Hingegen wirkt sie sehr
schwach tetanisch und wie ein Körper der Codeingruppe (Morphinäther).
Wenn im Morphin der Phenolhydroxylwasserstoff durch eine Alkylgruppe ersetzt wird (Codeinbildung), so ändert sich auch der Angriffspunkt im Organismus, und wir bekommen Verbindungen, welche auf
das Rückenmark einwirken und strychninähnliche, aber viel schwächere
Wirkung erzeugen. Beim Ersatz des Phenolhydroxylwasserstoffes des
Morphins durch Alkylradikale wächst die Giftigkeit mit der Molekulargröße der substituierenden Alkylgruppe [4]).

Von einer sehr interessanten Bedeutung ist die Methoxyl-Gruppe
im Chinin. Cinchonin, welches sich vom Chinin eben nur durch das
Fehlen dieser Gruppe unterscheidet, da ja Chinin p-Methoxycinchonin
ist, ist bei Malaria ein wenig wirksames Alkaloid. Die spezifische und
prompte Wirkung des Chinins bei der Malaria kommt dem Cinchonin
nicht zu. Wir sehen also, daß durch das Eintreten einer Methoxylgruppe (eines verdeckten Hydroxyls) aus einem nach einer bestimmten
Richtung hin wenig wirksamen Körper ein sehr wirksamer Körper
entsteht, und zwar deshalb, weil hier die Methoxylgruppe einen Angriffspunkt für den Organismus schafft. Ebenso wirkt Cuprein (p-
Oxycinchonin), gleichsam das entmethylierte Chinin mit dem Hydroxyl in der p-Stellung, sehr kräftig [5]). Der umgekehrte Fall, wo durch
das Eintreten von zwei Methoxylgruppen die Giftigkeit eines Körpers
sehr stark herabgesetzt wird, tritt bei Brucin und Strychnin ein.
Brucin und Strychnin zeigen dieselbe Konstitution, nur hat Brucin zwei
Wasserstoffe des Phenylrestes durch zwei Methoxylgruppen ersetzt,
aber Brucin übt nur eine sehr schwache Wirkung aus, eine ungefähr
40 mal schwächere als die des Strychnins. Da Strychnin auf die graue
Substanz der Vorderhörner des Rückenmarks spezifisch wirkt, und auch
dem Brucin eine das Rückenmark erregende Wirkung zugeschrieben werden muß, so erscheint durch das Eintreten von zwei CH_3-Gruppen der

---

[1]) Phenanthren wirkt auf Kaulquappen narkotisch. Overton: Narkose,
Jena 1901.
[2]) P. Bergell und R. Pschorr, HS. **38**. 16 (1903).
[3]) Stolnikow, HS. **8**. 266 (1884).
[4]) Ralph Stockmann und Dott, Proc. Royal Soc. Edinb. **17**. 321 (1890).
[5]) Über die Bedeutung der Hydroxylgruppe bei den Alkaloiden findet man
Näheres im Kapitel: Alkaloide.

Angriffspunkt des Strychnins verschoben. Das Verdecken von Hydroxylen durch Methylierung kann die reizende Wirkung auf das Rückenmark in eine lähmende überführen. So erhält Brenzcatechin durch Überführung in Guajacol eine lähmende Wirkung auf das Rückenmark. Andererseits wird Morphin durch Überführung in Codein oder Codäthylin (Morphinmonoäthyläther, Dionin) in ein das Rückenmark erregendes, dem Strychnin ähnliches Gift verwandelt.

Es kann auch durch Einführung von Hydroxylgruppen in wirksame Verbindungen, wie wir gesehen haben, die Wirkung abgeschwächt werden. (Coffein, Coffeinhydroxyd.) Die Wirkung kann aber total verändert werden, wenn in Coffeinhydroxyd eine Äthylgruppe eingeführt wird. Äthoxycoffein hat gar keine Coffeinwirkung, sondern wirkt nur mehr hypnotisch vermöge der Äthylgruppe [1]).

Die große Reihe der angeführten interessanten Tatsachen über die Bedeutung der Hydroxylgruppen läßt aber erkennen, daß nicht die Hydroxylgruppe als solche die wirksame ist, ebenso wie nur selten die endständige Gruppe die wirkende, sondern daß die Hydroxylgruppe (sowie die meisten endständigen Gruppen) nur derjenige Teil eines Moleküles ist, welcher den Gesamtkörper in Beziehungen bringt zu einem bestimmten Zellbestandteil (Verankerung) und dort die Gesamtsubstanz zur Wirkung gelangen läßt. Wenn wir nun diejenige Gruppe, welche die Beziehungen zwischen der chemischen Substanz und dem Organismus bedingt, verschließen oder verändern, so können wir unter Umständen verhindern, daß die Gesamtsubstanz zur Wirkung gelangt, ohne daß wir an dieser irgend welche chemische Veränderung vorgenommen hätten. Wir können uns das bildlich veranschaulichen durch das Beispiel einer Patrone und ihrer Zündkapsel. Das Sprengmittel der Patrone entzündet sich nur, wenn vorerst durch einen Schlag die Zündkapsel zur Explosion gebracht wird. Schützen wir die Zündkapsel vor Explosion, so kann durch den Schlag auch der Sprengstoff der Patrone nicht explodieren, somit nicht zur Wirkung gelangen. Zwischen den endständigen Gruppen, etwa Hydroxylen, Methoxylen, Alkylgruppen im allgemeinen und gewissen Nervenzentren, bzw. Orten im Organismus, wo chemische Substanzen zur Wirkung gelangen, müssen bestimmte physikalische und chemische Beziehungen bestehen. Durch Veränderungen der endständigen Gruppe können wir wohl den Angriffspunkt der Substanz verschieben oder dieselbe ganz wirkungslos machen, aber wenn sie wirksam bleibt, so tritt der Grundcharakter ihrer Wirkung wenn auch oft verschleiert, dennoch wieder hervor, wie wir es bei der Besprechung der Alkaloide deutlich sehen werden.

Das Verschließen solcher endständigen Gruppen vernichtet oder verzögert die Verankerungsfähigkeit (das Festgehaltenwerden) der Substanz in einem bestimmten Gewebe.

Wenn Hydroxyle durch Acylgruppen verschlossen werden, so kann die Wirkung eine verschiedene sein. Da solche Ester im Darm zerlegt werden können, indem sowohl die Säure als auch der Alkohol

---

[1]) Filehne Dubois, Arch. f. Phys. 1886. 72.

frei werden, so ist gewöhnlich die physiologische Wirkung aus der
Wirkung des Salzes der Säure und des freien Alkohols zusammengesetzt. Aber dies ist nicht immer der Fall. Nitroglycerin
$$\begin{matrix} CH_2 . (O.NO_2) \\ \dot{C}H . (O.NO_2) \\ \dot{C}H_2 . (O.NO_2) \end{matrix}$$
z. B. in kleinen Dosen hat nicht etwa die Wirkung des Glycerins und
des salpetersauren Natrons, sondern es zeigt spezifische Wirkung, indem
es die Blutgefäße stark erweitert, Wirkungen, die sich nicht durch die
Wirkung der anorganischen Nitrite und Nitrate erklären lassen. Eine
spezifische Wirkung auf das Nervensystem zeigt auch Triacetylglycerin.

Dieses (Triacetin)
$$\begin{matrix} CH_2 . (O.OC.CH_3) \\ \dot{C}H (O.OC.CH_3) \\ \dot{C}H_2(O.OC.CH_3) \end{matrix}$$
zeigt keineswegs die Wirkung von
essigsaurem Natron und Glycerin, sondern ebenfalls spezifische Wirkungen, und erweist sich als Gift, während die beiden Komponenten
Essigsäure und Glycerin ungiftig sind. Es tötet Frösche und Kaninchen,
beim Menschen erzeugt es ein Gefühl von Schwäche und Schweiß.
Überdies machen alle Essigsäureester des Glycerins, Mono-, Di- und
Triacetin Narkose. Es tritt also die Eigenschaft des Kohlenwasserstoffes
des Glycerins, des Propans, nach dem Verdecken der Hydroxyle zutage.
Ebenso wirkt Glycerinäther

$$\begin{matrix} CH_2 - CH - CH_2 \\ | \quad\; | \quad\; | \\ O \quad\; O \quad\; O \\ | \quad\; | \quad\; | \\ CH_2 - CH - CH_2 \end{matrix}$$

narkotisch [1]).

Die Toxizität der hydroxylierten Substanzen steht daher in keinem direkten Zusammenhange mit dem Hydroxyle,
welches ja nur ein Angriffspunkt, sondern hängt von der
Art und Größe der Grundsubstanz ab.

3. Bedeutung der Alkylgruppen.

Bei den aliphatischen Alkoholen wächst die Toxizität der niederen Glieder mit dem Molekulargewichte und dem Siedepunkt [2]).
Ch. Richet behauptet sogar, daß die Giftigkeit der Alkohole und Äther
sich umgekehrt wie ihre Löslichkeit in Wasser verhält [3]).
In homologen Reihen wirken die Substanzen im allgemeinen um so
stärker, je länger ihre Kohlenstoffkette ist. Daher ist normaler Butylalkohol giftiger als Isobutylalkohol [4]). Im allgemeinen haben die tertiären

---

[1]) AePP. **42**. 117.
[2]) Richardson, Med. Times and Gazette. **2**. 705 (1869).
[3]) Dict. de Physiologie, Vol. I. Artikel: Alcools.
[4]) Gibbs u. Reichert, Americ. Chemist. **13**. 361.

Alkohole deshalb die geringste narkotische Kraft, die isomeren sekundären sind stärker wirksam, die primären (normalen) am stärksten wirksam. Dies gilt nicht nur für die Alkohole, sondern auch für andere Reihen, so auch für Benzolderivate mit fetten Seitenketten.

Ein gleiches gilt für die Alkylgruppe selbst wie für die Alkohole. Dementsprechend hat Äthylurethan eine größere Giftigkeit als Methylurethan. Nach Einführung einer Äthylgruppe in die NH_2-Gruppe bleibt dieses Verhältnis bestehen, während wegen der Vergrößerung des Moleküls die letalen Dosen steigen.

Die Giftigkeit alkylsubstituierter Verbindungen steigt also mit dem Kohlenstoffgehalte der Alkylgruppe an. β-Äthylpiperidin ist weniger als halbmal so giftig als β-Propylpiperidin.

Die biologische Wirkung der Ester wird durch den elektronegativen Bestandteil häufig nicht beeinflußt (O. Schmiedeberg) [1].

Die Äthylgruppe hat ganz bestimmte Beziehung zum Nervensystem, wie die Wirkung der allermeisten Äthylradikale enthaltenden Verbindungen zeigt. P. Ehrlich und Michaelis [2] haben als weiterer Beweis hierfür gefunden, daß es äthylhaltige Farbstoffe gibt, welche Nervenfärbungen geben (so die Diäthylaminogruppe), während die entsprechenden Methylverbindungen sich in dieser Beziehung negativ verhalten. Diese Tatsache, daß die Äthylgruppe gewisse Beziehungen zum Nervensystem hat, läßt es nach Ehrlich verständlich erscheinen, daß der Äthylalkohol zu allen Zeiten und bei allen Völkern als Genußmittel gedient hat.

Der Ersatz eines Hydroxyls durch einen Alkylrest macht den Gesamtkörper chemisch und pharmakologisch widerstandsfähiger gegen die Oxydation im Organismus. Die Alkylverbindungen (Ätherverbindungen) dieser Art zeigen oft hervorragende hypnotische Eigenschaften, welche sie dem eintretenden Alkylrest verdanken (z. B. Coffeinäthyläther). Eines der einfachsten Beispiele dieser Art ist der Äthyläther.

Die Alkylester: Äthylformiat, Äthylacetat, Äthylpropionat, Äthylbutyrat, Äthylvalerianat, Isobutylacetat, Amylacetat, Isobutylbutyrat, Amylvalerianat, Önanthäther und Sebacinsäurediäthylester erhöhen in kleinen Mengen die Atmungsgröße schnell und energisch und lähmen in großer Gabe ohne Erzeugung von Krämpfen die Nervenzentren. Sie üben einen der Alkoholwirkung ziemlich entgegengesetzten Einfluß [3].

Die hypnotische Wirkung kommt aber einzelnen Estern zu. So hat der Oxalsäureäthylester bei Säugetieren keine Oxalsäurewirkung beim Einatmen, sondern anästhesiert, wie Äther und Chloroform. Die hypnotische Wirkung zeigt sich auch deutlich bei den Alkyläthern des Coffeins. Im Gegensatze zu der Coffeinwirkung erscheint die Vergiftung mit Äthoxycoffein und Methoxycoffein zunächst als eine Beteiligung des Zentralnervensystems, an die sich erst später eine der Coffeinstarre analoge Muskelstarrung anschließt. Durch Einfügung der C_2H_5O-Gruppe ist die Verwandtschaft des Coffeins zum Zentralnervensystem größer, zur Muskelsubstanz etwas geringer worden. Daher wirkt Äthoxy-

---

[1] Schmiedeberg, AePP. **20**. 201.
[2] Festschrift f. v. Leyden.
[3] G. Vogel, Pflüger's Arch. **67**. 141.

coffein narkotisch, wie Filehne [1]) gefunden. Auch Dujardin-Beaumetz [2])
fand, wie Filehne, daß durch den Eintritt der Oxäthylgruppe in das
Coffein, dasselbe eine narkotische Wirkung erhält. Wenn man Coffein
in Methoxycoffein verwandelt, so wird es fast ungiftig, aber die diuretische Wirkung des Coffeins wird eine sehr geringe und unsichere. Das
stark giftig wirkende Brenzcatechin verliert wesentlich an Giftigkeit,
wenn eines oder beide Hydroxyle durch Alkylgruppen ersetzt werden.
(Guajacol, Guäthol, Veratrol.) Eine Abschwächung durch Methylierung
beobachtete auch Giacosa [3]) bei aromatischen Oxysäuren. Methylsalicylsäure und die isomere Anissäure sind schwächer antiseptisch und werden
von Tieren in größeren Mengen vertragen als Salicylsäure selbst. Die
vom p-Aminophenol sich ableitenden Verbindungen sind behufs Abschwächung der unangenehmen Nebenerscheinungen und der Toxizität
in der Hydroxylgruppe methyliert, bzw. äthyliert. Diese Abschwächung tritt aber nur ein, sobald die Alkylgruppen sich in der p-Stellung
zur Aminogruppe befinden, überdies ist dies nicht bei allen Verbindungen
dieser Art der Fall.

Die Methylierung kann aber auch Körper sehr giftig machen.

Dimethylresorcin $\begin{matrix} & OCH_3 \\ & OCH_3 \end{matrix}$ z. B. ist so stark giftig, daß ein Tropfen
desselben unter einer Glasglocke genügt, um in 3—5 Minuten fünf
Frösche zu töten [4]).

Die Wirkung des Dimethylsulfates $SO_2 \begin{smallmatrix} OCH_3 \\ OCH_3 \end{smallmatrix}$ ist sowohl lokal
als auch allgemein, lokal wirkt es heftig ätzend; die Allgemeiner-
scheinungen beziehen sich auf allgemeine Krämpfe, Coma und Läh-
mung. Diäthylsulfat $SO_2 \begin{smallmatrix} OC_2H_5 \\ OC_2H_5 \end{smallmatrix}$ ätzt nicht, macht aber Konvulsionen und Lähmungen wie Dimethylsulfat. Von allen anderen Äthern
und Estern der Fettreihe unterscheidet sich der Dimethylester dadurch,
daß er außer Coma und Lähmung heftige Konvulsionen hervorruft [5]).

Der Eintritt von Alkylgruppen in bestimmte Säuren bedingt oft nur,
daß die durch die Carboxylgruppe larvierte Eigenschaft dieser Körper
wieder zutage tritt. (Cocain, Arecolin, Tyrosinäthyläther.)

Wenn eine wirksame Säure verestert wird, insbesonders mit Alkoholen der fetten Reihe, so wird ihre Wirkung ungemein gesteigert, resp.
ungemein stark zur Geltung gebracht, wenn der eintretende Alkylrest
für ihre Selektion in einem bestimmten Gewebe orientierend wirkt
und weil der saure Charakter verdeckt erscheint. W. Pauli [6]) hat
gezeigt, daß die Giftigkeit des Rhodanwasserstoffes weitaus kleiner ist,

---

[1]) Dubois Arch. f. Phys. **1886**. 72.
[2]) Bull. gen. de therap. **1886**. 241, Ann. di chim. e di farmac. 4. Ser. 5. 261.
[3]) Ann. di chim. e di farmacol. 1877.
[4]) HS. 8. 237 (1884).
[5]) S. Weber, AePP. 47. 113 (1901).
[6]) W. Pauli, Sitzungsber. d. k. Akad. d. Wiss. Wien **1904**.

als die des Esters; salpetrige Säure in ihren Salzen wirkt weit schwächer gefäßerweiternd, als Äthylnitrat, Amylnitrit etc.

Es mag dies auch der Grund sein, weshalb eine an sich wirksame Grundsubstanz in der Wirkung noch verstärkt wird, resp. stärker zur Wirkung gelangt, wenn eine $COO . C_2H_5$-Gruppe (Carboxäthyl) eintritt.

In der Gruppe der Sulfonale wirken die Methylverbindungen nicht hypnotisch. Die Wirkung steigt mit der Anzahl der Äthylgruppen, fällt in gemischten, Äthyl- und Methylgruppen enthaltenden Verbindungen mit der Anzahl der Methylgruppen [1]).

Methylharnstoff ist nicht giftiger als Harnstoff selbst [2]).

Bei den Ketonen haben die Methylgruppen keinen, die Äthylgruppen einen günstigen Einfluß auf die hypnotische Wirkung der Verbindung (Albanese und Barabini) [3]).

Werden in aromatischen Verbindungen Kernwasserstoffe durch Alkylgruppen ersetzt, so ändert sich die Wirkung des ursprünglichen Körpers bedeutend. Beim Benzol z. B. tritt eine sedative Wirkung auf das Nervensystem ein, wie sie der Alkoholgruppe eigen ist. Die Benzolverbindungen, welche Kernwasserstoffe durch Alkylgruppen substituiert haben, machen weniger Tremor, weniger Hyperästhesie und mehr Lethargie, als die Halogenverbindungen. Sie haben eine geringere Wirkung auf Muskeln und Nerven, aber sie wirken kräftiger auf die Muskeln als auf die Nerven. Ihre Wirkung ist flüchtiger, als die der Halogenverbindungen (s. p. 66). Die Zirkulation wird weniger affiziert. Nach den Untersuchungen von Lauder Brunton [4]) ist das Trime-

thylbenzol (Mesithylen) $CH_3 \underset{CH_3}{\overset{CH_3}{\bigcirc}} CH_3$ in bezug auf die Erzeugung der Muskelstarre das schwächste, Dimethylbenzol das nächst stärkere und Methylbenzol das am stärksten wirkende. Äthylbenzol hat fast dieselbe Stärke wie Methylbenzol und wirkt kräftiger als Dimethyl- und Trimethylbenzol. Die Wirksamkeit der homologen Benzole nimmt progressiv ab vom Benzol zum Toluol, zu den Xylolen und zum Mesithylen, d. h. die Wirkung wird um so schwächer, je mehr Methylgruppen an Stelle des Wasserstoffes in den Benzolkern treten. Aber beim Anilin wird die krampferregende Wirkung verstärkt, wenn ein Wasserstoff des Kernes durch ein Alkylradikal ersetzt ist. Auch bei den homologen Thiophenen sehen wir eine Zunahme der Wirksamkeit beim Eintritt von Methyl in den Kern. Thiotolen (Methylthiophen) ist giftiger als Thiophen [5]).

Durch Einführung von Methylgruppen in die Aminogruppe der p-Aminobenzoesäure nimmt die Giftigkeit erheblich zu. Ebenso bei den Toluidinen, da Dimethyl-p-Toluidin noch differenter ist als p-Toluidin selbst [6]).

---

[1]) E. Baumann u. Kast, HS. **14**. 52 (1890).
[2]) Lusini u. Calilebe, Annali di Farmacoter. **1897**.
[3]) Ann. di chim. et farm. **15**. (1892) und Sicilia Med. fasc. 7. I. u. II.
[4]) Lauder Brunton, Handbuch d. Pharmakologie.
[5]) Arthur Heffter, Pflüger's Arch. **39**. 420.
[6]) H. Hildebrandt, HB. **7**. 437 (1906).

Wenn man die Wasserstoffe des krampferregenden Ammoniaks durch Methylgruppen substituiert, so nimmt die krampferregende Wirkung ab, und der schließlich resultierende Körper Trimethylamin $(CH_3)_3N$ ist wirkungslos. Ebenso wird Ammoniak durch Substitution mit Äthylgruppen ungiftig. Di- und Triäthylaminchlorhydrat sind wirkungslos. Mit Zunahme der Methylierung nimmt die initiale Drucksteigerung (durch Gefäßkontraktion bedingt) zu. Die Ammonsalze zeigen diese nicht. Mit Zunahme der Methylierung ist die herzschädigende Wirkung schwächer. Die zentrale Erregung des Herzvagus wird mit Zunahme der Methylierung geringer [1]). Primäre und sekundäre Amine verändern sich in ihrer physiologischen Wirkung beim Ersatze ihrer freien Ammoniakwasserstoffe durch Alkyle nicht. Die tertiären Amine werden durch Anlagerung von Methylhalogen in die entsprechenden Ammoniumverbindungen umgewandelt (siehe Kap. Alkaloide) und erhalten Curaewirkung.

Trimethylamin steigert den Blutdruck, Monomethylamin und Dimethylamin verursachen Blutdrucksenkung. Monomethylamin verändert die Atmung nicht, Dimethylamin nur schwach und vorübergehend, während Trimethylamin eine starke und anhaltende Steigerung der Atemtätigkeit hervorrufen, so daß eine Methylgruppe mehr oder weniger genügt, um verschiedene Wirkungen zu erhalten [2]).

Mit der Anfügung von Methylgruppen an die Stickstoffatome des Xanthinmoleküles wird nach Filehne die Muskel erstarrende und Rückenmark lähmende Wirkung des Xanthins mehr und mehr abgeschwächt. Hingegen nimmt die tonisierende Wirkung der Xanthinderivate, wie die Untersuchung von Pikering [3]) zeigte, mit der Anzahl der Methylgruppen zu. Die Ersetzung der Imidwasserstoffe durch Alkylradikale mindert die Reizwirkung herab (Filehne) [4]).

Xanthin selbst hat keine kontrahierende Wirkung auf das Herz, im Gegenteil, es produziert einen atonischen Zustand desselben. Theobromin verursacht einen leichten Anstieg im Herztonus. Coffein erzeugt prononzierte idiomuskuläre Kontraktionen des embryonalen Herzens. Es bewirken also in der Xanthingruppe Xanthin ohne Methylgruppe im Molekül einen atonischen Zustand, mit zwei Methylgruppen im Molekül eine leichte Besserung der Systole, aber keinen prononzierten Tonus, drei Methylgruppen im Molekül prononzierte tonische Kontraktionen, was nach Pikering darauf beruhen soll, daß sich Coffein in den kontraktilen Geweben verbindet und die tonischen Kontraktionen durch Einführung von Methylgruppen in Eiweißmoleküle verursacht werden (?).

Wird bei den Anilinen ein Wasserstoff der Aminogruppe durch ein Alkylradikal der Fettreihe ersetzt, so hört die krampferregende Wirkung auf, wie beim Ammoniak, jedoch die betäubende Wirkung des Anilins bleibt erhalten. Zwischen Methylanilin und Äthylanilin bestehen keine Wirkungsdifferenzen [5]). Methyl-, Äthyl- und Amyl-

[1]) Formanek, Arch. intern. de pharmacodyn. 7. 335.
[2]) I. E. Abelous u. Bardier, C. r. s. b. 66. 460.
[3]) Journ. of physiol. 17. 395.
[4]) Dubois Arch. f. Phys. 1886. 72.
[5]) Jolyet und Cahours, C. r. 66. 1131.

anilin bedingen einen Verlust der Motilität und Stupor, später Stillstand der Respirationsbewegungen und der Reflexaktion bei Abschwächung der Irritabilität der Nerven und der Haltung der Muskelerregbarkeit und der Herzaktion [1]). Verstärkt aber werden die Konvulsionen, wenn, wie im Toluidin, Alkylgruppen an Stelle eines H-Atomes im Benzolring substituiert werden [2]). Hingegen verhält sich die Einführung von Äthyl- oder Methylgruppen an Stelle eines oder zweier Wasserstoffatome der Aminogruppe bei aromatischen Säureamiden durchaus verschieden. Die narkotische Wirkung des Benzamids oder Salicylamids tritt mehr und mehr zurück, während sich bei genügend großen Gaben ein der Wirkung des Ammoniaks und Strychnins vergleichbarer Symptomenkomplex einstellen kann [3]).

Toluol und Äthylbenzol sind giftiger als Benzol, Cumol weniger giftig. Die zwei- und dreimalige Substitution setzt die Giftigkeit des Benzols herab. Von den Isomeren kommt den o-Verbindungen die geringste Giftigkeit zu, die m-Verbindungen sind wirksamer, am stärksten wirksam die p-Verbindungen [4]).

Im allgemeinen gilt die Regel, daß die antiseptische Wirkung aller Verbindungen mit einem Benzolkern (z. B. der Phenole) durch Ersatz von Kernwasserstoff durch beliebige Radikale (wenn nur die Substanz dadurch nicht den Charakter einer Säure erhält) ohne Unterschied verstärkt wird, ebenso bei Eintritt von Halogen (z. B. Chlor-, Brom-, oder Jodphenol), wie bei Kresolen, durch Eintritt von Alkylgruppen, als auch durch den Eintritt von Nitrogruppen. Es steigt auch die reizende und herzlähmende Wirkung dieser Verbindungen.

Eine bedeutende Abschwächung der Giftwirkung findet auch bei der Einführung einer zweiten Methylgruppe in das Arsenmolekül statt

(Baeyer). $\underbrace{As(CH_3)Cl_2}_{\text{stark giftig,}}$ $\underbrace{As(CH_3)_2Cl}_{\text{schwach giftig}}$ (Arsendimethylchlorid). Bei Zink-

salzen wird dagegen nach der Verbindung von Äthyl mit dem Metall eine Steigerung der Giftwirkung beobachtet (Bodländer), ebenso bei Bleisalzen.

Die Methylgruppe kann auch einen an und für sich unwirksamen Körper zu einem wirkenden gestalten, indem anscheinend durch ihren Eintritt ein neuer Angriffspunkt für den Organismus gesetzt wird. So wird Phenylmethylpyrazolon erst durch Eintritt der Methylgruppe zum Phenyldimethylpyrazolon (Antipyrin), welches wirksam ist, aber das nicht methylierte Phenylmethylpyrazolon zeigt keine antipyretische Eigenschaft (s. bei Antipyrin).

Interessant ist auch folgender Unterschied zwischen einer Methyl- und Äthylgruppe: p-Phenetolcarbamid (Dulcin genannt)

$$H_2N.CO.NH (C_6H_4.O.C_2H_5)$$ ist stark süß.

---

[1]) C. r. **66**. 1131.
[2]) Gibbs u. Hare, Dubois Arch. f. Phys. Suppl. **1890**. 271.
[3]) Eberhard Nebelthau, AePP. **36**. 451.
[4]) Chassevant u. Garnier, C. r. soc. biol. **55**. 1255.

Wird die Äthylgruppe in diesem Körper durch die Methylgruppe substituiert, so verschwindet der süße Geschmack vollkommen[1]). **Die Methylierung am Stickstoff entgiftet giftige Substanzen, resp. schwächt ihre Wirkung ab.** Wird Tetrahydrochinolin am Stickstoff methyliert, so sinkt die antiseptische Wirkung[2]). Am Stickstoff methyliertes Phenylurethan ist weniger schädlich als die nichtmethylierte Verbindung, das Euphorin $CO\left\langle\begin{array}{l}NH.C_6H_5\ {}^{3})\\ O.C_2H_5.\end{array}\right.$

4. Bedeutung des Eintrittes von Halogen in die organischen Verbindungen.

Der Eintritt von Chlor in aliphatische organische Verbindungen bedeutet vor allem, daß der depressive Effekt auf Herz und Gefäße erhöht wird. Viel wichtiger ist aber die Eigenschaft, daß die Einführung von Chlor in die Körper der Fettreihe im allgemeinen die narkotische Wirkung der Verbindungen steigert. Die toxische Wirkung der gechlorten Verbindungen steht im direkten Verhältnisse zur narkotischen Wirkung. Je mehr Chlor substituiert ist, desto höher ist die Giftigkeit, wenn die Verbindung nicht wesentlich in bezug auf Stabilität und physikalische Verhältnisse verändert worden ist. So ist Methylenbichlorid, das Dichlormethan CH_2Cl_2, weniger giftig als Chloroform $CHCl_3$, erregt weniger Erbrechen und ist auch ein leichteres Anaestheticum. Tetrachlormethan CCl_4 hingegen ist weitaus gefährlicher als Chloroform. Nach den Untersuchungen von Frese[4]) nimmt bei den chlorsubstituierten Fettsäuren, insbesondere bei den Essigsäuren, die Wirkung mit steigendem Halogengehalte ab, so daß die Trichloressigsäure fast ungiftig, dagegen die Monochloressigsäure stark giftig ist. Die Qualität dagegen ist ziemlich dieselbe, Schlafsucht und Dyspnoe, endlich tiefe Narkose und Tod unter Krämpfen. Auch die Trichlorbuttersäure wirkt schlafmachend und ist nur quantitativ von der Trichloressigsäure verschieden. Die narkotische Wirkung der Natriumsalze der Essig-, Propion-, Butter- und Valeriansäure nimmt mit steigendem Kohlenstoffgehalt zu, während die Wirkung der gechlorten Fettsäuren mit steigendem Kohlenstoffgehalt abnimmt. Bei den gechlorten Säuren zeigt sich zuerst die motorische Lähmung stark ausgebildet, die sensorielle folgt später; bei den nicht gechlorten ist der Erfolg zeitlich umgekehrt und die motorische Lähmung nur schwach entwickelt.

Daß die Einführung von Chlor die Giftigkeit der Verbindungen bedingt, zeigt die Untersuchung von Vict. Meyer[5]) am Thioglykol. Thiodiglykolchlorid $S(CH_2.CH_2Cl)_2$ ist nach an Kaninchen angestellten Versuchen spezifisch giftig und ruft auch beim Menschen Hautausschläge hervor. Diäthylsulfid $\begin{array}{l}C_2H_5\\ C_2H_5\end{array}\!\!>\!\!S$ hingegen ist indifferent.

[1]) Ther. Mon. 1893. 27. Zentralbl. f. inn. Med. 1894. 353.
[2]) O. Loew, Pflüger's Arch. 40.
[3]) Giacosa, Ann. di chim. 1891.
[4]) Diss. Rostock 1889.
[5]) BB. 20. 1275 (1887).

Kaninchen sterben jedoch nach 2 g pro die häufig[1]). Einfach gechlortes Diäthylsulfid ist weniger giftig als das zweifach gechlorte
Schwefeläthyl. Die physiologische Wirkung dieser beiden gechlorten
Verbindungen hängt demnach direkt und allein vom Chlorgehalt ab.
Auch bei Dimethylarsin zeigt sich die Abhängigkeit der giftigen Wirkung
von der Anzahl der Chloratome bei den gechlorten Produkten. Mono-
chlordimethylarsin ist ein schwaches Gift, während Dichlormethylarsin
ein starkes Gift ist (s. p. 74).

Es ist eine allgemeine Eigenschaft der Chlorderivate den Blutdruck
zu erniedrigen. Auch Trichloraminobuttersäure zeigt diese Eigenschaft.

O. Liebreich[2]) stellte die Behauptung auf, daß eine große Reihe von
Körpern existieren müsse, welche die Gruppe-C Cl_3, die Chloroform-
komponente, enthalten und im Organismus Chloroform abspalten. Nur
wenn die Kohlenstoffatome im Moleküle so lose zusammengefügt gehalten werden, daß eine Existenz der Verbindung in alkalischer Flüssigkeit unmöglich ist, dann werden solche die CCl_3-Gruppe enthaltenden
Körper eine der Chloralwirkung ähnliche Wirkung haben. Tatsächlich
wird aber aus Chloral $CCl_3.CHO$, welches eminent hypnotische Wirkung zeigt, aber keineswegs im Organismus in Chloroform übergeht,
durch Reduktion Trichloräthylalkohol $CCl_3.CH_2.OH$. Diese Liebreich'sche Theorie stimmt auch für andere Körper nicht. Methylchloroform $CH_3.CCl_3$ spaltet in alkalischer Lösung kein Chloroform ab und die
Spaltungsprodukte haben auch keine anästhesierende Wirkung, aber
dieser Körper wirkt eminent anästhesierend. Auch das Verhalten des
Monochloräthylenchlorid $CH_2Cl.CHCl_2$ spricht gegen die Liebreich'sche
Theorie. Diese Verbindung wirkt wahrscheinlich durch das aus ihm
abgespaltene Dichloräthylen. Methylchloroform kommt also als solches zur Wirkung und nicht etwa das daraus abgespaltene Chloroform,
da sich ja aus demselben kein Chloroform abspalten läßt, während
Monochloräthylenchlorid gerade durch sein Spaltungsprodukt, das
Dichloräthylen, wirkt.

Monochloracetiminoäthyläther bewirkt heftige Entzündung der
Schleimhäute[3]).

Daß die hypnotische Wirkung, sowie die Giftigkeit aliphatischer
Verbindungen nur vom Chlorgehalte abhängt, haben insbesondere evident
Marshall und Heath[4]) erwiesen, indem sie die drei Chlorhydrine untersuchten. Glycerin selbst ist keineswegs als giftiger Körper zu bezeichnen,
aber wenn man die Hydroxyle des Glycerins durch Acetylgruppen
verschließt, so bekommt man eine toxische Substanz, das Triacetin
(s. p. 69). Noch viel giftigere Substanzen erhält man, wenn man die
Hydroxyle durch Chlor ersetzt. Diese Substanzen zeigen narkotische
Wirkungen, lähmende, sowie die den Chlorverbindungen der aliphatischen Reihe eigene Einwirkung auf die Gefäße, nämlich eine starke
Dilatation derselben. Bei den Chlorhydrinen erweist sich Monochlorhy-

---

[1]) Privatmitteilung von C. Neuberg.
[2]) Berliner klinische Wochenschr. 1869, 325. Derselbe: Chloralhydrat ein
neues Hypnoticum und Anaestheticum. Berlin.
[3]) Journ. f. prakt. Chem. (2) 76. 93.
[4]) Journ. of physiol. 22. 38.

drin $CH_2(OH).CH(OH).CH_2Cl$ als am schwächsten wirkend, Dichlorhydrin $CH_2Cl.CH(OH).CH_2Cl$ als stärker und Trichlorhydrin $CH_2Cl.$ $CHCl.CH_2Cl$ als am stärksten und giftigsten wirksam.

Von großem theoretischem Interesse ist die Untersuchung von Verbindungen, welche an sich herzstimulierend sind, aber durch Einführung von Chlor eine depressive Einwirkung auf die Herzaktion aufweisen sollten. Coffein wirkt durch seine drei Methylgruppen auf den Herzmuskel und regt denselben zu tonischen Kontraktionen an. Chlorcoffein produziert aber weit weniger tonische Kontraktionen des Herzens, als Coffein selbst. Hier besteht also ein physiologischer Antagonismus. Der eine Teil des Moleküls, die Methylgruppen, löst tonische Kontraktionen aus, während der andere Teil, das Chloratom, eine depressive Herzwirkung entfaltet. Es handelt sich aber keineswegs um etwa freiwerdendes Chlor, denn eine Lösung von Coffein in Chlorwasser wirkt ganz anders, da freies Chlor auf das Herz sehr giftige Wirkungen äußert. Die physiologischen Effekte des Coffeins, die stimulierende Aktion auf das Gehirn und die Steigerung der Diurese werden durch die Einführung von Chlor nicht tangiert [1]).

Die Einführung von Halogen in den Benzolkern modifiziert die Wirkung des Benzols nur zum Teil (s. auch p. 66). Monochlorbenzol affiziert das Rückenmark mehr als Benzol, indem es Krämpfe und rapide Herabsetzung der Reflexe erzeugt, es schwächt auch die Zirkulation, scheint aber die motorischen Nerven und Muskeln nicht in Mitleidenschaft zu ziehen. Die hypnotische Wirkung fehlt anscheinend allen aromatischen Chlorverbindungen. Selbst Trichlorbenzol ist ohne hypnotische und anästhesierende Wirkung. Hingegen nimmt die antiseptische Kraft der Benzolderivate durch Einführung von Halogen in den Benzolkern meist

zu. So ist p-Chlorphenol (Struktur mit OH oben und Cl unten am Benzolring) ein weit intensiveres Antisepticum als Phenol.

Daß die aromatischen Chlor- und Bromderivate keine hypnotische Wirkung zeigen, mag wohl auch damit zusammenhängen, daß nach Eingabe derselben im Harn kein Brom an Alkali gebunden auftritt, während bei den halogensubstituierten Fettsäuren im Organismus Halogen abgespalten wird, so daß im Harne Bromalkali erscheint, z. B. nach Verfütterung von mono-, di- und tribromessigsaurem Salz, dagegen nicht bei Monobrombenzol und Monobrombenzoesäure.

Der Eintritt von Brom in Verbindungen der aliphatischen Reihe bewirkt wie der des Chlor das Auftreten der hypnotischen Wirkung. Es bestehen zwischen der Wirkung der gebromten aliphatischen Verbindungen und der gechlorten sehr weitgehende Analogien. Einzelne bilden Ausnahmen, so z. B. ist Bibrompropionsäuremethyläther sehr giftig und macht heftige Entzündungen und Nekrosen [2]). Bei den aromatischen Bromverbindungen, sehen wir ebenfalls analoge Verhältnisse wie bei den

---

[1]) Pickering, Journ. of physiol. 17. 395 (1895).
[2]) Ber. d. Morph. Phys. Ges. München. 1890. 109.

Chlorverbindungen, doch hat Brombenzol eine kräftigere paralysierende Wirkung auf das Gehirn als Chlorbenzol. Auffallend groß ist die Giftig-

keit des p-Bromtoluols
$$\underset{\text{Br}}{\overset{\text{CH}_3}{\hexagon}}.$$

CH_3J und $C_2H_4Br_2$ sind für Kaninchen intern sehr giftig[1].

Die organischen Jodverbindungen unterscheiden sich von den übrigen Halogenverbindungen insbesonders durch die erhöhte antiseptische Kraft, sowie durch die verringerten anästhesierenden Funktionen. Die Giftigkeit der Jodverbindungen übersteigt die der analogen Chlor- und Bromverbindungen wesentlich. Freies Jod ist durch Zerstörung roter Blutkörperchen giftig, bewirkt Anurie, Reizungs- und dann Lähmungserscheinungen. — Die vorzüglichen Wirkungen der organischen wie der anorganischen Jodverbindungen als Alterantien, resorptionsbefördernde Mittel sowie als Antiseptica haben sie zu den gebrauchtesten und wohl am meisten variierten Mitteln gemacht (s Kap. Jodverbindungen im speziellen Teil).

Die aromatischen Jodverbindungen sind giftiger als die analogen nicht jodierten. Insbesondere nimmt die antiseptische Kraft der jodierten aromatischen Verbindungen durch den Eintritt des Jods beträchtlich zu. Es besteht aber ein Unterschied, ob Jod im Kern oder in der Seitenkette substituiert ist. Im allgemeinen machen die Substitutionen in der Seitenkette die Substanzen wirksamer und giftiger, während Substitutionen im Kern sich im Organismus so verhalten, daß aus denselben Jodalkalien im Organismus nur schwer gebildet werden können. Sie haben also nur Eigenwirkungen, zeigen aber nicht die Wirkungen des Jodions.

Über die physiologischen Wirkungen der Jodoniumverbindungen liegt nur eine Mitteilung von J. Gottlieb[2] vor, daß sie curareartige Wirkungen zeigen.

Über Jodo- und Jodosoverbindungen s. Kap. Jodverbindungen im speziellen Teil.

5. Bedeutung der basischen stickstoffhaltigen Reste.

Der Eintritt von stickstoffhaltigen Resten in aliphatische oder aromatische Verbindungen, sowie die Anwesenheit von Stickstoff in ringförmig gebundenen Basen kann von sehr verschiedener pharmakologischer Bedeutung sein. Die pharmakologische Wirkung hängt zum großen Teil von dem stickstofffreien Reste des Moleküls, von der Art der Bindung, der Wertigkeit des Stickstoffes, sowie von der Reaktionsfähigkeit des stickstoffhaltigen Restes ab. Ammoniak, die einfachste stickstoffhaltige Base, wirkt krampferregend. Wird aber ein Wasserstoff

---

[1] E. Hailer und W. Rimpau, Arbeiten aus dem Kaiserl. Gesundheitsamte **36**. 409.

[2] BB. **27**. 1592 (1894).

des Ammoniaks durch ein Alkylradikal ersetzt, so hört die Krampfwirkung auf, man bekommt eine sehr schwach wirkende Substanz und auch der Eintritt von weiteren Alkylradikalen ändert an der Wirkungslosigkeit nichts. Beispiele: Monomethylamin $NH_2.CH_3$, Dimethylamin $NH(CH_3)_2$, Trimethylamin $N(CH_3)_3$. — Methylamin, Trimethylamin, Äthylamin $C_2H_5.NH_2$, Amylamin $C_5H_{11}.NH_2$ reizen die Schleimhäute wie Ammoniak, besitzen aber sonst keine giftigen Eigenschaften (s. p. 73). Wird für einen Wasserstoff des Ammoniaks ein Säurerest eingeführt, so bekommt man ebenfalls ganz wirkungslose oder wenig wirksame Körper. Acetamid $CH_3.CO.NH_2$ z.B., die einfachste Verbindung dieser Art, wird im Organismus überhaupt nicht angegriffen und passiert unverändert in den Harn, macht daher auch keine physiologischen Wirkungen[1]). Wird im Ammoniak ein Wasserstoff in der Art durch eine aliphatische Säure ersetzt, daß man zu einer Aminofettsäure gelangt, so bekommt man ebenfalls pharmakologisch gänzlich unwirksame Körper, die im Organismus zu Harnstoff umgesetzt werden. So gehen Glykokoll $NH_2.CH_2.COOH$, Alanin $CH_3.CH(NH_2).COOH$, Leucin

$$\begin{matrix} CH_3 \\ CH_3 \end{matrix}\!\!>\!\!CH.CH_2.CH(NH_2).COOH,$$

wie alle Aminosäuren, welche körpereigentümliche Eiweißspaltlinge sind, glatt in Harnstoff über, ohne irgend welche pharmakologische Wirkung auszuüben. Sie gehören vielmehr zu einer Reihe von Verbindungen, die als Nahrungsmittel verwendbar sind. Aminokohlensäure (Carbaminsäure) $CO\!\!<\!\!\begin{matrix} NH_2 \\ OH \end{matrix}$ ist giftig[2]), wohl wegen ihres sehr labilen Charakters. Sie erzeugt Krämpfe etc. ähnlich, aber anders wie Ammoniak. Verestert man die Carboxylgruppe und macht die Verbindung auf diese Weise resistenter, so erhält man eine hypnotisch wirksame Verbindung, das Urethan ($NH_2.COO.C_2H_5$), das wenig giftig und dessen Giftigkeit und Wirkung wesentlich von der Alkylkomponente abhängt. Der sehr reaktionsfähige Aminoacetaldehyd $NH_2 CH_2.CHO$ geht im Tierkörper z. T. in Pyrazin über[3]),

$$\text{Aminoacetal } NH_2.CH_2.CH\!\!<\!\!\begin{matrix} OC_2H_5 \\ OC_2H_5 \end{matrix}$$

hingegen geht nur zum Teil unverändert in den Harn. Die primäre Wirkung ist Lähmung der Atmung, wie beim Ammoniak, und eine curareähnliche, so daß bei Verabreichung von Aminoacetal bei Warmblütern, bei denen ja die Hautatmung keine Rolle spielt, der Tod verursacht wird, 0,5 g des Chlorhydrates sind intravenös für Kaninchen letal. Kaltblüter leben weiter, bis Herzlähmung eintritt[4]). Das nichtaminierte Acetal $CH_3.CH(OC_2H_5)_2$ wirkt in erster Linie auf das Großhirn und ist als Schlafmittel empfohlen worden, weil Störungen der

---

[1]) Schultzen u. M. Nencki, Zeitschr. für Biologie. 8. 124.
[2]) M. Hahn, Massen, M. Nencki und Pawlow, Arch. des scien. biol. de St. Petersbourg 1.
[3]) C. Neuberg und T. Kikkoji, Bioch. Zeitschr. 20. 463 (1909).
[4]) Mallèvre, Pflüger's Arch. 49. 484.

Atmung und der Herztätigkeit bei ihm erst lange nach Eintritt der Narkose bemerkt werden [1]).

Weit giftiger als Ammoniak ist Diamid, $\begin{matrix} NH_2 \\ | \\ NH_2 \end{matrix}$. Dieser nach Cur-

tius [2]) so außerordentlich reaktonsfähige Körper, legt selbst in stärkst saurer Lösung jede Aldehydgruppe fest, während Ketone nur auf die freie Base reagieren. Das schwefelsaure Salz des Diamids ist nach Untersuchungen von Borissow [3]) für Hunde äußerst giftig. Wasserfreies Hydrazin macht Benommenheit und Schwindelanfälle, wenn man seine Dämpfe einatmet. Dibenzoyldiamid $C_6H_5 . CO . NH . NH . CO . C_6H_5$ wirkt schwächer als Diamid [4]). Im Gegensatze hierzu sind die aliphatischen Diamine Tetramethylendiamin $NH_2(CH_2)_4NH_2$ und Pentamethylendiamin $NH_2(CH_2)_5NH_2$ ganz ungiftig. Aber das Formaldehydderivat des Cadaverins $C_7H_{14}N_2$ ist giftig und zwar wirkt es lähmend auf das Zentralnervensystem und Herz. Das heftig giftige Sepsin $C_5H_{14}N_2O_2$ ist nach E. S. Faust [5]) als Derivat des Pentamethylendiamins oder Tetramethylendiamins aufzufassen.

Hydroxylamin $NH_2 . OH$ ist nach Raimundi und Bertoni [6]) ein sehr heftiges Gift, welches zuerst Erregung, hierauf Kollaps mit Erstickungssymptomen bewirkt; auch die roten Blutkörperchen werden angegriffen, aber nach Binz [7]) beruht die Wirkung des Hydroxylamins zum kleinen Teil auf der Bildung von Nitriten aus demselben. O. Loew [8]) nimmt auch für das Hydroxylamin an, daß es wegen seiner großen Reaktionsfähigkeit mit Aldehydgruppen als sogenanntes substituierendes Gift wirkt.

Die aliphatischen sekundären Amine wirken bei Kaltblütern und Warmblütern verschieden. Sie lähmen Kaltblüter, während sie auf Warmblüter sehr wenig wirken. Je größer der aliphatische Säurerest im Molekül, um so geringer die Wirkung [9]).

Isoamylamin, welches man in faulem Fleisch findet, vielleicht auch im Ergotin, ist sehr wahrscheinlich identisch mit dem Urohypertensin von Abelous und Bardier [10]). Die Substanz ist schwach wirksam, sie wirkt aber im Sinne der sympathomimetischen Gruppe. So nennen Barger und Dale die adrenalinähnlichen Wirkungen, welche sich auf das sympathische System beziehen. Die einfachsten primären Alkylamine, welche niedriger sind als Isoamylamin, zeigen nur eine sehr geringe Wirkung und Isobutylamin zeigt erst in größeren Dosen diese Wirkung. Die Isoverbindungen sind relativ schwächer wirksam als die normalen Basen, wie man es bei den Amylaminen und Butyl-

---

[1]) Die Wirkung ist höchst unsicher (Herznebenwirkungen, ätzt die Schleimhäute) s. Langgard, Therap. Mon. 1888. 24. Mering, Berliner klin. Wochenschr. 1882. Nr. 43.

[2]) O. Loew, Giftwirkungen p. 39.

[3]) HS. 19. 499 (1894).

[4]) F. Raschig, BB. 44. 1927 (1910).

[5]) AePP. 51. 262 (1904).

[6]) Gaz. Chim. Ital. 12. 199.

[7]) AePP. 36. 403. Virchow's Arch. 1888 u. 1889.

[8]) Natürliches System der Giftwirkungen, München 1893.

[9]) H. Hildebrandt, AePP. 54. 134 (1906).

[10]) Journal de Physiologie 1909. 34.

aminen sehen kann. Die Amine mit längerer Kette als Amylamin zeigten folgendes Verhalten: Normales Hexylamin ist das am stärksten wirkende der normalen Serie, normales Heptylamin ist ein wenig, aber bemerkbar weniger wirksam. Die höheren Glieder dieser Serie werden immer giftiger und der Effekt auf das sympathische System läuft parallel mit einer depressiven Wirkung auf das Herz und mit der Produktion von Krämpfen spinalen Ursprunges. Die direkte depressive Wirkung auf den Herzmuskel ist schon bei Isoamylamin bemerkbar (Dale und Dixon). Octylamin ist weniger auf das sympathische System wirksam als Heptylamin. Die Wirkung auf den Blutdruck ist noch beim Tridekylamin gut bemerkbar und Pentadekylamin konnte wegen der Unlöslichkeit des Hydrochlorids im Wasser nicht mehr geprüft werden.

Cyclohexylamin (Hexahydroanilin) hat eine Wirkung auf den Blutdruck, die quantitativ sehr ähnlich ist, wie die des normalen Hexylamins, obgleich sie viel langsamer eintritt und stärker prolongiert ist. Es ist aber möglich, daß diese Base nicht nach dem Typus der sympathomimetischen Gruppe wirkt.

Diäthylamin ist unwirksam, Methylisoamylamin wirkt aber viel schwächer als Isoamylamin. Die Wirksamkeit ist ungefähr auf die Hälfte herabgesetzt. Diisoamylamin $(C_5H_{11})_2$.NH wirkt äußerst schwach.

Trimethylamin, von dem Abelous und Bardier [1]) behaupten, daß es auf den Blutdruck wirke, ist nach den Untersuchungen von Barger und Dale ohne Wirkung auf den Blutdruck. Tetraäthylammoniumjodid wirkt ebenfalls nicht auf den Blutdruck. Von aromatischen Aminbasen ohne Phenolhydroxyl wurden untersucht: Phenylamin, Phenylmethylamin (Benzylamin), α-Phenyläthylamin, β-Phenyläthylamin, Methyl-β-phenyläthylamin, Phenyläthanolamin, Methylphenyläthanolamin, Phenylpropylamin, β-Tetrahydronaphtylamin. Die Wirkung des β-Phenyläthylamins ist viel stärker als die des stärksten aliphatischen Amins, des Hexylamins, es erhöht den Blutdruck, macht die charakteristische Erweiterung der Pupille etc. Die Wirkungsstärke steht zwischen den fetten Aminen und dem p-Hydroxyphenyläthylamin. Die Verlängerung der Kohlenstoffseitenkette erweist sich bei den reinen aliphatischen Aminen bis zu einem bestimmten Punkt parallellaufend mit einer Erhöhung der Wirksamkeit. Bei fettaromatischen Basen gibt aber die Seitenkette mit zwei Kohlenstoffen schon das Optimum der Aktivität.

Nach Louise [2]) zeigt ein mit Oxypropylendiisoamylamin vergifteter Hund große Beschleunigung des Herzschlages, Erhöhung des Blutdrucks, Verlangsamung und Vertiefung der Atmung und epileptische Krampfanfälle, während welcher das Herz tetanisch stillsteht. Alle diese Symptome werden durch die Lähmung des Herzvagus erklärt.

Vinylamin $\begin{array}{c} CH_2 \\ | \\ CH_2 \end{array}\!\!\!\!>\!\!NH$ hat nach Paul Ehrlich [3]) beim Warmblüter stark

[1]) C. r. s. b. **66**. 347 (1909).
[2]) C. r. s. b. **40**. 155, 265, 385.
[3]) Festschr. f. v. Leyden. Bd. I. Internat. Beiträge zur klin. Med. S. auch Levaditi, Arch. international de pharmacodyn. 8. (1901).

toxische Eigenschaften, was mit der außerordentlichen Spannung des Dreirings zusammenhängen soll (v. Baeyers Spannungstheorie).

Semicarbazid $NH_2.CO.NH.NH_2$, Aminoguanidin $HN : C\begin{smallmatrix} NH_2 \\ NH.NH_2 \end{smallmatrix}$ und Brenzcatechinmonokohlensäurehydrazid sind für niedere Tiere und für Pflanzen giftig. Die beiden ersteren wirken schwächer, Brenzcatechinmonokohlensäurehydrazid ungefähr ebenso stark als das freie Hydrazin. Das freie Semicarbazid ist ein intensiveres Gift als das salpetersaure Aminoguanidin[1]). $CH_2\begin{smallmatrix} N \\ \cdot\cdot \\ N \end{smallmatrix}$ Diazomethan[2]), ist sehr giftig, macht Atemnot, Brustschmerzen und Abgeschlagenheit.

Die Stickstoffwasserstoffsäure (Azoimid) N_3H ist für Pflanzen giftig, wenn auch weniger als Hydroxylamin und Diamid. Bakterien gegenüber wirkt diese Säure stark antiseptisch; bei Säugetieren macht sie blitzartig auftretende Krämpfe und sofortigen Tod. Das Blut wird sehr dunkel. Das Einatmen von Natriumazoimidlösung[3]) macht Schwindel und Kopfschmerz. O. Loew erklärt die Wirkung durch den plötzlichen explosiven Zerfall der Verbindung, welcher eine Umlagerung des aktiven Protoplasmas herbeiführt. Phenylazoimid und Naphthylazoimid sind schwache Gifte, letzteres das schwächere (O. Loew).

Die Oximidoverbindungen werden nach Bonfred im Organismus entweder in die entsprechenden Aldehyde und Hydroxylamine zerlegt, oder gleich oxydiert, so daß statt der letzteren Nitrite erscheinen. Die pharmakologische Wirkung ist aus der des Aldehyd und der der Nitrite zusammengesetzt. Die Oximidogruppe $= N\overset{\overset{\textstyle O}{\|}}{-} H$ scheint nach Bonfred wie Nitrit zu wirken.

Den Acetoximen[4]) geht die Wirkung des Hydroxylamins vollkommen ab, da letzteres schon in sehr kleinen Dosen das Auftreten von Methämoglobin bewirkt. Die Acetoxime schließen sich in ihrer Wirkung im allgemeinen der Gruppe des Alkohols an, indem Narkose, hie und da auch Rausch und Herabsetzung des Blutdruckes auftreten; es wird anscheinend Aceton aus Acetoxim regeneriert. Der Eintritt der Oximidogruppe in ein Keton hat keinen nennenswerten Einfluß auf die Wirkung. Nur beim Campher tritt eine Änderung insofern auf, als beim Frosche und beim Meerschweinchen die erregende Wirkung die lähmende übertrifft. Beim Hunde bleibt Campheroxim, wie so häufig auch Campher, wenigstens bei subcutaner Applikation, ohne Wirkung. Da man Acetoxim auch als Isonitrosopropan auffassen kann, so untersuchten Paschkis und Obermayer auch Isonitrosoaceton $CH_3.CO.CH:N.OH$, welches sich als weit giftiger erwies als Acetoxim

$$\begin{smallmatrix} CH_3 \\ CH_3 \end{smallmatrix}\!\!>\!\!C = N.OH^5).$$

[1]) O. Loew, Chemikerztg. 22. 349.
[2]) H. v. Pechmann, BB. 27. 1888 (1894).
[3]) BB. 24. 2953. (1891).
[4]) H. Paschkis und F. Obermayer, M. f. C. 13. 451 (1892).
[5]) Nach Leo Schwarz, AePP. 40. 184, wird nach interner Gabe von Acetoxim im Organismus Aceton regeneriert und als solches ausgeschieden.

Während Salicylaldehyd $\underset{\hphantom{}}{\text{OH}}\bigcirc\text{CHO}$ bei Fröschen und Hunden hauptsächlich Paralyse hervorruft, macht dessen Oxim Erregungserscheinungen
und erst zuletzt bei starken Vergiftungen Paralyse. Diese Beobachtung
von Modica steht im Einklang mit der Beobachtung von Curci über die
physiologische Wirkung der Oximgruppe. Acetoxim wirkt anders, was
aber auf die Wirkung des abgespaltenen Acetons zurückzuführen sein
dürfte, da Modica nach Acetoxim-Eingabe Aceton im Harn beobachtet.

Äthylaldoxim bräunt Blut, macht Dyspnoe und starke Temperatur-
senkung, ähnlich wirkt Benzaldoxim [1]).

Guanidin $HN:C\big\langle{}^{NH_2}_{NH_2}$ ist wegen seiner Iminogruppe ein stark wirkendes Gift. Nur ein kleiner Teil des Guanidins verläßt den Organismus
unverändert. Hingegen ist Dicyandiamidin $NH:C(NH_2).NH.CO.NH_2$
(Guanylharnstoff) nicht giftig. Cyanamid $CN.NH_2$ macht ähnliche Vergiftungserscheinungen wie Guanidin und Methylguanidin, geht aber
nicht unverändert in den Harn über (Beobachtung von Gergens und
Baumann [2]). Methylguanidin $CH_3.N:C\big\langle{}^{NH_2}_{NH_2}$ tötet nach Hoffa [3]) Kaninchen in kurzer Zeit unter den Symptomen der Dyspnoe und Kon-
vulsionen. Aminoguanidin [4]) $NH_2.N:C\big\langle{}^{NH_2}_{NH_2}$ macht bei Fröschen
fibrilläre Zuckungen, bei Warmblütern klonische Krämpfe und allgemeine Lähmungen. Durch Addition von Benzaldehyd und Aminoguanidin entstehendes Benzalaminoguanidin macht bei Warmblütern
epileptische Krämpfe, bei Fröschen nur Lähmung ohne fibrilläre Zuckung.

Cyanamid ruft eine Lähmung der Atmungsorgane hervor. Die
letale Dosis beträgt 0.4 g pro kg. Kaninchen. Dicyandiamid ist sehr
giftig[5]). Hingegen behaupteten A. Stutzer und J. Söll, daß es für Hunde
nicht giftig. Bei Meerschweinchen war es giftig [6]). Nach O. Loew ist
es für Wirbeltiere kein Gift, auch gegen niedere Organismen ist es sehr
indifferent. Dicyandiamidin ist nicht ungiftig[7]).

Pommering[8]) untersuchte Benzamidin $C_6H_5\big\langle{}^{NH}_{NH_2}$ und Acetamidin

$CH_3.C\big\langle{}^{NH}_{NH_2}$. Sie waren im Gegensatz zum Guanidin indifferent und
verließen den Organismus unverändert.

---

[1]) Scheidemann, Diss. Königsberg 1892, Leech, Brit. med. Journ. 1893.
June, July und Lancet. 1893. I. 1499. II. 76.
[2]) Pflügers Arch. 12. 213. Nach Falck (Coester Diss. Kiel 1896) wirkt es
rein lähmend, ungleich schwächer als Blausäure.
[3]) Berliner klin. Wochenschr. 1889. 533.
[4]) Jordan Diss. Dorpat. 1892.
[5]) Kionka, Frühling's landw. Zeitung. 58. 397 (1909).
[6]) Biochem. Zeitschr. 25. 215 (1910).
[7]) O. Loew, Chem. Ztg. 32. 676.
[8]) HB. 1. 561 (1902).

Von Interesse ist noch das Eintreten des Ammoniaks in Platinsalze. Die Salze der Platinammoniumbasen wirken wie alle Ammoniumbasen curareartig. Mit Vermehrung der Ammoniakgruppen wird die
curareartige Wirkung gesteigert [1]).

Aldehydammoniak $CH_3.CH(OH)(NH_2)$ hat die Wirkung der Ammoniumsalze [2]).

Von großem pharmakologischem Interesse sind die Beobachtungen
und Untersuchungen über den Eintritt von Aminogruppen in den Benzolkern, weil sie grundlegend sind für die Synthese einer großen Gruppe
unserer künstlichen Antipyretica. Man kann Aminobenzol $C_6H_5.NH_2$
(Anilin) als ein Benzol ansehen, in welches eine Aminogruppe eingetreten ist, oder als ein Ammoniak, in welches ein Benzolring eingetreten
ist. Konform mit dieser Konstitution differieren die bewirkten Symptome
von den Wirkungen des Benzols und erinnern eigentlich mehr an Ammoniak, da heftige Krämpfe auftreten, sowie eine starke Paralyse der
Muskeln und Nerven. Die Symptome differieren aber von denen mit
Ammoniak hervorgerufenen, da die Krämpfe nie zu einem wahren Tetanus
ausarten. Mit Ausnahme der Hydroxylverbindung bewirkt Anilin das
rascheste Auftreten der motorischen Phänomene, starkes Zittern, aber
nie tonische Krämpfe. Wird aber in den Anilinen ein Wasserstoff der
Aminogruppe durch ein aliphatisches Alkylradikal ersetzt, so hört die
Krampfwirkung auf und es kann zu einer lähmenden Wirkung kommen.
Wird beim Anilin ein Wasserstoff des Kerns substituiert, so bleibt die
Krampfwirkung erhalten, wenn der substituierende Körper ein einfaches
Element ist, z. B. Brom. Sie wird verstärkt, wenn er ein Alkylradikal
ist und aufgehoben, wenn eine zusammengesetzte Gruppe, insbesondere
eine saure Gruppe, eintritt, so ist z. B. Aminobenzolsulfosäure gänzlich wirkungslos. Aber der Eintritt der Aminogruppe bewirkt noch,
daß diese Substanzen heftige Blutgifte werden, welche Methämoglobin
bilden. Wertheimer und Meyer beobachteten nach Verfütterung von
Anilin oder Toluidin an Hunde regelmäßig Gallenfarbstoff im Harn
und Hämoglobin in der Galle. Bei stärkeren Dosen wird der Harn
hämoglobinhaltig und enthält schließlich auch sogar fuchsinähnliche
Farbstoffe [3]). p-Aminodiphenyl $C_6H_5.C_6H_4.NH_2$ ist ein starkes Gift
und tötet Hunde nach kurzer Zeit [4]) (s. p. 109).

Während die aliphatischen Diamine physiologisch gänzlich wirkungslos sind, gehören die aromatischen Diamine zu unseren heftigsten Giften, insbesondere durch ihre Fähigkeit auf den Blutfarbstoff
indirekt schädigend einzuwirken. Die Untersuchungen von Dubois und
Vignon [5]) haben gezeigt, daß m-Phenylendiamin

---

[1]) F. Hofmeister, AePP. **16**, 393.
[2]) Gibbs und Reichert, Dubois Arch. f. Physiol. **1893**. 201.
[3]) C. r. s. b. **40**. 843.
[4]) Klingenberg, Diss. Rostock 1891.
[5]) C. r. **107**. 533.

NH_2

NH_2 Brechen, Husten, Coma und Tod bewirkt. p - Phenylen-

NH_2

diamin wirkt noch stärker und macht Störungen der Motilität.

NH_2

Auffallend groß ist die Giftigkeit des o-Phenylendiaminchlorhydrates

$NH_2 . HCl$. Toluylendiamin $CH_3 . C_6H_3 . (NH_2)_2$ erzeugt nach Stadel-

mann sogar Ikterus[1]). Der Ikterus wird nicht, ebenso wie die Cyto-
lyse, durch Toluylendiamin bewirkt, denn in vitro greift diese Substanz die Erythrocyten nicht an, sondern in der Leber werden Stoffe
erzeugt, die hämolytisch wirken [2]).

Wir haben früher bemerkt, daß Ammoniak ein weit schwächeres
Gift ist als Diamid. Die entsprechenden aromatischen Verbindungen
Anilin $C_6H_5 . NH_2$ und Phenylhydrazin $C_6H_5 . NH . NH_2$ zeigen das
gleiche Verhältnis. Phenylhydrazin, welches chemisch auch weit reak-
tionsfähiger ist als Anilin, ist nach den Untersuchungen von M. v.
Nencki, Rosenthal und G. Hoppe-Seyler [3]) ein außerordentlich heftig
wirkendes Gift. Während die aromatischen Substitutionsprodukte mit
Ammoniak oder Hydrazin alle intensiv Temperatur herabsetzende
Eigenschaften zeigen, bewirkt Tetrahydro-β-naphthylamin[4]) eine starke
Steigerung der Eigenwärme und eine beträchtliche Steigerung des Eiweiß-
umsatzes.

Pyridin ist fast ungiftig, Aminopyridine wirken stark giftig; chemisch
nähern sich die Aminopyridine der Fettreihe. Vielleicht ist dies der
Grund ihrer Wirkung, ähnlich wie beim Piperidin (s. d.).

$$C_3H_3N_2(C_4H_3O)_3 \text{ Furfurin wirkt wie } \begin{array}{c} C_6H_5 . CH . NH \\ | \\ C_6H_5 . C = N \end{array} CH . C_6H_5$$

Amarin aber 15 mal schwächer giftig. Es wird im Organismus völlig
zersetzt. Furfuramid $(C_4H_3O . CH)_3N_2$ ist unwirksam, es verhält sich
chemisch und pharmakologisch wie Hydrobenzamid

$$\begin{array}{c} C_6H_5 . CH = N \\ C_6H_5 . CH = N \end{array} CH . C_6H_5$$

zu Amarin. Die Giftigkeit des Furfurin ist auf die beiden Iminogruppen
zu beziehen. Die größere Giftigkeit des Amarin beruht auf der schwie-
rigeren Zerstörbarkeit im Organismus [5]).

---

[1]) AePP. 14. 231, 16. 118, 23. 427.
[2]) E. P. Pick und G. Joanovics. Zeitschr. f. exper. Pathol. und Therapie
7. 185 (1910).
[3]) HS. 9. 39 (1885).
[4]) Stern. BB. 22. 777 (1889). Virchow's Arch. 115 u. 117.
[5]) Modica, Annali di chim. 1896. 246.

Azobenzol [1]) $C_6H_5.N=N.C_6H_5$ u. Azooxybenzol[2]) $C_6H_5.N=N.C_6H_4.OH$ sind beide schwer giftig. Azobenzol macht Hämoglobinurie; im Blute treten Methämoglobinstreifen auf. Die Naphthylazoessigsäure ist nach Oddo[3]) ungiftig. Triazobenzol (Phenylazoimid) $C_6H_5.N\begin{smallmatrix}N\\ \vdots\\ N\end{smallmatrix}$ ist für Kaninchen ein schwaches, für Hunde ein starkes Gift. Diazoverbindungen sind wegen der Leichtigkeit der Abspaltung gasförmigen Stickstoffs giftig [4]). Phenylhydroxylamin wirkt nach C. Binz [5]) direkt auf die Nervenzentren lähmend, ohne daß die Lähmung durch die Veränderung des Blutes bedingt ist. Es verursacht Methämoglobinbildung. Im tierischen Stoffwechsel wird es, wie L. Lewin glaubt, teilweise in Azooxybenzol umgewandelt [6]).

Die aliphatischen Säureamide entbehren zumeist einer physiologischen Wirkung; die aromatischen hingegen machen Schlaf, aber die den aromatischen Säureamiden zukommende alkoholartige narkotische Wirkung ist vom Charakter der aromatischen Säure unabhängig. Die entsprechenden aromatischen Harnstoffe sind wirkungslos. Wird an Stelle eines oder beider H-Atome der Amidgruppe eines aromatischen Säureamides eine Methyl- oder Äthylgruppe eingeführt, so tritt die narkotische Wirkung immer mehr und mehr zurück, während sich bei genügend großen Gaben ein der Wirkung des Ammoniaks und des Strychnins vergleichbarer Symptomenkomplex einstellen kann [7]).

Campher wirkt erregend auf das Herz und steigert den Blutdruck. Bornylamin

$$_2HC\overline{\qquad}CH\overline{\qquad}CH_2$$
$$H_3C\overline{\quad}\overset{|}{C}\overline{\quad}CH_3 \quad |$$
$$_2HC\overline{\qquad}\overset{|}{\underset{\overset{\displaystyle C}{\displaystyle H_3}}{C}}\overline{\qquad}CH.NH_2$$

wirkt curareartig, ebenso der Aminocampher, aber weit schwächer. Auf das Herz wirkt Bornylamin verlangsamend[8]); Aminocampher ebenso, aber erst in größerer Dosis. Bei Warmblütern macht Bornylamin Rollkrämpfe. Der Blutdruck bleibt bei Anwendung von Aminocampher unverändert, während Bornylamin denselben bedeutend erhöht. Auch die Atemfrequenz wird durch Bornylamin bedeutend gesteigert.

---

[1]) E. Baumann und Herter, HS. 1. 267. (1877—8). Zentralbl. f. med. Wissensch. 1881. 705.
[2]) AePP. 35. 413.
[3]) Gazz. chim. 21. II. 237.
[4]) Jaffé, AePP. 2. 1.
[5]) Virchows Arch. 113.
[6]) AePP. 35. 401.
[7]) Eberhard Nebelthau, AePP. 36. 451.
[8]) L. Lewin, AePP. 27. 235.

$$1 \, N\!-\!CH \, 6$$
$$\| \quad \|$$

Die Anlagerung von Aminogruppen an den Pyrimidinkern $2 \, \text{HC} \quad \text{CH} \, 5$

$$| \quad |$$
$$3 \, N = CH \, 4$$

macht aus indifferenten Körpern giftige Substanzen. 2.4.Diamino.6. oxypyrimidin und 2.4.5.Triamino.6.oxypyrimidin sind giftig, was auch die Giftigkeit des Adenin (6. Aminopurin) erklärt [1]).

Körper, welche tertiär gebundenen Stickstoff haben, sind wohl infolge der geringen Reaktionsfähigkeit sehr wenig giftig, oft ganz wirkungslos. So sind Pyridin und Collidin $C_5H_2(CH_3)_3N$ sehr wenig

giftige Körper. Wird aber durch Reduktion Wasserstoff in der Weise zugeführt, daß das N in die Imidogruppe HN verwandelt wird, so erhalten wir sehr stark wirkende Körper. Die verschiedenartigen Wirkungen dieser Körper werden bei Überführung in Ammoniumbasen alle in der Weise verändert, daß die resultierenden Körper mehr oder weniger curareartige Wirkung haben. S. Kapitel: Alkaloide: Ammoniumbasen.

6. Bedeutung der Nitro- und Nitrosogruppe.

Der Eintritt einer Nitro- (NO_2-) oder Nitrosogruppe (NO-) bewirkt im allgemeinen, daß die Verbindungen sehr giftige Eigenschaften annehmen, unabhängig davon, ob die Nitro- oder Nitrosogruppe an Kohlenstoff oder Sauerstoff gebunden ist. Aber in der Qualität der Wirkung besteht zwischen der Kohlenstoff- und Sauerstoffbindung ein sehr großer Unterschied.

Nitro- oder Nitrosogruppen an Sauerstoff gebunden.

Die Alkylester der salpetrigen Säure wirken nicht auf das Zentralnervensystem, sondern direkt auf die Gefäße, welche sich stark erweitern. Der Reihe nach fällt die Stärke der Gefäßalteration vom α-Amyl-,β-Amyl-, Isobutyl-, sekundärem Butyl-, primärem Butyl-, sekundärem Propyl-, primärem Propyl-, Äthyl- zum Methylnitrit, welches das schwächste. Alle Nitrite bewirken eine Blutdrucksenkung und Pulsbeschleunigung durch periphere Gefäßerweiterung [2]). Die physiologische Wirkung der Salpetersäure- oder Salpetrigsäureester der fetten Reihe ist jedoch nicht allein abhängig und in einzelnen Fällen nicht einmal hauptsächlich von der Menge der Nitrogruppe NO_2-, welche sie enthalten. Die sekundären und tertiären Nitrite sind kräftiger als die korrespondierenden primären. Dies muß man hauptsächlich nicht etwa der direkten Wirkung der sekundären oder tertiären Gruppen, sondern der Leichtigkeit, mit welcher diese Verbindungen sich in Alkohol und Nitrit zerlegen, zuschreiben. Nach Haldane, Mackgill und Mavrogordato wirken Nitrite nur durch

---

[1]) H. Steudel, HS. 32. 287 (1910).
[2]) Cash u. Dunstan, Philos. Transact. of Roy. Soc. 84. 505 (1893).

die Einwirkung auf das Blut, nicht aber durch direkte giftige Wirkung auf das Gewebe [1]).

In bezug auf die Stärke der Acceleration des Pulses wächst die Stärke der Nitrite direkt mit ihrem Molekulargewicht und ist umgekehrt der Quantität von NO_2-, welche sie enthalten, proportioniert. Dieses scheint nicht so sehr das Resultat des physiologischen Einflusses der substituierten Methylgruppen zu sein, als vielmehr von der erhöhten chemischen Zersetzlichkeit, welche die höheren Glieder dieser Reihe haben, abzuhängen.

Die flüchtigeren Nitrite mit niederem Molekulargewicht, welche relativ mehr Nitroxyl enthalten, sind in bezug auf die Dauer des subnormalen Blutdruckes sowie auf die Schnelligkeit der Muskelkontraktionen aktiver.

Es ist wahrscheinlich, daß sich die einfachen Nitrite rascher mit dem Blute und den Muskeln verbinden und rascher wirken als die höheren Verbindungen und durch ihre große Beständigkeit länger wirken als die höheren und leichter zersetzlichen Körper. Die Nitrite verwandeln Hämoglobin nicht einfach in Methämoglobin, sondern in eine Mischung von Methämoglobin und Stickoxydhämoglobin. Die Wirkung der Nitrite bezieht sich aber nur zum Teil auf ihre chemische zerstörende Einwirkung auf den Blutfarbstoff und den daraus folgenden Sauerstoffmangel, sondern sie sind auch direkte Gewebegifte.

Die Wirkungsweise der Salpetersäureester wird von einzelnen Forschern in der Weise erklärt, daß vorerst anorganische Nitrite durch Aufspaltung der Ester und Reduktion der Salpetersäure zu salpetriger Säure gebildet werden, die dann zur Wirkung gelangen [2]). Nach O. Loew würde das Nitrit direkt in eine Aminogruppe eingreifen, und so eine wichtige chemische Veränderung des Protoplasmas setzen. Andere Forscher, insbesondere Marshall [3]) und Haldane, sprechen sich gegen diese Anschauung aus und glauben, daß die Salpetersäureester direkt auf die Gewebe wirken. Die Eigenschaft der Salpetersäureester, die Gefäße zu erweitern, läßt dieselben geeignet erscheinen, therapeutisch verwertet zu werden, was auch vielfach geschieht.

Bradbury [4]) hat für diese Zwecke Methylnitrat $CH_3 . O . NO_2$, Glykol-(äthylen)dinitrat

$$
\begin{array}{c}
CH_2 . O . NO_2 \\
| \\
CH_2 . O . NO_2
\end{array}
$$

Nitroglycerin

$$
\begin{array}{c}
CH_2 . O . NO_2 \\
| \\
CH . O . NO_2 \\
| \\
CH_2 . O . NO_2
\end{array}
$$

Erythroltetranitrat

$$
\begin{array}{c}
CH_2 . O . NO_2 \\
| \\
(CH . O . NO_2)_2 \\
| \\
CH_2 . O . NO_2
\end{array}
$$

---

[1]) Journ. of physiol. **21**. 160.

[2]) Brit. med. Journ. 1893. I. 1305. II. 4, 56, 108, 169. Marshall: Contribution of the pharmacological action of the organic nitrates. Diss. Manchester 1899.

[3]) Journ. of physiol. **22**. 2.

[4]) Brit. med. Journ. **1895**. 1820.

$$\text{Mannitolhexanitrat } CH_2.O.NO_2$$
$$(CH.O.NO_2)_4$$
$$CH_2.O.NO_2,$$

sowie die Salpetersäureester der Dextrose, Lävulose und Saccharose untersucht und empfahl besonders Erythroltetranitrat wegen der lange anhaltenden Wirkung.

Marshall und Wigner [1]) fanden Mannitolpentanitrat weniger wirksam, als Erythroltetranitrat, aber stärker wirksam als Mannitolhexanitrat.

Dinitroglycerin wirkt auf die Kopfnerven wie Trinitroglycerin [2]).

Nitrodimethylin $(CH_3.O).CH_2.CH(O.NO_2).CH_2.(OCH_3)$ hat eine dem Nitroglycerin analoge Wirkung. Es wirkt aber nicht konvulsiv, wie Nitroglycerin, sondern bloß paralysierend [3]).

A. Fröhlich und O. Loewi [4]), fanden, daß ins Blut injizierte Nitrite ohne jeglichen Einfluß auf den Erfolg der Reizung sympathischer, sowie aller fördernder autonomer Nervenfasern sind. Dagegen wird der Erfolg der Reizung der autonom hemmenden Fasern vorübergehend (Penisgefäße, Cardia) oder dauernd (Zungengefäße, Speicheldrüsengefäße, Retractor, Erektionsmechanismus, Nickhaut, Blasensphincter) aufgehoben. Die Nitrite sind also ein Mittel zur selektiven Unterbrechung autonomer hemmender Nervenimpulse.

Nitro- und Nitrosogruppen am Kohlenstoff.

Steht aber die Nitrogruppe am Kohlenstoff der aliphatischen Körper, wie z. B. im Nitropentan $(CH_3)_2.CH.CH_2.CH_2.NO_2$, so ist ein großer Unterschied in der physiologischen Wirkung zwischen einer solchen Verbindung und etwa Amylnitrit, wo Sauerstoffbindung vorliegt. Dem Nitropentan kommen wohl giftige Effekte zu, aber keine gefäßerweiternde Wirkung [5]). Daher haben wir auch gar keine therapeutische Indikation für die Verwendung solcher Körper. Ebenso sind Nitromethan $CH_3.NO_2$, Nitroäthan $C_2H_5.NO_2$ und Nitrosoäthylen $CH_2:CH.NO$ giftig, indem sie in relativ geringen Dosen die Tiere durch Atmungslähmung töten.

Die Substitution einer Nitrogruppe für Kernwasserstoffe erhöht die Giftigkeit des aromatischen Körpers. So bewirkt Nitrobenzol $NO_2.C_6H_5$ Lethargie mit steigendem Bewegungszittern und zeitigem Aufhören der Reflexe. Nitrothiophen $NO_2.C_4H_4S$ zeigt nach Marmé genau dieselben Eigenschaften wie Nitrobenzol, indem schon kleine Mengen tödliche Wirkung hervorrufen, und die so charakteristische chokoladebraune Färbung des Blutes erzeugen. Auch Di-Nitronaphthol (Martiusgelb)

---

[1]) Brit. med. Journ. 1902. 18. Okt.
[2]) W. Will, BB. 41. 1111.
[3]) Giovanni Piantoni, Arch. d. Farmacol. sperim. 9. 495.
[4]) AePP. 59. 34 (1908).
[5]) Gottfried Schadow, AePP. 6. 194. Wilhelm Filehne, Zentralbl. f. med. Wissenschaft 1876. 867.

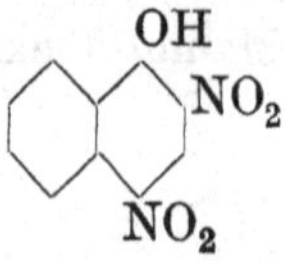

$$\text{OH}$$
$$\text{NO}_2$$
$$\text{NO}_2$$

wirkt schon in kleinen Mengen vom Magen aus, oder bei subcutaner Injektion giftig, ebenso wie die Nitroderivate Aurancia und Safranin giftig sind[1]. Pikrinsäure (1.3.5.6.Trinitrophenol) verlangsamt die Herzaktion und macht Reizung und Lähmung des Respirationszentrums. Pikraminsäure (1.3.5.6.Dinitroaminophenol) ist zweimal so giftig als Pikrinsäure. o-Nitrophenol ist wenig giftig. 1.2.4.Dinitrophenol ist giftiger als Pikrinsäure.

P. Ehrlich[2]) hat Kaninchen subcutan Nitrophenylpropiolsäure beigebracht und danach Hämoglobinurie sowie Veränderungen der Blutscheiben und eigentümliche Infarkte im Herzen beobachtet, was aber auf die Wirkung der ungesättigten Säure zu beziehen ist.

Aber nicht immer trifft dies zu. So ist p-Nitrotoluol bei innerer Darreichung fast ungiftig.

$$\text{NO}_2$$

Daß p - Nitrotoluol   ⟨ ⟩   ungiftig ist, beruht auf der Oxydation der

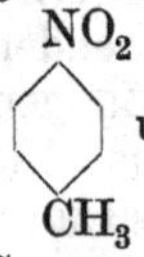

$$\text{CH}_3$$

CH$_3$-Gruppe zur COOH-Gruppe im Organismus; die gebildete p-Nitro-

$$\text{NO}_2$$

benzoesäure paart sich zu p-Nitrohippursäure ⟨ ⟩

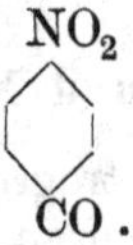

$$\text{CO . NH . CH}_2 \text{ . COOH}[3]).$$

Die Einführung einer negativen Gruppe hebt also die giftige Wirkung der Nitrogruppe auf oder schwächt sie. Aus demselben Grunde wirken die nitrierten aromatischen Aldehyde ungiftig, weil sie im Organismus zu den entsprechenden Säuren oxydiert werden.

Nitrobenzol ist, wie die Hydroxylamine, vorwiegend ein Nervengift. Die Blutwirkung steht in zweiter Linie. Dinitrobenzol hingegen ist ein ausgesprochenes Blutgift.

Nitrosalicylsäure, Nitrobenzoesäure, Nitrobenzaldehyd und Nitrourethan machen keine Vergiftung[4]).

*   *   *

Die Eigenschaften der Salpetrigsäure- und Salpetersäureester, Gefäße zu erweitern, ist so charakteristisch, daß man bei der physiologischen Prüfung von Substanzen entscheiden kann, wie eine Nitrogruppe daselbst gebunden ist.

Hierfür diene folgendes Beispiel:

[1]) Th. Weyl: Teerfarbstoffe. Berlin 1889.
[2]) P. Ehrlich, Zentralbl. f. med. Wissenschaft 1881. Nr. 42.
[3]) Max Jaffé, BB. 7. 1673 (1874). S. auch HS. 2. 47 (1878).
[4]) Karl Walko, AePP. 46. 181 (1901).

Methylnitramin $CH_4N_2O_2$ kann eine verschiedenartige Konstitution haben. Nach Franchimont hat es zwar einen sauren Charakter, demselben fehlt aber eine OH-Gruppe, das an N gebundene H-Atom wird durch zeitweise Näherung an den O des NO_2

$$\left(\text{entweder } N \Big\langle \begin{smallmatrix} O \\ O \end{smallmatrix} \text{ oder } N \Big\langle \begin{smallmatrix} O \\ | \\ O \end{smallmatrix} \right)$$

mitunter molekular verändert [1]). A. Hantzsch [2]) hingegen glaubt, daß die Gruppe

$$\underset{O}{N-N-OH}$$

in den Nitraminen vorhanden ist; dieselben seien also eher Hydroxyldiazoxyverbindungen. Die physiologische Wirkung des Methylnitramins konnte aber diese Frage zur Entscheidung bringen, da es sich zeigen mußte, inwiefern die Wirkung dieses Körpers mit derjenigen echter Nitrokörper übereinstimmte, oder mit derjenigen der Nitrite, welche die Gruppe $O=N-O-H$ enthalten.

Das neutralisierte Methylnitramin hatte keine Methämoglobinbildung zur Folge, im Gegensatz zu Natriumnitrit und Nitromethan. Die Substanz machte, wie Natriumnitrit, eine Herabsetzung der Atemfrequenz, aber ohne letale Wirkung (im Gegensatz zu Nitrit) und erst in der fünfmal so starken Dosis. Natriumnitrit setzt die Hubhöhe des Blutes durch die Herzkontraktion herab, da es die Herzarbeit vermindert. Natriummethylnitramin ist ohne jedwede Einwirkung. Ferner setzt Natriumnitrit den Blutdruck herab, Natriummethylnitramin steigert ihn. Wie Nitropentan erscheint Methylnitramin als ein ziemlich indifferenter Körper, mit Ausnahme der epileptiformen Krämpfe, welche übrigens auch beim Nitropentan beobachtet werden, aber nicht mit der Nitrogruppe im Zusammenhange zu stehen scheinen. Die physiologische Untersuchung spricht also mehr für die Franchimont'sche Formel als für die Hantzsch'sche [3]).

Nitrosomethylmethan [4]) macht auf der Haut rote juckende Stellen und Blasen, bei Einatmung hartnäckigen Bronchialkatarrh, schmerzhafte Entzündungen und Akkommodationsstörungen der Augen. Die Vergiftung ist der Diazomethanvergiftung ähnlich, so daß sie vielleicht auf einer Verwandlung des Nitrosomethylmethans in Diazomethan im Organismus beruht.

---

[1]) Franchimont, Rec. des trav. chim. des Pays-Bas. 7. 354.
[2]) BB. 32. 3072 (1899).
[3]) Stockvis u. Spruyt, Arch. intern. de Pharmacodyn. 6. 279.
[4]) Klobbie, s. Pechmann, BB. 28. 856 (1895).

7. Die Cyangruppe.

Die Blausäure (Cyanwasserstoff CNH) wirkt bekanntlich als ungemein heftiges Gift, indem sie das Atmungszentrum in der Medulla oblongata lähmt. Die große chemische Reaktionsfähigkeit sowie die Giftigkeit dieser Substanz dürften in engen Beziehungen zu dem zweiwertigen Kohlenstoff stehen, da ja ungesättigte Verbindungen, wie Kohlenoxyd z. B. infolge dieser Eigenschaft besonders giftig sind [1]). Cyan CN—CN wirkt nach Benevenuto Bunge [2]) fünfmal schwächer als Cyanwasserstoff. Cyan und Cyanwasserstoff haben das Wesen der Wirkung gemein, doch ist Cyan weniger stürmisch und auf einen längeren Zeitraum ausgedehnt.

Im allgemeinen bewirken die Isocyanide (Isonitrile, Carbylamine R.N ⋮ C oder R.N : C) Lähmung des Respirationszentrums, während die echten Nitrile oder Cyanide R.CN Coma bewirken.

Schinkhoff [3]) zeigte, daß die Salze der Knallsäure $>$ C:N.OH, die nach Nef [4]) mit Carbyloxim identisch sind und als solche zu den Derivaten der Blausäure in Beziehung stehen, eine Wirkung wie Cyansalze haben.

Äthylcarbylamin, Cyanäthyl (Äthylisocyanid) $CH_3.CH_2.N = C$ ist achtmal weniger giftig als Blausäure und wirkt erst bei 5 cg pro kg Tier letal. Der Tod erfolgt erst nach einigen Stunden [5]), daher haben mehrere Forscher (Maximowitsch [6]) die toxische Wirkung des Cyanäthyls geleugnet.

Chlorcyan CNCl ist sehr stark giftig, indem aus ihm Blausäure entsteht, Bromcyan [7]) und Jodcyan sind schwächer giftig als Blausäure [8]).

Cyanessigsäure $CN.CH_2.COOH$ ist unwirksam. Erst in größerer Dosis macht sie langdauernde Narkose.

Auch die Carbonsäuren der Carbylamine z. B. die Isocyanessigsäure $C:N.CH_2.COOH$ wirken so (s. p. 113).

Die Nitrile verlieren bei der Substitution mit Kohlenwasserstoffen der Fettreihe die Intensität und den ursprünglichen Charakter ihrer Wirkung. Nur wenn Blausäure sich im Organismus wieder bilden kann, tritt die entsprechende Wirkung ein. In der Gruppe der Phenolnitrile [9]) z. B. m-Oxycyanzimtsäurenitril, p-Oxycyanzimtsäurenitril, sieht man, wie die Phenolgruppe, welche die Giftigkeit der Stammsubstanz in den meisten Verbindungen erhöht, die Giftigkeit des Nitrils durch ihren Eintritt, herabsetzt.

Acetonitril $CH_3.CO.CN$ ist schwach wirksam. Die höheren Homologen Propio-, Butyro-, Capronitril sind aber heftige Gifte [10]). Aceto-

---

[1]) Liebigs Ann. 270. 267.
[2]) AePP. 12. 41.
[3]) Diss. Kiel bei Falck.
[4]) Liebig's Ann. 280. 303.
[5]) Edmund Fiquet: Bull. Soc. chim. Paris. [3] 25. 591.
[6]) Petersburger med. Wochenschr. 1877. Nr. 38.
[7]) Meyer, Diss. Kiel 1896.
[8]) Wedekind, Diss. Kiel 1896.
[9]) Goldfarb, Diss. Dorpat. 1891.
[10]) AePP. 34. 247.

nitril hebt die Reflexerregbarkeit auf, die Einatmung der Dämpfe wirkt
anästhesierend auf Ratten, weniger auf Kaninchen, nicht auf Hunde.
Tiere der beiden letztgenannten Arten werden durch Einatmung von
Acetonitril und besonders von Propionitril leicht getötet. Die toxiko-
logische Wirkung der Nitrile ist, wie erwähnt, von derjenigen der Cyan-
wasserstoffsäure wesentlich verschieden, wohl aus dem Grunde, weil
die Blausäure ein Isocyanid ist. Nach Calmels ist Methylisocyanid [1])
(Methylcarbylamin) $CH_3 . N = C$ beim Einatmen noch giftiger als wasserfreie Blausäure. Armand Gautier und Etard sehen das Krötengift [2])
als Methylcarbylamin an, es bildet sich aus der Isocyanessigsäure
$C \equiv N . CH_2 . COOH$.

Die Giftigkeit der Mononitrile der fetten und aromatischen Reihe
(Verbrugge) [3]) für Kaninchen ist:

Acetonitril	0,13
Propio „	0.065
Butyro „	0.01
Isobutyronitril	0.009
Isovaleronitril	0.045
Isocapronitril	0.09
Lactonitril	0.005
Cyanessigsäurenitril	2.0
Cyanessigsäure-Äthylnitril	1.5
Benzonitril	0.2
Benzylcyanid	0.05
Tolunitril o-	0.6
Amygdalonitril	0.006
Naphthonitril	1.0

Die Nachbarschaft eines Hydroxyls zur Cyangruppe erniedrigt
die Giftigkeit der letzteren, in der Cyanessigsäure ist die Giftigkeit
der Cyangruppe ganz verschwunden. Milchsäurenitril zersetzt sich in
Wasser und wirkt ganz wie Blausäure. α - Cyan - α - Milchsäure wirkt
hingegen nicht wie Blausäure krampferregend, sondern rein paralysierend [4]). Formaldehydcyanhydrin ist viel giftiger als Acetonitril, was
Reid Hunt [5]) durch die raschere Oxydierbarkeit wegen der Anwesenheit eines Hydroxyls erklärt.

Die Dinitrile zeigen ein Verhalten, welches sich nicht in ein bestimmtes Gesetz kleiden läßt.

Heymanns und Masoin [6]) untersuchten die Giftigkeit des Oxalsäure-,
Malonsäure-, Bernsteinsäure- und Brenzweinsäuredinitrils. Die Giftigkeit steht in keinem Verhältnisse zum Molekulargewichte. Bei verschiedenen Tierspezies erweisen sich die Gifte als verschieden giftig. Die

---

[1]) C. r. **98**. 536.
[2]) Gautier u. Etard, C. r. **98**. 131.
[3]) Arch. international d. Pharmacodyn. **5**. 161.
[4]) Kastein, Diss. Kiel. 1896.
[5]) Arch. d. pharmacodyn. **12**. 447.
[6]) Arch. de pharmacodyn. **3**. 77.

Verschiedenheit und Regellosigkeit dürfte mit der verschieden leichten Abspaltbarkeit der CN-Gruppe, welche eigentlich giftig ist, zusammenhängen.

Hingegen konnte Barthe und Ferré [1]) Beziehungen zwischen Konstitution und Wirkung in dieser Gruppe finden und feststellen. Sie untersuchten Methylcyanotricarballylat, Methylcyanosuccinat und Methylcyanoacetat. Das Molekulargewicht nimmt vom ersten zum letzten Körper zu ab. Der letzte Körper hat zwei substituierbare Wasserstoffe in

der Methangruppe $\left(CH_2 \Big\langle {CN \atop COO.CH_3} \right)$, der zweite einen substituierbaren

Wasserstoff $\underset{\substack{|\\ CH_2.COO.CH_3}}{CH} \Big\langle {CN \atop COO.CH_3}$, der erste ist aber gesättigt und hat keinen

substituierbaren Wasserstoff mehr:

$$
\begin{array}{c}
CH_2.COO.CH_3 \\
._.CN \\
C\Big\langle \\
._.COO.CH_3 \\
CH_2.COO.CH_3.
\end{array}
$$

Dieser chemischen Reihenfolge entspricht nun auch eine Skala der physiologischen Wirkung, derart, daß die Verbindung mit dem geringsten Molekulargewicht und den zwei noch substituierbaren Wasserstoffen des Methanrestes am energischsten, der reinen Blausäure am ähnlichsten wirkt, der einen substituierbaren Wasserstoff enthaltende Körper steht in der Mitte und der gesättigte (Methylcyanotricarballylat) zeigte gar keine toxische Wirkung. Die Giftwirkung bestand in Betäubung, zunehmender Respirationsfrequenz und steigender Diurese. — Es sind also die CN-Substitutionsprodukte um so aktiver, je mehr substituierbare Wasserstoffatome sie besitzen und je weniger hoch das Molekulargewicht ist.

Die aromatischen echten Nitrile [2]) verhalten sich folgendermaßen: Benzonitril $C_6H_5.CN$ wirkt selbst in großen Dosen unsicher. Die Giftigkeit des Benzonitrils beruht nicht auf Abspaltung von Blausäure [3]). Phenylacetonitril, Benzylcyanid $C_6H_5.CH_2.CN$ bewirkt ähnlich dem Benzonitril vollständige Paralyse, es fehlen hier jedoch die bei jenem auftretenden Krämpfe cerebralen Ursprunges. Es ist 5—6 mal so giftig als Benzonitril. Benzylcyanid scheint im Organismus Blausäure abzuspalten, z. T. erscheint es als Phenylacetylaminoessigsäure

$$C_6H_5.CH_2.CO.NH.CH_2.COOH$$

im Harn. Mandelsäurenitril $C_6H_5.CH(OH).CN$ ist giftiger als Benzylcyanid. Piperidoessigsäurenitril $C_5H_{10}N.CH_2.CN$ scheint leicht Blausäure abzuspalten. Nitrile, die ein Aminostickstoffatom in Verbindung

---

[1]) Arch. de physiol. [5] **4**. 488.
[2]) P. Giacosa, HS. **8**. 95 (1883—4).
[3]) Reid Hunt 1. c.

mit Äthylgruppen (Diäthylaminoacetonitril $CH_2 \diagup^{CN} \diagdown_{N(C_2H_5)_2}$, Diäthylamino-

milchsäurenitril $CH_3.CH \diagup^{CN} \diagdown_{N(C_2H_5)_2}$ enthalten, geben — möglicherweise durch

Oxydationsprozesse — Blausäure ab, während Nitrile, die das N-Atom in Verbindung mit einer Phenylgruppe enthalten (Phenylaminoaceto-

nitril $CH_2 \diagup^{CN} \diagdown_{NH.C_6H_5}$, o- und m-Tolylaminoacetonitril $CH_3.C_6H_4.NH.CH_2.CN$

Blausäure im Organismus nicht abspalten. Tolylaminoacetonitril ist wegen des Eintrittes der Methylgruppe in den Kern dem Phenylamino-acetonitril gegenüber an Giftigkeit nachstehend. Die Addition von Jodmethyl zu Diäthylaminoacetonitril und Diäthylaminomilchsäurenitril vermindert deren Giftigkeit.

Chloralcyanhydrin ist 30 mal so giftig als Blausäure, was Reid Hunt durch das erleichterte Eindringen des Chloralcyanhydrins in Organe, die sehr leicht durch Blausäure geschädigt werden, erklärt. Äthylchloralcyanhydrin wirkt wesentlich durch die Blausäure [1]).

Die Isomerie in der Struktur der Cyanderivate ändert die Natur der physiologischen Wirkung nicht ab, sofern man nicht einen Übergang der Isocyanverbindungen in Cyanverbindungen innerhalb des Organismus annimmt, wozu aber kein Grund vorhanden. Da ferner Äthylcarbimid wirksamer ist als Isothiocyansäureäthyläther, trotz der Gleichheit des Alkoholradikals, so muß gefolgert werden, daß die Sauerstoff enthaltenden Cyanderivate giftiger sind als diejenigen mit Schwefel.

Isocyansäureäthylester (Äthylcarbimid) $CO:N.C_2H_5$ und der Isocyanursäureäthylester (Triäthylcarbimid) $(CO:N.C_2H_5)_3$ wirken im wesentlichen auf die Atmung und zwar erregen sie zuerst die Zentren, um sie später zu lähmen [2]). Bei Vergleichung von Äthylcarbimid und Triäthylcarbimid zeigen sich die bei Aldehyd und Paraldehyd gefundenen Verhältnisse. Der erste Körper wirkt heftiger als der zweite. Abgesehen von der Giftigkeit ist die Wirkung beider Körper doch der der Blausäure soweit ähnlich, um sie mit dieser in eine Gruppe vereinigen zu können. Nähere Beziehungen rücksichtlich des physiologischen Verhaltens zeigen die beiden Äther mit dem Dithiocyansäureäther und dem Isothiocyanursäureäther und dem Isocyanursäureallyläther.

Beim Frosch ist Sulfocyanwasserstoff (Rhodanwasserstoff) $CN.SH$ viel giftiger als das giftigste Mittel. Sonst ist Rhodanwasserstoff wenig

---

[1]) Landgraff, Diss. Kiel 1896.
[2]) Baldi, Lo Sperimentale 1887. Sett. 302. Ann. di chim. e di farmac. 7. 205 (1888). F. Coppola, Rendiconti della acad. dei Lincei. 5. I. 378.

giftig. Es macht Krämpfe tonischer und klonischer Natur und vermehrt die Peristaltik[1]).

Die Cyanursäure [2]) und das Cyanmelid (CONH)x sind fast unschädliche Verbindungen, was um so wichtiger ist, als gleiche Verhältnisse bei den schwefelhaltigen normalen Cyanverbindungen obwalten. So ist z. B. Dithiocyansäureäthyläther ein ziemlich starkes Gift, während dithiocyansaures Kalium unschädlich ist oder höchstens durch seinen Kaligehalt schädigt [3]). Auch thiocyansaures Kalium ist bei Warmblütern nur ein schwaches Gift, im Gegensatze zum Cyankalium [3]).

Im Ferrocyannatrium hat weder die CN-Gruppe noch das Eisen eine physiologische oder pharmakologische Wirkung. Auch Platincyannatrium ist ebenfalls als Metallgift und Cyanderivat wirkungslos und ungiftig, während Platinsalze sonst sehr giftig sind, da dem komplexen Ion die Wirkungen des Platin- und Blausäureion fehlen.

Nach L. Hermann [4]) tötet Nitroprussidnatrium

$$Fe (CN)_3 (NaCN)_2 NO + 2 H_2O$$

Warmblüter unter den Erscheinungen der Blausäurevergiftung. In den Körperhöhlen der vergifteten Tiere kann man Blausäuregeruch wahrnehmen.

Bei Einführung von Cyan in das Coffein überbietet das CN-radikal die physiologische Wirkung der drei Methylgruppen und das Cyancoffein wirkt giftiger als Coffein [5]).

S. auch p. 83 Cyanamid.

8. Wirkungen der Puringruppe.

Imidazol   Pyrimidin   Purin   Xanthin (2.6.Dioxypurin)

Purin macht nach den Untersuchungen von O. Schmiedeberg [6]) eine Steigerung der Gehirnerregbarkeit, wie die Ammoniumsalze, mit Neigung zu konvulsivischen Krämpfen, ohne daß diese indes zum Ausbruch kommen, außerdem erhöhte tetanische Reflexerregbarkeit und Lähmung. Die muskelerstarrende Wirkung des Coffeins besitzt auch das Purin, doch tritt sie erst bei Anwendung konzentrierter Purinlösung und viel langsamer als nach Coffein ein.

Die für Theobromin und Coffein charakteristische Kombination der Muskelwirkung mit dem Tetanus hängt von dem Purinkern selbst ab.

---

[1]) H. Paschkis, Wiener med. Jahrbücher 1885.
[2]) Gibbs u. Reichert, Dubois Arch. 1893. Suppl. 201. Ebenso ist die Oxaminsäure ungiftig.
[3]) Coppola, Rendiconti della acad. dei Lincei 5. 1. 378.
[4]) Pflüger's Arch. 39. 149, s. auch Cromme Diss. Kiel. 1891.
[5]) Pickering, Journ. of physiol. 17. 395.
[6]) BB. 34. 2550 (1901).

7.Methylpurin steht dem Coffein viel näher als Purin. Auf Muskeln wirkt es stärker als Purin. Die Wirksamkeit dagegen ist eine verhältnismäßig geringe, 1 g ist bei Kaninchen bei subcutaner Injektion ohne merkliche Wirkung.

6.Oxypurin (Hypoxanthin, Sarkin) macht Tetanus, aber keine Muskelstarre. Die Arbeitsleistung der Muskeln wird durch Hypoxanthin nicht beeinflußt [1]). Im Organismus des Hundes wird es fast vollständig in Allantoin umgewandelt, beim Menschen größtenteils zu Harnsäure oxydiert [2]). Es bewirkt erst nach 6 Stunden Reflex-Empfindlichkeit und Reflex-Irradiation, spontane Krampfanfälle; allgemeiner Streckkrampf wie beim Coffeintetanus stellt sich ein. 50—100 mg wirken letal, die Totenstarre tritt sehr bald und in sehr ausgesprochenem Maße auf.

1.7.Dimethylhypoxanthin wirkt vorwiegend tetanisierend. Bei Fröschen zeigt sich auch die Muskelwirkung, aber schwächer als bei Coffein.

8.Oxypurin zeigt im Gegensatz zum Hypoxanthin keinen Tetanus, sondern nur Muskelstarre. Die Substanz wirkt sehr schwach.

7.9.Dimethyl. 8.Oxypurin macht im Gegensatze zu seiner nicht alkylierten Muttersubstanz Muskelstarre und Tetanus. In bezug auf die Stärke der Wirkung ist die Substanz etwa dem Theobromin analog.

Während die Dimethylderivate beider Oxypurine gleichartig wirken, zeigt die Oxypurine selbst Differenzen in der Wirkung, welche sich vielleicht durch die Verschiedenheit ihrer Resorbierbarkeit erklären lassen.

Xanthin (2.6.Dioxypurin) hat eine eigentümliche Muskel erstarrende [3]) und Rückenmark lähmende Wirkung. Xanthin stimmt in seinen Wirkungen völlig mit dem 8-Oxypurin überein.

6.8.Dioxypurin ist so schwer löslich, daß man über seine Wirkungen nicht ins klare kommen kann. Anscheinend wirkt es auf das Nervensystem.

Die monalkylierten Xanthine wirken ohne Ausnahme ähnlich wie Coffein und Theobromin sowohl auf Muskeln als auch auf das Nervensystem, jedoch mit dem Unterschiede, daß sie im Verhältnis zu der erregbarkeitssteigernden, insbesondere der tetanisierenden Wirkung die Muskeln stärker starr machen als Coffein und selbst Theobromin.

7-Methylxanthin (Heteroxanthin) wirkt weniger erregbarkeitssteigernd und mehr lähmend auf das Zentralnervensystem als 3-Methylxanthin. Auch ist es wirksamer als jenes. Beide machen Muskelstarre [4]). Während 0,01 g des 7-Methylxanthin bereits für Frösche letal sind, bewirkt dieselbe Dosis des 3-Methylxanthins nur eine leichte und vorübergehende Muskelsteifigkeit. Während Theobromin und Coffein einen ausgesprochenen Tetanus hervorrufen, tritt dieser nach Injektion der beiden Monomethylxanthine gar nicht oder nur einmal auf. Die letale Dosis des 3-Methylxanthin für Hunde ist 0,3—0,4 g

---

[1]) AePP. **15**. 62.
[2]) AePP. **41**. 403.
[3]) Wilhelm Filehne, Dubois Arch. f. Physiol. **1886**. 72.
[4]) Manfredi Albanese, AePP. **43**. 305.

pro kg. Es macht keine Krämpfe, sondern nur Lähmungserscheinungen. Monomethylxanthin (Albanese) steht der Wirkung nach zwischen Xanthin und den höher methylierten Derivaten. Bei Kaninchen erregt es starke Diurese [1]). Die beiden Monomethylxanthine machen beim Hunde keine Diurese, hingegen beim Kaninchen (namentlich 3-Methylxanthin) sehr starke Diurese. Nur 10% der injizierten Menge erscheinen unverändert im Harne wieder.

Die drei bekannten Dimethylxanthine verhalten sich folgendermaßen:

3.7.Dimethylxanthin (Theobromin) wird in bezug auf die Muskelwirkung ein wenig von dem Theophyllin (1.3.Dimethylxanthin) übertroffen und dieses wiederum von Paraxanthin (1.7.Dimethylxanthin), welches nur Muskelstarre hervorruft.

Harnsäure wirkt bei Kaninchen leicht diuretisch.

3. und 7. Monomethylharnsäure sind Erregungsgifte für das Zentralnervensystem und haben vorübergehende Anurie, später Polyurie und Tod zur Folge.

1.3.Dimethylharnsäure wirkt leicht diuretisch ohne Schädigung des Organismus.

Hydroxycoffein = 1.3.7.Trimethylharnsäure

$$\begin{array}{c} CH_3.N - CO \quad CH_3 \\ | \qquad | \\ CO \quad C - N \\ | \qquad \| \quad \searrow CO \\ CH_3.N - C - N \\ H \end{array}$$

wirkt stark diuretisch, zeigt aber keine Wirkung auf Muskeln und Nerven. Es hat keine schädlichen Nebenwirkungen und wird unverändert ausgeschieden.

Ein unbedingter Parallelismus zwischen Nerv-Muskelwirkung und Diurese besteht in der Puringruppe nicht [2]).

Theobromin hat ebenfalls noch die Muskel erstarrende Einwirkung (Eigenschaft des Xanthins), die dadurch hervorgerufen wird, daß sowohl dem Xanthin als auch dem Theobromin eine direkte Gerinnung veranlassende Wirkung auf die Muskelflüssigkeit zukommt. Nun bestehen aber zwischen dem Muskelprotoplasma und der Gangliensubstanz derselben Tierart bestimmte Beziehungen und je empfindlicher das Protoplasma, desto empfindlicher ist die Gangliensubstanz gegen die Wirkung des betreffenden Körpers. Coffein mit drei Methylgruppen zeichnet sich durch Hervorrufung von Reflexübererregbarkeit und prompt eintretender Totenstarre der Muskeln bei Fröschen aus. Die methylierten Xanthine, Coffein und Theobromin lassen das Herz intakt. Xanthin erzeugt aber Zeichen von stellenweise auftretender Totenstarre des Herzens. Durch die Einführung von Methylgruppen an die Stickstoffatome des Xanthinmoleküles wird die Muskel erstarrende und Rückenmark lähmende Wirkung des Xanthins mehr und mehr abge-

---

[1]) Arch. ital. de Biol. **32**. fac. **3**.
[2]) Starkenstein, AePP. **57**. 27 (1907).

schwächt [1]). Theobromin und Coffein steigern die Erregbarkeit des
Zentralnervensystems. Auf die quergestreifte Muskulatur wirken beide
in der Weise, daß sich die Muskeln leichter und ergiebiger kontrahieren
als vorher und größere Gaben Starre erzeugen.

Theobromin wirkt stärker auf die Muskeln als Coffein, im Vergleich zu der Steigerung der Erregbarkeit des Zentralnervensystems.
Das Gehirn beherbergt bei Vergiftungen große Mengen Coffein [2]).

Führt man nun in das Coffein eine Hydroxylgruppe ein, so macht
selbst das fünffache von der Coffeindosis, als Hydroxycoffein verabreicht, keine augenfälligen Erscheinungen; es ist die dem Coffein eigentümliche Einwirkung durch die Einführung der Hydroxylgruppe anscheinend verloren gegangen. Durch die Einführung der Hydroxylgruppe ist nämlich das Coffeinmolekül, welches sich dem Organismus
gegenüber recht resistent verhält, im Organismus zersetzlicher geworden, kann also leichter gespalten und oxydiert werden. Anderseits kann auch der Angriffspunkt durch die Einführung der Hydroxylgruppe verschoben sein. Diäthoxyhydroxycoffein ist bei Fröschen
völlig unwirksam, was ebenfalls auf die Gegenwart der Hydroxylgruppe
in dem Körper zu beziehen ist. Wenn man nun die Hydroxylgruppe
im Hydroxycoffein veräthert, so macht man durch den Verschluß der
Hydroxylgruppe den Körper anscheinend für den Organismus resistenter.
Sowohl 8.Äthoxycoffein als auch Methoxycoffein bewirken zunächst
gar keine Symptome, sondern eine Betäubung des Zentralnervensystems,
an die sich erst später eine der Coffeinstarre analoge Muskelerstarrung
anschließt. Das Herz bleibt das Ultimum moriens. Durch die Einführung der Äthoxygruppe ist die Verwandtschaft der Substanz zum
Zentralnervensystem wesentlich größer, zur Muskelsubstanz aber geringer geworden [3]). Auch beim Säugetier zeigt sich die gleiche narkotische Wirkung. Blutdruckversuche mit Äthoxy-, Methoxy- und
Coffein selbst zeigen, daß die Wirkung der beiden erstgenannten auf Blutdruck und Herzschlag qualitativ der des Coffeins durchaus gleich ist.
Beim Menschen erregen die Alkyloxycoffeine in $\frac{1}{2}$ g Dose Zunahme der
arteriellen Spannung, subjektives Behaglichkeitsgefühl, große Neigung
zum Nichtstun und zur Ruhe, oft sehr lange und sehr ausgesprochen
subjektiv wahrnehmbare, verstärkte Herzarbeit, am nächsten Tage
Wohlbefinden; größere Dosen machen Schwindel und heftigen Kopfschmerz, am nächsten Tage Abgeschlagenheit. Bei mittleren Dosen tritt
in der Nacht festerer Schlaf, nach größeren unruhiger ein.

Auch die diuretische Wirkung geht nach den Untersuchungen
von W. von Schroeder [4]) den Xanthinderivaten verloren, wenn eine
Hydroxylgruppe eingeführt wird, selbst wenn man diese dann
noch veräthert. Äthoxycoffein zeigt erst diuretische Wirkung, führt
aber auch in denselben Gaben Tod durch zentrale Lähmung herbei.
Auch das fast ungiftige Coffeinmethylhydroxyd (Methyl und Hydroxyl

---

[1]) W. Filehne, Dubois Arch. für Physiol. 1886.
[2]) D. Gourewitsch, AePP. 57. 214 (1907).
[3]) AePP. 24. 85.
[4]) AePP. 24. 85.

am N) hat keine diuretische Wirkung mehr, ebenso fehlt sie dem Coffeïdin, welches unter Wasseraufnahme und Kohlensäureabspaltung aus dem Coffeïn entsteht. Der Eintritt von Chlor verringert die Coffeïnwirkung, welche sich auf die tonischen Kontraktionen des Herzens erstreckt. Die Einfügung des Cyans in das Coffeïnmolekül überbietet die physiologische Wirkung der drei Methylgruppen und Cyancoffeïn wirkt giftiger als Coffeïn selbst, während Chlorcoffeïn weniger giftig wirkt.

Noch stärker narkotisch als 8.Äthoxycoffeïn ist bei Fröschen 7.9.Dimethyl-2.6.Diäthoxy-8-Oxypurin. Bei höheren Tieren ist es wenig wirksam. 7.9.Dimethyl-2.6.Dimethoxy-8.Oxypurin macht keine hypnotischen Erscheinungen, hingegen wie Coffeïn starke Muskelstarre und Tetanus.

Desoxycoffeïn oder 1.3.7.Trimethyl.6.Dihydro.2.Oxypurin ist reduziertes Coffeïn und bewirkt Tetanus und Muskelstarre annähernd wie dieses, nur treten die Wirkungen wegen der leichten Löslichkeit der Substanz sehr rasch ein[1]).

1.3.9.Trimethylxanthin, welches vom Coffeïn nur durch die Stellung der einen Methylgruppe verschieden ist, weicht in seinen Wirkungen ganz erheblich vom Coffeïn ab. Es wirkt viel schwächer, die Muskelstarre bleibt aus und die tetanischen Erscheinungen treten gegenüber der Lähmung in den Hintergrund.

8.Methylcoffeïn oder 1.3.7.8.Tetramethylxanthin weicht nur wenig in der Wirkung vom Coffeïn ab. Annähernd gleich ist auch 3.Methyl.1.7.Diäthylxanthin. Isocoffeïn, 1.7.9.Trimethyl.6.8. Dioxypurin wirkt wie Coffeïn, nur schwächer. 7.9.Dimethyl.6.8. Dioxypurin ist schwach wirksam, ähnlich im Charakter wie die Dimethylxanthine, am ehesten wie Theophyllin.

2.6.8-Trioxypurin (Harnsäure) ist unwirksam (s. p. 98).

1.3.7.9-Tetramethylharnsäure ist wirksam, macht Muskelstarre, Lähmung und dann Tetanus.

Von den Spaltungsprodukten des Coffeïns ist folgendes bekannt:

Beim Coffeïdin $\quad CH_3.HN.CH$
$$\begin{array}{c} \| \\ C-N.CH_3 \\ \mid \quad >CO \\ CH_3.HN.C=N \end{array}$$

ist pharmakologisch eine schwere Schwächung der physiologischen Wirksamkeit gegenüber dem Coffeïn zu erkennen, obschon die pharmakologische Zusammengehörigkeit der beiden Substanzen sich nicht verleugnet, erst größere Gaben machen Muskelerstarrung und später zentrale Paralyse, wie bei Coffeïn.

---

[1]) BB. **34.** 2556 (1901).

Coffursäure

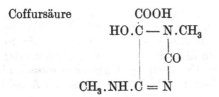

$$COOH$$
$$HO.\overset{\cdot}{C} - N.CH_3$$
$$\qquad | \qquad |$$
$$\qquad \qquad CO$$
$$\qquad | \qquad |$$
$$CH_3.NH.C = N$$

macht keine Störung, in größeren Dosen eine vorübergehende und mäßige Steigerung der Reflexerregbarkeit und eine gewisse Ungeschicklichkeit der Muskelaktion.

Hypocoffein

$$CO.O.CH - N.CH_3$$
$$\quad \diagdown \quad | \quad \diagup CO$$
$$CH_3.N - C = N \;|$$

ist wirkungslos, in größeren Gaben tritt eine geringe Betäubung ein, jedenfalls ist Hypocoffein ein sehr wenig wirksamer Körper und in Gaben, welche beim Coffein enorm giftig sind, nur ganz indifferent.

Coffolin erscheint gänzlich wirkungslos

$$CH_3.NH.\overset{\cdot}{C}:N$$
$$\qquad\qquad\qquad \diagdown CO$$
$$HO.\overset{\cdot}{C}H.N\,(CH_3)\diagup$$

So nimmt also die Wirkung der Substanzen mit dem Abbau des Coffeinmoleküls überall ab, trotz des Bestehenbleibens jenes charakteristischen Restes

$$= C - NCH_3$$
$$\quad | \quad \diagup CO$$
$$= N - C = N$$

Guanin (2.Amino.6-Oxypurin) ist völlig unwirksam.

Den methylierten Xanthinderivaten kommt eine therapeutisch sehr stark verwendete Eigenschaft zu, nämlich die, vorzüglich diuretisch zu wirken. Die diuretische Wirkung der Purinderivate geht Hand in Hand mit der Muskelwirkung und steht im Gegensatz zu der Erregbarkeitssteigerung des Nervensystems. Je stärker ein Purinderivat im Verhältnis zu der Erregbarkeitssteigerung des Nervensystems auf die Muskeln wirkt, um so leichter ruft es auch eine verstärkte Harnabsonderung hervor.

Daher wirken hervorragend in diesem Sinne 3. und 7.Methylxanthin und die drei Dimethylxanthine. Theophyllin wirkt stärker diuretisch als Theobromin, am stärksten Paraxanthin [1]).

Durch den Eintritt von Sauerstoff und von Alkylgruppen in den Purinkern wird nur die Wirksamkeit im allgemeinen und das gegenseitige Stärkeverhältnis der verschiedenen Wirkungen verändert. Eine Gesetzmäßigkeit in der Beeinflussung dieser Verhältnisse durch die Anzahl und die Stellung der Sauerstoffatome und der Alkylgruppen im Molekül läßt sich aber nicht erkennen. (O. Schmiedeberg.)

Andere Xanthinbasen, welche keine medizinische Verwertung finden, wurden von M. Krüger und G. Salomon [2]) auf ihre Wirkung ge-

[1]) Mantredi Albanese und Narciss Ach, AePP. **44**. 319 (1900).
[2]) HS. **21**. 169 (1895—96).

prüft. Heteroxanthin (7.Methylxanthin) und Paraxanthin (1.7.Dimethylxanthin) zeigen in ihrer physiologischen Wirkung fast übereinstimmende Resultate, indem sie die Respiration lähmen, die Skelettmuskulatur träge und unbehilflich machen bei Absinken der Reflexe. Doch ist Paraxanthin bei Fröschen 2—3 mal so wirksam als Heteroxanthin. Es steigt also hier die Wirksamkeit mit der Anzahl der Methylgruppen (s. p. 98).

Erst die Bildung des Imidazolringes bei der Entstehung der Purinderivate, nicht aber die Pyrimidingruppe, gibt den Verbindungen der Purinreihe die Wirkung auf quergestreifte Muskeln (Vernichtung der Querstreifung), auf Herz und Zentralnervensystem, ferner die diuretische Wirkung. Monoformyl . 1.3.dimethyl . 4.5.diamino . 2.6.dioxypyrimidin wirkt nicht, das durch Schließung des Imidazolringes entstehende 1.3.Dimethylxanthin (Theophyllin) ist stark wirksam [1]). Doch hat die Trimethylverbindung diese Eigenschaft im geringeren Grade als die Dimethylverbindung, das Theobromin.

Sowohl dem Imidazol, als auch dem Pyrimidin kommt noch keine besondere Wirkung zu, erst der Kombination beider Ringsysteme. Ein ähnliches sehen wir bei der Betrachtung des Benzols und Pyridins, sowie des aus beiden kombinierten Chinolinringsystems.

Lusini [2]) hat verschiedene Harnsäurederivate, Alloxan (Mesoxalylharnstoff)

$$HN \begin{matrix} CO.HN \\ CO.CO \end{matrix} CO$$

Alloxantin $CO.NH.CO.NH.CO.\overset{|}{C}(OH).\overset{|}{C}(OH).CO.NH.CO.NH.CO$

Parabansäure (Oxalylharnstoff) $HN \begin{matrix} CO.NH \\ CO.CO \end{matrix}$ auf Giftwirkung unter-

sucht und gefunden, daß ihre Wirksamkeit von der Ureidgruppe $CO \begin{matrix} NH \\ NH \end{matrix}$

und nicht von der Imidgruppe $HN \begin{matrix} CO \\ CO \end{matrix}$ herrührt, da die Wirkung des

Succinimids $CO.CH_2.CH_2.CO.NH$ und Chloralimids $(CCl_3.CH:NH)_3$ wesentlich von der der genannten Körper abweicht.

Alloxan ist am stärksten, Parabansäure am schwächsten giftig. Sie machen alle diastolischen Herzstillstand. Im Organismus werden alle drei zerstört. Nach Verfütterung von Alloxan finden sich nur äußerst geringe Mengen Alloxantin und Parabansäure im Harne; nach Alloxantinfütterung schwache Spuren von Alloxantin, außerdem geringe Mengen Dialursäure, Parabansäure und Murexid; nach Parabansäure nur sehr geringe Spuren der eingeführten Substanz.

Analog dem Alloxantin aber schwächer wirken die Salze der Purpursäure (Murexid); bei Warmblütern ist Murexid inaktiv. Bei direkter Herzwirkung tritt diastolischer Stillstand auf. Murexid wird unzersetzt eliminiert (Lusini).

---

[1]) H. Dreser, Pflüger's Arch. **102.** 1.
[2]) Annal. di chim. e farm. **21.** 241. **22.** 385.

Methylimidazol erzeugt bei Hunden Erbrechen, starke Atemnot und darauffolgende Lähmung des Atemzentrums[1]).

Die Pyrimidinderivate Thymin, Cytosin und Uracil werden in beträchtlichen Mengen im Harn wieder ausgeschieden; sie wirken weder auf den Eiweißstoffwechsel, noch diuretisch und keineswegs toxisch[2]).

Azinpurine nennen F. Sachs und G. Meyerheim[3]) Substanzen, die sich von den Purinen dadurch unterscheiden, daß nicht wie bei ihnen ein Imidazolring mit dem Pyrimidin, also ein 5- und ein 6-Ring verbunden ist, sondern ein Pyrazinring, also zwei Sechsringe miteinander vereinigt sind. Die Grundsubstanz ist also

$$
\begin{array}{ccc}
N = CH & & \\
| & | & \\
CH & C - N = CH \\
\| & \| & | \\
N - C - N = CH
\end{array}
$$

Die physiologischen Wirkungen sind denen der entsprechenden Purinverbindungen ähnlich, die harntreibende ist zwar noch vorhanden, aber nicht verstärkt, die krampferregende dagegen erhöht.

9. Wirkung der Carbonylgruppe.
A. Aldehydgruppe.

Die Wirkung der Aldehydgruppe scheint mit der chemischen Reaktionsfähigkeit derselben in engen Beziehungen zu stehen.

Formaldehyd H.CHO zeigt ungemein reizende Eigenschaften auf alle Schleimhäute, stark härtende Eigenschaften für Gewebe, sowie intensive antiseptische Fähigkeiten, welche diese Substanz gegenwärtig in den Vordergrund des Interesses gebracht haben. Acetaldehyd CH_3.CHO läßt die Wirkung der Aldehydgruppe, sowie der Alkylgruppe hervortreten. Dieser Körper macht Anästhesie, Schlaf und vorher ruft er einen Erregungszustand hervor. In viel stärkerer Weise und viel nachhaltender macht diese Erscheinungen der polymere Paraldehyd $(CH_3.CHO)_3$. Giftiger wirkt aber Metaldehyd $(CH_3.CHO)x$. Auch im Chloral CCl_3.CHO scheint die Aldehydgruppe an der Schlaf machenden und vorher erregenden Wirkung beteiligt zu sein. **Mit dem Eintritt von Hydroxylgruppen in die Aldehyde bzw. mit der Kondensation zu Aldolen sinkt die Wirksamkeit dieser Körper bedeutend herab.** Die Zucker (Aldosen) haben wohl infolge der abschwächenden Wirkung der vielen Hydroxylgruppen gar keine Schlaf machende Wirkung mehr. Es scheint durch den Eintritt von Hydroxylgruppen in Aldehyd der Angriffspunkt im Organismus verändert zu sein.

Glykolaldehyd $\begin{array}{c} CH_2.OH \\ \cdot \\ CHO \end{array}$ der einfachste Zucker, tötet in Dosen von 10 g Kaninchen[4]).

---

[1]) K. Kowalevsky, Biochem. Zeitschr. 23. 4. (1910).
[2]) Lafayette. B. Mendel und Viktor C. Myers, Americ. Journ. Physiol. 26. 77.
[3]) BB. 41. 2957 (1908).
[4]) P. Mayer, HS. 38. 154 (1903).

Glyoxal $\begin{matrix} \text{CHO} \\ \text{CHO} \end{matrix}$ ist sehr giftig; 0,2 g töten einen 7 kg schweren Hund[1]).

Die aromatischen Aldehyde sind von geringer Giftigkeit. Bei der großen Resistenz des Kernes, wird in erster Linie die Aldehydgruppe im Organismus zur Carboxylgruppe oxydiert, es verliert daher die Verbindung rasch ihre ursprüngliche Wirkung und wir haben es dann mit der Wirkung einer Carbonsäure zu tun, welche ja meist gering ist, und nur in relativ großen Dosen und nur in bestimmten Stellungen giftige oder pharmakodynamisch verwertbare Wirkung zeigt. Es tritt nur bei stark reizenden Körpern eine giftige Wirkung durch Veränderungen auf den Schleimhäuten auf. Die einfachste Form eines aromatischen Aldehyds, der Benzaldehyd C_6H_5.CHO, wird zu Benzoesäure C_6H_5. COOH oxydiert und ist von geringer Giftigkeit. 1 g Benzaldehyd tötet eine Katze von 1800 g, wirkt auf das Zentralnervensystem und erregt tonische Zuckungen [2]). α—Furfurol C_4H_3O.CHO (Aldehyd der Brenzschleimsäure) wird im Organismus zu dieser oxydiert. Bei subcutaner Verabreichung wirkt es durch motorische Lähmung sehr giftig[3]), indem es neben Narkose starke lokale Reizung verursacht, während es vom Magen namentlich in Verbindung mit Alkalien gegeben, gar keine Vergiftungssymptome hervorruft. Nach Lepine [4]) erzeugen Injektionen von Furfurol sofort Beschleunigung des Herzschlages, Blutdruckerniedrigung, Beschleunigung, später Verflachung der Atmung, leichte Krämpfe, Diarrhöe, Schläfrigkeit, Speichelfluß und schließlich Tod. Lokal bewirkt Furfurol totale Anästhesie der Cornea und Conjunctiva und Verengerung der Pupillen. Für den Menschen wären etwa 10 g Furfurol bei direkter Einführung in die Blutbahn die tödliche Dosis. Furfurin $C_3H_3N_2(C_4H_3O)_3$, Derivat des Glyoxalins, wirkt ähnlich wie Furfurol. Furfuralkohol C_4H_3O.CH_2.OH wirkt toxisch, macht Respirationslähmung, zunächst aber eine Zunahme der Atemfrequenz[5]).

Protocatechualdehyd $\overset{\text{OH}}{\underset{\text{CHO}}{\bigcirc}}\text{OH}$ und Methylvanillin $\overset{\text{OCH}_3}{\underset{\text{CHO}}{\bigcirc}}\text{OCH}_3$ haben

bei subcutaner Einführung vorübergehende Störung in Form von motorischer Reizbarkeit und Paralysen zur Folge. Methylvanillin hat auch eine gewisse hypnotische Wirkung, Vanillin und Isovanillin (p-Methyl-

---

[1]) J. Pohl, AePP. 37. 415.
[2]) Jordan, Dorpater Arbeiten XI./XII. 293.
[3]) Chemiker-Zeitung 1902. 73.
[4]) C. r. s. b. 1887. 437.
[5]) E. Erdmann, AePP. 48. 233 (1902).

protocatechualdehyd), werden dagegen auch bei intravenöser Einführung

gut vertragen[1]). Piperonal (Heliotropin) $\underset{\overset{O}{\diagdown}\underset{O}{\diagup}CH_2}{\text{CHO}}$ geht im Organis-

mus in Piperonylsäure $\underset{\overset{O}{\diagdown}\underset{O}{\diagup}CH_2}{\text{COOH}}$ über und ist bei Warmblütern phy-

siologisch unwirksam [2]). Bei Fröschen lähmt es äußerst schnell das Zentralnervensystem. Die Wirkung wird durch Strychnin aufgehoben [3]).

10. Wirkung der Carbonylgruppe.
B. Ketone.

Den Ketonen kommen im allgemeinen jene Wirkungen zu, welche für die Gruppe der Alkohole eigentümlich sind u. z. Narkose und Herabsetzung des Blutdruckes. Die Wirkung der einzelnen Glieder der Ketonreihe ist nicht gleich und es scheint, als wenn die Stärke der Wirkung zunächst mit der Zunahme des Molekulargewichtes wachsen würde. Aber dieses ist nicht ausschließlich maßgebend, da beim Methylnonylketon $CH_3.CO.(CH_2)_8.CH_3$ nur eine gewisse Trägheit und geringere Reaktion gegen Reize eintreten, so daß die Differenz in der Wirkung verschiedener Ketone wohl hauptsächlich auf die Anwesenheit der verschiedenen Alkylgruppen im Molekül zu beziehen ist. Nach Pietro Albertoni und Bisenti [4]) haben Aceton $CH_3.CO.CH_3$ und Acetessigsäure $CH_3.CO.CH_2.COOH$ die unangenehmen Nebenwirkungen, daß sie das Nierenepithel schädigen und dadurch Albuminurie hervorrufen. Aceton wird nach Albertoni [5]) im Organismus sonst gut vertragen und ist weniger giftig, als Äthylalkohol.

Aceton wirkt in großen Dosen betäubend und lähmend. Es macht Nekrobiose des Nierenepithels[6]). Hund und Kaninchen scheiden es zu 77% wieder aus. Die Kondensationsprodukte des Acetons verhalten sich folgendermaßen.

Mesityloxyd $\underset{CH_3}{\overset{CH_3}{>}}C = CH.CO.CH_3$ macht Narkose,

Phoron $\underset{CH_3}{\overset{CH_3}{>}}C = CH-CO-CH = C\underset{CH_3}{\overset{CH_3}{<}}$ macht Darmreizung und Narkose.

---

[1]) Annali di chim. 1896. 481.

[2]) A. Heffter, AePP. 35. 342.

[3]) H. Kleist, Bericht v. Schimmel & Co. in Miltitz bei Leipzig.

[4]) AePP. 23. 393 (1887).

[5]) AePP. 18. 218.

[6]) Coßmann, Münchener med. Wochenschr. 1903. 1556, Albertoni und Bisenti, AePP. 23. 393 (1887); L. Schwarz, AePP. 40. 175.

Beide Substanzen verwandeln sich im Organismus in geschwefelte Ketone[1].

Isopropylalkohol $CH_3.CH(OH).CH_3$ verwandelt sich im Organismus zum Teil durch Oxydation in Aceton, zum Teil wird er unverändert ausgeschieden.

Die β-Acetylpropionsäure (Lävulinsäure) $CH_3.CO.CH_2.CH_2.COOH$ ist beim Menschen giftig[2], die leicht in Aceton und Kohlensäure zerfallende Acetessigsäure ist relativ wenig giftig, nur schädigt sie, wie erwähnt, das Nierenepithel und in größeren Dosen ruft sie diabetisches Coma hervor.

Nach Albanese und Parabini[3] haben alle der Ketongruppe angehörigen Körper eine ähnliche Wirkung. Die aliphatischen Ketone haben infolge der Alkylgruppen Schlaf machende Wirkung, ebenso die gemischten. Aceton (Dimethylketon), $CH_3.CO.CH_3$ erzeugt einen Zustand von Trunkenheit und Erregung der Herztätigkeit, späterhin Lähmung des Zentralnervensystems. Diäthylketon $C_2H_5.CO.C_2H_5$ zeigt sich deutlich als Schlafmittel, welches die Herztätigkeit nicht beeinflußt. Dipropylketon $C_3H_7.CO.C_3H_7$ ist ein leichtes Schlafmittel. Die CH_3-Gruppe bei den aliphatischen Ketonen scheint keinen, die C_2H_5-Gruppe einen günstigen Einfluß auf die hypnotische Wirkung zu haben. Benzophenon $C_6H_5.CO.C_6H_5$ wirkt hypnotisch, wenn auch schwächer, wie die aliphatischen Ketone. Die gemischten Ketone zeigen Wirkungen, welche sowohl der Ketongruppe, als auch den aliphatischen Alkylen entsprechen, während die aromatische Gruppe an der Wirkung nicht mitbeteiligt ist. Methylphenylketon $C_6H_5.CO.CH_3$ ruft Lähmungserscheinungen hervor. Äthylphenylketon $C_6H_5.CO.C_2H_5$ und Propylphenylketon $C_6H_5.CO.C_3H_7$ rufen Schlaf hervor. Äthylphenylketon ist der wirksamere Körper. Die Stärke der Wirkung scheint mit der Zunahme der Molekulargewichte zu wachsen[4].

11. Bedeutung des Eintrittes von Säuregruppen.

Diejenigen Stoffe, welche im Organismus Paarungen eingehen, sind stets giftig, und es ist eine Hauptaufgabe des Organismus, solche Stoffe in die ganz oder wenigstens verhältnismäßig indifferenten gepaarten Verbindungen mit Glykokoll, Schwefelsäure oder Glykuronsäure überzuführen, also in eine Säure zu verwandeln. Der Ersatz von Wasserstoff der Hydroxylgruppen durch Säuregruppen bewirkt, obwohl das Molekül eigentlich chemisch nicht tangiert wird, eine starke Veränderung in bezug auf die physiologische Wirkung. Der Eintritt von sauren Gruppen schwächt die physiologische Wirkung bedeutend oder hebt sie ganz auf. Die Untersuchungen von P. Ehrlich haben gezeigt, daß basische Farbstoffe das Gehirngrau färben, überhaupt färben sie Nervensubstanz sehr gut, sie sind daher als Neurotrope zu betrachten. Die Farbsäuren hingegen färben Nervensubstanz nicht, und insbesondere die substituierten Sulfo-

---

[1]) L. Lewin, AePP. 56. 346 (1907).
[2]) W. Weintraud, AePP. 34. 367.
[3]) Ann. di Chim. e Farm. 1892. 124 u. 225.
[4]) L. Lewin, Toxikologie, p. 192.

säuren färben die Gewebe keineswegs. Wir sehen vor allem bei den
Phenolen, welche ja starke Gifte sind, daß man beim Ersatz der Hydroxylgruppen durch Schwefelsäure zu ungiftigen Körpern gelangt. Während
Phenol $C_6H_5 . OH$ giftig ist, ist die Phenolätherschwefelsäure $C_6H_5 . O.$
SO_3H ganz ungiftig. Dasselbe ist auch für eine Reihe anderer Verbindungen bekannt. So ist Phenyldimethylpyrazol[1]) giftig, während
Phenyldimethylpyrazolsulfosäure bei Kaninchen, selbst bei intravenösen
Injektionen von 5—6 g gar keine merkbare Wirkung zeigt. Es wird hier
durch den Eintritt der Schwefelsäuregruppe die Giftigkeit der Substanz
wesentlich herabgesetzt. Dieselben Erscheinungen sind auch für Morphin
bekannt. Während Morphin eine eminente hypnotische Wirkung hat,
und diese hypnotische Wirkung schon in ganz kleinen Dosen ausübt,
geht der Morphinätherschwefelsäure diese Wirkung gänzlich ab. Sie
zeigt nur in erheblich großen Dosen bei einer äußerst geringen Giftigkeit
physiologische Effekte, welche an die Wirkungen der Codeingruppe
erinnern[2]). Bei den soeben besprochenen Körpern wird aber durch
den Eintritt der Sulfosäure diejenige Gruppe, das Hydroxyl, welche
den Gesamtkörper zur Wirkung gelangen läßt, verschlossen. Aber
dieselbe Wirkung hat das Eintreten der Sulfosäuregruppe auch bei
solchen Körpern, deren wirksame Gruppe durch das Eintreten der
Schwefelsäure nicht tangiert wird. Die Nitroderivate haben bekanntlich eine starke Giftwirkung und zwar bedingt durch die Nitrogruppe.
Tritt aber an eine aromatische Nitroverbindung, eine Carboxyl- oder
eine Sulfosäuregruppe, oder können beim Passieren durch den Organismus oxydativ Carboxylgruppen entstehen, so kommt der Giftcharakter der Nitrogruppe wenig oder gar nicht zum Vorschein. Das
schon in kleinen Mengen giftige Martiusgelb (Dinitronaphthol) wird durch
die Überführung in die Sulfosäure (Naphtholgelb S) durchaus unschädlich[3]),
ein Beweis, daß die Entgiftung durch die Sulfosäure die Nitrowirkung
vollständig aufheben kann. Auch andere Farbstoffe, bei denen Sulfosäuren im Molekül vorhanden, sind absolut unschädlich, auch bei Ein-
gaben sehr großer Dosen. Arloing und Cazeneuve[4]) untersuchten
Roccellinrot und Roccellin B., die Nitroderivate der Roccellinsulfosäure
und der α-Naphthylaminazo-β-naphtholdisulfosäure und fanden sie absolut unschädlich.

Es ist für den physiologischen Effekt gleichgültig, ob die eintretende
Gruppe-SO_3H am Sauerstoff oder am Kohlenstoff gebunden ist, ob es
sich um eine Ätherschwefelsäure oder eine aromatische Sulfosäure
handelt. Sowohl die Phenylschwefelsäure $C_6H_5 . O . SO_3H$ als auch die

Phenolsulfosäure $C_6H_4 \Big\langle{ {OH} \atop {SO_3H} }$ sind ganz ungiftig. Nur die Eigenschaft

der neuen Substanz als Säure zu funktionieren, bedingt deren Ungiftigkeit.

---

[1]) H. Tappeiner, AePP. 37. 325.
[2]) Stolnikow, HS. 8. 235 (1883—84).
[3]) Th. Weyl, BB. 21. 512 (1888).
[4]) Arch. de physiol. [3] 9. 356.

Ätherschwefelsäure $C_2H_5.O.SO_3H$ ist ungiftig und verläßt den Organismus unverändert, Äthylsulfosäure ist ebenfalls ungiftig und wird im Organismus nicht verändert. Das Natriumsalz der Äthylschwefelsäure zeigt keinerlei Wirkung, die Säure selbst hat reine

Säurewirkung[1]). Isoäthionsäure $\overset{\cdot}{\underset{}{\begin{smallmatrix}CH_2.OH\\CH_2.SO_3H\end{smallmatrix}}}$ wird zum Teil oxydiert, ist

aber wirkungslos. Taurin (Aminoäthylsulfosäure) $\overset{\cdot}{\underset{}{\begin{smallmatrix}CH_2.NH_2\\CH_2.SO_3H\end{smallmatrix}}}$ bildet beim

Kaninchen (im Gegensatz zu den Carnivoren) keine Taurocarbaminsäure

$\overset{\cdot}{\underset{}{\begin{smallmatrix}CH_2.NH.CO.NH_2\\CH_2.SO_3H\end{smallmatrix}}}$. An Kaninchen verfütterte Taurocarbaminsäure

wird unverändert ausgeschieden. Disulfätholsäure $\overset{\cdot}{\underset{}{\begin{smallmatrix}CH_2.SO_3H\\CH_2.SO_3H\end{smallmatrix}}}$ wird un-

verändert ausgeschieden[2]).

Die Giftigkeit der Säuren ist durchaus nicht immer Funktion ihrer Dissoziation. Die Stärke der Salpetersäure ist fast so groß wie die der Salzsäure und doch ist dieselbe bedeutend weniger giftig. Die Schwefelsäure ist fast nur halb so stark, wie die Salpetersäure und doch töten beide Säuren in gleicher Zeit. Daher ist die physiologische Wirkung einer Säure nicht allein von ihrem Dissoziationsgrad abhängig, Nitrate und Sulfate sind bedeutend giftiger als Chloride.

Bei den organischen Säuren sieht man keine gesetzmäßigen Beziehungen oder einen Parallelismus zwischen physiologischer Wirkung und Dissoziationsgröße. Bei den organischen Säuren ist die Dissoziationskonstante kein Maß ihrer Giftwirkung[3]).

Bei der künstlichen Parthenogenese erweist sich für die Membranbildung am Echinodermenei die chemische Konstitution der Säuren für deren Wirkung von großer Bedeutung. Kohlensäure und Fettsäuren sind sehr wirksam, starke Mineralsäuren, sowie zwei- und dreibasische organische Säuren unwirksam. Die Oxysäuren sind weniger wirksam als die entsprechenden einbasischen Fettsäuren. Mit der Zunahme der Kohlenstoffatome nimmt die Wirksamkeit der Fettsäure zu, der Eintritt einer Hydroxylgruppe hat die entgegengesetzte Wirkung, die gerade Kette der Kohlenstoffatome ist wirksamer als die verzweigte. Die Differenz der Wirkung beruht auf den Beziehungen zwischen Konstitution und Geschwindigkeit der Absorption der Säuren durch das Ei[4]).

Für die physiologische Wirksamkeit der Säuren ist aber nicht lediglich ihr Dissoziationsgrad maßgebend; so hat es sich in der Untersuchung von Jacques Löb gezeigt, daß es sich für die Hervorrufung der Membranbildung nur um die in das Ei eingedrungene Säuremenge handelt und die Wirksamkeit daher abhängig ist von dem Verteilungskoeffizienten

[1]) Keiji Uyada, Ther. Mon. 1910. Jan.
[2]) E. Salkowski, Virchow's Arch. 66. 315.
[3]) Alexander Szili, Pflüger's Archiv. 130. 134 (1909).
[4]) Jacques Löb, Künstliche Parthenogenese, Berlin, 1909.

der Säure. Hierbei ist die Zeit, welche erforderlich ist, einen bestimmten Prozentsatz der Eier zur Membranbildung zu veranlassen, um so kürzer, je größer die Zahl der Kohlenstoffatome der Säure ist, analog dem Verhalten der Alkohole, deren narkotische und hämolytische Wirksamkeit ebenfalls für die Glieder derselben Reihe unter Zunahme der Zahl der Kohlenstoffatome wächst.

Die Wirksamkeit der Alkohole nun läuft parallel ihren Teilungskoeffizienten zwischen Lipoid und Wasser und die relative physiologische Wirksamkeit der Alkohole muß dann in erster Linie durch die relative Geschwindigkeit der Absorption derselben durch die Zelle bedingt sein[1]).

p-Aminodiphenylamin macht bei einzelnen Individuen eine mäßige Dermatitis, ebenso p-Aminophenyltolylamin, auch 1.2. Naphthylendiamin wirken in gleicher Weise. Alle drei Basen erzeugen diese Hautreizungen erst nach etwa 8—10 Tagen. Auch p-Aminophenol und p-Phenylendiamin erzeugen Dermatitis. Durch Sulfurierung werden diese Eigenschaften aufgehoben[2]).

Der Einfluß der Gegenwart einer Carboxylgruppe zeigt sich deutlich auch beim Vergleiche von Cholin und Betain, welche sich wie Alkohol zur Säure verhalten.

$$\text{Cholin } (CH_3)_3 \equiv N \Big\langle {}^{CH_2.CH_2.OH}_{OH} \qquad \text{Betain } (CH_3)_3 \equiv N \Big\langle {}^{CH_2.COOH}_{OH}$$

Cholin, der Alkohol, ist schwach wirksam, Betain, die Säure, ganz unwirksam.

Betainchlorid ruft in größeren Dosen bei kleineren Tieren Durchfall, Erbrechen und starke Speichelsekretion hervor und scheint auch das Herz anzugreifen. Bei subcutaner Injektion größerer Dosen treten Nekrosen auf. Bei Kaninchen und Katzen erscheint verfüttertes Betain zum Teil als solches im Harn, daneben tritt auch vielleicht Trimethylamin auf[3]).

Über den Einfluß des Carboxyls auf die Fettreihe hat Fodera[4]) Untersuchungen angestellt, bei welchen er an Fröschen und Säugetieren mit Essigsäure, Propionsäure, Buttersäure, Valeriansäure, Adipinsäure, Malonsäure, Bernsteinsäure und Brenztraubensäure experimentierte und zu folgenden Ergebnissen kam. Der Eintritt des Carboxyls in die Moleküle der Fettreihe erhöht deren Toxizität. Indem aber die Verbindungen durch das Anwachsen der Carboxyle im Moleküle immer weniger leicht oxydierbar werden, so werden für die Säugetiere Substanzen, welche zwei Carboxyle enthalten, weniger aktiv, als die mit nur einem (die Oxalsäure würde hier eine Ausnahme bilden). Das Carboxyl an und für sich hat cerebral lähmende Wirkung. Die größere Giftigkeit der Malonsäure bei intravenösen Injektionen bei Säugetieren im Vergleich zu Essigsäure ist auf die besondere chemische Konstitution der Malonsäure und ihre geringe Stabilität zurückzuführen, durch die es wahrscheinlich im Organismus zur Bildung von Kohlensäure kommt.

---

[1]) Biochem. Zeitschr. **15**. 258 (1909).
[2]) E. Tomaszczewsky und E. Erdmann, Münchener med. Wochenschr. **1906**. Nr. 8. 359*.
[3]) Arnt Kohlrausch, Zentralbl. f. Physiol. **23**. 143.
[4]) Arch. di Farmacol. **1894**. 417.

Von großem therapeutischen Interesse, sowie von großem Interesse für die Synthese von Arzneimitteln ist der Eintritt von Carboxylgruppen in aromatische Verbindungen [1]). Eine Anzahl aromatischer Verbindungen werden relativ ungiftig, wenn in ihre Moleküle die mit Sauerstoff gesättigte und im Organismus nicht weiter oxydierbare Carboxylgruppe eingeführt wird. Benzol wird intern in Dosen von 2 bis 8 g pro die vertragen. Die entsprechende Carbonsäure, Benzoesäure, ist viel weniger giftig. 12—16 g pro die werden ganz gut vertragen und vom Menschen als Hippursäure ausgeschieden. Ein Plus an eingeführter Benzoesäure wird als solche ausgeschieden. Naphthalin ist in größeren Dosen giftig. Naphthalincarbonsäure $C_{10}H_7.COOH$ macht keine physiologischen Wirkungen oder Störungen und passiert den Organismus unverändert. Phenol kann man in Dosen von 1—2 g geben, bei welchen es aber schon giftig zu wirken anfängt. Wir kennen nun drei dem Phenol entsprechende Carbonsäuren. m- und p-Oxybenzoesäure sind selbst in großen Dosen unschädlich und therapeutisch unwirksam, hingegen wird Salicylsäure (die o-Verbindung), welche die einzig wirksame ist und stark antiseptisch und antifebril wirkt, in Dosen von 4—6 g pro die noch sehr gut vertragen. Es wird also Phenol durch Eintritt von Carboxyl in zwei Stellungen gänzlich unwirksam gemacht, in einer, (der o - Stellung), in einen wirksamen, aber weit weniger giftigen Körper verwandelt. Dabei ist zu bemerken, daß die elektrische Leitfähigkeit der Salicylsäure weitaus höher ist, als die der beiden isomeren Verbindungen. Brenzcatechin ist das giftigste der drei Dioxybenzole; in Dosen von 2—3 g pro die kann man es als ein Antipyreticum von rauschartig vorübergehender Wirkung benützen. Die entsprechende Carbonsäure (Protocatechusäure) hat in Dosen von 4 g keine toxische oder therapeutische Wirkung. Die Dioxybenzoesäuren und die ihnen entsprechenden Aldehyde sind für den menschlichen Organismus fast indifferent, sie wirken nicht antiseptisch und fast gar nicht antipyretisch [2]). Pyrogallol wirkt bekanntlich stark giftig, hauptsächlich wegen seiner reduzierenden Eigenschaften. Die entsprechende Carbonsäure, Gallussäure, ist nicht giftig und hat weder antipyretische noch antiseptische

---

[1]) M. v. Nencki, AePP. **30**. 300.
[2]) Pio Marfori, Ann. d. chimic. e farmac. **1896**. Nov.

Eigenschaften. Menschen vertragen 4—6 g Gallussäure pro die gut. β-Naphthol wirkt bei Hunden in Dosen von 1—1½ g tödlich. Die β-Naphthoesäure wirkt erst bei Hunden in Dosen von 4 g giftig, doch erholen sich die Tiere sehr bald vollständig. Auch o-Oxychinolin-carbonsäure ist selbst in größeren Dosen nicht giftig und wird unverändert im Harne ausgeschieden.

Im allgemeinen sind die aromatischen Kohlen-wasserstoffe und Phenole für den Tierkörper viel giftiger als die zugehörigen Carbonsäuren, d. h. durch den Eintritt der Carboxylgruppe in die aromatischen Verbindungen wird ebenso wie durch den Eintritt einer Sulfogruppe die Giftigkeit herabgesetzt oder ganz vernichtet. Während Benzol, Naphthalin, Phenol, Naphthol in den Geweben z. T. hydroxyliert werden, Benzol zu Phenol, Naphthalin zu Naphthol, Phenol zu Brenzcatechin und Hydrochinon, Naphthol zu Dioxynaphtholen, also die schon einfach hydroxylierten Körper zu zweifach hydroxylierten und sich dann erst diese Substanzen mit Schwefelsäure oder Glycuronsäure im Organismus paaren, unterliegen die aromatischen Carbonsäuren in den Geweben weit weniger der Oxydation und werden zum Teil ganz unverändert ausgeschieden oder sie paaren sich mit Aminoessigsäure.

Auch die Aminoverbindungen verlieren durch die Einführung des Carboxyls einen großen Teil ihrer toxischen Wirkung [1]). Das so heftig giftige Anilin wird durch Eintritt einer Carboxylgruppe fast ganz

entgiftet. Die m-Aminobenzoesäure $\underset{\text{COOH}}{\overset{\text{NH}_2}{\bigcirc}}$ wird nach den Untersuchungen von E. Salkowski selbst in Dosen von 5 g des Natriumsalzes gut vertragen und macht nur wenig Übelkeit. Schon das Eintreten von Hydroxylen in das Anilin vermag letzteres weniger giftig zu machen, so sind p-Aminophenol und o-Aminophenol weniger giftig als Anilin. Ganz ungiftig sind die entsprechenden Salicylsäuren, die o-Amino-

$$\text{salicylsäure } C_6H_3{\overset{\displaystyle \diagup \text{COOH (1)}}{\underset{\displaystyle \diagdown \text{NH}_2 \quad (3)}{-\text{OH} \quad (2)}}} \text{ und p-Aminosalicylsäure } C_6H_3{\overset{\displaystyle \diagup \text{COOH (1)}}{\underset{\displaystyle \diagdown \text{NH}_2 \quad (5)}{-\text{OH} \quad (2)}}}$$

sind selbst in Dosen von 10 g pro die für Menschen ganz unschädlich. Diese Regel, daß der Eintritt der Carboxylgruppe entgiftend wirkt, gilt auch für die zusammengesetzten aromatischen Verbindungen. o-Oxycarbanil (Carbonylaminophenol) $CO:N.C_6H_4.OH$ wird in Dosen von 2—3 g gut vertragen und erzeugt bei Fieber prompten Temperaturabfall. Die Verbindung selbst wird im Organismus weiter oxydiert und paart sich dann mit Schwefelsäure. Die entsprechende Carbonsäure

$$CO:N.C_6H_3{\overset{\displaystyle \diagup \text{OH}}{\diagdown \text{COOH}}}$$

aber ist selbst in Dosen von 5 g ungiftig und passiert den Organismus

---

[1]) M. v. Nencki und Boutmy, Archiv des sciences biolog. St. Petersbourg. 1. 62.

unverändert. Acetanilid (Antifebrin) $CH_3.CO.NH.C_6H_5$ ist weit weniger giftig als Anilin $NH_2.C_6H_5$ selbst. Es erzeugt in Dosen von $\frac{1}{4}$—1 g prompten Temperaturabfall und ist ein sehr kräftiges Antipyreticum. Die Malanilsäure $C_6H_5.NH.CO.CH_2.COOH$ kann man als ein Acetanilid auffassen, in welchem ein Wasserstoff des Methyls durch eine Carboxylgruppe ersetzt ist. Diese Malanilsäure, welche sich also vom Acetanilid nur durch die Gegenwart einer Carboxylgruppe unterscheidet, hat selbst in Dosen von 6 g beim Fiebernden gar keinen Effekt und wird unverändert ausgeschieden. Phenacetin (Acetyl-p-a-minophenoläthyläther) ist eines unserer bekanntesten antipyretischen Mittel, und wirkt in Dosen von $\frac{1}{2}$—1 g prompt bei Fieber. p-Phenacetincarbon-

$$\text{säure hingegen } C_6H_4\begin{cases} O.C_2H_5 \ (1) \\ NH.CO.CH_2.COOH \ (4) \end{cases} \text{ ist selbst in größeren Dosen}$$

indifferent. Der Ersatz eines Wasserstoffes also in der Seitenkette durch eine Carboxylgruppe hebt die toxische und therapeutische Wirkung des Phenacetins vollkommen auf. Dies ist um so interessanter, da man durch Ersatz des gleichen Wasserstoffes durch eine Aminogruppe einen ausgesprochen wirksamen Körper bekommt, das Phenokoll

$$C_6H_4\begin{cases} OC_2H_5 \\ NH.CO.CH_2.NH_2. \end{cases}$$

Lazzaro [1]) hat nun für diese Erscheinungen folgende Regel aufgestellt. Wenn im Anilin ein Wasserstoff im Benzolkern durch eine zusammengesetzte Gruppe, z. B. Sulfosäurerest in der Sulfanilsäure ersetzt wird, so geht die krampferregende Wirkung verloren, bleibt aber erhalten, wenn, wie im Bromanilin, nur ein einzelnes Element für den Wasserstoff eintritt.

Diese Regel von Lazzaro ist in dieser Form unrichtig.

Die Wirkung des Anilins oder analoger Körper geht verloren, weil durch den Eintritt der Sulfosäuregruppe der basische wirksame Körper in einen sauren, daher unwirksamen verwandelt wird. Beim Bromanilin geschieht diese Umwandlung nicht, daher geht der ursprüngliche Charakter nicht verloren.

Das Jod- oder Chlormethylat des Phenyldimethylpyrazols [2])

ruft starke Krämpfe, Lähmungserscheinungen und den Tod durch Atemstillstand hervor. Die Phenyldimethylpyrazolcarbonsäure hat qualitativ die gleiche, aber quantitativ etwas schwächere Wirkung.

---

[1]) Arch. per le scienze med. 15. 16.
[2]) H. Tappeiner, AePP. 28. 295.

$$\text{CH}_3 . \text{C} \quad \text{N} . \text{CH}_3$$
$$\text{H} . \text{C} - \text{C} . \text{COOH}$$

Noch viel geringere zentrale Wirkung besitzt die Phenylmethylcarbonsäure und ist erheblich weniger giftig als das ihr chemisch nahestehende Phenyldimethylpyrazolon. Wenn man auch das letzte Methyl durch die Carboxylgruppe ersetzt, so bekommt man die Phenylpyrazoldicarbonsäure, welche weniger giftig als die Phenyldimethylpyrazolcarbonsäure ist; es ändert sich aber auch der Wirkungscharakter, indem neben der Respirationslähmung auch die Herzlähmung in den Vordergrund tritt. Obgleich die Phenylmethylpyrazolcarbonsäure eine ähnliche Konstitution besitzt wie Antipyrin, so hat sie wegen der Anwesenheit der Carboxylgruppe keine temperaturherabsetzende Wirkung.

Pyrrol $\begin{matrix} \text{HC} & \text{CH} \\ \text{HC} & \text{CH} \\ & \text{N} \\ & \text{H} \end{matrix}$, welches nach Ginzberg[1]) schwer lähmend und

stark fäulniswidrig wirkt, wird durch Eintritt einer Carboxylgruppe unwirksam, denn die α-Carbopyrrolsäure COOH.C_4H_3.NH macht keine Vergiftung und wird als solche ausgeschieden.

Piperidinsäure macht beim Frosch Steigerung der Reflexerregbarkeit, Lähmung des Zentralnervensystems, Herzstillstand in der Diastole[2]).

Auch bei aliphatischen Nitrilen kommt es zu einer wesentlichen Entgiftung durch den Eintritt der Carboxylgruppe. Beim Vergleiche der Giftigkeit von Acetonitril dem cyanessigsauren Natrium gegenüber erweist sich ersteres als doppelt so giftig. Zimtsäurenitril ist doppelt so giftig als cyanzimtsaures Natrium[3]). Die Gruppe-SO_3H scheint sich analog zu verhalten, so daß Fiquet annimmt, daß man aus der Gruppe der Nitrile auf diese Weise dem Organismus zuträgliche Arzneimittel wird darstellen können (s. p. 92 ff.).

Der durch Einführung von Säuregruppen verloren gegangene physiologische Grundcharakter eines Körpers kann wieder auftreten, wenn man die Säuregruppe, welche die Reaktion mit dem Organismus verhindert, dadurch unwirksam macht, daß man sie verestert. (Beispiele: Cocain, Arecaidin.) So ist auch Tyrosin (p - Oxyphenyl α-aminopropionsäure) kein Gift, während der salzsaure Äthyläther des Tyrosins für Kaninchen stark giftig ist[4]).

Von besonderer Bedeutung für die Synthese der Arzneimittel ist die Anlagerung saurer Reste an wirksame, vorzüglich basische Körper

---

[1]) Diss. Königsberg. 1890.
[2]) Goldschmitt, Diss. Würzburg. 1884.
[3]) Fiquet, C. r. **130**. 942.
[4]) R. Cohn, HS. **14**. 189 (1890).

(Acylierung). Die beliebteste und verbreitetste Art ist die Acetylierung der Hydroxyl- oder Aminogruppe. Durch diese Anlagerung der sauren Reste wird der basische Charakter der Substanz nicht aufgehoben, ebensowenig ihre Wirkung. Es wird aber die Basizität oder der saure Charakter abgeschwächt und die Wirkung verlangsamt, denn solche Körper treten zum Teil in der Weise im Organismus in Wirkung, daß der saure Rest sich langsam abspaltet und dann die Base oder Säure zur Wirkung gelangt. Kann der in Aminogruppen substituierte saure Rest im Organismus nicht abgespalten oder aboxydiert werden, so kann dann auch die Base meist nicht ihren physiologischen Effekt auslösen. Die Art der eingeführten Gruppe (Acetyl-, Lactyl-, Salicyl- etc. -reste) hängt von dem Wunsche des Synthetikers ab, einen mehr oder minder leicht löslichen und resistenten Körper zu erhalten. Die Lactylderivate gehören bei den meisten Basen zu den löslichsten, schwerer löslich sind die Acetylderivate, dann folgen die Benzoyl- und schließlich die Salicylderivate, die letzteren sind häufig so schwer löslich und insbesondere so schwer im Organismus in die Komponenten spaltbar, daß die mit Salicylsäureresten oder anderen aromatischen Acylgruppen substituierte Base überhaupt nicht mehr zur Wirkung gelangt, z. B. Salicylphenetidid.

Von eigentümlicher Bedeutung ist die Gegenwart von Säureradikalen, welche einen Hydroxylwasserstoff in basischen Körpern ersetzen, insbesondere in Alkaloiden. Ekgoninmethylester wirkt gar nicht anästhesierend. Benzoylekgoninmethylester (Cocain) hingegen verdankt seine energische anästhesierende Wirkung dem Eintreten des Benzoylrestes. Tropin, sowie eine Reihe anderer Alkaloide erweisen sich [1]) als cocainartig wirkend, wenn man den Benzoylrest anlagert. Ebenso konnten Cash und Dunstan [2]) zeigen, daß die große Giftigkeit des Aconitins mit der Gegenwart von Acetyl- und Benzoylgruppen im Molekül im innigsten Zusammenhange steht. Spaltet man diese ab, so erhält man einen wirkungslosen Körper. Schon die bloße Abspaltung des Acetylrestes im Aconitin macht eine auffällige Abnahme der Giftigkeit und vernichtet völlig die stimulierende Wirkung des Aconitins auf das Respirationszentrum und den Lungenvagus.

Eine ähnliche, wenn auch viel schwächere Wirkung in dieser Richtung zeigen die Reste der Tropasäure und der Mandelsäure. Es besteht eine steigende Reihe in der Wirksamkeit von der Tropasäure durch die Mandelsäure zur Benzoesäure.

Die Bedeutung der Säuregruppen in Estern von hydroxylierten Basen, wie Tropin, Ekgonin, Morphin etc. wird ausführlich im Kapitel Alkaloide besprochen.

12. Bedeutung des Eintrittes von nicht oxydiertem Schwefel.

Wenn man gleichzeitig mit Cyaniden unterschwefligsaures Natron einem Tiere injiziert, so tritt eine Entgiftung der an und für sich giftigen

---

[1]) Filehne, Berliner klin. Wochenschr. 1887. 107.
[2]) Proc. Roy. Soc. London 68. 378 (1901).

Cyanide ein [1]). Dieselbe entgiftende Rolle kann der bleischwärzende Schwefel des nativen Eiweißes spielen und zwar die Sulfhydrylgruppe des Cystins. Die entstehenden Rhodanverbindungen CNSH sind, wenn auch pharmakologisch nicht unwirksam, so doch im Vergleich zu der Giftigkeit der Cyanide als ungiftig zu bezeichnen (s. p. 95).

Die einfachste organische Schwefelverbindung, Schwefelkohlenstoff CS_2, ist ein heftiges Gift. Kohlenoxysulfid COS verursacht schon in kleinen Mengen Erstickungstod. Nach den Untersuchungen von L. Lewin[2]) wird die Xanthogensäure gerade auf in Schwefelkohlenstoff und Alkohol gespalten. Es tritt nach Einführung von Xanthogensäure $CS{\Large\diagdown}^{OC_2H_5}_{SH}$ in geeigneter Dosis eine vollständige Anästhesie des ganzen Körpers ein, wie sie bereits früher bei Vergiftungen mit Schwefelkohlenstoff beim Menschen beobachtet wurde. Die xanthogensauren Alkalien sind vorzügliche Konservierungs- und Desinfektionsmittel. Sie können in jeder Beziehung eine medikamentöse Verwendung des dazu gänzlich ungeeigneten Schwefelkohlenstoffs ersetzen.

Die Mercaptane $C_n H_{2n+1}$.SH zeichnen sich bekanntlich durch einen äußerst intensiven Geruch aus, der mit der Zunahme des Molekulargewichtes ansteigt. Die in der Stinkdrüse von Skunks (Mephithis mephitica) vorkommenden Mercaptane Butylmercaptan C_4H_9.SH und Amylmercaptan C_5H_{11}.SH gehören zu den intensivst riechenden Substanzen, die wir kennen[3]). Schwefeläthyl $^{C_2H_5}_{C_2H_5}{\Large\diagdown}$S hingegen ist physiologisch ein ganz indifferenter Körper von schwachem Geruch. Nach Curci[4]) wirkt Methylsulfid CH_3.S.CH_3 zentral lähmend. Aber die Giftigkeit der Mercaptane ist geringer als die des Schwefelwasserstoffes. Es scheinen die Alkylgruppen auf den Schwefelwasserstoff entgiftend zu wirken[5]). Methylmercaptan CH_3.SH wirkt ähnlich wie Schwefelwasserstoff, vor allem auf das Respirationszentrum. Die Tiere werden bald nach dem Einatmen unruhig und zeigen eine stark beschleunigte Respiration, hierauf Lähmung der Extremitäten und Krämpfe, schließlich tritt der Tod durch Atmungslähmung ein. Bei Injektion der Kalkverbindung des Methylmercaptans zeigen sich ebenfalls Vergiftungserscheinungen[6]). Trimethylsulfiniumjodid $(CH_3)_3$SJ hat die Curarewirkung der Ammoniumbasen. Trimethylsulfiniumoxydhydrat $(CH_3)_3$S(OH) wirkt noch stärker curareartig, aber es erzeugt auch ein Excitationsphänomen (Curci, A. J. Kunkel).

Pharmakologische Untersuchungen über Thioverbindungen sind nicht sehr zahlreich. Nach den Untersuchungen von A. Döllken macht Thiosinamin (Allylthioharnstoff) NH_2.CS.NH (CH_2 : CH.CH_2) Nar-

---

[1]) S. Lang, AePP. **36**. 75.
[2]) Virchow's Arch. **78**. 1879.
[3]) Aldrich, American Journ. of experim. med. **1**. 323.
[4]) Arch. di farmacol. **4**. 2. 80. (1896).
[5]) Rekowski, Arch. des Sc. biol. St. Petersburg. **2**. 205 (1893).
[6]) M. f. C. **10**. 862 (1889) und AePP. **28**. 206.

kose, Tod durch Lungenödem und Hydrothorax [1]). Propylenpseudothioharnstoff $NH: C(SC_3H_6)NH_2$ macht starke Reflexsteigerung, Tetanus und Krämpfe. Bei innerlicher Verabreichung werden die Tiere apathisch und deren Reflex herabgesetzt. Propylenharnstoff $C_3H_6.NH.CO.NH_2$ hingegen verursacht eine bedeutende Steigerung der Reflexe. Alle drei Substanzen haben einen Einfluß auf die Respiration. Sie erregen zuerst das Zentralnervensystem, um es dann zu lähmen. Aber nur bei langsamer Resorption zeigt sich die erregende Wirkung des Thiosinamins [2]).

Thioharnstoff $SC \begin{smallmatrix} NH_2 \\ NH_2 \end{smallmatrix}$ macht lang gesteigerte Puls- und Atemfrequenz [3]).

Er tötet nach Binet bei subcutaner Injektion Frösche zu 10 g, Meerschweinchen zu 4 g pro kg Tier [4]). Er hebt zunächst zentral die willkürlichen Bewegungen, dann die Reflexe auf, ohne Störungen der Sensibilität zu verursachen; das Herz wird allmählich gelähmt, bei Warmblütern erfolgt der Tod ohne Konvulsionen, bei Fröschen kann die Wirkung mit tetanischen Erscheinungen beginnen. Das Blut zeigt spektroskopisch keine Veränderungen [5]). Nach Lusini und Calilebe ist Thioharnstoff nicht giftiger als gewöhnlicher Harnstoff. Thioharnstoff kommt nach französischen Autoren in kleineren Mengen im normalen Harn vor.

Bei Untersuchung von Phenylthioharnstoff $C_6H_5.NH.CS.NH_2$, Äthylthioharnstoff $C_2H_5.NH.CS.NH_2$ und Acetylthioharnstoff

$$CH_3.CO.NH.CS.NH_2$$

finden sich folgende Verhältnisse: Äthylthioharnstoff ist nahezu ganz unwirksam, die beiden anderen wirken wie Thiosinamin, Phenylthioharnstoff indes anscheinend stärker.

Allylthioharnstoff ist wegen der Seitenkette mit doppelter Bindung höchst giftig (s. oben). Die zweifach substituierten Derivate waren wieder unschädlich, wenn die Alkyle gleich waren und giftig, sobald zwei verschiedene Alkyle da waren [6]).

Diphenylthioharnstoff ist, wie schon erwähnt, ebenso wie alle anderen Diphenylverbindungen unwirksam.

Dimethylthioharnstoff $CH_3.NH.CS.NH.CH_3$ macht intravenös injiziert eine kurz dauernde leichte Narkose.

Allylphenylthioharnstoff macht intravenös injiziert krampfähnliche Bewegungen, Speicheln, Zittern, Flankenatmen des Versuchstieres.

Methyläthylthioharnstoff bewirkt gesteigerteAtemfrequenz, Schwäche und Schlafsucht, in den nächsten Tagen Reflexsteigerung und Tetanus, Tod. Äthylenthioharnstoff wirkt schwach narkotisch.

Verbindungen dieser Reihe mit symmetrischer Anordnung, wie Harnstoff. sind sehr schwach wirksam oder unwirksam. — Die übrigen,

[1]) AePP. **38**. 321 (1897).
[2]) Deutsche med. Wochenschr. **1901**. Nr. 35. p. 591.
[3]) Lange, Diss. Rostock. 1894.
[4]) Rev. med. d. l. Suisse Rom. **1893**. 540, 628.
[5]) Annali di Farmacoterap. **1897**.
[6]) A. Döllken, AePP. **38**. 321 (1897).

bei denen nur eine NH_2-Gruppe mit einem Radikal verbunden ist und die, welche doppelt alkyliert sind, aber mit ungleichen Radikalen, sind sehr energisch wirksam. Gleiche Wirkungen haben sie keineswegs. Die mit der Pseudoformel $HN:C(SH)(NH_2)$ entfernen sich in ihrer Wirkung am meisten vom Harnstoff und Thioharnstoff $H_2N.CS.NH_2$. Näher den letzteren stehen die monalkylierten Verbindungen, während die dialkylierten mit verschiedenen Radikalen die Mitte zwischen beiden einnehmen.

Nicht eine bestimmte Gruppe, sondern die Art der Verknüpfung ist hier für die Wirkung maßgebend.

Smith[1]) untersuchte Carbaminthiosäureäthylester (Thiurethan) $NH_2.CO.S.C_2H_5$ und Thiocarbaminsäureäthylester (Xanthogenamid) $SC \Big\langle \begin{smallmatrix} NH_2 \\ O.C_2H_5 \end{smallmatrix}$. Der letztere ist viel giftiger, der erstere machte nur eine kleine Appetitstörung. In diesen Kohlensäurederivaten bildet die Substitution von Schwefel für Sauerstoff eine Verbindung, welche viel giftiger ist, wenn der Schwefel die $CS.OH$-Stelle einnimmt, als wenn er den Sauerstoff in der Hydroxylgruppe $CO.SH$ ersetzt.

Schwefelhaltige Säuren der Fettreihe, in denen der Schwefel mit ein oder zwei Sauerstoffatomen zusammenhängt, wirken nicht giftig. Der organisch festgebundene Schwefel, wie beim Thiophen, im Ichthyol u. s. f. bewirkt neben seinen antiseptischen und antiparasitären Eigenschaften eine wesentliche Vermehrung der Resorption, eine Wirkung, welche an die Jodwirkung erinnert, pharmakologisch aber mit ihr keineswegs identisch ist.

Die cyclischen Verbindungen mit substituiertem Schwefel zeigen überdies auffällige schmerzstillende Eigenschaft, welche nur dem Eintritte von Schwefel in diese Gruppen zuzuschreiben ist.

Eine ähnliche entgiftende Wirkung wie sie Schwefel auf Cyan ausübt, indem er noch aktives, aber weitaus weniger giftiges Rhodan erzeugt, übt Schwefel nach den Untersuchungen von Edinger und Treupel[2]) auf Chinolin aus. Chinolin ist ein starkes Protoplasmagift. Erhitzt man Chinolin mit Schwefel, so erhält man Thiochinanthren $NC_9H_5 \Big\langle \begin{smallmatrix} S \\ S \end{smallmatrix} \Big\rangle H_5C_9N$. Dieses Thiochinanthren ist ungiftig und überhaupt wirkungslos. Hingegen sollen alle Chinolinrhodanate stark antiseptisch wirken[3]).

Die Thioaldehyde $CH_2(OH)(SH)$ wirken energischer als die Aldehyde und insbesondere Trithioaldehyd $S \Big\langle \begin{smallmatrix} CH_3.CH.S \\ CH_3.CH.S \end{smallmatrix} \Big\rangle CH.CH_3$ wirkt stärker und

---

[1]) Pflüger's Arch. 53. 481.
[2]) Ther. Mon. 1898. 422.
[3]) Journ. f. prakt. Ch. [2] 54. 340. [2] 66. 209. BB. 30. 2418 (1897).

nachhaltender als Paraldehyd ($CH_3 . CHO_3$). Paraldehyd wirkt nicht auf das Herz, aber hypnotisch. Thioaldehyd wirkt hypnotisch und auf das Herz stark giftig [1]).

13. Bedeutung der doppelten und dreifachen Bindung.

Es läßt sich der Satz formulieren: Körper mit doppelter Bindung sind giftiger als die entsprechenden gesättigten Substanzen. (Loew.)

Während die Alkohole im allgemeinen keine besondere Giftigkeit zeigen, konnte Mießner [2]) bei Arbeitern, die Allylalkohol aus Glycerin und Oxalsäure darstellten, sehr schwere Vergiftungserscheinungen beobachten. Er fand starke Sekretion aus den Augen und Nase, Druckschmerz des Kopfes und der Augen, tagelang anhaltende Weitsichtigkeit. Während Propylalkohol $CH_3 . CH_2 . CH_2 . OH$ ungiftig ist und nur einen Rauschzustand macht, erzeugt der ungesättigte Allylalkohol $CH_2 : CH . CH_2 . OH$ Beschleunigung der Atmung, Lähmungen und Tod durch Respirationsstillstand. Er erzeugt keinen Rausch, sondern wirkt nur depressiv. Dem Allylalkohol geht die für alle Alkohole der gesättigten Reihe typische narkotische Wirkung ab. Die eigentümliche stark giftige Wirkung des Allylalkohols ist seinem Charakter als ungesättigte Verbindung, seiner doppelten Bindung der Kohlenstoffatome zuzuschreiben.

Charakteristisch für die Wirkung des Allylalkohols ist die heftige Schleimhautreizung, die starke Gefäßerweiterung und die dadurch verursachte starke Blutdrucksenkung. Damit ist auch ein beträchtlicher Eiweißverlust verbunden. Allylalkohol ist fünfzigmal so giftig als Propylalkohol. Daß die hohe Giftigkeit dieser Verbindung tatsächlich mit der doppelten Bindung zusammenhängt, zeigt eine Reihe von analogen Verhältnissen bei anderen Körpern mit doppelter Bindung der Kohlenstoffatome.

So ist Dijodacetyliden $CJ : JC$ äußerst energisch giftig und zwar so giftig, daß die Wirkung die der meisten Gifte übertrifft [3]). Es hemmt in stärkster Verdünnung die Entwickelung von Mikroorganismen. Per os gegeben ist es wegen seiner Schwerlöslichkeit ein weit schwächeres Gift, während die Dämpfe von Säugetieren eingeatmet diese töten. Der ungesättigte Charakter der Verbindung und die dreifache Bindung bedingt die Giftigkeit des Dijodacetylidens. Aber auch Acetylendijodid $JHC : CHJ$ ist giftig, viel giftiger als Jodoform CHJ_3 und die Giftwirkung beruht nicht auf dem Jodgehalte allein.

Vom Vinylaminchlorhydrat $CH_2 : CH . NH_2$ wirken 0.025—0.03 g pro kg beim Kaninchen in 4—6 Stunden letal.

Merkwürdigerweise ist Allylamin $CH_2 : CH . CH_2 . NH_2$ durchaus ohne Wirkung [4]).

Isoallylamin $CH_3 . CH : CH . NH_2$ hat die Gruppe $- C : CH . NH_2$, welche dem Allylamin fehlt.

---

[1]) Lusıni, Ann. di chim. e di farmacol. 15. 14.
[2]) Berliner klin. Wochenschr. 1891. 819.
[3]) O. Loew, Zeitschr. f. Biol. 37. 222.
[4]) Levaditi, Arch. intern. de pharmacod. 8. 1. 48.

Es ist sehr stark giftig. Nach S. Gabriel und C. v. Hirsch [1]) ist die toxische Dosis pro Kilo Körpergewicht bei Ziegen 0.01 g. Die Wirkung des Giftes erstreckt sich eigentümlicherweise auf eine ganz bestimmte Stelle, nämlich auf den sogenannten Papillaranteil der Niere.

Das äußerst giftige ungesättigte Crotonöl verliert durch Reduktion mit Wasserstoff seine Reizwirkung auf das Auge und führt bei Kaninchen und Hunden in großen Dosen innerlich gegeben, weder Durchfall noch Entzündung herbei [2]).

Ölsäure wirkt hämolysierend und wirkt bei Kaninchen so, daß die Erythrocyten und das Hämoglobin sowohl bei Verfütterung, als auch bei subcutaner Einverleibung des Natriumsalzes zurückgehen [3]).

Das Chlorhydrat des Trimethylenimin $CH_2\Big\langle\begin{smallmatrix}CH_2\\CH_2\end{smallmatrix}\Big\rangle NH$ macht in Dosen von 0.45 g pro kg Tier keine toxische Wirkung. Erst 2.21 g pro kg machen nervöse Symptome, Atemstörungen, aber keine Nierenveränderung.

Von Camphylamin $C_8H_{14}\Big\langle\begin{smallmatrix}C-NH_2\\ \|\\ CH\end{smallmatrix}$ wirken 0.45 g pro kg Tier rapid toxisch. Es macht Erregung, Lähmung, intermittierende Krämpfe aber keine Veränderung in den Organen. Kleinere Dosen erzeugen schwere nervöse Erscheinungen. Die Gruppe- $C: CH.NH_2$ ist vorhanden, aber eng an einen aromatischen Komplex gebunden. Auch bei den Untersuchungen von Heymans zeigte es sich, daß die Wirkungen der aromatischen CN-Verbindungen ganz anders ist als die der aliphatischen (s. p. 93).

Schön läßt sich die giftige Wirkung der doppelten Bindung an den Körpern der Safrolgruppe [4]) erweisen.

Die Körper der Safrolgruppe haben alle eine Seitenkette mit doppelter Bindung.

Safrol selbst $\underset{O}{\overset{CH_2.CH:CH_2}{\bigcirc}} \underset{O}{>} CH_2$ ist Allylbrenzcatechinmethylenäther.

Es ist bei weitem giftiger als alle bis nun untersuchten ätherischen Öle, es bewirkt eine Herabsetzung des Blutdruckes durch Lähmung der vasomotorischen Zentren. Safrol bewirkt gerade so wie der gelbe Phosphor in einer Reihe von Organen hochgradigste fettige Entartung, vorwiegend in der Leber und den Nieren, es entsteht ein ausgesprochener Ikterus. Daher ist Safrol eine für Menschen stark giftige Substanz.

Isosafrol ist der Methylenäther des Propenylbrenzcatechins. Statt der Allylgruppe steht die isomere Propenylgruppe.

---

[1]) BB. **29.** 2747 (1896).
[2]) C. Paal und Karl Roth und Heintz, BB. **42.** 1546 (1909).
[3]) E. S. Faust, AePP. **1908.** Suppl. Schmiedeberg-Festschrift 171.
[4]) Arthur Heffter, AePP. **35.** 342.

$$CH : CH . CH_3$$

Isosafrol ist in gleicher Dosis weniger giftig. Bei der Safrolvergiftung fehlen alle Erscheinungen von seiten des Zentralnervensystems vollkommen. Eine sehr bald auftretende und rasch zunehmende Schwäche und Hinfälligkeit sind das einzige Symptom. Diese fehlt fast ganz bei der Isosafrolwirkung; vielmehr treten hier deutlich nervöse Erscheinungen auf, Taumeln, sogar Krämpfe. Pathologische Befunde geben uns eine deutliche Aufklärung über diesen Unterschied der Vergiftungsbilder an Versuchstieren: Beim Safrol eine starke deletäre Einwirkung auf den Stoffwechsel, die sich durch hochgradige Verfettung, wie bei der Phosphorvergiftung, charakterisiert; beim Isosafrol das völlige Fehlen jeder Degeneration und nur die Veränderungen, die durch längeren Nahrungsmangel hervorgerufen wurden. Da die Allylverbindungen einen höheren Wärmewert besitzen als die Propenylverbindungen, so sind sie auch die labileren und gehen mit dem Protoplasma heftigere Reaktionen ein, während das stabilere Propenylderivat es unbeeinflußt läßt.

Auch Anethol $CH_3 . O . C_6H_4 . CH : CH . CH_3$ bringt wegen seiner doppelten Bindung in Dosen von zwei Gramm beim Menschen Kopfschmerzen und leichten Rausch hervor. Pulegon aus Poley - Öl

$$CH_3 . CH \Big\langle {{CH_2 . CO} \atop {CH_2 . CH_2}} \Big\rangle C : C(CH_3)_2 \text{ macht fettige Degeneration der Organe}$$

und Phosphorismus (Steigen der N-Ausscheidung). Durch Wasserstoffanlagerung entsteht Menthol, welches von viel geringerer Giftigkeit ist.

Menthon $\dfrac{H_3C}{H_3C}\Big\rangle CH . CH \Big\langle \genfrac{}{}{0pt}{}{C\ C}{C\ CO} \Big\rangle CH . CH_3$ (Ketohexahydro-p-cymol) ist weit

weniger giftig als Carvon $\dfrac{H_2C}{H_3C}\Big\rangle C . HC \Big\langle \genfrac{}{}{0pt}{}{H_2C\ CH}{H_2C\ CO} \Big\rangle C . CH_3$ (Keto - dihydro - p-

cymol). An Stelle der zwei doppelten Bindungen des Carvons ist Anlagerung von zwei Wasserstoffen getreten[1]).

Piperinsäure, welche der Protocatechusäure analog gebaut ist, besitzt eine Seitenkette mit doppelter Bindung

$$1 . 2 . 4\ C_6H_3 (O . CH_2 . O) . CH : CH . CH : CH . COOH$$

und lähmt bei Fröschen das Zentralnervensystem und stellt das Herz in der Diastole still. Hingegen ist die analoge Piperonylsäure

---

[1]) H. Hildebrandt, HS. **36.** 453 (1902).

$$1.2.4.C_6H_3.(O.CH_2.O).COOH,$$

welcher die Seitenkette mit doppelter Bindung fehlt, zu 5 g beim Menschen ganz indifferent, ebenso Piperonal $C_6H_3(O.CH_2.O).CHO$.

Denselben Einfluß der doppelten Bindung sehen wir bei Vergleichung des schwach giftigen Cholins mit dem stark giftigen Neurin.

Cholin (Trimethyläthylammoniumhydroxyd)

$$(CH_3)_3 \equiv N \Big\langle \begin{matrix} CH_2 . CH_2 . OH \\ OH \end{matrix}$$

Neurin (Trimethylvinylammoniumhydroxyd)

$$(CH_3)_3 \equiv N \Big\langle \begin{matrix} CH : CH_2 \\ OH \end{matrix}$$

Wird dem Neurin noch Wasserstoff entzogen, so erhält man Acetenyl-trimethylammoniumhydroxyd [1])

$$(CH_3)_3 \equiv N \Big\langle \begin{matrix} C : CH \\ OH, \end{matrix}$$

welches noch viel giftiger ist als Neurin. Intravenös injiziert bewirkt es bei Warmblütern Stillstand der Herztätigkeit und Respiration, wie Schmidt gezeigt hat.

Eine Ausnahme macht nur das von Hans H. Meyer untersuchte Allyl-trimethylammoniumhydroxyd $(CH_3)_3 N.CH_2.CH:CH_2$, das Homologe

$$| \atop OH$$

des Neurins, welches aber nur schwach giftig ist.

Interessant ist auch, daß die ungesättigte Aconitsäure CH. (COOH): C (COOH).CH_2 (COOH) unwirksam ist. 2 g einem Kaninchen subcutan injiziert, erzeugten nur durch kurze Zeit Unruhe.

Allylsenföl $CH_2 : CH . CH_2 . NCS$ ist nach Mitscherlich giftig, da 4.0 g Kaninchen in 2 Stunden, 15.0 g in $\frac{1}{4}$ Stunde töten. Acrolein $CH_2 : CH.CHO$, Crotonaldehyd $CH_3. CH : CH.CHO$ [2]) sind aber wieder giftiger als die entsprechenden gesättigten Verbindungen. Acrolein wirkt sogar auf kleine Tiere narkotisch. Crotonaldehyd macht Dyspnoe, allgemeine Lähmung, lokale Ätzung.

14. Unterschiede in der Wirkung bedingt durch Stellungsisomerien.

Nach den Untersuchungen von Bokorny [3]) an Pflanzen und niederen Tieren bestehen Unterschiede in der Giftigkeit zwischen o- und p-Verbindungen und zwar in dem Sinne, daß die p-Verbindungen meist die giftigeren sind. Doch ist diese Regel keineswegs von allge-

---

[1]) Liebig's Ann. **267**. 249.
[2]) AePP. **18**. 239.
[3]) Journ. f. prakt. Ch. **36**. 272.

meiner Gültigkeit. p-Nitrophenol $\langle\ \rangle$ ist stärker giftig als m-Nitrophenol.

$\langle\ \rangle$OH, dieses als o-Nitrophenol[1]) $\langle\ \rangle$OH, ebenso ist p-Nitrotoluol

$\langle\ \rangle$ giftiger als o-Nitrotoluol $\langle\ \rangle$CH$_3$. Dasselbe Verhältnis zeigt sich

bei den Toluidinen. Auch ist p-Bromtoluol $\langle\ \rangle$ durch große Giftigkeit ausgezeichnet.

Doch ist nur die Wirkungsdifferenz allgemeine Regel, keineswegs
aber das Überwiegen des toxischen Effektes der p-Verbindungen über
die o-Reihe; denn viele Verbindungen zeigen ein gegenteiliges Verhalten,
die o-Verbindungen sind die giftigeren. o-Nitrobenzaldehyd $\langle\ \rangle$CHO

ist giftiger als die p-Verbindung $\langle\ \rangle$. Beim Anisidin $CH_3.O.C_6H_4$

.NH$_2$ scheint die p-Verbindung weniger schädlich zu wirken als die
o-Verbindung. Auch beim Oxybenzaldehyd ist die o-Verbindung

$\langle\ \rangle$OH schädlicher als die p-Verbindung $\langle\ \rangle$. Sehr hervorstechend

ist der Unterschied bei den sehr giftigen Phenylendiaminchlorhydraten

wo die o-Verbindung $\langle\ \rangle$NH$_2$ erheblich wirksamer ist als die p-, diese

als die m-Verbindung [2]).

---

[1]) Dubois Arch. **1889**. Suppl.-Bd. 272.
[2]) Dubois und Vignon, C. r. **107**.

Bei einer Reihe von Verbindungen konnte kein Unterschied wahrgenommen werden, so bei dem Dimethyltoluidin. p- und m-Oxybenzoesäuren sind beide unwirksam [1]), während die o-Verbindung (Salicyl-

säure) $\underset{\text{OH}}{\bigcirc}^{\text{COOH}}$ die bekannten energischen Wirkungen ausübt.

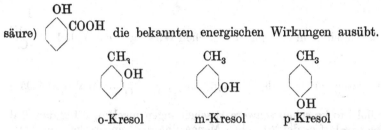

o-Kresol   m-Kresol   p-Kresol

Beim Kaninchen [2]) ist m-Kresol etwas weniger giftig als Phenol, Phenol weniger giftig als o- und p-Kresol. o-Kresol ist giftiger als m-Kresol. p-Kresol ist das giftigste.

Für die Maus ist p-Kresol doppelt so giftig als Phenol, o-Kresol ebenso giftig, m-Kresol weniger giftig als Phenol. Dasselbe gilt von den Natriumsalzen. Die drei isomeren Kresole haben untereinander eine verschiedene Giftigkeit. (Nur für den Frosch sind die Kresole weniger giftig als Phenol) [3]).

Die drei isomeren Aminobenzoesäuren zeigen ein abweichendes Verhalten. Die o-Verbindung ist die giftigste [4]).

Die drei isomeren Aminooxybenzoesäuren sind alle wenig giftig.

In ihren antiseptischen Fähigkeiten ist die o-Verbindung $\underset{\text{COOH}}{\overset{\text{NH}_2}{\bigcirc}}^{\text{OH}}$

den beiden anderen überlegen.

Unter den Dioxybenzolen ist die o-Verbindung, Brenzcatechin, die giftigste.

Brenzcatechin   Resorcin   Hydrochinon

Ihm steht die p-Verbindung, Hydrochinon, in bezug auf die Giftigkeit am nächsten, während Resorcin, die m-Verbindung, sich als am wenigsten giftig erwies. Ebenso verhält es sich mit der antifermentativen Wirkung dieser Körper, sowie mit der antipyretischen, doch ist die Anwendung des Brenzcatechins als Antipyreticum streng zu vermeiden. Gibbs und Hare [5]) fanden als tödliche Dosis des Brenzcatechin 0.06 g

[1]) HS. 1. 259 (1878).
[2]) Meili, Diss. Bern. 1891.
[3]) Karl Tollens, AePP. 52. 220 (1904).
[4]) H. Hildebrandt, HB. 3. 369 (1903).
[5]) Dubois Arch. f. Physiol. 1889. Suppl.-Bd. 272.

pro kg, Hydrochinon 0.1 g pro kg, während Resorcin erst tödlich wirkte, wenn 1 g pro kg angewendet wurde.

Wie die Dioxybenzole, so zeigen auch die Trioxybenzole große

Verschiedenheiten in der physiologischen Wirkung. Pyrogallol $\bigcirc\substack{\text{OH} \\ \text{OH} \\ \text{OH}}$

ist bei weitem giftiger als Phloroglucin $\text{HO}\bigcirc\substack{\text{OH}}\text{OH}$. Während 0.05 g

Pyrogallol pro kg schon schwere Erscheinungen machen, 0.1 g den Tod bewirken, bedarf es der 20 fachen Menge Phloroglucin pro kg, um letale Wirkungen auszuüben. Sowohl Phloroglucin als Pyrogallol hemmen den Puls, reizen den Vagus, verändern das Aussehen des Blutes. Beide töten durch direkte oder indirekte Aufhebung der Atmung.

Die ausgedehnten Untersuchungen von Gibbs und Hare über die Wirkung isomerer Verbindungen auf den tierischen Organismus zeigten, daß die Nitrophenole der Giftigkeit nach in folgender Ordnung stehen: die p-Verbindung ist die giftigste, dann folgt die m-Verbindung und die o-Verbindung ist die am wenigsten giftigste. Sie töten alle durch Herzlähmung und haben keinen Einfluß auf die Körperwärme. Die Angriffspunkte und die Wirkungsweise sind also gleiche, trotz der Verschiedenheiten in der Stellung der Gruppen. Nur eine Differenz besteht: die o- und m-Verbindung reizen den Vagus, während die p-Verbindung seine Tätigkeit schwächt.

Ebenso zeigen die Nitroaniline eine Abnahme der Giftigkeit von der p- über die m- zur o-Verbindung. Sie zeigen Symptome der Anilinvergiftung überhaupt, nämlich Methämoglobinbildung und bei großen Dosen starke Herzlähmung, ferner zeigen sie alle reizende Wirkung auf die peripheren Ausbreitungen des Vagus. Bemerkenswert ist, daß die p-Verbindung 10 mal so giftig ist als die o-Verbindung. Nitrobenzoesäuren aller Stellungen sind gänzlich unschädlich und unwirksam für den tierischen Organismus. Aber die drei Kresole zeigen hinwiederum erhebliche Unterschiede in bezug auf die Wirkung und die Giftigkeit. o-Kresol wirkt auf das Herz in kleinen Gaben lähmend ein. Schon in kleinen Gaben ist es ein Reizmittel für die Nervensubstanz des Hemmungsapparates, in größeren ein kräftig wirkendes Gift für alle Gewebe. Auch p-Kresol wirkt als Herzgift und in zweiter Linie auf die Nerven. Hingegen ist m-Kresol kein so starkes Herzgift und beeinflußt auch nicht den Hemmungsapparat, sondern wirkt mehr auf das vasomotorische System. Alle drei Kresole wirken lähmend auf das sensible und motorische System. Während die o- und p-Verbindung, die Hemmungsvorgänge, wie erwähnt, anregen, hat die m-Verbindung keine solche Wirkung. o-Kresol scheint von beiden das stärkere Reizmittel für die Hemmung zu sein und ist das stärkste Herzmittel der Gruppe. Ihm zunächst steht in dieser Hinsicht p-Kresol, während m-Kresol auf das Herz verhältnismäßig schwach wirkt. Hingegen scheint m-Kresol die vasomotorischen Nerven stärker anzugreifen als p-Kresol, wahrscheinlich aber nicht stärker als o-Kresol. Als Reizmittel für die Hemmungsnerven und Herzgifte bilden o- und p-Kresol eine Gruppe. Als Gifte für die vasomotorischen Nerven bilden o- und m-Kresol eine Gruppe.

Beim Kaninchen erweisen sich p-Cl- und p-Br-Toluol

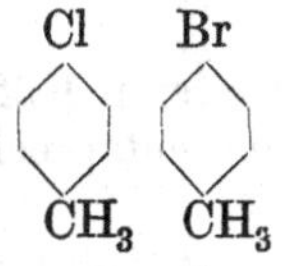

als die giftigsten, am wenigsten giftig sind die o-Verbindungen. In der

Mitte steht m-Chlortoluol[1)]

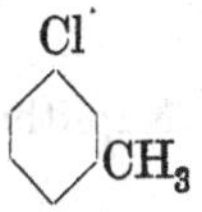

p-Brombenzoesäure 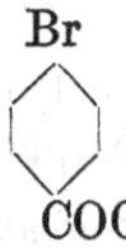   erwies sich bei Anwendung molekularer

Mengen als erheblich giftiger als o-Chlorbenzoesäure[2)]   . In

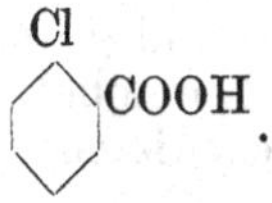

der Mitte steht m-Chlorbenzoesäure. Aber auch die o-Verbindung ist noch giftiger als Benzoesäure selbst.

Die drei isomeren Toluidine[3)] $CH_3.C_6H_4.NH_2$ zeigen in ihrer physiologischen Wirkung sehr große Ähnlichkeiten. Alle wirken wie Anilin $C_6H_5.NH_2$ zerstörend auf den roten Blutfarbstoff und bilden Methämoglobin. Sie lähmen das Rückenmark und wirken durch die Aufhebung der Atmung tödlich. Bei der Einspritzung in die Jugularis beträgt die letale Dosis des o-Toluidin 0.208 g pro kg beim Hunde, des m-Toluidin 0.125 g und 0.1 g die des p-Toluidin. Es steigt also die Giftigkeit vom o-Toluidin über m-Toluidin zum p-Toluidin. Bei der Acetylierung hingegen verhalten sich die drei Toluidine verschieden. Hier ist die p-Verbindung merkwürdigerweise unwirksam, und wie es scheint, auch die m-Verbindung. Beide sind völlig ungiftig, und giftige Eigenschaften kommen nur dem o-Acettoluid zu. Eine Temperatur herabsetzende Wirkung kommt nur dem m-Acettoluid zu, die p- und o-Verbindungen sind ohne bemerkenswerten Einfluß auf die Körperwärme. Ein unmittelbarer Zusammenhang zwischen der Temperatur vermindernden Wirkung und der Art der chemischen Umsetzung läßt sich nicht nachweisen. Denn existierte ein solcher, so müßte das o-Acettoluid, dessen chemisches Verhalten im Tierkörper dem des Antifebrins vollkommen analog ist, dem letzteren auch in bezug auf den antipyretischen Effekt am nächsten stehen. (Jaffé und Hilbert)[3)].

Erwähnenswert ist noch der frappante Unterschied in der Geschmackswirkung zwischen o- und p-Benzoesäuresulfinid.

[1)] H. Hildebrandt, HB. **3**. 369 (1903).
[2)] Ebenda p. 370.
[3)] Jaffé und Hilbert, HS. **12**. 295 (1888). H. Hildebrandt, HB. **3**. 372 (1903).

o-Benzoesäuresulfinid   p-Benzoesäuresulfinid

$$\text{SO}_2 \diagdown \text{CO} \diagup \text{NH} \qquad \text{SO}_2 \diagdown \text{CO} \diagup \text{NH}$$

Ersterer Körper, Saccharin, ist 500 mal so süß als Zucker, während die entsprechende p-Verbindung geschmacklos ist.

α-Naphthylamin ist giftiger als β-Naphthylamin[1]

α-Naphthol ist giftiger als β-Naphthol. Nach Maimo-witsch[2]) soll α-Naphthol dreimal weniger toxisch sein und dreimal stärkere antiseptische Eigenschaften als β-Naphthol besitzen.

α- und γ-Aminobuttersäure sind in bezug auf Narkose unwirksam; die β-Aminobuttersäure hat neben einer stark narkotischen Wirkung eine excitierende auf das Atmungszentrum aufzuweisen[3]).

α-Cocain

$$\begin{array}{ccc} \text{H}_2 & \text{H} & \text{H}_2 \\ \text{C} - \text{C} - \text{C} \\ & \text{N.CH}_3 & \text{C} \diagup \text{COO.CH}_3 \\ & & \diagdown \text{O.CO.C}_6\text{H}_5 \\ \text{C} - \text{C} - \text{C} \\ \text{H}_2 & \text{H} & \text{H}_2 \end{array}$$

unterscheidet sich nur durch die Stellung der Carboxylgruppe im Ekgoninkern von Cocain

$$\begin{array}{ccc} \text{H}_2 & \text{H} & \text{H} \\ \text{C} - \text{C} - \text{C.COO.CH}_3 \\ & \text{N.CH}_3 & \text{CH.O.CO.C}_6\text{H}_5 \\ \text{C} - \text{C} - \text{C} \\ \text{H}_2 & \text{H} & \text{H}_2 \end{array}$$

ruft aber keine Anästhesie hervor[4]).

In der Reihe der Purinbasen finden wir ebenfalls ein ganz charakteristisches Beispiel dafür. Die drei stellungsisomeren Dimethylxanthine Theobromin, Theophyllin, Paraxanthin, haben eine identische diuretische

[1]) Petrini, Arch. di Farmacol. 5. 574 (1897). Presse médicale 1894. 13. I.
[2]) Deutsches Arch. f. klin. Med. 1894.
[3]) W. Sternberg, Zeitschr. f. klin. Med. 38. 65.
[4]) R. Willstätter, BB. 29. 1575. 2216 (1896).

Wirkung, doch wirkt Theophyllin weitaus kräftiger als Theobromin. Paraxanthin übertrifft an Wirkungsstärke Theophyllin bedeutend [1]).

Theobromin (3,7 Dimethylxanthin)   Theophyllin (1,3 Dimethylxanthin)

$$
\begin{array}{cc}
NH - CO & CH_3 . N - CO \\
| \qquad | \qquad CH_3 & | \qquad | \qquad \qquad H \\
CO \quad C - N & CO \quad C - N \\
| \qquad || \qquad CH & | \qquad || \qquad CH \\
CH_3 . N - C - N & CH_3 . N - C - N
\end{array}
$$

Paraxanthin (1,7 Dimethylxanthin)

$$
\begin{array}{c}
CH_3 . N - CO \\
| \qquad | \qquad CH_3 \\
CO \quad C - N \\
| \qquad || \qquad CH \\
HN - C - N
\end{array}
$$

Bei Cis-Transisomeren liegen folgende Beobachtungen vor:

Von den Hexahydrobenzylamincarbonsäuren sind die Cisverbindungen farblose, betäubend riechende Öle, die Transverbindungen fest und geruchlos. Die beiden N-Methylvinyldiacetonalkamine (stabil und labil) verhalten sich in Form ihrer Mandelsäureester physiologisch verschieden. Die stabile Verbindung ist unwirksam, die labile erzeugt Mydriasis.

Die Cisstellung der Hydroxylgruppe zu zwei Alkyl-, resp. zwei Alkylenresten ist hier, wie bei allen verwandten Verbindungen (s. bei Cocain) die physiologisch-aktive Raumgruppierung.

Die mydriatisch aktiven Isomeren haben folgende Raumformeln:

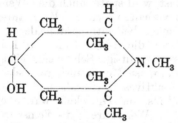

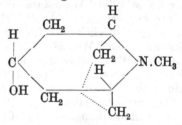

N-Methylvinyldiacetonalkamin   Tropin physiol.-aktiv
physiol.-aktiv

d-Ekgonin (physiologisch-aktiv)   Pseudoekgonin (physiol.-inakt.)

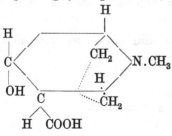

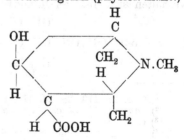

[1]) O. Schmiedeberg, BB. 34. 2550 (1901).

15. Stereochemisch bedingte Wirkungsdifferenzen.

Wir haben in vorhergehendem gesehen, wie Stellungsisomerien ein durchaus verschiedenes physiologisches Verhalten verursachen. Ebenso bedingen Stereoisomerien verschiedenes physiologisches Verhalten.

Die sehr auffallende Tatsache, daß zwei Substanzen, welche völlig gleiche Gruppierungen enthalten und nur durch eine differente Anordnung im Raume sich unterscheiden, in ihrem physiologischen Verhalten wesentlich voneinander abweichen, hat zuerst Louis Pasteur beobachtet, der sofort auch den einzig richtigen Schluß zog, daß die physiologische Wirkung von der Lagerung der Atome im Raume abhängig ist.

L. Pasteur[1]) beobachtete, daß Penicilium glaucum und andere Pilze auf einer optisch inaktiven Weinsäurelösung gezüchtet, die Lösung optisch aktiv machten, so daß eine linksdrehende Lösung resultierte. Die Mikroorganismen hatten also aus der racemischen Weinsäure (Traubensäure), die wir uns aus gleichen Teilen rechts- und linksaktiver Weinsäure zusammengesetzt vorstellen, die rechtsdrehende (d-Wein-

$$\text{säure) COOH.}\overset{\overset{\displaystyle OH}{|}}{\underset{\underset{\displaystyle H}{|}}{C}} - \overset{\overset{\displaystyle H}{|}}{\underset{\underset{\displaystyle OH}{|}}{C}}\text{.COOH als Nahrungsmittel verbraucht, die links-}$$

drehende fast unberührt gelassen. Diese Pilze verwerten also die rechtsdrehende Weinsäure als Nahrungsmittel, während vorerst die linksdrehende, trotz des sonst gleichen Baues, nicht ausgenützt wird. Erst sobald die d-Weinsäure verbraucht ist, wird später auch die l-Weinsäure angegriffen[2]). Ähnlich different verhalten sich die Weinsäuren in ihrer Giftigkeit für höhere Organismen bei intraperitonealer Injektion. Die l-Weinsäure ist die giftigste, die d-Weinsäure nur halb so giftig, die Traubensäure nur ein Viertel so giftig. Sehr wenig giftig, wenigstens weniger giftig als Traubensäure ist Mesoweinsäure, welche ein optisch l-aktives und ein optisch d-aktives C enthält und daher selbst optisch inaktiv ist. Das Verhältnis der Giftigkeit war nach den Untersuchungen von Chabrie[3]) l - Weinsäure: d - Weinsäure: Traubensäure: Mesoweinsäure = 31: 14: 8: 6. Bei Verfütterung an Tiere wird die l- und Mesoweinsäure am stärksten, viel weniger die d-Weinsäure, am wenigsten die Traubensäure oxydiert[4]). Ähnlich different verhalten sich die drei Mannosen[5]) und Arabinosen im Organismus[6]).

$$\text{l - Arabinose OH.CH}_2\text{.}\overset{\overset{\displaystyle OH}{|}}{\underset{\underset{\displaystyle H}{|}}{C}} - \overset{\overset{\displaystyle OH}{|}}{\underset{\underset{\displaystyle H}{|}}{C}} - \overset{\overset{\displaystyle H}{|}}{\underset{\underset{\displaystyle OH}{|}}{C}}\text{.CHO wird am besten ausgenützt,}$$

---

[1]) C. r. **32**. 110. **36**. 26. **37**. 110. **37**. 162.
[2]) Duclaux, Traité de Microbiologie, I. 220. Paris 1898.
[3]) C. r. **116**. 1140.
[4]) A. Brion, HS. **25**. 283 (1898).
[5]) C. Neuberg und Paul Mayer. HS. **37**. 530 (1903).
[6]) C. Neuberg und Wohlgemuth, BB. **34**. 1745 (1901).

$$H \quad H \quad OH$$
$$OH.CH_2.C - C - C.CHO \quad \text{d-Arabinose am schlechtesten, i-Arabinose}$$
$$OH \quad OH \quad H$$

steht in der Mitte zwischen beiden. Ähnliche Unterschiede zeigen sich im Verhalten der drei Arabonsäuren $OH.CH_2$ $(CH.OH)_3.COOH$ im Organismus.

Die Glukose schmeckt süß, die Mannose soll bitter schmecken [1]), was aber von C. Neuberg und P. Mayer bestritten wird [2]).

Die Weinsäuren haben verschiedene und verschieden starke Wirkungen auf das Herzhemmungszentrum und auf die vasomotorischen Zentren. Die d-Weinsäure ist physiologisch die inaktivste, sie hat auf das Hemmungszentrum eine schwache, kurzdauernde Wirkung und beeinflußt die Vasomotorenzentren nur ganz unbedeutend; die l-Weinsäure erwies sich am aktivsten, sie wirkt auf beide Zentren stark; die Traubensäure und die Mesoweinsäure wirken stärker wie die d-Weinsäure, aber schwächer wie die l-Weinsäure [3]).

J. Wohlgemuth beobachtete bei Verfütterung inaktiver Aminosäuren aus Eiweiß, dl-Tyrosin, dl-Leucin, dl-Asparaginsäure und dl-Glutaminsäure an Kaninchen, daß diese im tierischen Organismus zerlegt werden und zwar so, daß die im Organismus selbst vorkommende aktive Modifikation verbrannt wird, während die andere Komponente zum Teil im Harn unverändert ausgeschieden wird [4]). Nach Verfütterung racemischer Aminosäuren gelangt also sehr oft die im Körpereiweiß nicht vorkommende optisch-aktive Komponente zur Ausscheidung, während die im Körpereiweiß vorkommende verbrannt wird. Racemisches Valin wird durch Fäulniserreger asymmetrisch unter Bildung von l-Valin zerlegt [5]); der Angriff von racemischer Asparaginsäure [6]) und Glutaminsäure [7]) erfolgt dagegen symmetrisch.

Hefe vergärt d-Glukose, d-Mannose, d-Galaktose und d-Fructose, greift aber die Antipoden nicht an, aber man kann durch allmählichen Zusatz des anfangs nicht vergärbaren Zuckers die Hefe an die Vergärung des anfangs nicht gärbaren Zuckers gewöhnen. Das gleiche gelingt bei Bakterien [8]).

Stereoisomerie durch doppelte Bindung verursacht.

Das einfachste Beispiel dieser Art ist das besondere chemische wie physiologische Verhalten der Fumarsäure und Maleinsäure.

Maleinsäure Fumarsäure
$$H.C.COOH \quad\quad HOOC.C.H$$
$$\| \quad\quad\quad\quad \|$$
$$H.C.COOH \quad\quad H.C.COOH$$

[1]) Alberda van Ekenstein, Rec. Pays-Bas 15. 122 (1896).
[2]) C. Neuberg und P. Mayer, HS. 37, 545 (1903).
[3]) L. Karczag, Zeitschr. f. Biolog. 53. 218 (1910).
[4]) BB. 38. 2064 (1905).
[5]) C. Neuberg und Karczag, Bioch. Zeitschr. 18. 434 (1909).
[6]) C. Neuberg, ebenda 18, 431 (1909).
[7]) C. Neuberg, Archivio di fisiologia 7. 87 (1909).
[8]) Frankland, M. Gregor und J. R. Appleyard, J. Chem. Soc. 63. 1012 (1893).

Die labile Maleinsäure läßt sich durch bloßes Kochen mit Wasser in die stabile Fumarsäure umlagern. Durch die doppelte Bindung der beiden Kohlenstoffe ist eine sterische Isomerie bedingt. Die Maleinsäure ist für höhere Tiere giftig, die Fumarsäure ungiftig (Fodera, Ishizuka)[1]. Auch sonst ist es häufig, daß die labile, umlagerbare Form einer Verbindung viel wirksamer ist als die stabile, umgelagerte Form (s. p. 127).

In Lösungen von Maleinsäure entwickelt sich Penicilium glaucum schlecht oder gar nicht, wächst aber sehr gut in Fumarsäurelösungen.

Stereoisomerie durch asymmetrischen Kohlenstoff verursacht.

Die Beispiele des verschiedenen Verhaltens der Weinsäure dem Organismus gegenüber, sowie der Mannose und Arabinose und der Arabinsäure wurden oben erwähnt. Viel deutlicher wird die Verschiedenheit bei optischer Stereoisomerie bei den Alkaloiden.

$$\text{Cocain}\quad \begin{array}{l} H_2C—CH——CH.COO.CH_3 \\ \qquad\quad |\qquad\qquad \dot N.CH_3\ \ \dot CH.O.CO.C_6H_5 \\ H_2C—\dot CH——\dot CH_2 \end{array}$$

ist ein linksdrehender Körper, durch Erhitzen mit Alkalien gehen das im Cocain enthaltene l-Ekgonin und seine Derivate in d-Ekgonin über, von welchem d-Ekgonin aus man zu einem d-Cocain gelangen kann. Diese optische Inversion ist nicht ohne Einfluß auf die physiologische Wirkung, da die Abstumpfung der Sensibilität beim d-Cocain regelmäßig schneller eintritt und intensiver ist als beim l-Cocain, aber auch in kürzerer Zeit wieder verschwindet (P. Ehrlich, E. Poulsson)[2].

Ein ähnlicher Unterschied ist zwischen Cinchonin $C_{19}H_{22}N_2O$ und dem optisch isomeren linksdrehenden Cinchonidin nachweisbar. Letzteres wirkt viel langsamer, auch nur in etwas größeren Gaben, macht aber viel häufiger als Cinchonin Erbrechen, seine krampferregende Wirkung bei Tieren ist sehr ausgesprochen[3].

Auch bei dem wichtigsten Chinarindenalkaloid, dem linksaktiven Chinin $C_{19}H_{20}N_2$ (OH) (OCH$_3$) selbst konnte man eine Differenz seinem optischen Isomeren, dem Chinidin (Conchinin) (Pasteur), gegenüber beobachten. Conchinin wirkt febrifug, wie Chinin, ohne gleichzeitig narkotische Wirkung hervorzurufen, wie es Chinin macht (Macchiavelli[4])).

$$\text{Atropin}\qquad \begin{array}{l} \quad\ \ H\ \ H_2 \qquad\qquad\quad CH_2.OH \\ H_2C — C — C \\ \qquad\qquad\quad \big| N.CH_3 \quad CH.O.CO — CH \\ H_2C — C — C \\ \quad\ \ H\ \ H_2 \qquad\qquad\quad C_6H_5 \end{array}$$

---

[1] Malys Jahresber. f. Tierchemie. **26**. 97.
[2] AePP. **27**. 307.
[3] Pietro Albertoni, AePP. **15**. 272.
[4] Jahresber. über d. Fortschritte der Chemie. 1875. 772.

ist der Ester der Tropasäure (α-Phenyl-β-Oxypropionsäure)

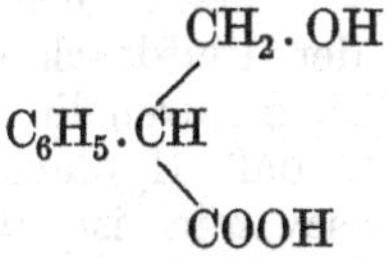

$$C_6H_5.\overset{\displaystyle CH_2.OH}{\underset{\displaystyle COOH}{CH}}$$

und der Tropin benannten Base. Diese Base läßt sich leicht in ihr geometrisch isomeres, das ψ-Tropin,

Tropin und ψ-Tropin

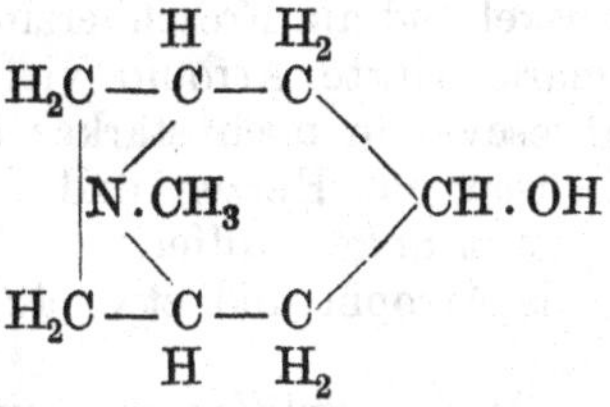

$$\begin{array}{c} \overset{\displaystyle H \quad H_2}{H_2C - C - C} \\ \Big| N.CH_3 \qquad \Big\rangle CH.OH \\ H_2C - C - C \\ H \quad H_2 \end{array}$$

umlagern. Während nun Atropin (Tropasäuretropin) und Homatropin $C_8H_{14}N.O.CO.CH(OH).C_6H_5$ (Mandelsäuretropin) mydriatisch wirken, kann diese typische Wirkung durch Tropasäure-ψ-tropin und Mandelsäure-ψ-tropin nicht hervorgerufen werden. Ganz analog verhalten sich die synthetischen niedrigeren Homologen dieser Basen, die N-Methylvinyldiacetonalkamine.

$$\begin{array}{c} CH.OH \\ H_3C\diagdown\overset{\displaystyle H_2C\diagup\;\diagdown CH_2}{\underset{\displaystyle H\diagup C \diagdown_N \diagup C}{}}\diagdown\overset{\displaystyle CH_3}{CH_3} \\ CH_3 \end{array}$$

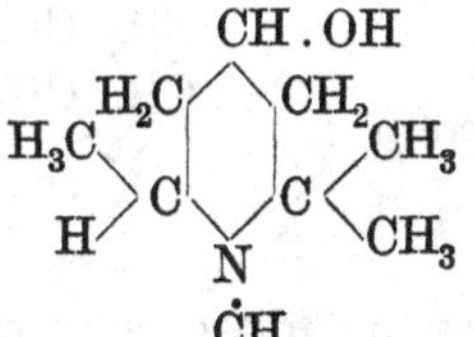

und zwar die α- und β-Verbindung[1]). Die Entstehung der beiden α- und β-N-Methylvinyldiacetonalkamine beruht auf dem Vorhandensein zweier asymmetrischer Kohlenstoffatome im Ring. Die β-Verbindung ist labil und läßt sich in die stabile α-Verbindung umlagern. Nur die Ester der β-Reihe, die den Verbindungen des Tropins gleichen, sind wirksam. Das Mandelsäurederivat der β-Base, welches labil ist, gleicht dem Homatropin, das der α-Verbindung, welche stabil ist, dem Mandelsäure-ψ-Tropin, letzteres ruft daher auch keine mydriatische Wirkung hervor (C. Harries)[2]) (s. p. 127).

Von großem physiologischen Interesse ist das verschiedene Verhalten der drei Adrenaline. Das l-Adrenalin ist das natürliche, in der Nebenniere vorkommende.

Durch Einspritzung von d-Adrenalin kann man Mäuse an große Mengen l-Adrenalin gewöhnen[3]).

---

[1]) Harries, BB. **29**. 2730 (1896).
[2]) Liebig's Ann. **269**. 328. 294. 336.
[3]) HS. **49**. 129 (1906), **61**. 119 (1909), **62**. 404 (1909).

d-Adrenalin macht bei gleicher Dosis am Froschauge keine Pupillen-erweiterung und beim Säugetier keine Zuckerausscheidung[1]).

l-Adrenalin wirkt auf den Blutdruck doppelt so stark als dl-Ad-renalin, so daß wahrscheinlich d-Adrenalin gar nicht wirkt[2]).

Ebenso ist es bekannt, daß Hyoscyamin und Atropin in ihrer Wirkung differieren. Hyoscyamin ist die linksdrehende, Atropin die racemische Verbindung. Von Gadamer wurde auch das d-Hyoscyamin dargestellt. Arthur R. Cushny[3]) hat die pharmakologischen Wirkungen dieser drei Stereoisomeren geprüft und sie in bezug auf die Nerven-endigungen im Froschmuskel und am Froschherzmuskel gleich gefunden. Auf das Froschrückenmark wirkte Atropin viel stärker erregend als l-Hyoscyamin, und d-Hyoscyamin noch stärker als Atropin. Auf die Nervenenden in den Drüsen, im Herzen und der Iris wirkten diese drei Verbindungen aber ganz anders different. Hier wirkte l-Hyoscy-amin zweimal so stark als Atropin und etwa 12—18 mal so stark als d-Hyoscyamin.

Cushny erklärt diese Wirkungsdifferenzen und ihre quantitativen Unterschiede in der Weise, daß das Atropin in der Lösung in seine beiden aktiven Komponenten zerfällt und daß es fast nur durch seinen Gehalt an l-Hyoscyamin auf die Drüsen, Herzhemmungsnerven und Iris wirkt, während seine reflexerregende Wirkung am Frosche hauptsächlich auf den Gehalt an d-Hyoscyamin zurückzuführen ist.

$$\text{Nicotin} \quad \underset{N}{\bigcirc} \cdot \overset{\displaystyle CH_2 \cdot CH_2}{\underset{\displaystyle N \cdot CH_3}{\overset{\displaystyle \cdot \dot{C}H \quad \dot{C}H_2}{}}}$$

Das linksdrehende Hyoscin wirkt zweimal stärker als das racemische auf die Endigungen der sekretorischen Nervenfasern der Speicheldrüsen und die hemmenden Herznerven. Hingegen wirken beide Basen auf das Zentralnervensystem der Säugetiere gleich, ebenso auf die motorischen Nerven des Frosches [4]).

d- und l-Nicotin sind nach den Untersuchungen von A. Mayor[5]) in ihrer Wirkung ganz verschieden. l-Nicotin ist zweimal so giftig als d-Nicotin. l-Nicotin macht Erregung und Schmerzen bei der Injektion. d-Nicotininjektionen hingegen scheinen schmerzlos zu sein. l-Nicotin erzeugt Lähmungserscheinungen, Krämpfe, Verlangsamung des Herz-schlages, Tod durch Atmungsstillstand. d-Nicotin macht nur starkes Zittern, welches aber bald verschwindet.

Hingegen konnte bei den drei optisch verschiedenen Coniinen keine Wirkungsdifferenz konstatiert werden [6]).

Erhitzt man Methylmorphimethin

---

[1]) HS. **59**. 22 (1909).
[2]) A. R. Cushny, Journ. of physiol. **37**. 130.
[3]) Journ. of physiol. **1903**.
[4]) A. R. Cushny und Peebles, Journ. of physiol. **32**. 501.
[5]) S. bei Amé Pictet und Rotschy, BB. **37**. 1225 (1904).
[6]) Ladenburg und Falck, Liebig's Ann. **247**. 83.

$$HC \overset{\displaystyle CH}{\underset{\displaystyle C}{\overset{\displaystyle C}{\diagup}}} \quad \overset{\displaystyle CH}{\underset{\displaystyle C}{\overset{\displaystyle CH}{\diagup}}}$$

mit Essigsäureanhydrid, so entsteht Morphenol, und daneben geht die Hälfte des angewendeten Methylmorphimethins nicht in die Reaktion ein, sondern erfährt nur eine Umlagerung in eine stereoisomere Verbindung, das rechtsdrehende β-Methylmorphimethin, welches schwächer als das α-Methylmorphimethin wirkt. (Ebenfalls Übergang von der labilen zur stabilen Form.)

Bebeerin $C_{16}H_{14}O \overset{\displaystyle OH}{\underset{\displaystyle N \cdot CH_3}{\diagdown OCH_3}}$. aus Parevia brava verliert durch Überführung in die quaternäre Base seine Herzwirkung. Die rechtsdrehende Modifikation des Bebeerin wirkt intensiver als die linksdrehende[1]. Die amorphen Modifikationen wirken stärker als die krystallisierende. Die rechtsdrehende amorphe wirkt viel stärker als die krystallisierende rechtsdrehende. Die linksdrehende amorphe ist weniger wirksam, aber stärker als das wenig wirksame krystallisierende. Innerlich ist rechtsdrehendes amorphes Bebeerin unwirksam[2].

Auf sterische Differenzen dürfte auch das toxikologisch so verschiedene Verhalten der Muscarine zurückzuführen sein. Das natürliche Fliegenpilzmuscarin erregt bekanntlich alle peripheren Nervenendigungen, welche Atropin lähmt.

Verschieden von ihm verhält sich das aus Cholin durch Oxydation gewonnene Muscarin. Dieses ist zwar dem natürlichen sehr ähnlich, aber in den Wirkungen doch nicht identisch. Noch mehr Verschiedenheit zeigt das synthetische Muscarin von E. Fischer und Berlinerblau[3]

$$(CH_3)_3 N \overset{\displaystyle CH_2 \cdot CH(OH)_2}{\underset{\displaystyle OH}{\diagdown}}$$

(E. Fischer). Cholinmuscarin ruft maximale Myose hervor, während das natürliche ohne Einfluß auf die Pupille ist; ferner lähmt es schon in außerordentlich geringer Menge die intramuskulären Nervenendigungen, was natürliches Fliegenpilzmuscarin nicht vermag (R. Böhm[4]). Anhydromuscarin (Berlinerblaus Base) hat gar keinen Einfluß auf das Froschherz, ist ohne Wirkung auf die Pupille, ohne Wirkung auf die

---

[1]) H. Hildebrandt, AePP. **57**. 279 (1907).
[2]) H. Hildebrandt, AePP. **57**. 284 (1907).
[3]) BB. **17**. 1139 (1884).
[4]) AePP. **19**. 87.

herzhemmenden Vagusapparate des Säugetierherzens. Hingegen macht es wie alle Ammoniumbasen starke Speichel- und Schweißabsonderung. Der Tod erfolgt durch Lähmung der Respiration (Berlinerblau).

M. Scholtz [1]) fand, daß durch Addition von Halogenalkylen an ein am N alkyliertes Coniin immer dann zwei isomere Verbindungen entstehen, wenn die fünf an N gebundenen Radikale verschieden sind. Die α-Verbindung läßt sich durch Schmelzen in die β-Verbindung überführen. H. Hildebrandt [2]) prüfte die Äthyl-benzyl-, Propyl-benzyl-, Butyl-benzyl- und Isoamyl-benzyl-Coniniumjodide, sowie die Äthyl-allyl-coniniumjodide und fand, daß die niedrig schmelzenden α-Verbindungen (Isomeren) eine geringere Giftwirkung besitzen, als die höher schmelzenden β-Verbindungen. Bei den Äthyl-, Propyl- und Butyl-Verbindungen ergab sich mit steigendem Molekulargewicht eine Verminderung der Giftwirkung. Nur die Isoamylderivate sind in ihrer Wirkungsstärke mit den Äthylverbindungen identisch. Die Körper zeigen eine erheblich größere Giftigkeit als Coniin und N-Äthylconiin.

G. A. Pari zeigte, daß l-Campher für Kaninchen und Hündinnen 13 mal giftiger ist als d-Campher. Bruni weist auch darauf hin, daß l-Campher fast geschmacklos und wenig prickelnd ist, im Gegensatze zu dem frischen, pikanten Geschmack des gewöhnlichen Camphers [3]).

Der Geruch der Methylester der aktiven Transhexahydrophtalsäuren scheint verschieden zu sein [4]). Inaktive Terpene riechen oft schwächer als aktive. (Tiemann und Schmidt.)

Schließlich sind noch einige Beispiele einer Differenz im Geschmacke zwischen zwei optisch Isomeren zu erwähnen.

Piutti [5]) beobachtete, daß d-Asparagin

$$NH_2.CH.COOH$$
$$|$$
$$CH_2.CO.NH_2$$

süß schmeckt, l-Asparagin geschmacklos (fad) ist.

Menozzi und Appiani [6]) fanden Geschmacksdifferenzen zwischen d- und l-Glutaminsäure $COOH.CH(NH_2).CH_2.COOH$.

Dorothy Dale und G. R. Mainz untersuchten salzsaures und bromkamphersulfosaures d- und l-Tetrahydrochinaldin (Tetrahydro-2-methylchinolin). Sie reduzieren die Systole und führen zu diastolischem Herzstillstand. Die l-Verbindung wirkt auf den Skelettmuskel viel stärker kontrahierend als die d-Verbindung, die Wirkung der Racemform liegt zwischen beiden. Die l-Verbindung ist ungefähr

[1]) BB. **37**. 3627 (1904). BB. **38**. 595 (1905).
[2]) BB. **38**. 597 (1905).
[3]) Gaz. chim. ital. **38**. II. 1.
[4]) Werner und Conrad, BB. **32**. 3052 (1900).
[5]) C. r. **103**. 305. Gaz. chim. ital. **17**. 126, 182.
[6]) Acc. d. Lincei 1893. [2]. 421.

$1^1/_2$ mal so stark in bezug auf das Verursachen einer Kontraktion eines Skelettmuskels als die d-Verbindung[1]).

Die Wirkung ist geknüpft an bestimmte sterische Lagerung.

Die angeführten Beispiele zeigen, daß sich für alle Isomeriefälle, Stellungsisomerie, Strukturisomerie durch doppelte Bindung, Strukturisomerie durch asymmetrischen Kohlenstoff, Differenzen in der physiologischen Wirkung nachweisen lassen, so daß es wahrscheinlich wird, daß die Wirkungen der Substanzen nicht so sehr allein von der Art der Gruppierungen im Molekül, als von ihrer Lagerung im Raume abhängig sind. Scheinbar läßt sich für Substanzen, die keine Isomeren haben, die Abhängigkeit der Wirkung von der geometrischen Lagerung im Raume nicht nachweisen, so daß die Differenz in der Wirkung Isomerer nur die Bedeutung eines Kuriosums hätte. In Wirklichkeit aber läßt sich die gewonnene Erfahrung weiter ausbauen und auch für andere Substanzen die Bedeutung der geometrischen Konfiguration und nur dieser für die Art und Weise der Wirkung zeigen, so daß man zur Anschauung gelangen muß, daß für das Zustandekommen der Wirkungen eben diese sterische Anordnung mehr maßgebend ist, als die Radikale und die denselben zugrunde liegenden Elemente.

*   *   *

Durch die klassischen Untersuchungen von Crum Brown und Fraser [2]) wurde der Nachweis geführt, daß durch die Einwirkung (Addition) von Methyljodid die Alkaloide ohne Unterschied ihres ursprünglichen Wirkungscharakters einen neuen Wirkungscharakter annehmen; alle diese Methyljodidadditionsprodukte der Alkaloide erhalten physiologisch den Wirkungscharakter des Curare, d. h. sie lähmen, die Endplatten der motorischen Nerven in den Muskeln Der chemische Vorgang ist hierbei ein Übergang des dreiwertigen Stickstoffs in fünfwertigen, eine Verwandlung dieser Alkaloide in quaternäre Ammoniumbasen

$$\begin{matrix} R \\ R \end{matrix} \!\!\!> N + CH_3J = \begin{matrix} R \\ R \end{matrix} \!\!\!> N \!\!\!< \begin{matrix} CH_3 \\ J \end{matrix} \, .$$

Nun kommt allen Ammoniumbasen ohne Rücksicht auf den übrigen Bau des Moleküls (welcher nur die Wirkungsstärke sowie nebenher laufende Wirkungen, nicht aber den Wirkungscharakter in bezug auf die motorischen Nervenendplatten beeinflußt) Curarewirkung zu. Ja, Curarin selbst ist eine Ammoniumbase. R. Böhm [3]) ist es gelungen, aus der im Curare vorkommenden tertiären Base Curin $C_{18}H_{19}NO_3$ durch

---

[1]) Journ. of physiol. **42.** XXXI (1911).
[2]) Transact. Roy. Soc. Edinbourgh **25.** 707 (1868). Proc. Roy. Soc. Edinbourgh **1869.** 560.
[3]) AePP. **6.** 101. Arch. d. Pharmac. **235.** 660.

Addition von Methyljodid das Curarin $C_{19}H_{23}NO_4$, welches 226 mal so giftig ist als die Muttersubstanz, darzustellen, und diesem Curarin kommt in exquisiter Weise der lähmende Charakter des Curare zu.

van t'Hoff[1]) verdanken wir die Vorstellung, daß man den fünfwertigen Stickstoff im Zentrum eines Würfels sich denken kann, die fünf gebundenen Gruppen befinden sich dann in fünf Eckpunkten.

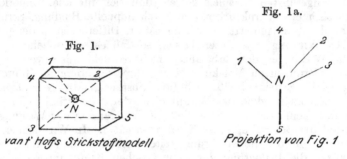

Fig. 1a.

Fig. 1.

van t' Hoffs Stickstoffmodell

Projektion von Fig. 1

Drei Ecken bleiben frei, während die Valenzen nach den übrigen fünf Ecken ausstrahlen. Die Valenzen des dreiwertigen Stickstoffs liegen hierbei nicht in einer Ebene; die supplementären Valenzen 4 und 5 erscheinen hier gleichwertig, insbesondere wenn man das aus dem Würfel resultierende Modell für sich betrachtet (Fig. 1). Die supplementären Valenzen haben eine von den drei übrigen verschiedene räumliche Anordnung.

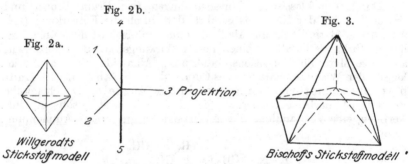

Fig. 2b.

Fig. 2a.

Fig. 3.

Willgerodts Stickstoffmodell

3 Projektion

Bischoffs Stickstoffmodell

C. Willgerodt[2]) sucht die verschiedenen Stickstoffverbindungen mit der Annahme der Lagerung des Stickstoffatoms inmitten eines Tetraeders zu erklären, so daß die in den Verbindungen stets zur Geltung kommenden drei Hauptaffinitäten nach den Ecken des gleichseitigen Dreiecks gerichtet sind, in dem die beiden Tetraeder zusammenstoßen, während die beiden Nebenvalenzen nach den Spitzen der Tetraeder hin gerichtet sind. Die drei Hauptvalenzen liegen also in einer Ebene (1, 2, 3). (Fig. 2 a und 2 b.)

---

[1]) Ansichten über organische Chemie. 1881.
[2]) Journ. f. prakt. Chemie. **37**. 450. **41**. 291.

Zu einer anderen Hypothese gelangte C. A. Bischoff [1]). Er nimmt den pentavalenten Stickstoff in der Mitte einer vierseitigen Pyramide an, bei welcher Anschauung eine Valenz eine besondere Richtung annimmt. (Fig. 3.)

Beim Übergang des fünfwertigen Stickstoffs in die dreiwertige Form müßte eine Ebene zwischen 4, 5, 2 oder 1, 5, 3 gelegt werden. Dieses ist nur durch Platzwechsel zwischen dem in Valenz 5 gebundenen Halogen und einem der vier Radikale möglich, wie es sich auch Wedekind [2]) vorstellt, welcher für die labilen fünfwertigen Verbindungen das Willgerodt'sche Doppeltetraeder, für die stabilen aber das Bischoffsche Pyramidenmodell annimmt. Beim Aufbau einer fünfwertigen Verbindung aus einer dreiwertigen nehmen die beiden disponiblen Valenzen Halogen und Alkyl auf, worauf dann das Halogen mit dem auf der Pyramidenspitze befindlichen Radikal den Platz tauscht.

Für uns ist es nur von Wichtigkeit zu sehen, daß bei dem Übergange von der Trivalenz zur Pentavalenz die beiden manifest werdenden Valenzen entweder nach dem van t'Hoff'schen oder Willgerodtschen Modell eine besondere, mit den drei übrigen Valenzen nicht identische räumliche Anordnung haben, untereinander aber übereinstimmen, oder nach Bischoff und Wedekind beim Manifestwerden der beiden potentiellen Valenzen eine Valenz eine durchaus verschiedene Richtung annimmt, während die vier übrigen identisch orientiert sind.

Wir haben durch die Resultate der Untersuchungen von Brown und Fraser sowie der an diese Arbeiten sich anschließenden Prüfungen verschiedener quaternärer N-Verbindungen gelernt, daß durch die veränderte räumliche Anordnung beim Übergange des Stickstoffs von der Trivalenz zur Pentavalenz die curareartige Wirkung zustande kommt. Hängt nun diese von dem fünfwertigen Stickstoff ab? Nein, sie hängt vielmehr nur ab von der räumlichen Anordnung der Radikale um den fünfwertigen Stickstoff, ist wenig abhängig von der Natur der Radikale selbst, sie ist aber sonst unabhängig von dem Elemente: Stickstoff.

Denn wenn wir in solchen Verbindungen ein anderes fünfwertiges Element an Stelle des Stickstoffs setzen, so haben die entstehenden Verbindungen, wie sie chemisch den Charakter der Ammoniumbasen tragen, so auch physiologisch die den Ammoniumbasen eigentümliche curareartige Wirkung.

Durch die Untersuchungen von Vulpian [3]) ist es nämlich bekannt, daß Basen, welche an Stelle von Stickstoff entweder Arsen, Antimon oder Phosphor enthalten, keineswegs die dem Arsen, Antimon oder Phosphor eigentümlichen Wirkungen zeigen; vielmehr zeigen Arsonium-, Stibonium-, Phosphoniumbasen physiologisch Curarewirkung.

Vulpian prüfte Tetraäthylarsoniumcadmiumjodid

$$\begin{array}{c} C_2H_5 \diagdown \quad \diagup C_2H_5 \\ \quad \quad As \\ C_2H_5 \diagup \;\;\mid\;\; \diagdown C_2H_5, \\ J.CdJ_2 \end{array}$$

[1]) BB. **23**. 1972 (1890).
[2]) Stereochemie des fünfwertigen Stickstoffs, Leipzig 1899.
[3]) Arch. de phys. norm. et pathol. **1**. 472.

Tetramethylarsoniumzinkjodid, Methyltriäthylstiboniumhydrat, Tetraäthylphosphoniumjodid.

Tetramethylarsoniumjodid hat nach den Untersuchungen von Bürgi zentral lähmende und curareartige Eigenschaften, wirkt aber nicht auf das Herz. Es wird im Organismus nur zum Teil zerlegt, der größere Teil unverändert im Harn ausgeschieden. Es hat keine Arsenwirkung[1]).

Es läßt sich aber dann weiter zeigen, daß die Curarewirkung keineswegs von allen um ein fünfwertiges Element angeordneten Radikalen abhängt, sondern vielmehr nur von den zwei Gruppierungen an den manifest gewordenen potentiellen Valenzen, welche sterisch eine durchaus verschiedene Anordnung haben, von den drei übrigen (man erinnere sich an die Vorstellungen von van t'Hoff und Willgerodt darüber), oder von denen eine eine ganz besondere Stellung inne hat, die andere den Stellungscharakter der drei Hauptvalenzen verändert (Modell Bischoff-Wedekind). Durch die Untersuchungen von Kunkel[2]) sowie Curci[3]) nämlich ist es sichergestellt, daß die Sulfinbasen, z. B. das Trimethylsulfinhydrür $(CH_3)_3$. S.OH, curareartig wirken. Bei der Bildung dieser Base ist der zweiwertige Schwefel in den tetravalenten übergegangen.

Aber auch für den Übergang eines einwertigen Elements in ein dreiwertiges läßt sich dasselbe nachweisen. Viktor Meyer[4]) verdanken wir die Kenntnis, daß Jod unter Umständen Verbindungen stark basischen Charakter verleihen kann. So sind die Jodoniumverbindungen als Substanzen anzusehen, in welchen Jod als dreiwertiges Element fungiert, und tatsächlich hat die von R. Gottlieb[4]) durchgeführte physiologische Prüfung des salzsauren Jodoniums $(C_6H_5)_2J.Cl$ dessen curareartige Wirkung ergeben.

Wir ersehen aus den vorgebrachten Tatsachen, daß die lähmende Wirkung auf die Endplatten der motorischen Nerven verursacht wird nicht etwa durch eine bestimmte elementare Zusammensetzung oder durch die Gegenwart bestimmter Radikale oder durch bestimmte als Zentrum für eine räumliche Anordnung dienende Elemente, sondern sie ist lediglich abhängig von dem Manifestwerden zweier potentieller Valenzen, die den an ihnen gebundenen Radikalen eine ganz bestimmte differente Orientierung im Raume geben, unabhängig von der Anzahl sonst vorhandener Hauptvalenzen und unabhängig von deren räumlichen Orientierung.

Für die Kobalt-, Rhodium- und Chromammoniakverbindungen zeigte J. Bock[5]), daß sie nur durch ihre chemische Konfiguration wirken, während das in die Verbindung eintretende Metall der Wirkung dieser Stoffe kein charakteristisches Gepräge verleiht, sondern in dieser Beziehung von ganz untergeordneter Bedeutung zu sein scheint.

Die Hexamminkobaltsalze mit dem dreiwertigen komplexen Kation $Co(NH_3)_6$ sind starke curareartige Gifte, die später Muskelzuckungen

---

[1]) Emil Bürgi, AePP. **56**. 101 (1907).
[2]) Lehrb. d. Toxikologie, Jena 1901.
[3]) Arch. de Pharm. et de Thérap. **4**. 1896.
[4]) BB. **27**. 1592 (1894).
[5]) AePP. **52**. 1 (1905).

und Krämpfe erzeugen. Die Aquopentamminkobaltsalze mit dem Kation $(H_2O)Co(NH_3)_5$ sind viel weniger giftig. Die Diaquotetramminverbindungen sind sehr schwache Gifte, die weder Curarewirkung noch Tetanus erzeugen. Die Chloropentamminverbindungen mit dem zweiwertigen Radikal $Cl.Co(NH_3)_5$ haben die Toxizität der Aquopentamminverbindungen. Die Chloroaquotetramminverbindungen $Cl.H_2O.Co(NH_3)_4$ sind fünfmal geringer toxisch wirksam und haben weder narkotische noch Curarewirkung.

Die gleichen Verhältnisse zeigten sich bei den analogen Rhodium- und Chromverbindungen.

Wir glauben durch diese Darlegung gezeigt zu haben, daß es sich auch außerhalb der Wirkungsverschiedenheiten durch Isomerien, insbesondere sterische Isomerien, zeigen läßt, wie das Zustandekommen physiologischer Wirkungen ganz wesentlich abhängig ist von der Orientierung der Atome oder Radikale im Raume und erst in zweiter Linie von der Natur der Atome oder Radikale bedingt wird. Es wird nun klar, daß eine einseitige Auffassung der Beziehungen zwischen chemischem Aufbau und physiologischer Wirkung, welche sich nur auf die Natur der Atome und Radikale beschränkt, keineswegs zur Aufklärung dieser Beziehungen ausreichen kann, wir vielmehr dahin geführt werden, den Wirkungscharakter und das Zustandekommen der Wirkungen aus der räumlichen Lagerung der wirkenden Substanz im Zusammenhalt mit deren chemischem Aufbau zu erklären. Die zuerst von Schmiedeberg geäußerte Anschauung über das stereochemische Bedingtsein der pharmakologischen Wirkungen erhält durch das Ausgeführte jene Auslegung, welche sie nicht in Gegensatz zu den Anschauungen über die Abhängigkeit der Wirkung von der Konstitution bringen kann, sondern sie vielmehr als Erweiterung und weitergehende Erklärung erscheinen läßt. Wir gewinnen auch dadurch Einblick in die ebenfalls stereochemisch bedingte Wirkungsmöglichkeit der Enzyme, deren Erkenntnis wir L. Pasteur und E. Fischer verdanken.

H. H. Meyer[1]) erklärt die Curarewirkung der Ammoniumbasen durch den Umstand, dass sie sich durch ihre selbst Kali und Natron übertreffende basische Stärke-Avidität — auszeichnen. Zu ähnlichen Vorstellungen gelangt H. Fühner[2]).

16. Beziehungen zwischen Wirkung und Molekulargröße. Wirkungen homologer Reihen.

Die Beziehungen zwischen Wirkung und Molekulargröße der Substanzen sind noch recht spärlich bearbeitet. Am klarsten treten sie wohl bei den einfachen und polymeren Zuständen desselben Körpers auf. Acetaldehyd $CH_3.CHO$ ruft nach den Untersuchungen von Coppola[3]) bei Fröschen zu 0.01 g, nach einem Stadium der Aufregung eine vollständige Anästhesie hervor, welche schnell vorübergeht, da der

---

[1]) Ergebnisse der Physiologie von Asher-Spiro I. Jg. II. Abt. 199.
[2]) H. Fühner AePP. 58. 1 (1907).
[3]) Ann. di chim. e di farm. [4.] 5. 140.

niedrig siedende Körper rasch durch die Lungen ausgeschieden wird. Paraldehyd $(CH_3.CHO)_3$ ist weniger wirksam, 0.03 g verursachen eine leichte Narkose, auf die dreifache Dosis folgt eine lang andauernde Anästhesie. — Der in Wasser unlösliche Metaldehyd $(CH_3.CHO)x$ wird langsam resorbiert, er wirkt nicht lähmend, sondern erhöht die Reflexerregbarkeit in der Weise, daß er als eine wahrhaft tetanisierende Substanz anzusehen ist. Er ist aber giftiger. Auf die Herztätigkeit agieren alle drei Körper wenig, am deutlichsten noch Acetaldehyd.

Bei Vergleichung von Äthylcarbonimid $C_2H_5.N:CO$ und Triäthylcarbimid $C_3N_3O_3(C_2H_5)_3$ zeigen sich die für Aldehyd und Paraldehyd gefundenen Verhältnisse. Es scheinen hier die Verschiedenheiten in der physiologischen Wirkung nicht so sehr mit der Molekulargröße als mit den durch die Molekulargröße bedingten Verschiedenheiten, wie dem veränderten Siedepunkte, der verschiedenen Löslichkeit, sowie der Resorptionsfähigkeit zusammenzuhängen.

Die homologe Reihe der gesättigten Kohlenwasserstoffe oder Paraffine besteht aus Gliedern von der allgemeinen Formel $C_n H_{2n+2}$. Werden die niederen Kohlenwasserstoffe dieser Reihe eingeatmet, so erzeugen sie Anästhesie und Schlaf, in großen Dosen Tod durch Asphyxie. Die Dauer des auf diese Weise hervorgebrachten Schlafes wächst mit der Zunahme an Kohlenstoff, also mit dem Aufsteigen in der Reihe, mit der Molekulargröße (Richardson'sches Gesetz).

Die einwertigen Alkohole, welche sich von diesen Kohlenwasserstoffen ableiten, wirken alle in gleicher Weise auf das Zentralnervensystem, insbesondere auf das Gehirn; die Intensität der Wirkung hängt von der Anzahl der Kohlenstoffatome ab, sie wird um so größer, je weiter man in der homologen Reihe aufsteigt [1]), nur der Methylalkohol macht zum Teil eine Ausnahme.

Als Picaud die Giftigkeit der verschiedenen Alkohole für Fische untersuchte, fand er, daß, wenn man die toxische resp. letale Gabe des Äthylalkohols = 1 setzt, die des Methylalkohols zwei Drittel, des Propylalkohols 2, des Butylalkohols 3 und des Amylalkohols 10 ist.

Hemmerter's Versuche am isolierten Säugetierherzen zeigten, daß die meßbare Pumpleistung im Mittel beim Methylalkohol um 19, Äthylalkohol 17, Propylalkohol 79, Butylalkohol 161, Amylalkohol 323 cm in 30 Sekunden herabgesetzt wird. Auffallend ist die rasch ansteigende Wirkung, welche für den Propylalkohol 4 mal so hoch ist, als für den Methylalkohol, dann beim Butylalkohol um etwas mehr als das doppelte steigt, und für den Amylalkohol neuerdings doppelt so stark wird, was wohl mit dem höheren Molekulargewicht zusammenhängt. Die Verzweigung der Kette bedingt bei den Alkoholen Unterschiede. Isopropylalkohol ist giftiger als der normale Propylalkohol, der normale Butylalkohol $CH_3.CH_2.CH_2.CH_2.OH$ aber ist giftiger als Isobutylalkohol

$$\begin{matrix} CH_3 \\ \diagdown \\ CH_3 \end{matrix} CH.CH_2.OH\,[2]).$$ Die Alkohole mit verzweigten Ketten sind

---

[1]) Arch. f. Anat. u. Physiol. **1893**. 201. Suppl., Richardson: Med. Times and Gazette 2. 705 (1869).

[2]) S. auch Gibbs u. Reichert, Americ. Chemist. **13**. 361.

bei gleicher Kohlenstoffatomanzahl weniger giftig als die mit unverzweigten Ketten.

Auch in bezug auf ihre Desinfektionsleistungen reihen sich die Alkohole nach ihrem Molekulargewicht an. Methylalkohol ist der schwächste, Amylalkohol der stärkste. Ausnahmen machen die tertiären Alkohole, tertiärer Butylalkohol wirkt nicht so kräftig als die Propylalkohole, tertiärer Amylalkohol schwächer als die Butylalkohole [1]).

Bei den homologen Fettsäuren findet in einzelnen Fällen eine zwar nachweisbare, aber relativ unbedeutende Zunahme der Wirksamkeit mit der Zunahme der Kohlenstoffatome statt. Jacques Löb zeigte dieses durch die Einwirkung auf den positiven Heliotropismus, durch das sich zur Lichtquelle Wenden von Süßwassercrustaceen, welche von Haus aus negativ heliotropisch sind [2]).

Nach Schapirov wirken primäre Alkohole verschieden von den tertiären. Die primären wirken reizend, die tertiären lähmend auf das Gehirn. Die primären Alkohole wirken nach den Untersuchungen von J. v. Mering weniger narkotisch als die sekundären und diese wieder weniger als die tertiären. Mit der Zahl der Kohlenstoffatome in der verzweigten Kette nimmt die narkotische Wirkung zu. H. Führer fand diese Gesetzmäßigkeit wieder bei seinen Untersuchungen über die Giftigkeit der Alkohole auf Seeigeleier [3]). In der homologen Reihe der einwertigen gesättigten Alkohole nimmt die Wirksamkeit für die normalen Glieder (mit unverzweigter Kette) um ein konstantes zu.

Man kann diese Beobachtungen in der Weise formulieren (Traubesches Gesetz), daß mit Ausnahme des Amylalkohols jeder folgende Alkohol etwa dreimal so wirksam ist als der vorausgehende.

Die Glieder mit verzweigter Kette und die sekundären Alkohole sind weniger wirksam als die erstgenannten. Dasselbe sieht man bei den alkylierten Harnstoffderivaten. Die Harnstoffderivate mit primären Alkylen wirken nicht narkotisch, wohl aber solche mit tertiären. Die Wirkung steigt auch hier mit der Zahl der Kohlenstoffatome.

Bei den Pinakonen $\begin{matrix} R_1 \\ R_2 \end{matrix} > C.(OH).(OH).C < \begin{matrix} R_3 \\ R_4 \end{matrix}$, welche ebenfalls narkotische Wirkung haben, steigt mit der Zahl der Kohlenstoffatome im Molekül nach den Untersuchungen von Schneegans und Mering [4]) die narkotische Wirkung. Bei den mehrwertigen Alkoholen nimmt der Giftcharakter ab. So ist Propylalkohol noch ein starkes Gift, während Glycerin nur mehr eine geringe Giftigkeit hat. Solche Unterschiede wie zwischen Isopropylalkohol $CH_3.CH(OH).CH_3$ und Propylalkohol $CH_3.CH_2.CH_2.OH$ in bezug auf die Verschiedenheit der Wirkung zweier isomerer Körper lassen sich nicht überall verfolgen.

Während aliphatische Säuren mit einer Carboxylgruppe nur selten

---

[1]) Germund Wirgin, Zeitschr. f. Hygiene. 46. 149.
[2]) Jacques Löb, Biochem. Zeitschr. 23. 93 (1910).
[3]) AePP. 52. 71 (1905).
[4]) Therap. Monatsh. 1891. 332.

Vergiftungserscheinungen hervorzurufen in der Lage sind [1]), war es
sehr auffällig, daß sowohl Oxalsäure $\begin{smallmatrix} COOH \\ | \\ COOH \end{smallmatrix}$ als auch ihre neutralen Salze
intensive Giftwirkungen an Pflanzen und Tieren hervorrufen. Oscar
Loew [2]) erklärte die Giftwirkung der Oxalate aus seinen Beobachtungen am Zellkern, welche zeigten, daß an der Organisation des
Zellkernes der Pflanzen, mit Ausnahme der niederen Pilze, Calciumverbindungen beteiligt sind. Durch das Eintreten der Oxalsäure in
den Zellkern wird unlöslicher oxalsaurer Kalk gebildet, und so eine
große Schädigung des Zellkerns hervorgerufen. Hingegen zeigte Rob.
Koch [3]), daß die Oxalsäure eine giftige Elementarwirkung auf die
Gewebe des Muskels und der Nerven habe und auf das Zentralnervensystem primär lähmend wirke. Wie die Kalisalze, so ist auch
Oxalsäure ein entschiedenes Herzgift. Kröhl will die Wirkung der
Oxalsäure bei Tieren anders erklären. Er zog in den Bereich seiner
Untersuchungen die Natriumsalze der Oxalsäure und Malonsäure, das
Ammoniumoxalat und Oxamid. Alle diese Substanzen verursachten
Glykosurie, welche er durch die Herabsetzung der Blutalkalescenz
erklärt. Die Herabsetzung der Blutalkalescenz beruht in der Hemmung
der normalen Oxydationsvorgänge, für welche er die Gruppe —CO—CO—
verantwortlich macht. Da Kohlenoxyd echte Glykosurie hervorruft,
so würde hier eine Analogie vorliegen. Die CO-Gruppe oder zwei CO-
Gruppen, die aneinander geheftet sind, könnten wie die CN-Gruppe
eine Hemmung der normalen Oxydationsvorgänge und dadurch schwere
Vergiftung hervorrufen. Die Giftigkeit der Säuren mit zwei Carboxylgruppen nimmt aber rasch ab, wenn zwischen die beiden Carboxyle
Methylengruppen eingeschaltet werden. Heymanns [4]) untersuchte die
relative Giftigkeit der

Oxalsäure	Malonsäure	Bernsteinsäure	und Brenzweinsäure
COOH	COOH	COOH	CH$_3$
|	|	|	|
COOH,	CH$_2$	CH$_2$	CH.COOH
	|	|	|
	COOH,	CH$_2$	CH$_2$
		|	|
		COOH	COOH.

Durch die Einschaltung der Methylengruppen nimmt die Acidität von
der Oxalsäure gegen die Brenzweinsäure zu ab. Die Giftigkeit ist nach

---

[1]) Die Ameisensäure H.COOH macht eine Ausnahme. Ebenso wirkt die
Buttersäure $CH_3.CH_2.CH_2.COOH$ toxisch, macht Schlaf, selbst Tod. Die inaktive β-Oxybuttersäure $CH_3.CH(OH).CH_2.COOH$ wird, ohne welche Erscheinungen zu machen, verbrannt (?); die aktive β-Oxybuttersäure hingegen macht die
Symptome der Säureintoxikation, und das Natronsalz ruft einen dem diabetischen
Coma vergleichbaren Zustand hervor. Sternberg: Virchow's Arch. 1899.
[2]) Natürl. System d. Giftwirkungen 119.
[3]) AePP. 14. 153.
[4]) Dubois Arch. 1889. 168.

Heymanns nicht umgekehrt proportional dem Molekulargewicht, sondern nimmt viel schneller ab, und zwar in seinem Verhältnis zu dem Abstieg der Acidität dieser homologen Säuren. Während oxalsaures Natrium giftig ist, nimmt die Giftigkeit der zwei homologen Säuren sehr stark ab, so daß diesen Substanzen kaum mehr der Name von Giften zukommt.

In dieser Reihe bestehen weitaus ersichtlichere Beziehungen zwischen der Größe des Molekulargewichtes als bei den Aldehyden. Ähnliche Verhältnisse lassen sich bei den aliphatischen und gemischten Ketonen beobachten, wie im Kapitel Ketone s. p. 105) näher nachzulesen ist.

Die alkylierten Pyridinbasen zeigen ebenfalls beim Aufsteigen in der Reihe Steigerung der Intensität der Wirkung. Pyridin C_5H_5N wirkt am schwächsten, die Picoline C_6H_7N stärker, die Lutidine C_7H_9N übertreffen sie an Wirksamkeit, während die Kollidine $C_8H_{11}N$ etwa sechsmal, Parvolin $C_9H_{13}N$ achtmal so stark als Pyridin wirken. Sie machen alle einen rauschähnlichen Zustand mit Atem- und Pulsbeschleunigung, dann Sopor, Herabsetzung des Herzschlags und der Atmung [1]).

Die Kondensation ringförmig gebundener Körper hat verschiedene Effekte. So ist Diphenyl $H_5C_6.C_6H_5$, in dem zwei Benzolkerne direkt verbunden sind, weniger giftig als Benzol, ebenso verhalten sich die Derivate dieser beiden Grundsubstanzen. Naphthalin, welches aus zwei Benzolkernen besteht, die zwei benachbarte Kohlenstoffatome gemeinsam

haben [Struktur] ist weniger giftig als Benzol, ebenso ist Naphthol weniger

giftig als Phenol.

Chinolin [Struktur] besteht aus einem Benzolkern und einem Pyri-

dinkern und ist nach Analogie des Naphthalin gebaut. Diese Verbindung ist nun aber weit giftiger als die an und für sich wenig wirksamen Komponenten Benzol und Pyridin. Auch die durch Verdoppelung gebildeten Basen Dipyridin, Parapicolin $(C_6H_7N)_2$ etc. sind, wie Kendrick und Dewar [2]) gezeigt haben, giftiger als die entsprechenden einfachen zyklischen Basen und von ganz differenter Wirkung. Es waltet also ein Unterschied zwischen dem Verhältnis der Benzolderivate mit direkt verbundenen oder kondensierten Benzolkernen zum Benzol einerseits, und den heterozyklischen Verbindungen und ihren Komponenten anderseits ob.

17. Beziehungen zwischen Geschmack und Konstitution.

Im allgemeinen scheint der Geschmack von Säuren, Basen und Salzen nur durch die Ionen bedingt zu sein und Richards zeigte, daß der saure Geschmack der Wasserstoff-Ionenkonzentration proportional ist. Kahlenberg [3]) behauptet, daß man H-Ionen noch in $1/_{800}$ N-Lösungen

---

[1]) Dubois Arch. 1890. 401.
[2]) London Royal Soc. Proceed. 22. 432.
[3]) Bull. of the Univ. Wisconsin.

durch den Geschmack nachweisen kann. Unterhalb $1/200$ Normalität verursachen H-Ionen nur einen adstringierenden Geschmack. Essigsäure
schmeckt stärker sauer, als ihrer Ionenkonzentration entspricht. Der
alkalische Geschmack der Hydroxylionen wird noch in Lösungen von
$1/400$ Normalität wahrgenommen. Chlorionen haben einen salzigen Geschmack und werden noch in $1/50$ N-Lösungen empfunden. Ähnlich,
aber nicht identisch ist der Geschmack der Bromionen; die Konzentration, bei der sie noch wahrgenommen werden, ist etwas höher, als der
Grenzwert der Chlorionen. Ähnlich, aber wenig scharf ist der Geschmack
von ClO_3- und BrO_3-Ionen. Jodionen schmecken salzig, aber schwächer
als Brom- und Chlorionen; die geringste Konzentration, bei der sie
erkannt werden, ist $1/6$ N. NO_3-Ionen haben einen sehr schwachen,
SO_4- und Acetationen einen noch weit schwächeren Geschmack. Sehr
schwach und eigentümlich ist der Geschmack der Natriumionen; deutlicher und zwar bitter der der Kaliumionen. Ebenfalls sehr schwach
ist der Geschmack der Lithiumionen. Magnesiumionen haben einen
bitteren Geschmack, der noch in $1/6$ N-Lösung zu erkennen ist. Gleichfalls bitter, aber von dem der Magnesiumionen verschieden, ist der Geschmack der Calciumionen. Ammoniumionen schmecken auch bitter.
Der metallische Geschmack der Silberionen ist noch in $1/5000$ N-Lösung,
der der Quecksilberionen in $1/2000$ N-Lösung zu erkennen. Je größer
die Beweglichkeit der Ionen, d. h. ihre Wanderungsgeschwindigkeit ist,
um so leichter werden sie im allgemeinen durch den Geschmack erkannt
(Kahlenberg). Doch gilt diese Regel nicht ausnahmslos.

Die Intensität des Geschmackes von organischen Verbindungen,
welche die Aminosäure-, Säureamid-, alkoholische Hydroxyl- und die
Aldehydgruppe enthalten, ist im allgemeinen um so größer, je leichter sie
das Protoplasma durchdringen. Auch der sehr intensive Geschmack der
Alkaloide läßt sich durch deren große Fähigkeit in Protoplasma einzudringen erklären. Kolloidale Lösungen sind geschmacklos.

Von den anorganischen Verbindungen ist zu bemerken, daß fast ausnahmslos nur Salze einen süßen Geschmack zeigen, in erster Linie die
Salze des Beryllium und des Bleies. Die übrigen Elemente der zweiten
Gruppe haben als Salze einen bitteren Geschmack, allen voran die Ma-
gnesiumsalze.

Die Salze der dreiwertigen Borsäure schmecken süß. Aluminiumsalze schmecken ebenfalls süß, ebenso die Salze des Scandium, des
Yttrium, Lanthan, Ytterbium, Cer und Blei. Auch Didym, Erbiumoxyd-
salze und Terbiumerdesalze schmecken süß. Die Salze des Fluors, Jod
und Brom schmecken leicht bitterlich.

Schwefel wird häufig in bitter schmeckenden, Chlor in süß schmek-
kenden Substanzen gefunden.

Die dulcigenen Elemente zeigen einen doppelten Charakter, indem
sie sich mit Säuren als Basen und mit Basen als Säuren zu Salzen verbinden. Die amaragenen Elemente haben einen deutlich ausgeprägten
positiven oder negativen Charakter. Das Vermögen einen Geschmacks-
eindruck zu erwecken, ist wie der Geruch eine Eigenschaft einiger ganz
bestimmter Elemente und zwar solcher, welche im periodischen System
auf regelmäßigen Entfernungen sich befinden. Die Periodizität, der

wir hier beim Geschmackssinn begegnen, dürfte nach der Ansicht Sternberg's auf ein mit dem Wachsen der Atomgewichte zusammenhängendes
Wachsen der Wellenlänge von Schwingungen hinweisen. Der Geschmack wäre also, wie fast alle physikalischen Eigenschaften, eine
periodische Funktion der Atomgewichte.

Haycraft [1]) war wohl der erste Forscher, welcher überhaupt über
die Natur der Moleküle, die auf die Geschmacksnerven wirken, Forschungen anstellte. Nach ihm werden ähnliche Geschmacksempfindungen
durch chemische Verbindungen erzeugt, welche Elemente, wie Li, K, Na,
mit periodischer Wiederkehr gewöhnlicher physikalischer Eigenschaften
enthalten. Die Kohlenstoffverbindungen, welche übereinstimmende
Geschmacksempfindungen hervorrufen, müssen einer Gruppierung der
Elemente angehören. Unter den organischen Säuren stoßen wir auf die
Gruppe $CO.OH$; bei den süßschmeckenden Substanzen auf die Gruppe
$CH_2.OH$. Zwischen der Qualität der Geschmacksempfindungen und
hohem Molekulargewicht besteht kein Zusammenhang, ausgenommen,
daß Substanzen mit sehr hohem und sehr kleinem Molekulargewicht
überhaupt keinen Geschmack haben.

Die Empfindungen von süß und bitter spielen insbesondere bei
Arzneimitteln eine sehr große Rolle, da ja der Geschmack derselben
von großem Einfluß darauf ist, ob die Arzneimittel gerne genommen
werden oder nicht. Die jahrhundertelang übliche Methode war, den
Geschmack der Arzneimittel durch Korrigentien zu decken. Doch hat
die moderne synthetische Chemie auch auf diesem Gebiete wenigstens
zum Teil Wandel geschaffen, und die unangenehmen Eigenschaften
einzelner Körper in bezug auf den Geschmack durch Anlagerung bestimmter Gruppen, ohne daß der therapeutische Effekt der Grundsubstanz geschmälert worden wäre, zu unterdrücken versucht. Allgemeine Regeln über die Beziehungen zwischen der Konstitution und
dem Geschmack lassen sich nur wenige ableiten. Wir wissen aber,
daß bei den aliphatischen Alkoholen mit der Zunahme der Hydroxylgruppen der süße Geschmack ansteigt. So ist Glycerin, mit drei
Hydroxylgruppen, schon ein recht süßer Körper. Doch verschwindet
der süße Geschmack völlig, wenn man die drei Hydroxyle durch
Acylierung verschließt (Nitroglycerin, Triacetin). Die Zucker sind
alle mehr oder weniger süß. Doch sind die ihnen entsprechenden
Alkohole z. B. Mannit weniger süß wie etwa der Traubenzucker,
so daß auch die Aldehydgruppe an dem süßen Geschmack beteiligt
zu sein scheint. Anderseits ist die Biose Rohrzucker intensiv süßer
als Dextrose bzw. Lävulose, ohne daß eine freie Aldehydgruppe vorhanden wäre. Hingegen sind die reduzierenden Biosen, Maltose und
Milchzucker weniger süß als der Rohrzucker. Für die Beteiligung der
Aldehydgruppe an dem süßen Geschmacke der Zucker spricht insbesondere der intensiv bittere Geschmack der Glykoside. Geht der
Aldehyd eine Reaktion mit einem aliphatischen oder aromatischen
Alkohol ein, ohne daß die Hydroxylgruppen an dieser Reaktion beteiligt wären, und kommt es zur Bildung eines Glykosids, so geht der

---

[1]) Haycraft, Nature 1882. 187 u. 1885. 562.

süße Geschmack des Zuckers, ebenso wie der mehr oder minder neutrale
Geschmack des betreffenden Alkohols verloren und wir erhalten sehr
intensiv bitter schmeckende Körper. Wenn wir in einem Zucker die
Hydroxylgruppen durch Acetyl- oder Benzoylgruppen verschließen,
so erhalten wir neutrale oder bitter schmeckende Verbindungen. Es mag
sein, daß daran auch der Umstand mit schuld ist, daß die Aldehydgruppe bei den Acetyl- und Benzoylzuckern keineswegs mehr reaktionsfähig ist und keinen Aldehydcharakter mehr zeigt, da sich der Zucker
in die γ-Lactonform umlagert. Das von E. Fischer dargestellte Glukose-
aceton schmeckt ebenfalls bitter. Anderseits schmeckt Mannit süß,
ohne eine Aldehyd- oder Ketongruppe zu besitzen.

Für die intensiv süßen Eigenschaften des Saccharins

$$C_6H_4 \begin{array}{c} CO \\ \diagdown \\ SO_2 \end{array} \diagup NH$$

und Dulcins versucht W. Sternberg Erklärungen (s. p. 152). Jedenfalls
ist es von Interesse beim Saccharin zu sehen, daß nur die o-Verbindung
süß ist, die p-Verbindung keinen süßen Geschmack zeigt. Dulcin

$$C_6H_4 \begin{array}{c} O.C_2H_5 \\ \diagdown \\ NH.CO.NH_2 \end{array}$$

(p-Phenetolcarbamid) ist intensiv süß; der süße Geschmack ist an das
Vorhandensein der Äthylgruppe gebunden. Wird die Äthylgruppe in
diesem Körper durch die Methylgruppe substituiert, so wird der süße
Geschmack abgeschwächt [1]).

Er verschwindet auch durch Einführung der Sulfogruppe.

Das sucrolsulfosaure Natron

$$\begin{array}{c} NH_2 . CO . NH \\ \diagdown \\ NaSO_3 \end{array} C_6H_3 . OC_2H_5$$

schmeckt nicht mehr süß.

Bei einzelnen Alkaloiden, die sich durch ihren intensiv bitteren
Geschmack auszeichnen, kann man seltsame Analogien zwischen ihrem
Geschmack und ihrer Konstitution und Wirkung sehen. Cinchonin ist
nur wenig bitter, aber auch wenig wirksam. Durch Einfügung der
Methoxylgruppe entsteht das sehr bittere, aber auch sehr wirksame
Chinin. Ersetzt man nun in der Methoxylgruppe die Alkylgruppe durch
andere Alkylreste, so erhält man noch immer sehr bittere und sehr
wirksame Substanzen. Auch der Ersatz der Hydroxylgruppe des Chinins
durch saure Reste bewirkt nicht immer Abschwächung des bitteren
Geschmackes. Während wir durch den Eintritt der Methoxylgruppe
beim Chinin den bitteren Geschmack erst entstehen sehen, wird der
weit intensiver bittere Geschmack des Strychnins durch das Eintreten
von zwei Methoxylgruppen (im Brucin) stark herabgesetzt, ebenso aber
auch die Wirksamkeit.

---

[1]) Ther. Mon. **1893**. 27. Der Ersatz durch höhere Alkylgruppen bedingt
ebenfalls Verlust des süßen Geschmackes. Spiegel, BB. **34**. 1935 (1901).

Die Bemühungen, den Geschmack der Substanzen zu korrigieren, werden meist in der Weise ausgeführt, daß man die reaktionsfähigen Gruppen durch Anlagerung von Resten verschließt. Wir haben aber schon bei einigen Körpern gesehen, daß dieses Verschließen der reaktionsfähigen Gruppen auch den gegenteiligen Erfolg haben kann, daß man eine süße Substanz in eine bittere verwandelt, z. B. bei Glykosidbildungen. Eine andere Art der Geschmackskorrektur, welche auch vielfach darauf gerichtet ist, ätzende Nebenwirkungen der Substanzen zu beseitigen, ist das Unlöslichmachen der Substanzen, welche dann erst meist im Darmkanal aufgespalten werden und dort zur Wirkung gelangen. So wird Chinin in das unlösliche Chinintannat übergeführt und dieses überdies noch im Wasser zusammengeschmolzen und auf diese Weise entbittert. Hierbei ist zu bemerken, daß eine Reihe von sogenannten süßen Chininpräparaten, die der amerikanische Markt liefert, keineswegs Chinin, sondern Cinchonin enthält, welches ja an und für sich den intensiv bitteren Geschmack nicht besitzt, dem aber die Wirksamkeit des Chinins mangelt. Den unangenehmen herben Geschmack des bei Darmkatarrh so gut wirkenden Tannins, sowie den ebenso unangenehmen Geschmack des Ichthyols kann man unterdrücken, wenn man Tannin oder Ichthyol in eine unlösliche Verbindung mit irgend einem Eiweißkörper, wie Hühner-Eiweiß, Casein oder Leim überführt und diese statt der ursprünglichen Substanz verwendet. Diese geschmacklosen und unlöslichen Eiweißverbindungen werden im Darmkanal aufgespalten und dort die wirksamen Komponenten entwickelt. In diese Kategorie gehört auch das von M. v. Nencki in die Arzneimittelsynthese eingeführte Salolprinzip. Es werden hierbei wirksame aromatische Säuren mit wirksamen Alkoholen oder Phenolen esterartig gebunden, und diese unlöslichen Verbindungen werden im Darme zum Teil durch das verseifende Enzym der Bauchspeicheldrüse, zum Teil durch die Bakterienwirkung in ihre wirksamen Komponenten gespalten. Bei dieser Art von Synthese spielt nicht nur der Geschmack, sondern auch hauptsächlich die ätzende Wirkung und die Giftigkeit der betreffenden Arzneimittel eine große Rolle. Die Kenntnis, diese schädliche Nebenwirkungen und den schlechten Geschmack durch Veresterung zu unterdrücken, verdanken wir M. v. Nencki. In neuerer Zeit haben insbesondere Synthesen mit Phosgengas und Äthylkohlensäurechlorid für diese Körperklasse (besonders Phenole) große Bedeutung erlangt. Es gelingt auf diese Weise die ätzende Wirkung des Kreosots und des Guajacols zu unterdrücken, es gelingt den bitteren Geschmack des Chinins zu mäßigen, sowie den scharfen Geschmack mancher Substanzen wie Menthol zu koupieren.

Wilhelm Sternberg[1]) hat sich mit der Frage nach dem Zusammenhange zwischen dem chemischen Baue und Geschmacke der süß und bitter schmeckenden Substanzen beschäftigt und behauptet, daß den Elementen als solchen gar kein Geschmack zukommt. Die Kohlen-

---

[1]) Dubois Arch. f. Physiol. 1898. 451; ebenda 1899. 367. Zeits. d. Vereins f. Rübenzuckerindustrie, 1899. 376. Ber. d. Deutschen Pharmazeut. Ges. **15.** Heft 2. (1905).

wasserstoffe, gleichgültig, ob mit offener oder geschlossener Kette, entbehren ebenfalls des Geschmackes. Hingegen werden sie schmeckend, wenn in dem Molekül Sauerstoff oder Stickstoff oder auch beide eintreten. Ja eine Sauerstoffstickstoffverbindung für sich, das Lustgas N_2O nämlich, schmeckt süß.

Die Gruppen -OH und -NH$_2$ sind die einzigen geschmackerzeugenden oder wie sie Sternberg nennt sapiphoren.

Diese beiden Gruppen müssen nun mit den entgegengesetzten kombiniert sein, die negative OH-Gruppe mit der positiven Alkylgruppe, die positive NH$_2$-Gruppe mit der negativen Carboxyl-Gruppe. Dieses ist die grundsätzliche Verschiedenheit zwischen dem Verhalten der schmeckenden und färbenden Verbindungen. Die färbenden Körper verlieren sofort ihre färbenden Eigenschaften, wenn man der Aminogruppe ihre Basizität, dem Hydroxyl seine sauren Eigenschaften nimmt, worauf ja O. Witt hingewiesen.

Der einmalige Eintritt der OH-Gruppe bringt den Körpern Geruch, der zweimalige Geschmack, und zwar süßen, wenn die übrigen Alkyle der primären Alkohole oder der Aldehyde oder Ketone Sauerstoff aufnehmen. Aber die Gegenwart eines Carboxyls macht unter allen Umständen sauren Geschmack, wenn auch in der restlichen Kette noch so viele OH-Gruppen vorhanden sind.

Mit der Länge der hydroxylhaltigen Kette steigt der süße Geschmack, welcher seinen Höhepunkt in den Aldosen und Ketosen findet. Aber diese Steigerung ist nicht ganz regelmäßig. Octite, Nonite, Glukonose und Mannonose schmecken nicht mehr so süß.

Die stereogeometrische Konfiguration des Zuckers ändert an dem Geschmacke nichts [1]).

Auch sonst scheint der Geschmack von der stereochemischen Konfiguration ganz unabhängig zu sein. Asparagin dürfte eine merkwürdige Ausnahme bilden, da das rechtsdrehende Asparagin süß schmeckt, während das linksdrehende geschmacklos ist [2]).

Sternberg meint, daß zum Zustandekommen des süßen angenehmen Geschmackes ein gewisses harmonisches Verhältnis der negativen Hydroxyl- und der positiven Alkylgruppen notwendig ist. Jeder Alkylgruppe muß eine Hydroxylgruppe gegenüberstehen; daher schmecken

$$\text{Glycerin} \quad \begin{matrix} CH_2.OH \\ CH.OH \\ CH_2.OH \end{matrix} \quad \text{und Inosit} \quad \begin{matrix} OH \\ H \\ HO.H \diagup\diagdown H.OH \\ HO.H \diagdown\diagup H.OH \\ H \\ OH \end{matrix} \quad \text{süß. Ein einziges}$$

Mal kann die Alkylgruppe der Hydroxylgruppe gegenüber vermehrt sein, so daß das Molekül ein Sauerstoffatom weniger als Kohlenstoffatome enthält, ohne daß der süße Geschmack schwindet. Daher schmecken

---

[1]) P. Mayer und C. Neuberg HS. **37**. 547 (1903).
[2]) Piutti l. c.

die Disaccharide süß, aber alle Tri- und alle anderen Polysaccharide sind geschmacklos.

Dies ist auch der Grund, warum Methylglykoside, Glykolglykosid und Methylinosit süß schmecken.

Die Harmonie des Ausbaues erträgt wohl leichte Erschütterungen, meint Sternberg, aber stärkere Erschütterungen bringen den Verlust des süßen Geschmackes mit sich. Äthylglykose schmeckt daher schon schwach süß, Methylrhamnose aber schon bitter, Äthylrhamnosid schon stark und anhaltend bitter.

Bei den Bitterstoffen fällt es auf, daß sie sehr wenig Sauerstoff im Molekül haben.

Wenn man in den Zuckern das positive Alkylradikal bei der Glykosidbildung durch den negativen Phenolrest ersetzt, so erhält man intensiv bitter schmeckende Körper. Daher ist Methylglykosid süß, Phenylglykosid bitter.

$CH_3 . CH(OH) . CH_2(OH)$ 1,2 Dihydroprysan süß $\quad$ |
$C_6H_5 . CH(OH) . CH_2(OH)$ Phenyläthylenglykol bitter |
$CH_3 . CH(OH) . CH(OH) . CH_2(OH)$ Butenylglycerin süß $\quad$ |
$C_6H_5 . CH(OH) . CH(OH) . CH_2(OH)$ Phenylglycerin bitter.|

Die natürlichen Glykoside sind aus dem Grunde bitter, weil sie zumeist Phenolderivate sind.

Es ergibt sich aus diesen Ausführungen, daß die Substitution eines Wasserstoffes in dem süß schmeckenden Methylglykosid durch eine C_6H_5-Gruppe ebenfalls bitteren Geschmack zur Folge hat. Die Benzylglykose $C_6H_5 . CH_2 . C_6H_{11}O_6$ schmeckt intensiv bitter und beißend.

Der bittere Geschmack verschwindet nicht, wenn man in das Benzylradikal auch ein Hydroxyl einführt, denn das Glykosid Salicin $C_6H_4 . CH_2$ $(OH) . C_6H_{11}O_6$ schmeckt ebenfalls intensiv bitter und selbst die Einführung weiterer negativer Gruppen benimmt noch nicht den bitteren Geschmack, denn Monochlorsalicin und Monobromsalicin schmecken noch bitter; führt man aber noch mehr negative Gruppen ein, so erhält man das geschmacklose Tetraacetylchlorsalicin. Auch durch das Abstumpfen des sauren Hydroxyls im Salicin erhält man einen geschmacklosen Körper. Daher ist das Salicinnatrium $C_{13}H_{17}O_7 . Na$ geschmacklos. Weitere Hydroxylierung des Salicins zum Helicin $C_6H_{11}O_5 . O . C_6H_4 . CHO$ (Aldehydbildung) macht einen geschmacklosen Körper. Führt man in das Hydroxyl des Salicins eine Benzoylgruppe ein, so erhält man Populin $C_{13}H_{17}(C_6H_5 . CO)O_7$, einen süßlich schmeckenden Körper. Die zweimalige Einführung des Benzoylrestes in das Salicin macht eine geschmacklose Substanz.

Hingegen wird der süße Geschmack der Aminoessigsäure (Glykokoll) $NH_2 . CH_2 . COOH$ durch Einführung einer Benzoylgruppe (Hippursäurebildung $C_6H_5 . CO . NH . CH_2 . COOH$) in einen sauren verwandelt, während die bitter schmeckende Cholalsäure $C_{24}H_{40}O_5$ durch ihren Eintritt in die Aminoessigsäure dieselbe in die sehr bitter schmeckende Glykocholsäure $C_{26}H_{43}NO_6 = C_{24}H_{39}O_4 . NH . CH_2 . COOH$ verwandelt.

Nach Sternberg hängt der süße und bittere Geschmack der Verbindungen von dem Verhältnis und Mißverhältnis der positiven zu den negativen Gruppen ab.

Eine kleine Änderung kann daher schon den süßen Geschmack in einen bitteren verwandeln. Die Verbindung der Zucker mit Ketonen macht daher die entstehenden Körper alle bitter.

Die Einführung von sauren Resten in die Zucker macht die Substanz bitter oder sauer und schließlich verschwindet der Geschmack ganz.

Ebenso verwandelt sich der Geschmack in einen bitteren, wenn man in ein Hydroxyl eine Base einführt. Daher ist reiner Zuckerkalk bitter.

Die Symmetrie der hydroxylierten Verbindungen ist als Hauptquelle des süßen Geschmackes anzusehen. Daher schmeckt das symmetrische Trioxyhexamethylen (Phloroglucit) süß.

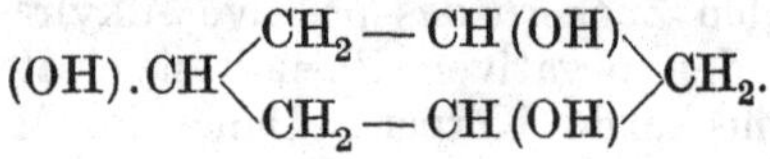

$$(OH).CH\Big\langle{}^{CH_2 - CH\,(OH)}_{CH_2 - CH\,(OH)}\Big\rangle CH_2.$$

Bei den zwei- und dreiwertigen Phenolen sind es die OH-Gruppen in der symmetrischen m-Stellung, die süßen Geschmack hervorrufen.

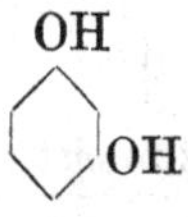

meta
Resorcin
süß

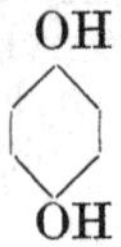

para
Hydrochinon
schwach süß

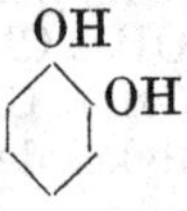

ortho
Brenzcatechin
bitter.

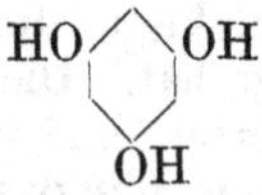

Alles meta
Phloroglucin
süß

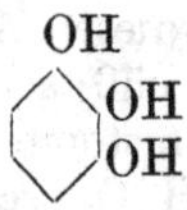

Alles ortho
Pyrogallol
bitter.

Von den Dioxytoluolen ist das einzig süß schmeckende das symmetrische Orcin

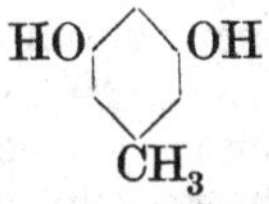

β-Orcin 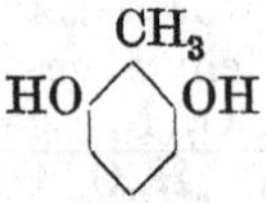 ist schon wieder geschmacklos.

Beim Benzolring müssen also ebenfalls zwei saure Gruppen zum Zustandekommen des süßen Geschmackes vorhanden sein. Aber eine von diesen kann auch eine Carboxylgruppe sein, nur muß die symmetrische Metastellung gewahrt werden.

Stumpft man aber die saure Gruppe durch Amidbildung ab, so geht der süße Geschmack in den bitteren über, wie bei m-Oxybenzoesäure-Amid.

. m - Oxybenzonitril schmeckt wieder intensiv

süß und zugleich beißend.

m-Oxybenzoesäure schmeckt süß, ebenso das m-Aminobenzonitril, welches ein süß schmeckender Farbstoff ist.

Wenn man aber den sauren Charakter durch Einführung einer Nitrogruppe steigert, so entsteht ebenfalls, aber nur bei e i n e r Stellung süßer Geschmack, nämlich bei der 2 - Nitro - m - Oxybenzoesäure

$$\underset{\text{COOH}}{\overset{\text{OH}}{\bigcirc}}\text{NO}_2$$, alle anderen Nitro-m-Oxybenzoesäuren sind geschmacklos.

Mehr negative Gruppen führen zur Geschmacklosigkeit, welche bei weiterer Steigerung der Anzahl der negativen Gruppen zum bitteren Geschmack führt. Dinitro-m-Oxybenzoesäure ist geschmacklos, Trinitro-m-Oxybenzoesäure schmeckt intensiv bitter.

Die o - Stellung kann ebenfalls zu einem süßlichen Geschmacke führen. So ist Salicylsäure sauer und süßlich, salicylsaures Natron ist noch süßer (widerlich süß). Der süßliche Geschmack bleibt noch im Salipyrin (salicylsaures Antipyrin) erhalten, während Antipyrin allein leicht bitter schmeckt, er bleibt auch in Salithymol (Salicylsäurethymolester), in Salokoll (Phenokollsalicylat) und in Dijodsalicylsäure.

Während aber m-Oxybenzoesäureamid, wie erwähnt, bitter schmeckt, ist Salicylsäureamid geschmacklos.

Alle sechs Dioxybenzoesäuren sind geschmacklos.

Die NH$_2$-Gruppe gibt den Kohlenwasserstoffen ebenfalls den süßen Geschmack und zwar dann, wenn eine negative COOH-Gruppe vorhanden ist, so zwar, daß die entgegengesetzten Gruppen möglichst innig verknüpft sind. α-Aminosäuren schmecken süß[1]). E. Fischer zeigte dieses ebenfalls für die α-Aminocarbonsäuren der aliphatischen Reihe; bei den β-Aminocarbonsäuren tritt dieser süße Geschmack zurück; β-Aminoisovaleriansäure schmeckt sehr schwach süß und hinterher schwach bitter. γ-Aminobuttersäure ist gar nicht mehr süß, sondern schmeckt etwas fade. Auch bei den Oxyaminosäuren liegen die Verhältnisse ähnlich; Serin (α-Amino-β-oxypropionsäure) und α-Amino-γ-oxyvaleriansäure schmecken stark süß, das Isoserin (β-Amino-α-oxy-

propionsäure) dagegen nicht. α-Pyrrolidincarbonsäure $\underset{\text{N}}{\bigvee}\text{COOH}$ ist

ebenfalls süß. Anders verhalten sich die aromatischen Aminosäuren: Phenylaminoessigsäure C$_6$H$_5$. CH(NH$_2$) . COOH und Tyrosin sind nahezu geschmacklos, bzw. schmecken schwach fade (kreideartig), während Phenylalanin C$_6$H$_5$. CH$_2$. CH(NH$_2$) . COOH süß ist. dl-Tryptophan schmeckt süß, aktives ist fast geschmacklos, dasselbe gilt für Leucin. Von den zweibasischen Aminosäuren

$$\begin{array}{c}\text{COOH}\\ \cdot\\ \text{CH}_2\\ \cdot\\ \text{CH}_2\\ \cdot\\ \text{CH.NH}_2\\ \cdot\\ \text{COOH}\end{array}$$

schmeckt Glutaminsäure schwach sauer und hinterher fade,

---

[1]) E. Fischer, BB. **35**. 2660 (1902).

Asparaginsäure COOH
$$\overset{|}{CH_2}$$
$$\overset{|}{CH} . NH_2$$
$$\overset{|}{COOH}$$ stark sauer, etwa wie Weinsäure.

Analog den Aminosäuren (wegen der benachbarten Stellung), verhalten sich in der aromatischen Reihe die o-Verbindungen. Dieses ist nach Sternberg auch der Grund, warum nur die o-Verbindung des Benzoesäuresulfinids süß schmeckt, während die p-Verbindung geschmacklos ist.

Die Dicarbonsäuren dieser Gruppen, z. B. Asparaginsäure schmecken nicht mehr süß, sondern sauer, ebenso wie bei der Umwandlung des Traubenzuckers in Glykuronsäure COOH . (CH . OH)$_4$. CHO der süße Geschmack in den sauren übergeht.

Stumpft man aber eine Carboxylgruppe der Asparaginsäure durch Überführung in Amid ab, so erhält man das süß schmeckende Asparagin. Diaminobernsteinsäure ist geschmacklos, auch wenn man beiden Carboxylen durch Amidierung oder Esterifizierung den sauren Charakter nimmt. Hingegen schmeckt Iminobernsteinsäureester bitter. Will man diesen bitteren Geschmack in einen süßen verwandeln, so braucht man nur die Carboxylgruppe in Amid überzuführen. Iminosuccinaminsäureäthylester schmeckt süß.

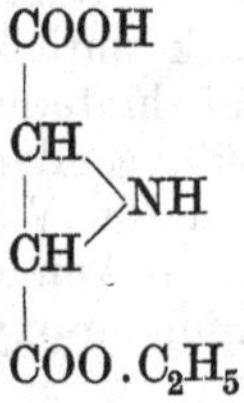

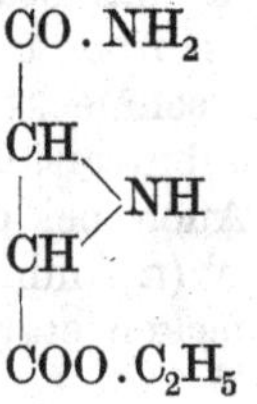

COOH   CO . NH$_2$
| |
CH\   bitterer   CH\   süßer
| >NH   Iminobernstein- | >NH   Iminosuccinamin-
CH/   säureester CH/   säureäthylester.
| |
COO . C$_2$H$_5$ COO . C$_2$H$_5$

Die einmalige Methylierung ändert an dem süßen Geschmack dieser Gruppe nichts, hingegen die Dimethylierung und die Äthylierung, welche zur Geschmacklosigkeit führt. Sarkosin (ungiftig) CH$_2$—N(CH$_3$)H

COOH

ist daher süß. Durch Austritt von einem Molekül Wasser geht es aber in das bitter schmeckende Sarkosinanhydrid über. Auch die geschmacklose Trimethylaminobuttersäure wird auf diese Weise bitter.

Die Nähe des Carboxyls und der NH$_2$-Gruppe ist nicht nur bei den aliphatischen, sondern auch bei den aromatischen Körpern zum Zustandekommen des süßen Geschmackes notwendig.

Daher ist Anthranilsäure (Benzolring mit NH$_2$ und COOH) süß, während p-Aminoben-

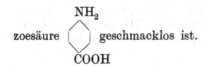

zoesäure $\langle$ $\rangle$ geschmacklos ist.

Deshalb schmeckt o-Aminosalicylsäure noch schwach süßlich,

während p- und m-Aminosalicylsäure beide geschmacklos sind.

Benzyl-β-aminocrotonsäureester (F. 79—80 ^{0}) ist vollkommen geschmacklos, die Modifikation (F. 210^0) hat einen intensiv süßen, gleichzeitig pfefferartigen Geschmack.

Synanisaldoxim ist geschmacklos, gewöhnliches Anisaldoxim schmeckt süß.

o-Aminobenzoesäure verliert nach dem ausgeführten durch Eintritt einer zweiten sauren Gruppe ihre Süßigkeit. Daher schmeckt o-Sulfamid-

benzoesäure $\begin{array}{c} SO_2 . NH_2 \\ \langle\ \rangle COOH \end{array}$ gar nicht und erst durch Anhydridbildung

kommt jener intensiv süße Geschmack des Saccharins zustande.

Das Saccharinmolekül bleibt sehr süß, wenn man in der p-Stellung eine positive NH$_2$-Gruppe einfügt, wenn man aber an dieselbe Stelle eine Nitrogruppe bringt, so erhält man das sehr bitter schmeckende p-Nitrobenzoesäuresulfinid.

p-Brombenzoylsulfinid C$_6$H$_3$Br$\left\langle\begin{array}{c} CO \\ SO_2 \end{array}\right\rangle$NH schmeckt vorn an der

Zunge süß, hinten bitter und anfangs sehr süß, dann sehr bitter. Hingegen verliert Saccharin seinen süßen Geschmack völlig, wenn man den Imidwasserstoff äthyliert. Aber der Ersatz desselben Imidwasserstoffes durch Natrium ändert am Geschmack gar nichts.

p-Phenetholcarbamid C$_2$H$_5$.O.C$_6$H$_4$.NH.CO.NH$_2$ und p-Anisol-carbamid CH$_3$.O.C$_6$H$_4$.NH.CO.NH$_2$ sind beide süß, die Phenetholverbindung ist die süßere. Sogar die Verbindung CH$_3$.C$_6$H$_4$.NH.CO.NH$_2$ schmeckt süß. Süß schmeckt auch der unsymmetrische α-α'-Dimethyl-

harnstoff OC$\left\langle\begin{array}{c} N.(CH_3)_2 \\ NH_2 \end{array}\right.$, während der symmetrische α-β-Dimethyl-

harnstoff OC$\left\langle\begin{array}{c} NH.CH_3 \\ NH.CH_3 \end{array}\right.$ geschmacklos ist. Ebenso ist ja auch der

symmetrische Di-p-Phenetholharnstoff geschmacklos.

$$OC \left\langle\begin{array}{c} NH.C_6H_4.O.C_2H_5 \\ NH.C_6H_4.O.C_2H_5 \end{array}\right.$$

Im Gegensatze zu den Süßstoffen p-Phenethol-Carbamid und p-Anisol-Carbamid ist p-Phenoxylessigsäure-Carbamid $NH_2.CO.NH.C_6H_4.O.$ $CH_2.COOH$ nicht mehr süß. Dahingegen schmeckt das Ammonium-

salz der Toluylendioxamsäure 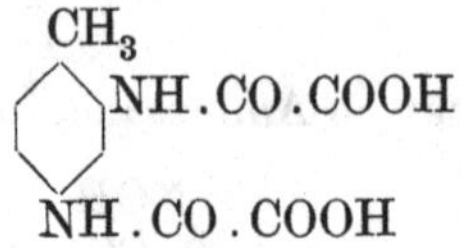   intensiv süß.

Ein intensiver Süßstoff ist ferner die Aminotriazinsulfosäure und ihre Salze

Aminotriazin

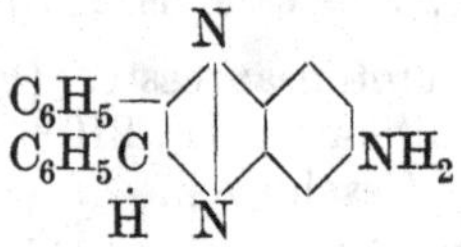

Hierher gehört auch die süßschmeckende stickstoffhaltige Säure, Glycyrrhizinsäure $C_{44}H_{63}NO_{18}$.

Das tertiäre Isobutylglykol-β-hydroxylamin schmeckt süß, ebenso das tertiäre Isobutylglyceryl-β-hydroxylamin. Dioxyaceton schmeckt süß und sein Oxim süßlich.

Methylguanidinessigsäure schmeckt bitter, p-Methylphenylguanidinnitrat schmeckt sehr bitter. Theobromin schmeckt bitter, ebenso seine Salze, ebenso Theocin und seine Verbindungen. Coffein ist nur schwach bitter. Die Salze aller Ammoniumbasen haben schon in kleinen Mengen einen außerordentlich bitteren Geschmack.

Piperazin schmeckt bitter, Hexamethylentetramin hat einen ausgesprochenen süßen, nachher etwas bitteren Geschmack.

Glukosephenylhydrazon schmeckt bitter, sehr bitter schmeckt Anhydroglykoso-o-diaminobenzol, ebenso die Glykoso-m- und Glykoso-p-diaminotoluol und Biglykoso-o-diamino-benzol und das Glykosidoguajakol. Glykosotoluid schmeckt bitter.

Hydrobenzamid schmeckt schwach süß, das isomere Amarin sehr bitter, Trinitroamarin ist stark bitter. Chinolingelb schmeckt süß. Äthylphosphin schmeckt sehr bitter, Tetraäthylphosphoniumhydroxyd schmeckt bitter, Tetramethylstiboniumjodid schmeckt ebenfalls bitter. Japancampher hat einen brennend bitteren Geschmack. Aminocampher[1]) hat süßen Geschmack. Von einem o-Aminocampher berichtet P. Cazeneuve[2]), der sehr leicht bitter schmeckt.

Das Oxim des Dihydrobenzaldehyds schmeckt unangenehm süß. Hydrastinin schmeckt sehr bitter.

Die Amine sind vorherrschend bittere Substanzen, insbesondere die Alkaloide, während die Säuren nur in wenigen Fällen bitter schmecken, wie die Cetrarsäure, Colombosäure, Lupulinsäure, Gymnemasäure und die Chrysophansäure.

---

[1]) F. Tiemann und Schmidt, BB. **29**. 923 (1896).
[2]) Bull. de la Soc. Chimique de Paris. T. II. (3). 715 (1889).

Zum Unterschiede von den niederen Fettsäuren schmecken die Oxyfettsäuren angenehm sauer.

Betain schmeckt süßlich. Kreatin schmeckt bitter. Taurin ist geschmacklos. Die Glykocholsäure schmeckt süß, Hyoglykocholsäure schmeckt bitter.

Methylaminopropionsäure schmeckt süß. Methylaminobuttersäure schmeckt süß. Trimethylaminobuttersäure ist geschmacklos, das Anhydrid schmeckt bitter. Aminooxybuttersäure schmeckt süß[1]).

Aminooxyisobuttersäure hat keinen süßen Geschmack. Die isovaleriansauren Verbindungen haben einen süßen Beigeschmack.

Die Derivate des Piperidins sind alle sehr bitter. β-Oxy-α-piperidon schmeckt süßlich.

Leucin schmeckt deutlich süß, ebenso α-Amino-n-capronsäure, während d-Isoleuzin bitter schmeckt. Aminotridekanäthylester schmeckt intensiv bitter. Oxalsäureäthylester schmeckt bitter. Fumarsäure schmeckt rein sauer, Malonsäure kratzend sauer.

l-Glukosaminsäure schmeckt süß. Die Sulfosalizylsäure schmeckt süßlich. m-Oxybenzoesäure schmeckt süß, während die p-Säure geschmacklos ist. Anthranilsäure, die o-Verbindung, ist geschmacklos. m-Aminobenzoesäure soll süß schmecken und p-Säure ist geschmacklos. Die drei isomeren Sulfaminobenzoesäuren schmecken sauer, das Anhydrid der o-Säure ist das Saccharin. Benzbetain schmeckt bitter, Äthyl-m-aminobenzoesäure ist fast geschmacklos. o-Aminosalicylsäure schmeckt schwach süß. Die beiden Isomeren sind geschmacklos. Orthoform schmeckt schwach bitter, Salicylsäuremethylester ist schwach süßlich. m-Oxybenzoesäureamid schmeckt bitter, o-Oxybenzoesäureamid ist geschmacklos. p-Aminophenylalanin schmeckt süß. Die Salze der Toluylendiaminoxamsäure sind sehr süß. Formamid schmeckt bitter, Chloroform schmeckt süß, Chloralhydrat schmeckt bitter. Chloralformamid schmeckt bitter, Acetamid sehr bitter, ebenso Diacetamid und Propionamid, während Butyramid von süßem, hinterher bitterem Geschmack sein soll.

Antifebrin in alkoholischer Lösung schmeckt bitter, ebenso Phenacetin. Methacetin schmeckt salzig bitter, Acet-p-anisidin ist schwach bitter. Lactophenin scharf bitter, Phenosal sauer und bitter. Harnstoff bitter.

Die Nitroparaffine sind nicht süß, hingegen die Nitroverbindungen der aromatischen Kohlenwasserstoffe.

Die Halogenderivate der Paraffine schmecken süß, während die cyclischen Derivate nicht schmecken. Dinitroäther soll aber süßen Geschmack haben. 2. Nitroäthanol hat einen stechenden Geschmack, 3. Jodpropanol hat einen starken Geschmack, 3. Nitropropanol einen schwach stechenden Geschmack. Bromnitropropanol hat einen scharfen

---

[1]) P. Melikoff, Liebig's Annalen **234**. 208 (1886).

Geschmack. Tertiäres Nitrobutan hat einen scharf ätzenden Geschmack. 2. Nitropentanol ist bitter, ebenso Nitroisopentanol und Nitroform. Äthylnitrit ist süß. Die Ester der Salpetersäure schmecken süß, haben aber einen bitteren Nachgeschmack.

Die NO_2-Gruppe findet sich in süßen und bitteren Verbindungen. Äthylnitrit und Nitroglycerin schmecken schwach süß. Nitrobenzol und o-Nitrophenol schmecken ebenfalls süß.

Hingegen schmeckt Pikrinsäure (Trinitrophenol) sehr bitter.

Monochlordinitrophenole schmecken sehr bitter, während Dichlor-nitrophenole nicht mehr schmecken.

α-Monochlorhydrin ist süß, ebenso die β-Verbindungen. Glyzerin-mononitrat schmeckt scharf aromatisch. Epichlorhydrin riecht süß wie Chloroform, Hallersche Säure schmeckt süß. Die Salpetersäureester schmecken süß, die Nitroparaffine nicht, werden aber letztere durch salpetrige Säure in Nitrolsäuren verwandelt, so erlangen auch sie den süßen Geschmack.

Äthylnitrolsäure schmeckt intensiv süß, während die Propylnitrol-säure süß, aber beißend schmeckt. Nitrobenzol schmeckt süß, hingegen nicht Chlorbenzol. o-Nitrophenol schmeckt süß, Dinitrobenzol bitter, ebenso Trinitrobenzol.

6.Chlor.2,4.dinitrophenol schmeckt sehr bitter,4.Chlor.2,6.dinitro-phenol bitter. Die Trinitrophenole schmecken sehr bitter. Pyrogallol schmeckt nach Emil Fischer süß, nach W. Sternberg deutlich bitter. o-Nitrobenzoesäure schmeckt intensiv süß, Dinitrobenzoesäure und Trinitrobenzoesäure sehr bitter, m-Nitrobenzoylaminsäure stark bitter, 2 Nitro -m-oxybenzoesäure intensiv süß, alle anderen Nitro-m-oxybenzoe-säuren schmecken süß, während die Trinitro-m-oxybenzoesäure intensiv bitter schmeckt.

p-Nitrophenyl-α-aminopropionsäure schmeckt bittersüß, während die entsprechende Aminoverbindung süß schmeckt. 4-Nitro-2-sulf-amidbenzoesäure ist geschmacklos, während das Anhydrid p-Nitrobenzoe-sulfinid sehr bitter schmeckt. m-Nitroanilin schmeckt intensiv süß, o-Nitroanilin schmeckt nicht süß und p-Nitroanilin ist fast geschmacklos.

Phtalimid hat keinen süßen Geschmack.

Die drei isomeren Sulfaminbenzoesäuren schmecken schwach säuer-lich und zwar je nach ihrer Wasserlöslichkeit mehr oder minder sauer. Das Ammoniumsalz der o-Säure ist geschmacklos. Nur die o-Verbin-dung kann ein Anhydrid geben.

Das Lakton der Saccharinsäure hat einen bitteren Geschmack, Während Saccharin süß schmeckt ist Benzolsulfonbenzamid ge-schmacklos.

Alle Salze des Saccharins schmecken süß, auch die Alkylammoniak-derivate des Saccharins schmecken süß. Man erhält sie durch Einwir-kung von Saccharin auf die Aminbasen [1]).

---

[1]) Französisches Patent 322096.

Sucramin ist das Ammoniumsalz des Saccharins. Die alkoholische Lösung von Sulfaminbenzoesäuresulfinid schmeckt intensiv süß.

Methylsaccharin ist sehr süß, wenn auch nur halb so süß wie Saccharin. Dulcin büßt durch Carboxylierung seine Schmeckfähigkeit ein. Der Äthylester des Saccharins und die Verbindung von Formaldehyd mit Saccharin schmecken beide süß. p-Bromsaccharin schmeckt stark süß und äußerst bitter, p-Fluorsaccharin schmeckt stark süß und schwach bitter. p-Chlorsaccharin schmeckt süßbitter. p-Jodsaccharin schmeckt bitter. p-Aminosaccharin schmeckt süß. p-Aminobenzoylsulfinid ist sehr intensiv süß, hingegen schmeckt p-Nitrosaccharin bitter. Die im Benzolkern substituierten Derivate des Saccharins schmecken fast ausnahmslos entweder süß oder bitter. Ist die Imidgruppe durch andere Radikale substituiert, so sind diese Derivate geschmacklos, wie z. B. Methyl, Äthyl, Phenyl, Tolylsaccharine.

Unsymmetrisches o-Sulfobenzimid schmeckt nicht süß. Urethan schmeckt sehr bitter. Phenylurethan bitter. Oxyphenylacetylurethan bitter, ebenso Thermodin und Hedonal. Maretin ist geschmacklos. Dimethylharnstoff schmeckt bitter, hingegen schmeckt der unsymmetrische Dimethylharnstoff süß. Phenylharnstoff bitter. Di-p-phenetholcarbamid ist geschmacklos, während p-Phenetholcarbamid (Dulcin) sehr süß ist.

Sucrol und Dulcin sind identisch. p-Anisolcarbamid ist sehr süß, hingegen soll sucrolsulfosaures Natrium nicht mehr süß schmecken. Phenacetin schmeckt bitter, p-Tolylharnstoff süß. Toluylendiaminoxamsäure bildet süßschmeckende Salze. Veronal schmeckt bitter. Nitropyruvinureid schmeckt süß.

Ditolylsulfoharnstoff schmeckt auffallend bitter. Thiosinamin bitter. Thiobiuret sehr bitter. Die Sulfosäuren des Triazins

$$\langle\ \rangle\!-\!N\!-\!N\!-\!\langle\ \rangle\!NH_2$$
$$\overset{|}{C}\!-\!\overset{|}{N}$$
$$\overset{.}{C_6H_4}$$

schmecken in Form ihrer Salze sehr süß (Glucin). Das Glucin ist das Natriumsalz mehrerer Sulfosäuren und zwar der Bi- und Trisulfosäuren der Base. Die Base selbst schmeckt noch nicht süß, auch nicht ihr Chlorhydrat.

Die Saframine schmecken wie die übrigen Ammoniumbasen bitter.

Schon die Anwesenheit einer einzelnen Sulfogruppe bringt den süßen Geschmack zur Entwicklung. Die Natriumsalze der drei isomeren Triazine, die man aus o-, m- und p-Sulfochrysoidin erhält, sind süß. Der süße Geschmack beruht nicht auf der Anwesenheit der Aminogruppen, sondern ersetzt man diese durch Jod so bleibt der Geschmack.

Glycyrrhizin ist das Ammoniumsalz einer Säure, schmeckt süß, während die freie Säure nicht süß schmeckt. Das Kaliumsalz schmeckt süß [1]).

Die Pflanzenalkaloide sind durchweg bitter, obenan Strychnin und Chinin. Dieses Verhalten versucht Sternberg durch ihre cyclische Natur zu erklären. So entsteht aus der geschmacklosen ungiftigen γ-Aminobuttersäure durch Ringschluß das bittere, giftige Pyrrolidon und aus γ-Aminovaleriansäure das ebenfalls bittere und giftige Oxypiperidon.

---

[1]) Wilhelm Sternberg, Archiv für Anatomie und Physiologie. Physiologische Abteilung 1905. 201.

IV. Kapitel.

Veränderungen der organischen Substanzen im Organismus.

Zum Verständnis der physiologischen Wirkung der organischen Substanzen sind die Kenntnisse der physiologisch-chemischen Vorgänge durchaus notwendig. Sie belehren uns nicht nur über die Veränderung, welche die wirksamen Substanzen im Organismus erleiden, sondern sie geben uns vielfach wertvolle Anhaltspunkte für die Darstellung von weniger giftigen Substanzen. Die dem Organismus zugeführten Arzneimittel (Gifte) werden vorerst in dem Sinne verwandelt, daß sie der Organismus durch verschiedenartige chemische Prozesse unschädlich zu machen sucht. Die chemischen Vorgänge innerhalb des Organismus beruhen hauptsächlich auf Prozessen oxydativer Natur und auf Reduktionsvorgängen einerseits, andererseits auf Kondensationen und Spaltungen unter Abspaltung, respektive Aufnahme von Wasser. Dazu gesellen sich insbesondere im Magendarmkanal hydrolytische Spaltungen.

Wollen wir vorerst die Vorgänge im Verdauungstrakt betrachten. Speichel hat auf die wenigsten Arzneimittel wegen der Kürze der Einwirkung und weil er nur ein einziges und zwar diastatisches Enzym besitzt, einen modifizierenden Einfluß. Anders verhält es sich mit dem Magen. Vom Magen aus können eine Reihe von wirksamen Körpern zur Resorption gelangen. Viele können aber schon im Magen ihre nachteiligen Nebenwirkungen ausüben und daher richtet sich ein großer Teil der Bestrebung der modernen Arzneimittelsynthese darauf, bekannte wirksame Substanzen in der Weise zu modifizieren, daß sie im Magen gar keine Wirkung auszuüben vermögen und von da aus auch nicht zur Resorption gelangen. Der Magensaft, welcher der Hauptsache nach aus sehr verdünnter (0,1—0,5%) Salzsäure und Pepsin besteht, wirkt insbesonders auf Arzneimittel durch die Salzsäure. Dieser kommt außer ihrer lösenden Wirkung, insbesondere auf Basen, noch eine spaltende Wirkung für Acylreste zu, welche Wasserstoff in Aminogruppen substituieren. Eine solche Wirkung kann z. B. der Magensaft beim Lactophenin ausüben, während sich die Acetylgruppe im Phenacetin in dieser Beziehung weitaus resistenter verhält. Pepsin selbst übt auf die gebräuchlichen Arzneimittel so gut wie gar keine Wirkung aus, kann aber selbst von einer Reihe dieser geschädigt werden. Eine Ester verseifende Kraft kommt dem Magensaft nur in geringem Maße zu. Er kann emulgiertes Fett z. B. spalten. Im Darm unterliegen eine große Anzahl von Arzneimitteln wichtigen Veränderungen. Der gemischte Verdauungssaft im Darme (Darmdrüsensaft, Galle und Pankreassekret) entspricht einer 0,2—0,5 %igen Lösung von kohlensaurem Natron, welcher infolge der darin gelösten Enzyme Ester leicht verseifen kann. Es ist daher klar, daß der Darmsaft unlösliche Säuren als Salze in Lösung zu bringen vermag, er verseift wirksame Substanzen, die Ester sind, und läßt so die Komponenten resorptionsfähig und wirksam werden. Der gemischte Darmsaft hat auch infolge seiner alkalischen Reaktion die Fähigkeit, in Lösung befindliche Substanzen auszu- fällen, und so der Resorption zu entziehen (z. B. Metallsalze, Basen), wogegen sie im Darm selbst ihren therapeutischen Effekt ausüben können. Auch unlösliche Verbindungen (z. B. Wismuthsalze, Tannin- verbindungen) werden hier in einer Weise verändert, daß die eine Komponente gelöst zur Wirkung gelangt, während die andere in unlöslichem Zustande ihre Wirkungen entfaltet. Als Beispiel führen wir Tannalbin (Eiweiß-Tanninverbindung) an, aus dem vom Darmsaft die Gerbsäure losgelöst wird und zur Wirkung gelangt. Ein anderes Beispiel sind die Wismuthverbindungen, etwa salicylsaures Wismuth. Dieses wird in salicylsaures Natron und kohlensaures Wismuth zerlegt. Das erstere ist leicht löslich, das letztere unlöslich. Salicylsaures Natron (bzw. Salicylsäure) übt hier seine antiseptische Wirkung aus, während das unlösliche Wismuthsalz teils die Wunden der katarrhalischen Darm- flächen schützt, teils den reizenden Schwefelwasserstoff etc. bindet und unwirksam macht, schließlich noch adstringierend wirkt. Neben den enzymatischen Wirkungen des Darmsaftes kommt es im Darm aber zu einer Reihe von chemischen Prozessen, welche durch Mikroorganismen, insbesondere handelt es sich um Spalt- und Sproßpilze, hervorgerufen werden. Dieser normalerweise vor sich gehende Prozeß kann durch eine bloße Steigerung schon krankhafte Erscheinungen hervorrufen und ein großer Teil unserer Arzneimittelwirkungen richtete sich eine Zeitlang dahin, die Darmgärung zu unterdrücken.

Oxydationen.

Im Körper selbst können die organischen Arzneimittel, wie viele unwirksame organische Substanzen, entweder völlig oxydiert und zu Kohlensäure und Wasser, bzw. Harnstoff verbrannt werden oder sie unterliegen einer geringen chemischen Umwandlung im Molekül, wobei insbesonders die ringförmig gebundenen Kerne erhalten bleiben. Außer- dem hat der Organismus die Fähigkeit mit einer Reihe von Substanzen wynthesen durchzuführen und sie auf diese Weise zum Teil an ihrer Wirkung zu verhindern oder sie ganz unwirksam zu machen. Die Kenntnisse dieser Vorgänge haben schon manche wertvolle Bereicherung unseres Arzneischatzes mit sich gebracht. Körper, wie sie die drei großen Gruppen unserer Nahrungsmittel, Eiweiß, Fett und Kohlenhydrate umfassen, werden fast vollständig im Organismus bis zu den niedrigsten Stoff- wechselendprodukten, Kohlensäure, Wasser, Harnstoff zerlegt. Im all- gemeinen sind die aliphatischen Verbindungen der Oxydation leicht zugänglich. Resistenter verhalten sich hauptsächlich jene Körper, welche einen ringförmig gebundenen Kern besitzen, in diesen werden nur die fetten Seitenketten oxydiert, doch kann unter Umständen auch der Benzolkern im Organismus verbrannt werden.

Die höheren Fettsäuren und Oxyfettsäuren, bis auf die ganz niedrigen: Ameisensäure, Essigsäure, Milchsäure werden völlig oxydiert und zwar in der Weise, daß die Fettsäuren in β-Stellung zur Carboxylgruppe angegriffen werden und in β-Ketosäuren übergehen. Auf diese Weise erleiden sie einen paarigen Abbau, indem eine um zwei Kohlenstoffatome ärmere Carbonsäure sich bildet. Alle Fettsäuren werden (Knoop, Dakin) in der Weise oxydiert, daß die Wasserstoffatome am β-Kohlenstoff zuerst oxydiert werden, ebenso wie bei der Oxydation in vitro. Injiziert man die Natriumsalze von Fettsäuren, wie Essigsäure, Propionsäure, Buttersäure, Capronsäure, so findet man im Harn 10 bis 30 mal soviel Ameisensäure als in der Norm[1]). Im allgemeinen werden die flüchtigen kohlenstoffärmeren Säuren schwerer als die kohlenstoffreicheren verbrannt, und sie gehen deshalb auch in großen Mengen unverändert in den Harn über. Beim Abbau der gesättigten Fettsäuren scheint vorerst eine Verwandlung dieser in ungesättigte, anscheinend durch Oxydation, vorauszugehen, ebenso eine Verschiebung der doppelten Bindung[2]). Bei Verfütterung von phenylsubstituierten gesättigten Fettsäuren entstehen α-β-ungesättigte Derivate z. B. aus Phenylpropionsäure und Phenylvaleriansäure, Zimtsäure (H. D. Dakin)[3]), aus Furfurpropionsäure entsteht Furfurakrylsäure[4]).

Aminofettsäuren, und zwar α-Aminosäuren, gehen unter oxydativer Desaminierung am α-Kohlenstoff in α-Ketocarbonsäuren über, die eventuell in α-Oxysäuren unter Reduktion übergehen. Bei der Oxydation der Ketocarbonsäuren wird Kohlensäure abgespalten und das Carbonyl zum Carboxyl oxydiert. Die restliche fette Kette wird nun wie eine gewöhnliche Fettsäure paarig abgebaut.

Embden nimmt an, daß der Abbau der aliphatischen Monaminomonocarbonsäuren in der Art geschieht, daß sie unter Kohlensäureabspaltung und Desaminierung wahrscheinlich in die entsprechenden Fettsäuren, die um ein C ärmer sind, übergehen. Nach Umwandlung in Fettsäuren werden sie unter Oxydation am β-Kohlenstoff abgebaut. Dieses gilt für Fettsäuren mit gerader und verzweigter Kette.

Als Regel kann gelten, daß alle Aminosäuren in der Weise oxydiert werden, daß zuerst eine Desaminierung unter Bildung einer Ketosäure entsteht; unter Abspaltung der Carboxylgruppe geht die Ketosäure über Aldehyd in die um einen Kohlenstoff ärmere Säure über. Daneben kann aber aus der Ketosäure wieder synthetisch eine Aminosäure entstehen und ebenso aus der Ketosäure durch Reduktion eine

---

[1]) H. D. Dakin und A. J. Wakemann, Journal of biol. Chemistry **9**, 329 (1911).
[2]) J. B. Leathes und L. Meyer-Wedell, Journ. of physiol. 38. G. Ioannovics und E. P. Pick. Wiener klin. Wochenschr. 1910. 573.
[3]) Journ. of biol. chemistry 4. 419 (1907), 6. 221 (1909).
[4]) T. Sasaki, Biochem. Zeitschr. **25**. 272 (1910).

α-Oxysäure: Übergang von Carbonyl in sekundären Alkohol. Die racemischen Verbindungen Alanin, Aminobuttersäure und Aminovaleriansäure werden völlig verbrannt, während bei gleicher Dosis von der racemischen Aminocapronsäure $13\frac{1}{2}\%$ im Harn ausgeschieden werden [1]).

Bei den Aminosäuren muß man eine oxydative und eine reduktive Desaminierung unterscheiden. Es ist sehr wahrscheinlich, daß sich zuerst Ketonsäuren bilden, welche dann zum Teil durch Reduktion in die entsprechenden Oxysäuren verwandelt werden. Bei der Hefe geht diese Umwandlung der Aminosäuren hauptsächlich den Weg, daß die um einen Kohlenstoff ärmeren Alkohole neben kleinen Mengen von Aldehyd und Säure entstehen, während bei den Tieren Ketonsäuren entstehen, die dann weiter oxydativ abgebaut oder zu Oxysäuren reduziert werden. Daneben wurde noch der Vorgang beobachtet, daß die Ketonsäuren einen Aminierungsprozeß eingehen und sich wieder in Aminosäuren rückverwandeln, welche event. noch acetyliert werden.

Die α- und β-substituierten Säuren werden in β-Stellung oxydiert. Bei den βγ-substituierten kann der γ-Kohlenstoff der Angriffspunkt der Oxydation sein. Die ungesättigten Säuren werden wie die gesättigten abgebaut. Sie können entweder vorerst in Ketosäuren übergehen oder vielleicht dann einer Reduktion unterliegen und zum Teil in Oxysäuren übergehen. Die gesättigten Säuren mit verzweigter Kette scheinen sich in ihrem oxydativen Mechanismus zu unterscheiden. Die in der α-Stellung substituierten scheinen vielfach so angegriffen zu werden, daß die substituierte Gruppe an der Hauptkette oxydiert wird, dann unter Verlust von Kohlensäure in die unverzweigte gerade Kette übergeht. Aber diese Regeln scheinen nicht allgemeine Gültigkeit zu haben. Vielleicht wird an der Stelle der Verzweigung für die gerade Seitenkette Wasserstoff oder Hydroxyl eingeführt. Bei vielen verzweigten Fettsäuren findet anscheinend eine Oxydation unter intermediärer Bildung von Acetessigsäure statt.

Die Ameisensäure wird, als Salz verabreicht, nur zur Hälfte bis zu zwei Drittel im Organismus bis zur Kohlensäure oxydiert. Die Säuren der Äthanreihe sind ebenfalls resistent, die Glyoxylsäure geht in Oxalsäure über. Die Oxalsäure ist sehr resistent und die Essigsäure wird zum kleinsten Teile, vielleicht zur oder über die Oxalsäure verbrannt. Das Schicksal der Aminoessigsäure im intermediären Stoffwechsel ist nicht klargestellt, bei ihrer Oxydation scheint sie nicht den Weg über die Oxalsäure zu gehen. Die Essigsäure wird vielleicht zum kleinsten Teil verbrannt und Otto Porges [2]) vermutet, daß sie hauptsächlich zu Synthesen, Acetylierungen, Kohlenhydratsynthesen verwendet wird. Die erstere Funktion beansprucht wohl nur minimale Mengen von Essigsäure, während die Kohlenhydratsynthese, wie man sich vorstellen könnte, vielleicht so abläuft, daß die Essigsäure sich unter Atomverschiebung in Glykolaldehyd umwandelt, dessen Kondensation zu Zucker sich wohl leicht vollzieht. In der Propan-

---

[1]) E. Friedmann. HB. 11. 151 (1908).
[2]) Asher-Spiro, Ergebnisse der Physiologie 10.

reihe werden die Säuren völlig oxydiert[1]), und zwar ist dieses bekannt für die Propionsäure, Milchsäure, Glycerinsäure, Brenztraubensäure, Malonsäure, Tartronsäure, Mesoxalsäure, α- und β-Alanin, Diaminopropionsäure, Hydrakrylsäure, β-Jodproprionsäure und Akrylsäure. Je flüchtiger die Säuren sind und je kohlenstoffärmer, desto leichter entgehen sie der Oxydation und erscheinen im Harn. Wenn man aber in Fettsäuren Wasserstoffatome durch Halogen ersetzt, so entgehen sie entweder völlig der Oxydation oder sind schwieriger oxydierbar. Trichloressigsäure und Trichlorbuttersäure z. B. werden zum Teil unter Abspaltung von Salzsäure oxydiert.

Die Alkohole der Fettreihe werden zu Säuren oxydiert, so Methylalkohol $CH_3 . OH$ zu Ameisensäure $H . COOH$[2]). Wie Methylalkohol, so gehen auch die Ester desselben, ferner die Methylamine, Oxymethansulfosäure, Formaldehyd im Körper zum Teil in Ameisensäure über. Die Methylgruppe aliphatischer Substanzen ist meist schwer angreifbar. Methylalkohol und Aceton werden schwer angegriffen; während Diäthylketon $C_2H_5 . CO . C_2H_5$ zu 90% oxydiert wird, werden von Methyläthylketon $CH_3 . CO . C_2H_5$ und Methylpropylketon $CH_3 . CO . C_3H_7$ 32% resp. 25% ausgeschieden[3]). Äthylalkohol und Aceton geben keine

Ameisensäure. Acetondicarbonsäure $CO \begin{array}{c} CH_2 . COOH \\ \\ CH_2 . COOH \end{array}$ wirkt nur in großen

Dosen letal durch Lähmung. Sie wird schon im Magen unter CO_2-Abspaltung zum Teil zerlegt. Die Tiere exhalieren Aceton. Nur ein kleiner Teil geht unverändert in den Harn über. Bis jetzt konnte man aber im tierischen Organismus die Entstehung von Aldehyden durch Oxydation aus Alkoholen nicht becbachten. Hingegen können Aldehyde zu Alkoholen reduziert werden, z. B. Chloral $CCl_3 . CHO$ zu Trichloräthylalkohol $CCl_3 . CH_2 . OH$, Butylchloral zu Trichlorbutylalkohol. Die höheren Alkohole der Fettreihe werden aber nicht immer glatt verbrannt. Isopropylalkohol $\begin{array}{c} CH_3 \\ \diagdown CH . OH \\ CH_3 \diagup \end{array}$[4]) z. B. verwandelt sich zum Teil in Aceton und wird zum Teil unverändert ausgeschieden. Die primären und sekundären Alkohole werden im Organismus leicht oxydiert, schwieriger der sechswertige Alkohol Mannit, welcher fast ganz unverändert bei Hunden im Harn auftritt[5]), bei Kaninchen zum Teil unverändert. Die tertiären und alle halogensubstituierten Alkohole. sind hingegen sehr schwer oxydierbar. So erscheinen tertiärer Amylalkohol $\begin{array}{c} CH_3 \\ \diagdown C(OH) . CH_2 . CH_3 \\ CH_3 \diagup \end{array}$, tertiärer Butylalkohol $CH_3 \begin{array}{c} CH_3 \\ \diagdown C . OH, \\ CH_3 \diagup \end{array}$

[1]) R. Luzatto, HB. 7, 456 (1906).
[2]) AePP. 31. 281.
[3]) Leo Schwarz, AePP. 40. 178.
[4]) P. Albertoni, AePP. 18. 218.
[5]) M. Jaffé, HS. 7. 297 (1883).

ebenso wie Trichloräthylalkohol $CCl_3.CH_2.OH$ und Trichlorbutylalkohol $CH_3.CHCl.CCl_2.CH_3.OH$ zum großen Teil an Glykuronsäure gebunden im Harn [1]). d-Gluconsäure, welche bei der Oxydation mit Eisensalzen und Wasserstoffsuperoxyd d-Arabinose liefert, wird im Organismus ganz anders oxydiert, 7 g verbrennt ein Kaninchen völlig. Wird mehr gefüttert, so findet man d-Zuckersäure. Die Oxydation der Monocarbonsäure der Aldohexosen geht aber nicht an dem der Carboxylgruppe benachbarten C-Atom vor sich, so daß Pentosen entstehen, sondern es wird vielmehr die primäre Alkoholgruppe angegriffen, wie der Übergang von

$$\text{d-Gluconsäure } COOH \,\frac{OH.H.OH.OH}{H.OH.H.H}.CH_2.OH$$

$$\text{in d-Zuckersäure } COOH.\frac{OH.H.OH.OH}{H.OH.H.H}.COOH \text{ zeigt.}$$

Paul Mayer [2]) zeigte, daß Oxalsäure durch unvollkommene Oxydation aus der Glykuronsäure und aus Traubenzucker entstehen kann, daß Zuckersäure über Oxalsäure verbrannt wird und daß die Oxydation der Glukonsäure ihren Weg über die Zuckersäure nimmt. Glykol wird im Organismus zum Teil zu Glykolsäure verbrannt, weiterhin zu Oxalsäure. Hingegen wird Glykuronsäure nicht zu Zuckersäure oxydiert [3]). Glykuronsäure vermehrt die Oxalsäure im Harn, aber weder Aceton noch Ameisensäure. Wahrscheinlich wird auch Zuckersäure gebildet, vielleicht auch Gulose. Die in den Organismus eingeführte Glykuronsäure wird nicht zur Paarung verwendet und die geparten Glykuronsäuren bilden sich auch normaler Weise nicht durch direkte Vereinigung der Komponenten [4]). Entgegen diesen Untersuchungen von P. Mayer hat E. Schott [5]) gefunden, daß sowohl beim Kaninchen als auch beim Hund Glykuronsäure als solche, aber nie Zuckersäure ausgeschieden wird. Bei Injektion von Zuckersäure wird ein Teil im Harne ausgeschieden.

Die zweibasischen Säuren verhalten sich wie folgt: Oxalsäure $\overset{COOH}{\underset{COOH}{|}}$ wird zum Teil im Harne ausgeschieden [6]); sie zeigt eine gewisse Resistenz gegen Oxydation. Einige Autoren behaupten, daß sie überhaupt im Organismus keiner Oxydation unterliegt. P. Marfori [7]) untersuchte die Frage, ob die Säuren der Oxalsäurereihe im Organismus vollständig zu Kohlensäure verbrannt oder nur teilweise zu flüchtigen Fettsäuren verwandelt werden. Er fand, daß Oxalsäure im Organismus zum größten Teil oxydiert wird. Oxalsaures Natron wird in größerer Menge oxydiert, als die freie Säure. Es erscheinen nur 30% der Säure wieder im

---

[1]) HS. **6.** 440 (1882), BB. **15.** 1019 (1882), Pflüger's Arch. f. Phys. **28.** 506 u. **33.** 221.

[2]) Zeitschr. f. klin. Med. **47.** Heft 1—2.

[3]) P. Mayer, Zeitschr. f. klin. Med. **47.** 68.

[4]) Cesare Paderi, Arch. d. Farmacol. sperim. **11.** 29 (1911).

[5]) AePP. **65.** 35 (1911).

[6]) Pio Marfori, Annali di Chim. **1897.** Mai 202.

[7]) Annali di Chim. **1896.** 183.

Harn, während der Rest trotz der gegenteiligen Angaben J. Pohl's im Organismus oxydiert wird. Bei den Vögeln wird Oxalsäure nicht oxydiert, sondern unverändert durch den Harn ausgeschieden. Er konnte aber eine Vermehrung der flüchtigen Säuren nach Darreichung der zweibasischen Säuren nicht beobachten. Hingegen konnte E. S. Faust[1]) die ganze Hunden injizierte Menge Oxalsäure im Harne wiederfinden. W. Autenrieth und Hans Barth fanden aber beim Kaninchen, daß Oxalsäure fast vollständig oxydiert wird[2]).

Glyoxylsäure wirkt ähnlich wie Oxalsäure; das Herz wird direkt geschädigt und später gelähmt. Glykolsäure $CH_2(OH).COOH$ wird vom Organismus, ohne Oxalsäure zu bilden, oxydiert, ebenso Glyoxylsäure $CHO.COOH$[3]), während nach den neueren Angaben von Dakin bei der Verfütterung von Glykolsäure und Glyoxylsäure Oxalsäure in erheblicher Menge ausgeschieden wird[4]).

Malonsäure $COOH.CH_2.COOH$ wird nur in verschwindend kleiner Menge in Oxalsäure verwandelt, ein kleiner Teil geht unverändert in den Harn über. Tartronsäure $OH.CH(COOH)_2$, Brenztraubensäure $CH_3.CO.COOH$ erweisen sich selbst grammweise als verbrennbar.

Beachtenswerterweise werden Brenztraubensäure, ferner Oxalessigsäure $COOH.CO.CH_2.COOH$, Glycerinsäure $CH_2OH.CHOH.COOH$, Weinsäure, sowie eine Reihe anderer einfacher aliphatischer Verbindungen, wie sich jüngst herausgestellt hat, durch Hefe sehr lebhaft unter CO_2-Entwicklung zerlegt[5]). Der Vorgang ist, wie bei der Vergärung der eigentlichen Zuckerarten, von der lebenden Hefe trennbar[6]).

Trimethyläthylen und Octylen werden im Organismus des Kaninchens so verändert, daß sie unter Lösung der doppelten Bindung und Aufnahme von Wasser in die entsprechenden Alkohole übergehen, die im Harn als gepaarte Glykuronsäuren auftreten[7]).

Weinsäure geht teilweise unverändert durch den Organismus. Sie ist für den tierischen Körper nur in beschränktem Umfange angreifbar[8]).

Die stereoisomeren Weinsäuren verhalten sich im Organismus folgendermaßen:

Von d-Weinsäure erscheinen im Harne 25.6%—29.3%
   „ l-Weinsäure   „   6.4—2.7%
   „ Traubensäure   „   24.7—41.9%
   „ Mesoweinsäure „   6.2—2.7%.

l-Weinsäure und Mesoweinsäure werden am vollständigsten und anscheinend in gleichem Maße oxydiert, viel weniger die d-Weinsäure, am wenigsten die Traubensäure. Diese erleidet im Körper keine Zerlegung in ihre Komponenten, da die ausgeschiedene Säure optisch inaktiv ist[9]).

---

[1]) AePP. 44. 217 (1901).
[2]) HS. 35. 327 (1902).
[3]) J. Pohl, AePP. 37. 413.
[4]) Dakin, Journ. of biolog. chemistry. 3. 63 (1906).
[5]) C. Neuberg u. Hildesheimer, Bioch. Zeitschr. 31. 170. (1910).
[6]) C. Neuberg u. Tir, Bioch. Zeitschr. 32, 323, (1910).
[7]) O. Neubauer, AePP. 46. 133.
[8]) H. Eppinger, HB. 6. 492 (1905).
[9]) A. Brion, Diss. Straßburg i. Els. 1898.

Bernsteinsäure $COOH.CH_2.CH_2.COOH$ und Äpfelsäure $COOH.$
$CH_2.CH(OH).COOH$ lassen, selbst in großen Dosen gereicht, keine
Weinsäure oder ein anderweitiges Zwischenprodukt in den Harn über-
treten. Ebenso die Zuckersäure $C_4H_4(OH)_4(COOH)_2$. Glutarsäure $COOH.$
$CH_2.CH_2.CH_2.COOH$ als solche oder als Natronsalz eingegeben, geht nur
in sehr geringer Menge in den Harn über, der größte Teil wird oxydiert.

Der einfachste Zucker Glykolaldehyd gibt bei der Verbrennung
keine Zwischenprodukte.

Von den stereoisomeren Aldohexosen wird die Dextrose vom Gesunden glatt verbrannt, ebenso der der Dextrose entsprechende Alkohol,
der Sorbit, während die anderen Zucker und die von ihnen derivierenden
Alkohole sich resistent verhalten, wenn die Leber sie nicht in Dextrose
resp. in Glykogen umzulagern oder umzuwandeln vermag. Auch die
Lävulose wird glatt, manchmal sogar leichter verbrannt als die Dextrose.
Beim Diabetes kann der Organismus unter Umständen den Zucker
nicht mehr angreifen, hingegen gelingt es ihm leicht, die ersten Oxydationsprodukte künstlicher Art wie die Gluconsäure, Glykuronsäure,
Zuckersäure, Schleimsäure etc. zu verbrennen[1]).

Während Glykosamin im Organismus nicht zur Glykogenbildung
verwendet und nur äußerst erschwert verbrannt wird, wird der Glykos-
aminkohlensäureäthylester vom Organismus verbrannt und auch vom
pankreas-diabetischen Hunde nicht zur Zuckerbildung verwertet[2]).

Inosit verläßt bei intravenöser Injektion den Organismus zum Teil
unzersetzt[3]). Der sechswertige Alkohol Mannit erscheint bei Hunden
fast unverändert im Harn, da er ein Derivat der wegen ihrer sterischen
Figuration sehr resistenten Mannose ist, während der vom Traubenzucker sich ableitende sechswertige Alkohol Sorbit oxydiert wird.
Erythrit und Querzit werden vom Organismus nicht angegriffen.

Die Amide der Fettreihe verwandeln sich zugleich mit der Oxydation leicht in Harnstoff, die niedrigen sind aber resistenter gegen
die Oxydation, und laufen meist unverändert durch. So Acetamid
$CH_3.CO.NH_2$ nach M. v. Nencki[4]), Oxamid $\begin{smallmatrix} CO.NH_2 \\ CO.NH_2 \end{smallmatrix}$ nach Ebstein und
Nicolayer[5]). Oxaminsäure $NH_2.CO.COOH$ wird als solche ausgeschieden
und macht keine Veränderungen in den Nieren, wohl aber Oxamäthan
(Oxaminsäureäthylester) $NH_2.CO.COO.C_2H_5$, welches für einzelne Tiere
ein starkes Gift ist.

Die Aminofettsäuren verhalten sich wie folgt: Aminoessigsäure
(Glykokoll) $NH_2.CH_2.COOH$ wird, wenn sie nicht zur Paarung benützt wird, glatt in Harnstoff verwandelt (s. p. 162). Resistent verhält
sich Alanin (α-Aminopropionsäure) $CH_3.CH(NH_2).COOH$. Leucin wird
vollständig verbrannt. Asparaginsäure[6]) und Asparagin[7]) $COOH.C_2H_3$

---

[1]) O. Baumgarten, Zeitschr. fur experim. Pathologie und Therapie, 2. 53.
[2]) Forschbach, HB. 8. 313 (1906).
[3]) Giacosa, Giornale della R. Accad. di Torino 68. 375.
[4]) Virchow's Arch. 148. 366.
[5]) Zeitschr. f. Biol. 8. 124.
[6]) HS. 42. 207 (1904).
[7]) HS. 1. 213 (1878).

$(NH_2).CO.NH_2$ gehen im Organismus in Harnstoff über. Asparagin ist ohne besondere physiologische Wirkung. 38 g konnten in eineinhalb Tagen ohne jede Störung genommen werden[1]). Wenn aber in der Aminoessigsäure ein Wasserstoffatom der Aminogruppe durch CH_3 ersetzt wird (Sarkosin) $(CH_3)NH.CH_2.COOH$, so bleibt dieser Körper im Organismus unverändert. Sarkosin wird vom Menschen und Hunde zum größten Teil unverändert ausgeschieden [2]).

Von Succinimid $C_2H_4\diagdown\diagup NH$ passiert nach Verfütterung an Hunde ein kleiner Teil den Organismus unverändert, während weitaus der größte Teil zersetzt wird [3]). Allophansäureäthylester $NH_2.CO.NH.COO.C_2H_5$ wird vollkommen zerstört, während Biuret

(Allophansäureamid) $CO\diagup\diagdown$ quantitativ in den Harn über-

geht. Cyanursäure

$$HO.C = N-C-OH$$
$$N = C - N$$
$$OH$$

geht, wie Coppola zeigte, fast unverändert in den Harn über, ebenso Parabansäure $CO\diagup\diagdown$.

Die Angaben über das Schicksal der Parabansäure im Organismus sind sehr widersprechend.

Subcutan Hunden injizierte Oxalursäure, Parabansäure und Alloxan werden völlig oxydiert [4]). Hingegen fand Julius Pohl[5]), daß Parabansäure zum Teil unverändert in den Harn übergeht, zum Teil als Oxalsäure ausgeschieden wird.

Der Abbau des Cholins geschieht im Organismus unter intermediärer Bildung von Ameisensäure [6]).

Nach Verfütterung von Glykokoll, dl-Alanin, dl-Amino-n-buttersäure, dl-Amino-n-valeriansäure werden diese völlig beim Hunde ausgenützt, während der C der dl-Amino-n-Capronsäure zu 13,5% im Harn ausgeschieden wird [7]). Sarkosin, dl-α-Methylalanin und dl-α-Methylaminobuttersäure werden, zu $\frac{1}{3}$ unverändert ausgeschieden, während die höheren Glieder, die dl-α-Methylaminovaleriansäure und die dl-α-Methylaminocapronsäure zum größten Teil unverändert den Organismus verlassen.

Sind aber die Ketten verzweigt, so werden sie vom Organismus anders angegriffen als die geraden Ketten. Die n-Valeriansäure geht

---

[1]) Weiske, Zeitschr. f. Biol. 15. 261.
[2]) A. Magnus-Levy, Münchn. med. Wochenschr. 1907. 2168.
[3]) Koehne, Diss. Rostock. 1894.
[4]) Luzzatto, HS. 37. 225 (1903). Koehne, Diss. Rostock.
[5]) Julius Pohl Z. f. exp. Path. u. Ther. 8. 308 (1910).
[6]) Hößlin, HB. 8. 27 (1906).
[7]) E. Friedmann, HB. 11. 152. 162 (1908).

beim Diabetiker nicht in β-Oxybuttersäure über, hingegen d-Isovalerian-säure. Leucin gibt bei der Leberdurchblutung Acetessigsäure, normales Leucin mit unverzweigter Kette bildet jedoch diese Säure nicht (Embden). Die substituierten Aminosäuren weichen in ihrem Verhalten im Organismus von den Aminosäuren ab. Durch den Ersatz des α-ständigen tertiären Wasserstoffs durch den Methylrest geht die Angreifbarkeit für den Organismus annähernd verloren. Die Anwesenheit eines zweiten tertiären Wasserstoffatoms in den monomethylierten α-Aminosäuren erhöht ihre Angreifbarkeit für den Organismus. Die Anwesenheit eines tertiären Wasserstoffatoms in β-Stellung zur Carboxylgruppe bildet für die monomethylierten α-Aminosäuren die größte Möglichkeit der Angreifbarkeit im Organismus. Die Benzoylderivate der Aminosäuren mit normalen Ketten verlassen den Organismus unzersetzt, z. B. Benzoyl-alanin, Benzoylaminobuttersäure, Benzoylasparaginsäure und Benzoyl-glutaminsäure[1]). Da nun Sarkosin und die benzoylierten Aminosäuren nicht oxydiert werden, so hat es den Anschein, als ob die Abbaufähigkeit der Aminosäuren durch Substitution eines Wasserstoffatoms der Amino-gruppe durch fette Reste sowohl als auch durch aromatische vermindert oder verhindert wird und E. Friedmann fand, daß bei den am Stickstoff methylierten Derivaten der Aminosäuren die niederen Glieder zu un-gefähr ein Drittel unverändert wieder ausgeschieden werden, während die höheren Glieder zum größten Teil unangegriffen den Organismus verlassen.

Der Ersatz des α-ständigen tertiären Wasserstoffes durch den Methylrest in der Gruppe $R.CH\begin{smallmatrix}NH.CH_3\\COOH\end{smallmatrix}$ hebt die Angreifbarkeit für den Organismus auf. Z. B. die α-Methylaminoisobuttersäure $CH_3.CH_2.CH\begin{smallmatrix}NH.CH_3\\COOH\end{smallmatrix}$ wird nur zu 30% ausgeschieden, während die entsprechende α-Dimethylaminoisobuttersäure $\begin{smallmatrix}CH_3\\CH_3\end{smallmatrix}C\begin{smallmatrix}NH.CH_3\\COOH\end{smallmatrix}$ zu 97% wieder ausgeschieden wird.

Der Ersatz eines H-Atoms der NH_2-Gruppe durch die Methyl-gruppe für die Glieder C_2, C_3, C_4 bedeutet eine erhebliche Erschwerung und für die Glieder C_5 und C_6 nahezu eine Aufhebung des Abbaues.

Durch gärende Hefe wird jede Aminosäure in den Alkohol mit der nächst niederen Zahl von Kohlenstoffatomen übergeführt, während im Organismus der Säugetiere die Aminosäuren über die um ein Kohlen-stoffatom niederen Fettsäuren abgebaut werden. Aber bei der Gärung wird Phenylaminoessigsäure in Benzylalkohol, Phenylglyoxylsäure, l-Mandelsäure und l-Acetylphenylaminoessigsäure übergeführt.

Beim Abbau der Aminosäuren durch gärende Hefe geht wahrschein-lich folgender Vorgang vor sich.

---

[1]) A. Magnus-Levy, Münch. med. Wochenschr. 1905. Nr. 45 und Biochem. Zeitschr. Bd. 6. 541 (1907).

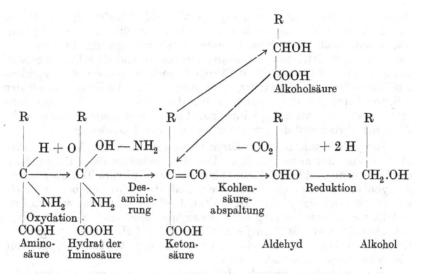

Dieser Abbau ist eine abwechselnde Oxydation und Reduktion. Beim höheren Tier ist ein ganz analoger Vorgang, es bildet sich in beiden Fällen die Ketonsäure und anscheinend auch der Aldehyd. Die Hefe reduziert aber den Aldehyd zum Alkohol, während die höheren Tiere ihn zur Fettsäure oxydieren[1]). Die intermediäre Bildung des Aldehyds ist aber bis jetzt experimentell nicht erwiesen, sondern nur theoretisch supponiert.

Die dem Alanin entsprechende Ketosäure, Brenztraubensäure und die der Asparaginsäure entsprechende Oxalessigsäure ist nach Neuberg tatsächlich durch Hefe vergärbar (s. p. 165).

Über das Verhalten der ungesättigten Säuren ist folgendes bekannt:

Die ungesättigte Akrylsäure wird im Organismus zerstört[2]), ebenso wird die Zimtsäure in Form von Hippursäure ausgeschieden, was beweist, daß sie vorerst zur Benzoesäure abgebaut wurde. Phenylisocrotonsäure $C_6H_5 . CH : CH . CH_2 . COOH$ geht in Phenacetursäure $C_6H_5 . CH_2 . CO . NH . CH_2 . COOH$ über, so daß sie vorerst zur Phenylessigsäure $C_6H_5 . CH_2 . COOH$ oxydiert wird[3]). Die überlebende Hundeleber kann Dimethylakrylsäure in Acetessigsäure verwandeln, während Citraconsäure und Mesaconsäure nicht umgewandelt werden. Aus Crotonsäure aber entsteht Acetessigsäure. Die Dimethylakrylsäure geht durch Wasseranlagerung in β-Oxyiso-valeriansäure über, welche zur Acetessigsäure abgebaut werden kann. Die Crotonsäure wird wahrscheinlich zuerst in β-Oxybuttersäure und

[1]) O. Neubauer und K. Frommherz, HS. **70**. 326 (1911).
[2]) Luzatto HB **7**. 456 (1906).
[3]) Knoop, HB. **6**. 150 (1905).

dann erst in Acetessigsäure übergeführt[1]). E. Friedmann nimmt an, daß $\alpha\beta$-ungesättigte Säuren in der Weise intermediär in Acetessigsäure übergehen, daß diese Säuren unter Wasseranlagerung in die entsprechenden gesättigten β-Oxysäuren übergehen und als solche abgebaut werden. Die α-β-ungesättigten Säuren können zu den um zwei Kohlenstoffatome ärmeren Säuren abgebaut werden, ohne die Zwischenstufe der β-Ketonsäuren zu durchlaufen, denn der Abbau der Furanpropionsäure und der Furfurakrylsäure zur Brenzschleimsäure verläuft nicht über die Zwischenstufe der β-Ketonsäure, der Furoylessigsäure[2]).

Die γ-substituierten Fettsäuren werden entweder als Lacton, meist aber unverändert ausgeschieden. Der Hund scheidet Phenylbuttersäure als Lacton aus. Phenyl-$\beta\gamma$-dioxybuttersäure wird zum Teil als Phenyl-β-oxybutyrolacton ausgeschieden, ein Teil aber wird abgebaut und bis zur Benzoesäure oxydiert. Ist jedoch bloß die γ-Stellung substituiert, so tritt ein anderer Vorgang auf. Benzoylpropionsäure $C_6H_5 . CO . CH_2 . CH_2 . COOH$ wird zu Phenylessigsäure $C_6H_5 . CH_2 . COOH$ abgebaut, wobei natürlich vorerst eine Reduktion der Carbonylgruppe zur Methylengruppe stattfinden muß.

Man beobachtet niemals, daß durch Oxydation von primären Alkoholen im Organismus Aldehyde entstehen, während aus sekundär alkoholischen Gruppen sich sehr häufig Ketone bilden, ebenso wie aus Keton durch Reduktion sekundäre Alkoholgruppen entstehen können.

Die primären Monaminbasen der Fettreihe werde, wenn auch schwierig, so doch zum Teil zersetzt, die aromatischen noch schwieriger. Wenn aber in einer primären fetten Monaminbase ein Wasserstoff des Alkylradikals durch einen aromatischen Kohlenwasserstoff ersetzt ist, so verhält sich der fette Rest wie die ursprüngliche Verbindung. Daher gehen Amine der aliphatischen Reihe wie Trimethylamin, Tetramethylendiamin, Pentamethylendiamin, ·Cholin, zum großen Teil unverändert durch den Organismus, manche völlig unverändert.

Guanidin $HN . C{<}^{NH_2}_{NH_2}$ wird in kleinsten Dosen vom Kaninchen vollständig, in kleinen Dosen fast vollständig, in toxischen Dosen nur zum allerkleinsten Teil ausgeschieden. Das Guanidin scheint dem Organismus gegenüber sonst unangreifbar zu sein. Nach neueren Untersuchungen von Lafayette Mendel und Meyers werden Thymin, Cytosin und Uracil beim Verfüttern an Kaninchen und Hunde in beträchtlichen Mengen unverändert im Harn wieder ausgeschieden[3]).

Alloxan $CO{<}^{NH.CO}_{NH.CO}{>}CO$ wird größtenteils zerstört und nur zum Teil als Parabansäure ausgeschieden[4]). 0,5 g Alloxan töten ein Kaninchen.

---

[1]) E. Friedmann, HB 11. 365. 371 (1908).
[2]) E. Friedmann, Biochem. Zeitschr. 35. 40 (1911).
[3]) Lafayette, B. Mendel u. Viktor Meyers. American Journ. Physiol. 26. 77.
[4]) Hugo Wiener. AePP. 42. 35.

Thymin

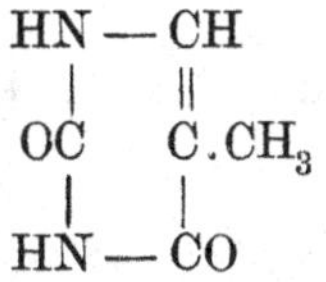

$$\begin{array}{ccc} HN & - & CH \\ | & & \| \\ OC & & C.CH_3 \\ | & & | \\ HN & - & CO \end{array}$$

wird im Organismus gespalten, Uracil

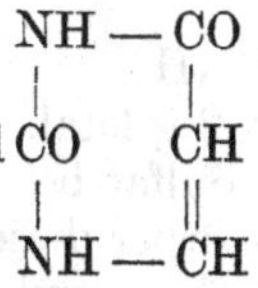

$$\begin{array}{ccc} NH & - & CO \\ | & & | \\ CO & & CH \\ | & & \| \\ NH & - & CH \end{array}$$

passiert den Organismus des Hundes [1]).

Methyluracil

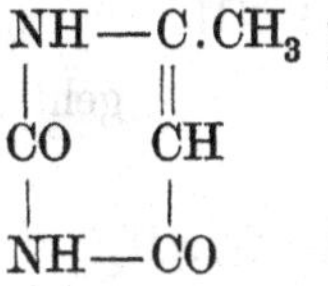

$$\begin{array}{ccc} NH & - & C.CH_3 \\ | & & \| \\ CO & & CH \\ | & & | \\ NH & - & CO \end{array}$$

passiert den Organismus unverändert.

Nitrouracilcarbonsäure

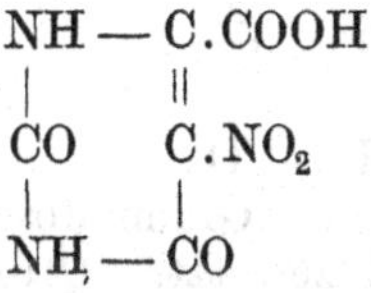

$$\begin{array}{ccc} NH & - & C.COOH \\ | & & \| \\ CO & & C.NO_2 \\ | & & | \\ NH & - & CO \end{array}$$

erfährt im Organismus eine vollkommene Spaltung.

Nitrouracil

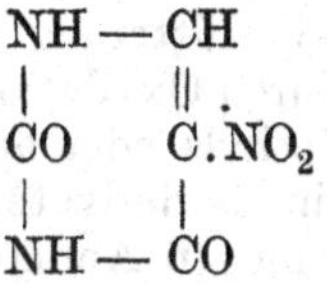

$$\begin{array}{ccc} NH & - & CH \\ | & & \| \\ CO & & C.NO_2 \\ | & & | \\ NH & - & CO \end{array}$$

tritt unverändert in den Harn.

Nach Verfütterung von Isobarbitursäure und Isodialursäure tritt

Isobarbitursäure

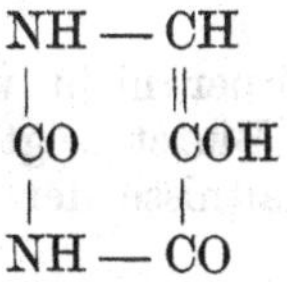

$$\begin{array}{ccc} NH & - & CH \\ | & & \| \\ CO & & COH \\ | & & | \\ NH & - & CO \end{array}$$

Isodialursäure

$$\begin{array}{ccc} NH & - & CO \\ | & & | \\ CO & & COH \\ | & & \| \\ NH & - & COH \end{array}$$

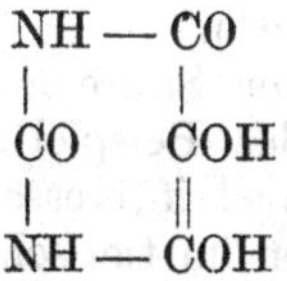

weder ein schwerlösliches Oxydationsprodukt, noch die ursprüngliche Substanz im Harne auf. Ebenso bei Verfütterung von Thymin und 2.6.Dioxypyrimidin. Auffallend ist, daß im Gegensatze zu Thymin (5.Methyl.2.6.Dioxypyrimidin) das nur in der Stellung der Methylgruppe von ihm verschiedene Methyluracil (4.Methyl.2.6.Dioxypyrimidin) keiner Spaltung unterliegt. Ebenso wird Nitrouracil (5.Nitro-2.6-Dioxypyrimidin) nicht angegriffen, so daß also die Nitrogruppe in derselben Stellung wie die Methylgruppe den Pyrimidinring vor einer Spaltung mit Erfolg zu schützen vermag.

---

[1]) Steudel, Sitzungsber. d. G. z. Bef. d. g. N. Marburg. 1901. Jan.

Vom Sulfat des   Vom Sulfat des
2.4-Diamino-6-Oxypyrimidin   2.4.5-Triamino-6 Oxypyrimidin

$$N = COH$$
$$NH_2 . C \quad CH$$
$$N — C . NH_2$$

$$N = CO$$
$$NH_2 . C \quad C . NH_2$$
$$N — C . NH_2$$

wirken bei Ratten 0,2 g letal.   wirken bei Ratten 0,1 g letal.

Beide erwiesen sich als Sulfat bei Hunden zu 1 g verabreicht als toxisch, während alle anderen Körper dieser Reihe keine Störungen hervorriefen.

In den Harnkanälchen und im Harne ist Triaminooxypyrimidin unverändert enthalten.

$$NH_2 \quad CH_2 . NH . CO . NH_2$$
Glykolylharnstoff CO | geht durch Oxydation
$$NH_2 . CO$$

$$NH — CH . NH . CO . NH_2$$
beim Hunde in Allantoin CO | über[1]).
$$NH — CO$$

Iminoallantoin erzeugt in Grammdosen keine Giftwirkung und wird im Organismus nicht zersetzt. Uroxansäure erzeugt ebenfalls keinen Effekt[2]).

Von anderen Stoffwechselprodukten sind noch folgende zu erwähnen: nach Theobromin- und Coffein-Verfütterung tritt nach Abspaltung einer oder zweier Methylgruppen durch Oxydation Monomethylxanthin mit verschiedener Stellung des Methyls oder auch bei Kaninchen Xanthin im Harne auf[3]). Die Pyrimidinderivate verhalten sich im Organismus[4]) folgendermaßen: Adenin (6.Aminopurin) verläßt den Organismus größtenteils unzersetzt. Adenin geht bei der Ratte durch Oxydation in 6-Amino-2-8-dioxypurin über[5]). Ebenso beim Hunde[6]).

Die Säureamide scheinen im Körper nicht umgesetzt zu werden, wie das Beispiel des obenerwähnten Biuret zeigt (s. p. 167).

Viel interessanter sind die Verhältnisse der aromatischen Verbindungen im tierischen Körper.

Im allgemeinen verhält sich der Benzolkern im Organismus sehr resistent, doch kennen wir eine Reihe von Beispielen, welche uns zeigen, daß der Organismus imstande ist, den Benzolring vollständig zu Kohlensäure und Wasser zu verbrennen und unsere Kenntnisse dieser Umwandlung sind von der Art, daß wir an-

---

[1]) H. Eppinger, HB. 6. 287 (1905).
[2]) Tadasu Saiki, Journ. of biol. chemistry 7. 263 (1909).
[3]) Manfredi Albanese, AePP. 34. 449. St. Bondzynski und R. Gottlieb, AePP. 36. 45. 37. 385. M. Krüger und Schmid, BB. 32. 2677, 2818, 3336 (1899) und HS. 36. 1 (1902).
[4]) H. Steudel, HS. 32. 284 (1901).
[5]) Nicolaier, Zeitschr. f. klin. Med. 45. 359.
[6]) O. Minkowski, Deutsche med. Wochenschr. 1902. Nr. 28. 499.

geben können, unter welchen Bedingungen der Benzolring im Organismus erhalten bleibt und unter welchen Bedingungen er zerstört wird. Nur diejenigen Aminosäuren der aromatischen Reihe, welche eine Seitenkette von drei Kohlenstoffatomen enthalten, von denen das mittlere die Gruppe NH_2 trägt, werden im Organismus völlig zerstört. Daher machen Phenyl-α-aminopropionsäure $C_6H_5 . CH_2 . CH(NH_2) . COOH$, α-Aminozimtsäure $C_6H_5 . CH : CH(NH_2) . COOH$, Tyrosin (p-Oxyphenyl-$\alpha$-aminopropionsäure) $C_6H_4(OH) . CH_2 . CH(NH_2) . COOH$ keine Vermehrung der aromatischen Substanzen im Harne[1]). Beim Hund wird nach Juvalta[2])

auch Phthalsäure $\begin{array}{c} COOH \\ \langle\bigcirc\rangle COOH \end{array}$ und Phthalimid $\begin{array}{c} CO \\ \langle\bigcirc\rangle_{CO}^{}NH \end{array}$ im Organis-

mus zerstört. Hingegen wird vom Kaninchenorganismus o-Phthalsäure unangegriffen quantitativ ausgeschieden[3]). Entgegen den Angaben von M. C. Porcher[4]), welcher behauptet, daß m- und p-Phthalsäure beim Hunde zu 75% im Harne wieder erscheinen, o-Phthalsäure hingegen fast vollständig im Organismus verbrannt wird, konnte Julius Pohl in Wiederholung der Versuche von E. Pribram[5]) zeigen, daß der Hundeorganismus o-Phthalsäure quantitativ unangegriffen ausscheidet[6]). Alle drei paaren Phtalsäuren sich nicht mit Glykokoll[7]). Die übrigen aromatischen Substanzen verhalten sich aber im Organismus sehr resistent; es können wohl Veränderungen in der Seitenkette eintreten, nie aber eine völlige Spaltung des Benzolringes vorkommen. Die aromatische Gruppe schützt sogar aliphatische Reste vor der Oxydation, wie wir bei den aromatischen Monaminbasen beobachten können.

Die Oxydationen können den Benzolring selbst betreffen oder in einer Seitenkette verlaufen. So wird nach Verfütterung von Benzol im Organismus Phenol gebildet und dieses dann zum Teil weiter zu Dioxybenzolen oxydiert[8]).

Meconsäure $CO\Big\langle\begin{array}{c} C(OH) : C . COOH \\ \\ CH = C . COOH \end{array}\Big\rangle O$ (Oxypyrondicarbonsäure) wird im

Organismus völlig zerstört (bis auf Spuren). Sie ist wirkungslos. Komensäure (Oxypyronmonocarbonsäure) verhält sich analog, ebenso die Bromkomensäure. Der Pyronkern ist also der Oxydation im Organismus gegenüber wenig widerstandsfähig.

Komenaminsäure (Dioxypikolinsäure) ist wirkungslos, wird teils oxydiert, teils unverändert im Harne ausgeschieden.

---

[1]) HS. **7**. 23 (1882), **8**. 63 (1884), **8**. 65 (1884), **10**. 130 (1886), **11**. 485 (1887), **14**. 189 (1890).
[2]) HS. **13**. 26 (1889). Mosso, AePP. **26**. 267.
[3]) E. Pribram, AePP. **51**. 379 (1904).
[4]) Biochem. Zeitschr. **14**. 351 (1908).
[5]) AePP. **51**. 378 (1904).
[6]) Biochem. Zeitschr. **16**. 68 (1909).
[7]) H. Hildebrandt, HB. **3**. 372 (1903).
[8]) Dubois Arch. **1867**. 340. Pflüger's Arch. **12**. 148.

Aber der Benzolkern ist durchaus nicht so unaufspaltbar, wie man anfänglich geglaubt hat. Rudolf Jaffé wies nach, daß Benzol selbst [1]) zum Teil zur Muconsäure oxydiert wird, wobei eine Ringsprengung

des Benzols eintritt. 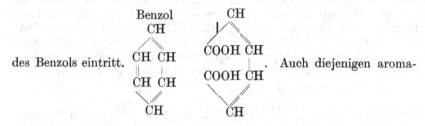 . Auch diejenigen aroma-

tischen Verbindungen, welche entweder scheinbar unverändert oder nur in der Seitenkette abgebaut oder in gepaarter Verbindung zur Ausscheidung gelangen, kann man nur zum großen Teil, aber nie quantitativ im Harn wiederfinden, während Benzolverbindungen, die eine dreigliedrige Seitenkette tragen, restlos verbrannt werden. Der Angriff des oxydierenden Sauerstoffs trifft entweder den Benzolkern oder das dem Benzolring nächst verbundene Kohlenstoffatom. Aber nicht einmal beim Phenol ist der Benzolring ganz unangreifbar und ein Teil kommt immer zur Verbrennung.

Bei der Verfütterung von Benzol fand Max Jaffé im Maximum zu 0.3% das Auftreten von Muconsäure, es ist aber sehr wahrscheinlich, daß diese sehr leicht oxydable Säure sehr schnell weiter verändert wird, daß aber 25—30% des resorbierten Benzols in Muconsäure verwandelt werden. Der Organismus scheint sich an die Aufsprengung des Benzolkernes zu gewöhnen und bei Verfütterung von Benzol steigende Mengen davon zu oxydieren [2]).

Aber noch andere Ringzerstörungen sind uns bekannt. Methylchinoline werden vielfach völlig oxydiert, auch o-Nitrobenzaldehyd.

Sehr resistent verhält sich die Carboxylgruppe im aromatischen Kern, so wird Benzoesäure $C_6H_5.COOH$ im Organismus nicht verändert, ebensowenig wird Phenylessigsäure $C_6H_5.CH_2.COOH$ oxydiert, in welcher ein Kohlenstoffatom zwischen Benzolkern und Carboxyl eingeschaltet ist. Phenylpropionsäure $C_6H_5.CH_2.CH_2.COOH$ aber, mit zwei Kohlenstoffatomen zwischen Benzolkern und Carboxyl, wird zu Benzoesäure oxydiert [3]). Phenylglykolsäure $C_6H_5.CH(OH).COOH$ wird im Organismus gar nicht angegriffen, sondern quantitativ im Harn ausgeschieden, es entsteht aus ihr nicht Phenol und Glykolsäure, wie man vermuten könnte. Phenylaminoessigsäure $C_6H_5.CH(NH_2).COOH$, welche ja nur zwei Kohlenstoffatome in der Seitenkette hat, geht zum Teil in Phenylglykolsäure über. (Desaminierung s. p. 184).

Die aromatischen Carbonsäuren gehen zum größten Teil unverändert durch den Organismus durch, so z. B. die Phenylglycin-o-carbon-

[1]) HS. **62.** 58 (1909).
[2]) HS. **62.** 58 (1909).
[3]) E. Salkowski, HS. **7.** 168 (1882).

säure, die Nitrophenylpropriolsäure hingegen tut es nicht. Auch die o-Oxychinolincarbonsäure erscheint unverändert im Hundeharne wieder. Von der Methyltrihydrooxy-o-chinolincarbonsäure geht der größte Teil unverändert in den Harn über, aber ein kleiner Rest erscheint als Methyldioxychinolincarbonsäure im Harn, so daß beim Durchgang der Hydrosäure durch den Organismus von den drei Wasserstoffatomen zwei als Wasser abgespalten und das dritte zum Hydroxyl oxydiert worden ist.

Beim Hunde gibt Phenylpropionsäure Hippursäure und keine Phenacetursäure. Phenylpropionsäure wird anscheinend in der Weise im Organismus umgesetzt, daß einerseits 1-Phenyl-β-oxypropionsäure und aus dieser Phenylzimtsäure entsteht, welch letztere reversibel wieder sich in Phenyl-β-oxypropionsäure umsetzen kann. Anderseits entsteht Benzoylessigsäure und Acetophenon und aus beiden sowie aus der Phenylzimtsäure Benzoesäure[1]). Inaktive Mandelsäure geht unverändert durch, Phenylessigsäure gibt Phenacetursäure, aber keine Hippursäurevermehrung, Äthylbenzol wird in Hippursäure, nicht aber in Phenacetursäure verwandelt.

Nach Injektion von Benzoylessigsäure $C_6H_5 . CO . CH_2 . COOH$ an Katzen findet man im Harn unveränderte Benzoylessigsäure in ziemlichen Mengen und Acetophenon, daneben aber viel 1-Phenyl-β-oxypropionsäure und wenig Zimtsäureglykokoll. Es handelt sich also hier um eine **asymmetrische Reduktion.**

Phenylbuttersäure verwandelt sich im Hundeorganismus in Phenacetursäure, nicht aber in Hippursäure. Phenylvaleriansäure geht in Hippursäure über. Phenyl-β-milchsäure liefert Hippursäure, aber keine Mandelsäure.

Phenylparaconsäure, eine Lactonsäure
$$C_6H_5 . CH \overset{\displaystyle COOH}{\underset{\displaystyle O}{\overset{|}{\underset{}{-}}} } \ldots$$

Phenylparaconsäure, eine Lactonsäure $C_6H_5 . \overset{\quad\ \ \text{COOH}}{\underset{\underset{\text{O}\text{------------}\text{O}}{|\qquad\qquad\ \ |}}{CH\text{---}CH\text{---}CH_2\text{---}CO}}$

geht unverändert durch den Organismus durch.

Phenyl-α-milchsäure wird im Organismus zerstört, ebenso wird Phenyl-α-ketoproprionsäure zerstört. Es wird also die α-Ketonsäure, die α-Oxy- und die α-Aminosäure ganz im Organismus umgesetzt. Andere Ketonsäuren zeigen aber kein identisches Resultat, denn Benzoylessigsäure gibt ausschließlich Hippursäure; Benzoylpropionsäure

$$C_6H_5 . CO . CH_2 . CH_2 . COOH$$

geht in Phenacetursäure über.

Phenylisocrotonsäure $C_6H_5 . CH : CH . CH_2 . COOH$ geht ebenfalls in Phenacetursäure über.

Die vom Organismus durch Oxydation erzeugte Carbonylgruppe steht in β-Stellung zu dem ursprünglichen Carboxyl. Während bei der

[1]) H. D. Dakin, Journ. of biol. chemistry 9. 123 (1911).

ungesättigten Säure eine Hydrierung derart angenommen werden könnte, daß die β-Oxysäure intermediär entsteht, muß die Ketonsäure eine Reduktion an den kernbenachbarten C-Atom von — CO — zu — CH_2 — erleiden.

F. Knoop nimmt eine weitgehende Gültigkeit des Oxydationsprinzips nach der Richtung hin an, daß der Organismus vorzüglich in der β-Stellung oxydiert, während ein Angriff auf das γ-Kohlenstoffatom unmöglich zu sein scheint[1]) (s. p. 161).

Phenethol $C_2H_5 . O . C_6H_5$ wird zu Oxyphenethol $C_2H_5O . C_6H_4 . OH$ oxydiert und dann an Schwefelsäure gepaart[2]).

Terpentinöl $C_{10}H_{16}$ gibt Terpinol $C_{10}H_{15} . OH$.

Der Naphtalinkern kann im Organismus gesprengt werden, denn bei Verfütterung von β - Naphtalanin

$$. CH_2 . CH . COOH$$
$$NH_2$$

und β - Naphthylbrenztraubensäure erhält man Hippursäure

$$.CH_2 . CO . COOH \rightarrow \quad COOH.$$

Es wird der Kern II und nicht der Kern I aufgespalten, da man sonst Phenacetursäure erhalten würde[3]).

Chinolin   wird vielleicht zu Pyridincarbonsäuren oxydiert[4]).

Acridin   wird in 5 . Keto . 3 . oxy . 5 . 10 . dihydroacridin

verwandelt[5]).

Dimethyltoluidin wird zu Dimethylaminobenzoesäure oxydiert, die zum größten Teil als Glykuronsäure im Harne auftritt. Dimethyltoluidin ist in Dosen von 1 g pro die giftig, erzeugt Blutungen im Magendarmkanal[6]).

Beim Hunde wird p-Oxyphenyläthylamin zu 25% zu p-Oxyphenylessigsäure oxydiert. Die Leber sowie die glatte Uterusmuskulatur können diesen Effekt ebenfalls durchführen, während die glatte Muskulatur der Lungengefäße dies nicht imstande ist[7]). Es ist sehr

---

[1]) F. Knoop, HB. 6. 150 (1906).
[2]) Kühling, Diss. Berlin 1887.
[3]) T. Kikkoji, Biochem. Zeitschr. 35. 57 (1911).
[4]) J. Donath, BB. 14. 1769 (1880).
[5]) H. Fühner, AePP. 51. 391 (1904).
[6]) H. Hildebrandt, HB. 7. 433 (1906).
[7]) Ewins and Laidlaw, Journ. of physiology. 41. 78 (1910).

wahrscheinlich, daß der Rest durch völlige Aufspaltung des Benzolringes verschwindet. p-Oxyphenyläthylmethylamin wird weniger rasch und Hordenin noch langsamer in p-Oxyphenylessigsäure umgewandelt als das primäre Amin. Der Betrag der nicht nachweisbaren Basen wird vom primären zum tertiären Amin progressiv größer, so daß die völlige Zerstörung der Substanz im Organismus durch Einführung von Methylgruppen erleichtert zu werden scheint.

Der nicht hydroxylierte Benzolring des Eiweißes (Phenylalanin) wird vom Fleischfresser größtenteils zerstört, aber nicht vom Pflanzenfresser, und kommt im Harn zu etwa $^2/_5$ als Hippursäure, zu $^3/_5$ als Phenacetursäure zum Vorschein[1]).

Die Oxydation des Benzolkernes greift insbesondere die Kernwasserstoffe an, welche hydroxyliert werden. Ist eine fette Seitenkette vorhanden, so wird diese bis zum Carboxyl oder einer Essigsäure je nach dem Baue der Seitenkette oxydiert. Manchmal geht vorzüglich bei der Oxydation der Methylgruppen die Oxydation nur bis zur Bildung von Carbinol. $R . CH_3 \rightarrow R . CH_2 . OH$. Sind mehrere fette Ketten vorhanden, so wird nur eine zur Carboxylgruppe aboxydiert und dann ist der Organismus fähig, Substanzen dieser Art durch Synthesen den weiteren Eingriffen der oxydativen Funktionen der Zellen zu entziehen.

Die aromatischen Fettsäuren mit paariger Kohlenstoffseitenkette werden zu Phenylessigsäure und die mit unpaariger zur Benzoesäure oxydiert. Es wird also bei diesen zuerst der Kohlenstoff angegriffen, welcher zur Carboxylgruppe in β-Stellung steht. Bei der Verfütterung von Phenylpropionsäure wird im Organismus Phenylzimtsäure gebildet, was Dakin durch die intermediäre Bildung von Phenyl-β-Oxypropionsäure erklärt. Sehr merkwürdig ist aber, daß Phenyl-β-Oxypropionsäure viel schwerer als Phenylpropionsäure oxydiert wird, wahrscheinlich ist die vorhergehende Bildung einer Ketosäure. Zimtsäure verwandelt sich im Organismus in Acetophenon, Phenyl-β-Oxypropionsäure und Hippursäure. Die ungesättigte Säure wird in die korrespondierende β-Oxysäure übergeführt. Die Phenylvaleriansäure wird wahrscheinlich vorerst zu Phenylpropionsäure oxydiert. Wie schon erwähnt, ist die Gegenwart einer dreikohlenstoffigen α - substituierten Seitenkette die notwendige Bedingung für die völlige Oxydation des Benzolringes oder anderer Ringsysteme im Organismus, aber dieser Aufbau hat nicht immer den Effekt der Ringzerstörung, wie man aus dem Verhalten des Phenylserins und der beiden isomeren Phenylglycerinsäuren ersehen kann. Denn Phenylserin wird bei Katzen in der β-Stellung oxydiert und die gebildete Benzoesäure als Hippursäure ausgeschieden. Die beiden Phenylglycerinsäuren sind schwer angreifbar, aber beide werden durch β-Oxydation in Benzoesäure verwandelt[2]).

Phenylglykokoll geht in Mandelsäure über, wobei zuerst Phenylglyoxylsäure entsteht, die zu Mandelsäure reduziert wird. Verfüttert

[1]) Haralamb Vasiliu, Mitteilungen des Landwirtschaftlichen Instituts. Breslau 1909. 703.
[2]) O. Neubauer und Falta, HS. **42.** 81 (1904).

man racemische Phenylaminoessigsäure, so findet man hauptsächlich im Harn l-Phenylaminoessigsäure oder statt ihrer i-Uraminophenylessigsäure, l-Mandelsäure und Phenylglyoxylsäure. Die letztere Substanz ist das Abbauprodukt der verschwundenen rechtsdrehenden Aminosäure. Es geht also die Aminosäure in eine Ketosäure über. Die racemische Verbindung spaltet sich im Hundeorganismus in ihre beiden optisch aktiven Komponenten. Der l-Anteil wird unverändert ausgeschieden, der d-Anteil geht durch Desaminierung in Phenylglyoxylsäure über, die durch optisch aktive Reduktion sich in l-Mandelsäure verwandelt. Ein kleiner Teil der beiden Modifikationen verwandelt sich in Benzoesäure. Ähnlich wie beim Hund verhält sich die Substanz beim Kaninchen. Dieses scheidet den l-Anteil des Phenylglykokolls unverändert aus, verwandelt den d-Anteil aber in Phenylglyoxylsäure. Aber die sekundäre Reduktion der gebildeten Ketosäure zur l-Mandelsäure tritt nicht ein. Beim Menschen verhält sich die Substanz wie beim Hund. Die Bildung von Ketosäuren aus den Aminosäuren geht also unter Ammoniakabspaltung unter Oxydation vor sich.

Bei Verfütterung von Oxyphenylbrenztraubensäure an Menschen geht ein Teil durch optisch-aktive Reduktion in p - Oxyphenylmilchsäure über, ebenso wie Phenylglyoxylsäure vom Menschen und Hund zur aktiven l-Mandelsäure reduziert wird. Bei Verfütterung von d-p-Oxyphenylmilchsäure wird die Hälfte bis $3/4$ beim Menschen im Harn wieder ausgeschieden, und zwar großenteils als d-p-Oxyphenylmilchsäure. Die dem Tyrosin entsprechende Ketonsäure wird vom gesunden Menschen viel besser verbrannt als die Oxysäure. Phenylbrenztraubensäure wird zu $1/3$ bis $1/5$ im Harn wiedergefunden. Ein Teil scheint in l-Phenylmilchsäure überzugehen. Phenyl-α-milchsäure ist ziemlich gut verbrennlich, nur die Hälfte wird ausgeschieden, und zwar als Linksform[1]).

Anilin geht in p-Aminophenol über [2]).

Es wird ferner Naphthalin [3]) in Oxynaphthalin und zum Teil in Dioxynaphthalin [4]) übergeführt. α-Monochlor- und α-Monobromnaphthalin passieren größtenteils unoxydiert bei Kaninchen in den Harn [5]), nur ein kleiner Teil wird zu Halogennaphthol oxydiert, welches mit Schwefelsäure gepaart im Harne auftritt. Die Bromverbindung ist toxischer als die Chlorverbindung, von der 5 g täglich toleriert werden. Doch muß bemerkt werden, daß selbst beim Phenol der Benzolring nicht ganz unangreifbar ist und zum Teil vollkommen zur Verbrennung gelangt. Nach Nencki und Giacosa [6]) trifft der Angriff des oxydierenden Sauerstoffes stets entweder den Benzolkern oder das mit dem Benzol verbundene Kohlenstoffatom. Es wird daher Äthylbenzol $C_2H_5 . C_6H_5$ wahrscheinlich zuerst in Acetophenon $CH_3 . CO . C_6H_5$ und sodann unter Oxydation der

---

[1]) Akikazu Suwa, HS. **72**. 113 (1911).
[2]) O. Schmiedeberg, AePP. **8**. 1.
[3]) BB. **19**. 1534 (1886).
[4]) Lesnik, AePP. **24**. 164.
[5]) Kuckein, Diss. Königsberg. 1898.
[6]) HS. **4**. 325 (1880).

Methylgruppe in Benzoesäure und Kohlensäure umgewandelt[1]). Toluol CH_3. C_6H_5 wird zu Benzoesäure, Xylol $CH_3 . C_6H_4 . CH_3$ zu Toluylsäure $CH_3 . C_6H_4$. $\stackrel{\centerdot}{C}OOH$ oxydiert [2]). Ebenso wird normales Propylbenzol $C_3H_7 . C_6H_5$ zu Benzoesäure oxydiert. Hingegen entsteht aus Isopropylbenzol

$$\begin{matrix} CH_3 \\ \\ CH_3 \end{matrix} \Big\rangle CH . C_6H_5$$ (Cumol) im Organismus Phenol ähnlich, wie aus

Benzol. Aus keinem der drei isomeren Butylbenzole entsteht aber Benzoesäure. Die beiden Isobutylbenzole werden zu Oxybutylbenzolen oxydiert, ebenso normales Butylbenzol.

Saligenin (Oxybenzylalkohol) $C_6H_4(OH) . CH_2 . OH$ geht nach Nencki[3]) in Salicylsäure über, Benzylalkohol $C_6H_5 . CH_2 . OH$ kann zu Benzoesäure oxydiert werden, aber nur dann, wenn die Einwirkung nicht zu kurz dauert.

Salicylaldehyd [Ringsystem mit OH und CHO] wird zu Salicylsäure [Ringsystem mit OH und COOH] oxydiert.

Anderseits werden Wasserstoffatome der Ringsysteme oxydiert, so daß Wasserstoff durch Hydroxylgruppen ersetzt wird und die entsprechenden Phenole entstehen.

Indol macht zu 1 g keine Intoxikation (Nencki), 2 g machen Diarrhöe und Hämaturie. Herter [4]) sah Herz- und Atmungsschwäche, klonische Krämpfe. Bei Menschen erzeugte es starke Müdigkeit, Unfähigkeit zu geistiger Arbeit, bei größeren Dosen Schlaflosigkeit, Symptome der Neurasthenie.

Indol $C_6H_4 \Big\langle \begin{matrix} CH \\ NH \end{matrix} \Big\rangle CH$ wird zu Indoxyl $C_6H_4 \Big\langle \begin{matrix} C(OH) \\ NH \end{matrix} \Big\rangle CH$

Das fast ungiftige β-Skatol [5])

$C_6H_4 \Big\langle \begin{matrix} C(CH_3) \\ NH \end{matrix} \Big\rangle CH$ zu β-Skatoxyl $C_6H_4 \Big\langle \begin{matrix} C(CH_2 . OH) \\ NH \end{matrix} \Big\rangle CH$ [6])

o-Nitrotoluol [Ringsystem mit NO_2 und CH_3] zu o-Nitrobenzylalkohol [Ringsystem mit NO_2 und $CH_2 . OH$] [7]) und

hierauf entsteht durch Paarung Uronitrotoluolsäure.

Chinolin wird in der γ-Stellung zum N oxydiert [8]).

---

[1]) HS. **4**. 327 (1880).
[2]) Dubois' Arch. f. Physiol. **1876**. 353.
[3]) Dubois' Arch. f. Physiol. **1870**. 406.
[4]) N. Y. Med. Journ. **1898**.
[5]) HS. **4**. 416 (1880).
[6]) E. Baumann u. Brieger, HS. **3**. 254 (1879).
[7]) HS. **2**. 47 (1878).
[8]) H. Fühner, AePP. **55**. 27 (1906).

Diphenylmethan $C_6H_5.CH_2.C_6H_5$ zu

$\qquad$ Oxydiphenylmethan $C_6H_5.CH(OH).C_6H_5$ [1])

Campher $C_8H_{14}\Big\langle\begin{array}{l}CH_2\\CO\end{array}$ zu Campherol $C_8H_{14}\Big\langle\begin{array}{l}CH.OH\\CO\end{array}$ oxydiert [2]).

Die substituierten Säureamide verhalten sich folgendermaßen: Dibenzamid $NH.(CO.C_6H_5)_2$ wird zu Benzoesäure oxydiert, hingegen wird Phthalimid bis auf Spuren völlig zerstört [3]). Benzoylharnstoff $C_6H_5.CO.NH.CO.NH_2$ wird in Benzoesäure umgewandelt. Während Biuret im Organismus nicht angegriffen wird, kann Diphenylbiuret $NH(CO.NH.C_6H_5)_2$ nur in kleinen Mengen im Harn wieder gefunden werden. Ebenso p-Oxydiphenylbiuret

$$NH(CO.NH.C_6H_4.OH)_2.$$

Ebenso verhält sich Carboxylharnstoff $NH_2.CO.NH.CO.NH.CO.NH_2$; Benzylidenbiuret $NH(CO.NH)_2.CH.C_6H_5$ hingegen ergab auch beim Durchgange durch den Organismus Benzoesäure. Zimtsäure $C_6H_5.CH:$ $CH.COOH$ mit ungesättigter Seitenkette wird ebenfalls zu Benzoesäure oxydiert. Gentisinsäure [4]) $C_6H_3\Big\langle\begin{array}{ll}OH&(1)\\OH&(4)\\COOH&(5)\end{array}$ wird teilweise und

Homogentisinsäure $C_6H_3\Big\langle\begin{array}{ll}OH&(1)\\OH&(4)\\CH_2.COOH&(5)\end{array}$ ganz unverändert ausge-

schieden.

Blum erhielt nach Thymolfütterung im Harne Thymo-Hydrochinon und ein Chromogen [5]).

K. Klingenberg [6]) hat das Verhalten einiger aromatischer Körper im Organismus, welche mehr als einen Benzolkern enthalten, untersucht.

Diphenyl $C_6H_5.C_6H_5$ wird von Hunden sehr gut vertragen. Es wird zu p-Oxydiphenyl $C_6H_4\Big\langle\begin{array}{ll}OH&(1)\\C_6H_5&(4)\end{array}$ oxydiert und als Ätherschwefelsäure ausgeschieden.

Bei Versuchen mit Benzidin $\begin{array}{l}C_6H_4{-}NH_2\ 1.\\ \big|\\ C_6H_4{-}NH_2\ 4.\end{array}$ ließ sich eine Vermehrung der Ätherschwefelsäuren nicht nachweisen, es besteht demnach

[1]) Klingenberg, Diss. Rostock 1891.
[2]) HS. **3**. 422 (1879), s. auch Juvalta HS. **13**. 26 (1889).
[3]) Köhne, Diss. Rostock, 1894. 2 g Phthalimid machen bei Hunden keine Störung, 4 g nach Stunden Erbrechen, Zittern.
[4]) HS. **21**. 422 (1895 96).
[5]) Deutsche med. Wochenschr. 1891. 186.
[6]) Diss. Rostock. 1891.

keine Analogie mit dem Anilin, welches bekanntlich im Tierkörper oxydiert wird.

Entgegen den Angaben von Klingenberg fand O. Adler[1]), daß Benzidin nicht unverändert in den Harn übergeht, sondern es entsteht 4.4-Diaminodioxydiphenyl.

Benzidin erzeugt Glykosurie und nervöse Symptome, es ist ein Blutgift.

$$\text{p-Dibromphenyl} \quad \begin{array}{l} C_6H_4 - Br \\ | \\ C_6H_4 - Br \end{array} \quad \text{wurde nicht oxydiert.}$$

$$\text{p-Aminodiphenyl } C_6H_4 \bigg\langle \begin{array}{l} NH_2 \ 1. \\ C_6H_5 \ 4. \end{array} \quad \text{erwies sich als giftig und tötete}$$
Hunde nach kurzer Zeit.

Dianisidin $NH_2 . (CH_3O) C_6H_3 . C_6H_3(OCH_3) . NH_2$ erzeugt krampfhaftes Niesen. Größere Gaben wirken auf Hunde tödlich.

Diphenylharnstoff wird fast gar nicht resorbiert (Salaskin und Kowalevsky[2])), Phenylharnstoff wird in Anilin, Ammoniak und Kohlensäure zerlegt und ersteres zu p-Aminophenol oxydiert, welches in Form von Ätherschwefelsäure ausgeschieden wird.

Oxanilsäure 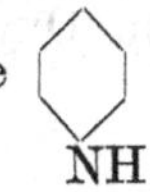 verläßt den Organismus unangegriffen.

NH.CO.COOH

$$\text{Carbazol} \quad \begin{array}{l} C_6H_4 \\ | \quad \rangle NH \\ C_6H_4 \end{array} \quad \text{wird im Tierkörper zu Oxycarbazol}$$

$$\begin{array}{l} C_6H_3 \\ | \quad \rangle (OH)NH \\ C_6H_4 \end{array} \quad \text{umgewandelt und in Form der Ätherschwefelsäurever-}$$
bindung ausgeschieden.

Phenylglucosazon ist für den Organismus indifferent und wird nicht gespalten[3]).

Bei Verfütterung von Fluoren

$$\begin{array}{l} C_6H_4 \\ | \quad \rangle CH_2, \\ C_6H_4 \end{array} \text{Phenanthren} \begin{array}{l} C_6H_4 - CH \\ | \quad || \\ C_6H_4 - CH \end{array}$$

und Phenanthrenchinon $\begin{array}{l} C_6H_4 - CO \\ | \qquad | \\ C_6H_4 - CO \end{array}$ ließ sich keine Oxydation nachweisen.

Hingegen beobachteten Bergell und Pschorr[4]) nach Verfütterung von

---

[1]) AePP. 58. 167 (1907).
[2]) Biochem. Zeitschr. 4. 210 (1907).
[3]) Pigorini, Atti R. Accad dei Lincei Roma [5]. 17. II. 132.
[4]) HS. 38. 16 (1903).

Phenanthren an Kaninchen das Auftreten einer Phenanthrolglykuronsäure, was eine Oxydation des Phenanthrens zu Phenanthrol beweist.

Bei Diphenylamin $\begin{array}{c} C_6H_5 \\ | \\ C_6H_5 \end{array}\!\!>\!\!NH$ ergab sich eine bedeutende Vermehrung der Ätherschwefelsäure und aus dem Harne konnte p-Oxy-

diphenyl $C_6H_4\!\!<\!\!\begin{array}{l} OH\ 1. \\ C_6H_5\ 4. \end{array}$ dargestellt werden, so daß die Iminogruppe abgespalten wird.

Die Resultate der Klingenberg'schen Untersuchung ergaben eine Bestätigung, resp. Erweiterung der Nölting'schen Regel, nach welcher bei der Hydroxylierung aromatischer Körper im Organismus, wie in vitro, die Hydroxylgruppe zu einer schon besetzten Stelle in Parastellung tritt; ist aber die Parastellung schon besetzt, so erfolgt die Hydroxylierung im Tierkörper nicht.

Auch bei den Phenylurethanen $C_6H_5.COO.NH_2$ tritt eine Hydroxylierung in der Parastellung im Organismus ein, und wir erhalten im Harne p-Oxyphenylurethan $OH.C_6H_4.COO.NH_2$.

Nach Lawrow wird Antipyrin in Form einer gepaarten Glykuronsäure ausgeschieden. Es bildet sich vorerst ein Oxyantipyrin vielleicht folgender Konstitution $C_6H_5.N\!\!<\!\!\begin{array}{l} CO-CH \\ \ \ \ \ \ \ \ \ \ \ \ \ \ \ \searrow \\ N(CH_3).C.CH_2.OH \end{array}$, welches sich dann paart[1]).

Der Benzolkern wird nach Ziegler[2]) überhaupt nicht angegriffen, wenn ein oder mehrere H desselben durch kohlenstoffhaltige Seitenketten vertreten sind. Aus Camphercymol $C_6H_4(C_3H_7)\,(CH_3)$ entsteht Cuminsäure $C_6H_4(C_3H_7)\,(COOH)$[3]), während bei der Oxydation in vitro

Toluylsäure $CH_3.C_6H_4.COOH$ und Terephtalsäure $C_6H_4\!\!<\!\!\begin{array}{l} COOH\ 1. \\ COOH\ 4. \end{array}$

entsteht. Die Cuminsäure ist die der Terephtalsäure entsprechende Iso-Propylbenzoesäure. Santonin[4]) wird im Organismus in Oxysantonine verwandelt. Es werden Mono- und Dioxysantonine ausgeschieden[5]). Benzylamin wird zu Benzoesäure oxydiert[6]). Ebenso Hydrobenzamid, Phenylpropionsäure, Zimtsäure[7]). Die aromatischen Aldehyde und Ketone werden zu den entsprechenden Carbonsäuren oxydiert. p-Dimethylaminobenzaldehyd wird in p-Methylaminobenzoesäure $CH_3.NH$.

[1]) BB. **33**. 2344 (1900).
[2]) AePP. **1**. 65.
[3]) BB. **5**. 749, (1872). **12**. 1512 (1879).
[4]) M. Jaffé, HS. **22**. 538 (1896—97).
[5]) Wedekind, Pharm. Ztg. **1901**, 598—600.
[6]) Bülow, Pflüger's Arch. **57**. 93. R. Cohn, HS. **17**. 279 (1893).
[7]) O. Schmiedeberg, AePP. **8**. 1.

C_6H_4.COOH verwandelt (Entmethylierung [s. p. 192] und Oxydation). Sind mehrere Seitenketten vorhanden, so wird nur eine davon oxydiert, die übrigen bleiben unverändert. Es wird z. B. aus Xylol Toluylsäure, aus Cymol Cuminsäure. Benzaldehyd C_6H_5.COH wird zu Benzoesäure C_6H_5.COOH oxydiert, ebenso Acetophenon C_6H_5.CO.CH_3[1]). Aus Nitrobenzaldehyd bildet sich Nitrobenzoesäure. Vanillin[2]) mit mehreren Seitenketten

CHO   COOH

⬡ OCH₃ wird zu Vanillinsäure ⬡ OCH₃ oxydiert.
OH   OH

Oxyanthrachinone werden beim Passieren des Organismus oxydiert. Chrysarobin z. B. geht unter Sauerstoffaufnahme in Chrysophansäure über. $C_{30}H_{26}O_7 + 2O_2 = 2(C_{15}H_{10}O_4) + 3H_2O$. Phenylhydroxylamin $C_6H_{.5}$ N.OH geht im Organismus in Azooxybenzol C_6H_5.N(OH).N.C_6H_5 über[3]).

Pyridin wird anscheinend im Organismus nicht oxydiert, sondern geht Synthesen ein oder wird als solches ausgeschieden. Nach R. Cohn wird der Chinolinkern im Organismus besonders leicht zerstört, da die drei isomeren Methylchinoline (Chinaldin, o- und p-Methylchinolin) keine Synthesen im Organismus eingingen. Methylchinoline werden im Organismus meist vollständig oxydiert[4]).

Chinasäure wird bei Zufuhr per os beim Menschen zu $^1/_3$ unzersetzt ausgeschieden[5]). Ein Teil geht in Benzoesäure über[6]).

Die hydroaromatischen Säuren Hexahydrobenzoesäure und Hexahydroanthranilsäure gehen zum Teil in Hippursäure über, hingegen geben Cyclohexanessigsäure und Cyclohexanolessigsäure weder Hippursäure noch Phenacetursäure, was eine Oxydation durch Dehydrierung des hydrierten Benzolkernes erweist[7]) (s. p. 202).

Limonen (Orthoklasse der Terpene) wird hydroxyliert und die CH_3-Gruppe zu COOH oxydiert. Carbonylhaltige Campherarten mit nur einfacher Bindung im Kern zeigen zum Teil auch dieses Verhalten. Diejenigen Terpene, welche eine doppelte Bindung vom Kern aus nach der Methylengruppe hin in der Seitenkette enthalten (Pseudoklasse der Terpene: Sabinen, Camphen) erfahren lediglich eine Hydroxylierung. m-Methylisopropylbenzol geht abweichend vom p-Cymol im Organismus eine Glykuronsäurepaarung ein unter gleichzeitiger Oxydation der CH_3-Gruppe[8]).

In bezug auf die Stellung unterscheiden sich die verschiedenen Substanzen in ihrem physiologisch-chemischen Verhalten im Organismus;

---

[1]) M. Nencki, Journ. f. prakt. Chem. **18**. 288 (1878).
[2]) HS. **4**. 213 (1880).
[3]) L. Lewin, AePP. **35**. 400.
[4]) R. Cohn, HS. **20**. 215 (1895).
[5]) J. Schmid, Zentralbl. f. inn. Med. **1905**. Nr. 3.
[6]) Liebigs Annalen d. Chem. **125**. 9.
[7]) E. Friedmann, Biochem. Zeitschr. **35**. 49 (1911).
[8]) HS. **36**. 453 (1902).

so werden viele o-Verbindungen im Organismus leicht oxydiert, während die m- und p-Reihen sich viel resistenter verhalten.

So ist von den isomeren Dioxybenzolen die o-Verbindung Brenz-catechin in Analogie mit dem Verhalten außerhalb des Organismus, im Tierkörper leichter zerstörbar als die m- und p-Verbindung (Hydrochinon, Resorcin) [1].

Desaminierung und Aminierung.

In vielen Fällen vermag der Organismus N-haltige Substanzen zu desaminieren, ein Vorgang, welcher zuerst von S. Fränkel [2] für die Bildung von Kohlenhydraten aus Eiweißspaltungsprodukten (Aminosäuren) behauptet wurde. Für solche Desaminierungen sind zahlreiche Beispiele bekannt (s. p. 174).

Aus Diphenylamin $\begin{matrix} C_6H_5 \\ N_6H_5 \end{matrix}\Big\rangle NH$ wird im Organismus p-Oxydiphenyl $C_6H_4\begin{matrix} OH\ 1.[3] \\ C_6H_3\ 4. \end{matrix}$

Aus Tyrosin [4] und Phenylalanin [5] entsteht Homogentisinsäure. Aus Serin (α-Aminomilchsäure) entsteht Milchsäure [6]. Aus Phenyl-aminoessigsäure entsteht im Organismus Phenylessigsäure [7] und Phenyl-glykolsäure. α-β-Diaminopropionsäure wird im Organismus zu Glycerin-säure $CH_2(NH_2)—CH.(NH_2)—COOH \rightarrow CH_2(OH)—CH(OH)—COOH$ [8]. Überhaupt geht die Oxydation der Aminosäuren unter Desaminierung vor sich. Der Prozeß ist zum Teil reversibel, denn es können auch Aminierungen im Organismus zustande kommen, wie sie F. Knoop und Kerteß bei Ketosäuren beobachtet haben, dann Embden und Schmitz [9] bei Durchblutung von Leber mit den Ketosäuren, welche dem Phenylalanin, Tyrosin, und Alanin entsprechen und aus den Ammon-salzen dieser Ketosäuren bildet die Leber die entsprechenden Amino-säuren.

*   *   *

Nach Verfütterung von racemischer β-Oxybuttersäure erhält man im Harn Acetessigsäure und Aceton, ein kleiner Teil der Säure bleibt aber unangegriffen und dieser erwies sich als linksdrehend. Es wird daher die d-Säure im Körper leichter zersetzt, als die l-Säure [10].

Nach Verfütterung von i-Alanin wird l-Alanin ausgeschieden [11].

---

[1] R. Cohn, HS. **17**. 295 (1893).
[2] M. f. C. **19**. 747 (1898).
[3] Klingenberg, Diss. Rostock 1891.
[4] Wolkow und Baumann, HS. **15**. 228 (1891).
[5] Falta und L. Langstein, HS. **37**. 513 (1903).
[6] L. Langstein und C. Neuberg, Engelmann's Arch. **1903**. Suppl. 514. S. ferner S. Lang, HB. **5**. 321 (1904) und Rachel Hirsch, Zeitschrift f. experiment. Pathologie. 1.
[7] Nencki l. c.
[8] HS. **42**. 59 (1904).
[9] Biochem. Zeitschr. **29**. 423 (1910).
[10] Alex. Mac Kenzie. Journ. Chem. Soc. London **81**. 1902.
[11] Schittenhelm und Katzenstein, Z. f. exp. Path. u. Ther. 2. 560.

Die Oxyphenylglyoxylsäure wird beim Hund nicht in die optisch aktiven Komponenten umgewandelt, sondern unverändert ausgeschieden. Die Fähigkeit des Tierkörpers Razemverbindungen derart zu spalten, daß ein optischer Antipode verbrannt wird und der andere wenigstens zum Teil unverändert im Harn ausgeschieden, ist aber nicht für alle Körper anzunehmen. Die r-Oxymandelsäure wird vom Kaninchen nicht zerlegt [1].

β-Menthollactosid wird unverändert ausgeschieden [2]. Unser Organismus vermag β-Glykoside überhaupt nicht aufzuspalten.

Reduktionen.

Reduzierende Wirkungen übt der Organismus in manchen Fällen aus. So wird Chloral $CCl_3 . CHO$ zu Trichloräthylalkohol $CCl_3 . CH_2OH$ reduziert [3], eine schwierige Reduktion, welche man künstlich nur mittelst Zinkäthyl nachmachen kann. Ebenso wird Butylchloral zu Trichlorbutylalkohol, Chinon ⬡ wird zu Hydrochinon ⬡ reduziert.

Die Chinasäure $C_6H_7 . COOH(HO)_4$.geht im Organismus in Benzoesäure über, was nur durch Reduktion möglich ist [4]. Benzaldehyd wird nach Verfütterung bei Hunden zum Teil als Benzylglykuronsäure ausgeschieden, die sich in Benzylalkohol $C_6H_5 . CH_2 . OH$ und Glykuronsäure spalten läßt. Auch Benzoesäure liefert höchst wahrscheinlich Benzylglykuronsäure [5].

Ferner wird in einigen seltenen Fällen die Nitrogruppe zu einer Aminogruppe reduziert. Beim m- und p-Nitrobenzaldehyd wird die Aldehydgruppe zur Carboxylgruppe oxydiert, die Nitrogruppe zur Aminogruppe reduziert, es tritt noch eine Acetylierung am Aminorest ein, so daß das Resultat dieser differenten Verwandlungen Acetylaminobenzoesäure $CH_3 . CO . NH . C_6H_4 . COOH$ ist. Also drei differente Prozesse an einem eingeführten Körper [6].

N. Sieber und Smirnow [7] fanden beim Hunde, daß alle drei Nitrobenzaldehyde im Organismus zu den entsprechenden Nitrobenzoesäuren oxydiert werden. Ausgeschieden wird p-Nitrobenzoesäure als p-nitrohippursaurer Harnstoff, m-Nitrobenzoesäure als m-Nitrohippursäure und o-Nitrobenzoesäure ohne jede Paarung.

Es scheinen also bei derselben Substanz zwei differente Verwandlungen nebeneinander zu laufen.

---

[1] Alexander Ellinger und Jaschyro Kottake HS. **65**, 413 (1910).
[2] Hans Fischer, HS. **70**. 256 (1911).
[3] HS. **6**. 440 (1882). BB. **15**. 1019 (1882). Pflüger's Arch. **28**. 506 u. **33**. 221.
[4] Chinasäureanhydrid s. Chem.-Ztg. Rep. 1902/220.
[5] Ing.-Diss. v. Konrad Liebert (Jaffé) Königsberg 1901.
[6] R. Cohn, HS. **17**. 285 (1893).
[7] M. f. C. **8**. 88 (1887).

Der eine bekannte Fall der Reduktion einer Nitrogruppe zu einer Aminogruppe kann durchaus nicht generalisiert werden, im Gegenteil, er bildet eine Ausnahme; sonst wird die Nitrogruppe nicht zu einer Aminogruppe reduziert, z. B. nicht bei der m-Nitrobenzoesäure. Selbst das so leicht reduzierbare Nitrobenzol wird nach Untersuchungen von W. Filehne nicht in Anilin verwandelt. Wir können auch bei Nitrobenzol-Verfütterung nie Anilin im Harne nachweisen. Hingegen fand E. Meyer[1], daß Nitrobenzol in p-Nitrophenol und dann in p-Aminophenol übergeht,

$$\underset{\text{}}{NO_2} \quad \underset{OH}{NO_2} \quad \underset{OH}{NH_2}$$

, welches sich mit Glykuronsäure paart. Auch m-Nitrophenol wird im Organismus des Kaninchens zum Teil zu m-Amino-

phenol reduziert. $\underset{OH}{NO_2} \rightarrow \underset{OH}{NH_2}$. o-Nitrophenol wird unverändert ausgeschieden[2]. Beim Kaninchen wird aus m-Nitrobenzaldehyd

m-Acetylaminobenzoesäure $C_6H_4 \genfrac{}{}{0pt}{}{NH.COCH_3 . 1,}{COOH\ 3.}$ der Hund dagegen bildet aus dem gleichen Aldehyd m-Nitrohippursäure[3].

Ein weiterer Fall der Reduktion einer Nitrogruppe scheint der folgende zu sein: o-Nitrophenylpropiolsäure $C_6H_4 \genfrac<.{0pt}{}{C : C.COOH\ 1.}{NO_2 \qquad 2.}$ wird im Organismus zu indoxylschwefelsaurem Kalium verwandelt, wie G. Hoppe-Seyler[4] gezeigt hat, was wohl in der Weise gedeutet werden kann, daß die o-Nitrophenylpropiolsäure erst zu Indoxylsäure

$$C_6H_4 \genfrac<>{0pt}{}{C(OH)}{NH} C.COOH$$

reduziert wird, welche sodann CO_2 abspaltet und in Indoxyl

$$C_6H_4 \genfrac<>{0pt}{}{C(OH)}{NH} CH$$

übergeht, das sich dann mit Schwefelsäure paart.

Ein dritter Fall von Reduktion der Nitrogruppe ist die partielle Reduktion der Pikrinsäure (Trinitrophenol) $C_6H_2(NO_2)_3 . OH$ zu Pikraminsäure (Dinitroaminophenol) $C_6H_2(NO_2)_2 . (NH_2).OH$ [5].

---

[1] E. Meyer. HS. 46. 502 (1905).
[2] E. Baumann und Herter, HS. 1. 252 (1877).
[3] R. Cohn, HS. 17. 285 (1893).
[4] HS. 7. 178 (1882).
[5] Rymsza, Diss. Dorpat 1889, Walko, AePP. 46. 181 (1901).

Weiter kennen wir eine Reihe von Reduktionen von Farbstoffen zu ihren Leukoverbindungen durch die Untersuchungen von P. Ehrlich, H. Dreser und F. Röhmann. Die Organe enthalten ein Nitrate reduzierendes Ferment, Chlorate werden nicht reduziert, Bromate wenig, Jodate aber reichlich. Jodoanisol wird zu Jodanisol, lösliches Berlinerblau wird zu Dikaliumferroferrocyanid reduziert [1]).

Synthesen im Organismus.

Paarung im Organismus. (Entgiftung durch Paarung.)

Außer diesen meist oxydativen und Reduktions-Vorgängen kommt es im Organismus zu einer Reihe von Synthesen, welche hauptsächlich den Zweck haben, giftige Substanzen zu entgiften, eine Funktion, welche der Organismus schon bei den Oxydationen, die wir soeben besprochen haben, durchführt. Diese Synthesen bezwecken hauptsächlich durch Anlagerung saurer Reste aus Alkoholen und Phenolen gepaarte saure Verbindungen zu schaffen, die physiologisch wenig wirksam oder unwirksam sind und in diesem leicht löslichen Zustande als Salze durch den Harn leicht eliminiert werden können. Zu dieser Paarung wird vor allem die aus dem Eiweiß durch Oxydation des Schwefels entstehende Schwefelsäure verwendet, welche aus noch so giftigen Verbindungen die im Organismus indifferenten Ätherschwefelsäuren bildet [2]). Neben dieser die Hauptrolle spielenden Paarung tritt bei einer Reihe von später zu besprechenden Substanzen die Paarung mit Glykuronsäure auf. Die Glykuronsäure ist das erste Oxydationsprodukt des Traubenzuckers, aber anscheinend nur dann, wenn der Zucker zuvor eine glykosidartige Verbindung eingegangen, bei welcher die Aldehydgruppe des Zuckers, welche mit einem Phenolhydroxyl reagiert hat, verdeckt wird. Gewisse Substanzen paaren sich nur mit ihr; bei anderen tritt sowohl eine Paarung mit Schwefel- als auch mit Glykuronsäure ein; bei letzterer meist erst dann, wenn die zur Paarung disponible Schwefelsäure verbraucht ist. Vielfach gehen die Substanzen gleichzeitig die Paarung mit Schwefelsäure und Glykuronsäure ein.

Die Bildung des Glykosids bei der Paarung im Organismus hat den Zweck, den Paarling schwer diosmierbar zu machen, da das Glykosid nur sehr schwer in Zellen eintreten kann. Es bildet sich ein im Organismus durch die in ihm enthaltenen Fermente nicht spaltbares β-Glykosid. Nicht alle Glykuronsäureverbindungen sind aber nach dem gewöhnlichen Typus des β-Glykosids gebaut. p-Dimethylaminobenzaldehyd wird z. B. vom Kaninchen zu p-Dimethylaminobenzoesäure oxydiert und mit Glykuronsäure verbunden ausgeschieden. Diese Glykuronsäure reduziert im Gegensatze zu den sonstigen gepaarten Glykuronsäuren Fehlingsche Lösung. Sie ist wahrscheinlich nach folgendem Typus gebaut:

---

[1]) D. F. Harris und W. Moodi, Journ. of Physiol. **34**. 32. Biochemical Journ. **1**. 355 (1906).

[2]) Zuerst wurde diese Paarung beim Phenol von Baumann und Herter, HS. **1**. 247 (1877) und BB. **9**. 1389 (1876) beobachtet, welche zeigten, daß dieses als phenolätherschwefelsaures Kali $C_6H_5 . O . SO . OK$ den Organismus verläßt.

$$\begin{matrix} CH_3 \\ \diagdown \\ \diagup \\ CH_3 \end{matrix} \overset{\overbrace{\qquad\quad O \qquad\quad}}{N.C_6H_4.CO.CH.CH(OH).CH(OH).CH.CH(OH).COOH.}$$

Primäre und sekundäre Alkohole werden, wenn sie nicht der Oxydation anheimfallen, partiell mit Glykuronsäure gepaart, aber diese Synthese geht beim Hunde viel schwächer vor sich als beim Kaninchen.

Trimethyläthylen (Pental) und Oktylen (Caprylen) werden im Organismus so verändert, daß sie unter Lösung der doppelten Bindung, also Reduktion und Aufnahme von Wasser, in die entsprechenden Alkohole, also zugleich Oxydation übergehen und sich dann paaren [1]). Alle tertiären Alkohole paaren sich mit Glykuronsäure, während verschiedene primäre und sekundäre, ein- und zweiwertige Alkohole nicht imstande sind, die Glykuronsäurepaarung einzugehen. Tertiäre Alkohole werden aber nur von Kaninchen, nicht aber vom Hund oder Menschen gepaart. Tiere, welche die tertiären Alkohole nicht an Glykuronsäure binden, scheiden diese vollständig durch die Atmung aus [2]).

Aber nur ein Teil der verfütterten paarungsfähigen Substanzen paart sich wirklich mit Schwefelsäure und Glykuronsäure. Je giftiger die Substanz ist, desto mehr wird durch Paarung entgiftet und aus dem Organismus weggeschafft. So beobachtete G. A. Pari bei Verfütterung der isomeren Campher, daß der l-Campher, welcher unter den drei Isomeren der giftigste ist, mehr als die beiden anderen sich mit Glykuronsäure paart und in dieser ungiftigen Verbindung weggeschafft wird.

Die o-Verbindungen verhalten sich den synthetischen Prozessen im Organismus gegenüber bemerkenswert verschieden.

Bei Verfütterung von Racemkörpern werden diese vor der Paarung mit Glykuronsäure in ihre optisch-aktiven Komponenten gespalten. Nur Methyläthylpropylcarbinol paart sich ohne gespalten zu werden [3]).

Vanillin wird im Organismus zur Vanillinsäure oxydiert und die letztere zum Teil an Glykuronsäure gepaart als Glykurovanillinsäure

$$\begin{matrix} & COOH \\ & | \\ \diagdown \!\!\!\! \bigcirc\!\!\!\!\diagup \\ & O.CH_3 \\ O.C_6H_5(OH)_5COOH \end{matrix}$$ [4]) ausgeschieden.

Es kann auch der Fall eintreten, daß eine Gruppe im Organismus zu Carboxyl oxydiert wird und doch die gebildete Carbonsäure, wenn ein freies Hydroxyl vorhanden, die Schwefelsäurepaarung eingeht.

Vanillin z. B. $H_3C.O.C_6H_3\begin{smallmatrix} OH \\ \diagdown \\ \diagup \\ CHO \end{smallmatrix}$ erscheint im Harn als Äther-

schwefelsäure der Vanillinsäure. $\begin{smallmatrix} HOOC. \\ \diagdown \\ \diagup \\ H_3C.O. \end{smallmatrix}\!\!C_6H_3.O.SO_3H$ [5]).

[1]) Otto Neubauer, AePP. **46.** 149 (1901).
[2]) J. Pohl, AePP. Supplement **1908,** Schmiedeberg-Festschrift 427.
[3]) A. Magnus-Lewy, Biochem. Zeitschr. **2.** 319 (1907).
[4]) Y. Kotake, HS. **45.** 320 (1905).
[5]) Preuße, HS. **4.** 209 (1880).

Alle Substanzen, welche im Organismus zu Benzoesäure oxydiert werden, paaren sich mit Aminoessigsäure, dem Glykokoll, zu Hippursäure $C_6H_5.CO.NH.CH_2.COOH$. Diese Paarung ist zugleich eine Ent-

giftung. So ist z. B. p-Chlorhippursäure $\begin{matrix} Cl \\ \bigcirc \\ CO.NH.CH_2.COOH \end{matrix}$ nach

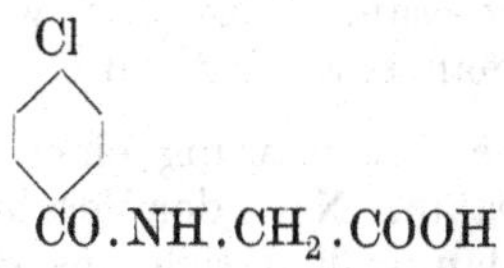

einer Angabe H. Hildebrandt's[1]) um ein vielfaches weniger giftig als p-

Chlorbenzoesäure $\begin{matrix} Cl \\ \bigcirc \\ COOH. \end{matrix}$ Neben diesen drei Paarungen mit Säuren

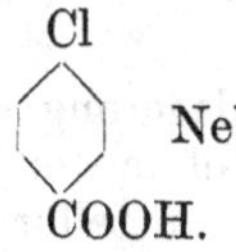

(Schwefelsäure, Glykuronsäure, Aminoessigsäure) soll auch noch eine Paarung mit Phosphorsäure auftreten, die jedoch nicht sicher festgestellt ist.

Eine weitere Synthese ist die Anlagerung einer Sulfhydrylgruppe zur Entgiftung bei den Cyanderivaten. Es werden sowohl die Blausäure selbst, als auch die Nitrile in Rhodanderivate übergeführt[2]). Der Organismus bedient sich hierzu der im Eiweiß (Cystingruppe) vorhandenen Sulfhydrylgruppe.

Acetylierungen, Methylierungen.

Im Organismus verlaufen noch andere Synthesen. So tritt in mehreren Fällen eine Acetylierung auf: wenn man Halogenbenzol, z. B. Brombenzol $Br.C_6H_5$ an Hunde verfüttert, so findet man im Harn eine mit Halogenphenylmercaptursäure gepaarte Glykuronsäure, z. B. Bromphenylmercaptursäure d. i. Bromphenylacetylcystein[3]).

$$CH_2.S.C_6H_4.Br.$$
$$|$$
$$H.C.NH.CO.CH_3$$
$$|$$
$$COOH$$

Ein zweiter Fall ist das Auftreten der m-Acetylaminobenzoesäure, die nach Verfütterung von m-Nitrobenzaldehyd nach der Untersuchung von R. Cohn[4]) entsteht.

Die Acetylierung im Organismus sprechen F. Knoop und E. Kerteß[5]) für einen Prozeß an, bei dem Brenztraubensäure beteiligt ist.

F. Knoop und E. Kerteß[6]) haben eine Aminierung und zugleich Acetylierung bei Verfütterung von γ-Phenyl-α-aminobuttersäure be-

---

[1]) HB. **3**. 370 (1903).
[2]) AePP. **34**. 247, 280.
[3]) E. Baumann und Preuße, HS. **5**. 309 (1881). BB. **12**. 806 (1879).
[4]) HS. **17**. 285 (1893) und **18**. 132 (1894).
[5]) HS. **71**. 252 (1911).
[6]) HS. **71**. 252 (1911).

obachtet. Es wurden von der Säure 56% nicht wiedergefunden, 20% wurden acetyliert, 11% unverändert ausgeschieden, 12% zur α-Ketosäure oxydiert, von denen 6,5% zur Oxysäure reduziert, 5,5% weiter zu Benzoesäure abgebaut waren. Verfüttert man die Ketosäure, so erhält man sowohl die d-Oxysäure, als auch die Acetylaminosäure.

Eine Acetylierung einer optisch-aktiven Komponente beobachtete H. D. Dakin. Nach der Verabfolgung großer Mengen inaktiven p-Methylphenylalanins ließ sich aus dem Harn des Alkaptonurikers in geringer Menge d-Acetyl-p-Methylphenylalanin isolieren, während normale Individuen es völlig verbrennen[1]).

Wir kennen auch mehrere Fälle der Anlagerung der Methylgruppe im Organismus. Der eine ist das von F. Hofmeister beobachtete Auftreten von Tellurmethyl nach Verfütterung von telluriger Säure[2]), eine Beobachtung, die aber nur durch den Geruch, nicht aber durch die Analyse gemacht wurde. Namentlich die drüsigen Organe, insbesondere der Hoden, vermögen viel Tellurmethyl zu bilden. Selenige Säure gibt in gleicher Weise Selenmethyl. Der zweite Fall ist das Auftreten von Methylpyridylammoniumhydroxyd OH.CH$_3$.NC$_5$H$_5$ nach Verfüttern von Pyridin an Hunde[3]). Pyridin wird vom Hunde methyliert, nicht aber vom Kaninchen[4]), hingegen aber vom Huhne[5]). Picolin (α-Methylpyridin), welches in der dem Stickstoff benachbarten Stellung ein Methyl trägt, wird zur Pyridin-Carbonsäure oxydiert[6]). Piperidin geht wegen seiner raschen Oxydierbarkeit keine solche Synthese ein.

Trigonellin wird von Kaninchen und von Katzen unverändert im Harn ausgeschieden. Methylpyridylammoniumhydroxyd tötet Katzen und Kaninchen in Dosen von 1—1,5 g durch Atemlähmung. Nach Dosen von 0,5 g erscheint es unverändert im Harn[7]).

H. Hildebrandt[8]) beobachtete eine neue Methylierung im Tierkörper. Kondensationsprodukte von Piperidin mit Phenolen und Formaldehyd sind neue Basen, die dadurch charakterisiert sind, daß das Phenolhydroxyl nicht in die Reaktion eintritt. Im Organismus des Kaninchen gehen diese Verbindungen Paarungen mit Glykuronsäure ein, bei gleichzeitiger Methylierung am N des Piperidinringes. Die nach Einführung des Kondensationsproduktes aus Piperidin, Thymol und Formaldehyd im Organismus erzeugte Verbindung fällt aus dem Harne krystallinisch aus.

---

[1]) Journal of biol. chem. 9. 151 (1911).
[2]) AePP. 33. 198 (1894).
[3]) W. His, AePP. 22. 253 und R. Cohn, HS. 18. 116 (1894).
[4]) HS. 59. 32 (1909).
[5]) HS. 62. 118 (1909).
[6]) HS. 18. 123 (1894).
[7]) Arnt Kohlrausch, Zentralbl. für Physiologie 23. 143.
[8]) AePP. 44. 278 (1900).

$$
\begin{array}{c}
\text{C} \longrightarrow \text{O} \begin{pmatrix} \text{H} \\ \text{OH} \end{pmatrix} \\
\text{HC} \diagup \quad \diagdown \text{C} \cdot \text{C}_3\text{H}_7 \qquad\qquad | \\
\qquad\qquad\qquad\qquad \text{C} \\
\text{H}_3\text{C} \cdot \text{C} \diagdown \quad \diagup \text{CH} \qquad [\overset{.}{\text{C}}\text{H} \cdot \text{OH}]_4 \\
\text{C} \qquad\qquad \overset{.}{\text{C}}\text{O} \\
\diagup \qquad\qquad \begin{pmatrix} \text{H} \\ \text{HO} \end{pmatrix} \overset{.}{\text{O}} \ \ \text{CH}_2 \ \ \text{CH}_2 \\
\text{CH}_2 \longrightarrow \text{N} \diagup\ \ \diagdown \text{CH}_2 \\
\qquad\qquad\qquad \text{CH}_2 \ \ \text{CH}_2 \\
\qquad\qquad\qquad \text{CH}_3
\end{array}
$$

Die Aldehydgruppe der Glykuronsäure paart sich mit dem in p-Stellung befindlichen Phenolhydroxyl, ferner addiert sich Methylalkohol an den tertiären Stickstoff und die dabei entstehende quaternäre Ammoniumhydroxydbase spaltet mit der Carboxylgruppe der Glykuronsäure Wasser ab.

Bei der Spaltung mit Mineralsäure bildet sich das Ammoniumhydroxydsalz der Säure, z. B. Salzsäure, in welchem beim Behandeln mit Alkalien unter Abspaltung von Säure eine chinonartige Bindung zwischen dem tertiären Stickstoff und dem Phenolsauerstoff stattfindet.

$$
\begin{array}{c}
\text{C} \longrightarrow \text{O} \ \boxed{\text{H}} \\
\text{HC} \diagup \ \diagdown \text{C} \cdot \text{C}_3\text{H}_7 \quad \boxed{\text{Cl}} \\
\text{H}_3\text{C} \cdot \text{C} \diagdown \ \diagup \text{CH} \qquad\quad | \\
\text{C} \\
| \\
\text{CH}_2 \longrightarrow \text{N} \diagup\ \ \diagdown \\
\qquad\qquad \text{CH}_2\ \ \text{CH}_2 \\
\qquad\qquad \text{CH}_3
\end{array}
$$

$$
\begin{array}{c}
\text{C} \longrightarrow \text{O} \\
\text{HC} \diagup \ \diagdown \text{C} \cdot \text{C}_3\text{H}_7 \\
\text{H}_3\text{C} \cdot \text{C} \diagdown \ \diagup \text{CH} \\
\text{C} \\
| \\
\text{CH}_2 \longrightarrow \text{N} \diagup\ \ \diagdown \\
\qquad\qquad \text{CH}_2\ \ \text{CH}_2 \\
\qquad\qquad \text{CH}_3
\end{array}
$$

Glykocyamin (Guanidinessigsäure) geht im Kaninchenorganismus durch Methylierung in Kreatin über[1]). Im Organismus des Hundes tritt diese Synthese nicht ein.

---

[1]) M. Jaffé, HS. 48. 430 (1903).

Zu erwähnen ist noch die (wahrscheinliche) Methylierung des Chinins nach seiner Oxydation im Organismus [1]).

J. Pohl beobachtete Methylierung oder Äthylierung nach Aufnahme von Thioharnstoff [2]) $CS{<}^{NH_2}_{NH_2}$. Es tritt in der Exspirationsluft Methyl- oder Äthylsulfid $^{CH_3}_{CH_3}{>}S$, $^{C_2H_5}_{C_2H_5}{>}S$ auf (wahrscheinlich letzteres).

Dimethylthioharnstoff und Thiosinamin erzeugen die gleiche Erscheinung, hingegen nicht Thiocarbazid.

Im Hundeharn fanden C. Neuberg und Großer [3]) die Base Diäthylmethylsulfiniumhydroxyd $(C_2H_5)_2 S (CH_3).OH$, deren Entstehung in der Weise erklärt wird, daß das bei der Cystinfäulnis entstehende Äthylsulfid durch Methylierung entgiftet wird, wobei es in die Schwefelbase übergeht.

Entmethylierungen werden häufig im Organismus beobachtet. So entstehen aus Trimethylxanthinen entmethylierte Xanthine, aber diese Entmethylierung hat ihre Grenzen, denn bei Verfütterung von mehr zu entmethylierender Substanz wird ein Teil unverändert im Harn gefunden. Methylierte Purinbasen werden anscheinend nicht weiter als bis zu den Monomethylderivaten abgebaut, da nach Trimethylxanthinfütterung keiner der Beobachter im Harne Xanthin finden konnte. Entmethylierungen beobachtete man beim Dimethylaminotoluidin und Benzbetain, sowie Dimethylaminobenzaldehyd, welches in Monomethylaminobenzoesäure übergehen kann (s. p. 182). Pyramidon wird ebenfalls im Organismus entmethyliert. Toluol geht in Benzoesäure über. 1.7-Dimethylamino-8-aminoxanthin spaltet eine Methylgruppe in der Stellung 1 beim Passieren des menschlichen Organismus ab, so daß 7-Methyl-8-dimethylaminoxanthin resultiert [4]).

Nach Darreichung von Mono- oder Dimethyldibrom-o-toluidin an Kaninchen erfolgte eine vollständige Entmethylierung an der Aminogruppe [5]).

Der Ort der Entmethylierung ist beim Hund und beim Kaninchen verschieden, beim Kaninchen findet man nach Coffeingaben im Harne 1.7-Dimethyl-2.6-dioxypurin und 1-Methyl-, sowie 7-Methyl-2.6-dioxypurin, beim Hund ist es umgekehrt. Es entsteht Theophyllin 1.3-Dimethyl-2.6-dioxypurin und 3-Methyl-2.6-dioxypurin, so daß die 3-Methylgruppe am meisten angreifbar ist.

Wir müssen verschiedene Arten der Entmethylierung unterscheiden. Am besten studiert ist die Entmethylierung von Methyl am Stickstoff. Eine weitere Entmethylierung ist die Entmethylierung von Kohlenstoff, wenn die Methylgruppe direkt am Kohlenstoff be-

---

[1]) Adolf Merkel, AePP. **47**. 165 (1902).
[2]) AePP. **51**. 341 (1904).
[3]) Zentralbl. f. Physiologie **19**. 316.
[4]) Forschbach und S. Weber, AePP. **56**. 186 (1907).
[5]) H. Hildebrandt, AePP. **65**. 80 (1911).

festigt ist. Bei aromatischen Substanzen wird sie hierbei zur Carboxylgruppe oxydiert und eventuell diese abgespalten. Ferner kennen wir eine Entmethylierung von der Sauerstoffbindung, wo Methoxylgruppen abgespalten werden, wie bei der Entmethylierung von Guajacol zu Brenzcatechin.

*   *   *

Wie erwähnt, bezweckt der Organismus durch diese verschiedenartigen Synthesen, durch Oxydationen und Reduktionen in erster Linie, die Umwandlung giftiger Substanzen in weniger giftige bzw. in leichter ausscheidbare (mehr harnfähige), doch verhalten sich die verschiedenen Gruppen von Körpern in bezug auf die Paarung und Oxydation, wie wir schon teilweise gesehen haben, verschieden. Die Phenole, die dem Organismus zugeführt werden, oder im Organismus entstanden sind, paaren sich in erster Linie mit Schwefelsäure und erst in zweiter Linie mit Glykuronsäure, wie überhaupt die Paarungen mit Schwefelsäure die häufigeren und wichtigeren sind [1]). Stoffe, welche Paarungen eingehen, sind stets giftig und es ist deshalb eine der wichtigsten Aufgaben des tierischen Organismus, diese Stoffe möglichst rasch in die ganz oder wenigstens verhältnismäßig indifferenten Paarungen mit Glykokoll, Schwefelwasserstoff, Schwefelsäure und Glykuronsäure zu überführen. Nichtgiftige Stoffe paaren sich fast gar nicht. So konnte Likhatscheff zeigen, daß die fast ungiftige Homogentisinsäure

$$C_6H_3{<}\begin{matrix} OH & (1). \\ OH & (4). \\ CH_2.COOH & (5). \end{matrix}$$

als solche im Harne erscheint und sich im Organismus nicht mit Schwefelsäure verbindet. Hingegen verbindet sich die giftige Gentisinsäure [2])

$$C_6H_3{<}\begin{matrix} OH & (1). \\ OH & (4). \\ COOH & (5). \end{matrix}$$

zum Teil mit Schwefelsäure, ein anderer Teil wird unverändert ausgeschieden. Das stark giftige Hydrochinon wird bei kleineren Mengen nicht als solches ausgeschieden, sondern nur in Form von Ätherschwefelsäuren [3]). Gepaarte Verbindungen mit Glykuronsäure liefern Aldehyde,

---

[1]) S. auch O. Neubauer, AePP. 46. 133 (1901), HS. 33. 579 (1901).
[2]) HS. 21, 422 (1895—1896).
[3]) Chinon $OC{<}\begin{matrix} CH = HC \\ CH = HC \end{matrix}{>}CO$ wird im Organismus vorerst zu Hydrochinon
reduziert *). Hierbei tritt aber als physiologische Wirkung ein rasches Aufhören der Lebensfunktionen, sowie rasche Braunfärbung der Gewebe ein. Es zeigt sich eine starke Reizung der Nerven, welche sich in Schmerzäußerungen erkennen läßt. Im Harn der vergifteten Tiere, welche auch eine schwere Schädigung des

---

*) Otto Schulz, Diss. Rostock 1892.

Alkohole, Ketone, fette und aromatische Kohlenwasserstoffe und Phenole. Die Aldehyde und Ketone werden zuerst reduziert bzw. oxydiert, die Kohlenwasserstoffe zu Alkoholen oxydiert, und die gebildeten Alkohole gehen mit Zucker glykosidartige Verbindungen ein, welche dann weiter zu gepaarter Glykuronsäure oxydiert werden und so zur Ausscheidung gelangen. Von den aliphatischen Alkoholen gehen weder Methyl- noch Äthylalkohol solche Verbindungen ein, auch Aceton nicht, denn sie sind so flüchtig und so leicht oxydabel, daß sie sich diesen Umsetzungen entziehen können.

Ausführliches über die gepaarten Glykuronsäuren s. bei C. Neuberg [1]).

Dichloraceton geht in Dichlorisopropylalkohol über und paart sich zu Dichlorisopropylglykuronsäure [2]). Acetessigäther $CH_3 . CO . CH_2 . COO . C_2H_5$, welcher sich in Aceton, Alkohol und Kohlensäure zerlegt, gibt kleine Mengen von Isopropylglykuronsäure, Acetophenon $CH_3 . CO . C_6H_5$, welches nach M. Nencki der Hauptmenge nach in Benzoesäure übergeht, gibt bei Verfütterung im Harn eine kleine Menge einer Glykuronsäureverbindung. Es paaren sich überhaupt mit Glykuronsäure folgende Substanzen: Chloral, Butylchloral, Chloroform. (Nach der Chloroformnarkose tritt im Harn eine reduzierende, nicht flüchtige, chlorhaltige Säure auf, möglicherweise eine Glykuronsäureverbindung des Trichlormethylalkohols.) Euxanthon [3]), Nitrobenzol, Phenol, Brombenzol, Campher [4]), o-Nitrotoluol [5]), Phenethol [6]) $C_6H_5 . O . C_2H_5$, Anisol $C_6H_5 . O . CH_3$, Oxychinolin [7]), Carbostyril, Dichlorbenzol, Xylol, Cumol, Terpentinöl, Benzol, o-Nitropropiolsäure, Trichloräthylalkohol, Hydrochinon, Resorcin, Thymol [8]). (Letzteres nur beim Menschen, beim Hunde nicht.) Chlorphenol, o-Nitrophenol, p-Nitrophenol, Kresol, Azobenzol, Hydrazobenzol, Aminobenzol, Indol, Indoxyl, Skatoxyl [9]), Kairin,

$$\text{Menthol [10]), Borneol [10]). p-Oxyphenethol } C_6H_4 . \begin{matrix} OC_2H_5 & (1) \\ OH & (4) \end{matrix} \text{ gibt Chinaethon-}$$

Intestinaltraktes zeigen, findet sich Hydrochinonglykuronsäure. Ähnlich verhält sich Toluchinon $C_6H_3(CH_3)O_2$. Trichlorchinon und Tetrachlorchinon (Chloranil $C_6Cl_4O_2$) gleichen sich in ihren zerstörenden Wirkungen auf das Blut. Größere Dosen Chloranil erzeugen Durchfall. Im Harne findet sich Tetrachlorhydrochinonglykuronsäure und die Ätherschwefelsäure des Tetrachlorhydrochinons. Chloranilsäure oder Dichlordioxychinon $C_6Cl_2(OH)_2 + 3 H_2O$ wirkt nicht schädlich. Im Harne findet sich Hydrochloranilsäure mit Glykuronsäure gepaart. Chloranilaminsäure $C_6Cl_2O_2(NH_2) . OH + 3 H_2O$ scheint im Tierkörper vorerst in Chloranilsäure verwandelt zu werden, welche dann weiter zu Hydrochloranilsäure reduziert wird.

[1]) Der Harn, Bd. I. 437—460. Berlin 1911 bei J. Springer.
[2]) Sundwik, Akademisk afhandling Helsingfors 1886.
[3]) BB. **19.** 2918 (1886).
[4]) Wird vorerst zu Camphenol oxydiert, HS. **3.** 422 (1879).
[5]) Dieses geht in o-Nitrobenzylalkohol vorerst über, HS. **2.** 47 (1878).
[6]) HS. **4.** 296 (1880). **13.** 181 (1889).
[7]) HS. **28.** 439 (1899).
[8]) HS. **16.** 514 (1892).
[9]) AePP. **14.** 288. 379. HS. **7.** 403 (1882). **8.** 79 (1883—84). **12.** 130 (1888).
[10]) AePP. **17.** 369. HB. **1.** 304 (1902). HS. **34.** 1 (1901—2).

säure[1]) $C_6H_4 \begin{cases} OC_2H_5 \quad (1). \\ C_6H_9O_7 \quad (4). \end{cases}$ Naphthol [2]), Naphthalin, ferner tertiäre

Alkohole[3]), tertiärer Butylalkohol und tertiärer Amylalkohol, Pinakon (tertiäres Hexylenglykol). Nach Paul Mayer[4]) paart sich Morphin mit Glykuronsäure. Fenchon[5]), Carvon[6]), Pinen, Phellandren, Sabinen[7]).

Carvon mit doppelter Bindung im Kern erfährt im Organismus ebenso wie die carbonylhaltigen Campherarten eine Oxydation zum Zweck der Paarung mit Glykuronsäure. Außerdem wird ein Methyl zu Carboxyl oxydiert.

Thujon unterliegt einer Hydratation und teilweisen Oxydation eines Methyls[8]) zu Carboxyl und dann erfolgt Paarung mit Glykuronsäure. Camphen $C_{10}H_{16}$ geht in Camphenglykol $HO.C_{10}H_{14}.OH$ über, das sich dann paart[9]).

Santalol paart sich mit Glykuronsäure, aber erst nach erheblicher Verkleinerung des Moleküls[10]).

Die Fähigkeit im Organismus sich mit Glykuronsäure zu paaren, ist allen tertiären Alkoholen gemeinsam. Verschiedene primäre und sekundäre, ein- und zweiwertige Alkohole sind nicht imstande, die Paarung mit Glykuronsäure einzugehen. Nach den Untersuchungen von M. Nencki[11]) werden die aromatischen Oxyketone, wie: Gallacetophenon, Resacetophenon und p-Oxypropiophenon, nicht wie Acetophenon zur Carbonsäure oxydiert, sondern sie paaren sich mit Schwefelsäure oder Glykuronsäure. Sobald ein aromatisches Keton freies Hydroxyl enthält, wodurch die Möglichkeit einer Paarung mit Schwefelsäure oder Glykuronsäure gegeben ist, so findet eine Oxydation der in ihm enthaltenen Seitenketten im tierischen Körper nicht statt. Diese Oxydation ist die Entgiftung durch Bildung saurer Gruppen in der Substanz selbst, welche häufig unterbleibt, sobald eine Möglichkeit der Paarung vorhanden ist. Gleich wie die Oxyketone werden voraussichtlich auch ihre Ester vom Tierkörper ausgeschieden.

Ist noch ein Hydroxyl frei, wie z. B. im Paeonol $CH_3.CO.C_6H_3$ (OH).OCH_3 (Methylresacetophenon), dann findet nur einfache Paarung mit Schwefelsäure und Glykuronsäure statt.

Sind aber alle Hydroxylwasserstoffe durch Alkyle ersetzt, so dürfte nach M. Nencki eine Hydroxylierung im Benzolkern der Paarung mit Schwefelsäure resp. mit Glykuronsäure vorausgehen, denn die Oxydation der Ätheralkyle ist im Organismus äußerst schwierig. So wird nach A. Kossel[12]) Phenethol $C_2H_5.O.C_6H_5$ zu p-Oxyphenethol, dem Äthyläther

---

[1]) V. Lehmann, HS. **13**. 181 (1889).
[2]) Berliner klin. Wochenschr. **1899**. Nr. 27.
[3]) M. Lesnik, AePP. **24**. 167.
[4]) Thierfelder und Mering, HS. **9**. 511 (1885).
[5]) Wird vorerst zu Oxyfenchon $C_{10}H_{16}O_2$ oxydiert. Rend. de Acad. Lincei. [5] Bd. 10. I. p. 244.
[6]) Wird vorerst zu Oxycarvon oxydiert. HS. **30**. 441 (1900).
[7]) HS. **33**. 579 (1901).
[8]) HS. **33**. 579 (1901). HS. **36**. 453 (1902).
[9]) HS. **37**. 189 (1902).
[10]) H. Hildebrandt, HS. **36**. 453 (1902).
[11]) BB. **27**. 2737 (1894).
[12]) HS. **4**. 296 (1880). **13**. 181 (1889).

des Hydrochinons, oxydiert und liefert dann durch Paarung mit Glykuronsäure die Chinäthonsäure $C_{14}H_{18}O_9$.

Die Anwesenheit freier Hydroxyle disponiert zur Paarung ungemein,
so paaren sich Protocatechu-, Vanillin- und Isovanillinsäure, die freie
Hydroxyle haben und gehen als Äthersäuren in den Harn über, und
nur zum kleinsten Teil in unveränderter Form. Die Veratrinsäure
$C_6H_3(OCH_3)_2.COOH$ dagegen geht als solche in den Harn über, da ihre
Hydroxyle veräthert sind. Auch die Methylsalicylsäure und Anissäure
paaren sich aus gleichem Grunde nicht. Die Aldehyde: Protocatechu-,
Vanillin- und Isovanillinaldehyd werden vollkommen zur Carbonsäure
oxydiert, Methylvanillin nur zum Teil und findet sich als solches in
kleinen Mengen im Harn wieder.

Salicylsäure paart sich zum Teil mit Glykokoll, während p-Oxybenzoesäure sich mit Glykuronsäure paart[1]). Die Salicylsäure wird
größtenteils unverändert ausgeschieden, ein Teil als Ätherschwefelsäure, als Salicylursäure und als Salicylglykuronsäure, schließlich
auch als Oxysalicylsäure, und zwar wahrscheinlich als 1.2.5 Dioxy-
benzoesäure[2]).

Nach Sack wird die Anilidmethylsalicylsäure in täglicher Dosis
von 5—10 g von einem Hunde sehr gut vertragen, und verläßt zum
Teile als gepaarte Schwefelsäure den Organismus. α-Oxyuvitinsäure
wird aus dem Organismus unverändert ausgeschieden. In Tages-
dosen von 4 g wurde sie auch vom Hunde gut vertragen und zeigte
vorzügliche diuretische Eigenschaften. Der Äthyläther wird aus dem
Organismus als α-Oxyuvitinsäure ausgeschieden.

Während alle Phenole und Dioxybenzole, sowie die Homologen
im Organismus sich ähnlich wie Phenol selbst verhalten, indem sie gepaarte Verbindungen eingehen, verlieren sie diesen Charakter, wenn
Wasserstoffatome des Benzolkerns durch Atomgruppen ersetzt werden,
die die Verbindung in eine Säure verwandeln. Keine der aromatischen
Oxysäuren, die auf diese Weise entstehen, gibt eine Vermehrung der
gepaarten Schwefelsäure im Harn. Weder Salicylsäure noch Tannin
oder Gallussäure geben eine wesentliche Vermehrung der gepaarten Sulfate.
Wenn man den sauren Rest in einen Äther oder in ein Amid verwandelt,
so haben sie wieder die Fähigkeit, im Tierkörper in Ätherschwefelsäuren
überzugehen. Die von E. Baumann und Herter ausgeführten Fütte-

rungsversuche mit Salicylamid $C_6H_4\!\!\begin{array}{l}\diagup OH \quad 1.\\ \diagdown CO.NH_2 \ 2.\end{array}$ und Salicylsäure-

methylester $C_6H_4\!\!\begin{array}{l}\diagup OH \quad 1.\\ \diagdown COO.CH_3 \ 2.\end{array}$ (Gaulteriaöl) gaben dieser Theorie ent-

sprechende Resultate[3]). Die Überführung von Substanzen in ätherartige Verbindungen mit Säuren schützt die Körper vor der Oxydation
und auch den Organismus vor der Einwirkung. Man sieht dies gut
an dem Beispiel der Ätherschwefelsäure

---

[1]) H. Hildebrandt, HS. **43**. 249 (1904—5).
[2]) C. Neuberg, Berliner klin. Wochenschr. **1911**. Nr. 18.
[3]) HS. **1**. 255 (1877).

$$SO_2\!\!\begin{array}{l} \diagup OC_2H_5 \\ \diagdown OH \end{array}.$$

Diese geht beim Hund unverändert in den Harn über und macht hier keine Vermehrung der nichtgepaarten Schwefelsäure, woraus zu erschließen ist, daß die Alkylgruppe durch den Schwefelsäurerest völlig vor Oxydation geschützt ist.

E. Salkowski konnte zeigen, daß schwefelhaltige Säuren der fetten Reihe, in denen der Schwefel mit einem oder zwei Sauerstoffatomen zusammenhängt, im Organismus nicht verändert werden; hängt der Schwefel mit beiden Affinitäten am Sauerstoff, wie bei den eigentlichen Äthersäuren, so verändert sich die Substanz beim Durchgang durch den Organismus nicht. Hängt der Schwefel aber mit einer Valenz am Kohlenstoff, so ist für das Verhalten von Einfluß, ob der Kohlenstoffkern eine Hydroxylgruppe enthält oder nicht. Im ersteren Falle wird die Verbindung leicht oxydiert, im letzteren nicht oder nur spurenweise. Ersetzt man eine Hydroxylgruppe durch eine Aminogruppe oder durch die Gruppe $NH_2.CO.NH_2$, so wird die Substanz wieder resistent und passiert den Organismus unverändert [1]).

Auch die Sulfoessigsäure $CH_2\!\!\begin{array}{l} \diagup SO_2OH \\ \diagdown COOH \end{array}$ wird im Organismus nicht gespalten [2]), was zeigt, daß auch die Säuren durch Einführung von Schwefelsäure vor Oxydation geschützt werden.

o-Oxychinolin paart sich nach E. Rost mit Schwefelsäure, nach Brahm auch mit Glykuronsäure. Carbostyril (α-Oxychinolin), welches in größeren Dosen curareähnlich wirkt, paart sich mit Schwefelsäure und Glykuronsäure. Kynurin, γ-Oxychinolin, geht aber in eine komplizierte schwefelhaltige Verbindung über, welche nach Kochen mit Säure reduziert [3]).

Die Benzoesäure paart sich mit Glykokoll zu Hippursäure [4])

$$\begin{array}{ccc} CH_2.NH\overline{|H \quad HO|}.CO.C_6H_5 & \quad & CH_2.NH.CO.C_6H_5 \\ \big| \qquad\quad + & = & \big| \qquad\qquad\quad + H_2O \\ COOH & & COOH \end{array}$$

Glykokoll   Benzoesäure   Hippursäure   Wasser

Ebenso verhalten sich Salicylsäure [5]), p-Oxybenzoesäure [5]), Nitrobenzoesäure [6]), Chlorbenzoesäure, Anissäure $CH_3O.C_6H_4.COOH$, Toluylsäure [5]) $CH_3.C_6H_4.COOH.$, Mesithylensäure $(CH_3)_2.C_6H_3.COOH$ [7]). Die so gebildeten Produkte werden z. B. Salicylursäure, p-Oxybenzursäure, Tolursäure etc. benannt. Die zweifach und dreifach substituierten Benzolabkömmlinge haben ein solches Verhalten, wie die einfach

[1]) E. Salkowski, Virchow's Arch. **66**. 315.
[2]) HS. **17**. 5 (1893).
[3]) HS. **30**. 552 (1900).
[4]) Borcis, Ure Berzelius Jahresb. **22**. 567.
[5]) Bertagnini, Liebig's Ann. **97**. 248, E. Baumann und Herter, HS. **1**. 253 (1877).
[6]) BB. **7**. 1673 (1874).
[7]) AePP. **1**. 420.

substituierten. Es wird nur der eine Rest zur Carboxylgruppe oxydiert, während die anderen Reste der Oxydation völlig entgehen. Wie erwähnt, entsteht aus Toluol im Organismus Benzoesäure, die mit Glykokoll gepaart als Hippursäure den Organismus verläßt. Xylol[1]) wird zu Toluylsäure $CH_3.C_6H_4.COOH$, Mesithylen $C_6H_3.(CH_3)_3$ wird zu Mesithylensäure $C_6H_3(CH_3)_2.COOH$ oxydiert[2]). Die Toluylsäuren gehen in die der Hippursäure entsprechenden Glykokollverbindungen, die Tolursäuren $(CH_3.C_6H_4.CO.NH.CH_2.COOH)$ über[3]). Cuminsäure wird zu Cuminursäure $C_3H_7.C_6H_4.CO.NH.CH_2.COOH$ [4]), Phenylessigsäure zu Phenacetursäure $C_6H_5.CH_2.CO.NH.CH_2.COOH$ [5]). Doch geht immer nur ein Teil dieser Säuren die Paarung ein, während ein Teil den Organismus unverändert verläßt.

    p-Bromtoluol und o-Bromtoluol geben Brombenzoesäure resp. Bromhippursäure [6]). p-Chlortoluol liefert beim Verfüttern an Hunde p-Chlorhippursäure, ebenso gehen m- und o-Chlortoluol in die entsprechenden Hippursäuren über (Oxydation der Methyl- zur Carboxylgruppe und Paarung mit Glykokoll), das gleiche gilt für bromsubstituierte Toluole. Beim Kaninchen entstehen aus chlorsubstituierten Toluolen lediglich die entsprechenden Benzoesäuren, von den bromsubstituierten erhält man aus o-Bromtoluol vollständig o-Bromhippursäure, während m- und p-Bromtoluole nach Oxydation zu den entsprechenden Benzoesäuren nur teilweise die Paarung eingehen [7]).

    Außer der Benzoesäure und ihren Derivaten paaren sich noch andere Verbindungen mit Glykokoll, so wird Furfurol

$$\underset{O}{\underset{\displaystyle HC\diagdown\diagup C.C\,HO,}{HC\text{——}CH}}$$

welches große Analogie mit dem Benzaldehyd hat, im Organismus zu Brenzschleimsäure

$$\underset{O}{\underset{\displaystyle HC\diagdown\diagup C.COOH}{HC\text{——}CH}} \quad \text{oxydiert}[8]).$$

Diese paart sich zum größten Teil mit Glykokoll analog der Hippursäure und nur ein kleiner Teil geht als Brenzschleimsäure in den Harn über.

    Die Pyromycursäure (Brenzschleimsäureglykokoll)

$$\underset{O}{\underset{\displaystyle HC\diagdown\diagup C.CO.NH.CH_2.COOH}{HC\text{——}CH}}$$

geht bei Hunden noch eine Verbindung mit Harnstoff ein [9]). Ähnlich verhält sich nach M. Jaffé das fast ungiftige p-Nitrotoluol. Im Harne

---

[1]) Dubois' Arch. **1867**. 349.
[2]) AePP. **1**. 423.
[3]) Dubois' Arch. **1867**. 352.
[4]) BB. **5**. 749 (1872).
[5]) HS. **7**. 162 (1882). **9**. 229 (1885). BB. **12**. 1512 (1879).
[6]) Preuße, HS. **5**. 57 (1881).
[7]) H. Hildebrandt, HB. **3**. 365 (1903).
[8]) BB. **20**. 2311 (1887).
[9]) M. Jaffé und R. Cohn, BB. **20**. 2311 (1887).

läßt sich p-Nitrobenzoesäure und außerdem p-nitrohippursaurer Harnstoff nachweisen [1]). Es entsteht also aus Furfurol pyromycursaurer
Harnstoff. Bei Vögeln zeigt sich ebenfalls ein ähnliches Verhalten, wie
bei der Benzoesäure, indem die Brenzschleimsäure mit Ornithin gepaart als Furfurornithursäure den Tierkörper verläßt [2]). Auch die
Thiophenderivate zeigen ein gleiches Verhalten, das Schicksal des
Thiophens selbst im Organismus ist unentschieden [3]); α-Thiophen-
säure $C_4H_3S.COOH$ paart sich mit Glykokoll zu α-Thiophenur-
säure [4]). Thiophenaldehyd gibt Thiophenursäure $C_4H_3S.CO.NH.$
$CH_2.COOH$ [5]). Pyrrol und seine Derivate scheinen aber viel leichter
einer Zerstörung im Organismus anheimzufallen. Furfurol geht aber
noch eine eigentümliche Synthese mit Essigsäure ein, die analog ist
der Perkin'schen Synthese der Zimtsäure aus Benzaldehyd: es bildet
sich nämlich aus Furfurol und Essigsäure unter Wasseraustritt Furfurakrylsäure $C_4H_3O.CH:CH.COOH$, die sich mit Glykokoll paaren kann
zur Furfurakrylursäure $C_4H_3O.CH:CH.CO.HN.CH_2.COOH$, während
die Zimtsäure selbst im Organismus zu Benzoesäure oxydiert wird.

Verfüttert man Furfurpropionsäure an Tiere, so erhält man als
Hauptprodukt des Abbaues ebenfalls Furfurakrylsäure, ein Teil wird
als Pyromycursäure ausgeschieden [6]). Aber nach den Untersuchungen
von Jaffé und R. Cohn entsteht die Furfurakrylursäure im Maximum
zu 1% des verfütterten Furfurols [7]). Die Furfurpropionsäure liefert
hingegen 21½% Furfurakrylursäure. Das Furanringsystem ist im Organismus weit weniger beständig als das Benzolringsystem.

Die Zimtsäuresynthese im Organismus geht wie in vitro anscheinend in zwei Stadien vor sich. Zuerst reagiert der Aldehyd mit
der Essigsäure unter Aldolkondensation und Bildung von Phenylmilch-
säure, welcher unter Abspaltung von einem Molekül Wasser in Zimtsäure übergeht.

Analog wie der Organismus nach Jaffé's Entdeckung die ungesättigte Furfurakrylsäure bildet, kann er auch, wie Tappeiner [8]) gezeigt,
eine zweite ungesättigte Verbindung bilden. Bei der Verfütterung von
Chloralacetophenon $CCl_3.CH(OH).CH_2.CO.C_6H_5$ erhält man im Harne
Trichloräthylidenacetophenon $CCl_3.CH:CH.CO.C_6H_5$.

Das schwach giftige α-Picolin wird zu α-Pyridinursäure im Or-
ganismus, d. h. zur Glykokollverbindung der α-Pyridincarbonsäure beim
Kaninchen [9]), beim Hunde aber nicht. Hier ist kein bestimmtes Um-
wandlungsprodukt zu fassen. α-Picolin macht bei Kaninchen langsam
Nephritis und später Krämpfe, Hunde erbrechen allmählich (auf 3.6 g),
Frösche und Tauben werden gelähmt.

R. Cohn [9]) erhielt im Gegensatz zu Nencki folgende Resultate:

[1]) BB. **7**. 1673 (1874).
[2]) BB. **21**. 3461 (1888).
[3]) Arthur Heffter, Pflüger's Arch. **39**. 420.
[4]) BB. **20**. 2315 (1887). **21**. 3458 (1888).
[5]) R. Cohn, HS. **17**. 281 (1893).
[6]) T. Sasaki, Biochem. Zeitschr. **25**. 272 (1910).
[7]) BB. **20**. 2311 (1887).
[8]) AePP. **33**. 364.
[9]) HS. **18**. 119 (1894).

α-Naphthoesäure wird unverändert ausgeschieden. β-Naphthoesäure geht zum Teil beim Kaninchen unverändert durch den Organismus hindurch; ein nicht unerheblicher Anteil paart sich mit Glykokoll und wird als β-Naphthursäure ausgeschieden.

Beim Hund ist es umgekehrt, die α-Säure geht die Glykokollsynthese ein, die β-Säure verläßt den Organismus unverändert.

Uraminosäurensynthese.

m-Aminobenzoesäure liefert nach E. Salkowski im Organismus Uraminobenzoesäure[1]), aber in relativ geringen Mengen. Sarkosin[2]), Taurin und Aminobenzoesäure gehen teils als Uraminosäuren, teils als Anhydride in den Harn über[3]). Die o- und p-Aminosalicylsäuren[4]) werden zum größten Teil als Uraminosäuren ausgeschieden, also ähnlich wie nach Salkowski die m-Aminobenzoesäure. Auch die Sulfanilsäure geht diese Synthese ein und verläßt als Sulfanilcarbaminsäure den Organismus[5]). Auch Phenylalanin geht zum Teil in eine Uraminosäure über[6]).

Diese Uraminosäuren entstehen durch Anlagerung der Gruppe $CO = NH$ (Cyansäure [cyansaure Salze wirken gar nicht oder nur äußerst wenig giftig] resp. Rest der Carbaminsäure) an gewisse N-haltige Substanzen. So geht Taurin (Aminoäthylsulfosäure)

$$\begin{matrix} CH_2.NH_2 \\ CH_2.SO_2.OH \end{matrix} \text{ in die Taurocarbaminsäure } \begin{matrix} CH_2.NH.CO.NH_2 \\ | \\ CH_2.SO_2.OH \end{matrix} \text{ über. Es}$$

reagiert wahrscheinlich hierbei die Carbaminsäure mit Taurin unter Austritt von Wasser

$$\begin{matrix} CH_2NH|H \quad HO|.CO.NH_2 \\ | \qquad + \\ CH_2.SO_2.OH \end{matrix} = \begin{matrix} CH_2.NH.CO.NH_2 \\ | \\ CH_2.SO_2.OH \end{matrix} + H_2O$$

* * *

Daß in seltenen Fällen eine Carboxylgruppe im Organismus abgespalten werden kann, mag vielleicht die Angabe Preuße's beweisen, welcher nach Eingabe von Protocatechusäure auch eine Ätherschwefelsäure des Brenzcatechins im Harne fand. Aber es ist sehr wahrscheinlich, daß der tierische Organismus, ebenso wie die Fäulnisbakterien aus Aminosäuren die entsprechenden Amine durch Abspaltung von Carbonyl bilden kann, wofür ja u. a. die Bildung von Adrenalin aus Tyronin spricht.

---

[1]) HS. **7**. 93 (1882) und R. Cohn ebenda **17**. 292 (1893).
[2]) Größtenteils geht Sarkosin aber unverändert durch. BB. **8**. 584 (1875).
[3]) Virchow's Arch. **58**. 461. BB. **6**. 749 (1873).
[4]) Gazeta lekarska **1889**. p. 972 u. 992.
[5]) Ville, Crsb. **144**. 228 (1892).
[6]) Journ. of biol. Chem. **6**. 235 (1909).

Verhalten verschiedener Aminderivate.

Eigentümlich ist das Verhalten der Amidgruppen. Während die Amide der aliphatischen Säuren zum Teil den Organismus unverändert passieren, werden die aromatischen Säureamide vorerst in Säure und Ammoniak zerlegt. Hierauf paart sich erst die Säure. Bülow versuchte dem Organismus größere Mengen .von Benzaldehyd in Form leicht spaltbarer Derivate einzuverleiben. Hydrobenzamid [1]) $(C_6H_5CH_3N)_2$ wurde von Hunden und Kaninchen gut vertragen; bei größerer Dosis, 8 g pro die, starben die Tiere, der Harn enthielt Hippursäure, später Benzoesäure. Benzylidendiacetamid [2]) $C_6H_5CH(NHCOC_6H_5)_2$ passierte bei Hunden den Körper größtenteils unzersetzt. Dasselbe scheint für Benzylidendiformamid $C_6H_5CH(NHCHO)_2$ zu gelten, ein Teil aber wird im Körper in Hippursäure verwandelt [2]). Benzylidendiureid $C_6H_5CH(NHCONH_2)_2$ zeigte in Mengen von 3 g keine Wirkung auf den Organismus, der Harn enthielt reichlich Hippursäure, entsprechend der leichten Zerlegbarkeit der Verbindung in Harnstoff und Benzaldehyd. Weiter wurden Körper untersucht, aus denen Benzaldehyd nicht wieder abgespalten werden kann. Amarin

$$\begin{matrix} C_6H_5.C.NH \\ \| \qquad\qquad >CH.C_6H_5 \\ C_6H_5.C.NH \end{matrix}$$

ruft bei Hunden schon in Dosen von 0,2 g Vergiftungserscheinungen hervor, schwächer giftig wirkt es auf Kaninchen. Dasselbe Vergiftungsbild gab Methylamarin $C_{21}H_{17}(CH_3)N_2$. Lophin $C_{21}H_{16}N_2$ war ohne Wirkung, wahrscheinlich wegen seiner geringen Löslichkeit [2]). Diäthyllophinhydrojodid $C_{21}H_{16}(C_2H_5)_2N_2.JH$ erzeugte innerlich bei Hunden Erbrechen, subcutan war es wirkungslos.

Aus Benzaldehyd, welcher im Organismus zu Benzoesäure oxydiert wird, kann Benzamid entstehen, nur bei Kaninchen kommt es nicht zu dieser Synthese.

Benzamid selbst geht in Hippursäure über [3]).

Formanilid gibt, nach Kleine, bei Fütterung an Hunde dieselbe Substanz, wie Acetanilid, nämlich o-Carbanil $C_6H_4 \diagup^{N}_{O}\diagdown C(OH)$ durch Oxydation und nachherigen Wasseraustritt [4]).

Die drei isomeren Toluidinderivate, als Acetylderivate verfüttert, werden in folgender Weise im Organismus umgewandelt [5]). p-Acettoluid wird bei der Oxydation, welche ausschließlich an der CH_3-Gruppe stattfindet, vollständig in p-Acetylaminobenzoesäure umgewandelt. Ganz anders verhält sich o-Acettoluid; dieses erfährt bei Hunden eine Umsetzung, welche der des Acetanilid vollkommen analog ist: während die Methylgruppe intakt bleibt, wird durch Eintritt von Hydroxyl ein

---

[1]) AePP. **8.** 116 und Friedländer, Diss. Berlin 1880.
[2]) Pflüger's Arch. **57.** 93 und Modica, Ann. di Chim. **1894.** 257.
[3]) M. Nencki, AePP. **1.** 420, E. Salkowski, BB. **8.** 117 (1884) und HS. **1.** 45 (1877).
[4]) Diss. Berlin 1887.
[5]) HS. **12.** 295 (1888).

Phenol gebildet, welches mit dem Oxydationsrest der Acetylgruppe in Zusammenhang bleibt, es entsteht als Endprodukt eine Verbindung von der Zusammensetzung

$$CH_3 . C_6H_3 \diagup^N_O \diagdown C . OH$$

(Methyloxycarbanil oder Oxycarbaminokresol), welches als das Anhydrid

einer Säure $C_6H_3 \begin{smallmatrix} CH_3 \\ \cdot \\ \cdot \\ OH \end{smallmatrix} . NH . COOH$ (Oxykresylcarbaminsäure) aufgefaßt werden

muß. m-Acettoluid wird bei Hunden und Kaninchen einerseits zu m-Acetylaminobenzoesäure oxydiert, anderseits in nicht näher erforschte linksdrehende gepaarte Verbindungen verwandelt.

Für das Verhalten der Diazoverbindungen im Stoffwechsel möge die einfachste, Diazobenzol $C_6H_5 . N : N . OH$ als Beispiel dienen. In das Blut eingeführt, spaltet Diazobenzol gasförmigen Stickstoff daselbst ab. Die übrigen Produkte waren nicht zu fassen. Per os eingeführt entsteht Phenol, welches wohl schon zum Teil im Magen gebildet wird.

(Das im faulen Käse gefundene „Tyrotoxikon" wurde als Diazobenzolbutyrat [?] aufgefaßt. Es macht Erbrechen, beschleunigten Puls, große Prostration und Stupor.)

Piperazin (Diäthylendiamin) $HN \diagup^{CH_2 - CH_2}_{CH_2 - CH_2} \diagdown NH$ passiert den

Organismus unverändert, die Hauptmenge wird sehr rasch durch den Harn ausgeschieden, der Rest aber langsam. Bei einmaliger Gabe von 3 g beim Menschen konnte man noch nach sechs Tagen Piperazin im Harne nachweisen. Viele Amine der aliphatischen Reihe, wie Trimethylamin, Tetramethylendiamin, Pentamethylendiamin, Cholin u. a. gehen ganz oder zum Teil unverändert in den Harn über.

Verhalten einiger hydroaromatischer Substanzen.

Santonin $C_{15}H_{28}O_3$ ist das Lacton der Santoninsäure und gehört zu den Derivaten des Hexahydronaphthalins. Im Harne tritt Santogenin $C_{30}H_{36}O_9$ auf. Durch Behandlung mit Laugen geht Santogenin unter Wasseraufnahme in die zweibasische Santogeninsäure über, als deren Anhydrid es erscheint. Santogenin scheint das Trioxyderivat eines polymeren Santonins zu sein.

Auch die Camphersäuren gehen zum Teil unverändert in den Harn durch (s. auch S. 183).

Halogen- und schwefelhaltige Verbindungen.

Von größerem pharmakologischem Interesse ist das Verhalten der Halogenadditions- und Substitutionsprodukte. Die Halogenderivate der aliphatischen Reihe zerfallen zumeist im Organismus unter Abgabe von Halogen an Alkalien, wenigstens zum Teil, in der aromatischen Reihe verhält sich hingegen kernsubstituiertes Halogen ungemein resistent und trotz vielfacher Veränderungen an dem eingeführten Körper bleibt das kernsubstituierte Halogen unverändert. Während also in der aliphatischen Reihe die Halogensubstitutionsprodukte in der Weise gespalten werden, daß wir die entsprechenden Halogenalkalien im Harn fassen können, sind wir nicht in der Lage, das in aromatischen Verbindungen substituierte Halogen nach Verfütterung letzterer an Alkalien gebunden im Harne wieder aufzufinden. Wenn wir Monobromessigsäure, Dibromessigsäure und Tribromessigsäure verfüttern, so können wir jeweilig Bromalkali im Harn finden. Bei Verfütterung von Monobrombenzoesäure und Monobrombenzol können wir dies nicht. Nach Verfüttern von Jodeigon (Jodalbumin) tritt im Harn o-Jodhippursäure auf[1]).

Von größerem Interesse ist noch das chemische Verhalten der geschwefelten Verbindungen im Organismus.

Der Organismus kann schwefelige und selenige Säure zu Schwefelsäure oxydieren und zu Selensäure[2]). Der Schwefel der Sulfhydrylgruppe im Cystin wird zu Schwefelsäure oxydiert[3]). Ebenso wird Taurinschwefel vom Kaninchen zu Schwefelsäure oxydiert, teilweise tritt aber der Schwefel in Form von unterschwefeliger Säure bei Kaninchen und Vögeln auf, nicht aber bei Menschen und Hunden.

Wir haben gesehen, daß der Organismus behufs Entgiftung zweierlei Synthesen mit geschwefelten Säuren vornimmt. Einerseits verestert er die toxisch wirkenden Phenole und verwandte Verbindungen mit Schwefelsäure und bildet Ätherschwefelsäuren. Anderseits kann er aus den giftigen Nitrilen im Organismus Rhodanverbindungen erzeugen, welche weitaus weniger giftig sind. Der Organismus kann aus Acetonitril, Propio-, Butyro-, Capronitril, welche alle heftige Gifte sind, weniger giftige Rhodanverbindungen erzeugen, und zwar durch Paarung mit der Sulfhydrylgruppe[4]). Die Rhodanide werden im Organismus teilweise zersetzt, nur $1/_6$—$1/_{10}$ wird im Harn wieder ausgeschieden. Nach L. Pollak[5]) werden sie quantitativ ausgeschieden. Während die durch Oxydation des Eiweißschwefels entstehende Schwefelsäure zu der ersteren Art von Synthesen verwendet wird, wird bei der entgiftenden Synthese mit der Sulfhydrylgruppe direkt diejenige Eiweißgruppe in Anspruch genommen, welche den bleischwärzenden Schwefel führt (Cystingruppe). Hingegen werden die carboxylierten Nitrile, die entsprechenden Amide und die Nitrile der Benzolreihe nicht in Rhodanide übergeführt[6]). Für das Verhalten der geschwefelten Verbindungen mögen folgende Beispiele ein Bild geben. Die Sulfoessigsäure wird im Organismus gar nicht angegriffen,

[1]) Mosse und C. Neuberg, HS. **37**. 427 (1903).
[2]) AePP. **27**. 261. Cr. **110**. 151.
[3]) Journ. of physiol. **32**. 175.
[4]) AePP. **34**. 247 und **34**. 281.
[5]) HB. **2**. 430 (1902).
[6]) Heymanns, Journ. of physiol. **23**. Suppl. 23.

Taurin geht in Taurocarbaminsäure [1]) über, ebenso geht die Sulfanilsäure zum Teil in Sulfanilcarbaminsäure [2])

Sulfanilsäure   Sulfanilcarbaminsäure

$$SO_2 < ^{C_6H_4 . NH_2}_{OH} \qquad SO_2 < ^{C_6H_4 . NH}_{OH \quad NH_2} > CO$$

über, zum Teil geht sie unverändert in den Harn durch (s. S. 200). Xanthogensäure $CS(SH)(O . C_2H_5)$ wird nach L. Lewin gerade auf in Schwefelkohlenstoff und Alkohol gespalten. Äthylmercaptol und Thiophen werden nicht zu Schwefelsäure oxydiert. Diese Verbindung enthält aber zweiwertigen Schwefel, wovon jede Affinität durch Kohlenstoff gesättigt ist. Ähnlich verhält sich Äthylsulfid $^{C_2H_5}_{C_2H_5} > S$, doch schützt diese Konstitution nicht alle Körper vor der Oxydation zu Schwefelsäure. So bewirkt Carbaminthiosäureäthylester $NH_2 . CS . OC_2H_5$ und Carbaminthioglykolsäure $NH_2 . CO . SCH_2 . COOH$ eine Vermehrung der Schwefelsäure im Harne. Die Carbaminthioglykolsäure spaltet sich wahrscheinlich im Magen zu Thioglykolsäure $SH . CH_2 . COOH$, welche zu Schwefelsäure oxydiert wird, auch bei subcutaner Einverleibung des Kalisalzes erscheint der größte Teil des Schwefels dieser Substanz in Form von Schwefelsäure im Harn. Wahrscheinlich ist die Ursache, daß dieser Körper im Organismus oxydiert wird, darin zu suchen, daß der Schwefel desselben in der SH-Form enthalten ist; auch im Eiweiß wird vor allem die Sulfhydrylgruppe zu Schwefelsäure oxydiert. Von folgenden untersuchten Schwefelverbindungen, Sulfid, Sulfon, Mercaptal, Thioaldehyd wird nur bei den Thiosäuren nach Smith beim Durchgange durch den Organismus der Schwefel vornehmlich zu Schwefelsäure oxydiert. Nach Lusini wird Sulfaldehyd, Thialdin (Thialdin $C_6H_{13}NS_3$ macht bei Fröschen zentrale Lähmung, bei Kaninchen Schlafsucht, Verlangsamung des Herzschlages und Herzstillstand in der Diastole) und Carbothialdin (wirkt tetanisierend und macht Herzstillstand in der Diastole) durch die Nieren in Form präformierter und Ätherschwefelsäure ausgeschieden. Auch die Sulfonsäure ergab nach Untersuchungen E. Salkowski's keine Vermehrung der Schwefelsäure mit Ausnahme der Isäthionsäure (Oxyäthylsulfonsäure), welche allerdings eine Ausnahmestelle einnimmt; für die Mercaptane wird es wahrscheinlich, daß sie nicht so leicht zu Schwefelsäure oxydiert werden, da sie zunächst in die sehr beständige Sulfonsäuren übergehen können. E. Salkowski [3]) konnte die Regel aufstellen, daß Ätherschwefelsäuren aliphatischer Natur unverändert den Organismus durchlaufen, die Sulfonsäuren aber nur dann, wenn sie keine Hydroxylgruppen am Kohlenstoffkern haben. Sulfonal wird wahrscheinlich zu Äthylsulfosäure oxydiert [4]). Doch bestätigen die Versuche von Smith diese Voraussetzung nicht, da nach Einführung von Methylmercaptan

---

[1]) Der Organismus des Kaninchens kann Taurin völlig zur Verbrennung bringen.
[2]) C. r. 114. 228.
[3]) Virchow's Arch. 66. 315.
[4]) W. J. Smith, HS. 17. 7 (1893).

und Äthylmercaptan der größte Teil des Schwefels in Form von Schwefelsäure im Harn auftritt. Methylthiophen (Thiotolen $C_4H_3S.CH_3$) geht nur in minimalen Mengen in Thiophensäure $C_4H_3S.COOH$ über und aus dem größten Teil entstehen unbekannte und nicht faßbare Verbindungen. Kaninchen gehen aber nach subcutaner Einspritzung von 1 g Thiotolen zugrunde.

Verhalten der Phthaleine, Tannine, Harze und Glykoside.

Phthaleine, wie Phenolphthalein, Fluorescein, o-Kresolsulfophthalein, Sulfofluorescein werden nach Injektion im Harn als komplexe Verbindungen ausgeschieden, die sich mit Alkali nicht färben und als Zersetzungsprodukt Phthalein geben. Vom o-Kresolsulfophthalein werden größere Mengen, von Phenolphthalein nur Spuren unverändert im Harn ausgeschieden. Fluorescein ist giftig, Phenolphthalein kaum giftig[1].

Über das Verhalten des Tannins im Organismus gehen die Ansichten noch sehr auseinander. E. Harnack fand, daß der größte Teil der Gallussäure nach arzneilichen Gaben von Tannin mit den Fäkalien ausgeschieden wird und daß im Harn nur wenig Gallussäure ist[2]. Bei Fütterung größerer Menge Tannin geht ein Teil in den Harn über, in nicht sicher nachweisbarer Menge hingegen nach Einführung von Alkalitannatlösung. Nach Mörner[3] wird die Gallussäure zum größten Teil im Organismus oxydiert, ein Teil tritt als unveränderte Gallussäure im Harne auf. Er findet stets relativ und absolut mehr Gallussäure bei Gallussäurefütterung, als bei Gerbsäurefütterung, da die Gallussäure keine unlöslichen Verbindungen mit Eiweiß etc. eingeht und so rasch und ungehindert resorbiert werden kann. E. Rost leugnet das Auftreten von Gerbsäure im Harne nach ihrer Verfütterung[4], während L. Lewin[5] und R. Stockmann[6] es behaupten, was E. Harnack[7] durch individuelle Verschiedenheiten zu erklären versucht. Nach W. Straub[8] kann man auch nach Verfütterung von Hamamelitannin im Harne nur Gallussäure nachweisen, unverändertes Tannin nur dann, wenn man es intravenös injiziert. Die Ätherschwefelsäuren sind nach Eingabe von Tannin stets vermehrt.

Harzbestandteile können mehr oder minder unverändert in den Harn übergehen: so fand R. Stockmann[9] nach Verabreichung großer Mengen von Perubalsam, Storax, Benzoe und Tolubalsam reichlich Harzbestandteile im Harne, welche durch Säurezusatz ausfallen. Gambogiasäure wird im Organismus verbrannt. Abietinsäure geht in den Harn über.

Nach Grisson[10] verhalten sich die Glykoside im Tierkörper folgendermaßen: Amygdalin wird weder durch Verdauungsenzyme, noch Organe

[1] Kastle, Bulletin of the U. S. Hygienic Labor. Washington 23. I. (1906).
[2] Schorn, Diss. Halle 1897.
[3] HS. 16. 225 (1892).
[4] AePP. 38. 346.
[5] Virchow's Arch. 81 (1880).
[6] AePP. 40. 147.
[7] HS. 24. 115 (1898).
[8] AePP. 42. 1.
[9] Zentralbl. f. med. Wissensch. 1891. 352.
[10] Grisson, Diss. Rostock 1887.

zerlegt. Hefe und Invertin spalten es nicht wohl aber Fäulnis. Amygdalin wirkt nur dadurch giftig, daß es durch die Fäulnisprozesse im Dünndarm gespalten wird. Salicin und Helicin verhalten sich wie Amygdalin, Leber und Niere können sie nicht spalten. Arbutin verhält sich ebenso, Leber und Niere nicht, aber Muskeln und Blut zeigten eine spaltende Wirkung, die, wie es scheint, nur an die lebende Zelle gebunden ist.

Die Ester verhalten sich so im Organismus, daß sie meist im Darmkanale durch das verseifende Enzym des Pankreas, sowie durch die Bakterientätigkeit, in ihre Komponenten gespalten werden. Wegen ihrer schweren Löslichkeit werden sie vielfach nicht als solche resorbiert.

Nach Einnahme von Salol zum Beispiel findet die Ausscheidung von Salicylsäure im Harne langsamer statt, als nach Einnahme von Salicylsäure selbst. Distearylsalicylglycerid ($C_{46}H_{80}O_7$), durch Erhitzen von Salicylsäuredichlorhydrinester mit stearinsaurem Silber dargestellt, wird im Organismus im Gegensatze zum Trisalicylglycerid fast vollständig resorbiert. Salicylsäure wird nach Aufnahme dieser Verbindung viel langsamer ausgeschieden, als nach Einverleibung von Natriumsalicylat.

Man kann daher die wirksamen Säuren und Alkohole (Phenole) in Form von Estern geben (am besten, wenn diese unlöslich), um die Einwirkung zu protrahieren, da ja der Ester sich erst langsam in seine Komponenten im Darme zerlegt und diese dann erst sukzessive resorbiert werden. Das Verhalten der Phosphorsäurephenylester im Organismus zeigt, daß bei diesen nur eine Phenolgruppe abgespalten wird; der Grund liegt wohl darin, daß das primäre Spaltungsprodukt, die Diphenylphosphorsäure, als gepaarte Säure keiner weiteren Veränderung im Organismus mehr unterliegt.

Es wird nämlich das von W. Autenrieth dargestellte Triphenylphosphat $PO(OC_6H_5)_3$ in Phenol und Diphenylphosphorsäure $PO(OC_6H_5)_2 \cdot OH$ gespalten. Bei größeren Dosen bleibt aber eine erhebliche Menge der Triverbindung unresorbiert. Analog mit dem Triphenylphosphat verhält sich Tri-p-chlorphenylphosphat $PO(OC_6H_4Cl)_3$, im Harne tritt Di-p-chlorphenylphosphorsäure auf[1].

Wir sehen bei den verschiedenen Veränderungen, welche die chemischen Substanzen im Organismus erleiden, daß es sich in erster Linie darum handelt, eine Reihe von diesen durch verschiedenartige Prozesse in unwirksame und unschädliche Körper zu verwandeln. Insbesondere ein Vorgang verdient für den Pharmakologen ein großes Interesse: Das Bestreben des Organismus, eine wirksame Substanz in eine Säure zu verwandeln. Die so durch Paarung oder Oxydation entstandene Säure verhält sich nun den Einflüssen des Organismus gegenüber ungemein resistent und diese Resistenz bewirkt auch, daß das Stoffwechselprodukt der wirksamen Substanz, die gebildete Säure, ein ganz unwirksamer Körper ist. Dieses Verleihen saurer Eigenschaften seitens des Organismus an giftige Körper ist von fundamentaler Bedeutung für die Arzneimittelsynthese.

---

[1] W. Autenrieth und Z. Vamóssy, HS. **25**. 440 (1898).

Spezieller Teil.

I. Kapitel.

Allgemeine Methoden um aus bekannten wirksamen Körpern Körper mit gleicher physiologischer Wirkung aufzubauen, denen aber bestimmte unangenehme Nebenwirkungen fehlen.

I. Das Salol-Prinzip. M. v. Nencki war der erste, welcher darauf hingewiesen, daß es gelingt, die ätzenden Nebenwirkungen der Phenole sowie der aromatischen Säuren auf die Weise aufzuheben, daß man statt des Phenols oder statt der Säuren einen neutralen Ester in den Organismus einführt, der unverändert den Magen passiert und durch das Ester verseifende Enzym im Darme zerlegt wird und so langsam und fortlaufend die in kleinen Mengen abgespaltenen wirksamen Komponenten zur Wirkung gelangen läßt. Es werden entweder aromatische Säuren und Phenole unter Anwendung von Phosphoroxychlorid, Phosphorpentachlorid, Phosgengas oder ähnlich wirkenden Kondensationsmitteln in Ester verwandelt, wobei dann beide Komponenten als wirksam anzusehen sind; oder es werden solche unlösliche, geschmacklose und nicht ätzende Verbindungen dargestellt, indem die ganz ungiftige und an und für sich wenig wirksame Benzoesäure mit dem Phenol einen neutralen Ester bildet. Die Darstellung dieser Benzoylverbindung, welche relativ wenig in der Therapie Eingang gefunden hat, geschieht entweder durch Einwirkung von Benzoylchlorid auf das Alkalisalz des betreffenden Phenols oder nach der Schotten-Baumann-Methode durch Behandlung der alkalischen Phenollösung mit Benzoylchlorid in der Kälte. Handelt es sich nur darum, aus einem Phenol nach dem Salolprinzip einen nicht ätzenden, geschmacklosen Körper zu erhalten, so ist es nicht notwendig, eine wirksame Säure in die Verbindung einzuführen, sondern mit viel größerem Vorteil bedient man sich zu diesem Zwecke der Einführung von fetten Säureradikalen, insbesondere aber der Veresterung des Hydroxyls mit Kohlensäure oder Carbaminsäure. Das Verestern mit Kohlensäure geschieht in der Weise, daß man auf das Phenol oder auf dessen Salz Phosgengas oder eine Lösung desselben einwirken läßt. Die Darstellung des Carbaminsäure-Esters kann man auf zweierlei Weise bewerkstelligen. Entweder läßt man Chlorkohlensäureamid mit dem Phenol reagieren, oder man läßt vorerst ein Molekül Phosgen auf ein Moleküle der hydroxyl-haltigen Substanz einwirken und hierauf behandelt man das entstandene Produkt mit Ammoniak. Die so erhaltenen Produkte sind meist feste, wasserlösliche Substanzen. Will man zu flüssigen gelangen, so eignet sich dazu die Behandlung der Phenole mit Chlorameisensäureester oder analogen Verbindungen, wodann man die meist flüssigen Alkylkohlen-säureester erhält. Die gleichen Reaktionen, wie sie hier besprochen wurden, lassen sich auch dazu verwenden, um lösliche, geschmacklose Verbindungen der bitter oder schlecht schmeckenden Alkaloide, wie etwa des Chinins, zu erhalten, aber in diesem Falle sind die Alkylkohlen-säure-Verbindungen ebenfalls feste Körper.

    II. Um die **Ätzwirkung** sowie den schlechten Geschmack einer Reihe von Verbindungen zu koupieren, wendet man sehr häufig, ins-besondere für Metalle, die Bindung an Eiweißkörper, oder deren Derivate, an Leim, Kohlenhydrate, insbesonders Polysaccharide, oder ähnliche Substanzen an. Auf diese Weise gelangt man zu wasserunlöslichen Verbindungen der Gerbsäure, aus denen die Gerbsäure erst im Darm-kanal als gerbsaures Alkali abgespalten wird. Man gelangt zu ge-schmacklosen, weil unlöslichen, Verbindungen der Alkaloide. Ferner gelingt es die Ätzwirkung der Metalle in der Weise auszuschließen, daß man die Metalle den Eiweißkörpern substituiert, so zwar, daß die Metalle durch die gewöhnlichen Reagenzien nicht mehr nachgewiesen werden können, da diese komplexen Verbindungen kein Metallion an die Lösungen abgeben. Es gelingt auf diese Weise, die Wirkung der Metalle, wie des Silbers, des Quecksilbers, des Eisens frei von der ihnen zukommenden Ätzwirkung zur Geltung zu bringen. Wenn man freilich wie bei den Silberpräparaten auch die Ätzwirkung als therapeutisches Agens be-nötigt, welche lediglich Ionenwirkung ist, so muß man wiederum an-organische Metallverbindungen benutzen oder leicht dissoziierende, salzartige organische.

    III. Reaktionen mit Formaldehyd. Zwei Umstände haben die ungemein große Anzahl von Formaldehyd-Verbindungen, welche gegen-wärtig therapeutisch angewendet werden, begünstigt. Die Erkenntnis der ungemein großen Reaktionsfähigkeit dieses einfachsten und billigsten Aldehyds hat eine große Anzahl von Versuchen gezeitigt, Methylen-statt Alkyl- oder Acyl-Gruppen in ersetzbare Wasserstoffe einzuführen, anderseits hat die große antiseptische Wirkung des Formaldehyds und die steigende Verwendung derselben zu Versuchen ermuntert, Prä-parate darzustellen, aus denen sich langsam unter verschiedenerlei Einwirkungen in kleinen Mengen der wirksame Formaldehyd entbindet. Durch die Wechselwirkung von Formaldehyd und hydroxylhaltigen Körpern bei Gegenwart von starker Salzsäure kann man ebenso zu ge-schmacklosen Derivaten, oft auch zu unlöslichen gelangen, wie nach den oben besprochenen Methoden. Diese Verdeckung der Hydroxyle geschieht hier durch Bildung von Methylenderivaten der wirksamen Körper. Manchmal, wie beim Morphin, gelangt man aber zu unwirk-samen Substanzen. Ebenso gelingt es durch Einwirkung von Formaldehyd basische Reste festzulegen, doch stehen die so erhaltenen Derivate weit hinter den durch Einführung von Säureradikalen in die Wasserstoffe der basischen Reste erhaltenen zurück, wenn man diese Reaktion vom Standpunkte der Entgiftung der zugrunde liegenden Base betrachtet.

IV. Einführung von Säureradikalen für Wasserstoffatome des basischen Restes.

Zur Einführung gelangen fette oder aromatische Säureradikale. Beide verringern die Giftigkeit, indem sie eine höhere chemische Stabilität schaffen, so daß die wirksame Base vom Organismus erst langsam aus dieser säureamidartigen Verbindung herausgespalten werden muß. Handelt es sich um Aminogruppen mit zwei ersetzbaren Wasserstoffen, so ist es Regel, daß schon der Ersatz von einem Wasserstoff durch ein fettes Säureradikal eine wesentliche Entgiftung hervorruft. Die Einführung eines zweiten Radikales zum Ersatz des zweiten Wasserstoffes ist deshalb schwierig, weil das zweite fette Säureradikal im allgemeinen schon durch Wasser abgespalten wird und man so wieder zu einer Monoacyl-Verbindung gelangt. Anderseits ist die Einführung eines zweiten Säureradikals auch überflüssig, weil die unwesentlich eintretende Entgiftung durch die überaus leichte Verseifung der zweiten Säuregruppe illusorisch gemacht wird. Zur Einführung fetter Säureradikale in die ersetzbaren Wasserstoffe der Aminoreste eignet sich in erster Linie die Essigsäure, die anderen Glieder der Fettsäurereihe haben durchaus vor der Essigsäure keine Vorzüge. Statt der Essigsäure bedient man sich noch in einzelnen Fällen mit Vorteil der gewöhnlichen Gärungsmilchsäure, weil die resultierende Verbindung leichter in Wasser löslich, doch haben die so erhaltenen Derivate vor den Acetylderivaten den Nachteil, schon durch die bloße Einwirkung der Salzsäure des Magensaftes aufgespalten zu werden.

Die Methodik der Einführung der Säureradikale ist mannigfaltig. Entweder schüttelt man die wässerigen oder alkoholischen Lösungen der Base mit Essigsäureanhydrid oder man acetyliert durch Kochen mit Essigsäure und essigsaurem Natron, mit Essigsäureanhydrid oder auch mit Acetylchlorid. Die schwere Löslichkeit dieser Derivate in Wasser ermöglicht ihre leichte Isolierung und Reinigung. Der Ersatz der Wasserstoffe im basischen Reste durch Radikale von aromatischen Säuren, von denen in erster Linie Benzoesäure und Salicylsäure mit Vorliebe gewählt werden, hat gegenüber der Einführung von fetten Radikalen den Nachteil, daß die so dargestellten Verbindungen eine ungemein große Resistenz dem Organismus gegenüber zeigen, meist ganz unlöslich sind, so daß sie in vielen Fällen wegen ihrer schweren Spaltbarkeit ganz unwirksam oder wenig wirksam sich erweisen.

Einführung von Aldehydresten.

In gleicher Weise kann der Ersatz von Wasserstoffen in basischen Resten in der Weise vorgenommen werden, daß man einen fetten oder aromatischen Aldehyd mit der Aminogruppe bei Gegenwart eines Kondensationsmittels in Wechselwirkung treten läßt. Auch hier hat der

Eintritt eines aromatischen Radikales eine solche Stabilität der entstandenen Verbindung zur Folge, daß man zu physiologisch unwirksamen oder wenig wirksamen Substanzen gelangt. Die eintretenden
fetten Säureradikale sind an und für sich unwirksam, während die
eintretenden aromatischen, insbesondere die Salicylsäure, bei antipyretischen Mitteln sich an der Wirkung stark beteiligen können. Das
Salicylsäureradikal wird wegen seiner spezifischen Wirkung bei Rheumatismus und wegen seiner antifebrilen Wirkung eingeführt.

V. Einführung von Alkylresten in die Wasserstoffatome der Aminogruppe.

Während der Eintritt von Säureradikalen in die
Aminogruppe nur eine Verlangsamung der Wirkung der Basen verursacht
und auf diese Weise eine Entgiftung zuwege gebracht wird, ohne daß an
dem physiologischen Grundcharakter etwas sich geändert hätte, macht
der Ersatz von Wasserstoffen des Aminorestes durch Alkylradikale öfters
eine völlige Änderung der Wirkung, indem nicht mehr die physiologische
Wirkung der Base allein zur Geltung kommt, sondern auch die Alkylgruppen als das Wirksame zu betrachten sind. Hierbei kann die Giftigkeit der Substanz auch ansteigen und eine Verschiebung der Wirkungsart eintreten.

Die Alkylgruppen entfalten nach dem ihnen eigenen Grundcharakter
wesentlich narkotische Effekte.

VI. Einführung von Säureradikalen in die Hydroxyle von Basen.

Während der Ersatz von Aminowasserstoffen durch saure
Reste eine Entgiftung der zugrunde liegenden Verbindungen zur Folge hat,
erhält man ganz anders wirkende Verbindungen, wenn man den Wasserstoff eines Hydroxyls in einer Base durch Säureradikale ersetzt. Hierdurch wird oft die Giftigkeit erheblich erhöht. Der physiologische Grundcharakter der Base kann hierbei die eingreifendsten Veränderungen erleiden. Diese Veränderungen hängen mit der Konstitution des eintretenden Radikales wesentlich zusammen. Physiologisch verhalten
sich die entstehenden Derivate sehr verschieden, je nachdem ob
der eintretende Säurerest ein fetter oder ein aromatischer ist. Es kann
ferner auch der Bau und insbesondere die Anwesenheit einer Hydroxylgruppe im aromatischen Säurerest von entscheidender Bedeutung für
die Wirkung der neu entstehenden Verbindung sein. Es muß daher vor
einem planlosen Einführen von Säureradikalen in die Hydroxylgruppen
von Basen auf das entschiedenste gewarnt werden. Man kann auf diese
Weise, von der falschen Voraussetzung ausgehend, daß man zu einer
weniger giftigen Substanz, wie beim Ersatz von Wasserstoff in Aminogruppen der Basen, gelangen wird, zu höchst giftigen Verbindungen
kommen, wofür Beispiele im Kapitel Alkaloide nachzulesen sind.

VII. Einführung von Alkylresten in die Wasserstoffe der Hydroxylgruppen.

Der Eintritt von Alkylresten erzeugt in erster
Linie unabhängig von der spezifischen Wirkung des eintretenden Alkyl-
restes eine erhöhte Stabilität der Substanz, da die Alkyloxygruppen
viel schwieriger den Einflüssen des Organismus unterliegen wie die
Hydroxylgruppen in einer analogen Verbindung. Es entfaltet aber die

eintretende Alkylgruppe, insbesondere aber die Äthylgruppe, eine meist narkotische Wirkung. Diese narkotische Wirkung ist unabhängig von dem übrigen Baue der Substanzen. Sie ist die spezifische Wirkung der Äthylgruppe selbst. In geringerem Maße als die Äthylgruppe äußert die Methylgruppe narkotische Wirkung und man wird immer vorziehen, wenn man Alkylgruppen in Hydroxyle einführt, um neue wirksame Substanzen zu erhalten, Äthylgruppen einzuführen, weil gerade diese die so oft erwünschte analgetische und narkotische Wirkung durch ihren Eintritt in die Verbindung derselben verleihen. Die höheren aliphatischen Alkylreste werden nur selten verwendet, da ihr Eintritt gegenüber dem Eintritte der Äthyl- oder Methylgruppe keine Vorteile bringt. Von aromatischen Alkoholen hat man insbesondere die Einführung des Restes des Benzylalkoholes in den Hydroxylwasserstoff des öfteren versucht, ohne auf diese Weise den aliphatischen Verbindungen gegenüber wirksamere oder aus anderen Gründen wertvollere Substanzen zu erzielen.

VIII. Wasserlöslichmachen von Arzneimitteln. Eine sehr beliebte und mit sehr geringem Verständnis der pharmakodynamischen Wirkung ausgeführte Art an und für sich in Wasser unlösliche Körper wasserlöslich zu machen und so deren Gebrauch oder deren Resorption zu erleichtern, ist die Methode, Körper dieser Art in Säuren umzuwandeln, die entweder als solche oder als entsprechende Alkalisalze wasserlöslich sind. Man vergaß nur immer hierbei, daß die Verwandlung einer Substanz in eine Säure entweder eine völlige Vernichtung der pharmakologischen Eigenschaften bewirkt oder eine ganz wesentliche Abschwächung derselben zur Folge hat. Man vergaß, daß man der meist unnötigen Wasserlöslichkeit zuliebe die physiologische Wirkung, auf die es doch in erster Linie ankommen muß, zum Opfer brachte.

Die verbreitetste, weil technisch billigste Art, ist aus den wirksamen Substanzen die entsprechenden Sulfosäuren darzustellen. Man erhält auf diese Weise meist sehr leicht, entweder schon durch bloße Einwirkung von konzentrierter Schwefelsäure bei niedrigen Temperaturen oder von anhydridhaltiger Schwefelsäure Sulfosäuren, die entweder selbst oder deren Alkalisalze löslich sind. Eine weitere Art ist die Darstellung von Carbonsäuren, deren Salze wasserlöslich sind. Die letztere Methode wird hauptsächlich in der Phenolgruppe angewendet, wo man entweder unwirksame Substanzen oder weniger giftige erhält. Wenn die Substanzen wirksam bleiben, so können sie in ihrer Wirkung von der Muttersubstanz beträchtlich differieren. (Beispiel: Phenol und Salicylsäure.)

Eine Methode, wasserlösliche Substanzen zu erhalten, ohne die Wirkung zu beeinträchtigen, ist die Einführung einer Aminogruppe oder einer Glykokollgruppe in die fette Seitenkette einer Verbindung; man kann dann lösliche Chlorhydrate dieser Derivate erhalten. Die physiologische Wirkung der zugrunde liegenden Verbindungen wird hierbei manchmal gar nicht oder nur unwesentlich verändert.

IX. Einführung von Halogen oder Schwefel. Eine ungemein verbreitete Art, neue Heilmittel darzustellen, ist, in schon bekannte

Körper von verschiedensten physiologischen Wirkungen Halogen, insbesondere aber Brom und Jod, einzuführen. Man erhält im allgemeinen bei Einführung von Chlor in aliphatische Verbindungen mehr oder minder stark narkotisch wirkende Körper, häufig aber starke Herzgifte, bei Einführung von Chlor in aromatische, stärker antiseptisch wirkende Substanzen, als die Muttersubstanz. Man muß bei dem Endprodukte besonders auf die eventuellen Ätzwirkungen achten. Die Einführung von Brom in aliphatische Substanzen bringt meist ähnliche Effekte wie Chlor zuwege, anderseits nähern sich die antiseptischen Wirkungen dieser Substanzen schon den Jodderivaten. Die Einführung von Brom in aromatische Substanzen erhöht deren antiseptische Effekte, besitzt aber keine Vorteile vor den Jodpräparaten, es sei denn, daß sich die Bromderivate technisch billiger darstellen lassen. Die Einführung von Jod in aliphatische und aromatische Verbindungen verleiht denselben wesentlich antiseptische, resorptionsbefördernde und granulationsanregende Wirkung. Es ist hierbei keineswegs von Vorteil, wenn die neue Verbindung Jod sehr rasch abspaltet, anderseits ist es aber zwecklos, Jod in Verbindungen einzuführen, aus denen es der Organismus unter keinerlei Umständen wieder frei machen und zur Wirkung bringen kann.

Die Einführung von Schwefel geschieht mit Vorliebe, um antiseptisch wirkende oder resorptionsbefördernde Eigenschaften den neu entstehenden Verbindungen zu verleihen. Doch stehen in bezug auf die antiseptische Wirkung die Schwefelverbindungen den analog gebauten Jodverbindungen wesentlich nach. Eine Reihe von schwefelhaltigen Verbindungen, die durch Schmelzen mit Schwefel oder durch Schwefeln mittelst eines Überträgers dargestellt sind, wurden in der Absicht, dem Ichthyol analog wirkende Substanzen künstlich zu gewinnen, hergestellt. Hierbei werden Kohlenwasserstoffe verschiedenster Provenienz, insbesonders ungesättigte, mit Schwefel behandelt. Anderseits gelingt es leicht, Schwefel durch Verschmelzen mit Substanzen, die eine doppelte Bildung enthalten, in diese einzuverleiben. Doch zeigen Körper der letzteren Art keine dem Ichthyol analogen physiologischen Eigenschaften.

X. Darstellung von verschiedenen Salzen wirksamer Säuren oder wirksamer Basen, insbesonders von Metallen.

Hier wächst die Variationsmöglichkeit tatsächlich fast ins Unendliche und wer die Verbindungen verschiedenster Art, die so dargestellt wurden, für neue Arzneimittel ansieht, hat vollauf Gelegenheit, sich über die Hochflut neuer Mittel zu beklagen. Wer aber einsieht, daß hier nicht die wirksame Substanz, sondern der meist unwirksame Anteil der Verbindung in verschiedenster, sehr häufig auch zweckloser Weise, variiert wird, wird Verbindungen dieser Art keineswegs als etwas Neues anzusehen in der Lage sein.

XI. Kombination zweier wirksamer Substanzen.
Bei dieser Art, neue Körper darzustellen, werden zwei meist ganz ähnlich wirkende Körper, etwa zwei antipyretische Mittel, wie Salicylsäure und Antpyrin, oder zwei Schlafmittel, wie Amylenhydrat und Chloralhydrat in chemische

Wechselwirkung gebracht, ohne daß die entstehenden Verbindungen andere physiologische Eigenschaften hätten, als etwa ein Gemenge der beiden Substanzen. Anderseits wurde versucht, zwei verschiedenartig wirkende Körper zu kombinieren, eine Variationsmöglichkeit, die natürlich sehr groß, ohne aber bislang therapeutisch etwas Neues geliefert zu haben.

* * *

Wenn man die angeführten Variationsmöglichkeiten sich vor Augen hält und weiter berücksichtigt, daß man in den meisten Substanzen eine für die Grundwirkung unwesentliche Gruppe chemisch unzähligemal variieren kann, so wird es klar, wie eine Hochflut von sogenannten neuen Arzneimitteln möglich ist, ohne daß neue Körper mit neuen Wirkungen geschaffen werden. Jeder neue Körper schafft wieder eine Reihe von Variationen, aber im Konkurrenzkampfe siegt doch nur das geeignetste und technisch billigste Präparat.

II. Kapitel.

Antipyretica.

Chinin und Chinolinderivate.

Die synthetische Arzneimittelchemie hat auf dem Gebiete der antipyretischen Mittel sowie der Schlafmittel ihre größten Triumphe gefeiert. Eine große Reihe neuer Körper wurde geschaffen, von denen einige in den dauernden Besitzstand der Heilkunde übergegangen sind. Aber die große Verbreitung verdanken die modernen Antipyretica nicht so sehr ihrer Temperatur herabsetzenden Wirkung als vielmehr ihren vortrefflichen Nebenwirkungen auf das Nervensystem, vor allem der besonderen schmerzstillenden Funktion. Diese Substanzen wirken einerseits als Wärmezentrumnarcotica, andererseits als leichte Narcotica überhaupt.

Die ursprünglich treibende Idee der Synthetiker war, die Resultate der Erforschung der Konstitution des Chinins in der Weise zu verwerten, daß man neue, dem Chinin, soweit seine Konstitution bekannt, oder wie damals seine Konstitution aufgefaßt wurde, analoge Körper aufbaue. Die Anschauungen über den Bau des Chinins waren zu jener Zeit unrichtig und auf Grund dieser unrichtigen Anschauungen über den Aufbau des Chinins gelangte man zu synthetischen Verbindungen, welche vom Chinin in ihrer Wirkung sich wesentlich verschieden verhielten, die wohl Antipyretica waren, aber aus Gründen, die außerhalb der Analogie mit dem Chinin liegen. Der großen Reihe künstlicher Fiebermittel, welche alle das Chinin ersetzen sollten, mangelt eine, und zwar die wichtigste Funktion des Chinins, nämlich die spezifische Wirkung bei der Malaria.

Chinin unterscheidet sich von dem ihm nahe verwandten China-alkaloide Cinchonin durch das Vorhandensein einer Methoxygruppe in der p-Stellung im Chinolinringsystem, aber Cinchonin ist ein weit weniger wirksamer Körper, so daß die Anwesenheit der p-Methoxygruppe jene intensive Wirkung des Chinins auf das Fieber und seine spezifische Wirkung bei der Malaria bedingt. Schmilzt man Cinchonin und Chinin mit Kali, so erhält man im ersteren Falle Chinolin, im letzteren Falle p-Methoxychinolin.

Chinolin   p-Methoxychinolin CH_3O .

Chinolin geht nicht als solches in den Harn über, sondern es tritt im Harn eine durch Brom fällbare, noch unbekannte Substanz in reicher Menge auf. Nach Donath ist der im Harn auftretende Körper Pyridincarbonsäure, was aber anscheinend nicht richtig. Chinolin wird sehr wahrscheinlich als 5.6.Dioxychinolin mit Schwefelsäure oder Glykuronsäure gepaart durch die Niere ausgeschieden[1]).

Chinolin selbst hat nach den Untersuchungen von Jul. Donath [2]) antiseptische, antizymotische und antipyretische Eigenschaften, aber es erregt sehr bald schon in relativ kleinen Dosen Kollaps und seine hochgradige Giftigkeit verhindert die therapeutische Anwendung, auch wenn man statt des salzsauren Chinolins, welches stark hygroskopisch ist, brennend schmeckt und durchdringend riecht, das weinsaure Chinolin benützt. Donath verwendete bei seinen Versuchen Chinolin aus Steinkohlenteer, welches nicht rein ist. Wenn man aber auch, wie es Biach und Loimann [3]) getan haben, synthetisches Chinolin benützt, so kommt man zu den gleichen Resultaten. Chinolin erniedrigt wohl die Temperatur, und die Temperaturerniedrigung ist proportional der verabreichten Dosis, aber die Atembewegungen werden verringert und unregelmäßig, es treten Kollapserscheinungen auf, die Versuchstiere gehen unter Erscheinungen des Lungenödems zugrunde. Eine Zeitlang wurde Chinolin als Ersatzmittel des Chinins bei Keuchhusten in kleinen Dosen empfohlen. Doch haben die lästigen Nebenwirkungen sehr bald von einer weiteren Anwendung abgeschreckt [4]).

Die antiseptische Eigenschaft des Chinolins geht nach den Untersuchungen von Rosenthal [5]) so weit, daß mit Chinolin vergiftete Tiere nicht faulen. Die chemische Tätigkeit des Protoplasmas der lebenden Zellen erleidet durch Chinolin eine wesentliche Änderung. Es wird die Aufnahme von Sauerstoff und die Erzeugung von Energie vermindert, daher sinkt auch die Wärmeproduktion. Wenn man am Krankenbett die Chinolinwirkung mit der Chininwirkung vergleicht, was ja im Tierversuch nicht so gut geht, so kommt man mit R. Jaksch [6]) zu dem Resultate, daß Chinolin in bezug auf seine febrifuge Wirkung schwächer und unzuverlässiger wirkt als Chinin. Auf den Krankheitsverlauf hat es gar keinen günstigen Einfluß, bei der Malaria wirkt es überhaupt nicht und die meisten Patienten erbrechen das Mittel. Das Fieber bei Pneumonie wurde vom Chinolin nicht beeinflußt [7]).

Da eine Reihe von Alkaloiden zum Teil Chinolin

zum Teil Isochinolin als Kern besitzen, so muß man die

[1]) H. Fühner. AePP. **55**. 27 (1906).
[2]) BB. **14**. 178 und 1769 (1881) und Kendrick und Dewar, BB. **7**. 1458 (1874).
[3]) Virchow's Arch. **86**. 456.
[4]) Brieger, Zeitschr. f. klin. Med. **4**. 296.
[5]) Festschrift f. Zenker. **1891**. 206.
[6]) Prager med. Wochenschr. **1881**. Nr. 28.
[7]) Brieger, Zeitschr. f. klin. Med. **4**. 296.

Frage aufwerfen, ob es einen Unterschied macht, ob sich diese Körper
vom Chinolin oder vom Isochinolin ableiten. Die Untersuchungen von
Ralph Stockmann [1] haben gezeigt, daß Chinolin und Isochinolin beide
gleich stark antiseptisch, antipyretisch und auf das Zentralnervensystem
depressorisch wirken. Auch die Methyljodidderivate beider Körper
haben dieselbe Wirkung, nämlich eine paralysierende Wirkung auf
die motorischen Nervenendplatten. Chinaldin (α-Methylchinolin)

$\alpha\gamma$-Dimethylchinolin

Lepidin CH$_3$

Chinaldin

o-Toluchinolin   p-Toluchinolin

Lepidin (γ-Methylchinolin), dann $\alpha\gamma$-Dimethylchinolin, o-Toluchinolin,
p-Toluchinolin zeigen eine ähnliche Wirkung wie Chinolin oder Isochinolin, aber sie sind weniger wirksam. Dimethylchinolin ist noch
weniger wirksam als Chinaldin. Es läßt sich daher die Regel aufstellen: Die Substitution von Methylradikalen für Wasserstoffatome in Chinolin wirkt schwächend auf die de-
pressorische Wirkung auf das Nervensystem, d. h., je mehr
Wasserstoffatome durch Methylgruppen im Chinolin ersetzt
werden, desto schwächer wirkt der substituierte Körper
auf das Nervensystem. Es folgt ferner aus den Stockmann'schen
Untersuchungen, daß es für die physiologische Wirkung eines Chinolins gleichgültig ist, wo der Stickstoff steht, oder wo die Methylradikale sitzen, daß ferner die Substitution von Methylradikalen
für Wasserstoff die Wirkung nur in bezug auf den Grad ändert, aber
nicht in bezug auf die Art und Weise. Es ist daher nicht unwahrscheinlich, daß es für die physiologische Wirkung der komplexeren Alkaloide
gleichgültig ist, ob das Alkaloid vom Chinolin oder Isochinolin deriviert.
Dieses ist für Synthesen von größter Wichtigkeit, da man immer
von dem billigen Chinolin ausgehen kann, und da alle Bemühungen,
neue Isochinolinsynthesen für praktische Zwecke zu finden, wohl aus
diesem Grunde als überflüssig erscheinen müssen.

Der Reichtum des Chinins an Wasserstoffatomen führte zu der Vermutung, daß in demselben das Chinolin als Tetrahydrochinolin enthalten sei, eine Vermutung, die sich als irrtümlich erwies.

Die ursprüngliche Annahme, daß wir im Chinin ein Tetrahydro-
derivat des Chinolins vor uns haben, führte zu den ersten Versuchen,
synthetische, vom Chinolin sich ableitende Antipyretica darzustellen.
Es war aber dazu notwendig, vorerst ein reines Chinolin in der Hand
zu haben. Die Reindarstellung des im Steinkohlenteer vorkommenden
Chinolins begegnet großen Schwierigkeiten; namentlich die Trennung

---

[1] Journ. of physiol. 15. 245.

von den Homologen läßt sich sehr schwer bewerkstelligen. Diesem Übelstand wurde durch die synthetische Darstellung des Chinolins abgeholfen.

Zur Gewinnung von chemisch reinem Chinolin erhitzt man nach Zdenko Skraup [1]) Glycerin, konzentrierte Schwefelsäure, Nitrobenzol und Anilin, wobei anscheinend Anilin mit dem aus dem Glycerin gebildeten Oxyaldehyd reagiert. Diese Skraupsche Synthese des Chinolins läßt sich auch übertragen auf die Darstellung von Oxychinolin sowie von Alkyloxychinolin. Es ist nur notwendig, statt des Nitrobenzols bzw. Aminobenzols, Nitrophenol bzw. Aminophenol zu nehmen [2]). Bei der Synthese des Methyläthers des p-Oxychinolins z. B. verwendet man p-Aminoanisol, p-Nitroanisol, Glycerin und Schwefelsäure [3]). Die Reaktion ist dieselbe wie bei der Synthese des Chinolins. Aber man bekommt, da man von p-substituierten Körpern ausgegangen ist, p-substituierte Oxychinoline. Später hat Knueppel [4]) die Skraup'sche Chinolinsynthese dahin modifiziert, daß er Arsensäure, Glycerin, konzentrierte Schwefelsäure auf Anilin oder dessen Derivate einwirken ließ; diese Modifikation soll eine bessere Ausbeute bewirken, da die Harzbildung vermieden wird, ferner die Verarbeitung großer Substanzmengen auf einmal ermöglicht.

Das so dargestellte p-Chinanisol (p-Methoxychinolin) zeigte nach den Untersuchungen von R. v. Jaksch schwach antipyretische Eigenschaften. Es war jedenfalls durch den Eintritt der p-Methoxygruppe die antipyretische Wirkung des Chinolins abgeschwächt worden, eine Erscheinung, der wir später bei der Besprechung des Anilins und des Phenetidins wieder begegnen werden. Es besteht also ein fundamentaler Unterschied zwischen dem Verhältnisse der Wirkungen von Chinin zu Cinchonin und Methoxychinolin zu Chinolin. Beim Chinin verstärkt die Methoxygruppe die Wirkung gegenüber dem Chinolin, beim Methoxychinolin wird sie dem Chinolin gegenüber abgeschwächt. Der Grund, daß man immer bei Synthesen in der Chinolinreihe vom Methoxychinolin ausgegangen, ist wohl in der Beobachtung vom Butlerow zu suchen, welcher ja beim Schmelzen des stark wirkenden Chinins mit Kali Methoxychinolin erhalten, während bei demselben Prozesse das weniger wirksame Cinchonin Chinolin gab. Wie erwähnt, faßte früher Z. Skraup und mit ihm andere Beobachter das Chinin als ein tetrahydriertes Chinolinderivat auf. Da p-Methoxychinolin nur schwach antipyretische Eigenschaften zeigt, so war es wahrscheinlich, daß ein hydriertes p-Methoxychinolin starke Wirkungen hervorrufen wird. Es gilt nämlich der Lehrsatz, über den das Nähere im Kapitel über Alkaloide nachzulesen ist, daß hydrierte Basen viel energischere Wirkungen als die nicht hydrierten haben. Die Hydrierung und die dadurch bedingte Lösung der doppelten Bindung macht den Körper für den Organismus wirkungsfähiger, wie einige Beispiele beweisen sollen. So ist Pyridin fast gar nicht wirksam, Piperidin hingegen, das Reduktionsprodukt des Pyridins, ist eine stark wirkende Base. Auch beim Chinolin konnten E. Bamberger und Längfeld [5]) dieselbe Beobachtung machen. Die hydrierten Chinoline wirken im Gegensatz zum Chinolin dem Piperidin ähnlich. Dekahydrochinolin z. B. erweist sich schon in kleineren Dosen als Blut-

---

[1]) Amerik. P. 241738.
[2]) DRP. 14976.
[3]) DRP. 28324.
[4]) DRP. 87334. BB. **29**. 703 (1896).
[5]) BB. **23**. 1138 (1890).

gift, wie es überhaupt als sekundäres Amin die für solche charakteristischen physiologischen Eigenschaften besitzt. Nach den Untersuchungen von Heintz [1]) steht das hydrierte Dekahydrochinolin in bezug auf physiologische Wirkung in denselben Beziehungen zum Chinolin, wie Piperidin zum Pyridin. Diese vier Verbindungen haben alle gleichartige, wenn auch graduell verschiedene Wirkung. Die nicht hydrierten Basen Pyridin und Chinolin sind in bezug auf allgemeine Nervenwirkung stärker wirksam als die hydrierten. Ferner machen die nicht hydrierten frühzeitige Herzlähmung, während die hydrierten Körper das Herz lange intakt lassen. Alle vier Verbindungen zerstören die roten Blutkörperchen, aber die hydrierten weit rascher und intensiver als die nicht hydrierten. Das schwächer hydrierte Hexahydrochinolin nähert sich in seiner Wirkung mehr dem Chinolin als dem Dekahydrochinolin. Nerven- wie Herzwirkungen sind intensiv, die blutschädigende Wirkung ist schwächer als bei den letzteren, mehr den Wirkungen des Chinolins sich nähernd.

Wenn man nun das schwach wirkende p-Chinanisol durch Reduktion mit Zinn und Salzsäure hydriert, wie es Skraup getan, so kommt man zu einem stärker wirkenden Körper, dem Tetrahydrochinanisol, welches Thallin genannt wurde [2]).

Die Salze des Thallins sind aber kräftige Antipyretica, wenn auch keine spezifisch (gegen Malaria) wirkenden Mittel [3]).

(Das Thallinperjodat, ein Jodadditionsprodukt des Thallins, wurde von Mortimer Granville angeblich mit bestem Resultate bei der Krebsbehandlung verwendet [4]).)

Außer dem Thallin wurden noch eine Reihe alkylierter bzw. benzoylierter Tetrachinanisole dargestellt, welche sich aber in ihrer Wirkung nicht in der Weise vom Thallin unterschieden, daß sie ihnen vorzuziehen wären. Thallin wirkt viermal so stark antipyretisch als Antipyrin. Doch ist die Wirkung nicht andauernd. Die Apyrexie (Entfieberung) dauert nur kurz und das Fieber setzt dann mit Schüttelfrösten wieder ein. Es macht eine schwere Blutschädigung. P. Ehrlich [5]) sah Hämoglobininfarkt der Nierenpapille.

Während Chinolin nicht auf die Niere wirkt, macht Tetrahydro-

typische Nekrose der Nierenpapillen, Thallin, o-Thallin und Anathallin ebenfalls, aber nicht bei allen Tieren.

[1]) BB. **23.** 1138 (1890).
[2]) DRP. 187943.
[3]) DRP. 30426 und 42781.
[4]) Lancet **1894.** 10. III.
[5]) Ther. Mon. **1887.** 53.

Ebenso wirken Thallinharnstoff, Thallinthioharnstoff und Acetyl‧ thallin. Die Wirkung des Tetrahydrochinolins wird weder durch die Einführung eines Säureradikals noch Alkylradikals in die NH-Gruppe verändert.

Dihydrochinoline zeigen trotz ihrer sonstigen Giftigkeit gar keine Wirkung auf die Niere. Weder Kairin noch das viel giftigere Trihydro-äthyl-p-oxychinolin haben diese Eigenschaft [1]).

Schon früher hatte W. Filehne eine Reihe von Chinolinderivaten untersucht und gefunden, daß nur die am Stickstoff alkylierten Tetra-hydrochinoline einer weiteren Prüfung am Menschen wert wären. Ent-hielten diese alkylierten Chinoline Hydroxylgruppen, so trat ihre Wirkung rascher ein, verschwand aber um so plötz-licher. (Eine Analogie mit der rasch verfliegenden antipyretischen Wirkung der hydroxylierten Benzolderivate Phenol, Brenzcatechin etc. ist hier nicht zu verkennen.) Auf Grund dieser Beobachtungen kam es zur Synthese des Kairolins durch W. Königs und Hoffmann und des Kairins durch O. Fischer [2]). Kairolin ist Tetrahydrochinolin, welches entweder eine Äthyl- oder eine Methylgruppe am Stickstoff enthält, und zwar das saure schwefelsaure Salz. Das äthylierte Kairolin wird Kairolin A, das methylierte Kairolin M genannt.

$$\text{(Struktur)} + H_2SO_4.$$

Kairin unterscheidet sich vom Kairolin nur durch die Gegenwart eines Hydroxyls, welches den Körper rascher zur Wirkung bringt. Es ist ein Tetrahydroäthyl- (oder Methyl)-α-Oxychinolin.

$$\text{(Struktur)}$$

Kairin wird nach O. Fischer dargestellt, indem man α-Oxychinolin, das durch Schmelzen von α-Chinolinsulfosäure mit Natron oder aus o-Nitrophenol nach der Skraup'schen Synthese erhalten werden kann, reduziert und das ge-bildete Tetrahydrür mit Jodmethyl auf dem Wasserbade reagieren läßt. Unter heftiger Reaktion bilden sich die jodwasserstoffsauren Salze der tertiären Oxy-hydromethylchinoline.

Kairin zeigt dieselben unangenehmen Erscheinungen [3]) bei der Anwendung am Menschen und hat so gefährliche Nebenwirkungen, wie das später von Skraup dargestellte Thallin. Alle diese Substanzen sind als die ersten Versuche zur Synthese chininartig wirkender Substanzen zu

---

[1]) Rehns, Arch. intern. de pharmacodyn. 8. 199.
[2]) DRP. 21150.
[3]) Berliner klin. Wochenschr. 1882. Nr. 45 u. 1883. Nr. 6, 1883. Nr. 31, Deutsches Arch. f. klin. Med. 34. 106.

betrachten, die aber keineswegs die spezifische Wirkung des Chinins haben, wie die Darsteller ursprünglich annahmen, sondern nur aus den Gründen febrifuge Wirkungen zu eigen besitzen, weil ja Chinolin selbst antipyretisch wirkt und ja alle Benzolderivate die gleiche Eigenschaft zeigen. Aber die bei Verabreichung dieser Mittel am Menschen eintretenden schweren Erscheinungen sowie die unangenehmen Nebenwirkungen zeigten, daß der Gebrauch dieser Körper zu verlassen sei. An die am Stickstoff methylierten Derivate Kairolin und Kairin schließt sich das von Demme untersuchte methyltrihydroxychinolincarbonsaure Natron, welches schon in kleinen Gaben antiseptisch wirkt.

$$\text{NaOOC} . \quad \substack{H \\ \diagup\diagdown H \\ \diagup\diagdown H \\ HO \quad N.CH_3}$$

Nach Verfütterung dieser Substanz tritt im Harn Dioxychinolinmethylcarbonsäure $CH_3.NC_9H_5.COOH(OH)_2$ auf. Es wird also beim Passieren des Organismus eine zweite Hydroxylgruppe gebildet, ähnlich wie bei der Oxydation des Phenols zu Brenzcatechin. Der Körper wirkt blutdrucksteigernd und pulsverlangsamend, er erzeugt sehr leicht Kollaps[1]).

Wie die Methylierung des Chinolins am Stickstoff mitunter wirken kann, zeigen die Untersuchungen von Georg Hoppe-Seyler am Chinotoxin[2]). Dieses ist Dichinolindimethylsulfat.

$$\substack{\diagup\diagdown\diagup\diagdown\diagup\diagdown\diagup\diagdown \\ N \qquad\qquad N \\ CH_3 \quad SO_4H \quad CH_3 \quad SO_4H}$$

Das Methylieren von Basen am Stickstoff erzeugt, wie Brown und Fraser gezeigt haben, meist curareartige Wirkung. Jollyet und Cahours haben schon früher dieselbe Wirkung bei alkylierten Anilinen gefunden. Methyl-, Äthyl- und Amylanilin[3]) lähmen die peripheren Endigungen der motorischen Nerven, ebenso wie die alkylierten Alkaloide. Dieses ist eine allgemeine Eigenschaft der quaternären Ammoniumbasen, aber die Chinolinderivate wirken nach diesen Autoren nicht so (s. Kapitel Alkaloide: Die quaternären Ammoniumbasen). Methyl-, Äthyl-, und Amylchinolin haben keine curareartige Wirkung. Nur ein Chinolinderivat zeigte nach den Untersuchungen von Bochefontaine[4]) diese lähmende Wirkung, nämlich das Oxäthylchinoleinammonium-

[1]) M. Nencki und Krolikowski, M. f. C. **9**. 208 (1888).
[2]) AePP. **24**. 241.
[3]) C. r. **66**. 1131.
[4]) C. r. **95**. 1293. S. auch Wurtz, C. r. **95**. 263.

chlorid. Auch Chinolin selbst zeigt keine curareartige Wirkung, sondern lähmt das Zentralnervensystem. Aber im Chinotoxin muß die curareähnliche Wirkung auf die Methylgruppen am Stickstoff bezogen werden.

Der letzte bedeutendere Versuch von Chinolin zu einem Chininersatzmittel zu gelangen, ist die Darstellung des Analgens [1]) und ihm analoger Körper. Diese Synthese ist nach Analogie der Phenacetinidee (s. d.) ausgeführt, mit dem hauptsächlichsten Unterschiede, daß statt des einfachen Benzolringes der Chinolindoppelring der Verbindung zugrunde liegt. In diesem Falle wird Chinolin nicht hydriert, sondern o-Oxychinolin äthyliert.

Stellt man die Nitroverbindung und durch Reduktion dieser die Aminoverbindung dieses Äthers dar und ersetzt einen Wasserstoff der Aminogruppe durch die Benzoyl- oder Acetylgruppe, so erhält man diesen Körper.

Das im Handel befindliche Analgen (Benzanalgen) ist o - Äthoxyanamonobenzoylaminochinolin.

$$C_6H_5.CO.NH$$

$$C_2H_5O.\ \ N$$

Die Acetylverbindung dieses Körpers steht zum Chinolin in demselben Verhältnis, wie Phenacetin $CH_3.CO.NH.C_6H_4.OC_2H_5$ zum Benzol.

Dieser Körper wirkt antipyretisch und auch antineuralgisch, ist aber in Wasser ganz unlöslich, spaltet hingegen seine Benzoylgruppe im Magendarmkanal ab. Seine Unlöslichkeit führte zu vielen Mißerfolgen und seine nicht konstante Wirkung verhinderte, trotzdem keine unangenehmen Nebenwirkungen bei der Anwendung desselben zu konstatieren waren, eine Einführung in der Praxis. Analog diesem Körper wurde p-Äthoxyacetylaminochinolin aufgebaut, sowie die entsprechende Benzoylverbindung, welche beide Substanzen antipyretische und antineuralgische Eigenschaften besitzen [2]). Im Gegensatze zu der Äthoxyverbindung ist das 5 - Acetamino - 8 - Methoxychinolin physiologisch unwirksam [3]).

Es wurden noch einige Versuche gemacht, denen die Idee zugrunde liegt, Oxychinolin als Ersatzmittel des Chinins zu verwenden. Einhorn [4]) schlug p-Methoxydioxydihydrochinolin als ein solches Ersatzmittel vor, welches auch bei Malaria wirksam sein soll. Von einer Anwendung dieses Körpers am Krankenbette hat man jedoch nie gehört. Dasselbe Schicksal erfuhren die zwei isomeren Methoxyoxymethyldichinoline [5]), welche aus m-Aminophenyl-p-methoxychinolin mit Acetessigester erhalten wurden, mit nachträglicher Überführung in die Tetrahydro-

---

[1]) DRP. 60308, 65102, 65110, 65111.
[2]) DRP. 69035.
[3]) Freyss. u. Paira, Bull. Soc. ind. Mulhouse. 72. 239.
[4]) DRP. 55119. BB. 23. 1489.
[5]) DRP. 55009.

verbindung durch Reduktion. Diese Körper besitzen den bitteren Geschmack des Chinins und sollen angeblich auch die spezifische Wirkung
desselben gegen Malaria besitzen (?), eine Angabe, die nie Bestätigung
gefunden hat.

Ähnliche Ideen, wie sie bei der Darstellung der Antipyretica der
Chinolingruppe auftreten, nämlich durch Einführung einer Hydroxylgruppe in Chinolinverbindungen diese im Organismus rascher zur Wirkung
zu bringen und hinwiederum die Hydroxylgruppe durch Alkylreste zu
decken, um eine Analogie zwischen diesen Körpern und der p-Methoxygruppe des Chinins, die zur Auslösung der spezifischen Wirkung der
Cinchoningruppe notwendig ist, herzustellen, wurden auch, aber gänzlich ohne praktischen Erfolg, auf die verwandten Chinaldine übertragen.

Oxyhydrochinaldin und die Methoxy- und Äthoxyderivate desselben wurden
dargestellt, ohne je praktische Verwendung zu finden [1]).

Es ist von vornherein klar, daß diesen Substanzen keine Vorzüge
vor den hydrierten Chinolinen, die ja so unangenehme Erscheinungen
erzeugen, zukommen können. ·

Da das dem Chinin nahestehende Apochinin ein Derivat des γ-Phenyl-
p-Oxychinolins $C_6H_5 \cdot C_9H_5(OH)N$ ist, haben W. Königs und Jaeglé[2])
γ-Phenyl-p-Methoxychinaldin und Königs und Meimberg [3]) Derivate des
γ-Phenylchinaldins dargestellt.

H. Tappeiner und Grethe [4]) untersuchten nun die Einwirkung dieser
Substanzen auf niedere Organismen, insbesondere auf Paramaecium
caudatum, eine leicht zu züchtende Infusorienart.

Untersucht man die Einwirkung der beiden Spaltlinge des Chininmoleküls, p-Methoxy-γ-methylchinolin und Merochinen in dieser Richtung, so sieht man, daß Merochinen für diese Mikroorganismen unschädlich ist, während p-Methoxylepidin wirksam ist, wenn auch bedeutend schwächer als Chinin. Auch Chinolin ist wirksam, Lepidin
(γ-Methylchinolin) steht in der Mitte. So gut wie unwirksam erwies
sich Pyridin. Die Wirkung ist also an den Chinolinkern gebunden und
wird durch die Methoxy- und Methyl-Seitenketten noch verstärkt.

C_6H_5

γ-Phenylchinolin nun   und   mehrere   seiner   nächsten

N

Derivate, welche man als Spaltlinge des Chininmoleküls ansehen kann,
zeigen eine sehr starke, vielfach Chinin in seiner Wirkung übertreffende,
Reaktion auf kleinste Lebewesen. Durch den Eintritt des Phenyl-
radikals in das Chinolin ist also die Wirkung auf Paramäcien erheblich
gesteigert worden.

---

[1]) DRP. 24317.
[2]) BB. 28. 1046 (1895).
[3]) BB. 28. 1038 (1895).
[4]) Deutsches Arch. f. klin. Med. 56. 189, 369.

Die Wirkung geht nach Tappeiner zum Teil von der im Moleküle enthaltenen Chinolingruppe aus. Der an ihr in der γ-Stellung hängende Atomkomplex vermag dieselbe unter Umständen wesentlich zu verstärken. Ganz losgelöst und in ein Pyridinderivat übergeführt (als Merochinen) ist er wirkungslos, in der noch unbekannten Form, welche sich im Chinin befindet, verstärkt er die Wirkung erheblich, zur Phenylgruppe zusammengeschlossen (als γ-Phenylchinolin) übertrifft er die Wirkungen des Chinins um das zehnfache.

Die Erfahrung, daß der Eintritt eines Benzolkerns zum Pyridin dem gebildeten Chinolin solche Wirkung verleiht, welche durch Zutritt eines neuen Phenylrestes noch mehr verstärkt wird, veranlaßten Tappeiner Phosphine genannte Farbstoffe zu untersuchen, in denen die Kondensation mit Benzolkernen einen noch höheren Grad erreicht hat. Es wurden untersucht Phosphin (die Aminoverbindung des Aminophenylacridins)

sowie Methyl- und Dimethylphosphin.

Die Wirkung dieser Phosphine auf Paramäcien ist eine erstaunliche und wird von keiner anderen organischen Substanz übertroffen.

γ-Phenylchinaldin und die Phosphine, welche Substanzen alle antipyretische Eigenschaften zeigen, aber die Atmung schädigen und in starken Dosen Krämpfe [1]) machen, sollten nun bei dieser intensiven Wirkung auf Infusorien gegen Malaria als Spezifikum wirken. Die tödliche Dosis dieser Antipyretica ist die gleiche wie die des Antipyrins, die Phosphine zeigen einen lokal reizenden Einfluß. Julius Mannaberg [2]) prüfte diese Substanzen bei Malaria, kam aber zu dem durchaus negativen Resultate, daß auch diese Körper keine Heilmittel gegen Malaria sind und sich mit Chinin nicht vergleichen lassen. Methylphosphin wirkt, nach ihm, ähnlich wie Methylenblau auf Parasiten der Malaria, indem diese gelähmt werden, während Chininlösung sie sofort zum Platzen bringt oder eine wirbelnde Pigmentbewegung die Degeneration erkennen läßt.

Diese Versuche zeigen wohl deutlich, daß die kondensierten Ringsysteme allein die spezifische Wirkung des Chinins auszulösen nicht vermögen und daß der Chinolinanteil des Chinins auch nicht der Träger der spezifischen Wirkung ist.

Antipyrin.

Mit der Absicht, ebenfalls zu einem chininähnlichen Körper zu geangen, ist L. Knorr [3]) zur Synthese des Antipyrins gekommen. Die An-

---

[1]) Jodlbauer u. Fürbringer, Arch. f. klin. Med. **59**. 158.
[2]) Arch. f. klin. Med. **59**. 185.
[3]) Liebig's Ann. **238**. 137.

schauungen der damaligen Zeit über den Aufbau des Chinins waren wohl unrichtig. Ebenso unrichtig waren Knorr's ursprüngliche Anschauungen über den Aufbau des von ihm erhaltenen Antipyrins. Aber trotzdem ist es ihm gelungen, einen der wertvollsten synthetischen Körper zu finden, welcher auch den größten materiellen Erfolg errungen. Knorr faßte ursprünglich den von ihm gefundenen Körper als ein Dimethyl-oxychinizin[1]) auf, in welchem zwei im Pyridinkern verkettete Chinolin-moleküle enthalten sein sollen, wie man sie im Chinin vermutete. Der ausgezeichnete physiologische Effekt des Antipyrins sprach jedenfalls für diese Vermutung, daß ein chemisch analoger Körper synthetisch geschaffen wurde. Aber Knorr selbst konnte zeigen, daß seine ursprüngliche Auffassung der Konstitution des Antipyrins eine unrichtige sei, und daß man vielmehr dasselbe auf einen neuen Ring, den Pyrazolkern, zurückführen müsse.

Pyrazol

Die Synthese von Knorr[2]) geht nun dahin, daß Acetessigester mit Phenylhydrazin erwärmt, und das erhaltene Produkt methyliert wird. Hierbei reagiert vorerst die Ketongruppe mit dem Hydrazinrest und es kommt zur Bildung des Pyrazolonringes. Der gebildete Körper ist in erster Linie Phenylmethylpyrazolon. Als Nebenprodukt tritt Alkohol auf, so daß die Reaktion in folgende Formeln gekleidet werden kann: $C_6H_5 . NH . NH_2 + CH_3 . CO . CH_2 . COO . C_2H_5$ geben

$$C_6H_5 . NH . N = C — CH_3$$
$$C_2H_5O — OC — CH_2 \quad \text{und 1 Molekül Wasser.}$$

Beim Erwärmen, aber auch beim längeren Stehen, tritt die Ringschließung ein, sowie die Abspaltung von Äthylalkohol. Die Produkte sind Phenylmethylpyrazolon.

und $C_2H_5 . OH$

Man erhitzt hierbei das durch Vermischen von Acetessigester und Phenylhydrazin im Verhältnis ihres Molekulargewichts erhaltene Kondensationsprodukt längere Zeit bis auf 100 ^{0}, bis eine Probe beim Erkalten oder Übergießen mit Äther vollständig fest wird. Läßt man nun Methyljodid bei 100 ^{0} auf diesen Körper einwirken, so erhält man das jodwasserstoffsaure Salz des 1 - Phenyl-, 2,3.Dimethyl-5-Pyrazolon.

Antipyrin

Durch Zusatz von Lauge erhält man dann die freie Base, Antipyrin. Dieses Verfahren wurde später dahin modifiziert, daß man gleich Methylphenylhydrazin auf Acetessigester einwirken läßt, und so direkt zum Antipyrin gelangt.

---

[1]) BB. **17**. 2037 (1884).
[2]) DRP. 26429, 33536, 40337, 42726.

Ein anderes Verfahren zur Darstellung desselben Körpers hat Böhringer-Waldhof [1]) eingeschlagen: Man kondensiert β-halogensubstituierte Fettsäuren bzw. deren Ester mit Phenylhydrazin auf dem Dampfbade und gelangt zum Phenylpyrazon.

$$\begin{array}{c} C_6H_5 \cdot N \\ NH \diagup \diagdown CO \\ | \quad\quad | \\ H_2C \text{———} CH_2 \end{array}$$

Durch Oxydation in Chloroformlösung mit trockenem Quecksilberoxyd erhält man Dehydrophenylpyrazon

$$\begin{array}{c} C_6H_5 \cdot N \\ HN \diagup \diagdown CO \\ | \quad\quad | \\ HC \text{——} CH \end{array}$$

unter Austritt zweier Wasserstoffe. Wenn man diesen Körper nun mit Jodmethyl reagieren läßt, gelangt man zum Antipyrin.

Die Höchster Farbwerke erweiterten die Möglichkeit zu demselben Körper zu gelangen, durch die Beobachtung, daß an Stelle des Acetessigesters in der Knorr'schen Synthese alle ähnlich konstituierten Säureester resp. Säuren verwendet werden können, welche als β-Derivate der Buttersäure, bzw. Crotonsäure zu betrachten sind und welche danach imstande sind, eine Kette von drei Kohlenstoffatomen an den Stickstoff des Phenylhydrazins anzulagern. So kann man z. B. die β-halogenisierten Crotonsäuren zur Anwendung bringen [2]), aber der mittelst Halogencrotonsäure erhaltene Körper ist vom wahren Antipyrin verschieden und ist giftig. Er ist ein Isopyrazolon.

Die Patentierung wurde einem Riedel'schen Verfahren in einer einzigen Operation durch Erhitzen äquivalenter Mengen von Phenylhydrazin, Acetessigester, methylschwefelsauren Natrium und Jodnatrium mit Methylalkohol als Verdünnungsmittel und wenig Jodwasserstoff im Autoklaven unter Druck Antipyrin zu gewinnen versagt [3]).

Die Höchster Farbwerke schützten ferner ein Verfahren, wobei durch Einwirkung von Chloressigäther auf Phenylhydrazin 1-Phenyl-3-methylpyrazol-5-oxyessigäther entsteht, welcher nach Methylierung mit Alkali in Antipyrin übergeführt wird.

Um Umgehungen des Antipyrinpatentes durch Einführung analoger Pyrazolone zu verhindern, wurde ein Antipyreticum geschützt, aber nicht eingeführt, da es ja keine dem Antipyrin überlegene Wirkungen haben konnte, welches durch Einwirkung von Crotonsäure auf Phenylhydrazin unter Wasserabspaltung entsteht [4]).

1-Phenyl-2-methyl-5-pyrazolon entsteht auch durch Reaktion zwischen Oxalessigäther und Phenylhydrazin, wobei sich Phenylpyrazoloncarbonsäureäther bildet [5]). Man methyliert diesen Äther, verseift ihn und spaltet durch Erhitzen Kohlensäure ab. Denselben Körper erhält man, wenn man 1-Phenyl-5-Äthoxypyrazol aus Oxalessigäther und Phenylhydrazin unter nachheriger Verseifung und Abspaltung von Kohlensäure darstellt, dann mit Jodmethyl behandelt und nachfolgend mit Alkali spaltet, oder wenn man zuerst mit Salzsäure spaltet und dann methyliert.

Wilhelm Krauth [6]) hat 1-Phenyl-3-methyl-5-pyrazolon durch Einwirkung der dreifach gebundenen Tetrolsäure $(CH_3\text{—}C\!\equiv\!C\text{—}COOH)$ auf Phenylhydrazin dargestellt. Man gelangt so zu wahren Pyrazolonen, die antipyretisch wirken.

---

[1]) DRP. 53834.
[2]) DRP. 64444.
[3]) DRP. Anm. Kl. 12. R. 6000.
[4]) DRP. 62006.
[5]) DRP. 69883.
[6]) DRP. 77174.

Antipyrin wirkt ausgezeichnet antipyretisch. Die Apyrexie setzt ohne Kollapserscheinungen ein, es treten keine Schädigungen des Blut- farbstoffes auf und es dauert auch die Apyrexie lange, dann setzt das Fieber ohne Schüttelfröste ein. Aber dem Antipyrin kommt, wie allen bis nun dargestellten Fiebermitteln die spezifische Wirkung des Chinins gegen die Malaria nicht zu. Hingegen haben zuerst französische Be- obachter (Germain Sée)[1] auf andere Wirkungen des Antipyrins hin- gewiesen, in denen es Chinin, das typische Fiebermittel, weit übertrifft. Das sind seine großartigen Wirkungen als Nervinum. Anti- pyrin kann nicht nur lokale Anästhesie erzeugen, sondern vermag auch neuralgische Schmerzen bei innerer Verabreichung zu coupieren. Nach Hénocque stehen Blutungen schneller, wenn die Wunde mit Antipyrin behandelt wird, als bei Anwendung von Eisenchlorid oder Ergotin. Antipyrin bewirkt nach demselben Untersucher Kontraktion der Ge- fäße, Retraktion der Gewebe und Koagulation des Blutes. Gerade die vorzüglichen Nervenwirkungen haben ihm und seinen Abkömmlingen zu dem großen Triumphzuge durch die ganze Welt verholfen. Daß dem Antipyrin Nebenwirkungen eigen sind, und daß einzelne Indivi- duen eine Idiosynkrasie gegen dieses Mittel besitzen, darf nicht wundern. Im allgemeinen kann man sagen, daß die therapeutische Anwendung desselben und die damit erzielten Erfolge die anfangs gehegten Er- wartungen weit übertroffen haben. Wie durch Chinin und andere Antipyretica, so wird auch unter dem Gebrauch des Antipyrins der Gesamtstickstoff des Harns merklich vermindert, und hieraus hervor- gehend der Stoffwechsel nicht bloß der Respirations-, sondern auch der plastischen Nährmittel verlangsamt[2]. Nach den Untersuchungen von Giacomo Carrara[3] wird Antipyrin schnell resorbiert, aber lang- sam ausgeschieden, im Gegensatze zu Thallin und Kairin, von denen das erstere langsam resorbiert und langsam ausgeschieden, das letztere schwer resorbiert, aber schnell ausgeschieden wird.

Antipyrin paart sich beim Menschen nicht mit Glykuronsäure. Es geht zum Teil unverändert, nach beträchtlichen Dosen an Schwefelsäure gebunden über[4].

Von großem Interesse für die Beziehungen zwischen der Kon- stitution und der Wirkung beim Antipyrin ist, daß Phenyl(mono)- methylpyrazolon, das Zwischenprodukt der Antipyrindarstellung, keine besondere entfiebernde Wirkung hat. Erst durch die Einführung der Methylgruppe am Stickstoff tritt die dem Antipyrin eigentümliche physio- logische Wirkung auf. Ebenso ist es sehr merkwürdig, daß nur die Körper, welche sich von Pyrazolon ableiten, antipyretisch wirken, die Isopyrazolone aber giftig sind (s. S. 225).

Nach Th. Curtius[5] wirken Pyrazolonderivate auch dann noch stark fieberwidrig, wenn sie keine aromatischen Substituenten enthalten, so

---

[1] C. r. **104**. 1085.
[2] AePP. **21**. 161. **22**. 127.
[3] Ann. di chim. e di farmac. 4. Ser. 4. 81.
[4] Jonescu, Ber. d. d. pharm. Ges. **16**. 133.
[5] BB. **26**. 408 (1893).

daß scheinbar der Benzolring im Antipyrin ein nutzloser Ballast ist. W. Filehne meint aber[1]), daß der Pyrazolonkern ohne Benzolkern nicht ausreicht, um die spezifische Wirkung des Antipyrins vollständig zu erzeugen. Der Benzolkern ist daher von Bedeutung für die Wirkungsstärke. Geht man von der Betrachtung des Benzolkerns aus, so ist die Substituierung eines Wasserstoffatoms durch die Pyrazolongruppe von entscheidender Bedeutung.

Der große materielle Erfolg dieser Synthese reizte mehr als das theoretische Interesse im Erkennen der Beziehungen zwischen den Wirkungen der neuen Base und ihrer Konstitution, neue Methoden zur Darstellung dieses Körpers zu suchen, sowie eine Reihe ihm verwandter oder analoger Körper zu schaffen, um das Patent zu umgehen. Es ist hier das erste Beispiel für diejenige Art der Tätigkeit der synthetisch arbeitenden Chemiker, dem wir begegnen, die theoretischen Gesetze über die Beziehungen zwischen Konstitution und Wirkung in der Weise in der Praxis zu verwerten, daß man zu einem geschützten Körper analoge Körper aufbaut. Die Versuche in dieser Richtung lassen sich in mehrere Gruppen einteilen:

Phenylhydrazinderivate.

Die mißverständliche Auffassung, als ob es sich beim Antipyrin um die Wirkung des Phenylhydrazins handeln würde, führte zur Darstellung von mehr oder minder einfach gebauten Phenylhydrazinverbindungen. Um so mehr wurde man dazu verlockt, als Antipyrin um diese Zeit noch hoch im Preise war und wenige Konkurrenzmittel auf den Markt kamen. Nun erzeugt aber Phenylhydrazin $C_6H_5 . NH . NH_2$ nach den Untersuchungen von Georg Hoppe-Seyler sehr giftige Wirkungen[2]). Ähnlich wie Hydroxylamin $NH_2 . OH$, Hydrazin $NH_2 . NH_2$ und Anilin $C_6H_5 . NH_2$ zerstört es den roten Blutfarbstoff. Hydrazine, Semicarbazide, z. B. salzsaures Semicarbazid $NH_2 . CO . NH . NH_2 . HCl$ bewirken Allantoinausscheidung, ebenso Aminoguanidin und Hydroxylamin[3]). Die große Reaktionsfähigkeit des Phenylhydrazins mit allen Aldehyden und Ketonen, sowie seine intensiv reduzierende Wirkung macht es ebenso zu einem heftigen Gewebegift wie zu einem Zerstörer des Hämoglobins durch Reduktion. Die meist erfolgreiche Art, durch Anlagerung von sauren Gruppen die Basen zu entgiften, wurde auch zuerst hier angewendet, und es kam zur Darstellung von Acetylphenylhydrazin, Diacetylphenylhydrazin, α-Monobenzoylphenylhydrazin.

Durch Anlagerung eines Acetylrestes wird wohl die ursprüngliche Wirkung des Phenylhydrazins etwas abgeschwächt, aber die Acetylverbindung reduziert Fehling'sche Lösung noch kräftig, wenn auch schwächer als die freie Base. Sie ist eine toxisch wirkende Substanz, welche unter dem Namen Hydracetin $C_6H_5 . NH . NH . CO . CH_3$ eine

---

[1]) Zeitschr. f. klin. Med. **32**.
[2]) HS. **9**. 34 (1885).
[3]) Borissow, HS. **19**. 499 (1894). J. Pohl, AePP. **48**. 374 (1902).

kurze Zeit verwendet wurde. Besonders macht sich eine intensiv braunrote Verfärbung der inneren Organe bemerkbar, wohl eine Folge der im Blute auftretenden vielfachen Zerfallsprodukte von Blutkörperchen. Die Temperatur wird schon in kleinen Dosen bei Fieber stark herabgesetzt. Starke Schweißausbrüche, Sinken der Puls- und Respirationsfrequenz, Kollaps waren zu beobachten, hierbei trat Hämoglobinurie auf. Die Harnmenge ist bei Hunden trotz starken Durstes und vieler Flüssigkeitszufuhr sehr reduziert. Diese Momente zwangen alsbald die Untersucher, die Experimente mit dieser einfachsten Phenylhydrazinverbindung abzubrechen, obgleich die geringen Dosen, welche zur Entfieberung notwendig waren, das Hydracetin zu einem der billigsten antipyretischen Mittel machten. Die Maximaldose betrug nämlich pro dosi et die 0,2 g, während die gewöhnliche Einzelgabe des Antipyrins 1 g ist.

Die stark reduzierende Eigenschaft des Hydracetins veranlaßte Paul Guttman[1]), dasselbe als ein sehr gutes Mittel bei Psoriasis, bei welcher Hautkrankheit man so intensiv reduzierende Mittel, wie z. B. Pyrogallol, verwendet, anzuempfehlen, aber selbst da traten Intoxikationen auf[2]).

Die Diacetylverbindung $C_6H_5 . NH . N . (CO . CH_3)_2$, welche Kupferlösungen weniger reduziert, ist aber auch weniger giftig als Monoacetylphenylhydrazin. Hingegen hat sie kumulative Giftwirkung auf das Blut. Wegen ihrer Blutgiftigkeit läßt sich auch die Diacetylverbindung trotz ihres hohen antipyretischen Wertes praktisch nicht verwenden.

Monobenzoylphenylhydrazin $C_6H_5 . NH . NH . CO . C_6H_5$, Äthylenphenylhydrazin$[C_6H_5 . N(NH_2)]_2 . C_2H_4$ und Äthylenphenylhydrazinbernsteinsäure$C_2H_4[N(C_6H_5) . NH . CO . C_2H_4 . COOH]_2$ sind Blutgifte[3]) schon in Dosen, die noch keine Einwirkung auf das Zentralnervensystem erkennen lassen, wenn auch in allen diesen Verbindungen eine relative Entgiftung des Phenylhydrazins durch Ersatz von Wasserstoffatomen der basischen Seitenkette durch Säure- oder Alkylreste zu erkennen ist. Auch wenn Phenylhydrazin teils durch Alkyl-, teils durch Acylgruppen entgiftet ist, so erhält man mit diesen Substanzen nicht das gewünschte Resultat, immer erweisen sich die erhaltenen Substanzen als Blutgifte. Dies kann man durch die physiologische Wirkung des Acetylmethyl-

phenylhydrazins $C_6H_5 . NH . N \Big\langle \begin{smallmatrix} CH_3 \\ CO . CH_3 \end{smallmatrix}$ und des Acetyläthylphenylhydrazins

$$C_6H_5 . NH . N \Big\langle \begin{smallmatrix} C_2H_5 \\ CO . CH_3 \end{smallmatrix}$$

zeigen[4]).

---

[1]) Berl. med. Ges. Sitz. Mai 1889.
[2]) Berliner klin. Wochenschr. 1889. Nr. 28.
[3]) Heinz, Berliner klin. Wochenschr. 1890. Nr. 3. Virchow's Arch. 122. 114.
[4]) DRP. 51597.

Aus der absteigenden Giftigkeit vom Phenylhydrazin über das Monoacetylphenylhydrazin zum Diacetylphenylhydrazin ergibt sich, daß mit dem schrittweisen Ersatz von H-Atomen der basischen Gruppe durch organische Radikale die Giftwirkung abnimmt. Heinz sprach nun die Vermutung aus, daß vielleicht ein Körper, in welchem das letzte H-Atom des basischen Restes des Phenylhydrazins durch ein fettes Radikal ersetzt wäre, ungiftig sein könnte. Ein solcher Körper ist bis jetzt nicht dargestellt worden. Dagegen existieren andere aus dem Phenylhydrazin gewonnene Körper, die kein freies H mehr enthalten.

Acetylphenylcarbizin und Acetylphenylthiocarbizin

$$CO \Big\langle \begin{matrix} N.C_6H_5 \\ | \\ N.CO.CH_3. \end{matrix} \qquad CS \Big\langle \begin{matrix} N.C_6H_5 \\ | \\ N.CO.CH_3. \end{matrix}$$

Hier sind die beiden N-Atome statt mit je einem Atom H mit ein und demselben C-Atom einer neu hinzutretenden CO- resp. CS-Gruppe verbunden. Es zeigt sich auch bei diesen Körpern wiederum die charakteristischen Blutwirkungen bei Dosen, bei denen eine Wirkung auf das Zentralnervensystem noch nicht erkennbar ist.

Die Methylderivate des Phenylhydrazins $C_6H_5N_2H_2(CH_3)_2J$ und $(C_6H_5NHNH_2)_2CH_3J$ wirken beide in kleinen Dosen erregend und lähmend, machen bei Säugetieren Krämpfe, Kollaps und Tod. Sie sind starke Blutgifte. Die erstgenannte Verbindung affiziert das Nervensystem weniger[1]).

Sämtliche einfacheren Phenylhydrazinderivate sind wegen ihrer Blutgiftnatur als Nervina beziehungsweise Antipyretica nicht zu gebrauchen. Antipyrin, obschon zu seiner Herstellung Phenylhydrazin verwendet wird, zeigt jene Blutwirkung nicht und ist daher physiologisch nicht als Phenylhydrazinderivat zu betrachten. Offenbar hängt dies damit zusammen, daß durch den im Antipyrin gegebenen eigenartigen Anschluß des Pyrazolonringes an den Benzolkern die chemische Natur der beiden in die Bildung eingehenden Körper verloren gegangen und ein chemisches Individuum neuer Art entstanden ist.

Von einfacheren Phenylhydrazinderivaten sind noch einige zu erwähnen, welche kurze Zeit in Verwendung standen.

So wurde die von den Höchster Farbwerken[2]) nach einem Verfahren von Emil Fischer dargestellte Phenylhydrazinlävulinsäure von Nicot[3]) unter dem Namen Antithermin empfohlen.

$$C_6H_5.NH.N = C \Big\langle \begin{matrix} CH_3 \\ CH_2.CH_2.COOH. \end{matrix}$$

Die Lävulinsäure ist an und für sich schon giftig. Antithermin ist ein starkes Antipyreticum, macht aber sehr schwere Nebenerschei-

---

[1]) Joanin, Bull. gen. de Therap. 1899. Aug. S. 176.
[2]) DRP. 37727.
[3]) Nouvelles Remèdes 1887.

nungen. Die Idee, welche die Darstellung veranlaßte, war wohl die der Verwandlung des Phenylhydrazins in eine Substanz, welche den Charakter einer Säure hat.

Antithermin entsteht, wenn man eine wässerige Lösung der Lävulinsäure $CH_3.CO.CH_2.CH_2.COOH$ mit der äquivalenten Menge einer wässerigen Lösung von essigsaurem Phenylhydrazin zusammenbringt. Momentan scheidet sich das bald erstarrende Reaktionsprodukt ab.

R. Kobert [1]) empfahl aus theoretischen Erwägungen die o-Hydrazin-p-oxybenzoesäure unter dem Namen Orthin.

$$C_6H_3 \diagdown \begin{matrix} OH & 1. \\ -NH.NH_2 & 2. \\ COOH & 4. \end{matrix}$$

Die Entgiftung des Phenylhydrazins wird durch eine Hydroxyl- und eine Carboxylgruppe, welche im Kern substituiert sind, bewirkt. Die chemisch sehr labile Verbindung erwies sich aber in ihrer Anwendung als sehr unzweckmäßig und mit sehr unangenehmen Nebenerscheinungen verbunden.

Die Versuche der Firma Riedel, Phenylhydrazin nach der beim Chinolin besprochenen Methode, durch Einführung einer p-Methoxygruppe oder Äthoxygruppe in seiner Wirkung zu ändern, wie es ja mit Erfolg beim Acetanilid gelingt, welches durch Einführung einer Alkyloxygruppe in die p-Stellung wesentlich an Giftigkeit einbüßt, müssen als gänzlich gescheitert hingestellt werden [2]). Man hat von einer praktischen Verwendung dieser Körper nie gehört.

Einen anderen Weg zur Entgiftung des Phenylhydrazins schlug J. Roos [3]) ein.

Er ging vom asymmetrischen Methylphenylhydrazin aus, welches an und für sich schon etwas weniger giftig ist, als Phenylhydrazin selbst, und kondensierte dieses mit Salicylaldehyd oder mit Oxybenzalchlorid und kam so zum

$$C_6H_5.N \diagdown \begin{matrix} CH_3 \\ N = CH.C_6H_4.OH \end{matrix}$$

welches unter dem Namen Agathin in den Handel kam.

Hier ist die Entgiftung sowohl durch die Einführung des Methyls als auch des Salicylrestes durchgeführt. Die Verbindung ist in Wasser unlöslich. Erst Dosen von 4—6 g haben einen antineuralgischen Erfolg, die antipyretische Wirkung ist schwach. Es beruht dies auf einer Erscheinung, welcher wir noch häufig bei den Salicylderivaten der antipyretisch wirkenden Basen begegnen werden, daß die Verbindungen der Basen mit dem Salicylrest oder anderen aromatischen Radikalen im Organismus so schwer oder gar nicht aufgespalten werden, daß sie entweder ganz wirkungslos sind oder nur in relativ großen Dosen eine schwach antipyretische Wirkung ausüben; da sich hierdurch die Kosten der Behandlung erheblich steigern, sowie auch die Darstellung der Körper gegenüber den mit den anderen Säureresten substituierten erheblich teurer ist, so kann man es als Regel aufstellen, daß sich bei antipyretischen und antineuralgischen Mitteln die Anlagerung eines Salicylrestes oder aromatischer Radikale durchaus nicht empfehlen kann, weil dadurch ein wohl teures, aber

---

[1]) Deutsche med. Wochenschr. **1890**. Nr. 2.
[2]) DRP. 68719 u. 70459.
[3]) DRP. 68176, 74691 u. 76248.

meist ganz unwirksames oder nur in großen Dosen wirksames Mittel sich darstellen läßt.

Die Synthesen, welche einfache Derivate des Phenylhydrazins lieferten, waren also von geringerem praktischen Erfolg gekrönt.

Semicarbazidderivate.

Die aromatischen Semicarbazide $R.NH.NH.CO.NH_2$ (R bedeutet ein einwertiges aromatisches Radikal) besitzen alle antipyretische Eigenschaften. Phenyl-, Bromphenyl-, Methoxyphenyl-, Äthoxyphenyl- und m-Benzaminosemicarbazid zeigen bei ihrer physiologischen Prüfung, daß die Giftigkeit der Hydrazine durch die Einführung der — $CO.NH_2$-Gruppe in die endständige Aminogruppe des Hydrazins beträchtlich verringert wird. Das wertvollste Mittel dieser Gruppe soll Kryogenin sein[1]).

Kryogenin ist m-Benzaminosemicarbazid. Es macht mäßige, langsam eintretende Temperaturherabsetzung [2]).

p-Tolylsemicarbazid und Phenylsemicarbazid machen bei interner Darreichung häufig Brechreiz. o-Tolylsemicarbazid ist schwach wirksam und intensiv bitter. 1-m-Tolyl-4-phenylsemicarbazid ist schwach wirksam und wenig löslich.

m-Tolylsemicarbazid $\overset{CH_3}{\underset{}{\bigcirc}}$ — $NH.NH.CO.NH_2$

Es wird dargestellt [3]) durch Einwirkung von m-Tolylhydrazin resp. dessen Salzen auf Harnstoff, Urethane oder Cyansäure resp. deren Salze.

Man gewinnt ferner m-Tolylsemicarbazid, wenn man Di-m-tolyl-semicarbazid mit Ammoniak erhitzt.

Es soll nahezu geschmacklos und kräftig antipyretisch wirksam sein. Doch macht es schwere Blutveränderungen [4]).

Maretin ist Carbaminsäure-m-tolylhydrazid. Barjanky [5]) hält es für ein gutes, langsam wirkendes Antipyreticum. Es soll Schweißausbrüche hervorrufen und auch nicht sicher wirken [6]).

m-Tolylsemicarbazid [7]) kann man auch darstellen, indem man das asymm. m-Tolylsemicarbazid durch Erhitzen auf 140° umlagert. Man gewinnt durch Einwirkung von Benzaldehyd auf m-Tolylhydrazin in verdünnter alkoholischer Lösung das entsprechende Hydrazon $C_6H_5.CH:N.NH.C_6H_4.CH_3$. Durch Einwirkung von Phosgen auf dieses Hydrazon bei Gegenwart von Pyridin entsteht das Chlorid $C_6H_5.CH:N.N.C_6H_4.CH_3$, welches in alkoholischer Lösung mit

$\qquad\qquad$ | $\qquad$ COCl

Ammoniak behandelt in das Benzaldehyd - 2.m.tolylsemicarbazon übergeht,

[1]) Lumière und Chevrottier, C. r. **135**. 187.
[2]) C. r. **135**. 1382.
[3]) Bayer-Elberfeld. DRP. 157572.
[4]) Benfey, Medic. Klinik 1. 1165 (1905) etc. Lit. bei W. Heubner. Ther. Mon. **25**. Juni (1911).
[5]) Berl. klin. Wochenschr. **1904**. 607.
[6]) Litten, Deutsch. med. Wochenschr. **1904**. 969.
[7]) Bayer-Elberfeld. DRP. 163035.

durch Kochen der alkoholischen Lösung mit Schwefelsäure entsteht 2 - m - Tolyl-

semicarbazid $CH_3 . C_6H_4 . N \Big\langle \begin{smallmatrix} NH_2 \\ CO.NH_2 \end{smallmatrix}$.

m - Tolylhydrazincarbonsäurenitril $CH_3 . C_6H_4 . NH . NH . CN$[1]) gibt mit verseifenden Mitteln z. B. Schütteln der ätherischen Lösung mit salzsäurehaltigem Wasser das m-Tolylsemicarbazid. Das Nitril erhält man durch Einwirkung von Bromcyan auf m-Tolylhydrazin.

Spaltet man aus den Salzen der Iminoäther der m-Tolylhydrazincarbonsäure der allgemeinen Formel [2])

$$CH_3 . C_6H_4 . NH . NH . C \Big\langle \begin{smallmatrix} NH.Halogen \\ OR \end{smallmatrix}$$

durch Erhitzen oder durch Behandlung mit Wasser Halogenalkyl ab, so erhält man m-Tolylsemicarbazid. Die salzsauren Iminoäther der m-Tolylhydrazincarbonsäure erhält man z. B. durch Einleiten von Chlorwasserstoff in eine ätherische Lösung von berechneten Mengen eines Alkohols und des m-Tolylhydrazincarbonsäurenitrils $CH_3 . C_6H_4 . NH . NH . CN$.

m-Tolylsemicarbazid[3]) erhält man auch, wenn man die Imidhalogenide, bzw. das Amidin der m-Tolylhydrazincarbonsäure mit Wasser bzw. mit Ammoniak abspaltenden Mitteln behandelt. Die Halogenimide können durch Einwirkung von Halogenwasserstoff auf das m-Tolylhydrazincarbonsäurenitril erhalten werden. Das Amidin der m-Tolylhydrazincarbonsäure wird durch Erhitzen von Cyanamid mit salzsaurem m-Tolylhydrazin in alkoholischer Lösung gewonnen.

Man kann m-Tolylsemicarbazid auch erhalten aus Di-m-tolylcarbazid und Harnstoff oder Ammoniak. Durch Einwirkung von m-Tolylhydrazin auf Diphenylcarbonat erhält man Di-m-tolylcarbazid. Man schmilzt diesen mit Harnstoff auf 160° 2 Stunden lang oder erhitzt mit der gleichen Menge 10 % igen Ammoniak 2 Stunden im Autoklaven auf 180 ° [4]).

Man erhält dieselbe Substanz durch Einwirkung von Carbaminsäurechlorid auf m-Tolylhydrazin in benzolischer Lösung [5]).

Man erhält die gleiche Substanz aus m-Tolylhydrazincarbonsäureester und Ammoniak; durch Einwirkung von Chlorkohlensäurephenylester auf m-Tolylhydrazin erhält man Phenylester der m-Tolylhydrazincarbonsäure. Diese werden mit 1 % igem Ammoniak eine Zeitlang erwärmt, ebenso kann man von Chlorkohlensäuremethylester den Carbonsäuremethylester erhalten und in gleicher Weise behandeln [6]).

Man kann den gleichen Körper durch Erhitzen aus asymmetrischem m-Tolylsemicarbazid umlagern; das 2-m-Semicarbazid erhält man, indem man vorerst aus Benzaldehyd und m - Tolylhydrazin das Hydrazon darstellt, durch Einwirkung von Phosgen in Benzol und Pyridin erhält man das Chlorid $C_6H_5 . CH : N . CO . Cl . N . C_6H_4 . CH_3$. Durch Behandlung mit alkoholischem Ammoniak erhält man das Benzaldehyd-2 m-Tolylsemicarbazon. Durch Kochen mit Schwefelsäure in alkoholischer Lösung erhält man das 2-m-Tolylsemicarbazid.

$CH_3 . C_6H_4 . N \Big\langle \begin{smallmatrix} NH_2 \\ CO.NH_2 \end{smallmatrix}$ [7]).

Man kann dieselbe Substanz erhalten durch Behandlung von m-Tolylhydrazincarbonsäurenitril $CH_3 . C_6H_4 . NH . NH . CN$ mit verseifenden Mitteln. Das Nitril erhält man aus Bromcyan und Tolylhydrazin in ätherischer Lösung, wobei

---

[1]) Bayer-Elberfeld.   DRP. 163036.
[2]) Bayer-Elberfeld.   DRP. 163037, Zusatz zum vorigen.
[3]) Bayer-Elberfeld.   DRP. 163038, Zusatz zum vorigen.
[4]) DRP. 160471.   Zusatz zu DRP. 157572.
[5]) DRP. 162630.   Zusatz zu DRP. 157572.
[6]) DRP. 162823.   Zusatz zu DRP. 157572.
[7]) DRP. 163035.   Zusatz zu DRP. 157572.

bromwasserstoffsaures Tolylhydrazin ausfällt, das Nitril aber in Lösung bleibt. Man schüttelt mit salzsäurehaltigem Wasser aus und dampft auf dem Wasserbade ein[1].

Pyrazolonderivate.
Tolypyrin.

Mehr Bedeutung erlangten Verbindungen, welche mittelst der Antipyrinsynthese dargestellt wurden, aber bei denen statt des Phenylhydrazins homologe Verbindungen verwendet wurden.

So kam es zur Synthese des Tolypyrins[2] (p-Tolyl-2.3.dimethyl-5-pyrazolon)

$$N . C_6H_4 . CH_3$$

$$CH_3 . N \diagup \diagdown CO$$
$$CH_3 . C \underline{\quad\quad} CH$$

$$CH_3$$

indem man p-Tolylhydrazin $\hexagon$ und Acetessigester aufeinander einwirken ließ.

$$NH . NH_2$$

Tolypyrin hat, wie Antipyrin, anästhesierende Wirkung, aber andererseits wirkt es stärker reizend. 4 g des Tolypyrins, in dem ein Wasserstoff der Phenylgruppe durch einen Methylrest ersetzt ist, wirken nach Guttmann ebenso stark wie 5—6 g Antipyrin. O. Liebreich[3] wendete sich sofort gegen diese Art, neue Körper als Arzneimittel darzustellen, welche weder chemisch noch pharmakologisch etwas Neues bieten und nur zwecklose Wiederholungen sind, die höchstens dazu beitragen können, in die Antipyrintherapie Verwirrung hineinzutragen. Die Zirkulation wird im Gegensatz zum Antipyrin durch das im Kern substituierte Tolypyrin ungünstig beeinflußt[4].

Salze des Antipyrins.

Vom Antipyrin und vom Tolypyrin ausgehend, wurden verschiedene Derivate dieser Körper dargestellt.

Salipyrin ist salicylsaures Antipyrin und wird dargestellt, indem man eine wässerige Antipyrinlösung mit einer ätherischen Salicyllösung schüttelt, oder wenn man Antipyrin und Salicylsäure mit wenig Wasser auf dem Dampfbad erhitzt. In der gleichen Weise läßt sich aus Tolypyrin salicylsaures Tolypyrin, welches den Phantasienamen Tolysal trägt, gewinnen. Gegen die Einführung und Verwendung dieser Körper wendete sich ebenfalls O. Liebreich[3] in einer sehr bestimmten und klaren Weise, indem er ausführte, daß diese Körper durchaus keine neue Wirkung bieten können, sie können nur die Wirkung des Antipyrins und der Salicylsäure zeigen. Wo man die

---

[1] DRP. 163036. Zusatz zum vorigen.
[2] DRP. 26429.
[3] Ther. Mon. **1893**. 180, 186.
[4] Filehne, Zeitschr. f. klin. Med. **32**. 570.

Wirkung des Antipyrins allein braucht, ist die Beigabe der Salicylsäure
nutzlos und sollte man die Wirkung des Antipyrins und der Salicylsäure wünschen, so ist es viel einfacher, diese beiden Körper für sich,
ohne eine verteuernde und zwecklose chemische Kombination zu geben.
Man muß übrigens bemerken, daß die dem Salipyrin nachgerühmten
günstigen Wirkungen bei Gebärmutterblutungen nichts dieser Substanz
Eigenes sind, sondern nur von der Antipyrinkomponente ausgelöst
werden. Antipyrin allein kann dieselbe Wirkung äußern. Zu gleichem
Zwecke wurde auch das salicylessigsaure Antipyrin dargestellt
(Pyronal genannt), welches vor dem Salipyrin den Vorzug stärkerer anti-
pyretischer Wirkung besitzen soll. Die Salicylessigsäure wird durch
Einwirkung von monochloressigsaurem Natron auf basisch salicylsaures
Natron gewonnen.

Acetopyrin wurde ein acetyliertes Salipyrin genannt, es besteht aus Acetylsalicylsäure (s. d.) und Antipyrin, um die event. Nebenwirkungen der Salicylsäure
abzuschwächen [1]).

Astrolin ist methyläthylglykolsaures Antipyrin, das sehr leicht
löslich ist.

Man erhält sehr leicht lösliche Verbindungen des Antipyrins mit Dialkyl-
glykolsäuren und Monoalkylglykolsäuren von rein säuerlichem Geschmack.
Dargestellt wurden durch Vereinigung oder Zusammenschmelzen von Säure und
Base dimethylglykolsaures, diäthylglykolsaures, methyläthylglykolsaures, methyl-
isopropylglykolsaures und α-oxyisovaleriansaures Antipyrin [2]).

Wir sehen, daß wir auf diese Weise keineswegs zu Körpern gelangen können, die bessere oder andere Wirkung bieten, wie die Grundsubstanz selbst. Es ist dies jedenfalls kein der Arzneimittelsynthese
würdiger Weg. Eine ähnliche Kombination ist das mandelsaure Antipyrin (Tussol) [3]). Die schwach-narkotische Wirkung der Mandelsäure
$C_6H_4 . CH(OH) . COOH$ besitzt der Körper ebenso wie die antifebrile
des Antipyrins. Dieses Salz ist bitter. Man hat Tussol insbesondere
bei Keuchhusten empfohlen [4]). Es muß aber in Zweifel gezogen werden,
ob Tussol hier mehr leisten kann als Mandelsäure und Antipyrin.

Das gerbsaure Salz des Antipyrins wurde nur aus dem Grunde für den
Gebrauch empfohlen, weil es wegen seiner Unlöslichkeit geschmacklos
ist. Der Antipyringeschmack aber an und für sich ist ein so geringer,
daß gerbsaures Antipyrin in der Therapie nur ein Eintagsleben fristete.
Das gleiche läßt sich gegen die Darstellung von Antipyrin-Saccharin
einwenden.

Man erhält dieses Salz [5]), wenn man äquivalente Mengen Saccharin und
Antipyrin in heißem Wasser löst und zur Krystallisation bringt.

Um dem Antipyrin außer seinen febrifugen Eigenschaften auch
die Fähigkeit zu verleihen, die starke Schweißabsonderung der Fiebernden zu beschränken, wurde es mit Camphersäure kombiniert, welche
tatsächlich in größeren Dosen die Schweißsekretion vermindert. Aber
die Menge Camphersäure, welche mit Antipyrin in Verbindung tritt,

---

[1]) Wiener klin. Wochenschr. **1900**. 373.
[2]) Riedel, Berlin. DRP. 218478.
[3]) DRP. Anm. 7547.
[4]) Zentralbl. f. med. Wiss. **1895**. 861; Ther. Mon. **1894**. 574.
[5]) DRP. Anm. Kl. 12. p. L. 13848.

ist zur Auslösung dieser Wirkung viel zu gering, so daß diese neue Substanz für den beabsichtigten Effekt sich als zu schwach erweisen muß.

Man erhält das neutrale camphersaure Antipyrin durch Mischen und Zusammenschmelzen von 34,72 % der Säure mit 65,27 % Antipyrin. Das leichter lösliche, saure camphersaure Antipyrin enthält 51,45 % Camphersäure und 48,55 % Antipyrin und wird durch Zusammenschmelzen der beiden in diesem Verhältnisse gemischten Substanzen erhalten.

Nach Angabe der Patentanmeldung [1]) soll die Verbindung stärkere antihydrotische Eigenschaften haben als die in ihr enthaltene Menge Camphersäure, was um so unrichtiger, als Antipyrin selbst die Schweißsekretion vermehrt.

Arnold Voswinkel, Berlin stellt salzartige Verbindungen aus Antipyrin und Tolypyrin und Toluolsulfamiden her, indem sie gleiche Moleküle dieser Körper zusammenschmelzen oder die Komponenten aus Lösungsmitteln zusammen auskrystallisieren lassen [2]).

Indolinone.

Indolinone haben antipyretische und antineuralgische Eigenschaften.

Man stellt sie dar aus β-Acidyl-m-tolylhydraziden und β-Acidylderivaten des Phenylhydrazins oder homologer Phenylhydrazine, indem man letztere mit Kalk auf über 200° erhitzt oder die Alkalimetallverbindungen der Ausgangsstoffe auf höhere Temperaturen erhitzt [3]). Es bilden sich zwei isomere Substanzen

Verschiedene Pyrazolonderivate.

Valerylaminoantipyrin (Neopyrin) ist sehr bitter, weniger giftig als Antipyrin, hohe Dosen töten unter Krämpfen. Es wirkt stark antipyretisch. Bromvalerylaminoantipyrin ist ca. 10 mal giftiger [4]).

Läßt man auf 1-Phenyl-2.3.di-methyl-4-amino-5-pyrazolon oder dessen Salze, sei es in Lösung oder in Aufschwemmung in unwirksamen Lösungsmitteln, die Halogenide der Isovaleriansäure oder der α-Bromisovaleriansäure einwirken, so entsteht das 4-Isovaleryl- bzw. das 4-α-Bromisovalerylamino-1-phenyl, 2.3.di-methyl-5-pyrazolon. Beide Körper sollen wegen ihrer wertvollen, therapeutischen Eigenschaften als Arzneimittel angewendet werden [5]).

Man versuchte auch, Antipyrin mit anderen antipyretischen Mitteln zu verbinden. In diese Gruppe gehören zwei Körper, das Chinopyrin und Anilipyrin. Chinopyrin wurde dargestellt, um eine leicht lösliche Chininantipyrinverbindung zu subcutanen Injektionen bei Malaria zu haben. Zur Darstellung verwendet man Chininchlorhydrat. Die Injektion ist zwar schmerzlos, es hinterbleibt aber eine Induration der Einstichstelle. Diese Doppelverbindung, per os gegeben, ist aber nach den Angaben der Untersucher außerordentlich giftig wegen der raschen Resorption und Aufspaltung im Magen. Weder diese Verbindung, noch

[1]) DRP. Anm. Kl. 12. p. F. 13433.
[2]) DRP. 229814.
[3]) Böhringer-Waldhof, DRP. 218727.
[4]) C. Bachem, Therapeutische Monatshefte 23. 588.
[5]) Knoll & Co., Ludwigshafen a. Rh., DRP. 227013.

Anilipyrin haben je eine Bedeutung erlangt. In Wasser ist es leicht löslich und wenig giftig [1]). Vorteile vor einer Mischung des Antifebrins und Antipyrins kann eine solche Substanz nicht haben.

Anilipyrin wird durch Zusammenschmelzen eines Äquivalentes Antifebrin (Acetanilid) und zwei Äquivalenten Antipyrin erhalten.

Michaelis und Gunkel haben Aniloantipyrin oder Anilinpyrin durch zweistündiges Erhitzen äquimolekularer Mengen von Anilin und Antipyrinchlorid auf 250 ⁰ erhalten. Die Formel der Substanz leitet sich von der Betainformel des Antipyrins ab.

$$CH_3 . N \diamondsuit C \quad \begin{matrix} N.C_6H_5 \\ \\ N. \\ C_6H_5 \end{matrix}$$
$$CH_3 . C \text{——} CH$$

Silberstein [2]) kondensierte Antipyrin mit primären aromatischen Basen bei Gegenwart wasserentziehender Mittel wie $POCl_3$ oder PCl_5. Anilin und Antipyrin und $POCl_3$ auf 250 ⁰ erhitzt gaben

$$CH_3 . N . N . (C_6H_5) . C : CN . C_6H_5$$
$$CH_3 . C \text{————} CH$$

Ebenso entsteht ein Kondensationsprodukt $C_{18}H_{19}N_3$ aus Antipyrin und p-Toluidin.

Ein anderes Anilopyrin erhält man durch Einwirkung von Anti-pyrinchlorid auf 2 Mol. Anilin bei 125 ⁰ [3]). Es wirkt, nach R. Kobert, er-heblich giftig und bei Warmblütern primär lähmend auf das Zentral-nervensystem. Es ist kein Blutgift.

3-Antipyrin geht bei verschiedenen Tieren in den Harn über, bei Warmblütern findet man einen gepaarten und einen ungepaarten An-teil. Analog verhält sich Isoantipyrin. 4-Aminoantipyrin tritt im Harne als solches, teils als Chromogen bzw. als Farbstoff auf. 3-Pyramidon (im Gegensatz zu Jaffés' Versuchen) gibt keine Rubazonsäure im Harn, sondern erscheint vermutlich unverändert im Harn. Alle drei Anti-pyrine, sowie das Aminoantipyrin, das gewöhnliche Pyramidon und das 3-Pyramidon werden nach subcutaner Einverleibung rasch resorbiert. Das giftigste ist 3-Antipyrin, dann folgt Isoantipyrin, schließlich kommt Antipyrin. 4-Aminoantipyrin ist im Froschversuche viel weniger giftig. — 3-Antipyrin ist auch bei Warmblütern giftiger als Antipyrin. Iso-antipyrin steht auch bei Warmblütern dem 3-Antipyrin an Giftig-keit sehr nach [4]).

Alle drei Antipyrine, insbesonders 3-Antipyrin, wirken krampf-erregend. Die Einführung der Aminogruppe verstärkt die reizende Wirkung des Antipyrins nicht. Aminoantipyrin ist sicher weniger giftig als Antipyrin. Pyramidon und 3-Pyramidon unterscheiden sich

[1]) Gilbert u. Yvon, Presse méd. 1897. Nr. 55.
[2]) DRP. 113384.
[3]) BB. 36. 3275 (1903).
[4]) Kobert, Zeitschr. f. klin. Med. 62. 1.

bei Fröschen. Die unter heftigsten Krämpfen letal wirkende Pyramidondose ist 20—30 mg. Dieselbe Dose 3-Pyramidon wirkt nur depressiv. Auch die Jodmethylverbindung des 3-Pyramidons ist viel ungiftiger als gewöhnliches Pyramidon. Pyramidon ist 6—8 mal giftiger als einfaches Aminoantipyrin. Bei Warmblütern war 3-Pyramidon in Dosen noch wirkungslos, die beim gewöhnlichen Pyramidon mit Sicherheit töten.

o-Aminoantipyrin, ist, wie 4-Aminoantipyrin, viel ungiftiger als Antipyrin. 1-o-Acetylaminoantipyrin ist wenig giftig. Isopyramidon wird, wie 3-Pyramidon, in mehr als doppelt so großen Dosen wie gewöhnliches Pyramidon vertragen. 4-Allylantipyrin ist eine relativ giftige Substanz. Ebenso ist Azoantipyrin sehr giftig.

m-Aminoantipyrin ist so gut wie unwirksam und m-Acetylaminoantipyrin wirkt nur ganz schwach. p-Dimethylaminoantipyrin wirkt wie Pyramidon, doch ist seine Giftigkeit größer, ganz wirkungslos war das entsprechende Acetylderivat.

Durch Aminierung am Benzolkern dem Pyramidon gleichwertige Präparate zu erzielen ist nicht gelungen. 4-Methylantipyrin wirkt besser antipyretisch als Antipyrin, war aber auch giftiger. 1-Phenyl-2, 3-dimethyl, 4-diaminomethyl, 5-pyrazolon wirkt schwächer als Antipyrin. 1 - Phenyl, 2, 4 - dimethyl, 3 - dimethylaminomethyl, 5-pyrazolon ist sehr giftig und in kleinen Dosen antipyretisch wenig wirksam. Das hydroxylierte Methylantipyrin (1-Phenyl - 2, 4-dimethyl, 3-methylol, 5-pyrazolon ist wenig wirksam, noch schwächer der zugehörige Benzoyl- und Salicylester, sowie der Äthylsalicylester. An der geringen Wirkung dieser Ester ändert auch die Einführung einer Aminogruppe am Benzolring nichts, wie·die Untersuchung des 1-Phenyl-2, 4-dimethyl- 3-p-aminobenzoylmethylol- 5-pyrazolon lehrt.

1-Phenyl- 2, 4 - dimethyl- 5-pyrazolon war in der antipyretischen Wirkung inkonstant. 1, 2-Dimethyl- 3-phenyl- 5-pyrazolon war dem Antipyrin ungefähr gleichwertig. 1-Phenyl, 2, 5-dimethyl- 4-dimethylamino- 3-pyrazolon fand Biberfeld im Gegensatz zu R. Kobert als nicht vorteilhaft, da es zwar weniger giftig, aber auch weniger wirksam war, als Pyramidon.

Von den höheren Homologen des Pyramidons ist 1-Phenyl-2, 3-dimethyl- 4-diäthylamino- 5-pyrazolon ungefähr ebenso wirksam wie Pyramidon, 1 - Phenyl- 2 - äthyl- 3 - methyl- 4 - diäthylamino-5-pyrazolon in seiner Wirkung inkonstant und ziemlich giftig.

Von den Derivaten des Iminopyrins erwies sich das salzsaure Benzoyliminopyrin (1-Phenyl- 2, 3 - dimethyl- 5 - benzoliminopyrin), welches das Salz einer Ammoniumbase ist, unerheblich antipyretisch wirksam, aber die Giftigkeit war ausgesprochen. Antipyryliminopyrin ist wenig wirksam und Methylantipyryliminopyrin antipyretisch besser wirksam. Sein salzsaures Salz wirkt wie Pyramidon, ist aber giftiger. Antipyryliminodiäthylbarbitursäure ist antipyretisch und hypnotisch unwirksam, ebenso Bisantipyrylpiperazin und Thiobisantipyrin. 4 - Piperidylantipyrin ist viel weniger antipyretisch wirksam als Pyramidon[1]).

---

[1]) Joh. Biberfeld, Zeitschr. für experimentelle Path. und Therap. 5. 1.

Bisantipyrylpiperazin und Antipyrylpiperidin haben die gleiche toxische Dosis wie Antipyrin, Antipyrylpiperidin ist in kleineren Dosen wirksam als Antipyrin[1]).

Vom Antipyrin ausgehend wurde nur ein Körper dargestellt, der mit ihm in erfolgreiche Konkurrenz treten kann, um so mehr, als er dreimal so kräftig wirkt als Antipyrin selbst [2]),' überdies die Wirkungen viel allmählicher sich entwickeln und länger andauern als beim Antipyrin, es ist dies Pyramidon (4-Dimethylaminoantipyrin [3])).

Dieser Körper (Pyramidon) stellt ein Anilin und Antipyrin zugleich dar.

$$\text{Pyramidon} \quad \begin{array}{c} \text{N.C}_6\text{H}_5 \\ \text{CH}_3.\text{N} \diagup \diagdown \text{CO} \\ \text{CH}_3.\text{C} = \text{C.N(CH}_3)_2 \end{array}$$

Es wird dargestellt, indem man zuerst Nitrit auf eine saure Lösung des Antipyrin einwirken läßt, und so Nitrosoantipyrin

$$\begin{array}{c} \text{N.C}_6\text{H}_5 \\ \text{CH}_3.\text{N} \diagup \diagdown \text{CO} \\ \text{CH}_3.\text{C} = \text{C.NO} \end{array}$$

erhält. Reduziert man nun dieses, so gelangt man zum Aminoantipyrin [4]),

$$\begin{array}{c} \text{N.C}_6\text{H}_5 \\ \text{CH}_3.\text{N} \diagup \diagdown \text{CO} \\ \text{CH}_3.\text{C} = \text{C.NH}_2 \end{array}$$

welches sich nur als Benzylidenverbindung in der Weise abscheiden läßt, daß man Benzaldehyd in Essigsäure löst und Alkohol zu der Lösung des Aminoantipyrins hinzufügt. Benzylidenaminoantipyrin zerlegt man nun mit verdünnter Salzsäure, wobei sich Benzaldehyd abspaltet, den man dann mit Äther von der salzsauren Lösung des Aminoantipyrins trennt. Außer diesem Verfahren kommt man noch auf diese Weise zum Ziele, daß man Acetaminophenylhydrazin mit Acetessigester reagieren läßt und die Acetylgruppe durch starke Salzsäure abspaltet und hierauf alkyliert.

p-Acetylaminophenylhydrazin wurde ursprünglich dargestellt als selbständig antipyretisch wirkender Körper, welcher die Wirkungen des Anilins mit denen des Hydrazins vereinigen sollte. Jedenfalls eine mehr als sonderbare Idee bei den bekanntlich sehr toxischen Eigenschaften des Anilins und Phenylhydrazins.

Hierbei wurde behufs Darstellung Acetanilid nitriert, das erhaltene p-Nitroacetanilid zu p-Aminoacetanilid reduziert, letzteres diazotiert und mittelst Zinnchlorür in salzsaurer Lösung nach V. Meyer und Lecco [5]) das salzsaure Acetylaminophenylhydrazin hergestellt [6]). Dieser Körper wurde auch noch in das Salicylderivat durch Kondensation mit Salicylaldehyd in alkoholischer Lösung verwandelt [7]). Der erhaltene Körper ist

$$\text{CH}_3.\text{CO.NH.C}_6\text{H}_4.\text{NH.N:HC} \diagdown \begin{array}{c} \text{OH} \\ \diagup \text{H}_4\text{C}_6. \end{array}$$

---

[1]) Luft, BB. **38**. 4044 (1905).
[2]) W. Filehne, Berliner klin. Wochenschr. **1896**. Nr. 48. Zeitschr. f. klin. Med. Bd. **32**. Heft 5 u. 6.
[3]) DRP. 90959, 97011.
[4]) DRP. 97332.
[5]) BB. **16**. 2976. (1883).
[6]) DRP. 80843.
[7]) DRP. 81765.

Bei der Darstellung des Pyramidons werden dann die beiden Wasserstoffe des Aminorestes im Aminoantipyrin durch Methylgruppen ersetzt und es resultiert wie oben erwähnt Dimethylaminodimethylphenylpyrazolon = Pyramidon.

An Stelle der Alkylierungsmittel des DRP. 90959 und 91504 kann man eine α-Halogenessigsäure resp. -Propionsäure anwenden und aus dem vorerst entstehenden Säurederivat Kohlensäure abspalten, und zwar durch Erhitzen über den Schmelzpunkt oder Kochen mit Wasser. Dieses Verfahren gibt quantitative Ausbeute [1]).

Ferner wurde vorgeschlagen, 4-Dimethylaminophenyldimethylpyrazolon [2]) in der Weise darzustellen, daß man die Salze des 4-Dimethylaminophenyldimethyl-pyrazolonmethylhydroxyds in wässeriger oder alkoholischer Lösung erhitzt.

Im Pyramidon sind alle Wasserstoffe des Pyrazolonringes substituiert. Die im Antipyrin neusubstituierte Dimethylaminogruppe wurde von Filehne aus dem Grunde eingeführt, weil nach Knorr auch im Morphin ein methyliertes, tertiäres Stickstoffatom anzunehmen ist. Die Substitution erfolgte aus dem Grunde am Pyrazolon- und nicht am Benzolring, weil die höheren Homologen des Antipyrin, wie z. B. Tolypyrin keine Vorzüge vor dem Antipyrin besitzen, im Gegenteil die Zirkulation ungünstig beeinflussen [3]).

Wenn man 4.Halogen-1-phenyl-2.3.dimethyl-5.pyrazolon mit sekundären Aminen erhitzt, so entsteht Phenyldimethylpyrazolon. Läßt man dagegen sekundäre Amine auf das Bromderivat einwirken, so wird das Bromatom durch das basische Radikal ersetzt, entsprechend der Gleichung:

$$C_{11}H_{11}BrN_2O + 2\,NHR_2 = NHR_2 \cdot HBr + C_{11}H_{11}N_2O(NR_2).$$

Man erhält so 4.Dimethylamino-1-phenyl-2.3.dimethyl-5.pyrazolon, 4-Piperidyl-1.phenyl-2.3.dimethyl.5.pyrazolon, 4-Äthylmethylamino-1-phenyl.2.3.dimethyl. 5.pyrazolon [4]).

Zur Darstellung von Phenylmethylaminchlorpyrazol wird 1-Phenyl-3.methyl-4.arylazo-5-chlorpyrazol mit sauren Reduktionsmitteln behandelt. Diese Substanz kann durch Methylieren und Alkalieinwirkung in Pyramidon übergeführt werden [5]).

Die von Knorr dargestellten Diäthylderivate des Aminoantipyrin und das Monoäthylmonomethylderivat wirken analog ohne Vorzüge zu zeigen. Ferner wurden die homologen Tolylverbindungen, sowie die alkylierten Aminoderivate der p-Äthoxyantipyrine aus analogen Gründen hergestellt.

Wie vom Antipyrin, so wurde auch vom Pyramidon ein salicylsaures und ein camphersaures Salz dargestellt. Ersteres erhält man durch Zusammenschmelzen der Komponenten mit oder ohne Lösungsmittel [6]). Letzteres erhält man nur durch Konzentration wasserfreier Lösungen der beiden Körper in Äther [7]).

Wenn man nach Knorr [8]) 1-Phenyl-3-methylpyrazolon mit Methylenchlor-hydrin bei Gegenwart von Alkali behandelt, so erhält man zwei isomere Oxäthyl-derivate.

A.   N.C$_6$H$_5$ B.   N.C$_6$H$_5$

CH$_2$(OH).CH$_2$.N   CO   N——CO.CH$_2$.CH$_2$(OH)

CH$_3$.C══CH   CH$_3$.C══CH

[1]) Höchster Farbwerke, DRP. 144393.
[2]) DRP. 111724.
[3]) Filehne, Zeitschrift für klinische Medizin. **32**. 569.
[4]) Höchster Farbwerke, DRP. 145603.
[5]) Höchster Farbwerke. DRP. 153861.
[6]) DRP. Anm. Kl. 12. p. F. 12982.
[7]) DRP. Kl. 12. p. Anm. F. 13278.
[8]) DRP. 74912.

Aus diesen Körpern lassen sich leicht Acetyl- oder Benzoylderivate durch Einführung dieser Gruppen in den Hydroxylwasserstoff darstellen.

Knorr und Pschorr stellten ferner Oxyantipyrin (1-Phenyl-2-3-dimethyl-4-oxy-5-pyrazolon) dar, welchem ähnliche physiologische Wirkungen zukommen, wie dem Antipyrin, indem sie Nitro- oder Isonitrosophenylmethylpyrazolon zur Aminoverbindung reduzierten, diese durch Oxydation in ein Ketopyrazolon überführten und letzteres durch Reduktion mit Natriumamalgam in saurer Lösung in die Oxyverbindung verwandelten, aus welcher durch Methylierung 4-Oxyantipyrin entsteht [1]).

Camphocarbonsäureäthylester vereinigt sich mit Phenylhydrazin unter Alkoholaustritt zu einer Verbindung $C_{17}H_{20}ON_2 + H_2O$, der zur Klasse der Pyrazolone gehört und als Camphopyrazolon zu betrachten ist. Diese Verbindung hat ebenfalls nie eine praktische Verwendung gefunden.

$$C_8H_{14} \overset{CO}{\underset{C-N.C_6H_5}{\overset{C}{||}\ \ \overset{NH}{|}}}$$

Campho-3-pyrazolon [2]). Es ist giftig [3]) analog dem sogenannten Isoantipyrin aus 1-Phenyl-5-methyl-3-pyrazolon, während Campho-5-pyrazolon analog wie Antipyrin wirkt.

Sekundäres citronensaures 1 Phenyl, 2,3 . dimethyl, 4 . dimethylamino, 5 . pyrazolon erhält man durch Einwirkung von 1 Mol. Citronensäure auf 2 Mol. der Base [4]).

Im Harne tritt nach Gebrauch von Pyramidon nach Jaffé's Beobachtung [4]) Rubazonsäure auf:

$$C_6H_5.N. \qquad\qquad N.C_6H_5$$
$$\overset{N\quad CO\quad OC\quad N}{H_3C.\overset{.}{C} - \overset{.}{C}H.N = \overset{.}{C} - \overset{.}{C}.CH_3}$$

Eigentlich ist im Harne eine Vorstufe dieser Substanz enthalten, welche durch Oxydation an der Luft in diesen Farbstoff übergeht.

Es wird also im Organismus Pyramidon, wenn auch zu einem geringen Bruchteil entmethyliert und zwar derart, daß ihm die drei an den beiden N-Atomen befindlichen Methylgruppen entzogen werden, während die mit Kohlenstoff verbundene intakt bleibt. Bei der Verschmelzung der Pyramidonmoleküle zu Rubazonsäure findet überdies eine Abspaltung von Ammoniak statt.

Auch eine gepaarte Glykuronsäure tritt im Harne auf.

Ferner tritt Antipyrylharnstoff auf (Uraminoantipyrin)

$$C_6H_5.N$$
$$CH_3.N \overset{\frown}{\ \ } CO$$
$$CH_3.C =\!\!= C.NH.CO.NH_2$$

---

[1]) DRP. 75378, s. auch DRP. 75975 (durch Einwirkung von Alkalien auf Halogenantipyrin).
[2]) DRP. 65259.
[3]) Brühl, BB. **24**. 3395 (1891), **26**. 290 (1893). Wahl, BB. **33**. 1987 (1900).
[4]) Rudolf Otto, Frankfurt, DRP. 234631.
[5]) BB. **34**. 2739 (1901).

Es muß also zuerst eine Entmethylierung vorausgegangen sein und an die regenerierte Aminogruppe lagert sich dann der Atomkomplex-$CONH_2$ [1]). Pyramidon als solches ist im Harne nicht nachweisbar.

Dihydriertes Antipyrin und Derivate desselben wurden durch Reaktion zwischen Crotonsäure und Phenylhydrazin [2]) resp. p-Phenäthylhydrazin [3]) und nachherige Methylierung erhalten. Diese Verbindungen wurden nicht in die Therapie eingeführt.

Außer dem Antipyrin und dem Pyramidon konnte keine Verbindung dieser Reihe eine Bedeutung gewinnen.

Durch Methylierung von Alkyl- und Säurederivaten des 1-Phenyl, 3.methyl, 4. a mino, 5.pyrazolon, erhält man 1.Phenyl-, 2, 3.dimethyl-, 4.dimethylamino-, 5.pyrazolon [4]).

Scheitlin in Altstädten stellt 1.Phenyl, 2, 3.dimethyl, 4.sulfamino, 5.pyrazolon durch Einwirkung von Natriumbisulfit in der Wärme auf 1.Phenyl, 2, 3.dimethyl, 4.nitroso, 5.pyrazolon her. Das so erhältliche Natriumsalz zerlegt man durch Mineralsäuren [5]).

Emil Scheitlin [6]) stellt 1-Phenyl, 2, 3-dimethyl, 4-dimethylamino-, 5 pyrazolon in der Weise her, daß er das nach DRP. 193632 erhältliche 1-Phenyl, 2, 3-dimethyl, 4-sulfamino, 5-pyrazolon mit Dimethylsulfat in der Wärme behandelt.

1-Phenyl, 3-methoxy, 4, 4.dimethyl, 5.pyrazolon ist ziemlich wirksam, während die übrigen Substanzen 1.Phenyl, 3.oxy, 5.pyrazolon, die entsprechende Aminoverbindung in Stellung 4 und die 4, 4.Diäthylverbindung sowie eine Reihe ähnlicher medizinisch unbrauchbar waren [7]).

Durch Einwirkung von Formaldehyd und Blausäure auf 4.Antipyrylamin erhält man 4.Antipyrylcyanmethylamin; durch dessen Methylierung und nachherige Erhitzung mit Säuren erhält man unter Kohlensäureabspaltung 4.Antipyryldimethylamin [8]).

1-Aryl, 2, 4-dialkyl, 3-halogenmethyl, 5-pyrazolone erhält man, indem man Halogene auf 1-Aryl, 2, 4-dialkyl, 3-methyl, 5-pyrazolone einwirken läßt, oder man kann die isomeren 1-Aryl, 2-dialkyl, 5-methyl, 3-pyrazolone mit Halogenen behandeln [9]).

Durch Einwirkung alkylierender Mittel auf 1-p-Aminophenyl, 2, 4-dimethyl, 3-oxymethyl, 5-pyrazolon erhält man Dialkylderivate, welche antipyretisch wirksam sind [10]).

Nicht nur die im vorhergehenden Patent beschriebenen Pyrazolone wirken angeblich hervorragend antipyretisch, sondern diese Eigenschaft kommt allgemein den 1-p-Dialkylaminophenyl, 2, 4-dialkyl, 3-oxymethyl, 5-pyrazolonen zu. Die Alkylgruppe in 4-Stellung ist für die antipyretische Wirkung nicht erforderlich, sondern kann auch durch Wasserstoff oder andere Substituenten ersetzt werden. Dargestellt wurden 1-p-Dimethylaminophenyl, 2-methyl, 3-oxymethyl, 5-pyrazolon, dann 1-p-Dimethylaminophenol, 2-methyl, 3-oxymethyl, 4-äthyl, 5-pyrazolon [11]).

---

[1]) Jaffé, BB. **35**. 2891 (1902).
[2]) DRP. 66612.
[3]) DRP. 68713.
[4]) DRP. 189842.
[5]) DRP. 193632.
[6]) DRP. 199844.
[7]) BB. **39**. 2284 (1906).
[8]) Höchster Farbwerke, DRP. 184850. Höchster Farbwerke, DRP. 208593. Zusatz zu DRP. 206637.
[9]) DRP. 206637.
[10]) Höchst, DRP. 214716.
[11]) DRP. 217558. Zusatz zu DRP. 214716.

In die freie Aminogruppe der entsprechenden 1-p-Aminophenylpyrazolone werden entweder durch Behandlung mit Chloressigsäure zwei Essigsäurereste eingeführt und durch Erhitzen Kohlensäure abgespalten oder man führt durch Behandlung mit Formaldehyd und Blausäure nur einen Essigsäurerest ein, behandelt das so erhaltene Cyanmethylaminophenylpyrazolon mit alkylierenden Mitteln und verseift [1]).

Dimethylamino-, 1-phenyl, 2, 3-dimethyl, 5-pyrazolon wird durch Erhitzen von Aminophenyldimethylpyrazolon mit Nitrosodimethylamin allein oder bei Gegenwart von Kupferpulver gewonnen. Bei diesem Verfahren wird die Bildung von quaternären Verbindungen vermieden. Die Reaktion verläuft nach folgender Gleichung [2]).

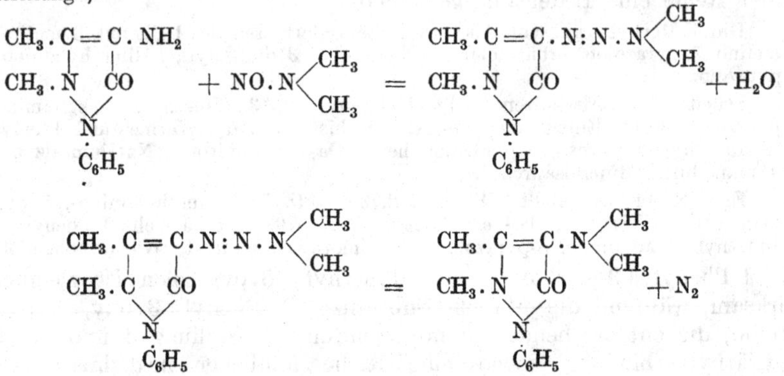

$$
\begin{array}{ccc}
CH_3 . C = C . NH_2 & & CH_3 . C = C . N : N . N {<}^{CH_3}_{CH_3} \\
| \quad\quad | & & | \quad\quad | \\
CH_3 . N \quad CO \quad + NO . N{<}^{CH_3}_{CH_3} = & CH_3 . N \quad CO \quad\quad + H_2O \\
\backslash N / & & \backslash N / \\
\overset{.}{C_6H_5} & & \overset{.}{C_6H_5}
\end{array}
$$

$$
\begin{array}{ccc}
CH_3 . C = C . N : N . N{<}^{CH_3}_{CH_3} & & CH_3 . C = C . N{<}^{CH_3}_{CH_3} \\
| \quad\quad | & & | \quad\quad | \\
CH_3 . C \quad CO \quad\quad = & CH_3 . N \quad CO \quad\quad + N_2 \\
\backslash N / & & \backslash N / \\
\overset{.}{C_6H_5} & & \overset{.}{C_6H_5}
\end{array}
$$

Wie wechselnd das Verhalten der Pyrazolderivate ist, beweist eine Untersuchung Tappeiner's [3]) über Körper, die Claisen dargestellt.

Das Jodmethylat des Phenyldimethylpyrazols

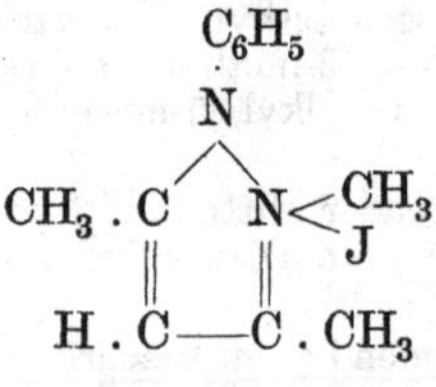

$$
\begin{array}{c}
\overset{.}{C_6H_5} \\
N \\
\diagup \quad \diagdown \\
CH_3 . C \quad\quad N{<}^{CH_3}_{J} \\
\| \quad\quad \| \\
H . C{-}C . CH_3
\end{array}
$$

macht starke Krämpfe und Lähmungserscheinungen und führt den Tod durch Atemstillstand herbei. Analog wirkt das Chlormethylat, so daß die Wirkung dieser beiden Substanzen keineswegs durch die Anwesenheit der Halogene bedingt ist.

Phenyldimethylpyrazol

$$
\begin{array}{c}
\overset{.}{C_6H_5} \\
N \\
\diagup \quad \diagdown \\
CH_3 . C \quad\quad N \\
\| \quad\quad \| \\
H . C{-}C . CH_3
\end{array}
$$

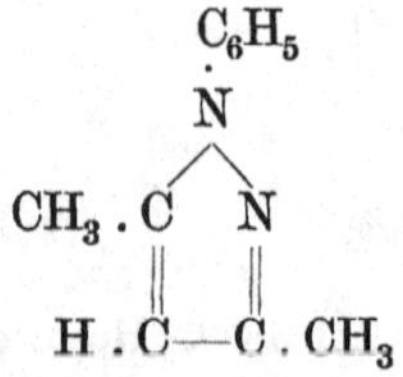

[1]) DRP. 217557. Zusatz zu DRP. 214716.
[2]) DRP. 203753. Société Chimique in Vernier.
[3]) Tappeiner u. Canné, AePP. **28**. 294.

hat qualitativ die gleiche, aber quantitativ etwas schwächere Wirkung. Es ist vom Antipyrin nur durch den Mangel eines Sauerstoffs verschieden. Es wirkt erheblich schwächer als Antipyrin. Noch viel geringere zentrale Wirkungen besitzt die Phenylmethylcarbonsäure

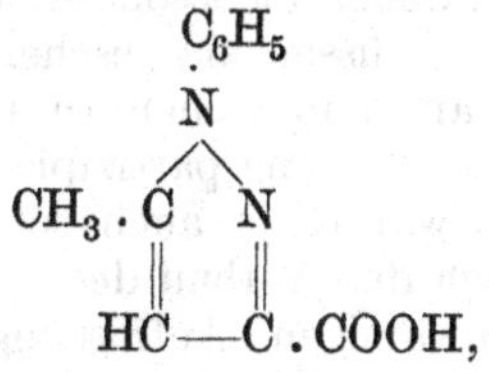

$$\begin{array}{c} C_6H_5 \\ | \\ N \\ \diagup \; \diagdown \\ CH_3 . C \quad N \\ \| \qquad \| \\ HC \!-\! C . COOH, \end{array}$$

welche erheblich weniger giftig ist als das ihr chemisch nahestehende Antipyrin. Man könnte versucht sein, die Ursache dieser Unterschiede in der wechselnden Anzahl von Methylgruppen (und dem Eintritt von Carboxylgruppen), welche diese Körper enthalten, zu suchen. Die Phenylpyrazoldicarbonsäure, in der auch das letzte Methyl durch die Carboxylgruppe ersetzt ist

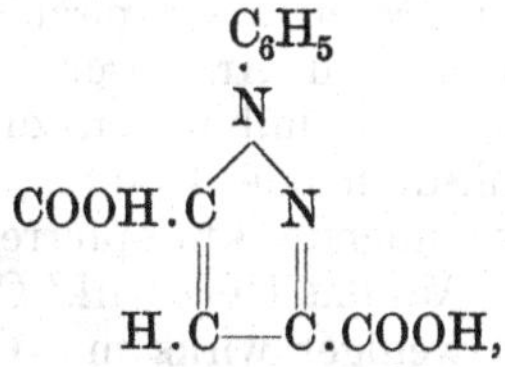

$$\begin{array}{c} C_6H_5 \\ | \\ N \\ \diagup \; \diagdown \\ COOH . C \quad N \\ \| \qquad \| \\ H . C \!-\! C . COOH, \end{array}$$

ist etwas weniger giftig, als die Phenylmethylpyrazolcarbonsäure, der Wirkungscharakter aber hat sich geändert, indem neben der Respirationslähmung auch Herzlähmung in den Vordergrund tritt.

Diphenylpyrazolcarbonsäure

$$\begin{array}{c} C_6H_5 \\ | \\ N \\ \diagup \; \diagdown \\ C_6H_5 . C \quad N \\ \| \qquad \| \\ HC \!-\! C . COOH, \end{array}$$

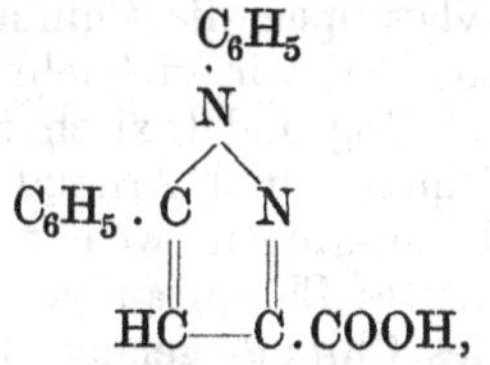

welche sich von der Phenylmethylpyrazolcarbonsäure durch den Ersatz des Methyl durch Phenyl unterscheidet, ist somit wieder erheblich giftiger, sowohl für das Zentralnervensystem, als besonders auch für das Herz.

Phenylmethylpyrazolcarbonsäure hat merkwürdigerweise in Dosen von 1,0 g eine starke diuretische Wirkung, indem sie auf den sekretorischen Apparat der Niere selbst einen direkten erregenden Einfluß ausübt. Die Substanz hat gar keine temperaturherabsetzende Wirkung, obgleich sie eine ähnliche Konstitution wie Antipyrin hat. Phenylmethylpyrazolonsulfosäure [1]) ist wirkungslos und zwar in jeder Beziehung.

---

[1]) Hoberg, Diss. Erlangen 1899.

Chinin.

Alle bis nun unternommenen Versuche zu einem dem Chinin analogen Körper auf synthetischem Wege zu gelangen, bzw. dem Chinin chemisch analoge Körper aufzubauen, denen insbesondere die spezifische Wirkung gegen die Malaria zukommt, müssen als gescheitert betrachtet werden. Zum großen Teile waren an dem Scheitern dieser Versuche falsche Auffassungen über die an der Wirkung partizipierenden Teile des Chininmoleküls schuld, anderseits war es ja auch schwierig, analoge Körper aufzubauen, solange uns noch der Aufbau des Chininmoleküls so dunkel war. Nach unserer gegenwärtigen Auffassung besteht das Chininmolekül aus drei Teilen: aus dem Chinolinrest, aus der Methoxygruppe, welche zum Chinolinrest in p-Stellung steht, und dem Loiponanteil, über dessen Aufbau noch keine völlige Klarheit herrscht. Daß an dem Zustandekommen der spezifischen Wirkung die Methoxygruppe des Chinins hervorragend beteiligt ist, beweist der Umstand, daß Cinchonin, also Chinin ohne Methoxygruppe, viel unsicherer in der Wirkung ist und nur bei weit größeren Dosen die typische Chininwirkung auslöst. Alle Versuche Cinchonin in den Arzneischatz als Chininersatzmittel mit Erfolg einzuführen, sind als mißlungen zu bezeichnen. Cinchonin und Cinchonidin (das linksdrehende Isomere) haben die dem Chinin in schwacher Weise zukommende krampferregende Wirkung in viel ausgesprochener Weise [1]. Auf das Herz wirkt Cinchonin viel schädlicher und ist gegen Fieber viel weniger wirksam. Cinchonin ist giftiger als Cinchonidin und als die beiden Oxycinchonine von Hesse und Langlois. Daß es aber nicht etwa der Methylrest ist, welchem die Auslösung des Chinineffektes zuzuschreiben ist, sondern vielmehr die gedeckte Hydroxylgruppe, beweist der Umstand, daß der Ersatz der Methylgruppe durch andere Alkylgruppen die Chininwirkung nicht etwa abschwächt oder aufhebt, sondern wir vielmehr zu Derivaten gelangen, die noch viel intensiver febrifug und toxisch wirken, als Chinin selbst. Solche Derivate haben Grimaux und Arnaud [2] dargestellt, indem sie vom Cuprein $C_{19}H_{20}N_2(OH)_2$ ausgingen, welcher Körper als ein natürlich vorkommendes, entmethyliertes Chinin aufzufassen ist. Bei der künstlichen Entmethylierung des Chinins gelangt man nicht zum Cuprein, da sich unter dem Einflusse der Säure, ein dem Cuprein isomerer Körper durch Umlagerung bildet, das Apochinin. Die beiden französischen Forscher haben folgende Körper dargestellt:

$$\text{Chinäthylin} \quad C_{19}H_{22}N_2 . OH . (OC_2H_5),$$
$$\text{Chinpropylin} \quad C_{19}H_{22}N_2 . OH . (OC_3H_7),$$
$$\text{Chinamylin} \quad C_{19}H_{22}N_2 . OH . (OC_5H_{11}).$$

Hesse [3] hat zuerst versucht, vom Cuprein ausgehend, zum Chinin zu gelangen, indem er Cuprein mit Methyljodid behandelte, aber seine Versuche mißlangen. Er erhitzte die Natriumverbindung des Cupreins mit Methyljodid in alkoholischer Lösung, goß die Flüssigkeit dann in

---

[1] Pietro Albertoni, AePP. **15**. 272.
[2] C. r. **112**. 766, 1364. **114**. 548, 672. **118**. 1803.
[3] Liebig's Ann. **230**. 69.

Wasser, wobei sich ein braunes Harz ausschied. Hesse übersah aber, daß sich das gebildete Chinin in Wasser gelöst hatte. Man geht bei der Darstellung des Chinins oder seiner Homologen Äthyl-, Propyl- oder Amylchinin so vor[1]), daß man Cuprein mit der berechneten Menge Natrium, welches zur Bildung von Cupreinnatrium benötigt wird, mit Methylbromid (resp. Äthylbromid etc.) und der 10 fachen Menge des entsprechenden Alkohols 10 Stunden lang erhitzt, den Alkohol abdestilliert und zur Trockne abdampft; das unveränderte Cuprein entfernt man mit Natronlauge und extrahiert schließlich das gebildete Chinin (resp. seine Homologen) aus dem Rückstande mit Äther.

Wir sehen hier, daß, wenn eine längere fette Kette als Methyl in den Cupreinrest eingeführt wird, wir zu intensiver wirkenden Körpern gelangen. Die Wirkungsverstärkung durch Verlängerung fetter Ketten, sehen wir auch in der Reihe der homologen Alkohole und deren Derivate.

Hierbei ist zu bemerken, daß die alkylierten Cupreine, also die homologen Chinine, weit giftiger sind als Cuprein selbst, denn dieses ist nur halb so giftig als Chinin und auch viel weniger giftig als Cinchonin.

Daß Cinchonin überhaupt im Organismus zur Wirkung gelangt, und nur relativ große Dosen davon notwendig sind, um die typische Wirkung zu erzielen, läßt sich ungezwungen so erklären, daß Cinchonin im Organismus zum Teil zu Cuprein oxydiert wird. Dem Cuprein muß aber, wenn auch sein Hydroxyl nicht durch eine Alkylgruppe geschützt ist, die typische Wirkung des Chinins zukommen. Es wird dadurch auch erklärt, warum relativ große Dosen von Cinchonin notwendig sind, um Chininwirkungen zu erzielen. Wahrscheinlich wird nur ein Teil des eingeführten Cinchonins im Organismus zu Cuprein oxydiert. Die Einführung eines Hydroxyls in die p-Stellung ist aber eine der gewöhnlichsten Oxydationsformen des Organismus, wie wir bereits im allgemeinen Teile auseinandergesetzt haben.

Bis nun sind die homologen Chinine von Grimaux und Arnaud noch nicht praktisch verwertet worden. Es ist dies wohl in erster Linie dem Umstande zuzuschreiben, daß einerseits Cuprein in der Natur nur in geringen Mengen vorkommt, und daß anderseits die Darstellung von Cuprein aus Chinin bis nun wegen der Umlagerung in Apochinin nicht gelungen ist. Auch der Übergang von Cinchonin zu Cuprein, resp. Chinin ist leider noch nicht möglich; jedenfalls ist dies ein Problem, welches um so mehr zu bearbeiten wäre, als das wenig wertvolle Cinchonin so zum Ausgangspunkt für die sehr wirksamen und wertvollen homologen Chinine verwendet werden könnte. Es ist klar, daß wir bei solchen Variationen des Chininmoleküls durch Ersatz der Methylgruppe durch andere Radikale zu nützlichen Körpern gelangen werden, wofür wir eine Analogie in der Darstellung von Methylmorphin, Äthylmorphin und Benzylmorphin besitzen.

Wir haben bei Betrachtung der Chinolinderivate gesehen, daß dem p-Methoxychinolin nur sehr geringe febrifuge Eigenschaften zu-

---

[1]) DRP. 64832.

kommen, und daß dieses keineswegs als ein Mittel gegen Malaria anzusehen ist. Wir sind um so mehr zu der Anschauung berechtigt, daß an der spezifischen Chininwirkung der p-Methoxychinolinanteil des Chinins nicht beteiligt ist, als alle neueren Untersuchungen ergaben, daß derselbe in nicht hydrierter Form im Chinin vorhanden ist. Auch andere Gründe, die wir bei Besprechung des Loiponanteiles auseinandersetzen werden, sprechen klar dafür. Nur der Loiponanteil und zwar nur bestimmte Gruppen desselben bedingen die spezifische Wirkung des Chinins.

Eine Seitenkette des Loiponteils ist nach der Auffassung von Z. Skraup[1]) ein Vinylrest — $C:CH_2$. Nach Miller und Rohde[2]) und nach den neueren Untersuchungen von W. Königs[3]) und Rabe und Ritter, nach denen Cinchonin als sekundärer Alkohol aufgefaßt wird, ließe sich die Konstitution des Chinins und Cinchonins durch folgende Formeln darstellen:

$$CH_2 — CH — CH.CH:CH_2$$

Cinchonin

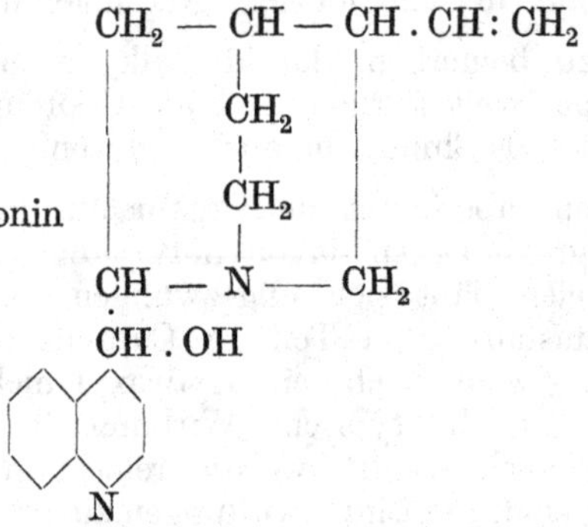

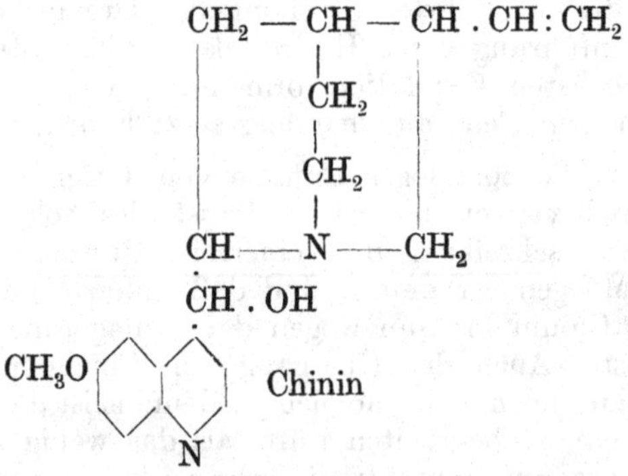

$$CH_2$$
$$CH_2$$
$$CH — N — CH_2$$
$$CH.OH$$

N

$$CH_2 — CH — CH.CH:CH_2$$

$$CH_2$$
$$CH_2$$
$$CH — N — CH_2$$
$$CH.OH$$

CH_3O Chinin

N

Wenn man Chinin oder Cinchonin mit verdünnter Essigsäure behandelt, so verwandelt sich dieser Körper in einen neuen, das Chinotoxin[4]), resp. Cinchotoxin[5]), welches kein Hydroxyl mehr enthält, sondern sich als ein Keton charakterisieren läßt.

---

[1]) Liebig's Ann. **197**. 376. BB. **28**. 12 (1895). M. f. C. **16**. 159 (1895).
[2]) S. auch Pictet-Wolffenstein, Pflanzenalkaloide, Berlin 1900 S. 315. Miller u. Rohde, BB. **27**. 1187, 1279 (1894), **28**. 1056 (1895).
[3]) W. Königs, BB. **40**. 648, 2873 (1907).
[4]) Identisch mit Pasteur's Chinicin.
[5]) Identisch mit Cinchonicin (Miller u. Rohde, BB. **33**. 3214 [1900]).

Cinchonicin (Cinchotoxin) $CH_2 — CH — CH.CH:CH_2$
$$CH_2$$
$$CH_2$$
$$CH — N —— CH_2$$
$$CO$$

N

aus Cinchonin durch Chromsäureoxydation gewonnen, wirkt nach den Angaben von Hildebrandt wie Cinchonin. Es wird zum Teile wenigstens im Organismus zu Cinchonin rückreduziert[1]). Cinchonin paart sich als sekundärer Alkohol mit Glykuronsäure.

Wenn man nun dieses Chinotoxin physiologisch prüft, an dem sonst gar keine weiteren Veränderungen, als die besprochenen, chemisch vorgenommen worden, so zeigt dieser Körper merkwürdigerweise physiologisch keinen Chinincharakter mehr. Er wirkt gar nicht mehr entfiebernd. Hingegen nähern sich seine physiologischen Eigenschaften sehr dem Digitoxin. Die Giftigkeit der Verbindung hat dem Chinin gegenüber außerordentlich zugenommen. Es entsteht nun die Frage, ob dieses Aufhören der antipyretischen Eigenschaften des Chinins nicht etwa das Auftreten der Ketongruppe statt des alkoholischen Hydroxyls eine solche Veränderung bewirkt hat. Miller und Rohde neigen zur Anschauung, daß jene Stickstoffkohlenstoffbindungen im Chinin geradezu als das eigentliche charakteristische Moment der Chinaalkaloide erscheinen, so daß die typische Wirkung derselben mit der Existenz dieser Bindung steht und fällt, nach den neueren Untersuchungen von Rabe und Ritter über die Konstitution des Chinins ist aber diese Ansicht nicht mehr haltbar. Zu bemerken ist noch, daß die von Hildebrandt [2]) ausgeführten Untersuchungen nicht mit dem Chinotoxin, sondern Cinchotoxin, dem analogen Derivate des Cinchonins ausgeführt wurden [3]).

Inwieweit der Vinylrest im Loiponanteil für die Wirkung des Chinins von Bedeutung ist, läßt sich gegenwärtig nicht entscheiden.

---

[1]) H. Hildebrandt, AePP. **59**. 127 (1908).

[2]) S. Miller u. Rohde l. c.

[3]) Nach meinen (nicht veröffentlichten) Untersuchungen wirkt Cinchotoxinchlorhydrat auf das blossgelegte Froschherz in der Weise, daß zuerst sehr starke Kontraktionen auftreten, dann bleibt das Herz in der Diastole stehen. Bei Injektion in den Lymphraum verbleibt das Herz lang in der Diastole, die Systole ist dann sehr kräftig. 0,1 g töten ein Kaninchen von 3200 g in 4 Stunden. Nach kurzer Zeit tritt schon sehr beschleunigte Respiration ein. Methylcinchotoxinchlorhydrat macht beschleunigte Respiration, dann leichte Krämpfe. 0,3 g machten nach 10 Minuten heftige Kaukrämpfe, dann allgemeine klonische und tonische Krämpfe, Atemnot. Tod nach einer halben Stunde. Bei Injektion in eine Vene erhält man Blutdrucksenkung.

Reid Hunt[1]) untersuchte Hydrochinin, Oxyhydrochinin, Hydrochlorchinin und fand, daß die Vinylgruppe im Chininmolekül ohne besondere Bedeutung ist, soweit es sich um die Toxizität handelt. Die Addition von Chlorwasserstoff verringert die Toxizität gegenüber Säugetieren, erhöht sie aber gewissen Infusorien gegenüber.

Doch ist es auffällig, daß Chinin das einzige bekannte Antipyreticum ist, welches eine Seitenkette mit doppelter Bindung enthält und es ist auch das einzige Antipyreticum, welches sich durch eine hervorragende Protoplasmawirkung auszeichnet[2]). Wie im allgemeinen Teil ausgeführt wurde, steht aber das Vorhandensein einer doppelten Bindung in einem innigen Zusammenhange mit intensiven Wirkungen, besonders mit einer großen Reaktionsfähigkeit mit dem Protoplasma. Wir erinnern nur an die Vinylbase Neurin, an Isoallylamin, Acrolein, Allylalkohol etc. Oxydiert man Chinin mit ₁Kaliumpermanganat, so erhält man Chitenin, $C_{19}H_{22}N_2O_4$, welches durch Überführung des Vinylrestes in eine Carboxylgruppe entstanden, ohne daß sonst das Chininmolekül irgendwie tangiert worden wäre[3]).

Diese Substanz wurde früher schon von Kerner[4]) erhalten und physiologisch geprüft. Es zeigte sich, daß durch die Oxydation der Vinylgruppe zum Carboxyl die physiologische Wirkung des Chinins völlig verloren geht. Auf Spirillen und Paramäcien wirkt es gar nicht ein, während eine gleich starke Chininlösung alle solche Organismen sofort oder in sehr kurzer Zeit tötet. Ebenso vollkommen indifferent erwies sich Chitenin gegen Leukocyten, gegen Pflanzenzellen, sowie gegen höhere und niedere Tiere.

Es ist schwer zu entscheiden, ob Chitenin unwirksam wegen der Gegenwart der freien Carboxylgruppe oder wegen des Verlustes der Vinylgruppe, oder ob etwa eine Konkurrenz beider Momente hier Platz greift.

J. Morgenrot und L. Halberstädter haben gefunden[5]), daß bestimmte Veränderungen der Seitenkette des Chinin, bei denen die Doppelbindung nicht mehr besteht, den trypanociden Effekt erhöhen, ohne die Toxizität zu vergrößern; so ist das Hydrochlorisochinin dem Chinin überlegen, wird aber in seiner trypanociden Wirkung vom Hydrochinin übertroffen.

---

[1]) Arch. intern. de pharmacodyn. **12**. 497.
[2]) Um die Frage nach der Bedeutung des Eintrittes einer Seitenkette mit doppelter Bindung in ein Antipyreticum zu entscheiden, habe ich (nicht veröffentlicht) die Synthese des Acetylàminosafrols $CH_3 . CO . NH . C_6H_2 . (O . CH_2 . O)$ $CH_2 . CH : CH_2$ durchgeführt. Die Substanz ist gleichsam ein Phenacetin mit doppelt gebundener (Allyl-) Seitenkette. Man nitriert zu diesem Zwecke Safrol in der Kälte in Eisessiglösung, reduziert mit Eisenpulver in akoholischer Lösung und schüttelt mit Essigsäureanhydrid. Die Substanz (F. 152⁰) in W. unl. große Krystalle, wirkte im Tierversuch stark temperaturherabsetzend, bei Malaria jedoch konnte Prof. Concetti in Rom keinerlei chininähnliche Wirkung beobachten.
[3]) Z. Skraup, Mon. f. Chemie, **10**. 39 (1889). BB. **12**. 1104 (1879). Liebig's Ann. **199**. 348.
[4]) Pflüger's Arch. **3**. 123.
[5]) Sitzungsber. der Königl. Preuß. Akademie der Wissenschaften, Berlin **1910. 732. 1911. 30.**

Jedenfalls ist eines klar, daß jeder Versuch, dem Chinin analog gebaute Körper synthetisch darzustellen, sich auf unsere Erfahrungen und Kenntnisse über den Loiponanteil stützen muß. Dieser stärker basische Anteil des Chinins muß als Träger der wirksamen Gruppe aufgefaßt werden, und es wird voraussichtlich gelingen, Körper mit Chininwirkung zu schaffen, wenn man auch zu Verbindungen gelangt, die keine Chinolinreste enthalten. Eine Analogie dafür, daß ein natürliches Alkaloid einen wirksamen Anteil und einen an der Wirkung überhaupt nicht beteiligten Anteil enthalten, sehen wir beim Nicotin. Nicotin enthält einen Pyridinring und einen am Stickstoff methylierten Pyrrolidinring.

$$\text{Nicotin} \quad \underset{N}{\bigcirc} - HC \underset{N \atop CH_3}{\overset{H_2C-CH_2}{\diagup \diagdown CH_2}}$$

Nun zeigt Nicotin eine eminent kontrahierende Wirkung auf die Blutgefäße. Untersucht man Pyridin für sich, so sieht man, daß demselben auch nicht die Spur einer solchen Wirkung zukommt. Der nicht hydrierte Anteil des Nicotinalkaloids also ist an der Wirkung des Nicotins gar nicht beteiligt. Aber sobald man Pyridin hydriert und zum Piperidin gelangt, so zeigt Piperidin, wenn auch schwächere, so doch dem Nicotin analoge Wirkungen auf den Blutdruck. Ebenso wirkt das um

einen Kohlenstoff ärmere Pyrrolidin $\underset{N \atop H}{\overset{H_2C-CH_2}{H_2C \diagdown \diagup CH_2}}$, wenn auch etwas

schwächer. Methyl-N-pyrrolidin $\underset{N \atop CH_3}{\overset{H_2C-CH_2}{H_2C \diagdown \diagup CH_2}}$ wirkt ebenso[1]) und zwar

ganz nicotinähnlich. Wir können daher behaupten, daß nur der reduzierte Anteil des Nicotinmoleküls, nämlich der Pyrrolidinrest, die gefäßkontrahierende Wirkung des Nicotins bedingt. Dasselbe gilt auch für Chinin. Nur der hydrierte Anteil, der Loiponanteil, ist an der Wirkung beteiligt. Vom Chinolinanteil bedarf es anscheinend nur der p-Methoxygruppe, welche aber nicht der wirksame Anteil des Chinins ist, sondern nur diejenige Gruppe ist, wie wir bereits ausgeführt haben, welche zum Zustandekommen der Wirkung beiträgt, d. h. den wirksamen Körper mit demjenigen Gewebe in Kontakt bringt, in welchem dann der reduzierte Teil des Chinins zur Wirkung gelangt.

Der Loiponanteil ist gleichsam der Sprengstoff, welcher schließlich die Wirkung ausübt, aber zur Auslösung der Wirkung ist die Kapsel

---

[1]) Tunnicliffe u. Rosenheim, Zentralbl. f. Physiol. **16**. 93.

notwendig, als welche die Methoxylgruppe in der p - Stellung am
Chinolinrest aufzufassen ist. Die Kapsel allein (p-Methoxychinolin)
übt nur eine äußerst schwache Wirkung aus, aber in Verbindung mit
dem Loiponanteil kommt es zur Auslösung der vollen Wirkung des
letzteren. Cinchonin enthält die Kapsel noch nicht und erst durch
Oxydation zu Cuprein wird jener Angriffspunkt für die Gewebe geschaffen.

Chinidin (Conchinin) ist rechtsdrehendes Chinin. Es wirkt wie
Chinin, ohne gleichzeitig wie dieses narkotische Wirkung hervorzurufen [1]).

Die Giftigkeit von Chinin, Isochinin und Hydrochlorisochinin ist
nur wenig voneinander verschieden (für Säugetiere) für Paramazien aber
ist Hydrochlorisochinin und Isochinin giftiger als Chinin [2])

Chinin hat die Seitenkette	$CH - CH$	$= CH_2$
Isochinin	$= C = CH$	$- CH_3$
Hydrochlorchinin	$= CH - CH_2$	$- CH_2Cl$
Hydrochlorisochinin	$= CH - CHCl$	$- CH_3.$

Die isomeren Cinchonine: Cinchonin, Cinchonibin, Cinchonicin,
Cinchonidin, Cinchonifin, Cinchonigin, Cinchonilin, außerdem α-Oxycin-
chonin und β-Oxychinonin, wirken in untereinander variierenden Dosen
nach einer Erregung tonisch-klonisch und klonisch [3]).

Chinin wird im Organismus bis auf etwa 40% zerstört, die letzteren
werden in der Form ausgeschieden, daß das Chininmolekül vorerst
eine Alkylierung und eine Oxydation ohne Sauerstoffeintritt durch-
macht [4]).

Von Interesse ist noch, daß, wenn man den nicht hydrierten Ring
des Chinins mit Natrium reduziert und so zu einem Hydrochinin gelangt, man zu einem sehr giftigen Körper kommt, was ja insoweit vor-
auszusehen war, als alle Basen durch Hydrierung giftiger werden.
Hydrochinin von Lippman und Fleischer [5]) macht Atemstillstand und
Lähmung schon in kleinen Dosen. 0,1 g subcutan machen Krämpfe, ½ g
subcutan töten das Tier unter allgemeinen Krämpfen.

Zimmer und Comp. Frankfurt [6]) hydrieren Chinaalkaloide, indem sie mit
Wasserstoff in Gegenwart von kolloidalen Lösungen der Metalle der Platin-
gruppe behandeln. Chinin wird z. B. in Gegenwart von Palladiumchlorür und
arabischem Gummi hydriert.

Reduziert man Chininchlorid $CH_3O . C_9H_5N . C_{10}H_{15}ClN$ mit Eisen-
feile und verdünnter Schwefelsäure, so erhält man Desoxychinin $CH_3O .$
$C_9H_5N . C_{10}H_{16}N$. Dieser Base fehlt das Hydroxyl im Loiponanteil. Sie
gibt alle Reaktionen des Chinins. In gleicher Weise kann man vom
Cinchonin resp. Cinchoninchlorid zur entsprechenden Desoxybase gelangen [7]). Die Desoxybasen wirken etwa zehnmal so stark giftig wie
die zugehörigen Muttersubstanzen [8]).

---

[1]) Macchiavelli, Jahresb. über die Fortschritte der Chemie **1875**. 772.
[2]) Bachem, Ther. Mon. **1910**. Nr. 10.
[3]) Langlois, Arch. de Physiol. **1893**. 377.
[4]) Adolf Merkel, AePP. **47**. 165 (1902).
[5]) M. f. C. **16**. 630 (1895).
[6]) DRP. 234137.
[7]) Königs u. Höppner, BB. **17**. 1988 (1884). **29**. 372 (1896).
[8]) Königs u. Höppner. BB. **31**. 2358 (1898).

Cheirolin $C_9H_{16}N_2O_7S_2$ hat chininähnliche antipyretische Wirkungen (Schmiedeberg). Nach den Untersuchungen von Schneider ist es $C_5H_9O_2NS_2$ [1]). Die Konstitution ist wahrscheinlich $CH_3.SO_2.CH_2.CH_2.$ $CH_2.N:C:S.$

Chinin und seine Derivate.

Während man sich ununterbrochen bemühte, immer neue Körper und Variationen darzustellen, welche Chinin in seinen Wirkungen ersetzen und diesen Körper mit seinen oft unangenehmen Nebenwirkungen verdrängen sollten, was aber bis nun nicht gelungen, war man nach der anderen Seite hin auch bemüht, die dem Chinin anhaftenden unangenehmen Eigenschaften, wie insbesondere seinen bitteren Geschmack, zu coupieren, anderseits Chininverbindungen darzustellen, welche leicht löslich sind und so es zu ermöglichen, das Chinin zu Injektionen zu verwenden. Unter den in jeder Pharmakopöe aufgenommenen Salzen erfreut sich bekanntlich in der Anwendung das schwefelsaure Chinin der größten Beliebtheit. An Stelle dieses wurde vorgeschlagen, Chininchlorhydrosulfat zu verwenden, welches in Wasser sehr leicht löslich und daher zu Injektionen geeignet ist [2]).

J. B. F. Rigaud verfährt folgendermaßen [3]) um dieses leicht lösliche Doppelsalz zu erhalten. Man mischt 30 kg basisch schwefelsaures Chinin mit 24,9 l Salzsäure von 1,05 sp. G., wobei sofort Lösung des basischen Salzes erfolgt. Diese Lösung wird nun im Vacuum eingeengt und das Salz krystallisiert hernach oder man läßt einen Strom von Salzsäuregas über getrocknetes schwefelsaures Chinin streichen, wobei sich die Vereinigung unter Wärmeentwickelung vollzieht.

In gleicher Absicht hat Kreidmann ein leichtlösliches Coffein-Chininpräparat [4]) dargestellt, indem er 2 Teile salzsaures Chinin und 1 Teil Coffein in Wasser löst und der Krystallisation überläßt; nach mehrmaligem Umkrystallisieren erhält man eine Verbindung, welche 38% Coffein, 56% Chinin und 6,59% Salzsäure enthält. Das Produkt löst sich in der Hälfte seines Gewichtes Wasser. Das Präparat ist als solches daher zu subcutanen Injektionen verwendbar und überdies als Vehikel für andere stark wirkende Alkaloide. Höhere Temperaturen, sowie Säure oder Alkalizusatz, sind bei der Darstellung zu vermeiden.

Andere Absichten verfolgte man mit der Darstellung des ölsauren Chinins. Dieses in Alkohol klar lösliche Salz soll sich besonders zu Einreibungen bei Hautleiden eignen, da es, wie alle ölsauren Salze, von der Haut leicht resorbierbar ist.

Von praktisch viel größerer Wichtigkeit sind die Versuche, Chininpräparate darzustellen, denen der bittere Geschmack des Chinins fehlt. Versuche in dieser Richtung sind in der Weise zuerst aufgenommen worden, daß man Chinin durch das weniger bittere Cinchonin ersetzte. Doch da Cinchonin in seinen Wirkungen weniger zuverlässig ist, ist man, außer bei Verfälschungen, von dieser Art der Verwendung abgekommen. Hingegen wurde eine andere Art mehr favorisiert, nämlich Chinin in Form unlöslicher Verbindungen zu verabreichen. Das be-

---

[1]) Liebig's Annalen **375**. 207 (1910).
[2]) Grimaux u. Laborde, Sem. médic. **1893**. 71.
[3]) DRP. 74821.
[4]) DRP. 106496. Nach einer weiteren Mitteilung DRP. 120925 erhält man es ohne Lösungsmittel durch bloßes vorsichtiges Zusammenschmelzen von Coffein und Chininchlorhydrat. S. a. Deutsche med. Wochenschr. **1900**. Nr. 12 u. Allg. med. Zentr.-Z. **1900**. Nr. 17.

liebteste Präparat in dieser Richtung ist das gerbsaure Chinin der Pharmakopöe, insbesondere aber jenes gerbsaure Chinin, welches durch
Fällung eines Chininsalzes mit Gerbsäure entsteht und der entstandene
Niederschlag von gerbsaurem Chinin mit Wasser bis zum Schmelzen
erhitzt wird, wobei er zusammenbäckt und ein fast geschmackloses
Pulver liefert, das in Wasser unlöslich ist (Pharmacop. Hungar.). Aber
das gerbsaure Chinin leidet wieder an dem Übelstande, daß es nur langsam und erst im Darme in seine Komponenten gespalten wird, daher
die nötige Promptheit und Sicherheit bei seiner Anwendung fehlt. Andere
Versuche, durch Veresterung der Hydroxylgruppe im Loiponanteil des
Chinins zu geschmacklosen Körpern zu gelangen, haben Präparate gezeitigt, von denen nur wenige eine praktische Verwertung gefunden
haben, wie z. B. Chinincarbonsäureester (Euchinin).

Zuerst wurde durch Einwirkung von Phosgengas ($COCl_2$) auf Chinin [1] resp.
Cinchonidin [2]) der Chlorkohlensäureäther der beiden Basen dargestellt. Man
kann die Chlorkohlensäureester des Chinins und Cinchonidins leichter erhalten,
wenn man Phosgengas mit oder ohne Lösungsmittel auf die Salze dieser Chinaalkaloide einwirken läßt [3]). Hierauf kam es, da diese Verbindungen nicht völlig
die gewünschten Eigenschaften zeigen, zur Synthese des Euchinin. Später wurde
noch ein Dichininkohlensäureester dargestellt, was leicht gelingt, wenn man statt
in Benzol, in Pyridin oder Chloroformlösung Phosgengas einwirken läßt [4]).
Man erhält gemischte Kohlensäureester der Chinalkaloide der Formel $R.O.CO.$
$C_{20}H_{28}N_2O_2$ bei Einwirkung von überschüssigen Phenolcarbonaten auf Chinin [5]).

Symmetrische Dichinaalkaloidkohlensäureester erhält man, wenn man auf
2 Mol. Alkaloid nur 1 Mol. Phenolcarbonat einwirken läßt und auf 170 bis 180 ^{0}
oder 120—130 ^{0} erhitzt [6]). Man erhält dann

$$COCl_2 + 4\ C_{20}H_{24}N_2O_2 = CO \diagdown \begin{matrix} C_{20}H_{23}N_2O_2 \\ C_{20}H_{23}N_2O_2 \end{matrix} + 2(C_{20}H_{24}N_2O_2 . HCl)$$

Aristochinin ist der Dichininkohlensäureester $C_{20}H_{23}N_2O.O.CO.O.$
$C_{20}H_{23}N_2O$, sehr wenig löslich und ziemlich geschmacklos, weniger bitter
schmeckend als andere Präparate (Dreser).

Denselben Zweck, entbittertes Chinin zu erzeugen und hierbei noch eine
zweite wirksame Komponente in die Verbindung einzuführen, verfolgt die Firma
Zimmer & Co., indem sie Chinin auf substituierte Isocyanate oder auf substituierte Carbaminsäurechloride einwirken läßt. Man kann auf diese Weise

z. B. Chinincarbonsäureanilid $CO \diagdown \begin{matrix} O.C_{20}H_{23}N_2O \\ NH.C_6H_5 \end{matrix}$ (Phenylcarbaminsäurechinin-

äther) erhalten, wenn man Chinin mit Phenylisocyanat auf 190 ^{0} erwärmt und
die Schmelze mit verdünnter Säure extrahiert. Chininkohlensäurephenetidid

$CO \diagdown \begin{matrix} OC_{20}H_{23}N_2O \\ NH.C_6H_4.OC_2H_5 \end{matrix}$ (p-Äthoxyphenylcarbaminsäurechininäther) wird darge-

stellt, indem man zuerst, um eine Benzollösung des p-Äthoxyphenylcarbamin-
säurechlorid zu erhalten, 2 Mol. Phenetidin in Benzol löst und 1 Mol. in Benzol

---

[1]) DRP. 90848.
[2]) DRP. 93698.
[3]) DRP. 118122.
[4]) DRP. 105666.
[5]) DRP. 117095.
[6]) DRP. 134307 u. DRP. 134308.

gelöstes Phosgen unter guter Kühlung damit reagieren läßt. Nach der Gleichung
$2C_6H_4(OC_2H_5)NH_2 + COCl_2 = C_6H_4(OC_2H_5)NH.COCl + C_6H_4(OC_2H_5)NH_2.HCl$ bildet
sich das Chlorid und salzsaures Phenetidin scheidet sich ab. Dem Filtrate setzt
man 2 Mol. Chinin zu, welches sich löst und es entsteht [1])

$$C_6H_4(OC_2H_5)NH.COCl + 2\,C_{20}H_{24}N_2O_2 = CO \begin{cases} OC_{20}H_{23}N_2O \\ NH.C_6H_4.OC_2H_5 \end{cases} + C_{20}H_{24}N_2O_2.HCl$$

Das unlösliche Präparat ist fast geschmacklos und soll den Wirkungen des Chinins die Phenetidinwirkung beigesellen. Diese Art,
zwei ähnlich wirksame Komponenten in eine chemische Verbindung
zu bringen, bietet therapeutisch keinen Vorteil vor einer Mischung der
beiden Körper.

Die Phenoläther der Chininkohlensäure resp. der Cinchonidinkohlensäure
erhält man durch Einwirkung von Phenolcarbonaten auf die Chinaalkaloide [2]).

Die Reaktion verläuft nach dem Schema:

$$C_{20}H_{24}N_2O_2 + CO \begin{cases} O.C_6H_5 \\ O.C_6H_5 \end{cases} = CO \begin{cases} O.C_6H_5 \\ C_{20}H_{23}N_2O_2 \end{cases} + C_6H_5.OH$$

So wurden der Chininkohlensäurephenoläther, Chininkohlensäure -p-nitro-
phenoläther

$$CO \begin{cases} O.C_6H_4.NO_2 \\ C_{20}H_{23}N_2O_2 \end{cases}$$

Chininkohlensäure-p-acetylaminophenoläther

$$CO \begin{cases} O.C_6H_4.NH.CO.CH_3 \\ C_{20}H_{23}N_2O_2 \end{cases}$$

Chininkohlensäurethymoläther

$$CO \begin{cases} O.C_6H_3.CH_3.C_3H_7 \\ C_{20}H_{23}N_2O_2 \end{cases}$$

Chininkohlensäurebrenzcatechinäther

$$CO \begin{cases} O.C_6H_4.OH \\ C_{20}H_{23}N_2O_2 \end{cases}$$

Cinchonidinkohlensäurephenoläther

$$CO \begin{cases} O.C_6H_5 \\ C_{19}H_{21}N_2O \end{cases}$$

dargestellt.

Euchinin hat die Formel $CO \begin{cases} O.C_2H_5 \\ OC_{20}H_{23}N_2O \end{cases}$ und wird dargestellt durch Ein-

wirkung von chlorameisensaurem Äthyl $Cl.COO.C_2H_5$ auf Chinin [3]). Es wird
Chinin in Weingeist gelöst und bei Gegenwart der berechneten Menge Ätznatron
unter Kühlung und Schütteln Chlorameisenäthylester zugesetzt, die alkoholische
Lösung wird mit Wasser gefällt.

Ebenso kann man statt der freien Chininbase die wasserfreien Salze des Chinins
verwenden, indem man die Chlorkohlensäureester direkt oder in einem passenden
Lösungsmittel gelöst auf die wasserfreien Salze einwirken läßt. So wurden Chinin-
kohlensäureäthylester, Chininkohlensäurebenzylester und Cinchonidinkohlensäure-
äthylester gewonnen [4]).

Es ist auch möglich, die wasserhaltigen Chininsalze zu dieser Synthese zu
verwenden, wenn man den Chlorameisensäureester in Gegenwart von Pyridin auf
diese Salze einwirken läßt [5]).

[1]) DRP. 109259.
[2]) DRP. 117095. S. auch DRP. 128116, 129452, 131723.
[3]) DRP. 91370.
[4]) DRP. 118352.
[5]) DRP. 123748.

Euchinin ist zunächst gänzlich geschmacklos. Bei längerem Verweilen auf der Zunge macht sich eine ganz leicht bittere Geschmacksempfindung geltend. Es erzeugt kein bitteres Aufstoßen oder bittere Geschmacksparästhesien, wie das bittere Chinin [1]). Das salzsaure Salz des Euchinin hat im Gegensatz zu der Base selbst gegenüber dem Chinin in bezug auf den Geschmack keine Vorzüge. Das gerbsaure Salz dagegen ist ganz geschmacklos. Dieses Präparat leistet also nicht mehr als Chinin, da man ja auch aus dem Chinin zu einem geschmacklosen, gerbsauren Präparat gelangen kann. Das Verdecken der Hydroxylgruppe im Loiponanteil bewirkt keineswegs ein Aufhören des bitteren Geschmackes, auch Acetylchinin ist ja bitter.

Nach den Angaben des DRP. 134370 schmeckt Acetylchinin nur bitter, weil es bei der Reinigung teilweise verseift wird. Reines Acetylchinin erhält man durch Umkrystallisieren aus ganz wasserfreien Lösungsmitteln. Die Substanz ist geschmacklos, erst nach einigen Minuten, infolge minimaler Spaltung, schwach bitter.

Salochinin ist der geschmacklose Salicylsäureester des Chinins

$$C_6H_4 . OH$$
$$|$$
$$COO . C_{20}H_{23}N_2O,$$

welcher beide Wirkungen vereinigen soll, jedoch muß die Tagesdose doppelt hoch gegriffen werden.

Man erhält die Salicylsäureester der Chinarindenalkaloide [2]) durch Einwirkung der Alkaloide auf Salicylid oder die Polysalicylide resp. deren Chloroformadditionsprodukte oder auf Salicylsäurechlorid. Die Ester schmecken nicht bitter.

Diese Verbindungen sind nur geschmacklos, insofern sie unlöslich sind; ihre löslichen Salze sind auch alle bitter.

Auf ähnlichen Ideen beruht die Darstellung des salicylsauren Isovalerylchinins.

Zuerst wird durch Einwirkung von Isovalerylchlorid auf Chinin Isovalerylchinin gewonnen, welches in ätherischer Lösung mit Salicylsäure ein Additionsprodukt liefert, das in Wasser schwer löslich und geschmacklos ist [3]).

Dieser Körper wurde aber nicht auf den Markt gebracht.

Zimmer-Frankfurt [4]) stellen Säureester der Halogenwasserstoffadditionsprodukte des Chinins her, indem sie Hydrochlor-, Hydrobrom-, oder Hydrojod-Chinin in üblicher Weise in Säureester überführen oder indem sie an die Säureester des Chinins Halogenwasserstoff anlagern. Diese Substanzen enthalten Halogenwasserstoff in intramolekularer Bindung und sind geschmackfrei. Dargestellt wurden Hydrochlorchininäthylcarbonat aus Hydrochlorchinin und Äthylameisensäureester, Hydrochlorisochininäthylcarbonat, Hydrobromchininäthylcarbonat, Hydrobromchininsalicylat und Benzoat, sowie Hydrojodchininäthylcarbonat.

α-Bromisovalerianylchinin erhält man durch Einwirkung von Chlorid oder Bromid der Säure auf Chinin oder Chininsalze. Die Substanz soll als Keuchhustenmittel Verwendung finden [5]).

---

[1]) v. Noorden, Zentralbl. f. inn. Med. **1896**. Nr. 48.
[2]) Bayer-Elberfeld, DRP. 137207.
[3]) DRP. 83530.
[4]) DRP. 231961.
[5]) Knoll, Ludwigshafen. DRP. 200063.

Man kann aus Chinin eine geschwefelte Verbindung erhalten, wenn man die freie Base bei Temperaturen unterhalb ihres Schmelzpunktes mit Schwefel zusammenschmilzt. Man erhält die Verbindung $C_{20}H_{24}N_2OS^1$).

Dieselbe Absicht leitete die Darstellung von Phosphorylchinin (tertiärer Chininphosphorsäureester). Man erhält es durch Einwirkung von Phosphoroxychlorid auf Chinin [2]):

$$6\ C_{20}H_{24}N_2O + POCl_3 = (C_{20}H_{23}N_2O_2)_3 \cdot PO + 3\ C_{20}H_{24}N_2O_2 \cdot HCl.$$

Zimmer, Frankfurt[3]), wenden die Grignard'sche Reaktion auf Chinin an und die Chininoxymagnesiumhaloide werden zum Aufbau von hydroxylsubstituierten Chininen verwendet. Man erhält so mit Acetylchlorid Acetylchinin, mit Chlorameisensäureester Chininäthylcarbonat, mit Benzoylchlorid Benzoylchinin, mit Essigsäureanhydrid Acetylchinin.

Böhringer-Waldhof verestern Chinin mit Diglykolsäure und erhalten einen völlig geschmacklosen Ester[4])

$$O\left\langle \begin{matrix} CH_2 \cdot CO \cdot O \cdot C_{20}H_{23}N_2O \\ CH_2 \cdot CO \cdot O \cdot C_{20}H_{23}N_2O \end{matrix} \right.$$

Fahlberg und List haben ein Verfahren ausgearbeitet, um den Geschmack der Alkaloide durch den süßen des Saccharins zu decken, welches aber in der praktischen Verwendung nicht durchgedrungen ist. Es werden die Saccharinsalze der Alkaloide dargestellt, indem man eine wässerige oder alkoholische Lösung von Saccharin mit dem betreffenden Alkaloid, z. B. Chinin, Cinchonin, Strychnin, Morphin etc. neutralisiert. Letztere bilden hierbei mit Saccharin neutrale Salze, welche aus der Lösung in amorpher oder krystallinischer Gestalt erhalten werden können und welche sich dadurch auszeichnen, daß sie den eigentümlichen Geschmack der Alkaloide bedeutend weniger hervortreten lassen, als deren Sulfate und Chlorhydrate.

Wird zur Lösung der wie oben gebildeten neutralen Salze noch Saccharin im Überschuß gegeben, so bilden sich „saure" Salze, welche ebenfalls leicht krystallinisch zu erhalten sind und den Geschmack der Alkaloide in noch geringerem Maße aufweisen als die neutralen Salze.

Mischt man eine lauwarme Lösung von 2 Mol. Natriumsaccharinat in verd. Alkohol mit 1 Mol. bas. Chininsulfat in 95% Alkohol und verdunstet das Filtrat vom Glaubersalz und krystallisiert den Rückstand aus Methylalkohol um, so erhält man basisches Chininsaccharinat

$$C_6H_4\left\langle \begin{matrix} CO \\ SO_2 \end{matrix} \right\rangle NH \cdot C_{20}H_{24}O_2N_2 + H_2O,$$

welches anfangs süß, später bitter schmeckt[5]).

Die Darstellung eines geschmacklosen, aber löslichen Chininpräparates steht noch immer aus, wäre aber als großer Erfolg zu bezeichnen. Eines der einfachsten geschmacklosen Chininpräparate ist das Chininum albuminatum, eine Mischung von Chinin und Eiweiß, welches in Wasser unlöslich ist, weil das Eiweiß geronnen. Löslich ist es aber in salzsaurem Wasser. Chinaphthol, welches Riegler in Jassy in die Therapie eingeführt hat, ist β-naphthol-α-monosulfosaures Chinin[6]). Es ist die Verbindung eines Antipyreticums, des Chinins, mit einem Antisepticum, der Naphtholsulfosäure. Dieser Körper schmeckt bitter, ist in kaltem

---

[1]) Valentiner & Schwarz, Leipzig. DRP. 214559.
[2]) DRP. 115920.
[3]) DRP. 178172, DRP. 178173.
[4]) DRP. 237450.
[5]) Bull. Soc. Chim. Paris. [3] 25. 606.
[6]) Wiener Medizin. Blätter. 1896. Nr. 47.

Wasser unlöslich und wird im Magensaft nicht zerlegt, erst im Darm.
Seine Wirkungen sollen besonders bei septischen Darmprozessen ausgezeichnete sein und Riegler empfahl das Präparat gegen Typhus.

Oxyhydrochinin, über dessen Wirkungen nichts bekannt ist, entsteht bei
der Einwirkung von konz. Schwefelsäure auf Chinin [1]) in der Kälte (Isochinin-
sulfosäure) und nachträgliches längeres Erhitzen mit verd. Schwefelsäure.

Anilinderivate.

Während die bis nun betrachteten Antipyretica auf der Grundidee
basiert waren, daß man zu chininähnlichen Körpern auf Grund von
Spekulationen über die Konstitution dieser Base auf synthetischem Wege
gelangen könne, kommen wir nun zu einer Gruppe von antipyretischen
Mitteln, welche alle ihre Entstehung der fundamentalen Beobachtung
von Josef Cahn und Paul Hepp [2]) verdanken, daß Anilin $C_6H_5.NH_2$ bzw.
Acetanilid (Antifebrin) $C_6H_5.NH.CO.CH_3$ ein starkes Entfieberungs-
mittel ist, welchem auch vorzügliche antineuralgische Effekte zukommen.
Die ungemeine Billigkeit des Anilins als Ausgangsmaterial forderte geradezu heraus, Anilin, welchem so vorzügliche Wirkungen zukommen,
zur Synthese neuer Arzneimittel zu verwenden, die dem teuren
Chinin und dem damals ebenfalls noch teuren Antipyrin Konkurrenz
machen könnten.

Anilin selbst und seine Salze zeigen starke antipyretische Eigenschaften, doch stößt die Verwendung dieser Base auf große Hinder-
nisse, da sie ungemein leicht resorbiert wird, ebenso wie ihre Salze
und einen deletären Effekt auf die roten Blutkörperchen ausübt,
indem Hämoglobin zu Zerfall geht. Alsbald stellt sich auch
Cyanose ein.

Schwefelsaures Anilin wirkt nach Fay [3]) analgetisch und desodorisierend, aber es ist große Vorsicht bei der Dosierung geboten, da nach
zwei Stunden sich nach höheren Gaben Lippen und Nägel blau färben,
Atemnot und Schwindel auftreten.

Da nun Basen, wie wir im allgemeinen Teile ausgeführt haben,
durch Einführung von sauren Resten an Stelle der Wasserstoffe im
Aminorest partiell entgiftet werden und zwar aus dem Grunde,
weil hierdurch die Base dem Organismus gegenüber resistenter wird, so ist es klar, daß man durch Einführung einer Acetylgruppe in das Anilin zu einem weit weniger giftigen Körper gelangen
muß, als es die freie Base oder ihr Salz ist. Wenn man Eisessig auf
Anilin einwirken läßt, so gelangt man zum Acetanilid, welches sich
durch seine intensiv antipyretischen Eigenschaften schon in kleinen
Dosen auszeichnet. Auch antineuralgische Effekte, wie sie insbesondere
dem Antipyrin eigentümlich sind, kann man mit dem Acetanilid, welches

---

[1]) Zimmer-Frankfurt. DRP. 152174.
[2]) Zentralbl. f. klin. Med. **1886**. Nr. **33**. Berliner klin. Wochenschr. **1887**.
Nr. 1 u. 2.
[3]) Deutsche Med. Ztg. **1894**. 744.

ja auch als das billigste Antipyreticum angesehen werden muß, bewirken. Acetanilid wirkt im Organismus in der Weise, daß langsam durch die oxydativen Einflüsse der Gewebe Anilin regeneriert wird. Man kann daher die Acetanilidwirkung als eine protrahierte Anilinwirkung ansehen. Und tatsächlich stimmen die Erscheinungen bei der Anilinvergiftung mit den Erscheinungen bei der Acetanilidvergiftung vollkommen überein. Nur ist der Effekt beim Acetanilid kein so prompter wie bei der Base selbst. Auch hier kommt es zu einem Zerfall der roten Blutkörperchen. Im Organismus wird vorerst die Acetylgruppe oxydiert oder abgespalten und hierauf der Benzolring in der p-Stellung zum Aminorest oxydiert, so daß p-Aminophenol

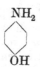

entsteht [1]). Diese Oxydation ist als eine Entgiftung im Organismus anzusehen, welch letztere in der Folge noch weiter ausgeführt wird, da sich das gebildete p-Aminophenol mit Schwefelsäure bzw. Glykuronsäure paart, und so im Harn zur Ausscheidung gelangt. Antifebrin passiert den Körper überhaupt nicht unzersetzt. Der Harn gibt beim Destillieren mit Lauge kein Anilin ab, dagegen wird reichlich Phenol (etwa $5\frac{1}{2}\%$ des eingeführten Antifebrins) aus dem Harn erhalten. Ein Teil des Antifebrins geht, namentlich beim Hunde, n o-Oxycarbanil $C_6H_4\!\!<\!\!\begin{smallmatrix} N \\ \\ O \end{smallmatrix}\!\!>\!\!C.OH$ über, in einen Körper, welchem noch starke toxische Eigenschaften innewohnen [2]).

o-Oxycarbanil entsteht aus Phenolcarbaminsäure $C_6H_4\!\!<\!\!\begin{smallmatrix} NH.COOH \\ \\ OH \end{smallmatrix}$

durch Wasseraustritt. Es wirkt antipyretisch, wie Antifebrin, jedoch erst in doppelt so großer Dose. Es tritt nicht unverändert im Harne auf [3]). Acetanilid erscheint im Harn als p-Aminophenol, p-Acetylaminophenol und als o-Oxycarbanil. Nach Kleine verhält sich Formanilid im Organismus analog [4]). Die Beobachtung dieser entgiftenden Funktionen des Organismus auf das Anilin, hat zur Darstellung der wertvollsten Abkömmlinge des Anilins, der Phenetidinderivate (s. S. 267 ff.) geführt.

Es war gewiß eine mißverständliche Auffassung der in vielen Fällen nachteiligen Antifebrinwirkung, wenn man als Ersatzmittel des Anilins, Toluidin $CH_3.C_6H_5.NH_2$ bzw. dessen Derivate verwendete, denn die drei isomeren Toluidine zerstören die roten Blutkörperchen, bilden hierbei Methämoglobin, setzen hauptsächlich dadurch die respiratorische Kapazität herab und bewirken Ikterus und Hämoglobinurie.

[1]) O. Schmiedeberg, AePP. 8. 1.
[2]) M. Jaffé u. Hilbert, HS. 12. 295 (1888). K. A. H. Mörner, HS. 13. 12 (1889).
[3]) Demme's kl. Mitt. Bern. 27. 56.
[4]) HS. 22. 325 (1896—97).

Von Interesse ist hier nur, daß Anilin und m-Toluidin die respiratorische Kapazität stärker herabsetzen als die beiden anderen Toluidine. Auch die Temperatur wird durch die beiden ersteren Körper herabgesetzt, während o- und p-Toluidin nur wenig antipyretisch wirken. Antipyretisch wirkt von den substituierten Toluidinen nur die m-Verbindung. Nach Barbarini ist sie weniger giftig, aber stärker antipyretisch als Antifebrin.

Statt des Acetylrestes, als entgiftende Gruppe, kann man selbstverständlich auch andere Säureradikale einführen.

Acetessigsäureanilid wirkt beträchtlich weniger antipyretisch als Acetanilid [1]).

Aber es besteht in bezug auf die Spaltbarkeit solcher Verbindungen ein Unterschied zwischen solchen, die mit fetten und mit aromatischen Radikalen verbunden sind. Beim Anilin hat man es mit aromatischen Resten versucht, und vor allem das Benzanilid dargestellt $C_6H_5 . NH . CO . C_6H_5$. Diese Verbindung ist im Organismus schon schwer spaltbar, und man brauchte erheblich größere Dosen als vom Acetanilid, ohne besondere Vorteile mit dieser Verbindung zu erzielen [2]). Salicylanilid $C_6H_5 . NH . CO . C_6H_4 . OH$ und Anisanilid $C_6H_5 . NH . CO . C_6H_4 . OCH_3$ spalten sich, wie überhaupt die aromatischen Derivate der Antipyretica, so schwer im Organismus auf, daß sie aus dem Grunde nicht zur Wirkung gelangen können. Man sieht hier deutlich, daß eben nur die Abspaltung der Base aus ihrer durch Säureradikale entgifteten Verbindung für die antifebrile Wirkung notwendig ist. Kann die Base aus der Verbindung nicht herausgespalten werden, so kann auch die Substanz nicht zur Wirkung gelangen.

Daß es nicht der basische Rest, die NH_2-Gruppe, ist, welchem Anilin seine intensive antipyretische Wirkung verdankt, beweisen mehrere Umstände. Wenn man in den Benzolring statt der Aminogruppe ein Hydroxyl einführt, so gelangt man zum Phenol, welches ebenfalls entfiebernd wirkt, doch ist die Wirkung schwächer, die notwendige Dosis eine größere und die Entfieberung rasch vorübergehend; führt man zwei Hydroxyle ein, so gelangt man zu Verbindungen, welche eine entschiedene Antipyrese machen, deren Wirkung aber rauschartig verfliegt. Wird statt des zweiten Hydroxyls eine Carboxylgruppe in die o-Stellung eingeführt, so gelangt man zu einem weniger giftigen, aber entschieden stark antipyretisch wirkenden Körper, der Salicyl-

säure $\bigodot\begin{array}{l}OH\\COOH\end{array}$. Auch die Einführung anderer basischer Reste als der

Aminogruppe in den Benzolring, bewirkt, daß die gebildete Substanz ein Antipyreticum wird. Wenn man statt der Aminogruppe in den Benzolring den Hydrazinrest einführt, so kommt man zum Phenylhydrazin $C_6H_5 . NH . NH_2$, welchem noch weit intensivere antipyretische

---

[1]) Eckhardt, Inaug.-Diss. Halle 1903.
[2]) Ther. Mon. 1893. 577.

Fähigkeiten eigen sind, als dem Anilin. Wir glauben daher, behaupten zu können, daß es nicht der basische Rest ist, welchem das Anilin seine antipyretische Wirkung verdankt, sondern daß dies eine Eigenschaft des Benzolringes, wie auch anderer cyclischer Systeme, z. B. des Chinolinringes ist, welche aber durch Einführung von leicht reaktionsfähigen Seitengruppen zur stärkeren Geltung gebracht wird. Die aromatischen Semicarbazide R.NH.NH.CO.NH$_2$ besitzen ebenfalls antipyretische Eigenschaften.

Die Hydroxyle lassen diese Wirkung schwächer, die basischen Reste stärker hervortreten, und zwar um so stärker, je reaktionsfähiger sie sind. Daher wirkt Anilin stärker als Phenol, aber schwächer als Phenylhydrazin. Die reagierende Gruppe bringt das Ringsystem nur zur Wirkung, ist aber nicht selbst (in bezug auf die Antipyrese) das Wirksame.

Dieses zeigen auch interessante vergleichende Versuche mit verschiedenen aromatischen Aminen, welche Babel unternommen [1]). Die Amine wurden in wässeriger Lösung Meerschweinchen subcutan eingespritzt. Die Giftwirkung des Anilins äußert sich bei Tieren in einer lebhaften, aber vorübergehenden Erregung; an ihre Stelle tritt bald eine Art Schauer, der sich über den ganzen Körper verbreitet und bis zum Tode des Tieres andauert. Die Körpertemperatur erleidet eine Erniedrigung um mehrere Grade. Es folgen dann heftige Zukkungen, welche mit einer Lähmung endigen, und die Tiere sterben schließlich in einem Zustand von Schlafsucht einige Stunden nach erfolgter Injektion. Die lebhafte Wirkung auf die Organe äußert sich in einem intensiven und allgemeinen Blutandrang in den Geweben. Die Giftwirkung des Anilins ist ziemlich scharf hervortretend; es genügt im Durchschnitt 0,05 g für ein Gewicht von 100 g, um bei einem Meerschweinchen den Tod herbeizuführen. Die energische Wirkung der Aminogruppe erfährt dadurch eine Bestätigung. Es gibt indessen keinen wesentlichen Unterschied zwischen der Giftwirkung des Benzols und der des Anilins. Durch Einführung der Aminogruppe in den Benzolkern werden nur die dem Benzol eigentümlichen physiologischen Eigenschaften verstärkt. Sie sind sozusagen in latentem Zustande vorhanden und verraten ihre Anwesenheit nur in viel geringerem Maße. Die Erscheinungen, welche bei der Anwendung von Anilin auftreten, wiederholen sich im allgemeinen bei der ganzen Reihe der untersuchten Körper und sind nur mehr oder weniger hervortretend durch jeweiligen Eintritt einer neuen Gruppe. Die folgende Übersicht gibt eine Zusammenstellung der hauptsächlichsten Eigenschaften dieser Körper. Die mittleren kleinsten Dosen sind auf die des Anilins als Einheit bezogen.

p-Phenylendiamin [2]) bewirkt beim Menschen Asthma, Ekzeme, Magenaffektionen und Augenentzündungen [3]). Es macht keine Zersetzung des Hämoglobins, hingegen heftige Schleimhautentzündungen sowie Krampfanfälle. Die Wirkung beruht auf dem ersten Oxydationsprodukt, dem Chinondiimin HN:C$_6$H$_4$:NH.

---

[1]) Rev. méd. Suisse Romande 1890. 329. 389.
[2]) E. Erdmann und E. Vahlen, AePP. 53. 402 (1905).
[3]) R. Dubois und L. Vignon, C. r. 107. 533 (1888). Arch. de physiol. 4. Ser. 2. 255 (1888). Kobert, Lehrb. d. Intoxikationen, 1893. 444.

Angewendete Substanz	Formel	Wirksame Dosen	Physiologische Wirkungen
Anilin	$C_6H_5.NH_2$	1,0	Erregung, Zuckungen.
Schwefelsaures Anilin	$(C_6H_5.NH_2)_2H_2SO_4$	1,1	Erregung, Zuckungen.
o-Toluidin		1,8	Es tritt kein merklicher
m-Toluidin	$C_6H_4\diagdown^{NH_2}_{CH_3}$	1,2	Unterschied zwischen
p-Toluidin		1,1	dem Anilin und den drei Isomeren hervor.
Methylanilin	$C_6H_5.NH.CH_3$	0,7	Geringe Verzögerung des Eintrittes der Zuckungen.
Benzylamin	$C_6H_5.CH_2.NH_2$	0,5	Die charakteristische Giftwirkung des Anilins tritt in den Hintergrund; es treten vorwiegend Schwindelerscheinungen auf.
o-Phenylendiamin		0,2	
m-Phenylendiamin	$C_6H_4\diagdown^{NH_2}_{NH_2}$	0,9	Keine Zuckungen.
p-Phenylendiamin		0,4	
Phenylhydrazin	$C_6H_5.NH.NH_2$	0,1	Die Zuckungen sind weniger hervortretend.
Natriumsalz der Benzolsulfosäure	$C_6H_5.SO_2.O.Na$	11	Erregung und geringe Zuckungen.
Natriumsalz der o-Aminobenzoesäure		4	
m-Aminobenzoesäure	$C_6H_4\diagdown^{NH_2}_{COONa}$	12	Keine Zuckungen.
p-Aminobenzoesäure		11	
Natriumsalz der o-Aminobenzolsulfosäure		7	Weniger Erregung.
m-Aminobenzolsulfosäure	$C_6H_4\diagdown^{NH_2}_{SO_2.O.Na}$	12	Keine Zuckungen.
p-Aminobenzolsulfosäure		13	
Cosaprin	$C_6H_4\diagdown^{NH.CO.CH_3\,(1)}_{SO_2.O.Na\ \ (4)}$	14	Weniger Erregung. Keine Zuckungen.
o-Aminophenol		1,4	
m-Aminophenol	$C_6H_4\diagdown^{OH}_{NH_2}$	0,8	Keine Zuckungen.
p-Aminophenol		0,9	
Phenylhydroxylamin	$C_6H_5.NH_2.OH$	0,1	Keine Zuckungen.
Diaminophenol	$C_6H_3\diagdown^{NH_2\ (1)}_{\ NH_2\ (2)}_{OH\ (2)}$	0,1	Keine Zuckungen.

Vergleicht man auf der einen Seite die o-, m- und p-Derivate und auf der anderen Seite die Isomeren, welche in der Seitenkette einfach substituiert sind, so kommt man zu dem Schlusse, daß immer die letzteren eine giftige Wirkung ausüben. Es scheint, daß die Länge der Seitenkette durch ihr Gewicht einen gewissen Einfluß auf die Giftigkeit ausübt. Vergleicht man dagegen die Isomeren in o-, m- und p-Stellung allein, so bemerkt man, daß es in der Tat nicht möglich scheint, sie nach dem Maße ihrer Giftigkeit systematisch zu ordnen. Anilin und Phenol äußern die gleiche Giftwirkung. Stellt man die in den beiden Reihen in der gleichen Art gewonnenen Derivate einander gegenüber, so bemerkt man, daß in keinem der einzelnen Fälle eine vollständige Übereinstimmung zu erreichen ist.

Phenolreihe			Anilinreihe		
Körper	Mittlere Giftwirkung	Physiologische Wirkung	Körper	Mittlere Giftwirkung	Physiologische Wirkung
Phenol	0,045 – 0,055	Erregung u. Zuckungen.	Anilin	0,051—0,052	Erregung u. Zuckungen.
Kresol	0,020—0,035 p > o > m	Erregung u. Zuckungen.	Toluidin	0,052—0,098 p > m > o	Erregung u. Zuckungen.
Anisol	0,35—0,40	wenig Erregung, keine Zuckungen.	Methylanilin	0,037—0,040	wenig Erregung, keine Zuckungen.
Benzylalkohol	0,17	keine Erregung, keine Zuckungen.	Benzylamin	0,025—0,050	die Zuckungen treten in einer besonderen Form auf.
Oxyphenol	0,20—0,05 o > p > m	Erregung u. Zuckungen.	Phenylendiamin	0,015—0,050 o > p > m	keine Erregung, keine Zuckungen.
Oxybenzoesäure	0,09—0,10	Erregung.	Aminobenzoesäure	0,20—0,60 o > m > p	keine Erregung.

Die Abweichungen in den beiden Reihen scheinen hauptsächlich ihren Grund in dem verschiedenen Verlauf der Vergiftung zu haben. Die Verschiedenheit wird bedingt: 1. durch die Tatsache, daß bei den Aminen im allgemeinen ein mehr oder weniger hervortretender basischer Charakter des Moleküls vorhanden ist, während die Phenole wie eine schwache Säure wirken und 2. durch den Unterschied der chemischen Funktionen, welche mehr oder weniger tätig sind; so ist z. B. die Funktion des Alkohols viel weniger giftig als die der primären Amine.

Einen weiteren Beweis (s. S 258, 259) dafür, daß es der aromatische Kern ist, welcher die antipyretische Wirkung macht, hat Oddo [1] erbracht, als er das Triazobenzol untersuchte. $C_6H_5 \cdot N\diagdown\diagup_N^N$.

Auf Säugetiere wirkt es energisch antipyretisch und antalgisch. Beide Wirkungen entwickeln sich erst nach längerer oder weniger langer Zeit nach der Eingabe in den Magen. Es hängt dies außer mit der Unlöslichkeit der Substanz mit der Umwandlung zusammen, die sie

---

[1] Gazz. chim. Ital. 9. 129.

wahrscheinlich in dem Verdauungskanal erfährt. Als Stütze der Annahme kann man die Unterschiede in der wirksamen Dosis annehmen. Bei Hunden bewirken Dosen von 0,17—0,33 g pro kg schon beträchtliche Temperaturerniedrigung, Erscheinungen allgemeiner Lähmung und manchmal den Tod. Bei Kaninchen dagegen, bei denen bekanntlich die Menge der Salzsäure im Magensafte viel kleiner ist, bewirken Dosen von 0,5 g pro kg Tier keine wahrnehmbaren Erscheinungen und erst bei 1 g pro kg zeigen sich schwere Symptome. Bei Fröschen beobachtet man nach Einführung von Triazobenzol konvulsivische Bewegungen, welche bei Säugetieren fehlen und außerdem Verminderung der Frequenz des Herzschlages, die bei Säugetieren beträchtlich vermehrt ist. Benzamid $C_6H_5 . CO . NH_2$ verhält sich bei Säugetieren als schwaches Antipyreticum, seine Wirkung zeigt sich schnell und verschwindet wieder schnell.

Bedeutung des Ringsystems für die Antipyretica.

Aber nicht allen ringförmig gebundenen Körpern kommen antipyretische Eigenschaften zu. So wirkten Naphthalinderivate gar nicht antipyretisch und waren auch sonst physiologisch gänzlich unwirksam. In dieser Richtung untersuchte Oddo den Äthyl

ester der α-Naphthylazoacetessigsäure $C_{10}H_7N : N . CH {\large\langle} {CO . CH_3 \atop COO . C_2H_5}$

Derselbe wurde bereitet durch Einwirkung von einem Mol. α-Diazonaphthalinchlorid auf ein Mol. der Kaliumverbindung des Acetessigesters.

Ferner ist auch das weiter untersuchte α-Acetonaphthalid (aus α-Naphthylamin und Eisessig dargestellt) physiologisch ganz unwirksam. Da beide Verbindungen unwirksam sind, so muß die Inaktivität auf der Anwesenheit des Naphthalinkernes beruhen. Auch Phenanthren

$C_6H_4 . CH \atop {\| \atop C_6H_4 . CH}$ ist ohne jede antipyretische Wirkung[1]). Phenanthren ist bei

Kaninchen überhaupt ohne jede Wirkung.

Während also die Benzolderivate, soweit untersucht, antipyretisch wirken, fehlt diese Wirkung bei den Naphthalin- und Phenanthrenderivaten vollständig. Diesen Unterschied erklärt Oddo durch die verschiedene Natur der Kerne, welche den Verbindungen zugrunde liegen, nach den Ideen von Bamberger und Baeyer. Obgleich die Naphthalinderivate im allgemeinen chemisch den Charakter der Benzolderivate besitzen, zeigen sie doch verschiedene Abweichungen. Bamberger nimmt an, daß die Benzolringe im Naphthalin anders konstituiert sind als im eigentlichen Benzol und stellt für dasselbe eine der zentrischen Benzolformel von Baeyer ähnliche Formel auf, mit eigentümlichen potentiellen oder zentrischen Bindungen der vierten C-Valenzen. Nach dieser Formel sind im Naphthalin die beiden mittleren C-Atome nicht direkt

---

[1]) HS. **38.** 16 (1903).

miteinander verbunden, sondern äußern je zwei potentielle oder zentrische Valenzen. Da sich Phenanthren vom Naphthalin oder vom Diphenyl ableiten läßt, so gilt dieses auch für diese Substanz. Es ist tatsächlich von größtem Interesse, wie sich der chemische Unterschied in den Bindungen zwischen Benzol und Naphthalin, bzw. Phenanthren in der physiologischen Wirkung äußert; wir erinnern bei dieser Gelegenheit daran, daß Diphenyl $C_6H_5.C_6H_5$ selbst völlig wirkungslos ist, wohl aus denselben chemischen Gründen.

Die antipyretische Wirkung der Benzolderivate ist also vom Benzolkern abhängig, ihre blutzersetzende ist aber ganz unabhängig vom Benzolkern, sie ist lediglich die Funktion der basischen Gruppe; je stärkere basische Effekte eine solche Substanz auszulösen in der Lage ist, desto intensiver erfolgt die Zersetzung des Blutfarbstoffes. Daher wirkt Phenylhydrazin stärker blutschädigend als Anilin. Diese blutzersetzende Wirkung ist schon eine Eigenschaft der anorganischen Base (z. B. Ammoniak, Diamid, Hydroxylamin); sie wird durch den Eintritt eines aromatischen Restes in die Base nicht tangiert, daher behält z. B. Anilin diese Grundwirkung des Ammoniaks, Phenylhydrazin die des Diamids. Es besteht aber gar kein Zusammenhang zwischen der antipyretischen und der blutzersetzenden Eigenschaft der Anilinderivate; Beweis hierfür ist, daß die lediglich hydroxylierten Benzolderivate entfiebern, aber den Blutfarbstoff nicht zerstören. Es ist aber die blutzersetzende Eigenschaft der Anilinantipyretica lediglich Funktion des basischen Restes.

Dimethylanilin wirkt curareartig, Monoäthylanilin wirkt etwas intensiver als Dimethylanilin. Benzylanilin wirkt nicht entfiebernd, ebensowenig wie Diphenylamin, beide erzeugen keine Krämpfe [1]).

Die Toluidine sind heftige Methämoglobinbildner, ebenso die durch Einführung von Methylradikalen in die Aminogruppe des Toluidin entstehenden Derivate. Dimethyl-o-toluidin führt zur Ausscheidung von Oxyhämoglobin neben Methämoglobinbildung. Diese Wirkung ist durch die o-Stellung der Methyl- zur Aminogruppe bedingt. Weder Dimethyl-p-toluidin, noch Dimethylanilin zeigen diese Wirkung [2]).

Acetyl-p-aminophenylpiperidin $CH_3.CO.NH.C_6H_4.NC_5H_{10}$ setzt die Temperatur nicht herab, eher setzt es eine Steigerung. 0,3 g machen starke klonische Krämpfe und letalen Ausgang beim Kaninchen. Die Substanz macht Lähmungserscheinungen am Herzen [3]).

*   *   *

Es erübrigt noch die Besprechung einiger Derivate des Anilins, welchen ein mehr theoretisches Interesse zukommt, da sich an ihnen einige Regeln leicht demonstrieren lassen. Formanilid $C_6H_5.NH.CHO$, welches man beim raschen Destillieren des Anilins mit Oxalsäure erhält, oder beim Behandeln von Anilin mit Ameisensäureester, wirkt sehr kräftig antipyretisch, analgetisch und lokalanästhesierend [4]), ist aber

---

[1]) Vittinghoff, Diss. Marburg 1895.
[2]) H. Hildebrandt, Münchener med. Wochenschr. **1906**. 1327.
[3]) BB. **21**. 2286 (1888).
[4]) Ther. Mon. **1894**. 284.

giftiger als Acetanilid, weil es sich schon durch verdünnte Säuren in seine Komponenten zerlegen läßt.

Ersetzt man im Anilin den einen Wasserstoff der Aminogruppe durch eine Acetylgruppe, den zweiten durch eine Methylgruppe, so erhält man nach A. W. Hoffmann Exalgin

$$C_6H_5 . N \diagdown \genfrac{}{}{0pt}{}{CH_3}{CO.CH_3}$$

eine Verbindung, welche vor dem Acetanilid keine wesentlichen Vorzüge zeigt und sich auch in der Therapie nicht behaupten konnte, da sie äußerst giftige Nebenwirkungen verursacht[1]). Eine ähnliche Erfahrung hat man ja auch beim Phenylhydrazin gemacht, wo der Ersatz der beiden reaktionsfähigen Wasserstoffe des basischen Restes durch fette Reste die unangenehmen Nebenwirkungen der Grundsubstanz, insbesondere die zerstörende Wirkung auf den roten Blutfarbstoff aufzuheben keineswegs in der Lage war.

Ganz anders hingegen ändert der Eintritt eines aromatischen Arylradikals die Wirkung des Anilins. Benzylanilin $C_6H_5 . NH . CH_2 . C_6H_5$ ist bei Säugetieren fast wirkungslos, wie alle anderen aromatischen Derivate des Anilins und Aminophenols, weil die wirksame Substanz, das Anilin, im Organismus nicht freigemacht werden kann.

Wenn man aus dem Acetanilid und aus dem Formanilid durch Reaktion mit Chloressigsäure die Acetanilidoessigsäure

$$C_6H_5 . N \diagdown \genfrac{}{}{0pt}{}{CH_2.COOH}{CO.CH_3}$$

und die Formanilidoessigsäure

$$C_6H_5 . N \diagdown \genfrac{}{}{0pt}{}{CH_2.COOH}{CHO}$$

erhält, so bekommt man wegen der Gegenwart der Säure, resp. weil man die Base eigentlich in eine Säure verwandelt hat, therapeutisch unwirksame Verbindungen. Acetanilidoessigsäure verursacht in Dosen von 4 g beim Menschen keine Störungen. Ebenso unwirksam ist die Acetanilidosalicylsäure [2]). Formanilidoessigsäure bleibt aber wegen der leichten Abspaltbarkeit des Ameisensäurerestes etwa so giftig wie Formanilid, ist aber therapeutisch in bezug auf Antipyrese unwirksam. Die Ursache der therapeutischen Unwirksamkeit der beiden substituierten Essigsäuren liegt in der großen Beständigkeit der beiden Substanzen, welche durch die Verwandlung in saure Körper bedingt ist. Im Harn kann man keine p-Aminophenolreaktion nach Darreichung der Acetanilidoessigsäure beobachten, ein, wie wir später sehen werden, sicherer Beweis für den Umstand, daß diese Substanz im Organismus keine

---

[1]) Dujardin-Beaumetz und Bariet. C. r. 18. III. 1889. Bull. gen. de Therap. **1889**. 58. 346. Schädliche Nebenwirkungen wurden von Hepp, Nouveaux remèdes **1889**. 562 konstatiert. Tierversuche: Binet Rev. méd. de la Suisse rom. **1899**. Nr. 4. 187.

[2]) Deutsche med. Wochenschr. **1891**. Nr. 47, AePP. **26**. 310.

Veränderungen erleidet und ihn daher auch, ohne gewirkt zu haben, passiert.

Aus demselben Grunde muß die Sulfoverbindung des Acetanilids unwirksam sein.

Diese Verbindung $C_6H_4 \Big\langle \begin{smallmatrix} NH.COCH_3 & (1.) \\ SO_3Na & (4.) \end{smallmatrix}$ Cosaprin [1]) genannt, wird dargestellt durch Erhitzen von p-sulfanilsaurem Natrium mit Eisessig. Zu dem gleichen Körper kann man gelangen, wenn man Kernhalogensubstitutionsprodukte des Acetanilids, seiner Homologen und Substitutionsprodukte in einem geeigneten Verdünnungsmittel im Autoklaven bei 150—200 ^{0} mit saurem oder neutralem schwefligsaurem Natron behandelt. Die Reaktion verläuft nach der Gleichung

Ebenso kann man die freie Acetanilidsulfosäure und deren Homologe darstellen und abscheiden, wenn man Acetanilid, Acet-p-xylid mit rauchender Schwefelsäure behandelt, auf 30—40 ^{0} erwärmt, bis eine Probe in Alkali klar löslich ist. Beim Eingießen in wenig Eiswasser fallen die Krystalle des Sulfoproduktes aus, die man nun in wenig warmem Wasser löst und durch Eintragen von rauchender Schwefelsäure und Abkühlen zur Krystallisation bringt. Dieser Körper ist hygroskopisch und in Wasser leicht löslich.

Cosaprin ist vollkommen unschädlich und nach den vorliegenden Angaben ist höchstens die kurze Dauer der Wirkungen unvorteilhaft [2]). Aus den angeführten Gründen halten wir diesen Körper, sowie die entsprechende Phenacetinverbindung, für ganz unwirksam; wenn man Wirkungen überhaupt erzielt, so kann es sich nur um Beimengungen eines anderen, aber wirksamen Körpers handeln. Die Wirkung einer solchen Verbindung stünde ohne jede Analogie da. Von einer Abspaltung des wirksamen Anilins aus dieser Substanz innerhalb des Organismus kann ja keine Rede sein. (Nach kurzer Zeit ist diese Substanz auch vom Arzneimittelmarkte verschwunden.)

Durch Einführung der Sulfogruppe in die ω-Stellung des Acetanilids und dessen Substitutionsprodukte gelangt man zu leicht löslichen Derivaten, die gute antipyretische Wirkungen angeblich haben sollen, die aber nie verwendet wurden! [3])

Um diese Körper zu gewinnen, erhitzt man molekulare Mengen von ω-Chloracetanilid mit Natriumsulfit in wässeriger Lösung zum Kochen, aus dem Filtrat krystallisiert beim Erkalten das Natriumsalz der ω-Acetanilidsulfosäure $C_6H_5.NH.$ $CO.CH_2.SO_3Na$. Das notwendige ω-Halogenacetanilid erhält man durch Behandeln des monochloressigsauren Anilins mit Phosphorsäureanhydrid.

Wenn man auf Aminocrotonsäureanilid Essigsäureanhydrid einwirken läßt [4]), erhält man einen sehr beständigen, stark basischen Körper, welcher aber nicht das erwartete Acetylaminocrotonsäureanilid ist. Der Körper wirkt antipyretisch. Nähere Angaben liegen nicht vor.

---

[1]) Hoffmann-Laroche, Basel, DRP. 92796.
[2]) Ther. Mon. 1897. 428.
[3]) Bayer-Elberfeld. DRP. 79714, 84654.
[4]) DRP. 73155.

Läßt man Chlorameisensäureester auf Anilin einwirken, so erhält man nach der Gleichung $C_6H_5 \cdot NH_2 + ClCOO \cdot C_2H_5 = C_6H_5 \cdot NH \cdot COO \cdot C_2H_5 + HCl$ Phenylurethan, welches den Phantasienamen Euphorin erhielt.

In seiner antipyretischen Wirkung sehr schwankend, macht Euphorin keine Methämoglobinbildung, hat aber erhebliche antiseptische Wirkungen. Es hat einen angenehmen zarten aromatischen Geruch. Es besitzt keine Vorzüge vor den antipyretischen Standardpräparaten und konnte sich neben ihnen nicht behaupten. Während der Apyrexie soll, anscheinend durch den Äthylrest, Euphorie auftreten.

Phenylurethan (Euphorin $C_6H_5 \cdot NH \cdot COO \cdot C_2H_5$) erhöht beim Gebrauch die gepaarten Sulfate im Harne und wird zum kleinen Teil als p-Oxyphenylurethan ausgeschieden, welch' letzteres weniger giftig ist als die eingeführte Muttersubstanz. Es erfolgt hier also ein ganz analoger Entgiftungsprozeß, wie wir ihn beim Anilin kennen gelernt haben, welches nach Schmiedeberg zu p-Aminophenol im Organismus oxydiert wird und hierbei an Giftigkeit einbüßt. Phenylurethan, 1874 von Weddige dargestellt, wurde von Giacosa [1]) aus dem Grunde physiologisch untersucht, weil er eine Beeinflussung der Phenylgruppe durch die Äthylgruppe zu erzielen hoffte, ähnlich wie im Urethan der Einfluß der Äthylgruppe auf die NH_2-Gruppe sich kund tut. Urethan (der Äthyläther der Carbaminsäure $NH_2 \cdot COO \cdot C_2H_5$) wurde von O. Schmiedeberg als Schlafmittel empfohlen. Als Urethanabkömmling wirkt Euphorin (Phenylurethan) in großen Dosen lähmend auf das Nervensystem, in mittleren hemmt es die Stoffwechselvorgänge. Das Herz wird nicht in schädlicher Weise beeinflußt. Die Lähmungserscheinungen, welche sich bei Fröschen nach Injektion kleiner Dosen zeigen, sind zentralen Ursprungs, analog denjenigen bei akutem Alkoholismus. Die antipyretische Wirkung beim Menschen hängt von der Erweiterung der peripheren Gefäße ab.

Während das Methylsubstitutionsprodukt des Acetanilid (Exalgin) ein heftiges Gift darstellt, das epileptische Konvulsionen, maniakalische Anfälle, Zittern der Glieder, Cyanose und Kollaps hervorruft, ist das Methylsubstitutionsprodukt des Phenylurethans, das Methyleuphorin $N(CH_3) \cdot (C_6H_5) \cdot COO \cdot C_2H_5$, ein fast indifferenter Körper. Nach Einnahme dieser Substanz gibt der Harn nach Kochen mit Schwefelsäure direkt die Indophenolreaktion.

Anthranilsäure (o - Aminobenzoesäure) $\underset{}{\bigbox}$ lähmt bei

Fröschen das Zentralnervensystem [2]). Bei Warmblütern ist sie unschädlich oder ohne sichtbare Wirkung, tritt im Harn unverändert auf, verursacht aber bei Menschen und Hunden Glycosurie, nicht aber beim Kaninchen.

Acetylanthranilsäuremethylester $C_6H_4\begin{smallmatrix} NH \cdot CO \cdot CH_3 \ (1) \\ COO \cdot CH_3 \ (2) \end{smallmatrix}$ wirkt wie

[1]) Ann. di Chim. e di Farmacol. 1891. Febr. 74.
[2]) H. Kleist, Bericht v. Schimmel & Co., Miltitz b. Leipzig, 1903.

Anthranilsäure und wird im Organismus in Anthranilsäuremethylester verwandelt.

Methylanthranilsäuremethylester $C_6H_4 \begin{matrix} \diagup NH.CH_3 \ (1) \\ \diagdown COO.CH_3 \ (2) \end{matrix}$ wirkt eben-

falls so, wird aber im Organismus nicht zerlegt.

Acetylmethylanthranilsäuremethylester

$$C_6H_4 \begin{matrix} \diagup \overset{\textstyle CH_3}{N}.CO.CH_3 \ (1) \\ \diagdown COO.CH_3 \ (2) \end{matrix}$$

wirkt wie obige Verbindungen, aber rascher, verursacht bei Hunden keine Glykosurie und ist wirkungslos, bei Kaninchen aber erzeugt er Glykosurie, leichte Nekrose, Lähmung des Zentralnervensystems bei größeren Dosen. Im Organismus wird die Acetylgruppe abgespalten.

---

p-Aminophenolderivate.

Der nächste große Fortschritt auf dem Gebiete der synthetischen Antipyretica wurde durch das Studium der Stoffwechselprodukte des Acetanilids hervorgerufen (s. S. 257). Während die Entdeckung der anti-pyretischen und antineuralgischen Wirkung des Acetanilids eine mehr zu-fällige war, war das Studium der verschiedenartigen Derivate des Acet-anilids etwas Bewußtes und Beabsichtigtes. Die synthetische Chemie suchte nach anderwärts erprobten Analogien oder nach neuen Gesichtspunkten, die sich aus physiologisch-chemischen Kenntnissen ergaben, aus dem als Ausgangssubstanz so billigen Anilin neue Körper zu schaffen, denen wohl die antipyretischen und antineuralgischen Eigenschaften des Acet-anilids eigen, die aber frei wären von jener verderblichen Wirkung des Acetanilids auf die roten Blutkörperchen.

Nun war aus den Untersuchungen von O. Schmiedeberg[1]) bekannt, daß der Organismus Anilin in der Weise verändert und entgiftet, daß er es in der p-Stellung oxydiert, aus dem Anilin entsteht

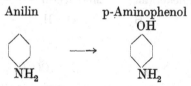

Anilin   p-Aminophenol

p-Aminophenol. Auf dieser Grundbeobachtung beruht die Synthese ver-schiedenartiger p-Aminophenolderivate, in welcher Gruppe wohl das Phenacetin[2]) die größte Bedeutung erlangt hat. p-Aminophenol erweist sich schon als weit ungiftiger als Anilin, aber auch dem p-Amino-

---

[1]) AePP. 8. 1.
[2]) Hinsberg u. Kast, Zentralbl. f. med. Wissensch. 1887. 145.

phenol kommt noch eine, wenn auch weit weniger intensive Einwirkung
auf die roten Blutkörperchen zu, auch die Verfütterung von p-Aminophenol führt zur Methämoglobinbildung. Die Abschwächung des p-Aminophenols durch Einführung einer Acetylgruppe in den basischen Rest nach
Analogie des Acetanilids hatte noch immer nicht die gewünschte Wirkung[1]).
Das freiwerdende p-Aminophenol war auch in der Lage, schädliche Wirkungen auszuüben.   Man sah sich daher genötigt, auch das freie Hydroxyl
des p-Aminophenols durch Acyl- oder Alkylreste zu schließen. So
wurde dargestellt Diacetyl-p-aminophenol $CH_3CO.NH.C_6H_5.O.CO.CH_3$,
welches schon viel weniger unangenehme Nebenwirkungen zeigt
als p-Aminophenol.   Aber einige seiner Nebenwirkungen lassen es
in seinen therapeutischen Effekten hinter dem Phenacetin rangieren.
Es ist nun, nach dem im allgemeinen Teil Ausgeführten, von vornherein
klar, daß die Variationsmöglichkeiten beim p-Aminophenol um so mehr
anwachsen, als man einerseits die Aminowasserstoffe durch verschiedene
saure und Alkylreste ersetzen kann, anderseits den Hydroxylwasserstoff
sowohl durch saure Reste als auch durch Alkylreste. Es hat wahrlich
an den verschiedensten Versuchen dieser Art nicht gefehlt. Da schließlich und endlich nur das im Organismus sich abspaltende p-Aminophenol das wirksame in allen diesen Präparaten ist, so haben, mutatis
mutandis, alle sich vom p-Aminophenol ableitenden Verbindungen,
welche nach dem eben ausgeführten Schema aufgebaut sind, nach Maßgabe des sich abspaltenden p-Aminophenols identische Wirkungen.
Ersetzt man nun, wie es Mering getan, im Acetylaminophenol oder im
Diacetylaminophenol die Wasserstoffe durch Propionyl- oder Butyryl-
reste, so erhält man gleichartig wirkende Substanzen, welche jedoch
wegen ihrer ungemein schweren Löslichkeit nur sehr langsam zur Wirkung
gelangen und daher vor dem Standardpräparat diese Reihe, dem Phenacetin, keine Vorzüge besitzen. Wird im Acetyl-p-aminophenol der
Hydroxylwasserstoff durch eine Methylgruppe ersetzt, so gelangt man
zum Methacetin [2]), wird der Hydroxylwasserstoff durch eine Äthylgruppe
ersetzt, so erhält man Phenacetin.

Phenetidin ist p-Aminoäthoxyphenol, es ist die Ausgangssubstanz
für Synthesen einer Reihe von antipyretischen Mitteln, von denen sich
einige das Bürgerrecht in der Pharmakotherapie erworben haben.

Anisidin	Phenetidin	Methacetin	Phenacetin
$O.CH_3$	$O.C_2H_5$	$O.CH_3$	$O.C_2H_5$
NH_2	NH_2	$NH.CO.CH_3$	$NH.CO.CH_3$

Für diese Phenetidinverbindungen, sowie für alle Derivate des Anilins
stimmt die Harnack'sche Theorie, daß, je stärker eine Verbindung dieser
Reihe substituiert ist, d. h. mit je mehr oder mit je längeren Seitenketten, desto weniger giftig ist sie, während die einfacheren Verbindungen

---

[1]) Ther. Mon. **1893**. 577.
[2]) Empfohlen von Mahnert, Wiener klin. Wochenschr. **1889**. Nr. 13. u. Wiener
Med. Blätter **1889**. Nr 28 u. 29.

viel zu heftig und viel zu rapid wirken, um gefahrlos als Antipyretica dienen zu können. Aber die Seitenketten müssen gewisse Eigenschaften haben. Sie müssen, wie es scheint, im Körper angreifbar sein, damit die Verbindung keinen zu starren Charakter gewinne und allmählich die einfachere aus der komplizierteren im Organismus hervorgehe. Es wurde von einer Seite zwar behauptet, daß es nicht das p-Aminophenol sei, bzw. das Anilin, welches die antipyretische Wirkung im Antifebrin und im Phenacetin bedinge, sondern daß es die Gruppe $NH.CO.CH_3$ sei, auf welche es bei der Antipyrese ankomme. Aber O. Liebreich zeigte schon 1888, daß diese Annahme ganz unrichtig ist. So enthält die β-Acetylaminosalicylsäure $OH.C_6H_3(NH.CO.CH_3).COOH$ diese Gruppe und außerdem noch Salicylsäure, welche ja an und für sich schon antipyretisch wirkt. Und trotzdem hat dieser Körper eine kaum merkliche Einwirkung auf die Temperaturerniedrigung.

Freies Phenetidin ist naturgemäß viel giftiger als das acetylierte (Braatz und Henck). Es eignet sich auch weder frei noch als Salz in der Therapie und kann mit dem Phenacetin durchaus nicht konkurrieren. In kleinen Mengen erzeugt es Nephritis [1]).

Phenacetin, der wichtigste Repräsentant dieser Gruppe und der erste Körper, der aus dieser Gruppe in die Therapie eingeführt wurde, wird nach folgenden Methoden dargestellt:

Man ging ursprünglich vom p-Nitrophenol aus, welches man mittelst Halogenäthyl in den p-Nitrophenoläthyläther verwandelte. Durch Reduktion dieses Äthers gelangt man zum Phenetidin, d. i. p-Aminophenoläthyläther. Durch Kochen mit Eisessig erhält man das Acetylderivat, das Phenacetin.

Technisch wurde vielfach folgendes Verfahren angewandt. p-Nitrophenol läßt sich nicht in guter Ausbeute erhalten und schwer rein darstellen. Man diazotiert p-Aminophenetol

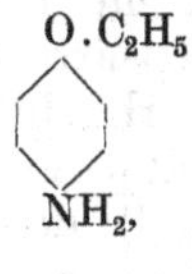

$O.C_2H_5$

$NH_2,$

behandelt das Diazoderivat mit Phenol und Soda, wobei sich Äthyldioxyazobenzol

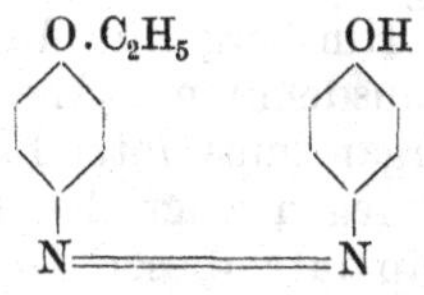

$O.C_2H_5 \qquad OH$

$N = N$

quantitativ abscheidet. Dieses führt man nun durch Äthylieren in das symmetrische Diäthyldioxyazobenzol

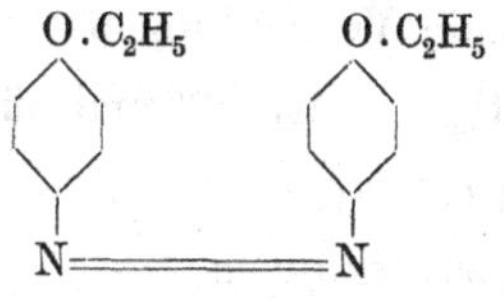

$O.C_2H_5 \qquad O.C_2H_5$

$N = N$

über. Wenn man nun diesen Körper mit Zinn und Salzsäure reduziert, so erhält man zwei Moleküle Phenetidin, von denen das eine acetyliert wird und Phenacetin

---

[1]) Ther. Mon. 1888. 358; 1893. 580.

liefert, während das andere wieder zur Darstellung einer neuen Menge Phenetidin dient.

Täuber empfahl eine Methode, bei welcher zuerst Acet-p-aminophenol dargestellt wird, welches dann mit äthylschwefelsaurem Kali erhitzt, direkt Phenacetin gibt [1]).

Selbstredend kann man nach den gleichen Methoden zum Methacetin gelangen; es wird bei denselben Prozessen nur methoxyliert statt äthoxyliert.

Es ist ein charakteristisches Zeichen für die ganze Gruppe der sich vom Anilin oder p-Aminophenol ableitenden Körper, daß, wenn sie in den Organismus gelangen und wirksam sind, der Harn die Indophenolreaktion gibt. Diese wird in der Weise aufgeführt, daß man zum Harn 2 Tropfen Salzsäure und 2 Tropfen von einer 1%igen Natriumnitritlösung zusetzt, wodurch Phenetidin diazotiert wird. Setzt man nun eine alkalische Naphthollösung zu, so kuppelt sich die Diazoverbindung mit Naphthol und es entsteht eine Rotfärbung, die beim Ansäuern mit Salzsäure einer Violettfärbung Platz macht. Wenn Anilin- und Phenetidinderivate im Tierversuch beim Verfüttern keine Antipyrese erzeugen, so läßt sich auch immer zeigen, daß der Harn keine Indophenolreaktion gibt. Bei starker Antipyrese bekommt man starke Indophenolreaktion, bei schwacher Antipyrese eine geringe Indophenolreaktion. G. Treupel und O. Hinsberg [2]) formulierten daraus das Gesetz: die antipyretische Wirkung der Anilin- und Aminophenolderivate ist, soweit es sich übersehen läßt, innerhalb gewisser Grenzen, der Menge des im Organismus abgespaltenen p-Aminophenol oder p-Acetylaminophenol proportional oder annähernd porportional. K. A. H. Mörner [3]) hat gezeigt, daß ein kleiner Teil des eingeführten Phenacetins als Acetyl-p-aminophenolschwefelsäure ausgeschieden wird, ein Teil wahrscheinlich als Phenacetin und ein Teil in einer linksdrehenden Verbindung, wahrscheinlich als gepaarte Glykuronsäure.

Der Satz, daß bei den Verbindungen der Anilin- und p-Aminophenolgruppe (Anilinderivate und p-Aminophenolderivate, die im Benzolkern nicht weiter substituiert sind), das Zustandekommen der antipyretischen Wirkung mit dem Auftreten von p-Aminophenol oder einem N-Acylaminophenol im Organismus verknüpft ist, hat sich weiterhin bestätigt, als Treupel und Hinsberg ihre Untersuchungen auf andere Körper derselben Gruppe ausdehnten. Alle echten Antipyretica und Antalgica spalten sich im Organismus unter Bildung von p-Aminophenol oder Acylaminophenol. Dagegen zeigt der Harn nach Eingabe antipyretisch unwirksamer Präparate dieser Gruppe niemals eine Indophenolreaktion. Die Wirkungen eines Präparates variieren hinsichtlich der Intensität bei verschiedenen Individuen stark. Treupel und Hinsberg untersuchten folgende Verbindungen:

Dulcin $C_6H_4\begin{cases} O.C_2H_5 \\ HN.CO.NH_2 \end{cases}$ ist 200 mal süßer als Rohrzucker, wirkt antipyretisch, ohne Nebenwirkungen.

---

[1]) DRP. 85988.
[2]) AePP. **33**. 216.
[3]) HS. **13**. 12 (1889).

Lactylaminophenoläthylcarbonat wirkt antipyretisch und erzeugt

$$C_6H_4 \begin{cases} O.CO.O.C_2H_5 \\ OH \\ NH.CO.CH.CH_3 \end{cases}$$

die nämlichen toxischen Erscheinungen, wie Phenacetin und Methacetin in gleichen Dosen verabreicht. Die narkotischen Wirkungen aber sind geringer. Die Zerlegung im Organismus erfolgt langsamer.

Acetaminophenolbenzoat wirkt schwächer als Phenacetin, die Zer-

$$C_6H_4 \begin{cases} O.CO.C_6H_5 \\ NH.CO.CH_3 \end{cases}$$

legung erfolgt langsamer.

Acetäthylaminophenolacetat erzeugt Rauschzustand mit Taumeln,

$$C_6H_4 \begin{cases} O.CO.CH_3 \\ C_2H_5 \\ N.CO.CH_3 \end{cases}$$

ähnlich wie Äthylphenacetin, nur verläuft der Rauschzustand viel rascher als bei jener Verbindung und die narkotische Wirkung tritt mehr zurück. Beim Menschen ist es nur schwach antipyretisch wirksam. Dagegen sind antineuralgische und wahrscheinlich auch narkotische Eigenschaften vorhanden.

Oxyphenacetinsalicylat [1])

$$C_6H_4 \begin{cases} O.C_2H_4.O.CO.C_6H_4.OH \\ NH.CO.CH_3 \end{cases}$$

wird im Organismus in Salicylsäure und wahrscheinlich Oxyphenacetin gespalten, welches dann ähnlich dem Phenacetin in Acetaminophenol übergeht. Der Harn gibt Indophenol- und Salicylsäurereaktion. Supponierte Spaltungsprodukte und auch sonstige physiologische Eigenschaften, namentlich schwach narkotische Wirkung, stimmen zusammen. Beim Menschen ist es nur unbedeutend antipyretisch wirksam, weil es relativ langsam zerlegt und die Anhäufung der Spaltungsprodukte verhindert wird. Dagegen besitzt es antineuralgische und antirheumatische Eigenschaften [2]).

Eine Regelmäßigkeit ergibt sich bei den in der OH-Gruppe acylierten Aminophenolen:

$$C_6H_4 \begin{cases} O.CO.O.C_2H_5 \\ OH \\ NH.CO.CH.CH_3 \end{cases} \quad \text{und} \quad C_6H_4 \begin{cases} O.CO.C_6H_5 \\ NH.CO.CH_3 \end{cases}$$

---

[1]) Nach DRP. 88950 durch Erhitzen von Chlor- oder Bromphenacetin mit Natriumsalicylat gewonnen.

[2]) Zentralbl. f. inn. Med. 1897. Nr. 11.

Diese Verbindungen scheinen sich im tierischen Organismus etwas langsamer zu spalten als die Alkyläther der N-Acylaminophenole (Phenacetin, Lactophenin). Ferner ist der physiologische Koeffizient der in die Hydroxylgruppe eintretenden Acylgruppen anscheinend weit kleiner, als derjenige, der an gleicher Stelle eintretenden Alkylgruppen.

Die chemisch recht weit auseinander liegenden Verbindungen

$$C_6H_4 \diagup^{O.CO.O.C_2H_5}_{NH.CO.CH_3} \quad \text{resp.} \quad C_6H_4 \diagup^{O.CO.O.C_2H_5}_{OH}$$
$$ NH.CO.CH.CH_3$$

$$\text{und} \quad C_6H_4 \diagup^{O.CO.C_6H_5}_{NH.CO.CH_3}$$

stehen einander physiologisch noch recht nahe, namentlich in bezug auf antipyretische und antineuralgische Eigenschaften, während die chemisch nur durch eine CH_2-Gruppe unterschiedenen Verbindungen

$$C_3H_4 \diagup^{O.C_2H_5}_{NH.CO.CH_3} \quad \text{und} \quad C_6H_4 \diagup^{O.C_3H_7}_{NH.CO.CH_3}$$

schon beträchtliche physiologische Differenzen aufweisen.

Äthylphenacetin besitzt bemerkenswerte narkotische Eigenschaften. Die Wirkung der Substitution von Hydroxyl- und Aminowasserstoff im p-Aminophenol ist die folgende: Acetaminophenol hat kräftige antipyretische, antineuralgische und wahrscheinlich schwach narkotische Eigenschaften. Substitution des H der Hydroxylgruppe: 1. Durch Methyl-: Die antipyretische und antineuralgische Wirkung wird etwas verstärkt. Geringere Methämoglobinbildung im Blut. 2. Durch Äthyl-: Die antipyretische Wirkung bleibt erhalten. Die narkotische Wirkung wird verstärkt. Viel geringere Methämoglobinbildung im Blut. 3. Durch Propyl-: Die antipyretische Wirkung bleibt erhalten, eher etwas schwächer. Methämoglobinbildung im Blut verringert, aber stärker als bei Methyl- und Äthyl-. 4. Durch Amyl-: Die antipyretische Wirkung wird verringert.

Das Maximum der antipyretischen und antineuralgischen Wirksamkeit liegt bei der Methylgruppe, die geringste Giftigkeit bedingt die Äthylgruppe. Die antipyretischen Eigenschaften nehmen mit steigender Größe der substituierten Alkylgruppen ab.

Substitution des Wasserstoffs der Imidgruppe: 1. durch Äthyl-: Antipyretische und narkotische Eigenschaften nahezu gleich Null. Methämoglobinbildung im Blut nicht nachweisbar.

Substitution des Wasserstoffs der NH-Gruppe bei gleichzeitiger Besetzung des Wasserstoffs der OH-Gruppe (durch Äthyl).

1. Durch CH_3. Beim Hunde: Die narkotische Wirkung wird sehr verstärkt, die Methämoglobinbildung im Blut vermindert.

Beim Menschen: Die narkotische Wirkung wird verstärkt, die antineuralgische Wirkung ebenfalls verstärkt, die antipyretische Wirkung bleibt erhalten. Reizwirkung auf Magen und Nieren.

2. Durch C_2H_5. Beim Hunde: Die narkotische Wirkung wird sehr verstärkt, die Methämoglobinbildung im Blut vermindert.

Beim Menschen: Antipyretische und antineuralgische Wirkungen bleiben erhalten.

3. Durch C_3H_7. Beim Hunde: Die narkotische Wirkung ist im ganzen geringer als bei Äthyl und Methyl, dabei ist der Ablauf rascher, beim Menschen im ganzen geringer.

4. Durch C_5H_{11}. Die narkotische Wirkung ist sehr gering.

Das Maximum der narkotischen und antineuralgischen Wirkung liegt bei Methyl- (beim Hunde ist die Äthylgruppe ebenso wirksam). Das Maximum der antipyretischen Wirkung liegt bei Methyl- und Äthyl. Die geringste Giftigkeit besitzt Äthyl.

Die narkotischen und wahrscheinlich auch die antineuralgischen Eigenschaften nehmen vom Äthyl- an mit steigender Größe der Alkylgruppe an Stärke ab [1]).

Der Komplex der physiologischen Wirkung selbst besteht aus der Wirkung der eingegebenen Substanz selbst, plus der Wirkung ihrer Zersetzungsprodukte im Organismus. Phenacetin ist wenig giftig, weil es sich langsam in Acetaminophenol und Äthylalkohol spaltet.

Acetyl-o-phenetidin

$$O.C_2H_5$$
$$NH.CO.CH_3$$

wirkt in mittleren Dosen antipyretisch, wie die entsprechende p-Verbindung; es ist aber bedeutend giftiger, als Phenacetin.

Also die vom Anilin abstammenden Antipyretica gehen im Organismus in solche Derivate des p-Aminophenols über, welche beim Kochen mit Säuren leicht freies Aminophenol abspalten. Exalgin und Pyrodin tun es auch. — Das Zustandekommen der antipyretischen Wirkung bei diesen Körpern ist mit der Bildung von p-Aminophenol oder Acetaminophenol im Organismus verknüpft [2]). Es wurde festgestellt, daß p-Aminophenol (in Form eines organischen Salzes versucht) und Acetaminophenol beträchtliche antipyretische und auch antalgische Wirkungen besitzen. Wurden die beiden Wasserstoffatome der Gruppen NH und OH im Acetaminophenol teilweise oder ganz durch Alkylgruppen ersetzt, so sah man, daß alle diejenigen Alkylderivate, die antipyretisch, antalgisch, narkotisch wirken, im Organismus p-Aminophenol resp. leicht spaltbare Derivate desselben liefern. (Nachweis durch die Indophenolreaktion.) Ein Alkylderivat hingegen, das im tierischen Organismus kein p-Aminophenol abspaltete, zeigte auch keine ausgesprochenen antipyretischen und antalgischen Wirkungen. Es wurden untersucht:

---

[1]) AePP. **33**. 216.
[2]) Zentralbl. f. inn. Med. **1897**. Nr. 11.

Methacetin $C_6H_4\diagdown\begin{matrix}O.CH_3\\NH.CO.CH_3\end{matrix}$

Phenacetin $C_6H_4\diagdown\begin{matrix}O.C_2H_5\\NH.CO.CH_3\end{matrix}$

Acetaminophenolpropyläther $C_6H_4\diagdown\begin{matrix}O.C_3H_7\\NH.CO.CH_3\end{matrix}$

$\left.\begin{matrix}\\\\\\\\\end{matrix}\right\}$ liefern p-Aminophenol leicht abspaltbar; wirken antipyretisch, antalgisch.

Ebenso liefern im Organismus p-Aminophenol und wirken:

Methylphenacetin

$C_6H_4\diagdown\begin{matrix}O.C_2H_5\\N\diagdown\begin{matrix}CH_3\\CO.CH_3\end{matrix}\end{matrix}$

Propylphenacetin

$C_6H_4\diagdown\begin{matrix}O.C_2H_5\\N\diagdown\begin{matrix}C_3H_7\\CO.CH_3\end{matrix}\end{matrix}$

Äthylphenacetin

$C_6H_4\diagdown\begin{matrix}O.C_2H_5\\N\diagdown\begin{matrix}C_2H_5\\CO.CH_3\end{matrix}\end{matrix}$

Isopropylphenacetin

$C_6H_4\diagdown\begin{matrix}O.C_2H_5\\N\diagdown\begin{matrix}C_3H_7\\CO.CH_3\end{matrix}\end{matrix}$

Hingegen liefert Äthylacetaminophenol $C_6H_4\diagdown\begin{matrix}OH\\N\diagdown\begin{matrix}C_2H_5\\CO.CH_3\end{matrix}\end{matrix}$

kein Aminophenol, wirkt nicht antipyretisch und läuft unzersetzt durch den Organismus [1]).

Die Homologen des Phenetidins mit verschiedenen Alkylradikalen erwiesen sich sämtlich als stark giftig und die Harnstoffderivate zeigten durchgehend nicht den süßen Geschmack, der p-Phenetol- und der p-Anisol-Harnstoff auszeichnet. L. Spiegel und S. Sabbath[2]) untersuchten Derivate mit gesättigten, ungesättigten, primären, sekundären und tertiären aliphatischen, sowie gemischten Radikalen.

Die vorzügliche Wirkung des Phenacetins, welches billig, dabei sicher und prompt entfiebernd wirkt, und äußerst geringe giftige Nebenwirkungen zeigt, dabei sich als ein mit dem Antifebrin gut konkurrierendes Antineuralgicum erweist, hat dem Phenacetin zu einer überraschend großen Verbreitung verholfen.

Phenacetin bewirkt, wie Acetanilid, eine Verminderung der Kohlensäureausscheidung, desgleichen sinkt die Harnmenge bis 600 ccm, während die Harnstoffausscheidung nicht gleich beeinflußt wird. Es ist vielleicht das unschädlichste aller Fiebermittel. Man war um so mehr bedacht analog gebaute, und daher analog wirkende Körper darzustellen, da der p-Aminophenolkern, welcher das eigentlich Wirksame darstellte nach mehreren Richtungen hin zahlreiche Variationen zuließ. Die Variationen waren vorzüglich nach drei Seiten hin möglich. 1. Es konnte statt des Aminophenols, statt des Kernes, ein homologer Körper eingeführt werden, 2. konnte das saure Radikal in der Aminogruppe, 3. das Alkyl, welches

---

[1]) Treupel, Deutsche med. Wochenschr. **1895**. 224. DRP. 79098.
[2]) BB. **34**. 1936 (1901).

den Hydroxylwasserstoff ersetzt, variiert werden. Für solche Verbindungen bestand nur nach einer Richtung hin ein Bedürfnis. Phenacetin ist nämlich im Wasser sehr schwer löslich und wird daher langsam resorbiert. Es konnte also nur ein solcher Körper gegenüber dem Phenacetin reussieren, welcher im Wasser leichter löslich und rascher zur Resorption und Wirkung gelangt. Bei diesen Darstellungen muß man vor allem in Betracht ziehen, daß der saure Rest, welcher Aminowasserstoff ersetzt, keineswegs so labil beschaffen sein darf, daß er schon von der Magensalzsäure abgespalten wird. In diesem Falle würde man nämlich salzsaures Phenetidin erhalten, welches wie alle Phenetidinsalze weit giftiger wirkt, als das acetylierte Derivat. Die acylierten Phenetidine (diese Forderung muß man an alle eingeführten stellen), dürfen von 2%iger Salzsäure bei Körpertemperatur nicht zerlegt werden.

Von den Variationen des Acetylrestes sind noch einige erwähnenswert.

Wenn man p-Aminophenoläther mit ameisensaurem Natron und etwas freier Ameisensäure erhitzt, so erhält man die Formylverbindung dieses Äthers $HCO . NH . C_6H_4 . OC_2H_5$, welche sich merkwürdigerweise wesentlich vom Phenacetin unterscheidet, dadurch, daß ihr antipyretische Eigenschaften so gut wie gar nicht zukommen; dagegen zeigt sie eine außerordentlich große Einwirkung auf das Rückenmark, hebt die Wirkungen des Strychnins auf und ist somit ein vorzügliches Gegengift gegen dasselbe. Die ursprüngliche Vermutung, daß dieser Körper bei krampfhaften Zuständen von Wichtigkeit sein werde, hat sich anscheinend nicht bestätigt. Die depressive Wirkung auf das Rückenmark dürfte aber die Anwendung dieses Derivates für jeden anderen Zweck völlig ausschließen [1]).

Ersetzt man den Acetylrest im Phenacetin durch den Propionylrest, so gelangt man zu einem Antipyreticum und Antineuralgicum, welches Mering Triphenin

$$C_6H_4 {\Large\langle} {\substack{O . C_2H_5 \\ NH . CO . CH_2 . CH_3}}$$

genannt hat. Es zeigt eine geringe Löslichkeit und langsame Resorption [2]) und darum eine milde Wirkung. Durch Substitution eines Wasserstoffes im basischen Rest des Phenetidins durch Valeriansäure erhielt man Valerydin $C_6H_4(OC_2H_5)NH . OC . C_4H_9$. Wird statt der Propionsäure Milchsäure eingeführt, so wirkt das entstehende Lactophenin weniger energisch entfiebernd, wird statt der Oxypropionsäure Dioxypropionsäure (Glycerinsäure) eingeführt, so entsteht eine ganz unwirksame Substanz [3]), so daß die Anreicherung des Fettsäureradikals an OH-Gruppen dieses unangreifbar macht und die Wirkung des p-Aminophenols nicht ausgelöst werden kann. Ersetzt man den Acetylrest durch eine Lactylgruppe, so gelangt man zum Lactophenin [4])

---

[1]) DRP. 49075.
[2]) G. Gaude, Diss. Halle 1898.
[3]) Deutsch. Diss. Halle 1898.
[4]) O. Schmiedeberg, Ther. Mon. 1894. 442.

$$C_6H_4 \diagdown \begin{matrix} O.C_2H_5 \\ NH.CO.CH(OH).CH_3. \end{matrix}$$

Die Lactylderivate des p-Phenetidins [1]), wie des p-Anisidins, des Methylanilins und Äthylanilins werden gewonnen durch Erhitzen der milchsauren Salze dieser Basen auf 130 bis 180 ⁰ C oder durch Erhitzen der Basen mit Milchsäureanhydrid oder Milchsäureestern auf die gleiche Temperatur. Ebenso kann man sie erhalten durch Erhitzen der Basen mit Lactamid [2]). Eine einfache Modifikation scheint folgendes Verfahren zu bieten. Die Basen werden mit dem Chlorid oder Bromid einer α-Halogenpropionsäure behandelt und die gebildeten α-Halogenpropionylbasen in alkoholischer Lösung mit Natriumacetat gekocht, wobei unter Austritt von Halogen sich das Lactylderivat bildet, welches nach Abdestillieren des Alkohols mit Wasser gefällt wird [3]).

Die Reaktion geschieht nach folgender Gleichung:

$$C_6H_4 \diagdown \begin{matrix} O.C_2H_5 \\ NH.CO.CHBr.CH_3 \end{matrix} + C_2H_3O_2Na + H_2O =$$

$$C_6H_4 \diagdown \begin{matrix} O.C_2H_5 \\ NH.CO.CH.(OH).CH_3 \end{matrix} + NaBr + C_2H_4O_2.$$

Lactophenin ist leichter löslich als Phenacetin. Die Lactylgruppe bewirkt, daß es stärker beruhigend, und nach einigen Beobachtern deutlich hypnotisch wirkt. Lactophenin hat eine, wenn auch nicht so große Verbreitung wie das Phenacetin, so doch eine sehr beträchtliche erlangt, wohl hauptsächlich infolge seiner vorzüglichen antineuralgischen Eigenschaften. Doch muß bemerkt werden, daß der Lactylrest im Lactophenin nicht so fest sitzt, wie der Acetylrest im Phenacetin und durch Salzsäure leichter abgespalten werden kann. Lactophenin wurde besonders von Jaksch [4]) bei Typhus empfohlen.

Dipropylacet-p-phenetidin [5]) $\quad \begin{matrix} C_3H_7 \\ C_3H_7 \end{matrix} \diagup CH.CO.NH.C_6H_4.OC_2H_5$ erhält man

durch Erhitzen von Dipropylessigsäure mit p-Phenetidin. Das Produkt soll bei akuten und chronischen Rheumatismus verwendet werden, da es hypnotische und schmerzlindernde Wirkung besitzt.

Durch Einwirkung von Dialkylmanolylchlorid auf Phenetidin erhält man dialkylierte Malonylphenetidine, welche auch eine schlafmachende Wirkung haben. Dargestellt wurden Diäthylmalonylphenetidin und Dipropylmalonyl-p-phenetidin [6]).

Der Ersatz eines Aminowasserstoffes durch Methylglykolsäure $CH_3.O.CH_2.COOH$ im Phenetidin bietet gar keine Vorteile. Der Körper ist angeblich geruch- und geschmacklos. Die Lösungen schmecken bitter und beißen im Munde. Aber es ist durchaus nicht einzusehen, welcher theoretische Grund vorhanden sein könnte, statt der Acetylgruppe einen Methylglykolsäurerest einzuführen. Der einzige Grund mag auch hier gewesen sein, daß man ein neues patent-

---

[1]) DRP. 70250, 90595.
[2]) DRP. 81539.
[3]) DRP. 85212.
[4]) Prager med. Wochenschr. 1894.
[5]) Akt.-Ges. f. Anilinfabr., Berlin. DRP. 163034.
[6]) DRP. 165311.

rechtlich geschütztes Phenetidinderivat mit gleicher Wirkung erhalten wollte. Dieses Präparat hat auch keine praktische Bedeutung erlangt. Es wurde Kryofin genannt.

Eine Variation des Acetylrestes, welche sich aber in der Praxis nicht zu halten vermochte, stellt das Amygdophenin dar [1]).

$$\text{Amygdophenin } C_6H_4\!\!\begin{array}{l} \diagup O.C_2H_5 \\ \diagdown NH.CO.CH(OH).C_6H_5. \end{array}$$

Dieser Körper wird dargestellt durch Erhitzen von Mandelsäure mit p-Phenetidin auf 130—170° C.

Im Phenetidin wird ein Wasserstoff der Aminogruppe durch den Mandelsäurerest ersetzt. Die Mandelsäure soll hier wohl eine ähnliche Funktion ausüben, wie etwa im Tussol (mandelsaures Antipyrin) (s. S. 235), zugleich aber entgiftend wirken. Es wirkt schwächer antipyretisch, als Phenacetin, hat aber stärkere antiseptische Eigenschaften, auf die es wohl nicht ankommt [2]). Hierbei ist es ein schwer lösliches, voluminöses Pulver. Es läßt sich experimentell nachweisen, daß die mangelhafte Wirkung dieses Phenetidinderivates mit aromatischem Säureradikal darauf zurückzuführen ist, daß es wegen seiner schweren Löslichkeit vom Magendarmkanal schlecht resorbiert wird und überdies noch wegen der schweren Abspaltbarkeit des entgiftenden Säureradikales nur wenig p-Aminophenol in physiologische Reaktion treten kann, ein Verhalten, dem wir bei allen Substitutionsprodukten des Phenetidins mit aromatischen Radikalen begegnen werden [3]). Auch die Hydroxylgruppe im aromatischen Säurerest trägt zur Schwächung der Gesamtwirkung bei.

In dieselbe Gruppe gehört noch Pyrantin, welches wir Piutti verdanken [4]). Die einzige Begründung für die Darstellung dieses Körpers mag wohl die sein, daß hier beide Wasserstoffe der Aminogruppe im Phenetidin durch Säureradikale ersetzt sind.

Man läßt Bernsteinsäureanhydrid auf Phenetidin einwirken und gelangt so zum p-Äthoxyphenylsuccinimid [5]),

$$\text{p-Äthoxyphenylsuccinimid } C_6H_4\!\!\begin{array}{l} \diagup O.C_2H_5 \\ \diagdown N\!\!\begin{array}{l} \diagup OC.CH_2 \\ \quad | \\ \diagdown OC.CH_2 \end{array} \end{array}$$

Das Natronsalz ist wasserlöslich. Es ist ein Antipyreticum von nicht sicherer Wirkung. Dieser Körper hat gar keine schädlichen Nebenwirkungen auf den Blutfarbstoff [6]). Aber schon Phenacetin zeichnet sich durch den Mangel dieser schädlichen Nebenwirkung aus, obgleich ein noch ersetzbarer Wasserstoff in der Aminogruppe vorhanden ist und aus dem früher Erwähnten wissen wir, daß auch das Ersetzen des zweiten Wasserstoffes in der Aminogruppe des Phenacetins durch eine

---

[1]) Versagte DRPAnm. v. 19. XI. 1894. Nr. 9138.
[2]) Zentralbl. f. inn. Med. 1895. Nr. 46.
[3]) Treupel u. Hinsberg. AePP. 33. 216.
[4]) Chem. Zeit. 1896. Nr. 54.
[5]) DRP. 73804, s. auch DRP. 88919.
[6]) Deutsches Arch. f. klin. Med. 64. 559.

Acetylgruppe dem so gebildeten Körper keine Vorzüge vor dem einfach acetylierten verleiht.

Übrigens ist Diacet-p-phenetidid

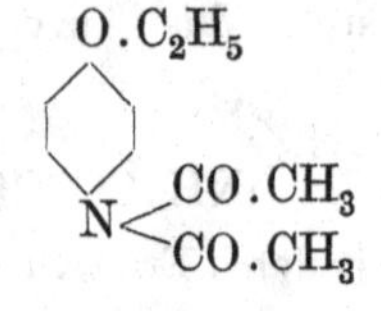

$$O.C_2H_5$$

$$N \underset{CO.CH_3}{\overset{CO.CH_3}{<}}$$

in welchem beide Wasserstoffatome durch Acetylradikale ersetzt sind, ein recht unbeständiger Körper. Eine Acetylgruppe wird schon durch Luftfeuchtigkeit allmählich abgespalten. A. Bistrzycki und F. Ulffers[1]) behaupteten, daß Diacet-p-phenetidid gegenüber dem Phenacetin eine wesentliche Steigerung der antipyretischen Wirkung aufweist; es genügen zur Hervorbringung der gleichen Wirkung um ein Viertel geringere Dosen als von Monoacet-p-Phenetidid (Phenacetin). Dieses ist aus theoretischen Gründen, insbesondere wenn man die Resultate der Untersuchungen von Treupel und Hinsberg berücksichtigt, einfach unmöglich.

Der Körper selbst wird durch Erhitzen von Phenacetin mit 4 Mol. Essigsäureanhydrid durch 8 bis 10 Stunden in geschlossenem Gefäß auf 200 ⁰ erhalten.

Man hat auch versucht, Citronensäurederivate des Phenetidins als Ersatzmittel des Phenacetins zu konstruieren und auf den Markt zu bringen. M. v. Nencki hat gezeigt, daß die toxischen Eigenschaften einer aromatischen Verbindung durch Einführung einer Carboxylgruppe schwächer werden oder sogar gänzlich schwinden können; wenn man nun in der Citronensäure, welche ja dreibasisch ist, in einem Carboxyl ein Phenetidin substituiert, so erhält man einen Körper, welcher noch zwei freie Carboxylgruppen enthält.

$$CH_2.COOH$$
$$|$$
$$C(OH).COOH$$
$$|$$
$$CH_2.CO.NH.C_6H_4.O.C_2H_5$$

Dieser Körper wird dargestellt ebenso wie die Diphenetidincitronensäure

$$CH_2.CO.NH.C_6H_4.O.C_2H_5$$
$$|$$
$$C(OH).COOH$$
$$|$$
$$CH_2.CO.NH.C_6H_4.O.C_2H_5$$

durch Erhitzen von Phenetidin mit Citronensäure, bzw. Citronensäurechlorid oder -Ester eventuell unter Zusatz wasserentziehender Mittel auf 100 bis 200 ⁰ C [2]).

Nach dem gleichen Verfahren kann man auch vom p-Anisidin statt Phenetidin ausgehend zur p-Anisidincitronensäure gelangen.

---

[1]) DRP. 75611. BB. **31**. 2788 (1899).
[2]) DRP. 87428, 88548.

Diese Monophenetidincitronensäure wurde Apolysin genannt. Anfangs von M. v. Nencki und Jaworski[1]) als Phenacetinersatzmittel warm empfohlen, welches selbst in großen Dosen gegeben werden konnte, erwies es sich aber dem Phenacetin gegenüber als durchaus nicht überlegen. So zeigten die Untersuchungen von Jez[2]), daß es durchaus unschädlich, da selbst 8 g täglich keine unangenehmen Nebenwirkungen machten. Es wirkt auf Fieber nur wenig, und entbehrt völlig die Schmerz stillenden Eigenschaften des Phenacetins. Man sieht durchaus klar, wie die Anwesenheit der beiden freien Carboxylgruppen im Citronensäurerest des Apolysin das Eintreten der eigentümlichen Phenetidinwirkung zu verhindern vermögen

Das primäre Citrat des p-Phenetidins und des p-Anisidins wird dargestellt durch einfaches Zusammenbringen von je einem Molekül Citronensäure und p-Phenetidin in alkoholischer Lösung und die Lösung wird der Krystallisation überlassen[3]).

Gleichzeitig mit dem Apolysin kam ein anderes Citronensäurederivat des Phenetidins auf den Markt. Die Citronensäurederivate sollen nach der Anschauung der Darsteller nicht nur die Phenetidinwirkung, sondern auch die Citronensäurewirkung hervorbringen. Die Citronensäure hat eine „belebende und anregende" Wirkung auf das Herz und da nun das Phenetidin in größeren Dosen Herz schwächende Wirkungen hat, so wirkt hier die Citronensäure angeblich antagonistisch. Benario, welcher dieses von J. Roos dargestellte Derivat einführen wollte, behauptete, daß es das Triphenetidid der Citronensäure sei, d. h., daß in der Citronensäure jede Carboxylgruppe mit einem Phenetidin reagiert habe. Als Formel wurde angegeben:

$$
\begin{array}{c}
CH_2.CO \\
| \searrow \\
OH.C.CO \longrightarrow (NH.C_6H_4.O.C_2H_5)_3 \\
| \nearrow \\
CH_2.CO
\end{array}
$$

Die Untersuchungen von H. Hildebrandt[4]) zeigten aber, daß dieses angebliche Citronensäurephenetidid nichts anderes sei, als das citronensaure Salz des Phenetidins.

Citrophen gibt nämlich mit Eisenchlorid direkt Rotfärbung, d. h. die Phenetidinreaktion, Apolysin, welches unter Wasseraustritt gebildet wurde, gibt diese Eisenreaktion direkt nicht, sondern erst nach Kochen mit Säure. Die physiologische Wirkung des Citrophens kann sich daher von der eines anderen Phenetidinsalzes nicht unterscheiden. Es ist ja hier im Phenetidin etwa ein Wasserstoff durch ein Säureradikal ersetzt, sondern es ist einfach ein Salz des Phenetidins vorhanden. Nun sind aber die Salze des Phenetidins als Blutgifte bekannt, wie wir

---

[1]) Deutsche med. Wochenschr. 1895, 523. Allg. med. Zentral-Zeitung 1895. Nr. 60 u. 62, Zentralbl. f. klin. Med. 1895. Nr. 45.
[2]) Wiener klin. Wochenschr. 1896. Nr. 2.
[3]) DRP. 101951.
[4]) Zentralbl. f. inn. Med. 16. 1089.

früher ausgeführt haben. Dem Citrophen muß daher die giftige Wirkung des durch Säureradikale nicht entgifteten Phenetidin zukommen. In der Praxis hat sich weder Apolysin, noch Citrophen bewährt. Apolysin zeigte vorerst die Eigentümlichkeit, daß es sich durch Säure im Magen leicht in Citronensäure und Phenetidin zerlegt, eine unangenehme Nebenwirkung, wie sie auch manchmal schon bei Lactophenin bemerkt wird. Man beobachtet dann die Wirkung des salzsauren Phenetidins, welche sich zum Teile auch schon im Magen durch unangenehme Neben-wirkung äußert, zum Teile innerhalb des Kreislaufes die giftigen Er-scheinungen des Phenetidins bewirkt. Aber innerhalb des Kreislaufes ist Apolysin nur äußerst schwer spaltbar, und daher die negativen Resultate Jez's. Wenn man einem Tiere subcutan Apolysin injiziert, so kann man im Harne weder Phenetidin noch Aminophenol nach-weisen. Es gelingt dies erst nach anhaltendem Kochen mit Säuren, was darauf hindeutet, daß Apolysin unverändert in den Harn übergeht, weil der Säurecharakter dieser Substanz sie vor der Wechselwirkung mit dem Organismus bewahrt.

Das Salicylderivat des Phenetidins, welches sowohl schwer resor-bierbar, als auch im Organismus schwer spaltbar ist, verhält sich nach dieser Richtung hin ähnlich, wie wir es bei den Salicylderivaten der anderen antipyretisch wirkenden Basen zu bemerken Gelegenheit hatten. Salicylphenetidid $OH . C_6H_4 . CO . NH . C_6H_4 . O . C_2H_5$ wirkt nicht oder nur sehr wenig.

Schubenko[1]), der diesen Körper zuerst untersuchte, glaubte er-warten zu können, daß infolge Verkettung des Phenetidins und der Salicylsäure eine weit größere antifebrile und antirheumatische Wir-kung entfaltet werden würde, als wie sie die Salicylsäure allein auszuüben vermag. Die weiteren Untersuchungen zeigten aber, daß der Körper gar nicht im Organismus zerlegt wird. Das Verhältnis zwischen prä-formierter und gepaarter Schwefelsäure im Harne änderte sich nach Einnahme dieser Substanz nicht, anderseits kann man im Menschen-harn die Substanz als solche unzerlegt nachweisen. Salicylphenetidid ist also ein indifferenter, weil im Organismus nicht angreifbarer, Körper. Dasselbe kann man auch bei Verwendung des Benzoylphenetidid und Anisylphenetidid beobachten, die aus gleichem Grunde wenig oder gar nicht wirksam sind. Insbesondere die Hydroxylgruppen im Säurerest schwächen augenscheinlich die Wirkungen der Gesamtsubstanz. So liefert die hydroxylreiche Chinasäure ein ganz unwirksames Phenetidinderivat[2]). Auch Amygdophenin ist wenig wirksam (s. S. 277).

Zu den Kombinationen von zwei wirksamen Körpern, bei welchen auch die entgiftende Säuregruppe nach der Abspaltung im Organismus für sich therapeutische Wirkungen ausübt, gehören die Phenoxacet-p-aminophenolderivate.

Phenoxacetsäure wird durch Einwirken von Chloressigsäure auf Phenol

---

[1]) Dissertation St. Petersburg 1892.
[2]) Ther. Mon. **1893**. 582.

erhalten [1]), diese Säure wird in molekularen Mengen mit p-Phenetidin, resp. anderen Basen, auf 120—140 ⁰ erhitzt, bis keine Wasserabspaltung mehr stattfindet.

Nach diesem Verfahren lassen sich darstellen Phenoxacet-p-aminophenol, Phenoxacet-p-anisidid, Phenoxacet-p-phenetidid, o-Kresooxacet-p-phenetidid sowie die entsprechende m- und p-Verbindung und Guajacoxacet-p-phenetidid [2]).

Die Phenoxyessigsäure konnte für sich trotz ihrer antiseptischen Eigenschaften keine Verwendung finden, da sie bitter und zugleich sauer schmeckt und einen eigentümlichen Geruch besitzt. Hingegen ist Phenoxyessigsäureanhydrid $C_6H_5.O.CH_2.CO.O.CO.CH_2.O.C_6H_5$ ungiftig, geschmack- und geruchlos.

Das Anhydrid entsteht bei Behandlung der phenoxyessigsauren Salze mit Phosphoroxychlorid in Toluol [3]).

Wenn man Salicylessigsäure mit Phenetidin auf 120 ⁰ erhitzt, so entsteht

$$C_6H_4 \begin{cases} COOH \\ O.CH_2.CO.NH.C_6H_4.O.C_2H_5 \end{cases}$$

so daß nur die Essigsäuregruppe reagiert, bei stärkerem Erhitzen reagieren beide Carboxylgruppen und man erhält das Diphenetidid [4]).

Der erstgenannte Körper soll bei Ischias gute Wirkungen haben. Er wird Phenosal genannt. Diese beiden Körper haben sich als sehr wenig wirksam gezeigt, was aus den angeführten theoretischen Gründen ja leicht erklärlich ist.

Um die schweißtreibende Wirkung den Phenetidinderivaten zu verleihen, wurde Phenetidin mit Camphersäure kombiniert, indem Camphersäure mit Phenetidin bei 230 ⁰ erhitzt wurde.

$$C_8H_{14} \begin{cases} CO \\ CO \end{cases} N.C_6H_4.OC_2H_5.$$

Camphersäurephenetidid soll zugleich antipyretisch und antihydrotisch wirken [5]).

Koehler [6]) hat auf Veranlassung von Mering Phosphorsäuretriphenetidid, Acetylaminophenolbenzyläther und p-Toluolsulfonsäure-p-phenetidid auf ihre antithermische und antalgische Wirkung mit negativem Erfolg untersucht. Sie sind alle unschädlich und wirkungslos, weil der Organismus aus ihnen kein p-Aminophenol abspalten kann. Es verhalten sich also anorganische Säureradikale und Sulfosäuren wie aromatische resistent, ebenso Aryle bei der Einführung in das Phenolhydroxyl, gegenüber der Abspaltung im Organismus.

Agaricinsäure-di-p-phenetidid $C_{32}H_{48}N_2O_5$ soll die schweißtreibende Wirkung der Agaricinsäure mit der antipyretischen des Phenetidins verbinden.

Es entsteht beim Erhitzen von 2—2¹/₂ Mol.-Gew. Teilen p-Phenetidin mit 1 Mol. Agaricinsäure offen oder unter Druck bei 140 bis 160⁰[7]). Agaricinsäure-

---

[1]) DRP. 108241.
[2]) DRP. 82105, 83538.
[3]) DRP. 120722.
[4]) DRP. 98707.
[5]) C. Goldschmidt, Chem. Zeit. **1901**. 445.
[6]) Diss. Halle 1899.
[7]) DRP. 130073.

mono-p-phenetidid $C_{24}H_{39}NO_5$ entsteht bei der Reaktion zwischen je einem Mol. der beiden Komponenten oder als Nebenprodukt bei Verfahren DRP. 130073[1]).

Interessante Derivate des p-Aminophenols hat noch Mering beschrieben [2]). Wenn man Chlorameisenäthylester auf p-Aminophenol einwirken läßt, so gelangt man zum p-Oxyphenylurethan.

$$C_6H_4\diagdown^{OH}_{NH.COO.C_2H_5}.$$

Der Körper hat starke Wirkung mit Frosterscheinungen, ist aber dabei ungiftig.

p-Oxyphenylbenzylurethan wirkt erheblich schwächer als p-Oxyphenylurethan.

Das in kaltem Wasser sehr schwer lösliche Acetyl-p-oxyphenylurethan wird Neurodin genannt. Es ist ein Antineuralgicum, dem nebenbei prompte, zuweilen aber etwas schroffe antipyretische Wirkungen zukommen.

Ersetzt man im p-Oxyphenylurethan einen Hydroxylwasserstoff durch Äthyl, so bekommt man p-Äthoxyphenylurethan von sicherer temperaturerniedrigender Wirkung, aber nicht frei von Nebenwirkungen. Das Acetylprodukt dieser Substanz ist Thermodin [3])

$$C_6H_4\diagdown^{O.C_2H_5}_{N\diagdown^{COO.C_2H_5}_{CO.CH_3}},$$

ein gutes Antithermicum, äußerst schwer löslich in Wasser, nach Mering das beste Antithermicum der Aminophenolreihe, auch antineuralgisch wirkend.

Mering [4]) faßt die Beziehungen zwischen den Aminophenolen und den Urethanderivaten in folgender Weise zusammen:

p-Aminophenol ist eine leicht veränderliche, stark reduzierend wirkende Substanz, welche das Blut durch Auflösen der Körperchen und Bildung von Methämoglobin zersetzt. p-Aminophenol wirkt jedoch weniger toxisch, als Anilin und ist ein energisches, aber nicht ungiftiges Antipyreticum.

Durch Eintritt eines Säureradikales (Acetyl-, Propionyl- oder höheren Homologen) in die Aminogruppe, mehr noch durch gleichzeitigen Eintritt eines Säureradikales in die Amino- oder Hydroxylgruppe wird die Giftigkeit des p-Aminophenols verringert. — Durch Eintritt eines Alkyls, z. B. Äthyl- in die Hydroxylgruppe und eines Säureradikals, z. B. Acetyl- in die Aminogruppe (= Phenacetin) wird die toxische Wirkung des p-Aminophenols mehr herabgesetzt, als durch gleichzeitige Einführung eines Säurerestes in die Hydroxyl- und Aminogruppe.

Phenylurethan, ein Anilinderivat, ist giftiger als p-Oxyphenylurethan, welches das entsprechende Derivat des p-Aminophenols darstellt. Die an sich schon geringe Giftigkeit des p-Oxyphenylurethans

---

[1]) DRP. 134981.
[2]) Ther. Mon. **1893**. 584. DRP. 69328, 73285.
[3]) Ther. Mon. **1893**. 582.
[4]) Ther. Mon. **1893**. 582.

wird durch Eintritt eines Säureradikales, wie dies die Versuche mit Neurodin gezeigt haben, weiter abgeschwächt.

Am unschädlichsten von den Körpern der Oxyphenylurethanreihe wirkt Thermodin.

Die durch Eintritt von Säureradikalen in Aminophenol erhaltenen Verbindungen wirken energischer als die alkylierten Aminophenolderivate, weil die Säuregruppe, z. B. Acetyl-, im Organismus analogerweise wie durch Kochen mit Alkalien oder Säuren leichter als die Alkylgruppen, z. B. Äthyl-, abgespalten wird.

Je weniger veränderlich die Derivate des an und für sich höchst unbeständigen p-Aminophenols sind, um so weniger toxisch wirken sie. p-Oxyphenylurethan ist im Vergleich zu Phenetidin oder Acetylaminophenol ungiftig, weil die letzteren Substanzen weniger beständig und leichter zersetzlich sind.

Die intensive Wirkung des p-Aminophenols erklärt sich durch die gleichzeitige Anwesenheit der Hydroxyl- und Aminogruppe. Durch Einführung von Säureresten, mehr aber noch durch Eintritt von Alkyl- oder Kohlensäureester (Urethan), wird die Reaktionsfähigkeit des p-Aminophenols gemindert und seine Wirkung gemildert.

Körper der Oxyphenylurethanreihe werden nach einem von E. Merck-Darmstadt geschützten Verfahren[1]) zur Darstellung von Kohlensäure- und Alkylkohlensäureäthern, von p-Oxyphenylurethanen bzw. von acylierten p-Aminophenolen gewonnen [2]). Läßt man auf die Lösung eines p-Oxyphenylurethans oder eines p-Acylaminophenols bei Gegenwart von Alkali Phosgengas einwirken, so scheidet sich der Kohlensäureäther der angewendeten Verbindung ab, z. B. Carbonat des p-Oxyphenyläthylurethans.

$$CO \Big\langle {O.C_6H_4.NH.CO.O.C_2H_5 \atop O.C_6H_4.NH.CO.O.C_2H_5}$$

Verwendet man statt Wasser Alkohol und statt Alkali Alkoholat, so erhält man gemischte Kohlensäureäther, z. B.

$$CO \Big\langle {O.C_2H_5 \atop O.C_6H_4.NH.CO.O.C_2H_5}$$

Man kann auf diese Weise darstellen: p-Acetanilidcarbonat

$$CO \Big\langle {O.C_6H_4.NH.CO.CH_3 \atop O.C_6H_4.NH.CO.CH_3}$$

p-Propionanilidcarbonat

$$CO \Big\langle {O.C_6H_4.NH.CO.C_2H_5 \atop O.C_6H_4.NH.CO.C_2H_5}$$

p-Benzoylanilidcarbonat

$$CO \Big\langle {O.C_6H_4.NH.CO.C_6H_5 \atop O.C_6H_4.NH.CO.C_6H_5}$$

p-Phenylurethancarbonat

$$CO \Big\langle {O.C_6H_4.NH.CO.O.C_2H_5 \atop O.C_6H_4.NH.CO.O.C_2H_5}$$

p-Phenylpropylurethancarbonat

$$CO \Big\langle {O.C_6H_4.NH.CO.O.C_3H_7 \atop O.C_6H_4.NH.CO.O.C_3H_7}$$

p-Kohlensäureacetanilidäthylester

$$CO \Big\langle {O.C_2H_5 \atop O.C_6H_4.NH.CO.CH_3}$$

[1]) DRP. 69328.
[2]) DRP. 85803.

p-Kohlensäureacetanilidpropylester

$$CO<^{O.C_3H_7}_{O.C_6H_4.NH.CO.CH_3}$$

p-Kohlensäureacetanilidbutylester

$$CO<^{O.C_4H_9}_{O.C_6H_4.NH.CO.CH_3}$$

p-Kohlensäurepropionanilidäthylester

$$CO<^{O.C_2H_5}_{O.C_6H_4.NH.CO.C_2H_5}$$

p-Kohlensäurebenzanilidäthylester

$$CO<^{O.C_2H_5}_{O.C_6H_4.NH.CO.C_6H_5}$$

p-Kohlensäurephenyläthylurethanäthylester

$$CO<^{O.C_2H_5}_{O.C_6H_4.NH.COO.C_2H_5}$$

p-Kohlensäurephenylpropylurethanäthylester

$$CO<^{O.C_2H_5}_{O.C_6H_4.NH.COO.C_3H_7}$$

p-Kohlensäurephenyläthylurethanpropylester

$$CO<^{O.C_3H_7}_{O.C_6H_4.NH.COO.C_2H_5}$$

Alle diese Verbindungen sind Antipyretica und ausgesprochene Antineuralgica.

Die Farbwerke Höchst stellten p-Acetyläthylaminophenyläthylcarbonat [1]) dar, ein Aminophenol, welches in der Aminogruppe acetyliert und alkyliert, im Hydroxyl durch einen Kohlensäureäther ersetzt ist. Hierbei wird p-Aminophenol mit Alkylbromid in alkyliertes Aminophenol übergeführt und mit Essigsäureanhydrid das letzte Ammoniakwasserstoffatom durch die Acetylgruppe ersetzt, während die Hydroxylgruppe offen bleibt. Durch Einwirkung von Chlorkohlensäureäther auf die Salze dieses substituierten p-Aminophenols werden Kohlensäureäther von der allgemeinen Konstitution

$$CO<^{O\ Alk.}_{O-C_6H_4-N<^{Alk.}_{Acyl.}}$$

gebildet [2]).

Es wurden auch Versuche gemacht, die Aminogruppe des Phenetidins mit aromatischen Aldehyden oder Ketonen reagieren zu lassen. Von diesen Versuchen sind, da sie ja nach demselben Schema gehen, nur wenige erwähnenswert.

Wenn man Salicylaldehyd auf Phenetidin einwirken läßt, so gelangt man ohne äußere Wärmezufuhr direkt oder in alkoholischer Lösung unter stärkerer Wärmeentwickelung und Abspaltung von einem Molekül Wasser zum Malakin [3]).

$$Malakin\ C_6H_4<^{O.C_2H_5}_{N=CH.C_6H_4.OH}$$

ist unlöslich in Wasser und man konnte schon voraussetzen, daß es, wie die übrigen Salicylderivate, sich den spaltenden Eingriffen des Organismus gegenüber äußerst resistent verhalten werde.

---

[1]) DRP. 79098.
[2]) DRP. 89595.
[3]) DRP. 79814, 79857.

Im Magen wird wohl durch die Salzsäure etwas Phenetidin abgespalten. Der Organismus selbst spaltet nur schwierig aus dieser
Verbindung p-Aminophenol ab, daher sind sehr große Dosen notwendig.
Man erzielt eine sehr langsame Wirkung und nur allmähliches Absinken
der Temperatur. Da dieses Präparat teurer, die Dosen 8 mal so hoch
genommen werden müssen, da ja nur ein Teil der Substanz überhaupt
zur Wirkung gelangt, so konnte es sich in der Praxis nicht halten, um
so mehr als es ja gar keine Vorzüge vor dem billigen Acetylderivate
des Phenetidins aufweisen konnte.

Wenn man Phenetidin mit Acetophenon allein oder mit wasserentziehenden
Mitteln erhitzt [1]), so erhält man den Körper

$$C_6H_4 \Big\langle \begin{matrix} O.C_2H_5 \\ N = C \Big\langle \begin{matrix} CH_3 \\ C_6H_5 \end{matrix} \end{matrix}$$

Die Darstellung des Acetophenonphenetidids [2]) geschieht am besten durch
Zusammenbringen von Acetophenon und Phenetidin in einem evakuierten
Kolben und Erhitzen bis zu starker Wasserausscheidung; hierauf wird der
ganze Kolbeninhalt fraktioniert destilliert. Das citronensaure Salz des Acetophenonphenetidids kommt als Malarin in den Handel.

Malarin ist ein starkes Antipyreticum und Antineuralgicum. Hingegen ist die hypnotische und sedative Wirkung dieses Mittels wenig
ausgeprägt [3]). Vor der Anwendung wird wegen seiner schroffen Wirkung
und giftigen Nebenwirkungen gewarnt [4]).

Wenn man Zimtaldehyd auf Phenetidin einwirken läßt, so gelangt man
zum Cinamylphenetol

$$N \Big\langle \begin{matrix} C_6H_4.O.C_2H_5 \\ CH.CH = CH.C_6H_5. \end{matrix}$$

Dieses ist nicht indifferent, sondern es spaltet sich im Organismus
in Zimtaldehyd bzw. Zimtsäure und p-Aminophenol. Über den therapeutischen Wert dieser von Schubenko dargestellten Substanz läßt
sich nichts Bestimmtes sagen.

Es wurden nach dem analogen pharmakologischen und chemischen
Prinzipe eine Reihe von Substanzen dargestellt, aber praktisch nie verwendet, da diese Verbindungen keine neuen Eigenschaften bieten
konnten:

Von Karl Goldschmidt [5]) eine Base aus p-Phenetidin und Formaldehyd,
indem in stark saurer Lösung Phenetidin mit überschüssigem Formaldehyd bei
Zimmertemperatur reagierte. Aus dem Reaktionsprodukt wurde die neue Base
mit Natronlauge ausgefällt.

Von der Chininfabrik Zimmer & Co. in Frankfurt [6]) Vanillin-p-phenetidin
durch Erhitzen von Vanillin mit Phenetidin.

Dieser Körper soll außer seinen antipyretischen auch desinfizierende
und styptische Wirkung haben. Schon wegen des teuren Ausgangs-

---

[1]) DRP. 98840.
[2]) DRP. 87897.
[3]) Münch. med. Wochenschr. **1898**. 1174.
[4]) Pharm. Ztg. **1898**. 115 228.
[5]) DRP. Anm. 10932.
[6]) DRP. 96342.

materiales (Vanillin) ist die neue Verbindung als Phenacetinersatzmittel durchaus ungeeignet.

Vanillin-p-Aminophenolderivate kann man ferner erhalten [1]), wenn man, statt des Vanillins, Vanillinäthylcarbonat verwendet. Letzteres stellt man dar durch Einwirkung von Chlorameisensäureäther auf eine alkoholische Vanillinösung bei Gegenwart von Ätzkali. Vanillinäthylcarbonat ist

$$C_6H_3{\overset{\text{CHO}}{\underset{\text{O.COO.C}_2H_5}{\overset{\text{OCH}_3}{-}}}}$$

Ferner kann man Vanillin durch Phenacylvanillin

$$C_6H_3{\overset{\text{CHO}}{\underset{\text{O.CH}_2\text{CO.C}_6H_5}{\overset{\text{OCH}_3}{-}}}}$$

und Phenetidin durch Acetophenon-p-aminophenoläther ersetzen.

Auf diese Weise werden dargestellt:

Vanillinäthylcarbonat-p-phenetidid

$$C_6H_3{\overset{\text{CH:N.C}_6H_4.\text{O.C}_2H_5}{\underset{\text{O.COO.C}_2H_5}{\overset{\text{OCH}_3}{-}}}}$$

Phenacylvanillin-p-phenetidid

$$C_6H_3{\overset{\text{CH: N.C}_6H_4.\text{O.C}_2H_5}{\underset{\text{O.CH}_3.\text{CO.C}_6H_5}{\overset{\text{OCH}_3}{-}}}}$$

Vanillin-phenacyl-p-aminophenol

$$C_6H_3{\overset{\text{CH:N.C}_6H_4.\text{O.CH}_2.\text{CO.C}_6H_4}{\underset{\text{OH}}{\overset{\text{OCH}_3}{-}}}}$$

Vanillinäthylcarbonat-phenacyl-p-aminophenol

$$C_6H_3{\overset{\text{CH: N.C}_6H_4.\text{O.CH}_2.\text{CO.C}_6H_5}{\underset{\text{O.COO.C}_2H_5}{\overset{\text{OCH}_3}{-}}}}$$

Phenacylvanillin-phenacyl-p-aminophenol

$$C_6H_3{\overset{\text{CH: N.C}_6H_4.\text{O.CH}_2.\text{CO.C}_6H_5}{\underset{\text{O.CH}_2.\text{CO.C}_6H_5}{\overset{\text{OCH}_3}{-}}}}$$

Vanillinäthylcarbonat-p-phenetidid, Eupyrin genannt, ist in Dosen von 15 g bei Hunden noch nicht toxisch[2]). Es wirkt sehr sanft, wie nach dem Vorhergesagten zu erwarten war.

Anscheinend einen von dem Zimmer'schen Vanillin-p-phenetidid differenten Körper erhielt Karl Goldschmidt [3]) früher durch Erhitzen von Vanillin und Phenetidin auf 140 ⁰ C und Eingießen des Reaktionsproduktes in verdünnte Salzsäure.

Dieser Körper ist, im Gegensatz zum Zimmer'schen, in Wasser leicht löslich und in Äther unlöslich. Er soll wenig giftig, stark antineuralgisch, sowie schlafmachend wirken. Ähnlich läßt sich Protocatechualdehyd mit Phenetidin kondensieren und liefert ein therapeutisch gleichwertiges Produkt[4]). Noch intensivere hypnotische Eigenschaften zeigen angeblich die folgenden Kondensationsprodukte:

---

[1]) DRP. 101684.
[2]) Overlach, Zentralbl. f. inn. Med. 1900. Nr. 45.
[3]) DRP. 91171.
[4]) DRP. 92756.

Protocatechualdehyddimethyläther-p-phenetidid und Opiansäure-phenetidid [1])

$$C_6H_3 \underset{CH:N.C_6H_4.O.C_2H_5}{\overset{OCH_3}{\underset{OCH_3}{\big\langle}}} \qquad\qquad C_6H_2 \underset{CH:N.C_6H_4.O.C_2H_5}{\overset{OCH_3}{\underset{COOH}{\big\langle}}} \overset{OCH_3}{\underset{}{}}$$

Dieselbe Reaktion einer Aldehydgruppe mit der p-Phenetidinbase liegt der Darstellung eines Kondensationsproduktes von p-Phenetidin mit Furfurol zugrunde [2]). Beim Erhitzen molekularer Mengen der beiden Substanzen bis 110⁰ entsteht diese Verbindung.

Nach Angabe der Erfinder wird durch die Säurewirkung im Magen langsam das Chlorhydrat des p-Phenetidins und Furfurol gespalten. Dieses muß aber als nach zwei Richtungen hin schädlich erscheinen, weil innerhalb des Organismus eben nicht entgiftetes Phenetidinsalz zur Wirkung gelangt, andererseits die Abspaltung von Furfurol auf einer Schleimhaut zu heftigen Entzündungen der letzteren führen kann. (S. Allgemeiner Teil.)

Analog ist auch der Gedanke, Glucose und Galaktose mit p-Phenetidin zu kondensieren, was leicht gelingt, wenn man beide Teile in alkoholischer Lösung aufeinander wirken läßt [3]).

Glucosephenetidid ist vollkommen ungiftig, wird unverändert im Harn ausgeschieden und kaum gespalten. Das Tetraacetylglucose-phenetidid wird zu $^2/_5$ nicht resorbiert. Der Rest wird aber im Darm gespalten, keine der beiden Verbindungen geht in eine gepaarte Glykuronsäure über.

Zwecklos muß es erscheinen, den zweiten Wasserstoff der Aminogruppe des Phenacetins durch Acetophenon zu ersetzen, indem man Bromacetophenon mit Phenacetinnatrium reagieren läßt.

$$C_6H_4 \underset{\underset{CH_3.CO}{|}}{\overset{O.C_2H_5}{\underset{N-Na}{\big\langle}}} + C_6H_5.CO.CH_2Br = BrNa + C_6H_4 \underset{\underset{CH_3.CO}{|}}{\overset{O.C_2H_5}{\underset{N.CH_2.CO.C_6H_5}{\big\langle}}}$$

Städel erhielt aus Bromacetophenon und Phenetidin das

$$\text{Phenacylidin } C_6H_4 \underset{NH.CH_2.CO.C_6H_5}{\overset{O.C_2H_5}{\big\langle}}$$

Dieses erzeugt fast gar keine Temperaturabnahme, dagegen starke Diarrhöen und Blasenkatarrh.

Da das Acetylderivat des Phenetidins, die klassische Substanz dieser Gruppe, das wir unter dem Namen Phenacetin kennen, nur den einen Übelstand aufweist, daß es schwer löslich ist, hat man sich immer bemüht, durch Einführung von Gruppen diesen Körper in einen leicht löslichen zu verwandeln. Die gewöhnlichste Methode, solche leicht

[1]) DRP. 92757.
[2]) DRP. 96658.
[3]) DRP. 97736.

lösliche Derivate darzustellen, ist, wie wir im vorhergehenden schon ausgeführt, die, daß man sie in Sulfosäuren oder durch Einführung von Carboxylgruppen in organische Säuren verwandelt. Aber die Einführung dieser sauren Gruppen hebt, wie im allgemeinen Teile auseinandergesetzt wurde, die Wirkung des Grundkörpers ganz oder größtenteils auf. Die Antipyretica verdanken ja zum großen Teile ihre fieberherabsetzende Wirkung einer Beeinflussung der nervösen Zentren und Paul Ehrlich hat in schöner Weise gezeigt, wie die Verwandtschaft gewisser Stoffe zum Zentralnervensystem verschwindet, sobald in das Molekül Sulfosäuregruppen eintreten. Daher sind die von der Schering'schen Fabrik eingeführten Präparate: Phenacetinsulfosäure und Phenacetincarbonsäure, welche beide leicht löslich sind, unwirksam.

$$\text{Phenacetinsulfosäure} \quad C_6H_3 \underset{\displaystyle NH.CO.CH_3}{\overset{\displaystyle SO_3H}{<\!\!\!- O.C_2H_5}}$$

$$\text{Phenacetincarbonsäure} \quad C_6H_3 \underset{\displaystyle NH.CO.CH_3}{\overset{\displaystyle COOH}{<\!\!\!- O.C_2H_5}}$$

Schmidt[1] versuchte durch Einschieben einer Säuregruppe in den Acetylrest die Löslichkeit zu bewirken. Er machte Äthoxysuccinanilsäure

$$C_6H_4 \underset{\displaystyle NH.CO.CH_2.CH_2.COOH,}{\overset{\displaystyle O.C_2H_5}{<}}$$

Äthoxytartranilsäure

$$C_6H_4 \underset{\displaystyle NH.CO.CH(OH).CH(OH).COOH.}{\overset{\displaystyle O.C_2H_5}{<}}$$

Diesen Substanzen kommen aber infolge Einführung der Säuregruppen antifebrile Eigenschaften nicht zu.

Das Natriumsalz der p-Äthoxytartranilsäure, welche durch Einwirkung von Weinsäure auf p-Phenetidin entsteht, zeigte sich bei den Versuchen von Hans Aronsohn bei Mäusen weniger giftig als Phenacetin. Es konnte sogar durch lang andauernde Verfütterung eine Art Immunität gegen die Verbindung erzielt werden. Phthisiker, welche ein Gramm erhielten, zeigten keine Temperaturherabsetzung. Dieselben negativen Resultate zeigte die Succinanilsäure $C_6H_5.NH.CO.C_2H_4.COOH$. Daraus geht hervor, daß, wo und auf welche Weise man auch immer die saure Gruppe in das Molekül des Antifebrins und Phenacetins einführen mag, die Wirkung des Fiebermittels aufhört.

Auch die Verbindung

$$C_6H_4 \underset{\displaystyle NH.CH_2.COOH}{\overset{\displaystyle O.C_2H_5}{<}}$$

---

[1] S. auch Bunzel: Fiebermittel, Stuttgart 1898.

Äthoxyphenylglycin, aus p-Phenetidin und Chloressigsäure, erwies sich aus gleichen Ursachen als unwirksam.

Der Eintritt anderer sauerstoffhaltiger Gruppen, wenn sie auch keine sauren Eigenschaften haben, kann die antithermische Aktivität aufheben, z. B. wirkt Acetyl-p-aminoacetophenon

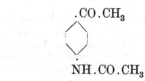

d. h. Antifebrin, in welches in p-Stellung die Gruppe $CO.CH_3$ eingetreten, nicht mehr fieberwidrig, obwohl seine tödliche Dosis derjenigen des Phenacetins gleichkommt, denn es kann sich aus dem Acetyl-p-aminoacetophenon kein p-Aminophenol im Organismus bilden.

Eine ganze Reihe ähnlich in bezug auf Antipyrese wirkungsloser Körper wurde dargestellt durch Einwirkung von Chloressigsäure auf Brenzcatechin oder Pyrogallol bei Gegenwart von Phosphoroxychlorid und die gebildeten Chloraceto-phenone läßt man mit den entsprechenden Basen reagieren (Nencki) [1].

Nach diesen Mißerfolgen versuchte W. Majert [2]) die Löslichkeit des Phenacetins durch Einführung einer salzbildenden Aminogruppe in den Acetylrest zu bewirken und erhielt das Phenokoll (Aminophen-acetin) = Glykokoll-p-Phenetidid

$$C_6H_4 \Big\langle {}^{O.C_2H_5}_{NH.CO.CH_2.NH_2}$$

Dieses erhält man wie alle Glykokollderivate der acetylierten antipyretisch wirkenden Basen, wenn man auf die Monobromderivate (in diesem Falle auf Brom-acet-p-phenetidin) alkoholisches Ammoniak 12—24 Stunden bei 50—60 ° einwirken läßt, oder man läßt salzsauren Glykokollmethyl- oder -äthylester oder Glykokollamid auf p-Phenetidin 5—6 Stunden lang bei 130—150 ° einwirken.

Dieses selbst besitzt noch antipyretische und antineuralgische Eigenschaften. Die Wirksamkeit des Phenacetins geht somit durch Einführung basischer Gruppen nicht verloren.

Nach Ugolino Mosso [3]) ist Phenokoll nur bei solchen Fiebern antipyretisch wirksam, welche durch septische Infektionen bedingt sind. Es setzt die Temperatur nur vorübergehend herunter, da es sehr schnell durch die Nieren ausgeschieden wird und hat eine antiseptische und anti-fermentative Wirkung, wenn auch keine so bedeutende wie Chinin. Auf niedere Organismen, insbesondere auf Plasmodien, wirkt es nicht wie Chinin.

Salicylsaures Phenokoll (Salokoll genannt) ist in Wasser schwer löslich, während die anderen Phenokollsalze leicht löslich sind. Es wirkt wie Phenokoll.

---

[1]) Journ. f. prakt. Chemie. **23**. 147. 538. DRP. 71312.
[2]) DRP. 59121, 59874.
[3]) AePP. **32**. 402.

Aspirophen ist acetylsalicylsaures Aminophenacetin (Phenokoll).

$$C_6H_4\begin{cases} O.CO.CH_3 \\ COOH.C_6H_4\begin{cases} O.C_2H_5 \\ NH.CO.CH_2.NH_2. \end{cases} \end{cases}$$

Citrokoll ist neutrales citronensaures Aminophenacetin.

Dr. Heinrich Byk[1]) erzeugt Bromfettsäureverbindungen des Aminoacet-p-phenetidins, welche sedative und hypnotische Eigenschaften haben, durch Acylierung mit Bromfettsäuren, z. B. α-Bromisovalerianylaminoacet-p-phenetidin $(CH_3)_2.CH.CHBr.CO.NH.CH_2.CO.NH.C_6H_4.OC_2H_5$ (s. Bromverbindungen).

Die Möglichkeit, zu leicht löslichen Derivaten des Phenacetins zu gelangen, indem man eine zweite Aminogruppe in den Kern einführt, muß von vornherein von der Hand gewiesen werden, da durch den Eintritt einer zweiten Aminogruppe die Giftigkeit erheblich gesteigert wird.

Trotz aller Erfahrungen und Erwägungen über die Umwandlung von wirksamen Körpern in Substanzen mit Säurecharakter wurde Phesin, ein Sulfoderivat des Phenacetins, empfohlen. Nach den vorliegenden Angaben ist Phesin kein Blutgift [2]) (auch Phenacetin ist ja keines). Die toxische Natur ist durch die Sulfurierung sehr geschwächt. Bei einem Kaninchenversuch wurde mittelst Phenacetin ein Tier in $^5/_4$ Stunden durch ein Gramm getötet, während die doppelte Dosis Phesin ein gleiches Kaninchen ohne jedwede Symptome beließ. Nach einer Dosis von 4 g konnte man geringe, der Phenacetinvergiftung ähnliche Erscheinungen bemerken, nach welchen jedoch Heilung auftrat. Nach subcutaner und intravenöser Verabreichung von 2—3 g Phesin konnte keine Veränderung der Atemkurve wahrgenommen werden. Der Blutdruckversuch fiel negativ aus. Bei täglicher Dosis von 2—3 g Phesin, die freilich für Kaninchen enorme Dosen sind, werden die Tiere chronisch vergiftet, sie sind appetitlos, sterben am Erstickungstod infolge Lähmung der Atemmuskulatur. Die Lähmung ist curareartig, der Tod erfolgt in 5—6 Tagen. Das Phesin soll eine antipyretische Wirkung haben, welche ihr Maximum viel rascher als das Phenacetin erreicht, aber die Wirkung soll von viel kürzerer Dauer sein [3]). Da aus dem Phesin im Organismus sich kein p-Aminophenol zu bilden vermag, muß auch nach der Regel von Treupel und Hinsberg diese Substanz als unwirksam angesehen werden.

Die praktisch wertlosen Methoden der Sulfurierung des Phenacetins, welche ja analog sind denen des Acetanilid, sind oben schon angeführt. Man kann analog vorgehen, indem man Phenetidin mit konzentrierter Schwefelsäure behandelt und dann die gebildete Sulfosäure acetyliert [4]), oder, wie Georg Cohn vorgeschlagen, indem man Phenacetin mit der dreifachen Menge konzentrierter Schwefelsäure so lange auf dem Wasserbade erhitzt, bis sich eine Probe in Wasser klar löst. Die Sulfosäure wird dann auf dem üblichen Wege isoliert [5]).

---

[1]) DRP. 228835.
[2]) Z. Vamossy u. B. Fenyvessy, Ther. Mon. 1897. 428.
[3]) Ebenda.
[4]) DRP. 98839.
[5]) DRPAnm. 8138, Liebig's Ann. 309. 233.

p-Äthoxyphenylaminomethylschwefligsaure Salze erhält man, wenn man p-Phenetidin, Formaldehyd und Alkali- oder Ammoniumbisulfite unter Verwendung von möglichst wenig Wasser in Gegenwart von Alkohol erhitzt. Diese Substanzen sind wenig giftig und therapeutisch wirksam [1]).

Neuraltein ist p-Äthoxyphenylaminomethansulfosaures Natrium, steigert beim Menschen den Blutdruck und wirkt als Antipyreticum [2]).

Anders scheinen sich nach den Angaben von G. Fuchs Ester eines solchen Säurederivates zu verhalten. p-Acetaminophenoxylessigsäureester soll stark antipyretische Eigenschaften haben, aber in der Medizin nicht anwendbar sein, weil die gewöhnlichen Gaben Übelkeit und Erbrechen bewirken. Dabei führte der Erfinder den Ester in das Amid über, welches prompt antipyretisch wirken soll. Das Präparat wurde nicht eingeführt, was wohl ebenfalls an den mangelhaften Wirkungen liegen wird, so daß auch in diesem Falle die Theorie recht behält.

Zur Darstellung des Amids ging man entweder von p-Nitrophenoxylessigsäure aus, veresterte und reduzierte dann den Ester, acetylierte das entstandene Aminoprodukt und führte durch konzentriertes Ammoniak den Ester in das Amid über [3]).

$$O.CH_2.CO.NH_2$$

⬡ p-Acetaminophenoxylacetamid.

$$N:COH$$
$$|$$
$$CH_3$$

Einfacher ist es, Acet-p-Aminophenol mit Monochloracetamid $ClCH_2.CO.NH_2$ bei Gegenwart der berechneten Menge alkoholischen Kalis bei Siedehitze reagieren zu lassen, um zu diesem Körper zu gelangen [4]). Das identische Lactylderivat erhält man, wenn man vom Lactyl-p-Aminophenol ausgeht [5]).

Schon früher haben wir jene Variation des Phenacetins kurz gestreift, bei welcher der Imidwasserstoff durch Alkylradikale (Methyl-, Äthyl-) ersetzt wird [6]). Diese Körper, Methylphenacetin und Äthylphenacetin sind ungiftig, haben eine vom Phenacetin differierende Wirkung, da sie nicht oder nur sehr wenig antipyretisch wirken, hingegen aber schwach hypnotische Eigenschaften zeigen.

Man stellt sie dar [7]) durch Behandlung von Phenacetinnatrium mit Alkyljodiden oder durch Behandeln von p-Alkylphenetidin mit Essigsäureanhydrid oder schließlich, indem man zuerst p-Acetylamiophenol in seine Dinatriumverbindung verwandelt und mit Alkylhaloiden in Umsetzung bringt.

Es ist bemerkenswert, daß die narkotische Wirkung des Phenacetins durch den Eintritt des Methyls oder Äthyls in den Ammoniakrest bedeutend erhöht wird. 0,45 g pro kg Tier erzeugen eine viele Stunden andauernde tiefe Narkose ohne Nebenerscheinungen. Beim Menschen wirken 1—2 g noch nicht nachteilig.

---

[1]) Roberto Lepetit, DRP. 209695.
[2]) Joseph Astolfoni, Wiener klinische Wochenschr. **22**. 118.
[3]) DRP. 96492.
[4]) DRP. 102315, Münch. med. Wochenschr. **1898**. 1173.
[5]) DRP. 102892.
[6]) DRP. 57337, 57338.
[7]) DRP. 53753, 54990.

$$N\text{-Isopropylphenacetin } C_6H_4 \Big\langle \begin{matrix} O.C_2H_5 \\ N \end{matrix} \Big\rangle CH \big\langle \begin{matrix} CH_3 \\ CH_3 \end{matrix} \quad \text{hat erheblich schwä-} \\ CO.CH_3$$

chere narkotische Eigenschaften, wie die beiden niedrigeren Homologen.
Auch N-Propylphenacetin, N-Butylphenacetin und N-Amylphenacetin
zeigen gegenüber den beiden ersten Gliedern der Reihe eine bedeutend abgeschwächte narkotische Wirkung. Das Maximum derselben wird demnach für die homologen N-Alkylphenacetine bei der
durch Äthyl- substituierten Verbindung erreicht, hingegen liegt das
Maximum der Antipyrese bei den im Hydroxyl substituierten Acet-
aminophenolen beim Methyl-, und wird bei den homologen immer
schwächer. Die Äthylverbindung (Phenacetin) wirkt nur am stärksten
narkotisch.

Ebenfalls ein Derivat, bei welchem ein Alkylrest in die basische
Gruppe eingeführt wurde, ist Benzylphenetidin

$$C_6H_4 \Big\langle \begin{matrix} O.C_2H_5 \\ NH.CH_2.C_6H_5 \end{matrix}$$

Dieses entsteht durch Einwirkung von Benzylchlorid auf p-Phenetidin [1]).

Es soll ungiftig, antipyretisch etc. wirken, wurde aber praktisch
nicht verwendet.

Durch Reduktion von p-Nitrothiophenolmethyläther erhält man p-Aminothiophenolmethyläther und aus diesen durch Acetylierung Acet-p-aminothiophenol-
methyläther, welcher eine ähnliche Wirkung haben soll, wie Phenacetin, bei
gleicher Ungiftigkeit [2]).

Von größerem Interesse wären Körper gewesen, bei welchen eine
zweite durch Alkyl gedeckte Hydroxylgruppe vorhanden wäre, sie
wären ohne Zweifel in der antalgischen etc. Wirkung dem Phenacetin
überlegen, wenn auch in der Darstellung teurer.

Es liegt nur ein solcher Versuch vor.

Brenzcatechindiäthyläther wurde nitriert, reduziert und das entstandene
Monaminoderivat acetyliert. Man erhält nun Acetylaminodiäthylbrenzcatechin,
wobei die beiden Äthoxygruppen in der o-Stellung zueinander stehen [3]).

$$\begin{matrix} O.C_2H_5 \\ O.C_2H_5 \\ \\ NH.CO.CH_3 \end{matrix}$$

Therapeutische oder physiologische Versuche mit dieser Substanz
liegen nicht vor.

Acet-p-aminobiphenyl $CH_3.CO.NH.C_6H_4.C_6H_5$ ist unwirksam [4]).

Versuche, andere Aminoderivate als die der p-Stellung in die
Therapie einzuführen, scheitern an der höheren Giftigkeit des o- und

---

[1]) DRP. 81743.
[2]) DRP. Anm. A. 190288.
[3]) DRP. Anm. 13209.
[4]) H. Hildebrandt, Neuere Arzneimittel S. 24.

m-Aminophenols gegenüber dem p-Aminophenol, während die antipyretische Wirkung nicht erhöht ist.

Ganz verunglückt erscheinen aber die Versuche durch Einführung eines zweiten basischen Restes, einen dem Phenacetin überlegenen Körper aufzubauen, sind aber von hohem theoretischen Interesse, da ein zweiter basischer Angriffspunkt für den Benzolring dadurch gegeben ist und tatsächlich zeichnet sich der Körper durch stärkere antipyretische Eigenschaften vor dem Phenacetin aus, welche aber in der Praxis gar nicht erwünscht erscheinen, dabei nimmt die Giftigkeit des Körpers entschieden gegenüber dem Phenacetin zu.

Zur Darstellung des Diacetylderivates des o-p-Diaminophenetols wird α-Dinitrophenetol reduziert und hierauf nach den üblichen Methoden acetyliert [1]).

Eine weitere Variation war, daß man p-Aminophenol in der Aminogruppe monalkylierte und hierauf in beiden Seitenketten acetylierte. Diese Körper sollen hervorragend antalgisch und namentlich narkotisch wirken und darin dem Phenacetin überlegen sein, wurden aber in die Praxis nicht eingeführt. Sie unterscheiden sich von dem oben besprochenen Methyl- oder Äthylphenacetin dadurch, daß die Hydroxylgruppe, statt durch einen alkoholischen, durch einen sauren Rest gedeckt ist.

Ein äußerst merkwürdiges Verhalten zeigen die Carbamide des p-Phenetidins und des p-Anisidins. Diese Körper wirken antipyretisch, schmecken dabei aber auffällig süß, letzterer schwächer als ersterer.

Man stellt p-Phenetolcarbamid [2])

$$C_6H_4 \left\langle \begin{array}{l} O.C_2H_5 \\ N \left\langle \begin{array}{l} H \\ CO.NH_2 \end{array} \right. \end{array} \right.$$

dar durch Einleiten von Phosgengas in die Benzollösung des Phenetidins, es fällt die Hälfte als salzsaures Phenetidin heraus, während die andere Hälfte sich in

$$C_6H_4 \left\langle \begin{array}{l} O.C_2H_5 \\ N \left\langle \begin{array}{l} H \\ CO.Cl \end{array} \right. \end{array} \right.$$

umwandelt, durch Einleiten von Ammoniakgas erhält man Phenetolcarbamid.

Denselben Körper kann man einfacher erhalten [3]), wenn man äquimolekulare Mengen von symmetrischem Di-p-phenetolharnstoff und gewöhnlichem Harnstoff oder carbaminsaurem Ammonium oder käuflichem Ammoniumcarbonat im Autoklaven auf 150 bis 160 ⁰ erhitzt.

p-Phenetolcarbamid, Dulcin genannt, wird weder als Süßstoff noch als Antipyreticum benützt, er ist 250 mal süßer als Zucker [4]).

Erwähnen wollen wir noch das Derivat, welches man bei der Kondensation der Oxalsäure mit Phenetidin erhält, das Di-p-phenetidyloxamid

$$CO.NH.C_6H_4.O.C_2H_5$$
$$CO.NH.C_6H_4.O.C_2H_5$$

---

[1]) DRP. 77272.
[2]) DRP. 63485.
[3]) DRP. 73083.
[4]) Ber. d. Deutsch. Pharm. Ges. 15. Heft 2. (1905).

Es sollte zur Darstellung anderer Phenetidinderivate dienen, das Patent [1]) wurde aber alsbald fallen gelassen.

Aber die Variationen des p-Aminophenols gingen noch weiter, es wurde noch eine neue Seitenkette eingeführt. Dieser Körper war das Thymacetin $C_6H_2.CH_3(1).O.C_2H_5(3).C_3H_7(4).NH.CO.CH_3(6)$ und erwies sich als ein gutes Antineuralgicum [2]), es geriet wohl infolge seines, wegen der teuren Ausgangssubstanz, hohen Preises bald in Vergessenheit.

Man kann Thymacetin darstellen aus den Salzen des p-Mononitrothymols mit Hilfe der Halogenverbindungen des Äthyls oder mit äthylschwefelsaurem Kali oder durch Nitrieren des Thymäthyläthers. Hierauf wird die Nitroverbindung reduziert und acetyliert [3]).

Zu diesem Körper wurde von anderer Seite noch das entsprechende Glykokollderivat dargestellt, um zu leicht löslichen Derivaten dieser Substanz zu gelangen.

Man verfährt, wie bei der Darstellung des Thymacetins, aber statt zu acetylieren, behandelt man die Aminobase mit Chloracetylchlorid und führt die Aminogruppe für das Halogen ein und erhält Äthoxyaminoacetylthymidin resp. dessen leicht lösliche Salze [4])

$$C_6H_2\left\langle\begin{array}{l}CH_3.1\\O.C_2H_5.3\\C_3H_7.4\\NH.CO.CH_2.NH_2.6\end{array}\right.$$

Die Variationen des Acetyl-p-aminophenols, bei welchen das Hydroxyl durch verschiedene Alkylgruppen ersetzt ist, sind eigentlich an Zahl bescheiden. Wir erwähnten Methacetin (Acetylaminophenolmethyläther), Phenacetin, die Äthoxyverbindung.

Bei Einwirkung von Glycerin-α-monochlorhydrin auf Acetyl-p-aminophenol in alkoholischem Kali bei 110° C erhält man den Glycerinäther, welcher wohl nur Nachteile, aber keine Vorteile vor dem Phenacetin haben kann.

Aminoalkohole, wie Diphenoxypropanolamin ($C_6H_5.O.CH_2.CHOH.CH_2)_2NH$, Phenoxydimethylaminopropanol $C_6H_5.O.CH_2.CHOH.CH_2N(CH_3)_2$ etc. haben stark ausgeprägte antipyretische und analgetische Eigenschaften, aber sie wirken auf das Herz ungünstig [5]).

Allgemeine Betrachtungen über die Antipyretica.

Wir haben gesehen, wie eine Reihe von Bestrebungen zur Darstellung synthetischer Antipyretica davon ausging, einen dem Chinin, dem souveränen und gegen Malaria spezifischen Antipyreticum, analogen Körper aufzubauen, eine Absicht, welche bis nun als mißlungen zu betrachten ist. Eine andere Reihe von Körpern mit antipyretischen Wir-

---

[1]) DRP. 79099.
[2]) Ther. Mon. **1892**. 138.
[3]) DRP. 67568.
[4]) DRP. 71159.
[5]) Em. Fourneau, Billon u. Launoy, Journ. Pharm. et Chim. [7]. **1**. 55,

kungen beruht auf der Grundbeobachtung, daß die Einführung eines basischen Restes in den Benzolring dem letzteren antipyretische Wirkungen verleiht (Anilin, Phenylhydrazin). Die Pyrazolonreihe verdankt ihre Entstehung einer mißverständlichen Auffassung der zugrunde liegenden Reaktion, welche eigentlich zur Darstellung eines chininähnlichen Körpers führen sollte.

Wir haben auseinandergesetzt, wie zahlreich die möglichen Variationen der wenigen Ideen in allen Fällen sind und wie nicht etwa der wirksame Anteil, sondern meist eine der entgiftenden Gruppen variiert wird. Da die Variationsmöglichkeit, insbesondere beim p-Aminophenol, eine sehr große ist, darf es nicht wundern, wenn so viele Körper dieser Reihe dargestellt wurden. Da aber keiner einfacher und billiger, als das Standardpräparat dieser Gruppe ist, so konnte auch keiner bei sonst gleichen Eigenschaften diesen Körper verdrängen. Doch waren viele Derivate dieser Reihe in ihren Eigenschaften hinter dem Phenacetin zurückgeblieben. Man muß sagen, daß die Darstellung von Derivaten der Antipyrin-, Phenylhydrazin-, Phenacetingruppe gegenwärtig wohl aussichtslos ist, wenn man hofft, auf diese Weise zu einem Körper mit neuen Wirkungen zu gelangen. Gerade diese unnützen Variationen, welche sich in den Wirkungen höchstens darin vom Phenacetin oder Antipyrin unterscheiden, daß man schlechter wirkende oder giftigere Körper erhielt, unter Umständen auch wirkungslose, haben das Vertrauen vieler Ärzte zu den neuen synthetischen Mitteln bedenklich erschüttert. Der praktische Arzt sieht sich schließlich betrogen, wenn man ihm unter den verschiedensten Namen pharmakologisch und chemisch wenig differierende Körper anbietet, denen auf dem Wege der Reklame neue Eigenschaften angedichtet werden. Daher auch der völlige Mißerfolg der später kommenden Varianten gegenüber dem meist großen Erfolg des erst eingeführten Präparates.

Von einem Antipyreticum, welches überhaupt des Versuches wert ist, kann man fordern, daß die Entfieberung nicht zu rasch einträte, lange andauere, und daß beim Aussetzen des Mittels der Fieberanstieg ein nur langsam einsetzender sei.

Das Mittel darf keine Kollapserscheinungen, keine profuse Schweißsekretion hervorrufen. Der Magen darf nicht belästigt werden, und es darf auch keine zerstörende Wirkung auf die Gewebe und die roten Blutkörperchen ausüben. Im allgemeinen also keine schädlichen Nebenwirkungen, hingegen eine schmerzstillende Nebenwirkung auf das Nervensystem, denn der Hauptverbrauch der Antipyretica ist der als Antinervina. Mittel, welche diesen Anforderungen nicht entsprechen, sind von vorneherein zu ausgedehnteren Versuchen ungeeignet und haben auch gar keine Aussicht auf Erfolg, da die gebräuchlichen Antipyretica Chinin, Antipyrin, Phenacetin diesen Anforderungen entsprechen. Ein Bedürfnis besteht sicherlich nach einem Antipyreticum, welches spezifische Wirkung beim Sumpffieber hat und so mit dem Chinin konkurrieren könnte. Wenn man bedenkt, wie groß der Chininkonsum ist und daß alle synthetischen Antipyretica zusammen nur einen Bruchteil des Chininkonsums ausmachen, so erscheint die Darstellung einer rivalisierenden Verbindung, welcher einige unangenehme Eigenschaften des Chinins, der bittere Geschmack, die Geschmacksparästhesien, fehlen und welcher im Preise billiger ist als ein höchst wünschenswertes Ziel der Bestrebungen der Synthetiker. Bis nun steht Chinin noch immer ohne Analogie da.

Die Erreichung dieses Zieles wäre auch viel ehrenvoller als die nutzlose ewige Variation von zwei Grundideen, die nun zum Tode abgehetzt sind.

Es ist noch zu bemerken, daß es wünschenswert wäre, ein geschmackloses lösliches Derivat des Chinins zu haben, da die bisherigen Bestrebungen in dieser Richtung keineswegs als endgültiger Abschluß dieses Problems zu betrachten sind. Wir verfügen wohl über geschmacklose Derivate, aber die Ausbeuten bei den Verfahren sind so gering, daß diese Substanzen noch unverhältnismäßig hohe Preise haben.

Die Zwecklosigkeit der Bestrebungen, in der Anilinreihe zu leicht wasserlöslichen Derivaten zu gelangen, wobei der Grundkörper ganz oder teilweise seine therapeutische Wirkung verliert, haben wir oben ausgeführt. Die schwere Löslichkeit des Phenacetins beeinträchtigt dessen Wirkung durchaus nicht.

Es fällt bei allen natürlichen und künstlichen antipyretisch wirkenden Mitteln auf, daß sie auf ringförmig geschlossene Körper basiert sind und zwar ohne Ausnahme. Die sicher wirkenden Antipyretica der besprochenen Reihen enthalten überdies alle Stickstoff, entweder in der Form, daß der Stickstoff an der Ringbildung beteiligt, oder daß er in einer basischen Seitenkette enthalten ist. Daß es nicht die N-haltige Seitenkette ist, welcher die betreffenden Körper ihre entfiebernde Wirkung verdanken, sondern es sich vielmehr um eine Eigenschaft des ringförmigen Kernes handelt, beweist insbesondere der Umstand, daß nicht nur der basische Rest, sondern auch Hydroxyle (Phenol, Brenzcatechin) beziehungsweise eine hydroxylierte Carbonsäure (Salicylsäure) dieselbe entfiebernde Wirkung, wenn auch nicht in der gleichen Intensität und Dauer, zu entwickeln in der Lage sind. Es ist aber auch gleichgültig, was für basischer Rest eintritt; sowohl die Aminogruppe als auch der Hydrazinrest lösen diese Wirkung des Kernes aus, die chemisch leichter reagierende Hydrazingruppe intensiver als die Aminogruppe. Anderseits kann durch Ersatz von Wasserstoff im basischen Rest, indem der Körper durch Einführung von Acyl- oder Alkylgruppen für Wasserstoff den Eingriffen des Organismus gegenüber resistenter gemacht wird, eine Entgiftung bewirkt werden. Die antineuralgische und leicht hypnotische Wirkung des Acetanilids, Phenacetins und analog gebauter Körper läßt sich vielleicht zum Teil auf folgende Weise erklären. Die Säureamide haben, wie im allgemeinen Teile ausgeführt wurde, leicht hypnotische Eigenschaften, anscheinend wegen ihres Carbonylcharakters. Die Carbonylgruppe hat in den meisten Substanzen ja alle solche mehr oder minder stark ausgeprägte hypnotische Eigenschaften. Daher wird man die antineuralgische Wirkung des Acetanilids wohl zum Teil auf die Gruppierung $CH_3 . CO . NH . R$ beziehen. Jedenfalls ist diese Erklärung auf alle Derivate des Anilins ausdehnbar, während eine zweite Erklärung, die sich beim Phenacetin geradezu aufdrängt, daß die Äthoxygruppe den hypnotischen und anti-neuralgischen Effekt bedingt, nur für einen Teil der p-Aminophenol-derivate Geltung hätte, aber man muß wohl annehmen, daß es sich beim Phenacetin, Lactophenin und ähnlich gebauten Körpern im Gegensatz zu den Anilinderivaten im engeren Sinne um eine Konkurrenz zweier Faktoren, welche in ähnlicher Richtung wirken, handelt: der Äthoxy-gruppe und der Acylaminogruppe.

Beim Chinin steht die antineuralgische Wirkung im Zusammen-hange mit den narkotischen Effekten dieser Base. Gerade diese Neben-wirkung auf das Nervensystem ist es ja, welche den modernen Anti-pyreticis ermöglicht, sich neben Chinin einen hervorragenden Platz in der Therapie zu verschaffen und ihn zu behaupten, obgleich dem Chinin exquisit narkotische Wirkungen zukommen. Wir gehen wohl auch nicht fehl, wenn wir als Erklärung für die antineuralgische Wirkung des Antipyrins die CO-Gruppe im Pyrazolonring heranziehen. Für die antineuralgischen Effekte des Chinins eine chemische Erklärung abzu-geben, ist bei dem Dunkel, welches noch über der Konstitution schwebt, nicht möglich. Doch wollen wir auf das Vorhandensein eines freien Hydroxyls an dem den Chinolinring mit dem Loiponteil verbindenden Kohlenstoff hinweisen, welches, wie auch bei allen anderen narkotisch wirkenden Alkaloiden, Beziehungen zwischen dem Gehirn und dem Chininmolekül herstellen kann.

Im allgemeinen und in erster Linie scheinen die antineuralgischen Wirkungen der Antipyretica mit ihrem stark basischen Charakter in Zusammenhang zu stehen. Werden die Basen kondensiert, so erhält man sogar lokalanästhesierend wirkende Mittel.

Wenn wir die zahlreichen Körper überblicken, welche in der Ab-sicht, neue Antipyretica zu schaffen, dargestellt wurden, so müssen wir doch zugestehen, daß deren Darstellung für den Pharmakologen und für den Synthetiker durchaus nicht zwecklos war, ja daß das negative Ergebnis in mancher Richtung sehr belehrend ist.

Das Scheitern aller Chinolinderivate in der Therapie, zeigt uns, wie wenig Erfolg ein weiterer Versuch mit hydrierten Derivaten dieser Reihe haben dürfte, wenn wir nicht neue Methoden zur Entgiftung ersinnen, wie auch solche Körper insolange überflüssig sind, als wir nicht durch Studium des Chinins den wahren Grund für seine spezifische Wirkung erkannt und dann vielleicht wieder auf Chinolinderivate zurückkommen. Vorläufig kann kein Derivat mit den üblichen antipyretischen Mitteln in bezug auf Wirkung, Ungiftigkeit und Preis konkurrieren. Die nicht hydrierten Derivate des Chinolins sind entweder zu schwach in der Wirkung oder wie die Aminoderivate ohne jedweden Vorteil vor den Aminophenolderivaten.

Bei der Antipyringruppe ist es von Interesse, daß Antipyrin erst durch Einführung der Methylgruppe stark wirksam wird. Es ist weiter interessant, daß die Derivate des Isopyrazolons im Gegensatze zu denen des Pyrazolons keine antipyretische, hingegen aber eine giftige Wir-kung zeigen. Die Derivate des Pyrazols wirken ebenfalls nicht anti-pyretisch [1]). Die Einführung eines basischen (entgifteten) Restes (NH$_2$-

---

[1]) AePP. **28**. 294.

Gruppe) in das Antipyrin und zwar in den Pyrazolonring erhöht die Wirkung des letzteren bedeutend.

Die einfachen Derivate des Phenylhydrazins, sie mögen wie immer entgiftet sein, eignen sich zur Anwendung in der praktischen Medizin nicht, da sie durchwegs Blutgifte sind.

Ebenso sollten die einfachen Anilinderivate aus einem gleichen Grunde verlassen werden. Nur der äußerst billige Preis des Acetanilids verlockt noch Ärzte, sich dieses Mittels zu bedienen. Der Hauptkonsum scheint aber darin seine Ursache zu haben, daß man andere teurere Antipyretica, insbesondere Phenacetin, damit verfälscht.

Die Derivate des p-Aminophenols mit den zahlreichen möglichen und auch zum Teil ausgeführten Variationen sind jedenfalls sehr lehrreich.

Schon der Eintritt eines Hydroxyls in das Anilin macht letzteres weniger giftig. Man kann nun entweder diesen labilen Körper, das p-Aminophenol, durch Säureradikale oder durch Alkylradikale oder durch Reaktion mit Aldehyden stabiler machen. Im vornehrein ist zu bemerken, daß man aus dem Grunde immer bei diesen Synthesen von einem Aminophenol der p-Stellung ausgeht, weil die o- und m-Derivate weit giftiger sind, ohne sonst irgend einen Vorteil zu bieten. Wenn man das Hydroxyl alkyliert, so kommt man zu Körpern, von denen sich insbesondere die Äthylverbindung, das Phenetidin, als therapeutisch sehr vorteilhaft erwies. Phenetidin als solches ist aber noch giftig. Daher sind alle Derivate desselben für die Praxis zu verwerfen, welche entweder bloße Salze des Phenetidins sind oder die durch Einwirkung der Salzsäure im Magensafte in die Komponenten zerfallen und so zur Bildung von Phenetidinsalzen im Magen führen. Sie sind natürlich alle als Antipyretica wirksam und nur aus dem Grunde zu verwerfen, weil sie schon im Magen das noch giftige Phenetidin abspalten. Dahin gehören alle Salze, wie Citrophen etc., alle Produkte der Reaktion eines Aldehyds oder Ketons mit der Aminogruppe. Hierbei ist zu bemerken, daß einzelne, z. B. das Reaktionsprodukt des Salicylaldehyds mit Phenetidin, insbesondere die mit aromatischen Radikalen entgifteten, den Eingriffen des Organismus gegenüber zu resistent sind, um überhaupt zur Wirkung zu gelangen, und die geringe Wirkung, welche diese Körper zeigen, auf den angeführten Umstand zurückzuführen ist, daß der Magensaft aus ihnen Phenetidin abspaltet.

Überhaupt erscheint die Einführung aromatischer Radikale zur Entgiftung des basischen Restes als durchaus ungeeignet, da dermaßen stabile Derivate entstehen, daß der Organismus dieselben nicht aufspalten, d. h. das wirkende p-Aminophenol daraus nicht entwickeln kann. Es ist dies geradezu ein Beweis für den Zusammenhang zwischen chemischer Veränderung und physiologischer Wirkung. Körper, welche im Organismus nicht verändert werden, gelangen auch nicht zur Wirkung. Daher ist der positive Ausfall der Indopheninreaktion im Harne bei Verfütterung von Derivaten der Anilingruppe ein sicherer Beweis, daß sie wirksam waren, weil sie abgebaut wurden. Ein negativer Ausfall zeigt auch, daß der verfütterte Körper unwirksam war.

Zur Entgiftung des basischen Restes eignen sich vorzüglich die Radikale der Fettsäuren, insbesondere der Essigsäure; kein anderes Radikal zeichnet sich vor der Essigsäure aus, es ist auch keines bei der technischen Herstellung billiger. Anders verhält es sich bei der Deckung des Hydroxyls durch Fettsäureradikale, z. B. der Essigsäure. Die Verseifung dieses Esters geht so glatt vor sich und weitaus rascher als der Abbau einer Alkylgruppe, so daß sehr rasch sich das giftige p-Aminophenol bildet. Deshalb sind solche Derivate, in welchen der Phenolhydroxylwasserstoff durch Säureradikale ersetzt ist, immer giftiger als die alkylsubstituierten und stehen ihnen daher an Güte bei weitem nach. Der Säurerest an der basischen Gruppe verhält sich chemisch und physiologisch viel resistenter.

Das Ersetzen des zweiten Wasserstoffes in der basischen Gruppe durch ein Säureradikal bietet schon aus dem Grunde keinen Vorteil, weil die zweite Säuregruppe schon durch bloßes Wasser leicht abgespalten wird.

Der Ersatz des zweiten Wasserstoffes durch eine Alkylgruppe bewirkt eine rauschartige Narkose. Die Körper dieser Reihe haben keine praktische Verwendung gefunden.

Auch die Entgiftung durch Überführung des Phenetidins in ein Urethan zeigt gar keine der einfachen Acetylierung überlegene Wirkung.

Hingegen müssen alle Versuche der Entgiftung durch Einführung einer Säuregruppe, nicht eines Säureradikals, also die Darstellung von Carbonsäuren, Sulfosäure etc., des Phenetidins als gänzlich gegen die pharmakologischen Grundgesetze verstoßend angesehen werden. Die entsprechenden Körper haben sich auch ohne Ausnahme als wirkungslos erwiesen, um so mehr, als der Organismus aus ihnen kein p-Aminophenol regenerieren kann.

Die Einführung einer zweiten Aminogruppe hat naturgemäß die Giftigkeit des Phenacetins erhöht. Der Versuch, ein zweites gedecktes Hydroxyl [1]) einzuführen, ist nicht weiter verfolgt worden.

Wir haben ferner gesehen, daß sich nur vom Benzol oder Chinolin Antipyretica ableiten lassen. Vom Pyridin kann man zu keinem gelangen, ebensowenig kann man aus anderen Ringsystemen: Diphenyl, Naphthalin und Phenanthren zu antipyretischen Körpern gelangen. Die Funktion des Benzolkerns und des Benzols in der Chinolinbindung hängt von ganz bestimmten Bindungen ab, welche Pyridin, Naphthalin und Phenanthren entbehren.

So sehen wir, daß der praktische Erfolg der so zahlreichen Versuche, die erst dargestellten Körper, Antipyrin (Pyramidon) und Phenacetin, zu verbessern, nur sehr spärlich ist, schon aus dem Grunde, weil man nicht zu billigeren Körpern gelangen konnte, diese beiden Standardpräparate selbst sehr rigorosen Anforderungen an ein Antipyreticum entsprechen und nach keiner Richtung von den zahlreichen Varianten irgendwie erheblich übertroffen wurden.

Das Ideal, ein spezifisches Fiebermittel mit starken antineuralgischen Effekten, Wirkung auf Sumpffieber und ohne schädigende Nebenwirkung, ist noch zu erreichen, aber um diesen Erfolg zu erringen, müssen neue Ideen und neue Studien über Chinin kommen oder der Zufall, welcher ja eine so große Rolle bei den Entdeckungen und Erfindungen spielt, helfend eingreifen. Die bis nun vorgebrachten Ideen erscheinen in allen Variationen erschöpft und müssen neuen Platz machen.

---

[1]) DRP.Anm. 13209. Darstellung von Acetylaminodiäthylbrenzcatechin.

III. Kapitel.

Alkaloide.

Zum Schönsten und Interessantesten in der Pharmakologie gehört wohl das planmäßige Studium der natürlichen Alkaloide, ihrer Synthesen, die Kenntnis der wirksamen Gruppen und der künstliche Ersatz der Alkaloide. Gerade die kleinen Mengen, in denen ein Alkaloid seine Wirksamkeit schon zeigt, sowie die Raschheit und Promptheit der Wirkung der Alkaloide haben von jeher diese Verbindungen zu den Lieblingsmitteln derjenigen Ärzte erhoben, welche sie zu benützen verstehen. Hierbei gestatten die mannigfaltigen Wirkungen, welche die Alkaloide haben, eine ungemein ausgebreitete Anwendung auf allen Gebieten der praktischen Medizin. Ja, in der Hand des Geübten und des Kundigen können die verschiedensten Effekte und oft entgegengesetzte Erscheinungen durch eine verschiedene Dosierung desselben Mittels erzielt werden.

Die Chemie hat mehrere Ziele beim Studium der Alkaloide und ihres Aufbaues von jeher verfolgt. Das erste Bestreben, die Reindarstellung der wirksamen Substanzen, war stets von einem anderen begleitet, nämlich eine Verbilligung des betreffenden Alkaloids dadurch zu erzielen, daß man möglichst die konstitutionell verwandten Nebenalkaloide in das wertvolle Hauptalkaloid verwandle, oder daß man die Nebenalkaloide der verschiedenen Drogen ebenfalls in der Medizin zur Verwertung bringe, anderseits war es ein so beachtenswertes Ziel, die Alkaloide entweder synthetisch darzustellen, oder, wenn dieses nicht gelang, durch das Studium der wirksamen Gruppen dahin zu kommen, den Alkaloiden an Wirkungen analoge Körper aufzubauen. Neben diesen Bestrebungen machten sich insbesondere in der letzten Zeit zwei Richtungen bemerkbar, welche mit mehr oder minder großem Erfolg folgendes anstrebten. Die eine Richtung suchte bestimmte schädliche oder unangenehme Eigenschaften gewisser Alkaloide, wie etwa den bitteren Geschmack des Chinins, die leichte Zersetzlichkeit des Cocains, durch verschiedene Veränderungen zu coupieren, ohne daß die Grundwirkung des Körpers in irgend einer Weise verändert würde. Eine andere Richtung, und diese ist die weit erfolgreichere, strebte an, an dem Molekül der bekannten Alkaloide durch Sperren oder Öffnen bestimmter Seitenketten, sowie durch bestimmte Veränderungen an den Seitenketten solche Veränderungen in der physiologischen Wirkung hervorzurufen, daß gleichsam eine im Alkaloid schlummernde Eigenschaft zum Leben erweckt werde, während die typischen Eigenschaften des Alkaloids gleichsam in einen Schlummerzustand versinken. Als Beispiel wollen wir nur anführen das Versperren des einen oder beiden Morphinhydroxyle durch Acyl- oder Alkylgruppen, wobei die schlafmachende Eigenschaft fast ganz verschwindet, während eine eigentümliche Wirkung auf die Respiration, welche wohl schon dem Morphin, wenn auch nicht in dem Grade zukommt, als charakteristisches Zeichen der neuen Körper bei der therapeutischen Anwendung auftritt.

* * *

Die große Reihe der natürlich vorkommenden Alkaloide läßt sich bekanntlich nach Königs auf das Pyridin

$$
\begin{array}{c}
\text{H} \\
\text{C} \\
\text{HC}\quad\text{CH} \\
\text{HC}\quad\text{CH} \\
\text{N}
\end{array}
$$

zurückführen. Diese Base ist für sich fast ungiftig zu nennen. Pyridininhalationen bewirken zunächst respiratorische Dyspnoe durch Reizung des Trigeminus, dann Verlangsamung und Verflachung der Atmung, welche periodischen Wechsel zeigt und schließlich Schlaf. Interne Verabreichung des Pyridins macht keine Erscheinungen toxischer Natur. Die Hauptwirkung besteht nach L. Brunton und Tunnicliffe[1] in Lähmung der sensorischen Apparate, totaler Anästhesie und Aufhebung der Reflexe, ferner hemmen relativ geringe Dosen die Atmung; zentrale Vagusreizung bei mit Pyridin vergifteten Kaninchen ergab besonders häufig exspiratorischen Stillstand. Die Herzaktion wird durch kleine Dosen verlangsamt und verstärkt, durch größere zum Stillstande gebracht. Pyridin ist im Vergleich zu seinen Derivaten kein aktives Glied. Es macht Blutdrucksenkung durch Paralyse des Herzmuskels.

E. Harnack und H. H. Meyer, W. His, R. Cohn konnten bei Dosen von ca. 1 g pro die keinerlei toxische Wirkung sehen [2].

(Thiotetrapyridin und Isopyridin wirken auf Hunde und Katzen nicht giftig; ersteres verursacht bei Fröschen als Hydrochlorat zu 13 mg erst in $1\frac{1}{2}$ Stunden eine geringe Paralyse, ohne die Respiration aufzuheben und Nikotinkrämpfe zu bewirken) [3].

Einfluß der Hydrierung der Basen.

Aber die Wirkung ändert sich und wird verstärkt, wenn diese Base, das Pyridin, hydriert wird, d. h. wenn durch den Eintritt von

---

[1] Journ. of physiol. **17**. 292. S. auch Heinz, Virchow's Arch. **122**. 116.
[2] AePP. **12**. 394, **22**. 254. HS. **18**. 116 (1894).
[3] Vulpian, C. r. **92**. 165.

Wasserstoffatomen in das Pyridinmolekül eine Reihe von neuen An-
griffspunkten für diesen Ring dem Organismus gegeben werden. Dann
wirkt die neue Base und sie wirkt in dem Sinne, daß sie den Blutdruck
steigert, daß sie die Gefäße stark kontrahiert und bestimmte Ähnlichkeiten in ihrer physiologischen Wirkung mit dem Nicotin unverkennbar sind. Das durch Hydrierung des Pyridins entstehende Piperidin
wirkt zentral und auch peripher lähmend[1]). Wenn man die Erfahrung
vom Verhältnis zwischen Pyridin und Piperidin, der einfachen und
der hydrierten Base weiter verfolgt und eine Reihe anderer Basen
auf dieses Verhalten hin untersucht, so kann man zu einer Regel gelangen, die zuerst von Kendrick und Dewar, später in Deutschland
von Königs in Worte gekleidet wurde: Hydrierte Basen wirken
physiologisch immer stärker als die ihnen entsprechenden
nicht hydrierten Basen. Kendrick und Dewar[2]) wiesen zuerst
darauf hin, daß, bei Vergleich der Wirkungen

von Chinolin C_9H_7N mit Parvolin $C_9H_{13}N$
von Collidin $C_8H_{11}N$ mit Coniin $C_8H_{15}N$
von Dipyridin $C_{10}H_{10}N_2$ mit Nicotin $C_{10}H_{14}N_2$

zu beobachten ist, daß die physiologische Wirksamkeit dieser Substanzen, abgesehen von der chemischen Struktur, in denjenigen Substanzen am größten ist, welche die größte Menge Wasserstoff enthalten.

Die Hydrierung einer Base kann nicht nur eine erhöhte Giftigkeit
und Wirksamkeit verursachen, sondern es kommt dabei in vielen Fällen
zu einer völligen Umkehrung der physiologischen Wirkung der Grundsubstanz. So wirkt

Pyridin blutdruckerniedrigend,   Piperidin blutdrucksteigernd,
Berberin blutdruckerniedrigend,   Hydroberberin blutdrucksteigernd,

α-Naphthylamin wirkt giftig durch
    zentrale Lähmung[3]),

β-Naphthylamin pupillenver-   β-Tetrahydronaphthylamin pupillen-
    engernd,   erweiternd.

Eine Reihe von Beispielen bestätigt die Richtigkeit dieser Regel.
Es wäre aber falsch, anzunehmen, daß man jede Base durch Hydrierung in eine stärker wirksame verwandeln kann. Es kann nämlich
beim Prozeß der Hydrierung auch eine Sprengung des Kernes vor sich
gehen und dann bekommt man keinen wirksamen, vielmehr oft einen
wenig oder ganz unwirksamen Körper. Anderseits kann durch die
Hydrierung auch eine Sprengung zwischen der Verbindung zweier Kerne
eintreten.

Hierfür dienen folgende Beispiele:

---

[1]) S. auch Thielemann, Dissert. Marburg. 1896.
[2]) BB. **7.** 1458 (1874). **16.** 739 (1883).
[3]) Pitini u. Blanda, Arch. di farmacol. **1898.** 431.

Pyridin ist von äußerst geringer Wirkung[1]), das hydrierte Pyridin,

Pyridin
$$\begin{array}{c} H \\ H \diagup \bigcirc \diagdown H \\ H \diagdown \diagup H \\ N \end{array}$$

Piperidin
$$\begin{array}{c} H_2 \\ H_2 \diagup \bigcirc \diagdown H_2 \\ H_2 \diagdown \diagup H_2 \\ N \\ H \end{array}$$

(Piperidin) wirkt aber kräftig blutdrucksteigernd.

Die Giftigkeit des Chinolins steigt bedeutend, wenn man es in Tetrahydrochinolin verwandelt.

Pyridin und Chinolin sind die einfachsten Vertreter der Alkaloidgruppe. Ihre vollständigen Hydride sind Piperidin und Dekahydrochinolin. Alle vier lähmen die Zentren und setzen die Leistungsfähigkeit der motorischen Nerven erheblich herab, lassen aber die sensiblen Nervenendigungen ganz, die Muskelsubstanz fast intakt. Außerdem bringen sie Veränderungen der roten Blutkörperchen, wie Ammoniak, hervor. Die hydrierten Verbindungen wirken hierbei kräftiger und stärker[2]).

β-Naphthylamin zeigt in erheblichen Dosen von 1 g schwache Wirkungen, während β-Tetrahydronaphthylamin in Dosen von 1 g bei Kaninchen letal wirkt[3]).

β-Collidin
$$\begin{array}{c} CH_3 \\ \bigcirc \cdot C_2H_5 \\ N \end{array}$$
ist relativ wenig giftig, während Hexa-

hydro-β-Collidin oder Isocicutin eine zentrale und periphere Giftigkeit entfaltet. Es ist weit giftiger als Curare und wirkt wie Coniin (α-Propylpiperidin).

Die Ursache, weshalb die hydrierten Basen an Stärke der Wirkung die entsprechenden nicht hydrierten übertreffen und in vielen Fällen sogar gerade entgegengesetzte Wirkungen haben (z. B. Pyridin und Piperidin) ist wohl die, daß die Basen einerseits durch Hydrierung einen fetten Charakter erhalten, indem die doppelten Bindungen der Ringe verloren gehen, anderseits geht häufig eine tertiäre Base in eine sekundäre über, welche letztere infolge Vorhandenseins einer Imidgruppe physiologisch ungemein reaktionsfähig ist, während tertiär gebundener Stickstoff im Organismus sowie außerhalb sehr träge reagiert. Die Zunahme der Verbindung an Wasserstoffatomen erleichtert den oxydativen Eingriff des Organismus, sowie auch der fette Charakter ein Einreißen des Ringes erleichtert.

Hydriert man jedoch Papaverin zum Tetrahydropapaverin, so erhält man eine Abschwächung der Giftigkeit.

---

[1]) S. dagegen Lublinski, Deutsche med. Wochenschr. **1885**. 985.
[2]) Heinz, Virchow's Arch. **122**. 116.
[3]) BB. **22**. 777 (1889). Virchow's Arch. **115**. 117.

Physiologische Bedeutung der Umwandlung der ternären Alkaloide in quaternäre Ammoniumbasen.

Zu dieser allgemeinen Regel über die Wirkung der Basen im Zusammenhang mit ihrem chemischen Aufbau tritt eine zweite hinzu, die wir Crum Brown und Fraser [1]) verdanken; diese beiden schottischen Forscher untersuchten, um die Beziehungen zwischen chemischer Konstitution und physiologischer Wirkung zu finden, die physiologische Wirkung der Substanzen, nämlich der Alkaloide, nach einer ganz bestimmten chemischen Operation, welche gleichmäßig an allen Alkaloiden vorgenommen wurde. Wenn die chemische Konstitution C ist, die physiologische Wirkung P, so ist die unbekannte Funktion von C fC. Um nun f zu finden, verändert man C so, daß es $C + \triangle C$ wird, und untersucht die korrespondierende Veränderung der physiologischen Wirkung von fC zu $fC + \triangle fC$. Wir kennen $\triangle C$, fC und $\triangle fC$ und wenn wir deren Verhältnisse für eine große Anzahl von C-Werten kennen und indem man $\triangle C$ variiert, so kann man die Funktion f bestimmen. Die Veränderung der Konstitution, die von $\triangle C$ repräsentiert wird, muß eine einfache und klare sein. Es sind zwei Arten, zwischen denen man wählen kann: Replacement und Addition.

Das Replacement macht keine so große Änderung der physiologischen Wirkung, wie die Addition; wenn man die Wirkung von Kohlenoxyd und Kohlensäure, Blausäure und Methylamin, arsenige Säure und Kakodylsäure, Strychnin und Brucin und die Salze der Ammoniumbasen, die von ihnen abstammen, vergleicht, so kann man sehen, daß die Addition wenigstens in den meisten Fällen die physiologische Aktivität verringert oder vernichtet. Dieser Vergleich führt zu dem Verdachte, daß die physiologische Aktivität mit der chemischen Kondensation zusammenhängt, mit welchem Ausdrucke Brown und Fraser die Fähigkeit, Additionen einzugehen, bezeichnen, wobei die Addition nun durch Anwachsen der Wertigkeit eines Atoms oder einer Gruppe von Atomen Platz greift. Dieser Verdacht erhält eine gewisse Bestätigung durch die Tatsache, daß stabile Verbindungen des fünfwertigen Arsens und Antimons bei der physiologischen Prüfung in bezug auf spezifische Arsen- und Antimonwirkung unwirksam waren, während alle löslichen Verbindungen des dreiwertigen Arsens und Antimons sich wirksam erwiesen. Ähnlich sind die aromatischen Körper in der Regel aktiver als die korrespondierenden fetten Körper; das Vorkommen von solchen Giften, wie Alkohol, Oxalsäure und Sublimat, unter den gesättigten Substanzen und von verhältnismässig unwirksamen ungesättigten Verbindungen, wie Benzoesäure und Salicin, zeigt, daß die Kondensation nicht der einzige Zustand der physiologischen Aktivität ist. Es wurden nun die Methylderivate des Strychnin, Brucin, Thebain, Codein, Morphin und Nicotin untersucht. Das Jodid und Sulfat des Methylstrychnin ist weit weniger giftig als Strychnin selbst,

---

[1]) Transact. Roy. Soc. Edinburgh. **25**. 707. (1868) and Proc. Roy. Soc. Edinburgh. **1869**. 560.

es erzeugt keine Krämpfe, sondern Paralyse und hat Curarewirkung.
Äthylstrychnin wirkt ebenso [1]).

J. Tillie [2]) behauptet, daß die Addition von Methyl zu Strychnin nicht,
wie bisher angenommen wurde, eine völlige Umwandlung des Wirkungscharakters, sondern lediglich eine Modifikation der Aufeinanderfolge
und der Intensität der Grundwirkungen des Strychnins bedingt.

Brucin und Thebain wirken wie Strychnin und ebenso verhalten
sich ihre Methylderivate zum Methylstrychnin; beim Codein haben die
Salze der Methylverbindung nicht die krampferregende Wirkung des
Codeins. Da dieses Alkaloid nur eine schwache Schlafwirkung hat, so
war es schwer zu erkennen, wie weit diese Wirkung in der Methylverbindung verändert war. Die letztere lähmt die motorischen Nervenendorgane, was Codein nicht vermag. Morphinmethylhydroxyd hat
gar keine schlafmachende Wirkung als Jodidverbindung, welche fast
unlöslich ist. Hingegen wirkt Morphinmethylsulfat narkotisch, macht
aber keine Krämpfe, sondern Paralyse. Methylnicotin [3]) war wenig giftig,
machte keine Krämpfe, aber auch keine lähmende Wirkung auf die
motorischen Nervenendorgane. Crum Brown und Fraser untersuchten
auch die Wirkung des Jodmethyls selbst, welches aber keine solchen
Wirkungen zeigte.

Atropin hat eine etwas komplizierte physiologische Wirkung, da es
Funktionen des Zentral- und sympathischen (autonomen) Nervensystems
beeinflußt. Die Wirkungen der Methyl- und Äthylderivate differieren in
bezug auf das Zentralnervensystem vom Atropin, während die Wirkung
auf das sympathische Nervensystem wesentlich dieselbe ist. Die das
Rückenmark reizende Wirkung des Strychnin, Brucin, Thebain, Codein
und Morphin kommt den Salzen der Ammoniumbasen, welche von
diesen Alkaloiden abstammen, nicht zu, aber diese Derivate besitzen
dafür eine paralysierende Wirkung auf die motorischen Nervenendigungen. Eine ähnliche Veränderung ist bei den Alkyldrivaten des
Atropins zu sehen. Diese Derivate sind kräftiger lähmende Körper als
Atropin selbst.

Die Salze des Atropinmethylhydroxyds und -äthylhydroxyds sind
für niedere Tiere in viel kleinerer Dosis letal wirkend als die Salze des
Atropins selbst. Paralyse des Vagus und Pupillenerweiterung werden
auch von den Derivaten des Atropins verursacht.

Coniin [4]) ist eine Imidbase, Methylconiin eine Nitrilbase. Die Salze
von Coniin und Methylconiin sind einander in Wirkung und Giftigkeit
sehr ähnlich. Sie verursachen fortschreitende Lähmung und Tod durch
Asphyxie. Coniinäthylhydroxyd macht ebenfalls periphere Lähmung

---

[1]) Schroff: Wochenbl. d. Zeits. d. Ges. d. Ärzte. Wien. 6. 157 (1866). Buchheim u. Loos, Eckhard's Beiträge 5. 205.

[2]) AePP. 27. 1.

[3]) Nach Crum Brown und Fraser ist Methylnicotin für Kaninchen nicht
giftig. Es bedingt zu 0,6 und 1,0 g schwache Beeinträchtigung der Motilität ohne
Konvulsionen und ohne Lähmung der peripheren Nervenendigungen zu bewirken
und tötet als Jodid, sowie auch als Sulfat Kaninchen zu 1,2 g.

[4]) Crum Brown u. Fraser, Transact. Roy. Soc. Edinburgh 25. 719

der Nervenendapparate [1]). Dimethylconiin ist viel weniger giftig und erzeugt vor der Lähmung keine Reizung.

Die Überführung des N-Äthylconiins in die quaternäre Ammoniumbase steigert die Giftwirkung um das 7-, bzw. 12 fache.

In homologen Reihen von Coniniumbasen geht mit steigendem Atomgewicht eine Giftwirkung einher. Die Intensität der Wirkung hängt von dem Bau und der räumlichen Gruppierung der an den tertiären Stickstoff angelagerten Radikale ab. Sie ist nicht nur von der Konstitution des zugrunde liegenden Alkaloides, sondern auch von der Konstitution der an den tertiären Stickstoff herantretenden Atomkomplexe abhängig[2]).

N-Äthylpiperidin zeigt dem Coniin ähnliche Wirkungen.

Wir wollen noch hier kurz erwähnen, daß nach den Untersuchungen von Ihmsen die vom Methyläthylconiin derivierende Ammoniumhydroxydbase $C_8H_{16}(C_2H_{15})(CH_3)$ N.OH selbst zu 30 g keine Wirkung ausübt, die Jodverbindung blieb zu 2—6 g wirkungslos, tötete aber zu 10 g ein Kaninchen in vier Minuten. Es hat also als Ammoniumhydroxydbase erheblich an Giftigkeit eingebüßt.

Cocain verliert durch Methylierung völlig seine exzitierende sowie seine anästhesierende physiologische Wirkung. Die Ammoniumbase hat nur die physiologischen Eigenschaften der Curare, also Lähmung der motorischen Nervenendplatten. (Paul Ehrlich.)

Nicht alle quaternären Basen wirken curareartig. Die quaternären Papaverinderivate und ebenso das Nicotinmethylat wirken nicht auf die motorischen Nervenendplatten. Die Papaverinderivate verlieren durch Umwandlung in quaternäre Basen ihre allgemeine zentrale Nervenwirkung, aber sie erhalten eine Nierenwirkung, welche durch Hydrierung des Moleküls geschwächt wird, während sonst die Hydrierung giftigkeitsteigernd ist (Papaverin:Tetrahydropapaverin). Viele quaternäre Basen sind zentralangreifende Respirationsgifte[3]).

Im Pfeilgift Curare fand Böhm zwei Basen, eine tertiäre Base Curin und eine Ammoniumbase, Curarin. Curin läßt sich durch Methylierung in Curarin verwandeln, welches 226 mal so giftig ist als die Muttersubstanz[4]).

Auch Pyridin selbst schließt sich von dieser allgemeinen Regel nicht aus und die entsprechende Ammoniumbase hat die physiologische Funktion der quaternären Basen überhaupt, nämlich Lähmung der motorischen Nervenendplatten. Es ist aber sehr wenig giftig, ähnlich wirkt die Methylverbindung des Chinolins, des Isochinolins und wenig giftig das Dimethylthallinchlorid[5]).

Es besteht also eine erhebliche Differenz zwischen der Wirkung von Basen, die dreiwertigen Stickstoff, und solchen, die fünfwer-

---

[1]) Tiryakian, Thèse Paris 1878.
[2]) H. Hildebrandt, AePP. **63**. 76 (1910).
[3]) Julius Pohl, Archiv International de Pharmacodynamie **13**. 479 (1904).
[4]) Arch. für Pharmazie **235**. 660. Beiträge z. Physiol. Leipzig 1886. 173. **35**. 20.
[5]) C. G. Santesson, AePP. **35**. 23.

tigen Stickstoff enthalten. Die Salze des Ammoniaks, Trimethylamins und Tetramethylammoniums wurden von Rabuteau untersucht, um auch die Verhältnisse bei einfachen Basen zu studieren. Trimethylamin steht in derselben Beziehung zum Tetramethylammonium, wie Strychnin zu Methylstrychnin. Alle diese Substanzen machen Paralyse und leichte Muskelkrämpfe — durch eine direkte Wirkung auf das Zentralnervensystem und auf die quergestreifte Muskulatur. Die physiologischen Wirkungen des Chlorammons und salzsauren Trimethylamins sind sehr ähnlich, differieren aber vom Jodid des Tetramethylammoniums[1]. Die beiden ersteren sind schwach in ihrer Wirkung, während das letztere ein verhältnismäßig kräftiges Gift ist und sehr rasch lähmend wirkt. **Die Paralyse der peripheren Nervenendigungen der motorischen Nerven ist die charakteristische Wirkung der Salze der Ammoniumbasen.**

Rosenstein[2] warf die Frage auf: Bewirkt allein die Bindung einer oder mehrerer Alkylgruppen an den Kernstickstoffatomen der Alkaloide der Pyridingruppe, daß das Alkaloid lähmende Eigenschaften erhält, oder muß hierzu das Alkaloid in eine quaternäre Base übergehen? Es ergab sich, daß Cinchonin weder durch Einführung einer, noch von zwei Methylgruppen zu dem N des zweiten Kernes seine physiologische Wirkung verändert, während es durch Überführung in eine quaternäre Base lähmende Eigenschaften erhält. Ebenso verhält sich Chinin. Die Alkaloide erhalten also nicht durch Bindung von einer oder mehreren Alkylgruppen an den Kernstickstoff lähmende Wirkungen, sondern nur durch die Überführung in quaternäre Basen durch Alkylierung.

Die ursprüngliche Absicht von Crum Brown und Fraser, die Wirkung der Alkaloide nach der Addition von Jodmethyl zu studieren, hat also ein ganz anderes Resultat gezeigt, als beabsichtigt war. Nicht die Addition von Jodmethyl und deren Wirkung wurde hier studiert, sondern der Übergang in quaternäre Basen durch die Einwirkung von Jodmethyl. Wo Jodmethyl diesen Übergang nicht zu bewerkstelligen vermag, kommt es auch nicht zur Bildung von curareartig wirkenden Körpern.

Bei folgenden Substanzen wurde gefunden, daß sie die motorischen Nervenendplatten lähmen:

Anorganische: Jodammonium,

Aliphatische: Cyanammonium,   Äthylammoniumchlorid, Amylammoniumchlorid,   Amylammoniumjodid, Amylammoniumsulfat, Dimethylammoniumchlorid, Dimethylammoniumjodid, Diäthylammoniumchlorid, Diäthylammoniumjodid, Diäthylammoniumsulfat, Trimethylammoniumjodid, Triäthylammoniumchlorid, Triäthylammoniumjodid, Triäthylammoniumsul-

---

[1] C. r. **76.** 887.
[2] C. r. **130.**

fat, Tetramethylammoniumjodid [1]), Tetraäthylammoniumjodid [2]), Tetraamylammoni-
umjodid [1])

Arsonium-, Stibonium-
und
Phosphoniumbasen
{
Tetraäthyl-Arsonium und Cadmiumjodid
Methyl-Triäthylstiboniumjodid
Methyl-Triäthylstiboniumhydrat
Tetraäthylphosphoniumjodid [3])
Tetraäthyl-Arsonium und doppelt Zinkjodid.
}

Tetramethylammoniumformiat (Forgenin genannt) zeigt eine digi-
talisartige Wirkung, ohne es ersetzen zu können [4]). Es zeigt keine curareartige Wirkung. 1 cg wirkt giftig und manchmal letal, kleinere Dosen
steigern den Appetit und das Wohlbefinden.

Tetraäthylarsoniumjodid hat zentrallähmende, aber keine ausgesprochen curareartige Wirkung. Es wirkt rascher und viermal so
stark wie die entsprechende Methylverbindung zentrallähmend. Es
spaltet beim Kaninchen kein Arsen ab [5]).

Auch die Sulfinbasen wirken curareartig, erwiesen ist es für Trimethylsulfinhydrür (Kunkel) [6]), (Curci) [7]).

Aromatische Basen: Phenyl-dimethyl-äthyl-ammoniumjodid
Phenyl-dimethyl-amyl-ammoniumjodid
Phenyl-dimethyl-amyl-ammoniumhydrat
Phenyltriäthylammoniumjodid [8])
Toluyltriäthylammoniumjodid
Ditoluyldiäthylammoniumjodid [8])
Toluyldiäthylamylammoniumjodid [8])
Toluyltriäthylammoniumhydrat [8])
Trimethylmenthylammonium.

Phenyläthylpyrazolammonium [9]) wirkt curareartig; zuerst nur
peripher, dann auch zentral lähmend.

Die Indoliumbase Pr-1 n-Methyl-3.3-Dimethylindoliumoxydhydrat[10])
macht motorische Parese, Respirationsstillstand, pikrotoxinartige
Krämpfe, später cerebrale Lähmung. Bei Kaninchen wirkt es als Hirn-
krampfgift.

---

[1]) Rabuteau, Traité de Thérapeutique u. Mémoires de la Société de Biol.
1884. 29.
[2]) Seth N. Jordan, AePP. **8**. 15.
[3]) Vulpian, Arch. d. phys. norm. et pathol. I. 472. Tetraäthylphosphoniumjodid wirkt bei Fröschen curareartig, bei Säugetieren macht es namentlich zentrale
Wirkung, sowie Herzwirkung außer der curareartigen. Es wirkt durchaus verschieden von Phosphor. W. Lindemann, AePP. **41**. 191.
[4]) Boll. chim. farm. **45**. 945.
[5]) Sossja Gornaja, AePP. **61**. 76 (1909).
[6]) Kunkel, Toxikologie. Jena. 1901. 601.
[7]) Arch. d. Pharm. et thérap. **4**. (1896).
[8]) Rabuteau: Traité de Thérapeutique u. Mémoires de la Société de Biol.
1884. 29.
[9]) Curci, Atti dell' Acad. di Catania. **10**. (1897).
[10]) Brunner, M. f. C. **17**. 219 (1896).

Methylierte Alkaloide: Methylpiperidin, Methylatropin. Methyl-strychnin[1]), Äthylstrychnin, Methylbrucin, Äthylbrucin, Methylcinchonin, Amylcinchonin, Methylchinin, Methylchinidin, Methylcocain (Paul Ehrlich), Methylcodein, Methylmorphin, Dimethylconiin, Methyldelphinin, Curarin, Curare, Äthylnicotin, Methylthebain, Methylveratrin, Amylveratrin.

Ferner Imidobasen: Methylanilin[2]), Äthylanilin[2]), Amylanilin, Collidin, Coniin.

Dann die Ammoniumhydratbase Echitamin (Ditain)[3])

$$C_{22}H_{28}N_2O_4 + 4\,H_2O.$$

Methylgrün besitzt typische Curarewirkung und macht beim Warm-blüter Blutdrucksenkung.

Methylviolett selbst, durch dessen Methylierung man zum Methyl-grün gelangt, zeigt keine Curarewirkung, aber ausgesprochene Digitalis-Herzwirkung[4]).

Ferner Spartein. Spartein $C_{15}H_{26}N_2$ ist mit dem Lupinidin identisch. Es wirkt curareartig. Durch periphere Lähmung des Nervus phrenicus tritt Aufhören der Atmung auf. Ferner zeigt es lähmende Wirkung auf die herzhemmenden Vagusfasern, so daß deren Reizung ohne Erfolg ist und der Muskarinstillstand durch nachträgliche Darreichung von Spartein aufgehoben wird. Spartein zeigt aber eine schädigende Wirkung auf den Herzmuskel, indem die Diastole auffallend verlängert wird. Methyl-jodid- resp. Benzoylbromid-spartein wirken wie Spartein, doch fehlt ihnen die schädigende Wirkung auf das Froschherz. Am Warmblüter tritt ein mit der Sparteinwirkung völlig übereinstimmendes Vergiftungs-bild auf[5]).

Cinchonin-jodessigsäuremethylester $C_{19}H_{22}N_2O.JCH_2.CO.CH_3$ macht in 3 mg Dosen bei Fröschen völlige Lähmung.

Man sieht daraus, daß vorzüglich den quaternären Basen die Eigen-schaft zukommt, auf die motorischen Nervenendigungen lähmend zu wirken, daß aber diese Eigenschaft unabhängig ist vom Baue des übrigen Moleküls der Substanz, und daß auch andere quaternäre Basen, in denen statt Stickstoff Arsen, Antimon oder Phosphor enthalten ist, also Arsonium-, Stibonium, oder Phosphoniumbasen dieselben Eigen-schaften besitzen. Es kommt also der Hauptsache nach für das Zustande-kommen der Nervenendwirkung auf die bestimmte stereochemische Konfiguration der Verbindung an[6]).

Walther Straub nimmt an, daß bei und zur Wirkung die Alkaloide durch einen reversiblen chemischen Vorgang im Organ der Spezifität angehäuft werden, die Alkaloidwirkung schließlich eine Art Narkose ist.

---

[1]) Schroff, Wochenbl. d. Ges. d. Ärzte. Wien 1866. Nr. 17.
[2]) Jolyet u. Cahours, C. r. 66. 1181.
[3]) E. Harnack, AePP. 7. 126. Es ist ein Glukoalkaloid, das bei der Spaltung Zucker und Dimethylanilin (?) gibt.
[4]) H. Fühner, AePP. 59. 161 (1908).
[5]) H. Hildebrandt, Münchner med. Wochenschr. 1906. 1327.
[6]) S. Kapitel: Stereochemisch bedingte Wirkungsdifferenzen, ferner Sigmund Fränkel: Stereochemische Konfiguration und physiologische Wirkung. Ergeb-nisse der Physiologie (Asher-Spiro) III. Biochemie, S. 290.

Die Curarewirkung der Basen erklärt H. H. Meyer[1]) durch die zunehmende Basizität der Ausgangssubstanz. Da Methylamin stärker basisch ist als Trimethylamin, wirkt es auch stärker curareartig. Am stärksten basisch ist Tetramethylammoniumhydroxyd und am stärksten wirksam, während Cholin eine schwache Base und nur schwach wirksam ist[2]). Von den Platinammoniakverbindungen zeigen typische Curarewirkung nur die mit 6 Ammoniakresten.

In schwächerer Weise zeigen ähnliche Nervenendwirkungen, wenn auch nicht so typisch, die Basen, welche eine Imidogruppe enthalten (Piperidin, Coniin, Methylanilin), so daß auch dieser Konfiguration eine solche lähmende Eigenschaft zukommt. Auch die Lupetidine mit der NH-Gruppe zeigen eine ähnliche Wirkung.

Zum Zustandekommen der Nervenendwirkung ist also nur die quaternäre Bindung des Stickstoffes notwendig. Denn es ist gleichgültig, ob die Ammoniumbase der Fettreihe oder der aromatischen Reihe angehört. Aber es wäre falsch, anzunehmen, daß die Nervenendwirkung nur den quaternären Basen zukommt. Auch stickstofffreie Körper, wie Campher, Andromedotoxin, gehören zu den Nervenendgiften; es ist also nicht unwahrscheinlich, daß die Nervenendwirkung unter dem Einflusse verschiedener Atomgruppierungen entsteht, unter denen die quaternäre Bindung des Stickstoffs die am besten gekannte ist.

Bedeutung der cyclischen Struktur der Alkaloide.
Bedeutung der Stellungen der Seitenketten.

Von großer Wichtigkeit für die physiologische Wirkung der Alkaloide ist ihre cyclische Struktur, wie folgendes Beispiel es klar veranschaulicht:

Die δ-Aminovaleriansäure und γ-Aminobuttersäure, welche leicht durch Anhydridbildung und Ringschließung in Piperidon resp. Pyrrolidon übergehen können,

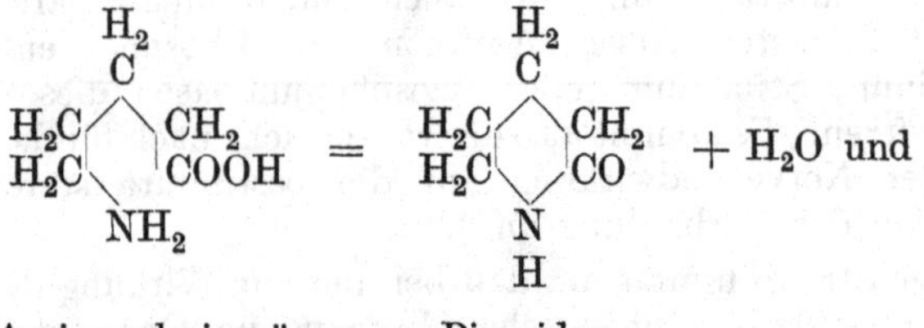

δ-Aminovaleriansäure   Piperidon

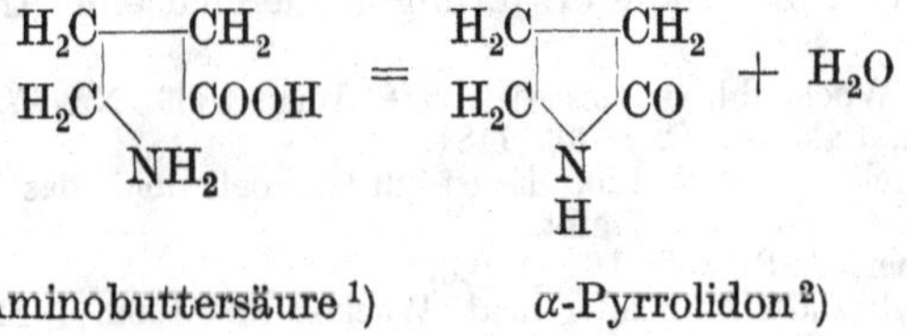

γ-Aminobuttersäure[1])   α-Pyrrolidon[2])

---

[1]) Erg. d. Physiol. **1.** II. 200 (1902).
[2]) H. Fühner, AePP. **58.** 45 (1907).

sind ohne eine besondere physiologische Wirkung, während die erwähnten Basen, ihre Anhydride, schon in schwachen Dosen auffallende
toxische Effekte hervorrufen. Diese Tatsache zeigt die Beziehungen,
welche zwischen der cyclischen Struktur, welche fast allen Alkaloiden
zukommt, und ihrer Wirksamkeit im Tierkörper bestehen.

Pyrrolidon wirkt wie Strychnin[3]), Piperidon wirkt nach Schotten
ebenfalls strychninähnlich[4]). Nach Carl Jakobj[5]) aber wirken beide
Substanzen pikrotoxinähnlich.

(α'-Dimethyl-β-isopropyliden-α-pyrrolidon gehört wie Piperidon selbst
zu den Medullarkrampfgiften. 0,01 g töten eine Maus unter heftigen
Konvulsionen sehr rasch[6]).)

Daß die Ringschließung bei Alkaloiden mit der physiologischen
Wirkung in Beziehung steht, resp. die Giftigkeit derselben bedingt,
beweisen auch die Beziehungen zwischen Pentamethylendiamin und
Piperidin. Ersteres ist ungiftig wegen der offenen Kette, während
Piperidin giftig und wirksam ist. Beim raschen Erhitzen des Cadaverin-
(Pentamethylendiamin)-chlorhydrates tritt Ringschluß ein, es bildet sich
Piperidinchlorhydrat und Salmiak

$$CH_2 <{\frac{CH_2-CH_2-NH_2.HCl}{CH_2-CH_2-NH_2.HCl}} = CH_2 <{\frac{CH_2-CH_2}{CH_2-CH_2}}> NH.HCl + NH_4Cl.$$

Pyrrolidin $\frac{H_2 \quad H_2}{H_2 \quad H_2}$ ist giftig, Diäthylamin $\frac{C_2H_5}{C_2H_5}> NH$ ist in Dosen von

4 g ohne akute Wirkung. Es ist also weniger die Imidogruppe, als die
ringförmige Struktur, welche die Giftwirkung der ringförmigen Basen
bedingt, im Vergleiche zu den kettenförmigen.

Die physiologische Wirksamkeit der Alkaloide ist zwar in den
meisten Fällen an das Vorhandensein eines ringförmigen, heterocyclischen Kernes, nicht aber an die Zahl der Ringglieder gebunden. α-Pipe-
ridon und α-Pyrrolidon zeigen eine durchaus ähnliche Wirkung auf
den Organismus[7]). Doch steht die Zahl der Ringglieder in Beziehung
zur Wirkungsstärke, Piperidin und Pyrrolidin wirken qualitativ gleich,
Piperidin aber stärker giftig[8]).

---

[1]) α- und γ-Aminobuttersäure sind in bezug auf Narkose unwirksam, hingegen hat angeblich β-Aminobuttersäure eine stark narkotisierende und atmungs-
exzitierende Wirkung aufzuweisen. W. Sternberg, Zeitschr. f. klin. Med. **38**. 65.

[2]) Gabriel, BB. **22**. 3335 (1889). **23**. 1772 (1890).

[3]) S. Gabriel, BB. **23**. 1773 (1890).

[4]) BB. **21**. 2243 (1888).

[5]) AePP. **50**. 199 (1903).

[6]) Pauly u. Hültenschmidt, BB. **36**. 3351 (1903), von H. Hildebrandt
untersucht.

[7]) Schotten u. Gabriel, BB. **21**. 2241 (1888).

[8]) H. Hildebrandt (Pauly), Liebig's Ann. **322**. 128.

Es ist für die physiologische Wirkung der Alkaloide gleichgültig, ob sie sich vom Chinolin oder Isochinolin ableiten lassen. Die Stellung des N im Chinolinmolekül ist also ohne Relevanz für die physiologische Wirkung [1]).

Kendrick und Dewar [2]) haben ferner auf Grund ihrer Untersuchungen gezeigt, daß, wenn man die Basen der Pyridinreihe durch Kondensation verdoppelt und so Dipyridin, Parapicolin etc. erhält, die Basen nicht nur stärker physiologisch wirksam werden, sondern die Wirkung in ihrer Art von der der einfachen Base differiert und an die Wirkung der natürlichen Alkaloide, die eine ähnliche Konstitution haben, erinnert.

Pyrrol
$$\begin{array}{cc} HC & CH \\ HC & CH \\ & N \\ & H \end{array}$$
ist ein schwer lähmendes Gift. Die Lähmung

ist zentraler Natur [3]). Pyrrolinchlorhydrat
$$\begin{array}{cc} H_2 & H_2 \\ H & H \\ & N \\ & H . HCl \end{array}$$
macht bei Fröschen

allgemeine Lähmung. 0,33 g pro kg ist die letale Dosis. Es macht

starke Blutdrucksteigerung. Pyrrolidin
$$\begin{array}{cc} H_2 & H_2 \\ H_2 & H_2 \\ & N \\ & H \end{array}$$
erzeugt bei Fröschen

Nicotinstellung.
$$\begin{array}{cc} H_2 & H_2 \\ H_2 & H_2 \\ & N \\ & CH_3 \end{array}$$
N-Methylpyrrolidinsalze machen Nicotinstel-

lung und hierauf vollständige Lähmung. 0,05 g pro kg sind die letale Dosis. Es macht Blutdrucksteigerung. Die Pyrrolderivate scheinen besonders durch die lähmende Wirkung auf den peripheren, herzhemmenden Mechanismus charakterisiert zu sein [4]).

Pyrrolidin selbst steht in seiner Toxizität dem Piperidin nicht nach. Qualitativ kommen bei Kaninchen durch Pyrrolidin nicht Krämpfe zustande, die ja für Piperidin charakteristisch sind. Bei Kaltblütern macht Pyrrolidin, wie Piperidin, zentrale Lähmung bei kräftig schlagendem Herzen und periphere curareartige Wirkung.

[1]) Ralph Stockmann, Journ. of physiol. **15**. 245.
[2]) Royal Society Proceed. London. **22**. 432.
[3]) Ginzberg, Dissert. Königsberg bei Jaffé. 1890.
[4]) Tunnicliffe u. Rosenheim, Zentralbl. f. Physiol. **16**. 93.

$$\begin{matrix} & & H_2 & H_2 & \\ & & C-C & \\ H_2C & & & CH_2 \\ H_2C & & & NH \\ & & C & \\ & & H_2 & \end{matrix}$$

Pyrrolidin, Piperidin und Cyclohexamethylenimin

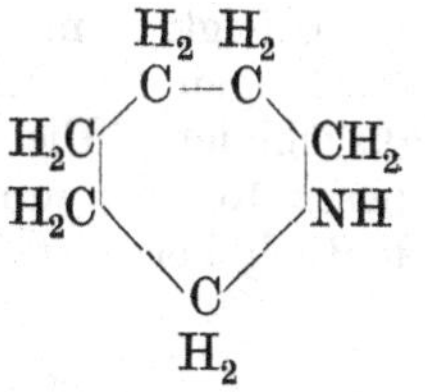

wirken sehr ähnlich. Die periphere Wirkung ist beim Hexamethylenimin am stärksten ausgebildet, also ein Verhalten, wie wir es bei den Ringketonen sehen. Die cyclischen Imine sind im allgemeinen giftiger als die entsprechenden Ringketone mit gleich grossem Ring. Bei den Ringketonen überwiegt die zentrallähmende Wirkung, bei den cyclischen Iminen die periphere Lähmung.

Cyclische Isoxime verhalten sich folgendermaßen: Pyrrolidon

$$\begin{matrix} H_2C-CH_2 \\ | \quad\quad >NH \\ H_2C-CO \end{matrix}$$ wirkt nicht, wie C. Schotten[1]) angibt, strychninartig, sondern

pikrotoxinartig. Dem Piperidon

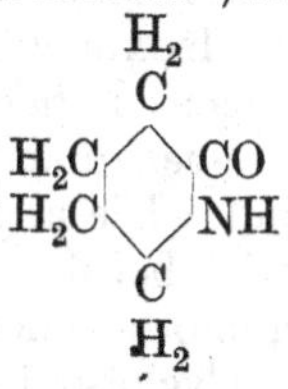

$$\begin{matrix} & H_2 & \\ & C & \\ H_2C & & CO \\ H_2C & & NH \\ & C & \\ & H_2 & \end{matrix}$$ und dem wahrscheinlich

damit identischen Pentanonisoxim kommt eine typische Krampfwirkung zu, aber nicht die Steigerung der Reflexerregbarkeit wie beim Strychnin, es treten nur Krämpfe auf, welche auf direkter Erregung des Medullarkrampfzentrums beruhen.

Hexanonisoxim

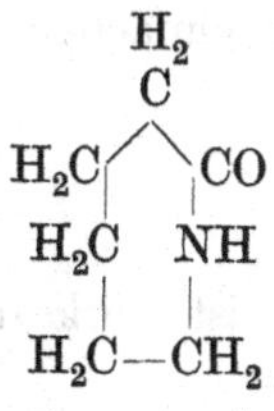

$$\begin{matrix} & H_2 & \\ & C & \\ H_2C & & CO \\ H_2C & & NH \\ H_2C & — & CH_2 \end{matrix}$$ macht klonische, später tonische

Krämpfe und wirkt etwas narkotisch.

Aminohexylalkohol

$$\begin{matrix} CH_2 . CH_2 . CH_2 . OH \\ | \\ CH_2 . CH_2 . CH_2 . NH_2 \end{matrix}$$ durch Ringsprengung

und Wassereintritt aus dem Cyclohexanonisoxim dargestellt, ist bedeutend weniger giftig als das cyclische Hexanonisoxim und wirkt nach Neutralisation nur im Sinne eines Alkohols lähmend.

Suberonisoxim macht klonische und tonische Krämpfe, die Krämpfe sind meist partiell beschränkt. Auch bei den cyclischen Isoxim n steigt

---

[1]) BB. **21**. 2243 (1888).

die Giftigkeit mit der Größe des Ringes. Ebenso sind die peripheren
Wirkungen bei den Verbindungen mit größerem Ring ausgesprochener
ausgebildet. Die curareartige Wirkung ist bei den niederen Gliedern
dieser Reihe kaum angedeutet, beim Suberonisoxim aber schon sehr
deutlich hervortretend.

$$
\begin{array}{ccc}
& H & H \\
H_2C\!-\!-\!-\!-\!C\!-\!-\!-\!-\!C.CH_3 & & \\
\end{array}
$$

Fenchonisoxim $\qquad$ $H_3C.C.CH_3$ $\quad$ $>\!CO$ macht klonische und

$$
H_2C\!-\!-\!-\!-\!C\!-\!-\!-\!NH
$$
$$
H
$$

tonische Krämpfe, Blutdrucksteigerung und nachfolgende Lähmung des
Gefäßnervenzentrums.

Die pikrotoxinartige Krampfwirkung, welche den Isoximen zukommt, fehlt sowohl bei den Cycloketonen, als auch bei den Cyclo-
iminen. Die eigentümlichen Funktionsveränderungen der Skelettmuskulatur sind ebenfalls nur bei den Isoximen zu konstatieren. Es erscheinen
also auch diese beiden Wirkungen charakteristisch für die Cycloisoxime,
die eine CO- und NH-Gruppe nebeneinander im Ring enthaltende hydro-
aromatische Verbindungen sind. Die allgemeine zentrale Lähmung, die
Hauptwirkung der Ketone, tritt bei den Isoximen zurück. Die Steigerung der Erschöpfbarkeit der motorischen Endapparate haben alle drei
Gruppen, die Cycloketone, Cycloisoxime und Cycloimine, gemein-
schaftlich, aber diese ist am stärksten bei den Iminen und am schwächsten
bei den Isoximen ausgebildet. Die Imine sind im allgemeinen die giftigsten, die Ketone weniger, die Isoxime am wenigsten giftig, wenn man
Verbindungen mit gleicher Gliederanzahl miteinander vergleicht.

Die Alkylsubstitutionsprodukte der einfachen cyclischen Isoxime
zeigen folgendes Verhalten:

$$
\begin{array}{c}
CH_3 \\
\cdot \\
CH \\
\end{array}
$$

Methylpentanonisoxim $\quad \begin{array}{c} H_2C \diagup \diagdown NH \\ H_2C \diagdown \diagup CO \end{array}$ ist wirksamer als Piperidon,

$$
CH_2
$$

qualitativ aber wirkt es gleichartig. Vom α- und β-Methylhexanon-
isoxim ist die β-Base an der Maus fünfmal so giftig als die α-Base;
auch die Wirksamkeit auf die Skelettmuskulatur ist bedeutend stärker.
Dieselbe Gruppe kann also die Wirkungen der Gesamtverbindungen
je nach ihrer Anlagerung mehr oder weniger erheblich steigern.

$$
\begin{array}{ccc}
& H_2 & H_2 \\
(CH_3)_2 = C \!-\! C \!-\! C & & \\
\end{array}
$$

Trimethylhexanonisoxim $\qquad$ $H \quad >\!CO$ ist bedeutend

$$
H_2C \!-\! C \!-\! N
$$
$$
\cdot
$$
$$
CH_3 \; H
$$

giftiger als Hexanonisoxim. Die Nervenendwirkung tritt viel stärker hervor.

Methylisopropylhexanonisoxim und zwar l-Menthonisoxim

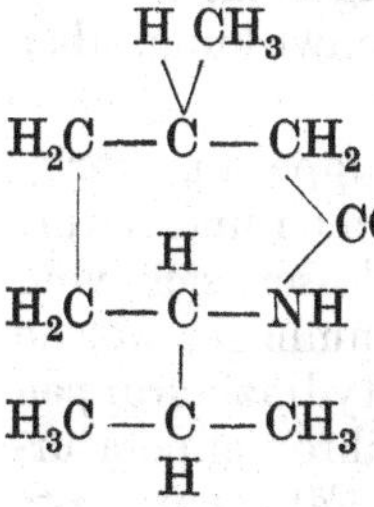

und Tetrahydrocarvonisoxim

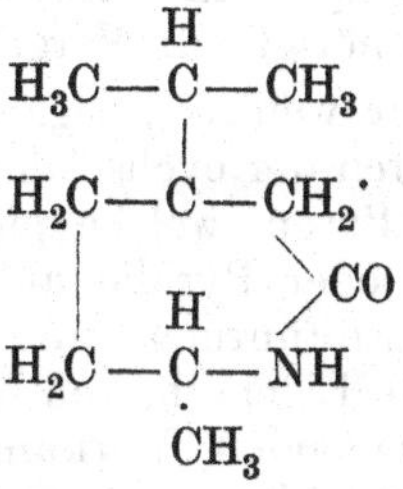

Diese beiden isomeren Verbindungen wirken qualitativ und quantitativ sehr ähnlich. Die Lähmung tritt stärker hervor, die Krampfwirkung des Hexanonisoximkernes ist entschieden zurückgedrängt, die narkotische Wirkung hat man wohl auf die Alkylseitenketten, namentlich die Isopropylkette zurückzuführen. Auch die Curarewirkung ist viel stärker als beim Hexanonisoxim.

Thujamenthonisoxim ist Dimethylisopropylpiperidon.

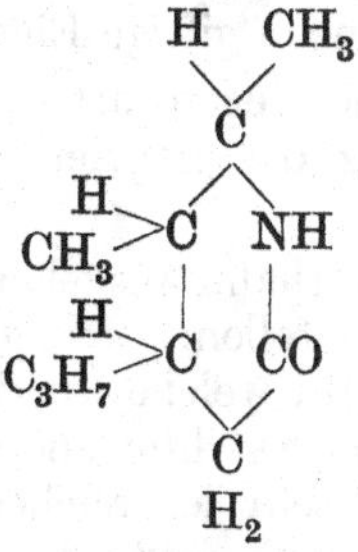

oder

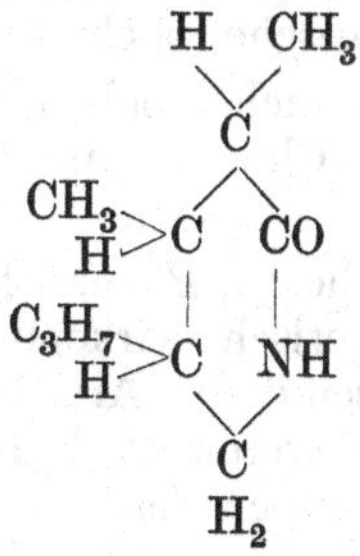

Es ist zehnmal so giftig als Piperidon. Die krampferregende Wirkung des Piperidonkernes ist größtenteils infolge der Wirkung der Alkylseitenketten, wahrscheinlich infolge der der Isopropylgruppe, verdeckt; die Nervenendwirkung, welche bei Piperidon sogar bei tödlichen Gaben nicht nachweisbar ist, kommt dagegen bei Thujamenthonisoxim sehr deutlich zum Vorschein.

A. Brissemoret und A. Joanin [1]) glauben die physiologische Wirkung einer organischen Base als die resultierende der Wirkung des Kohlenwasserstoffes einerseits und des Stickstoffs anderseits auffassen zu können. So kann man im Conicin die narkotisierende Wirkung des Octanrestes ebenso nachweisen, wie durch normales Octan selbst. Durch intraperitoneale Injektion von Hexahydrophenanthren kann man einen der Morphiumnarkose ähnlichen Zustand erhalten.

*   *   *

---

[1]) C. r. **151**. 1151 (1910).

Anderseits läßt sich zeigen, daß die Aufsprengung eines Ringes in Alkaloiden die Wirkung vernichtet oder abschwächt. So ist das dem Nicotin isomere Metanicotin ein methyliertes Pyridyl-butylenamin, in dem nach Pinner's Auffassung der Pyrrolidinring aufgespalten ist [1]). Nach Ringhardtz [2]) hat Metanicotin qualitativ die Nicotinwirkung, aber man benötigt zur Vergiftung die zehnfache Dosis.

Nur wenige giftige natürliche Basen, der Cholingruppe angehörig, entbehren der cyclischen Struktur. Die meisten künstlichen und natürlichen Basen, welche physiologische Effekte auslösen, lassen sich vom Benzol oder Pyridin ableiten. Die reinen Benzolabkömmlinge, welche durch Einführung einer oder mehrerer Amino- oder Hydrazingruppen basische Eigenschaften bekommen, zeichnen sich durch ihre temperaturherabsetzenden Wirkungen aus, ebenso durch ihre Fähigkeit, rote Blutkörperchen zu zerstören und Oxyhämoglobin in Methämoglobin überzuführen.

Die Wirkung der Kondensation (Verdoppelung der Ringsysteme) zeigt sich nicht nur bei den aromatischen Basen. So erlangt Pyridin bzw. Benzol durch die Bildung von Chinolin stark giftige und antiseptische Eigenschaften. Es ist zu vermuten, daß der Pyridinring, ähnlich wie ein Hydroxyl, aber in kräftigerer Weise, die im Benzol immanenten antiseptischen Eigenschaften zur Auslösung bringt. Dem Pyridin kommen weder antiseptische, noch antithermische, noch giftige Eigenschaften zu.

So ist es auch möglich, daß durch die Gegenwart von Pyridin im Nicotin resp. Chinolin die Grundwirkung des hydrierten Anteils gesteigert wird.

Vom Diphenyl, Phenanthren und Naphthalin ausgehend, lassen sich keine antipyretisch wirkenden Basen darstellen. Hingegen kommen einzelnen Basen dieser Art Wirkungen zu, für welche wir die vom Naphthylamin abgeleiteten, von E. Bamberger [3]) dargestellten und von W. Filehne und Stern [4]) experimentell geprüften, als sehr lehrreiches Beispiel anführen, welches den Einfluß der Stellung, den Einfluß der Hydrierung etc. in klassischer Weise zeigt, ein Beispiel, welches in hervorragender Weise auch lehrt, wie man durch Studium der physiologischen Eigenschaften einen Analogieschluß auf die Konstitution einer zweiten Substanz zu machen berechtigt ist.

β-Naphthylamin hat keine von den Wirkungen der tetrahydrierten Base [5]). Dosen von 0,1 g, die für Kaninchen von dem letzteren Körper bereits letal sind, zeigen bei dem ersteren gar keine Wirkung. 1,0 g β-Naphthylamin auf einmal einem Kaninchen injiziert, erzeugt Schwäche und Betäubung; die Pupillen werden etwas enger — im Gegensatze zu der starken Pupillenerweiterung durch die hydrierte Base. Das Tier erholt sich auch nach dieser Dosis wieder vollständig.

---

[1]) BB. **27**. 1056, 2862 (1894).
[2]) Diss. Kiel 1895 bei Falck.
[3]) BB. **22**. 777 (1889).
[4]) Virchow's Arch. **115** u. **117**. 418.
[5]) α-Naphthylamin wirkt giftiger als β-Naphthylamin. Petini, Arch. di farmacol. **5**. 574 (1897).

β-Tetrahydronaphthylamin macht hingegen nach subcutaner Injektion von Dosen von 0,075 g bei Kaninchen deutliche Pupillenerweiterung; die Ohrgefäße kontrahieren sich, die Temperatur steigt um 3 bis $4\frac{1}{2}$ °, also stärker als bei Nicotin und Coffein, welche nur um 1 bis 1,5 ° die Temperatur erhöhen [1]). Bei Hunden genügen etwas kleinere Dosen. Die Erhöhung der Eigenwärme ist bedingt durch verminderte Wärmeabgabe bei gleichzeitig gesteigerter Wärmeproduktion.

β-Tetrahydronaphthylamin erregt das Vaguszentrum und wirkt zentral und peripher auf sympathisch innervierte glatte Muskelfasern erregend. Die zentrale Wirkung ist wie die des Wärmestiches. Es wird das Wärmeregulationszentrum erregt [2]).

Fügt man eine Äthylgruppe in diese Substanz ein, so erhält man Monoäthyl-β-naphthylaminhydrür $= \beta \cdot C_{10}H_{11}NH(C_2H_5)$. Dieser Körper hat qualitativ dieselben Wirkungen wie β-Tetrahydronaphthylamin selbst, wirkt aber bedeutend intensiver. Die Dosen, welche von beiden Körpern nötig sind, um den gleichen Effekt zu erzielen, verhalten sich etwa wie 2 : 3.

Dihydrodimethyl-β-naphthylamin β-$C_{10}H_9N(CH_3)_2$ ist wirkungslos.

Im α-Tetrahydronaphthylamin, bei welchem die vier H-Atome in den stickstofffreien Benzolring des α-Naphthylamins eintreten, ist hierdurch der chemische Charakter der Base wenig oder gar nicht geändert. In Übereinstimmung damit zeigt dieser Körper auch toxikologisch keine der merkwürdigen Eigenschaften des β-Tetrahydronaphthylamin. 0,5 g machen keine Erscheinungen; 1 g verursacht beim Kaninchen, ohne weitere Erscheinung, Tod.

Beim α-Tetrahydronaphthylendiamin ist in jedem der beiden Benzolringe des Naphthalins eine Aminogruppe und zwar beide Male in α-Stellung, die vier Wasserstoffatome sind wiederum sämtlich an ein und denselben Benzolring angefügt.

$$
\begin{array}{ccc}
H & & NH_2 \\
C & & CH \\
HC & C & CH_2 \\
HC & C & CH_2 \\
C & & C \\
NH_2 & & H_2
\end{array}
$$

Diese Substanz zeigt keine von den Wirkungen des β-Tetrahydronaphthylamin, macht auch keine Beeinflussung des Allgemeinbefindens.

Diejenigen β-Derivate, welche an dem N-führenden Ringe hydriert sind, zeigen mehr oder minder ausgeprägt jene Wirkungen. α-Derivate zeigen sie nicht. Zum Zustandekommen der physiologischen Wirkung sind β-Stellung der Aminogruppe und Hydrierung an dem N-führenden

---

[1]) Im allgemeinen erniedrigen die Temperatur: Chloroform, Morphin, Chinin, Aconitin u. a. Es steigern die Temperatur: Strychnin, Nicotin, Pikrotoxin, Coffein, Cocain, alle Krampfgifte (Harnack).

[2]) D. Jonescu, AePP. **60**. 345 (1909).

Ringe notwendig. Diejenigen β-Derivate, welche nur an dem stickstofffreien Ringe hydriert sind, wie auch sämtliche α-Derivate (gleichviel,
an welchem Ringe sie hydriert sind), zeigten jene Wirkungen nicht.

Hierfür folgende Beweise:

α-Hydronaphthylamine.

An dem N-führenden Ringe hydrierte Verbindungen wie Isotetra-
hydro-α-naphthylamin und α-Aminotetrahydro-α-naphthol

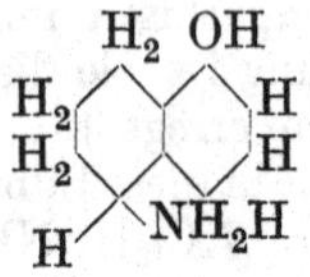

$$
\begin{array}{c}
\text{H}_2\ \text{OH} \\
\text{H}_2 \diagup\diagdown\ \text{H} \\
\text{H}_2 \diagdown\diagup\ \text{H} \\
\text{H}\diagup\ \text{NH}_2\text{H}
\end{array}
$$

sind unwirksam.

Das am N-freien Ringe hydrierte p-Tetrahydronaphthylendiamin

$$
\begin{array}{c}
\text{H}_2\ \text{NH}_2 \\
\text{H}_2 \diagup\diagdown\ \text{H} \\
\text{H}_2 \diagdown\diagup\ \text{H} \\
\text{H}_2\ \text{NH}_2
\end{array}
$$

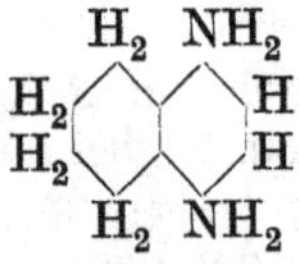

macht keine Erweiterung der Pupille, ist aber sehr giftig.   0,08 g
töten ein kleines Kaninchen.

β-Hydronaphthylamine.

Das an dem N-führenden Ringe hydrierte β-Tetrahydrodimethyl-
naphthylamin

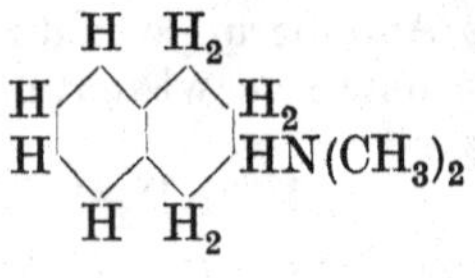

$$
\begin{array}{c}
\text{H}\ \text{H}_2 \\
\text{H}\diagup\diagdown\diagup\diagdown\ \text{H}_2 \\
\text{H}\diagdown\diagup\diagdown\diagup\ \text{HN(CH}_3)_2 \\
\text{H}\ \text{H}_2
\end{array}
$$

wirkt ganz analog wie β-Tetrahydronaphthylamin.

Das an dem N-freien Ringe hydrierte Monäthyl-β-naphthylamin-
hydrür

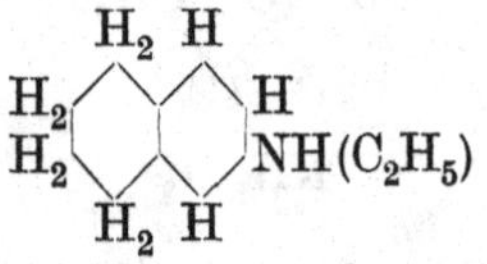

$$
\begin{array}{c}
\text{H}_2\ \text{H} \\
\text{H}_2 \diagup\diagdown\ \text{H} \\
\text{H}_2 \diagdown\diagup\ \text{NH(C}_2\text{H}_5) \\
\text{H}_2\ \text{H}
\end{array}
$$

erwies sich wirkungslos, während der isomere Körper, welcher an dem
N-führenden Ringe hydriert ist, sehr energisch wirkt.

o-Tetrahydronaphthylendiamin

$$
\begin{array}{c}
\text{H}_2\ \text{NH}_2 \\
\text{H}_2 \diagup\diagdown\ \text{NH}_2 \\
\text{H}_2 \diagdown\diagup\ \text{H} \\
\text{H}_2\ \text{H}
\end{array}
$$

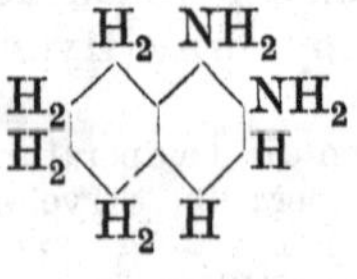

ist wirkungslos.

Bei Untersuchung von hydrierten Naphthochinolinen zeigten sich analoge Verhältnisse.

α-Octohydronaphthochinolin ist unwirksam; von zwei isomeren β-Octohydronaphthochinolinen zeigte sich nur dasjenige im obigen Sinne wirksam, bei welchem die Hydrierung des Naphthalins an dem N-führenden Ringe (d. h. in diesem Falle an demjenigen, welcher dem Chinolinkern gehört) erfolgt war, während der isomere Körper, welcher an dem N-freien Ringe hydriert war, keine spezifischen Wirkungen zeigte.

Wirksames
β-Octohydronaphthochinolin

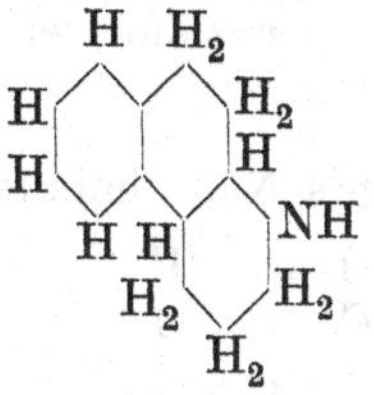

Unwirksames
β-Octohydronaphthochinolin

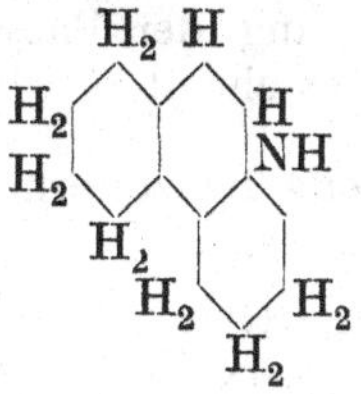

Das Vergiftungsbild, welches gewisse Hydronaphthylamine zeigen, kommt nicht ausschließlich dieser Gruppe zu. Das Amidin des Phenacetins zeigt analoge, wenngleich schwächere Wirkung.

Aus diesen Untersuchungen ergeben sich Schlußfolgerungen, welche sogar zur Aufklärung der Konstitution analog wirkender Substanzen führen können.

Pseudoephedrin macht Mydriasis durch Erregung des Sympathicus [1]) wie β-Tetrahydronaphthylamin, aber nur geringe Temperatursteigerung. Bei letzterem nun ist die Trägerin der eigentümlichen physiologischen Wirkung die in β-Stellung befindliche Atomgruppe $C \overset{\diagup H}{\diagdown NH_2}$

Es lag nun nahe, daraus Schlüsse auf die Konstitution des Pseudoephedrins zu ziehen. Nach Eugen Bamberger ist die Wirkung der stets nur auf einer Seite erfolgenden Hydrierung in der Naphthalingruppe darin zu suchen, daß das Reaktionsprodukt sich wie ein Benzolderivat mit offenen aliphatischen Seitenketten verhält. β-Tetrahydronaphthylamin gibt keine Naphthalinreaktion mehr, sondern verhält sich wie ein Benzolderivat.

Aus β-Naphthylamin

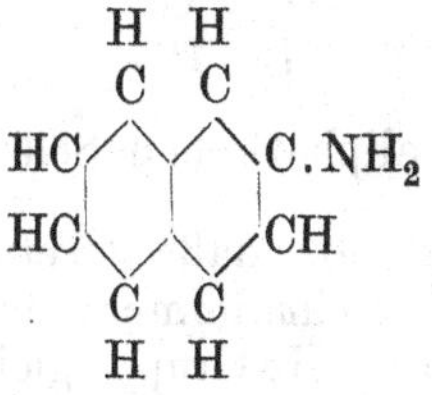

---

[1]) Günzburg, Virchow's Arch. **124**. 75. W. Filehne, ebenda 93.

entsteht durch Addition von vier Wasserstoffen β-Tetrahydronaphthylamin, ein Benzolkörper

```
            H   H₂
            C   C
     HC        C        H
            C       C<   NH₂
     HC           CH₂
            C   C
            H   H₂
```

mit gleichsam zwei offenen Seitenketten, was Eugen Bamberger durch
Aufstellung einer neuen Konstitutionsformel für Naphthalin erklärte, die
als Übertragung der Baeyer'schen zentrischen Benzolformel auf das
Naphthalin erscheint.

A. v. Baeyer's Benzolformel   E. Bamberger's Naphthalinformel

```
         H                        H      H
         C                        C      C
                                     C  3
   HC         CH            HC     2    4  CH

   HC         CH            HC     1    5  CH
                                     C  6
         C                        C      C
         H                        H      H
```

In diesem zentrischen Systeme befinden sich die freien Valenzen
in einem eigentümlichen Zustande „potentieller" Bindung. Addieren
sich nun im Naphthalin auf der einen Seite (z. B. der rechten 4 H-
Atome) zu, so werden die freien Valenzen 3, 4, 5 und 6 von den H-
Atomen in Anspruch genommen, die freien Valenzen 1 und 2 sättigen
sich gegenseitig und es resultiert

```
            H   H₂
            C   C
     HC         C
                      CH₂
     HC             CH₂
            C   C
            H   H₂
```

also ein Benzolkörper mit aliphatischen Seitenketten.

Bamberger konnte zeigen, daß β-Tetrahydronaphthylamin die
vollständigste chemische Übereinstimmung mit einem wahren Benzol-
abkömmling, der ebenfalls die NH₂-Gruppe gleichsam in β-Stellung trägt,
dem Phenyläthylamin: $C_6H_5 . CH_2 . CH_2 . NH_2$, einem Körper, der in der
Tat eine offene Seitenkette führt, aufweist. Aber diese vollständige

chemische Übereinstimmung des β-Tetrahydronaphthylamins mit dem
Phenyläthylamin macht auch, daß, wie Filehne gezeigt hat, beide Körper
in ihren physiologischen Eigenschaften völlig übereinstimmen, weshalb dieser Forscher folgenden Satz aufstellte: „Trägerin der eigentümlichen pupillenerweiternden Wirkung ist die in β-Stellung zu einem
monozentrischen System befindliche Gruppe $C\begin{smallmatrix} H \\ < \\ NH_2 \end{smallmatrix}$, gleichgültig, ob
dieselbe einem geschlossenen Ringsystem oder einer offenen Seiten-
kette angehört."

Für das Pseudoephedrin. hat A. Ladenburg drei mögliche Konstitu-
tionsformeln aufgestellt:

$$\begin{matrix} CH_3 \\ NH \\ CH(OH).C_6H_5 \\ | \\ CH_3 \\ I. \end{matrix} \qquad HN<\begin{smallmatrix} CH_3 \\ \\ CH_2.CH_2.CH(OH).C_6H_5 \end{smallmatrix} \qquad HN<\begin{smallmatrix} CH_3 \\ OH \\ C<\begin{smallmatrix} C_6H_5 \\ C_2H_5 \end{smallmatrix} \end{smallmatrix}$$

$$\qquad\qquad I. \qquad\qquad\qquad II. \qquad\qquad\qquad III.$$

Die Formel I. hielt A. Ladenburg für die wahrscheinlichere, bei
welcher die Aminogruppe in β-Stellung steht. Bei II. steht sie in γ-
Stellung, bei III. in α-Stellung zu einem Benzolring. Nur die I. Formel
ist dem β-Tetrahydronaphthylamin und Phenyläthylamin analog konstituiert und Filehne[1]) schließt demnach, daß sie als die richtige zu bezeichnen ist.

Auf eine Differenz der Wirkung, die zum Teil auf einer Stellungs-
verschiedenheit beruhen soll, verweisen Falck und Plenk[2]). Arecolin,
Pilocarpin, Metanicotin gehören alle drei der β-Reihe an. Sie erzeugen
Vermehrung der Speichelsekretion, Atmungsbeschleunigung, Gleich-
gewichtsstörung und in größeren Dosen Krampferscheinungen. Die
α-Reihe (Coniin, Stilbazolin) erzeugt keine Krämpfe. Arecolin macht
kein Erbrechen, Nicotin und Metanicotin konstant, bei Pilocarpin tritt
Erbrechen erst einige Stunden nach der Vergiftung auf.

Bedeutung der Seitenketten.

Die meisten künstlichen und natürlichen Alkaloide lassen sich vom
Pyridin ableiten, beziehungsweise vom Chinolin oder Isochinolin, welche
beide sich ja auch auf Pyridin zurückführen lassen. Pyridin selbst hat
nur eine sehr schwache physiologische Wirkung, wie bereits mehrfach erwähnt wurde (s. S. 301). Es wird aber in ungemein wirksame Körper
verwandelt, einerseits durch Eintritt von Wasserstoff (s. S. 302), anderseits durch Eintritt von aliphatischen Seitenketten.

Treten an das Pyridin aliphatische Seitenketten, insbesonders
Alkylreste, heran, so steigt damit die Wirksamkeit der Verbindung.
Doch tritt der Charakter der Pyridinwirkung mit dem Ansteigen der

---

[1]) Virchow's Arch. **124**. 193.
[2]) Diss. Kiel. 1895.

Länge und der Anzahl der Alkylseitenketten in den Hintergrund und
die rauscherzeugende Wirkung der Alkylkomponente kommt immer
mehr zur Geltung [1]).

Die am Kohlenstoff wie am Stickstoff alkylierten Piperidinderivate
verhalten sich qualitativ ganz gleich, nur in quantitativer Hinsicht zeigen
sich Wirkungsunterschiede. Sie erzeugen zentrale Lähmung, später
Lähmung der motorischen Nervenendigungen. Die Acylderivate machen
Krämpfe, die sich z. B. beim Formylderivate bis zum vollständigen
Tetanus steigern [2]).

Die rauschartige Wirkung auf das Gehirn und die beschleunigende
Wirkung auf den Atem und den Puls wächst bei den Pyridinbasen
mit dem Anwachsen des Moleküls mit der Alkylkomponente.

Die Wirkung ist am schwächsten beim Pyridin C_5H_5N selbst,
schon stärker beim Methylpyridin $C_5H_4N . CH_3$ und noch stärker beim
Lutidin $C_5H_4 . N . C_2H_5$ (Äthylpyridin), Collidin (Propylpyridin) $C_5H_4N .$
C_3H_7 und Parvolin 2.3.4.5. Tetramethylpyridin.

Piperidin, das hydrierte Pyridin, hat nur schwache

giftige Eigenschaften, zeichnet sich aber besonders durch die intensive
Blutdrucksteigerung nach Injektion von kleineren Mengen dieser Base in
die Blutbahn aus, eine Blutdrucksteigerung, welche in mancherlei Hinsicht an die Wirkung des Adrenalin und auch des Nicotins erinnert.
Es macht die motorischen Endplatten der Nerven im Muskel der
Ermüdung leichter zugänglich, eine Wirkung, wie man sie durch
eine Curaredosis erhalten kann, welche zu klein ist, eine komplette
Paralyse zu bewirken. Auf das Zentralnervensystem übt Piperidin keine
Wirkung aus, hingegen auf das Herz, auf welches große Dosen einen
schwächenden Einfluß haben. Die typische Curarewirkung bleibt aus
dem Grunde aus, weil bei Anwendung großer Dosen zuerst das Herz
still stehen bleibt.

Treten aber in das Piperidin aliphatische Seitenketten, insbesondere
Alkylreste, ein, so wird die physiologische Wirkung gesteigert.

Pipecolin (α-Methylpiperidin) macht komplette Curarewirkung

Pipecolin α-Äthylpiperidin   Coniin (α-Propylpiperidin)

-----
[1]) Kendrick u. Dewar, London Roy. Soc. Proc. **22**. 432.
[2]) R. und E. Wolffenstein, BB. **34**. 2408 (1901).

ohne Herzstillstand. Dieselben Symptome erzeugt Äthylpiperidin in viel kleinerer Dosis und Coniin in noch kleinerer Dosis. Coniin differiert vom Piperidin nur in der sehr kräftigen Wirkung auf die motorischen Nervenendplatten und hat keine zentrale Wirkung[1]. Die Giftigkeit dieser Substanzen verhält sich folgendermaßen:

Piperidin: Pipekolin: Äthylpiperidin: Coniin[2])

1 : 2 : 4 : 8

Während also die Methylgruppen in arithmetischer Progression ansteigen, steigt die Giftigkeit in geometrischer. Wie wir gleich sehen werden, konnte Gürber zeigen, daß dieses Gesetz für die Lupetidinreihe, welche ebenfalls vom Piperidin deriviert, nur für die niederen Glieder gilt, während die höheren Ausnahmen bilden, da sie eine sekundäre Wirkung auf das Zentralnervensystem haben. Die Ursache dieser Unregelmäßigkeit kann aber nach Arthur R. Cushny's Erklärung darin liegen, daß während bei den niederen Gliedern der Serie die Wirkung des Piperidinradikals der bestimmende Faktor der Giftigkeit ist, die Zahl der Methylgruppen, wenn sie größer wird, ebenfalls einen Ausschlag gibt, da diese als aliphatische Narcotica wirken.

Nur das Norcocain wirkt nach E. Poulsson[3]) in unverändertem oder sogar verstärktem Maße lokal anästhesierend.

Methylconiin (am N methyliert) wirkt krampferregend und lähmend, die letale Dosis ist um ein Drittel geringer als die des Coniins.

Dimethylconylammoniumchlorid ist nicht ganz ohne krampferregende Wirkung. Homoconiin (durch Reduktion von α-Isobutylpyridin mit Natrium erhalten) wirkt stärker lähmend und weniger krampferregend als Coniin. Die letale Dosis beträgt nur neun Zehntel der des Coniins.

Isopropylpiperidin wirkt qualitativ wie das isomere Coniin, aber die Wirkung ist dreimal geringer.

	Letale Dosen pro kg Kaninchen
$\alpha\alpha'$-Dimethylpiperidin	0,4
N-Methyl- „	0,4
N-Äthyl- „	0,1
N-Propyl- „	0,01
N-Amyl- „	0,04
N-Formyl- „	0,3
N-Acetyl- „	0,3
N-Propionyl- „	0,4
N-Benzoyl- „	0,57

N-Valeryl (ohne Wirkung, da es mangelhaft resorbiert wird).

Stilbazolin $\begin{array}{c} H_2 \\ H_2 / \diagdown H_2 \\ H_2 \diagdown / H.CH_2.CH_2.C_6H_5 \\ N \\ H \end{array}$ zeigt die lähmende Wirkung

---

[1]) Bestritten von H. Hayashi und K. Muto. AePP. 48. 356 (1902).
[2]) Paul Ehrlich, BB. 31. 214 (1898).
[3]) AePP. 27. 301.

des Coniins in erheblicher Weise verstärkt, die krampferregende bis auf ein Minimum herabgesetzt. Die letale Dosis ist um ein Drittel höher als beim Coniin. Furfuräthanpiperidin, in welchem ein Wasserstoff der Seitenkette durch den sauerstoffhaltigen Furankern ersetzt ist, ist dreimal so giftig als Coniin und beschleunigt die Atmung [1] *).

Die Bedeutung des Eintrittes von Methylgruppen in Alkaloide läßt sich auch gut an den von Guareschi synthetisch dargestellten Cyanoxypyridinderivaten beobachten. A. Deriu [2]) untersuchte diese und fand:

β-Cyan-α'-γ'-Dimethyl-α-Oxypyridin ist wirkungslos bei Hunden und Kaninchen, bei Katzen endovenös gegeben, tritt Myosis, Reflexsteigerung und konvulsivisches Zucken auf.

β-Cyan-α'-β'-γ'-Trimethyl-α-Oxypyridin ist viel aktiver, ruft epileptische Konvulsionen bei Katzen hervor. Bei Kaninchen ist es unwirksam.

N-Methyl-β-Cyan-α'-γ-Dimethyl-α-Oxypyridin ist ein starkes Myoticum und Purgans, wirkt stark nervenerregend. Es ist das am stärksten wirksame in dieser Gruppe.

N-Äthyl-β-Cyan-α'-γ-Dimethyl-α-Oxypyridin hat die gleiche physiologische Wirkung.

Je größer das Molekulargewicht, desto wirksamer ist die Verbindung, die Wirkungsstärke hängt von der Zahl und Natur der anhaftenden Radikale ab und wächst mit deren Anzahl, ist ferner abhängig von der Art der Anreihung der Methylradikale an den N des Kerns.

Zuerst zeigten Kendrick und Dewar [3]), daß in der Pyridinreihe ein beträchtlicher Unterschied in der Stärke der Wirkungen der einzelnen Glieder vorhanden ist, aber die Art und Weise der Wirkung ist immer die gleiche. Die letale Dosis wird kleiner, je höher das homologe Pyridin in der Reihe steht.

Die höheren Glieder der Pyridinreihe erinnern in ihrer physiologischen Wirkung an die niederen Glieder der Chinolinreihe, ausgenommen, daß die Pyridine mehr befähigt sind Tod durch Asphyxie hervorzurufen und daß die letale Dosis der Pyridine weniger wie die Hälfte von der der Chinoline ist.

Wenn man von den niederen zu den höheren Gliedern der Chinolinserie ansteigt, so findet man, daß die physiologische Wirkung ihren Charakter ändert, insofern als die niederen Glieder hauptsächlich auf die sensorischen Zentren des Gehirns zu wirken scheinen und auf die Reflexzentren der Corda, indem sie die Fähigkeit zu willkürlicher oder Reflexbewegung zerstören; die höheren Glieder wirken weniger auf diese Zentren und hauptsächlich auf die motorischen zuerst als Irritantien, indem sie heftige Krämpfe verursachen, späterhin eine komplette Paralyse hervorrufen. Während die Reflexerregbarkeit der Zentren im Rückenmark verschwunden zu sein scheint, können diese Zentren leicht durch Strychnin zur Tätigkeit gebracht werden.

---

[1]) Falck, Diss. Kiel. 1893.
*) Die Diazinverbindung: Diäthylmethylpyrimidin
$C_2H_5.C.N.CH.C(CH_3).C.(C_2H_5).N$ wirkt ähnlich wie Coniin (Krafft, Org. Chemie S. 691).
[2]) Giorn. della R. Acad. med. di Torino. **53**. 839.
[3]) Roy. Society Proceedings London **22**. 242.

Wir kommen nun auf die interessanten Untersuchungen von Gürber[1]) und die Schlüsse, welche Justus Gaule aus ihnen zog, zu sprechen. Gürber untersuchte die Serie der Lupetidine.

Lupetidine sind Homologe des Dimethylpiperidins. Wird im Lupetidin ein Wasserstoffatom und zwar das dem Stickstoff gegenüberstehende durch Radikale ersetzt, so bilden sich die weiteren Glieder der Reihe

$$
\begin{array}{c}
\text{R} \\
\cdot \\
\text{H} \\
\text{C} \\
\text{H}_2\text{C} \diagup \ \diagdown \text{CH}_2 \\
\text{CH}_3 . \text{HC} \diagdown \diagup \text{CH} . \text{CH}_3 \\
\text{N} \\
\text{H}
\end{array}
$$

Es ist bekannt, daß die Alkylradikale und auch andere Radikale ihre eigene chemische Natur, selbst in höchst komplizierte Verbindungen substituiert, teilweise bewahren können. Diese spiegelt sich dann auch öfters in der physiologischen Wirkungsweise solcher substituierter Verbindungen wieder, ja selbst der ganze Charakter der physiologischen Wirkungsweise derselben kann durch die substituierenden Radikale bedingt sein.

Bei den Lupetidinen zeigt es sich, daß im allgemeinen die Größe der wirksamen Dosis abnimmt, wenn die Größe des substituierten Alkylradikales zunimmt. Es zeigt sich, daß die Wirkungsintensität gleichsam in geometrischer Progression zunimmt, wenn das Molekulargewicht in arithmetischer Progression steigt; dieses Gesetz gilt jedoch in dieser Reihe nur bis zum Isobutyllupetidin, denn dieses und noch mehr das Hexyllupetidin weichen erheblich davon ab. Die auffallende Tatsache, daß ein Butyl- und ein Hexylradikal so ganz anders wirken sollen als ein Methyl-, Äthyl- oder gar Propyl-Radikal, wird durch einige chemische Analogien bestätigt.

Piperidin und Propylpiperidin (Coniin) unterscheiden sich ähnlich wie die entsprechende Lupetidine.

Das allen Lupetidinen gemeinsame Hauptvergiftungssymptom ist die Lähmung der willkürlichen Bewegungen.

Von besonderem Interesse ist nun die Regelmäßigkeit, nach welcher die Zunahme oder Abnahme der Größe der Dosis in der Lupetidinreihe erfolgt, zuerst eine sukzessive Abnahme bis zu einem Minimum beim Propyllupetidin und dann für Isobutyl- und Hexyllupetidin wieder eine ebensolche Zunahme, ein Verhältnis, das eine ganz spezielle Bedeutung gewinnt. Es verhalten sich demnach die Intensitäten wie 1 : 2 : 4 : 8, d. h. sie steigen in geometrischer Progression, jedoch nur für die vier ersten Glieder der Reihe, während sie für die beiden letzten Glieder im Verhältnis von 5 : 4 wieder abfallen.

---

[1]) Dubois Arch. 1890. 401.

Lupetidin ($\alpha\alpha'$-Dimethylpiperidin[1]))

$$
\begin{array}{c}
\text{H}_2 \\
\text{C} \\
\diagup \quad \diagdown \\
\text{H}_2\text{C} \quad \text{CH}_2 \\
| \qquad | \\
\text{CH}_3.\text{HC} \quad \text{CH}.\text{CH}_3 \\
\diagdown \quad \diagup \\
\text{N} \\
\text{H}
\end{array}
$$

wirkt analog dem Curare, erzeugt Lähmung ohne besondere Wirkung auf das Herz. Es sistiert die Atmung beim Maximum der Lähmung. Von allen Lupetidinen am stärksten erzeugt Lupetidin selbst Vacuolen in den Blutkörperchen und verändert den Kern nach Form und Größe, das Zentralnervensystem wird schwach affiziert und die Haut lokal anästhesiert.

β-Lupetidin $= \beta$-Äthylpiperidin [2]) wirkt sehr spät, macht tetanische Muskelkrämpfe und Speichelfluß, wirkt identisch wie β-Propylpiperidin, doch ist die Giftigkeit auf mehr als die Hälfte reduziert. Es scheint aber, daß die Propylgruppe sowohl in α-, als auch in β-Stellung eine größere Giftigkeit bedingt, als die Äthylgruppe.

β-Propylpiperidin ist nicht so toxisch, wie Coniin. Die letale Dosis per kg Kaninchen beträgt nach P. Ehrlich 0,15 g, während vom α-Propylpiperidin die letale Dosis per kg Kaninchen 0,09 g beträgt.

$$
\begin{array}{c}
\text{CH}_2 \\
\text{C}_2\text{H}_5.\text{C} \diagup \diagdown \text{CH}_2 \\
\text{Copellidin} \quad \text{H}_2\text{C} \diagdown \quad \diagup \text{CH}.\text{CH}_3 \\
\text{N} \\
\text{H}
\end{array}
$$
dessen letale Dosis pro kg

Kaninchen 0,1 g beträgt, ist ein Gift, welches hauptsächlich die intramuskulären Nervenendigungen lähmt. Es wirkt doppelt so intensiv, wie Lupetidin.

Parpevolin ist ebenfalls ein Gift von gemischtem Charakter mit einer den Gesamtwirkungseffekt hauptsächlich bestimmenden, peripher motorischen, einer weniger deutlichen peripher sensiblen und einer noch stärker als beim Copellidin integrierenden zentralen Komponente. In bezug auf die Lähmung wirkt Parpevolin doppelt so intensiv, wie Copellidin.

Propyllupetidin ist ein Gift, welches vorwiegend die intramuskulären Nervenendigungen lähmt, die Zentralorgane des Nervensystems stark mitaffiziert; durch direkte Lähmung der Atmungsmuskulatur hebt es, wie die anderen Lupetidine, die Atmung auf. Propyllupetidin wirkt am intensivsten von allen Lupetidinen, achtfach so

---

[1]) Die letale Dosis pro kg Kaninchen ist 0,4 g.
[2]) Paul Ehrlich, BB. **31**. 2141 (1898).

intensiv als Lupetidin: in seiner Fähigkeit Vacuolen zu erzeugen, tritt es gegenüber den bis jetzt besprochenen Gliedern der Reihe bedeutend zurück.

Isobutyllupetidin ist ein Gift, welches vorzugsweise ähnlich den echten Narkoticis das Zentralnervensystem und das Herz lähmt, dann aber auch wie die vorhergehenden Glieder der Reihe die intramuskulären Nervenendigungen in Mitleidenschaft zieht.

Hexyllupetidin ist ein nach Art der echten Narkotica auf die Zentralorgane und direkt auf das Herz wirkendes sehr energisches Gift. Nebenbei lähmt es schwach die intramuskulären Nervenendigungen.

Coniin ist nach Ladenburg α-Propylpiperidin und steht am nächsten dem Propyllupetidin. Verschiedene Autoren schreiben ihnen verschiedene Wirkungen zu, was wohl auf verschiedener Stellung der Propylgruppe beruhen kann; zweifellos vereinigt Coniin, wie die Lupetidine, periphere und zentrale Wirkung in sich. Die physiologische Wirkung ist beim Coniin 7—8 mal größer als beim Piperidin.

$$\text{Conhydrin} \quad \underset{\underset{N}{\overset{H}{|}}}{\overset{H\;OH}{\diagdown\!\diagup}} \underset{H_2}{\overset{H_2}{\bigcirc}} \overset{H_2}{\underset{H}{}}. CH_2 . CH_2 . CH_3 \quad \text{wirkt wie Coniin, aber schwächer,}$$

Paraconiin wie Coniin[1]).

Vor llen Dingen sieht man sofort aus dem Vergleich der beiden Reihen, daß es einen Unterschied macht, ob die CH_3-Gruppen symmetrisch an verschiedene Kohlenstoffatome herangetreten sind oder asymmetrisch an eines allein. Es ist also auch die Stellung der Seitenkette, welche in Betracht kommt, von Einfluß auf die Wirkung dieser beiden Gifte. Von diesem Gesichtspunkt aus wird man auch einen Unterschied zwischen der Wirkungsweise des Coniins, bei dem das Propylradikal in α-Stellung sich befinden soll, und derjenigen des Propyl lupetidins, bei dem das Radikal in γ-Stellung steht, machen müssen. Doch tritt dieser Unterschied nicht mehr deutlich hervor, vielleicht ist auch die α-Stellung für das von Gürber verwendete Präparat nicht so sicher. Bei den Lupetidinen handelt es sich um Produkte der Wirkung, welche den Kern und die Seitenketten bei verschiedener Zahl und verschiedener Stellung produzieren, nicht einfach um die Größe des Gesamtmoleküls. Der Piperidinkern bedingt die Veränderungen (Vacuolenbildung) der roten Blutkörperchen, die Seitenketten schwächen diese Wirkung eher ab, dagegen hängt die Wirkung auf das Nervensystem ganz wesentlich von diesen Seitenketten ab. Auch hier zeigt sich wieder eine Differenz zwischen ein- bis dreigliedrigen und vier- und mehrgliedrigen Seitenketten, die ersteren bewirken eine periphere, die letzteren eine zentrale Lähmung.

---

[1]) Wertheim u. Schloßberger, Liebig's Ann. **100**. 239, Schiff, **157**. 166.

Außer den Lupetidinen ist noch kein Körper bekannt, welcher ähnliche helle Stellen in den roten Blutkörperchen des Frosches hervorzubringen vermag.

Sämtliche Verbindungen der Lupetidinreihe sind giftig und alle verursachen den Tod unter Herzlähmungserscheinungen. Es ist aber nicht dasselbe Gift, welches am raschesten Lähmungen herbeiführt und dessen kleinste Dosis den Tod bringt. Dieses deutet auf verschiedene Angriffspunkte der verschiedenen Verbindungen. Die direkte Erregbarkeit des Muskels bleibt bei allen erhalten, die indirekte Erregbarkeit des Muskels vom Nerven aus schwindet zuerst bei dem Lupetidin, bei dem Copellidin teilweise, bei den höheren Gliedern der Reihe ist sie noch ganz erhalten, während schon eine vollständige Lähmung aller willkürlichen Bewegungen eintritt. Bei den höheren Gliedern ist also die Lähmung eine zentrale und sie wird erst bei längerer Dauer und steigender Dosis eine periphere, bei den niederen Gliedern ist sie zuerst eine periphere und wird später eine zentrale. Lupetidin gleicht also in seinem Angriffspunkte dem Curare, Hexyllupetidin den Narcoticis, indem es die Zentralorgane lähmt: es erstreckt auch, wie diese, seine Wirksamkeit auf das Herz, das es rasch in Mitleidenschaft zieht.

In den roten Blutkörperchen treten runde helle Stellen auf, an welchen der Blutfarbstoff verschwunden ist; in den ersten Stadien der Vergiftung treten aus den Blutkörperchen stark lichtbrechende Körnchen heraus.

Man kann konstatieren, daß die Zahl und Größe der Stellen bei Lupetidinvergiftung am größten und mit wachsendem Alkylradikal abnimmt, so daß Hexyllupetidin nur noch ganz kleine und schwer zu entdeckende Stellen hervorbringt.

Daß die gemeinsame Ursache dieser Veränderungen in dem allen diesen Giften gemeinsamen Piperidinkern zu suchen sei, schien wahrscheinlich. Gürber hat auch in der Tat gefunden, daß zwei Körper, welche denselben Kern enthalten, nämlich Piperidin selbst und Coniin, dieselben Wirkungen auf die Blutkörperchen, wie die Lupetidine haben. Die farblosen Stellen in den Erythrocyten sind also eine Wirkung des Piperidinkernes, sie können in ihrer Größe, Zahl und Gruppierung durch die Alkylradikale modifiziert werden, die in diesen Kern eintreten und zwar in der Art, daß sie bei dem höchsten Radikal, dem Hexyl, fast verschwinden. Diese Wirkung ist aber wahrscheinlich keine direkte.

Paderi[1]) untersuchte Ladenburg's Piperylalkin
$$\begin{array}{c} H_2 \\ H_2 \diagup \diagdown H_2 \\ H_2 \diagdown \diagup H_2 \\ N.CH_2.CH_2.OH \end{array}$$

und Pipecolylalkin
$$\begin{array}{c} H_2 \\ H_2 \diagup \diagdown H_2 \\ H_2 \diagdown \diagup H.CH_2.CH_2.OH \\ N \\ H \end{array}$$
· Sie wirken auf das Zentral-

---

[1]) Liebig's Ann. **295**. 370, **301**. 117.

nervensystem paralysierend, wie Piperidin. Dagegen übt Methylpipe-

colylalkin $\begin{array}{c} H_2 \\ H_2 \overbignwedge H_2 \\ H_2 \overbigvee H.CH_2.CH_2.OH \\ N \\ CH_3 \end{array}$ eine „heilkräftige" Wirkung aus.

Die Einführung von Glykol in Piperidin ist ohne Einfluß, gleichgültig ob Imidwasserstoff oder Kernwasserstoff des Piperidins durch Glykol substituiert wird. Wenn aber gleichzeitig Kernwasserstoff durch Glykol und Imidwasserstoff durch Methyl ersetzt wird, so entsteht eine „heilkräftige" Wirkung (es wird nicht angegeben, was für eine).

Wir haben durch die Untersuchungen von Gürber, J. Gaule und Cushny an relativ einfachen Beispielen die Bedeutung der aliphatischen Alkylseitenketten kennen gelernt, welche nicht am Stickstoff sitzen. Wir haben die Verstärkung, unter Umständen die Veränderung der Wirkung des Kernes studieren können und konnten den Einfluß sehen, welchen längere oder zahlreichere Seitenketten ausüben, so daß ihre Gegenwart in der Verbindung oft der letzteren die Wirkungen der aliphatischen Reste, und zwar narkotische Effekte auf das Zentralnervensystem verleiht.

Sehr interessant ist es, daß man vom Pyridin zu viel giftigeren Substanzen gelangt als vom Chinolin, so daß die Gegenwart des Benzolkernes in der Verbindung abschwächend wirkt. Denn das dem Coniin homologe α-Tetrahydropropylchinolin ist für niedere Tiere sehr stark, für Säugetiere aber viel weniger giftig als Coniin[1]).

Die Kondensationsprodukte von Piperidin, Formaldehyd und einem Phenol, z. B. Thymotin-, Karvakryl-, p-Kresyl-Piperidid wirken im großen und ganzen wie Piperidin[2]).

Monobromthymotinpiperidid und Dibromkresylpiperidid zeigen nicht die krampferregende Wirkung des Piperidins. Die Kondensationsprodukte aus Piperidin und Phenolen mittelst Formaldehyd (bzw. aus Oxyalkoholen) zeigen nur dann Piperidinwirkung, wenn die p-Stellung oder eine der beiden o-Stellungen zum Hydroxyl im Benzolkern frei ist. Die m-Stellung zum Hydroxyl hat nur dann Einfluß auf die physiologische Wirkung, wenn beide m-Stellungen unbesetzt und dem Methylenpiperidinreste benachbart sind[3]).

Kondensationsprodukte aus Piperidin und Phenolen mittelst Formaldehyd, welche zwei reaktionsfähige Stellen am Benzolringe enthalten, erfahren eine Verstärkung der Wirkung, wenn man die eine von beiden durch Brom oder ein Radikal ersetzt.

H. Hildebrandt[4]) untersuchte ferner die vier folgenden Basen:

---

[1]) Tonella. Arch. intern. Pharmacodyn. 3. 324.
[2]) AePP. 44. 278 (1900).
[3]) H. Hildebrandt, HS. 43. 248 (1904—5).
[4]) Liebig's Ann. 344. 298.

| I | II | III | IV |

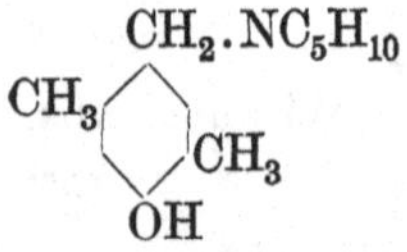

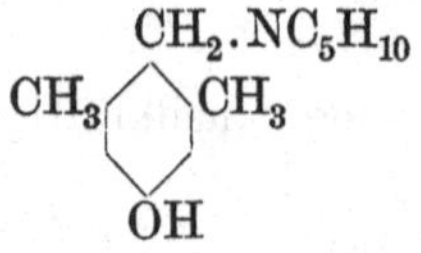

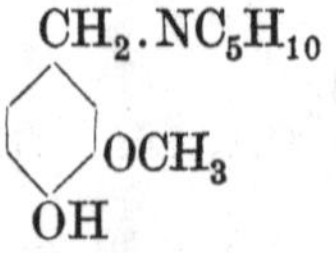

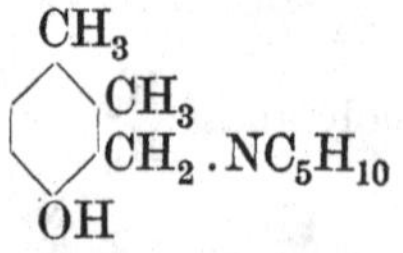

$$\text{I} \qquad \text{II} \qquad \text{III} \qquad \text{IV}$$

$$
\begin{array}{cccc}
\mathrm{CH_2.NC_5H_{10}} & \mathrm{CH_2.NC_5H_{10}} & \mathrm{CH_2.NC_5H_{10}} & \mathrm{CH_3} \\
\mathrm{CH_3}\!\!\diagup\;\diagdown\!\!\mathrm{CH_3} & \mathrm{CH_3}\!\!\diagup\;\diagdown\!\!\mathrm{CH_3} & \diagup\;\diagdown\!\!\mathrm{OCH_3} & \diagup\;\diagdown\!\!\mathrm{CH_3} \\
\mathrm{OH} & \mathrm{OH} & \mathrm{OH} & \mathrm{CH_2.NC_5H_{10}} \\
 & & & \mathrm{OH}
\end{array}
$$

Die Base I zeigt in Dosen von 0,005 g akute Piperidinwirkung. Erheblich schwächer wirkt die Base III, bei der nach Injektion von 0,01 g nur vorübergehende Krämpfe auftraten, noch schwächer wirkte Base II, bei der 0,01 g ohne jede Wirkung, 0,02 g unter heftigen Krämpfen Tod erzeugt. Die Base IV ist unwirksam. Die Basen I und II unterscheiden sich lediglich durch die Stellung der Methylgruppen am Benzolring. Durch das Freibleiben beider o-Stellungen zum Hydroxyl erfährt die physiologische Wirkung eine erhebliche Abnahme. Hildebrandt deutet diese Erscheinung so, daß die eine freie o-Stellung die andere in physiologischer Beziehung beeinträchtigt. In ganz analoger Weise beeinträchtigen sich, wie aus dem Verhalten der Base III erhellt, die eine freie o-Stellung einerseits und die beiden dem Methylenpiperidinderivate benachbarten freien m-Stellungen anderseits. Letztere haben den gleichen Einfluß wie eine freie o-Stellung, wenn sie dem Methylenpiperidinrest benachbart sind.

Iso-α-α′-Diphenylpiperidid wirkt nicht giftig, Thymotin-α-Methylpiperidid ist viel weniger giftig als Thymotinpiperidid. Erst in Dosen von 1,5 g erzeugte es bei einem Kaninchen von 2 kg Krämpfe und Tod. Carvacryl-α-Methylpiperidid macht schon zu 0,4 g pro kg Krämpfe und Tod. Thymotincopellidid ist noch weniger giftig als die entsprechende Pipecolinverbindung.

Das Thymolderivat des Piperidins (Hildebrandt) ist giftiger als Piperidin selbst.

*   *   *

Von großer Bedeutung ist die Gegenwart von Alkylresten am Stickstoff. Im allgemeinen läßt sich die Regel aufstellen, daß die Ersetzung des Imidwasserstoffes durch Alkylradikale die Reizwirkung herabmindert (Filehne).

Bedeutung der Hydroxyle:

Die Gegenwart von Hydroxylen steht anscheinend in enger Beziehung zu der Gehirnwirkung. Es ist auffällig, daß gerade nur diejenigen natürlichen Alkaloide, welche Hydroxylgruppen enthalten, Gehirnwirkungen auslösen, während meist der Verschluß derselben durch Säure- oder Alkylradikale die Gehirnwirkung erschwert oder ganz aufhebt.

Als Beispiele dienen:

Morphin wirkt schlafmachend, eine Eigenschaft, welche durch Verdecken des Hydroxyls durch Aryl- oder Acylgruppen größtenteils unterdrückt wird.

Das Verdecken der Hydroxyle bedingt aus Gründen, die im allgemeinen Teile ausgeführt wurden, ein Auftreten von strychninartigen Eigenschaften.

Beispiele: Morphin, Codein (Methylmorphin).

Thebain ist ein heftig tetanisch wirkendes Gift (strychninartige Wirkung). Seine Konstitution zeigt, daß in diesem Körper zwei Methoxylgruppen vorhanden sind und die nahe Verwandtschaft zum Morphin, mit dem es wegen Verdecktseins der Hydroxyle nur die krampferregende, aber nicht die narkotische Wirkung gemein hat.

Chinin enthält ein Hydroxyl am verbindenden Kohlenstoff (s. S. 246), es zeigt Eigenschaften, welche an eine schwache Morphinwirkung erinnern. An Fröschen ruft Chinin eine ähnliche Narkose hervor, wie Morphin [1]). Auch bei höheren Tieren wird die Sensibilität merklich herabgesetzt.

Pellotin $C_{13}H_{19}NO_3$ mit einem Hydroxyl hat stark ausgeprägte narkotische Eigenschaften [2]).

Eserin (Physostigmin) $C_{15}H_{21}N_3O_2$ besitzt ein Hydroxyl, ist ungemein giftig und macht allgemeine Lähmung des Zentralnervensystems.

Zu der Reihe von A. Ladenburg's Alkaminen gehört eine Base, welche synthetisch durch Einwirkung von Propylenchlorhydrin auf Diisoamylamin dargestellt wurde, das Oxypropylendiisoamylamin. Diese Base ist hydroxylhaltig, wirkt stark toxisch (0,2 g pro kg wirken in einer Stunde tödlich). Sie verursacht heftige psychische Erregung, wütendes Herumlaufen und Bellen der Hunde, keuchende Atmung und epileptiforme Konvulsionen, überhaupt Symptome der menschlichen Epilepsie. Hier scheint also die Hydroxylgruppe wieder die Substanz in intime Beziehungen zur Gehirnrinde zu bringen. Auch das hydroxylhaltige Atropin erzeugt jene eigentümlichen Exaltationszustände der Psyche.

Harmin und Harmalin, von denen das erste eine einsäurige sekundäre Base und das zweite ein Dihydroharmin ist, wirken beide deutlich psychisch, was vielleicht mit ihrer Spaltung zu phenolartigen Derivaten im Organismus zusammenhängt [3]).

Bedeutung der Carboxalkylgruppe.

Eigentümlich ist auch die Verstärkung der Wirkung, beziehungsweise das Auftreten der Wirkung durch Esterbildung bei Alkaloiden, welche freie Carboxylgruppen tragen, also gleichsam auch Säuren sind

Benzoylekgonin

$$
\begin{array}{ccc}
& H & \\
H_2C\!-\!\!-\!\!-\!\!-C\!-\!\!-\!\!-\!\!-C.COOH & & \\
| & | & | \\
& N.CH_3 & CH.O.CO.C_6H_5 \\
| & | & | \\
H_2C\!-\!\!-\!\!-\!\!-C\!-\!\!-\!\!-\!\!-CH_2 & & \\
& H & \\
\end{array}
$$

---

[1]) O. Schmiedeberg, Pharmakologie. 5. Aufl. 218.
[2]) A. Heffter, AePP. **34**. 65 u. 374, **40**. 385, Ther. Mon. **1896**. 328.
[3]) Ferdinand Flury, AePP. **64**. 105 (1910).

wird erst durch Veresterung wirksam; wenn man für den Wasserstoff der Carboxylgruppe ein beliebiges aliphatisches Alkylradikal substituiert, so entstehen die wirksamen Cocaine, wobei es für die Wirkung ziemlich gleichgültig ist, welche Alkylreste eintreten.

Das unwirksame Arecaidin

$$
\begin{array}{c}
\text{H} \\
\text{C} \\
\text{H}_2\text{C} \diagup\!\!\diagdown \text{C.COOH} \\
\text{H}_2\text{C} \diagdown\!\!\diagup \text{CH}_2 \\
\text{N.CH}_3
\end{array}
$$

wird zum physiologisch wirksamen Arecolin, wenn man die Carboxylgruppe verestert, hierbei ist es ebenfalls gleichgültig, was für ein aliphatischer Alkylrest eintritt. Das unwirksame Colchicein wird durch Veresterung der Carboxylgruppe zum giftigen Colchicin. Die Gründe hierfür haben wir im allgemeinen Teile auseinandergesetzt (s. S. 113).

A. Windaus[1]) faßt Colchicein als Enol auf, und Colchicin als den entsprechenden Enolmethyläther. Colchicin läßt sich auffassen als $(CH_3O)_3 . C_6H : (C_{10}H_8O) < (OCH_3)(NHCOCH_3)$, Colchicein $(CH_3O)_3 . C_6H : (C_{10}H_8O) < COH)(NHCOCH_3)$.

Die Wirkungsstärke der Alkaloide wird bedeutend gesteigert, wenn ein Wasserstoff durch eine Carboxalkylgruppe ersetzt wird.

*   *   *

Interessant ist der Einfluß der doppelten Bindung (s. allg. Teil, S. 118) auf die Giftigkeit der Alkaloide. So ist nach R. Wolffenstein[2]) γ-Conicein ein sehr heftiges Gift und zwar 17,5 mal

<table>
<tr><td>Coniin</td><td>γ-Conicein</td></tr>
</table>

$$
\begin{array}{cc}
\text{H}_2 & \text{H}_2 \\
\text{H}_2 \diagup\!\!\diagdown \text{H}_2 & \text{H}_2 \diagup\!\!\diagdown \text{H} \\
\text{H}_2 \diagdown\!\!\diagup \text{H.CH}_2.\text{CH}_2.\text{CH}_3 & \text{H}_2 \diagdown\!\!\diagup \text{H.CH}_2.\text{CH}_2.\text{CH}_3 \\
\text{N} & \text{N} \\
\text{H} & \text{H}
\end{array}
$$

so giftig, als das an und für sich schon sehr giftige Coniin. γ-Conicein hat eine doppelte Bindung.

Ebenso wirkt Nicotein

$$
\begin{array}{cc}
\text{CH} = \text{CH} & \text{CH}_2 - \text{CH}_2 \\
\diagup\!\!\diagdown \cdot\text{CH} \quad \text{CH}_2 & \diagup\!\!\diagdown \cdot\text{CH} \quad \text{CH} \\
\diagdown\!\!\diagup \quad \diagdown\!\!\diagup & \diagdown\!\!\diagup \quad \diagdown\!\!\diagup \\
\text{N} \quad \text{N} & \text{N} \quad \text{N} \\
\dot{\text{C}}\text{H}_3 & \dot{\text{C}}\text{H}_3
\end{array}
$$

analog wie Nicotin

---

[1]) Sitzungsber. der Heidelberger Akad. d. Wiss. **1911**. 1.
[2]) BB. **27**. 1778 (1894), **28**. 302 (1895).

aber seine toxische Kraft ist anscheinend wegen der doppelten Bindung eine größere [1]).

α-Conicein (Konstitution nicht genau bekannt) ist giftiger als Coniin. Hingegen ist β-Conicein

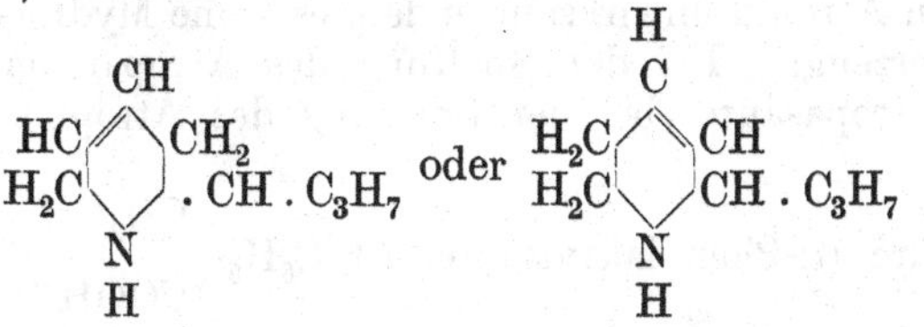

$$
\begin{array}{cc}
\underset{\substack{\text{HC}\diagdown\\ \text{H}_2\text{C}}}{\overset{\text{CH}}{\diagup}}\overset{\text{CH}_2}{\underset{}{\bigcirc}}\cdot\text{CH}\cdot\text{C}_3\text{H}_7 & \text{oder}
\end{array}
$$

CH
HC⟋╲CH$_2$
H$_2$C◯ . CH . C$_3$H$_7$
N
H

oder

H
C
H$_2$C⟋╲CH
H$_2$C◯CH . C$_3$H$_7$
N
H

weniger giftig als Coniin.

α-Conicein ist vielleicht ein stereoisomeres der δ- und ε-Coniceine

δ-Conicein

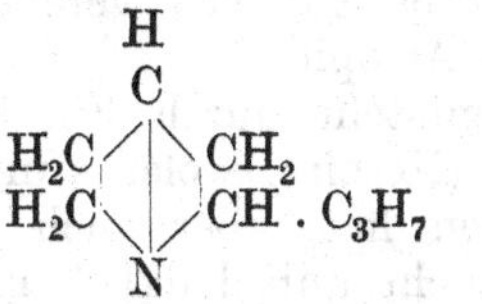

H
C
H$_2$C⟋╲CH$_2$
H$_2$C◯CH . C$_3$H$_7$
N

was die geringere Giftigkeit durch den tertiären N-Charakter erklären würde.

Conhydrin

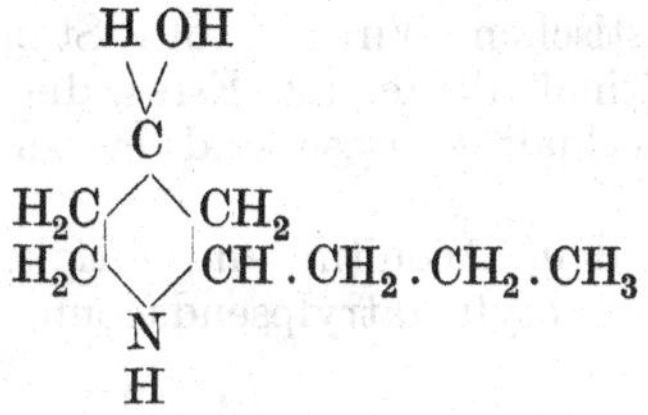

H OH
╲╱
C
H$_2$C⟋╲CH$_2$
H$_2$C◯CH . CH$_2$. CH$_2$. CH$_3$
N
H

ist sehr giftig, doch nicht so stark wie Coniin.

Bedeutung der Substitution von Säureradikalen in Hydroxylwasserstoff.

Von eigentümlicher Bedeutung für die Wirkung der Alkaloide, insbesondere für die der natürlichen, ist die Gegenwart von Säureresten, welche Hydroxylwasserstoff substituieren. Die Benzoylgruppe im Cocain ist ausschlaggebend für die anästhesierende Wirkung. Ekgoninmethylester hat diese Wirkung nicht.

Die Tropine gehen erst durch Eintritt von aromatischen Säureresten in die intensiv giftigen Solanaceenalkaloide über, während die aliphatischen Säurereste nur wenig wirksame Verbindungen schaffen.

---

[1]) BB. **25**. 1901 (1892).

Hierbei zeigt sich auch bei Eintritt eines aromatischen Radikales manchmal ein höchst merkwürdiges Verhalten, wie folgendes Beispiel erweist.

Atropamin, welches in der Belladonnawurzel vorkommt, ist im Gegensatz zum Atropin unwirksam, indem es keine Mydriasis (Pupillenerweiterung) erzeugt. Bei der Spaltung des Atropamins erhält man Tropin und Atropasäure, bei der Spaltung des Atropins Tropin und Tropasäure.

$$\text{Atropasäure } (\alpha\text{-Phenylakrylsäure) ist } C_6H_5\!\!<^{CH_2}_{COOH}$$

$$\text{Tropasäure} \qquad\qquad \text{ist } C_6H_5.CH\!\!<^{CH_2.OH}_{COOH}$$

Also trotz der nahen Verwandtschaft dieser beiden Tropeine ist das physiologische Verhalten gänzlich verändert. Die Ursache wird später erklärt werden (s. Atropin).

Aus dem Morphin entsteht durch Einführung von zwei Acetylgruppen Diacetylmorphin (Heroin), welches in mancher Beziehung dem Codein analoge Wirkungen hat, aber auch Nebenwirkungen, die es selbst in kleinen Dosen nicht unbedenklich machen.

Die Einführung von zwei neuen Acetylgruppen in das Aconitinmolekül macht nach Cash und Dunstan keine Veränderung der pharmakologischen Wirkung, sondern hat nur eine allgemeine Abschwächung der charakteristischen Wirkung des Stammalkaloides zur Folge.

Alle Aconitinalkaloide sind Ester, die sich durch Alkali oder Säure in eine hydroxylhaltige Base und in eine oder mehrere Säuren verseifen lassen.

Das noch dem Aconitin an Giftigkeit überlegene Pseudaconitin $C_{36}H_{49}NO_{12}$ ist Acetylveratrylpseudaconin

$$C_{25}H_{37}NO_8\!\!<^{CO.CH_3}_{CO.C_6H_3(OCH_3)_2} =$$

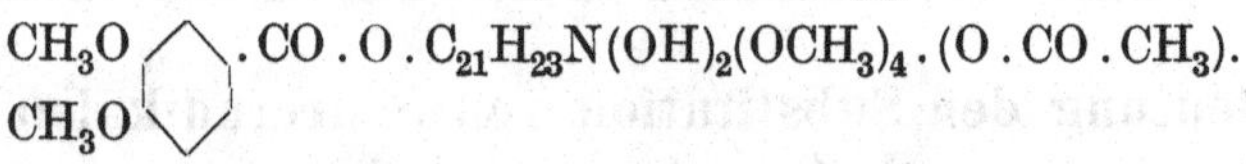

$$\begin{matrix} CH_3O \\ CH_3O \end{matrix}\!\!\bigcirc\!.CO.O.C_{21}H_{23}N(OH)_2(OCH_3)_4.(O.CO.CH_3).$$

(Pseudaconin scheint die Anhydridverbindung des Aconin zu sein.)

Pyraconitin und Methylbenzaconin besitzen nicht mehr die charakteristischen toxischen Eigenschaften des Aconitins, immerhin wirkt aber Methylbenzaconin stärker als Benzaconin, was der Anwesenheit der Methylgruppe zuzuschreiben ist [2]).

Wird aber aus Aconitin

$$C_{34}H_{47}NO_{11} = C_{21}H_{27}(OCH_3)_4NO_5 -\!\!<^{CO.CH_3}_{CO.C_6H_5}\; [3])$$

---

[1]) Cash u. Dunstan, Proc. roy. soc. London **68**. 378, 384.
[2]) BB. **27**. 433, 720 (1894).

die in diesem enthaltene Acetylgruppe abgespalten und entsteht so Benzaconin = Pikroaconitin [1]), $C_{21}H_{27}(OCH_3)_4(OH)NO_4 . CO . C_6H_5$, so sind die Hauptcharakteristica der Aconitinwirkung fast ganz verschwunden. Die große Giftigkeit des Aconitins hört auf, die letale Dosis des Benzaconins ist so beträchtlich, daß man es nicht mehr zu den Giften zählen kann.

Auf das Herz wirkt Benzaconin als Antagonist des Aconitins, indem es den Herzschlag verlangsamt im Gegensatze zum Aconitin, welches eine große Beschleunigung hervorruft. Benzaconin ist aber in gewissem Grade ein Antidot bei Aconitinvergiftung, wenn auch kein so wirkungsvolles, wie Atropin. Die Entfernung der Acetylgruppe vernichtet auch die stimulierende Wirkung des Aconitins auf die Respirationszentren und den Lungenvagus.

Wird aus dem Benzaconin die Benzoylgruppe abgespalten, so verschwindet jede giftige Wirkung auf das Herz, da das so entstandene Aconin $C_{21}H_{27}(OCH_3)_4(OH)_2NO_3$ als Cardiotonicum anzusehen ist. Aconin ist also ein Antagonist des Aconitins. Dem Aconin kommt eine curareähnliche Wirkung zu, welche das Stammalkaloid, Aconitin, nicht hat. Aconin ist ebenfalls kein Gift mehr.

Die große Giftigkeit des Aconitins hängt ab von dem Vorhandensein des Acetylradikals, während die Wirkung des Benzaconins in geringerem Grade von der Existenz des Benzoylradikals abhängt. Merkwürdig ist die Wirkungslosigkeit des Aconins.

Das Pikrotoxin ist ein zentral wirkendes Gift [2]).

Nach neueren Untersuchungen besteht Pikrotoxin aus einer Mischung von Pikrotoxinin $C_{15}H_{16}O_6$ und Pikrotin $C_{15}H_{18}O_7$, außerdem aus Anamyrtin.

Pikrotoxinin wirkt qualitativ wie Pikrotoxin des Handels.

Bei weiterer Behandlung geben Pikrotoxinin und Pikrotin die Säure $C_{15}H_{18}O_4$, welche unwirksam.

Acetylpikrotoxinin wirkt wie Pikrotoxinin, aber es ist giftiger (Verhältnis 292:376).

Die Wirkung des Pikrotoxinin hängt anscheinend von der Brücke ab. Angelus faßt es als ein Derivat des Hydronaphtalins mit einer

Brücke in dem hydroaromatischen Kern auf . Wird die

Brücke durch Einwirkung von Sodalösung zerstört, so hört die Wirkung auf [3]).

Veratrin (Cevadin) macht starkes Erbrechen und in stärkeren Dosen ist es eines der stärksten Starrkrampfgifte und zugleich paralysierend wirkend. Es wirkt auch lokal reizend. Beim Behandeln mit

---

[1]) Pikroaconitin ist das natürlich im blauen Eisenbart vorkommende Alkaloid.
[2]) Das nicht alkaloidische Gift Pikrotoxin zeigt einige Eigentümlichkeiten in seinen Derivaten, wie wir sie bei den Alkaloiden antreffen.
[3]) C. Cervello, AePP. **64.** 403 (1911).

Ätzkali erhält man daraus die Base Cevin und Tiglinsäure d. i. Methyl-crotonsäure[1])

$$C_{32}H_{49}NO_9 + H_2O = C_5H_8O_2 + C_{27}H_{43}NO_8$$

Veratrin   Tiglinsäure   Cevin.

Cevin erzeugt dieselben Vergiftungssymptome, doch ist die toxische Dosis 5 mal so groß [2]). Es bewirkt schwache lokale Anästhesie. Die letale Dosis pro kg Kaninchen beträgt 0,1 g. Also auch hier eine intensive Verstärkung der Wirkung durch Veresterung einer Base-Säure.

Die Veratrumalkaloide mit C_{32} sind bedeutend giftiger als die mit C_{26} z. B. Rubijervin $C_{26}H_{43}NO_2$ ist ungiftig, ebenso Pseudojervin $C_{29}H_{43}NO_7$ und wird von alkoholischem Kali nicht zerlegt, ebenso ist Protovera-tridin $C_{26}H_{45}NO_8$ nicht giftig. Hingegen ist Protoveratrin $C_{32}H_{45}NO_8$ sehr giftig. Anscheinend sind diese Alkaloide mit niedrigerem C-gehalt Spaltbasen der höheren, welche Ester sind.

Cevadin wirkt[3]), ohne zu ätzen, auf das Auge sensibel reizend und nachher unter deutlicher Myose langanhaltend anästhesierend. Hingegen wirkt Acetylcevadinchlorhydrat weniger sensibel reizend, erzeugt keine Myose, ätzt in Substanz angewendet die Cornea und macht komplette Anästhesie. Ähnlich verhält sich Benzoylcevadinchlorhydrat, während Dibenzoylcevinacetat stark entzündlich reizend und anästhesierend wirkt, ohne die Pupille zu verengern. Die Muskelwirkung des Veratrins (rasche und kräftige Verkürzung, länger andauernde Kontraktion und ganz allmähliche Erschlaffung erzeugen ähnlich Acetyl- und Benzoyl-cevadin, nicht aber Dibenzoylcevin. Cevadin und dessen Acylderivate, nicht aber Dibenzoylcevin machen curareartige Lähmungen. Die letale Dosis für den Frosch ist für Cevadin $1/_{20}$ mg, Acetylcevadin 1 mg, Benzoyl-cevadin mehr als 10 mg, Dibenzoylcevin 20 mg. Dasselbe Verhalten in der Giftigkeit zeigen die Verbindungen Säugetieren gegenüber. Di-benzoylcevinacetat macht keine derartigen Wirkungen, nur gelinde Betäubung und wirkt sonst nicht toxisch.

$$C_{27}H_{41}NO_6 \Big\langle {}^{O \,.\, C_5H_7O}_{OH} \longrightarrow C_{27}H_{41}NO_6 \Big\langle {}^{OH}_{OH}$$

Cevadin ↓   Cevin ↓

$$C_{27}H_{41}NO_6 \Big\langle {}^{O \,.\, C_5H_7O}_{O \,.\, Acyl} \qquad C_{27}H_{41}NO_6 \Big\langle {}^{O \,.\, Acyl}_{O \,.\, Acyl}$$

Acylcevadin   Diacylcevin

Benzoyllupinin $C_{10}H_{18}N.O.CO.C_6H_5$ ist weit giftiger als Lupinin $C_{10}H_{19}ON$ [4]).

Die eintretenden Säureradikale sind nicht als solche wirksam, nicht sie machen die eigentümliche neue Wirkung der Verbindung, aber

---

[1]) Wright und Luff, Journ. Chem. Soc. **33**. 338. BB. **11**. 1267. (1878).
[2]) S. auch BB. **32**. 800 (1899). M. Freund u. Schwarz.
[3]) Heintz bei M.'Freund, BB. **37**. 1946 (1904).
[4]) A. v. Baeyer, s. R. Willstätter u. Fourneau, Arch. d. Pharm. **240**. 335.

ihre Funktion besteht darin, daß sie bestimmte in der Base vorhandene Angriffs- und Verankerungspunkte verdecken, so die Substanz gegen bestimmte Einflüsse resistenter machen und zu einer spezifischen Wirkung befähigen; anderseits kann in dem eintretenden Säureradikal erst die verankernde Gruppe für eine spezifische Funktion der ganzen Verbindung vorhanden sein. Zu bemerken ist, daß bei allen Alkaloiden das die Wirkung verstärkende Säureradikal Hydroxylwasserstoff ersetzt.

So wirkt Tropin fast gar nicht, der Eintritt von aliphatischen Säureradikalen erhöht die Wirkung, ohne sie spezifisch zu machen, der Eintritt von resistenten aromatischen löst die giftige Wirkung der Base aus und erst das Vorhandensein eines alkoholischen Hydroxyls im aromatischen Säureradikal löst die mydriatische Eigenschaft der Verbindung aus. In diesem Falle genügt nicht das Vorhandensein eines Hydroxyls in der Verbindung und auch nicht das Vorhandensein des Hydroxyls in einem aromatischen Säureradikal, sondern es muß ein alkoholisches Hydroxyl in einem aromatischen Säureradikal, welches in die Tropeinbildung eingegangen ist, vorhanden sein. Die Gegenwart eines Phenolhydroxyls vermag diese Eigenschaft nicht zur Auslösung zu bringen.

Wird aber Imidwasserstoff durch ein Säureradikal ersetzt, so tritt eine abschwächende Wirkung ein.

So ist Piperin viel schwächer wirksam als Piperidin. Piperin ist aber ein im Imidwasserstoff durch ein Piperinsäureradikal abgeschwächtes Piperidin.

Piperinsäure

$$CH_2 <^O_O \bigcirc CH:CH.CH:CH.COOH$$

Piperin

$$CH_2 <^O_O \bigcirc CH:CH.CH:CH.CO$$

Die optischen Eigenschaften der Alkaloide scheinen eine gewisse Bedeutung für die Wirkung zu besitzen (s. allg. Teil p. 130 ff.), z. B. Hyoscyamin ist linksdrehend, das isomere Atropin racemisch, aber ihre physiologische Wirkung ist nicht gleich. Cushny[1] hat d- und l-Hyoscyamin sowie das racemische Atropin untersucht und gefunden, daß sich diese Stereoisomeren in bezug auf die Nervenendigungen im Froschmuskel gleich verhalten. Aber auf das Froschrückenmark wirkt Atropin viel stärker erregend als l-Hyoscyamin und d-Hyoscyamin noch stärker als Atropin. Auf die Nervenenden in den Drüsen, im Herzen und in der Iris wirkten diese drei Verbindungen aber ganz anders different. Hier wirkte l-Hyoscyamin zweimal so stark wie Atropin und etwa 12—18 mal so stark wie d-Hyoscyamin. (Cushny erklärt diese Wirkungsdifferenzen und ihre

---

[1] Journ. of physiol. 1903. Oktoberheft.

quantitativen Unterschiede in der Weise, daß Atropin in der Lösung in seine beiden aktiven Komponenten zerfällt und daß es fast nur durch seinen Gehalt an l-Hyoscyamin auf Drüsen, Herzhemmungsnerven und Iris wirkt, während seine reflexerregende Wirkung am Frosche hauptsächlich auf den Gehalt an d-Hyoscyamin zurückzuführen ist.)

Ebenso wirkt l- und d-Adrenalin verschieden, l- und d-Cocain etc.

Cholin-Muscaringruppe.

Die aliphatischen Basen wurden schon mehrfach erwähnt. Das krampferzeugende Ammoniak wird in unwirksame Basen durch Ersatz der Wasserstoffe durch Alkylradikale verwandelt. Die aliphatischen Ammoniumbasen hingegen haben ebenso eine curareartige Wirkung, wie die aus den natürlichen aromatischen Alkaloiden durch Addition von Jodmethyl entstehenden.

Cholin, Trimethyläthylammoniumhydroxyd, ist nicht ganz ungiftig, man braucht nur relativ große Dosen, um die giftigen Wirkungen zu erzielen[1]). Es erzeugt intravenös Blutdrucksenkung. Nach anderen Beobachtern macht reines Cholin Blutdrucksteigerung. Die dem Cholin entstammende Vinylbase Neurin ist zwanzigmal so giftig als Cholin[2]),

$$\text{Cholin } (CH_3)_3 \equiv N \Big\langle {\text{CH}_2.CH_2.OH \atop OH} \qquad \text{Neurin } (CH_3)_3 \equiv N \Big\langle {CH = CH_2 \atop OH}$$

was auf die doppelte Bindung in der Vinylgruppe zurückzuführen ist.

Die Acetenylgruppe —C≡CH in Verbindung mit Trimethylamin übt eine noch stärkere Giftwirkung aus, als dies bei Gegenwart der Vinylgruppe —CH = CH$_2$ unter den gleichen Bedingungen der Fall ist. Das Homologe des Neurins, Allyltrimethylammoniumhydroxyd

$$(CH_3)_3N.CH_2.CH:CH_2$$
$$OH$$

ist ein relativ ungiftiger Körper[3]). Die Wirkungen des Dimethylneurins

$$\text{(Isocrotyltrimethylammoniumchlorids) } (CH_3)_3N.CH = C \Big\langle {CH_3 \atop CH_3} \quad \text{als auch die}$$
$$OH$$

des Trimethylneurins (Valeryltrimethylammoniumchlorid)

$$(CH_3)_3N.C(CH_3) = C \Big\langle {CH_3 \atop CH_3}$$
$$OH$$

---

[1]) Es macht intravenös Blutdrucksenkung (Swale Vincent, Halliburton), Journ. of physiol. **26.**
[2]) O. Loew: Natürl. System d. Giftwirkungen.
[3]) Liebig's Ann. **268.** 150.

sind denen des Allyltrimethylammoniumchlorids gleichartig. Alle drei Verbindungen verursachen eine starke Erregung der Drüsensekretion und gleichzeitig eine mehr oder minder starke Lähmung der Nervenverbindungen in den quergestreiften Muskeln. Am heftigsten wirkt die Valerylbase. Nicht viel schwächer wirkt die Allylbase, während die Isocrotylbase auffallenderweise erheblich mildere Wirkung zeigt.

Durch den Eintritt von Methylgruppen in die Seitenkette des Neurins hat eine Abschwächung und zugleich eine Verschiebung der Giftwirkung desselben stattgefunden. Auffallend ist es jedoch, daß das dreifach methylierte Neurin heftiger wirkt, als die zweifach methylierte Base. Für die Abschwächung der Giftwirkung kommt nicht allein die Länge der Seitenkette in Betracht[1]).

In einer großen Untersuchungsreihe haben Reid Hunt und R. de M. Taveau[2]) gefunden, daß cholinähnliche Substanzen, welche statt der Trimethylgruppe eine Triäthyl-, Tripropyl- oder Triamylgruppe enthalten, dadurch giftiger werden. Verbindungen, welche eine Oxyäthylgruppe enthalten, waren weniger giftig als solche, welche eine kürzere oder längere Seitenkette mit einer Hydroxylgruppe tragen. In allen Fällen sind Verbindungen, welche zwei Hydroxylgruppen in der Seitenkette enthalten, weniger giftig als solche mit einer Hydroxylgruppe. Diese Regel bewährt sich auch bei mit zwei Acetylgruppen substituierten Verbindungen, nicht aber bei solchen mit zwei Benzoylgruppen. Die Acetylgruppe erhöhte die Giftigkeit aller Verbindungen, welche Trimethyl- und Triäthylgruppen enthalten. Bei den tripropyl- und triamylsubstituierten Substanzen variiert der Effekt.

Die Benzoylgruppe erhöht die Giftigkeit der Verbindungen, welche drei Propyl- und drei Amylgruppen enthalten. Der Effekt variiert bei den Trimethyl- und Triäthylverbindungen.

Ein Chloratom in der Seitenkette verringert die Giftigkeit der Acetylderivate der Trimethyl- und Triäthylverbindungen, aber es erhöht die Giftigkeit der entsprechenden Benzoylderivate. Die normale Oxypropylverbindung und ihre Derivate sind viel giftiger als die Oxyisoverbindungen.

Trimethylbrommethylammoniumbromid wirkt wie Cholin, Formocholinchlorid (Oxymethyltrimethylammoniumchlorid) ist stärker wirksam als Cholin und für Mäuse neunmal so giftig. Der Methyläther des Formocholins ist nur die Hälfte so wirksam als Formocholin und zweimal so giftig als dieses. Betainchlorid ist wirksam. Acetylcholinchlorid ist sehr wirksam und dreimal so giftig als Cholin. Propionylcholinchlorid ist vielleicht 100 mal so wirksam als Cholin in bezug auf die Blutdruckerniedrigung. Normales Butyrylcholinchlorid ist wirksamer als Cholin. Isobutyrylcholin wirkt ähnlich wie normales Isovalerylcholin, verlangsamt den Herzschlag und steigert manchmal den Blutdruck. Den höchsten Effekt auf den Blutdruck machen solche Cholinderivate, welche am wenigsten sich vom Cholintypus

---

[1]) Liebig's Ann. **337**. 37.
[2]) Journal of Pharmacol. and experimental Therapeutics Vol. I. Nr. **3**. Okt. (1909).

entfernen. Alle Veränderungen der Methylradikale oder der Seitenkette mit Ausnahme der Substitution des Hydroxylwasserstoffes verringern die Wirkung auf den Blutdruck, aber erhöhen in der Regel
die Giftigkeit. Wenn diese Konfiguration erhalten bleibt, kann man
die Intensität und den Charakter der Wirkung auf den Kreislauf
innerhalb weiter Grenzen variieren durch Substitution von Gruppen
für Wasserstoffatome [1]).

R. Krimberg hält Oblitin für den Diäthylester des Dicarnitins [2]); aus
Rindermuskeln dargestellt wirkt es auf die Speichelsekretion, Darmperistaltik, den Blutdruck und die Pupillenreaktion; bei Kaninchen und Meerschweinchen erzeugt es Nekrosen. Im Katzenkörper wird es rasch in
Novain umgewandelt. Novain, identisch mit Carnitin

$$\begin{matrix} CH_2 \\ CH_3 \\ CH_3 \end{matrix} \!\!>\!\! N \begin{matrix} CH_2 . CH_2 . CHOH . CO \\ \\ O \rule{3cm}{0.4pt} \end{matrix}$$

wirkt ähnlich wie Oblitin. Das Neosin erniedrigt den Blutdruck
sehr stark und erzeugt starke Speichelsekretionen [3]).

Dem Cholin steht das sehr heftige Gift Muscarin [4]) sehr nahe.
Dieses verursacht an denselben peripheren Organteilen, welche Atropin
lähmt, eine hochgradige von keiner Lähmung unterbrochene Erregung. Es entsteht daher Herzstillstand in der Diastole durch Reizung
des Nervus vagus.

$$\text{Muscarin} \quad (CH_3)_3 N \!\!<\!\! \begin{matrix} CH_2 . CH(OH)_2 \\ OH \end{matrix}$$

$$\text{Die Isoamyltrimethylbase (Amylarin)} \quad (CH_3)_3 N \!\!<\!\! \begin{matrix} CH_2 . CH_2 . CH(CH_3)_2 \\ OH \end{matrix}$$

und die Valeryltrimethylbase (Valearin) $(CH_3)_3 . N \!\!<\!\! \begin{matrix} C_5H_9 \\ OH \end{matrix}$ wirken wie

Muscarin auf das Herz, aber nicht auf die Pupille. Die Trimethyl-
hexyl- und die Tetraäthylbase geben keine Muscarinwirkung, nur allgemeine Lähmung [5]).

Doch scheint die enorme Giftigkeit des natürlichen Muscarins ihre
Ursachen in bestimmten stereochemischen Beziehungen zu haben. Oxydiert man nämlich Cholin mit starker Salpetersäure, so erhält man
einen dem Muscarin isomeren Körper, das Cholin-Muscarin [6]). Dieses
ist aber vom Fliegenpilzmuscarin physiologisch different [7]). Chemisch
ähnliche Körper haben Berlinerblau und Emil Fischer dargestellt, welche
sich aber physiologisch vom Muscarin ebenfalls unterscheiden.

---

[1]) Reid Hunt und R. de M. Taveau Bulletin. Hygienic Laboratory of
Treasury Departement. Nr. 73. März (1911).
[2]) R. Engeland, HS. 56. 417 (1908), R. Krimberg, BB. 42. 2457 (1909),
BB. 42. 3878 (1909).
[3]) F. R. Kutscher und A. Lohman, Pflüger's Archiv 114. 553 (1906).
[4]) O. Schmiedeberg u. Koppe, Muscarin. Leipzig. 1869.
[5]) O. Schmiedeberg, E. Harnack, Jordan, AePP. 6. 110, 8. 15.
[6]) AePP. 6. 107.
[7]) AePP. 19. 87.

Josef Berlinerblau [1]) stellte aus Monochloracetal und Trimethylamin den neutralen Äthyläther des Muscarins [2]) dar. Nach dem Verseifen erhielt man die freie Base (von Schmidt Pseudomuscarin benannt). Nach B. Luchsinger ist die Wirkung des Äthers sowie der Aldehydbase fast vollständig mit der Wirkung des natürlichen Muscarins übereinstimmend, nur wirkt der Äther bedeutend schwächer.

Emil Fischer [3]) hat durch Methylierung des Acetalamins, Acetaltrimethylammoniumchlorid und ein Spaltungsprodukt desselben

$$(CH_3)_3NCl.CH_2.CHO$$

erhalten, welches mit Berlinerblau's Base identisch ist.

R. Böhm [4]) hat gefunden, daß synthetisches Muscarin schon in außerordentlich geringen Mengen beim Frosch die intramuskulären Nervenendigungen lähmt, was natürliches nicht macht. Synthetisches Muscarin bewirkt maximale Myose, natürliches ist ohne Einfluß auf die Pupille.

Anhydromuscarin, Berlinerblau's Base, hat keinen Einfluß auf das Froschherz, ist ohne Wirkung auf die Pupille, ohne Wirkung auf die herzhemmenden Vagusapparate des Säugetierherzens. Wie alle Ammoniumbasen macht es starke Speichel- und Schweißabsonderung. Der Tod der Säugetiere erfolgt durch Lähmung der Respiration [5]).

Isomuscarinchlorid $(CH_3)_3\overset{\cdot}{N}.CH(OH).CH_2(OH)$
$$Cl$$

Homoisomuscarin $(CH_3)_3.\overset{\cdot}{N}.CH_2.CH(OH).CH_2.OH$
$$Cl$$

Beim Vergleiche der Wirkungen des Isomuscarins und des Homoisomuscarins hat sich die wiederholt beobachtete Gesetzmäßigkeit feststellen lassen, daß mit der Länge der Seitenkette die Giftigkeit abnimmt; während Isomuscarin eine mäßig starke, dem künstlichen Muscarin (Cholin-Muscarin) ähnliche Wirkung besitzt, kann Homoisomuscarin geradezu als ungiftig bezeichnet werden [6]).

Der Einfluß der Verkürzung der Seitenkette wurde am Formocholin $\quad(CH_3)_3\overset{\cdot}{N}.CH_2.OH \atop OH\quad$ u. z. am Äthyläther geprüft; hierbei zeigte es sich, daß durch den Eintritt der Äthylgruppe in das Cholinmolekül sich die toxische Wirkung desselben in einer ganz bedeutenden Weise gesteigert hat. Die indirekte Verlängerung der Seitenkette durch die Bildung einer Äthoxylgruppe hat das Gegenteil von dem bewirkt, was bei direkter unmittelbar am Kohlenstoffkern erfolgter Veränderung wiederholt beobachtet wurde.

---

[1]) BB. **17**. 1139 (1884).
[2]) S. bei R. Kobert, AePP. **20**. 92.
[3]) BB. **26**. 464, 470 (1893).
[4]) AePP. **19**. 76.
[5]) G. Nothnagel, BB. **26**. 801 (1893). Arch. d. Pharm. 1894. 261. Hans H. Meyer, Liebig's Ann. **267**. 252 über Isomuscarin.
[6]) Hans H. Meyer b. Schmidt, Liebig's Ann. **337**. 48.

Die Wirkungen des Cholinäthers gleichen ganz denen des künstlichen Muscarins (Oxycholins) mit Ausnahme der Wirkung auf die Vogeliris. Das Formocholinäthersalz zeigt nun im allgemeinen den gleichen Wirkungstypus; die Wirkung scheint ein wenig zwar, aber jedenfalls nicht sehr merklich stärker zu sein, als die des Cholinäthers (s. p. 339).

In diese Gruppe von Körpern gehören auch die von Niemilowicz [1]) dargestellten synthetischen Ptomaine. Sie entbehren aber der Hydroxylgruppe. Die meisten Leichenalkaloide sind Trimethylammoniumderivate, da sie sich vom Cholin ableiten und wohl auch aus diesem entstehen. Durch Einwirkung von Trimethylamin auf Monochloraceton erhält man Coprinchlorid.

$$CH_3.CO.CH_2.N(CH_3)_3$$
$$|$$
$$Cl$$

Nach S. Exner [2]) wirkt dieses curareähnlich, differiert aber von Curare, da die Erregbarkeit der Muskelsubstanz, wenn auch wenig, herabgesetzt ist und die vergifteten Tiere in ihren Muskeln einen gewissen Tonus bewahren.

Durch Einwirkung von Trimethylamin auf Dichlorhydrin entstehen Sepinchlorid und Aposepinchlorid, welche bei weitem weniger wirksam sind, als Coprinchlorid.

Sepinchlorid $(CH_2.Cl - CH.OH - CH_2Cl) + N(CH_3)_3 =$

$$CH_2.Cl - CH.OH - CH_2 - \begin{matrix} - CH_3 \\ N - CH_3 \\ Cl - \quad - CH_3 \end{matrix}$$

Aposepinchlorid

$$Cl.N(CH_3)_3$$
$$CH_2$$
$$CH_2Cl - CH.OH - CH_2Cl + 2\ [N(CH_3)_3] = | $$
$$CH.OH$$
$$|$$
$$CH_2 - ClN(CH_3)_3$$

Coppola [3]) stellte sich die Aufgabe zu untersuchen, ob die physiologische Wirkung des Cholins, Neurins und Muscarins an die Gegenwart der drei besonderen Alkylradikale gebunden sei oder ob sie vielmehr von der allen gemeinsamen Trimethylgruppe abhänge. Um dies zu unterscheiden, stellt er drei neue Ammoniumbasen dar, welche an Stelle der drei Methylgruppen Pyridin enthalten, nämlich Pyridin-

cholin $C_5H_5N\big\langle{OH \atop CH_2.CH_2.OH}$, Pyridinneurin $C_5H_5N\big\langle{OH \atop CH:CH_2}$ und Pyri

dinmuscarin $C_5H_5N(OH).CH(OH).CH_2.OH$. Ihrem physiologischen Charakter nach gehören die Basen zu denjenigen Alkaloiden, welche

---

[1]) M. f. C. **7.** 241 (1886).
[2]) Ebenda.
[3]) Gazz. chim. **15.** 330.

die typische Wirkung des Curare besitzen. Was ihre Giftigkeit anbelangt, so nimmt dieselbe vom Oxäthylen- zu dem Vinyl- und von diesem zum Dioxyäthylen-Derivat merklich zu. Wenngleich man die Giftigkeit des Pyridins nicht direkt mit der des Pyridincholins vergleichen kann, da ihre Wirkungen verschiedener Natur sind, so kann man doch die Giftigkeit des letzteren als ungefähr viermal so stark annehmen, als die des Pyridins. Während Pyridin auf die cerebrospinalen Zentren wirkt, wirken seine Derivate auf die Endigungen der motorischen Nerven. Die curareartige Wirkung einer Base ist nicht an die Gegenwart der Methylgruppe oder irgend eines anderen Radikals gebunden, sondern sie ist eine Funktion der quaternären Basen überhaupt. Auch Pyridin schließt sich diesem allgemeinen Gesetze an; in eine Ammoniumbase verwandelt, zeigt es deutlich die Wirkung des Curare. Die Energie der Wirkung dieser drei Basen ist vollkommen analog der der entsprechenden Trimethylaminbasen und wie Pyridin wirksamer ist, als Trimethylamin, so sind auch die Pyridinderivate giftiger als die entsprechenden Trimethylverbindungen. Endlich muß man der Hydroxylgruppe, wie es auch bei den Phenolen der Fall ist, die Fähigkeit zuerteilen, die Giftigkeit dieser Verbindungen zu erhöhen. Der Umstand, daß das Vinylradikal eine stärkere Wirkung auf den tierischen Organismus zeigt, hängt mit der doppelten Bindung zusammen. Was endlich den Umstand anbelangt, daß Cholin, Neurin und Muscarin sich in ihrem physiologischen Verhalten von den anderen quaternären Basen entfernen, so hängt dies nach Coppola von sekundären Eigenschaften ab, welche der Curarewirkung entgegengesetzt sind und so dieselbe verdecken.

Die auffällige Differenz in den Wirkungen der reinen Ammoniumbasen und den Körpern der Cholin-Neurin-Muscaringruppe wird man wohl am besten auf das Eintreten des Hydroxyls oder der Hydroxyle in die Ammoniumbasen beziehen, welche es zu Wege bringen, daß keine reine Nervenendwirkung mehr auftritt, sondern Reizung der peripheren Enden der Nerven in den Sekretionsorganen und unwillkürlichen Muskeln; daß aber ihre giftige Wirkung nicht auf der Hydroxylgruppe beruht, wird durch die Beobachtung erwiesen, daß Isoamyltrimethylammoniumchlorid und Valeryltrimethylammoniumchlorid, welche ähnlich in der Konstitution sind, aber kein Hydroxyl besitzen, physiologisch sehr ähnliche Effekte auslösen[1]). Diese beiden töten unter Erscheinungen der Muscarinwirkung in minimalen Dosen. Doch fehlt die Pupillenverengerung und läßt sich auch nicht durch Einträufeln in das Auge erzielen.

Von einigem Interesse ist eine aliphatische Base, das von Wallach dargestellte Chloroxaläthylin $C_6H_9ClN_2$, und das Oxaläthylin $\begin{matrix} CN.C_2H_5 \\ \cdot \\ CN.C_2H_5 \end{matrix}$.

Die beiden Basen, die chlorhaltige und chlorfreie schließen sich in bezug auf die Wirkung auf den kardialen Hemmungsapparat der

---

[1]) O. Schmiedeberg u. E. Harnack, AePP. 6. 101.

Atropingruppe an. Oxaläthylin[1]) wirkt auf das Gehirn wie Atropin, Chloroxaläthylin ähnlich wie Chloralhydrat und Morphin. Oxaläthylin erweitert die Pupille, die gechlorte Verbindung aber nicht. Die Anwesenheit des Chlors in dieser organischen Verbindung nimmt ihr, dem Gehirn gegenüber, den Charakter der erregenden Wirkung und gibt ihr den der narkotisierenden. Beide Basen rufen nach Injektion wohl erhöhte Reflexerregbarkeit hervor, aber die Cl-haltige wirkt dann stark narkotisch, so daß das Chlor von Bedeutung ist für das Nichtzustandekommen der Erregungszustände.

* * *

Die Synthesen in der Alkaloidreihe sind wohl noch spärlich zu nennen, um so mehr, als es eigentlich wenige Alkaloide von den zahlreichen natürlich vorkommenden sind, welche eine therapeutische Bedeutung haben und gerade diese wurden bis nun auf künstlichem Wege nicht dargestellt.

Wir wollen im folgenden einerseits die Synthesen der Alkaloide, welche sich an das Studium ihrer Konstitutionen schließen, andererseits die synthetischen Versuche, Ersatzmittel dieser Alkaloide darzustellen, einer Betrachtung unterziehen.

Cocain und die Lokalanästhetica.

Dieses wertvolle und in der Medizin viel angewendete Alkaloid war zuerst nur als mächtiges Excitans bekannt. Man wußte, daß die Indianer beim Lastentragen in den Bergen Südamerikas fortwährend Cocablätter kauten, um so die größten Strapazen und Arbeitsleistungen zu bewältigen, ohne ein Ermüdungsgefühl zu empfinden. Aber erst durch die bahnbrechende Entdeckung Koller's[2]) wurde das eigentliche Gebiet für die große Anwendung des Cocains in der Medizin eröffnet, die Lokalanästhesie. Cocain bringt in kürzester Zeit mit wenig Nebenerscheinungen und ohne auf Schleimhäuten Brennen zu erzeugen, eine völlige und anhaltende lokale Anästhesie hervor.

Die Chemie des Cocains ward alsbald von vielen Seiten zum Gegenstande eifrigen Studiums gemacht, aber erst in jüngster Zeit ist es gelungen, die Konstitution des Alkaloidanteils des Cocains, des Ekgonin, aufzuklären.

Wenn man Cocain mit Alkalien verseift, so erhält man als Spaltungsprodukte Ekgonin, Methylalkohol und Benzoesäure. Die Chemie des Ekgonins hat die nahen Beziehungen dieses Körpers zum Tropin, dem Spaltungsprodukte der Tropaalkaloide, welche sowohl in physiologischer als auch in chemischer Richtung bestehen, aufgeklärt.

---

[1]) H. Schulz, AePP. **13**. 304, **16**. 256.
[2]) Moréno y Matz, Thèse, Paris 1868, gebührt das Verdienst zuerst Cocain als Lokalanästheticum auf Grund seiner Tierversuche empfohlen zu haben.

Nach den Untersuchungen R. Willstätter's erweist sich Tropin als ein Körper, welcher einen Methyl-N-pyrrolidinkern kombiniert mit einem Methyl-N-piperidinkern enthält, die äußere Peripherie dieses Körpers besteht aus einem Ring von sieben Kohlenstoffatomen.

Der letztere Nachweis wurde durch die Überführung des Tropins

und des Ekgonins in das Suberon

$$\begin{matrix} & H_2 & H_2 & H_2 & \\ & C—C—C & \\ & | & & \diagdown \\ & & & \diagup \text{CO, einen stickstofffreien} \\ & C—C—C & \\ & H_2 & H_2 & H_2 \end{matrix}$$

Siebenerring erbracht[1]).

Pentanon $\quad\diagup$CO macht Schlaf, beginnend mit einer Parese der hinteren Extremitäten, die allmählich aufsteigt. Bei letaler Dose geht der Schlaf in Coma über, aber die Reflexbewegungen bleiben immer erhalten.

Hexanon $\quad$ erzeugt ebenso Schlaf und sonst genau dieselben Erscheinungen, ist zweimal so giftig als Pentanon.

Suberon (Cycloheptanon) $\quad\diagup$CO ist giftiger als Hexanon, macht aber sonst genau dieselben Erscheinungen. Es nimmt also mit der Größe des Ringes die Wirkung zu, aber es ist auch gleichzeitig eine qualitative Veränderung der Wirkung nachzuweisen, denn im Verhältnis zu der zentralen lähmenden ist die erschöpfende Wirkung auf die motorischen Nervenendigungen bei Suberon am stärksten und bei Pentanon am schwächsten ausgebildet [2]).

Es kommt nach den Untersuchungen R. Willstätter's dem Tropin folgende Konfiguration zu:

$$\begin{matrix} & & H & \\ H_2C&——&C&——&CH_2 \\ | & & | & & | \\ & & N.CH_3 & CH.OH & \\ | & & | & & | \\ H_2C&——&C&——&CH_2 \\ & & H & \end{matrix}$$

---

[1]) BB. 31. 1534, 2498, 2655 (1899), 32. 1635 (1900).
[2]) C. Jakobj, Hayashi, Szubinski, AePP. 50. 199 (1903).

Für das Ekgonin wurde durch die eingehenden Untersuchungen desselben Autors die folgende Konfiguration festgestellt, aus der sich alle chemischen Beziehungen und Eigenschaften dieses Körpers leicht erklären lassen.

$$H_2C - CH - CH.COOH$$
$$\qquad | \qquad N.CH_3\ \dot{C}H.OH$$
$$H_2\dot{C} - CH - CH_2$$

Tritt nun in das Ekgonin ein Benzoylrest in die Hydroxylgruppe ein und wird die Carboxylgruppe mit Methylalkohol verestert, so resultiert Cocain.

$$H_2C - CH - CH.COO.CH_3$$
$$\qquad | \qquad \dot{N}.CH_3\ \dot{C}H.O.CO.C_6H_5$$
$$H_2\dot{C} - \dot{C}H - CH_2$$

Zahlreiche experimentelle Studien über Cocain und seine Spaltungsprodukte haben uns wertvolle Kenntnisse dieser interessanten Substanz gebracht und die Möglichkeit geschaffen, auf Grund der gewonnenen Erkenntnisse neue Verbindungen mit Wirkungen, die dem Cocain analog sind, synthetisch darzustellen.

Von größtem Interesse ist jedenfalls und in erster Linie, welche Rolle bei der physiologischen Wirkung den einzelnen Gruppen, dem Ekgonin, dem Benzoylrest und der Methylgruppe in der Esterbindung zukommen. Diese Frage ist aber nicht so einfach, weil sich die Wirkungen des Cocains auf mehrere anscheinend differente Gebiete erstrecken. Die therapeutisch wichtigste Eigenschaft des Cocains ist wohl das Hervorrufen einer lokalen Anästhesie, die durch eine eigenartige lähmende Wirkung auf die Endigungen der sensiblen Nerven bedingt ist. Außerdem kommt dem Cocain nach seiner Resorption eine Wirkung auf das Zentralnervensystem zu, welche in Erregungszuständen und Lähmungszuständen der verschiedenen Funktionsgebiete des Mittelhirns und der Medulla oblongata besteht. Eine Abstumpfung der Empfindlichkeit der peripheren Nerven läßt sich bei innerer Applikationsweise nicht nachweisen. Der Tod bei Cocainvergiftung erfolgt durch Kollaps und durch direkte Respirationslähmung.

Außer den schon erwähnten β-Tetrahydronaphthylamin ist Cocain unter allen jetzt bekannten Körpern derjenige, welcher am raschesten und in größtem Maße die Körpertemperatur erhöht [1]. Es ist zugleich das stärkste Excitans, wirkt vermehrend auf die Arbeitsleistung des Muskels und steht in vollem Antagonismus zum Chloral, wie U. Mosso gezeigt hat [2].

Auf Schleimhäuten erzeugt Cocain, außer völliger Anästhesie, Blutleere und Blässe, zugleich nimmt die Sekretion ab, was man alles durch die eintretende Gefäßkontraktion erklärt.

---

[1] AePP. **37.** 397 und **40.** 151. Reichert, Zentralbl. f. med. Wissenschaft. **1889,** 444.

[2] AePP. **23.** 153. Pflüger's Arch. **47.** 553.

Bei Einträufelung von Cocain in das Auge tritt ganz konstant eine Pupillenerweiterung (Mydriasis) ein, die lange andauert, aber nicht so stark ist, wie nach Atropineinträufelung.

Bei Kaninchen macht Cocain vakuoläre Leberdegenerationen (P. Ehrlich)[1].

Diese physiologischen Eigenschaften verändern sich sehr erheblich, wenn das Cocainmolekül chemisch verändert wird.

Wird aus dem Cocain entweder die Benzoylgruppe oder die Methylgruppe, welche in Esterbindung vorhanden ist, abgespalten, so resultieren Benzoylekgonin resp. Ekgoninmethylester. Diese beiden Körper sind um das zwanzigfache weniger toxisch und erst in unvergleichlich größerer Dosis letal wirkend[2]. Die Unwirksamkeit des Benzoylekgonins haben wir an einer früheren Stelle mit dem Vorhandensein einer freien Carboxylgruppe erklärt, wofür wir ein wertvolles Analogon im Verhalten der Arecaalkaloide haben.

Daß die Abspaltung von aliphatischen oder aromatischen Säureradikalen die Wirkung bedeutend abschwächt, wenn diese Säureradikale Hydroxylwasserstoff in Basen ersetzen, sehen wir bei Aconitin, bei den Tropaalkaloiden und auch beim Cocain; das Freiwerden der veresterten Hydroxylgruppe bedingt hier das Aufhören der Wirksamkeit und zeigt deutlich die Bedeutung des eintretenden Säureradikals, da verschiedene Säureradikale bei ihrem Eintritt in die Hydroxylgruppen der Alkaloide Körper mit verschieden starken und physiologisch differenten Wirkungen bilden.

Werden aus dem Cocain diese beiden Seitengruppen abgespalten und resultiert so Ekgonin, so verschwinden die meisten Wirkungen des Cocains, nur die vakuoläre Leberdegeneration und die atrophischen Zustände dieses Organs werden durch Ekgonin, wie durch Cocain selbst, hervorgebracht.

Ekgonin hat keine anästhesierende Wirkung. Erst in Dosen von 1,25 g tötet es Kaninchen. Es macht Muskellähmung[3].

Es ist gleichgültig, welches Alkylradikal in die Carboxylgruppe eintritt; ist sie verestert, so hat das homologe Cocain die typischen Eigenschaften des natürlichen, des Benzoylekgoninmethylesters. Es wurden Cocäthylin[4], Cocapropylin, Cocaisopropylin, Cocaisobutylin dargestellt[5], alle diese Körper haben die typische anästhesierende Wirkung des Cocains, ohne aber vor demselben Vorzüge zu bieten, weshalb sie keine praktische Anwendung finden. Zu bemerken ist, daß die Variationen des Cocains dieser Art sich bis nun nur auf die aliphatischen Alkohole beziehen, aromatische Verbindungen wurden noch nicht dargestellt.

Von weitaus größerer Bedeutung für die Wirkung ist der Ersatz der Benzoylgruppe im Cocain durch andere Säureradikale.

Ersetzt man die Benzoylgruppe durch aromatische Säureradikale

---

[1] Deutsche med. Wochenschr. 1891. Nr. 32. 717.
[2] Ralph Stockmann, Pharmac. Journ. and Transact. 16. 897.
[3] Pharmazeut. Jahresb. 1890. 671.
[4] E. Merck, BB. 18. 2954 (1885). BB. 21. 48 (1888).
[5] Novy, Amer. chem. Journ. 10. 147.

oder durch aliphatische, so findet man die sehr merkwürdige Tatsache, daß die anästhesierende Eigenschaft des Cocains ganz verschwindet oder wenigstens stark leidet.

O. Liebreich [1]) fand, daß Isatropylcocain, Truxillin, gar nicht anästhesierend wirkt, hingegen ein starkes Herzgift ist. Es reizt, später lähmt es die Acceleratoren und macht allgemeine Lähmung mit Konvulsionen. (Die Isatropasäure ist eine polymere Zimtsäure $(C_9H_8O_2)_2$).

P. Ehrlich [2]) untersuchte Isatropylcocain, Phenylacetylekgoninjodhydrat, Valerylcocainjodhydra₀, Phthalyldiekgoninbromhydrat. Der erste Körper wirkt am stärksten, der letzte am schwächsten giftig. Nur das Phenylessigsäurederivat wirkt anästhesierend, aber auch diese Wirkung ist eine erheblich geringere als beim Cocain. Alle diese Körper gaben aber die charakteristischen Leberveränderungen.

Durch Oxydation des Ekgonins mit Kaliumpermanganat erhielt A. Einhorn Homekgonin[3]), welches eine Methylgruppe weniger enthält, als die Ausgangssubstanz; es ist dies Nor-l-ekgonin (Cocayloxyessigsäure).

Ekgonin	Nor-l-ekgonin
$C_7H_{10}(OH)$ $(COOH)$: $N.CH_3$	$C_7H_{10}(OH)$ $(COOH)NH$

Im Cocain ist ein Methyl an das N-Atom gebunden. Durch Entfernung der Alkylgruppe aus dem Cocain, dem Cocaäthylin und Cocapropylin entstehen die entalkylierten Cocaine oder Norcocaine, die in unverändertem oder sogar verstärktem Maße lokalanästhesierend wirken.

Die von Poulsson untersuchten Norcocaine, welche statt der NCH_3-Gruppe eine Iminogruppe enthalten, untersuchte auch Ehrlich und fand, daß sie viel stärker anästhesierend wirken als die gewöhnlichen, aber in bezug auf die Toxizität alle anderen Glieder der Cocainreihe übertreffen, was auf dem Vorhandensein einer freien Iminogruppe beruht.

Wird nun in Nor-l-ekgonin die Hydroxylgruppe durch ein Benzoylradikal, die Carboxylgruppe durch Methyl-, Äthyl- und Propylradikale verestert, so entsteht eine Reihe von Homologen des Nor-l-Cocains, von denen der mit dem Cocain metamere Äthylester von Einhorn Isococain genannt wurde [4]). Diese Verbindung erwies sich in bezug auf Anästhesie höchst wirksam, stärker als Cocain selbst, aber weitaus giftiger [5]).

E. Poulsson hat den Methylester dieser Verbindung (Homomethincocain), den Äthylester (Homoäthincocain) und den Propylester (Homopropincocain) physiologisch geprüft [6]). Die lokale Anästhesie und die allgemeinen Wirkungen, die dem Cocain zukommen, bleiben im wesentlichen unverändert, wenn auch im Ekgoninmolekül eine solche Veränderung durch Oxydation vorgenommen wird. Von praktischer Bedeutung sind aber diese Körper nicht, weil sie viel stärker als Cocain

---

[1]) BB. **21**. 1888 (1888). S. auch Falkson, Diss. Berlin 1889.
[2]) Deutsche med. Wochenschr. **1891**. Nr. 32. 717.
[3]) BB. **21**. 3029. 3411 (1888).
[4]) DRP. 55338; BB. **33**. 468. 979 (1900).
[5]) Haas, Süddeutsche Apothekerztg. **1890**. 202.
[6]) AePP **27**. 301.

bei ihrer Verwendung für die lokale Anästhesie die Applikationsstelle reizen.

Benzoylhomekgonin

$$
\begin{array}{ccc}
 & H & H \\
H_2C & C & C.COOH \\
| & | & | \\
 & NH & CH.O.CO.C_6H_5 \\
| & | & | \\
H_2C & C & CH_2 \\
 & H &
\end{array}
$$

macht wie Benzoylekgonin selbst keine dem Cocain analogen physiologischen Effekte.

Die Ester des Ekgoninmethylesters mit Bernsteinsäure, Phenylessigsäure, Zimtsäure wirken nicht anästhesierend.

W. Filehne[1]) hat auf die schwach lokalanästhesierende Wirkung des Atropins hingewiesen, welches als Ester der Tropasäure mit Tropin

$$
\begin{array}{ccc}
CH_2 & CH & CH_2 \\
| & | & | \\
 & N.CH_3 & CH.O.CO.CH.C_6H_5 \\
| & | & | \\
CH_2 & CH & CH_2 \\
 & & CH_2.OH
\end{array}
$$

aufzufassen ist. Während Hom-

atropin, welches die in der Mitte zwischen Tropasäure $C_6H_5.CH\langle^{CH_2.OH}_{COOH}$

und Benzoesäure stehende Mandelsäure $C_6H_5.CH\langle^{OH}_{COOH}$ enthält, schon

eine stärkere Wirkung besitzt, zeigt nach Filehne Benzoyltropein eine exquisit lokalanästhesierende Wirkung. In weiteren Versuchen mit Benzoylderivaten anderer Alkaloide und zwar des Morphins, Hydrokotarnins, Chinins, Cinchonins usw. zeigte es sich, daß fast alle · diese Derivate mehr oder weniger starke lokalanästhesierende Wirkung haben. Dieses war der Grund für die nicht ohne weiteres richtige Filehne'sche Annahme, daß die Verkuppelung mit der Benzoesäure beim Cocain das wesentliche und wirksame für die anästhesierende Wirkung sei, um so mehr als Ekgonin nicht anästhesierend wirkt.

Es bleibt noch zu erwähnen, daß nach A. Einhorn und Klein[2]) der o-Phthalyldiekgonin-Dimethylester ähnliche Wirkung zeigt, wie Cocain.

Nach den Untersuchungen von Ralph Stockmann[3]) hat aber Benzoylekgonin auch keine anästhesierende Wirkung und diese fehlt auch, wie E. Poulsson gezeigt hat, dem Benzoylhomekgonin, so daß nach E. Poulsson der Veresterung der Carboxylgruppe des Ekgonins eine große Rolle bei dem Zustandekommen der lokalanästhesierenden Wirkung zukommt. Beim Entfernen des ätherifizierenden Alkylradikals aus dem Cocain- oder Homococainmolekül verschwand auch die lokalanästhesierende Wirkung,

---

[1]) Berliner klin. Wochenschr. **1887**. 107.
[2]) BB. **21**. 3366 (1888).
[3]) Pharmac. Journ. and Transact. **16**. 897.

die allgemeinen Vergiftungserscheinungen änderten sich und die Giftigkeit, besonders bei Säugetieren, wurde bedeutend abgeschwächt.

Aber wir werden sehen, daß die anästhesierende Funktion keineswegs allein auf diesen beiden Gruppen oder einer von ihnen beruht,
sondern als Wirkung des Gesamtmoleküls aufzufassen ist. Der Benzoylgruppe kommt anscheinend die Funktion einer verankernden Gruppe zu.

Von großem Interesse ist das Verhalten der beiden optischen Isomeren des Cocains. Das gewöhnliche Cocain ist linksdrehend. Durch
Erhitzen mit Alkalien gehen Ekgonin und seine Derivate in ein d-Ekgonin
über [1]), von welchem aus man zu d-Cocain kommen kann. Diese
optische Inversion ist nicht ohne Einfluß auf die physiologische
Wirkung.

Die Abstumpfung der Sensibilität tritt beim d-Cocain regelmäßig
schneller ein und ist intensiver als beim Cocain, verschwindet aber
wieder in kürzerer Zeit [2]) (s. p. 130 ff. Allg. Teil und p. 337 Allg. Teil
der Alkaloide).

Außer den schon erwähnten Spaltungsprodukten des Cocains [3])
sind auch Anhydroekgoninester und Anhydroekgonin

$$\begin{array}{ccc}
\overset{H_2}{C} - \overset{H}{C} \underline{\qquad} \overset{H}{C}.COOH & \\
\qquad\quad N.CH_3 \quad \Big\rangle CH, & \\
\overset{}{C} - \overset{}{C} \underline{\qquad} \overset{}{C} & \\
H_2 \quad H \quad\quad H &
\end{array}$$

die aus Ekgonin durch Abspaltung von einem Molekül Wasser resultieren
(hierbei geht die Kette —CH_2—CHOH— in CH = CH über), nicht imstande sind, Anästhesie zu erzeugen. Hingegen erzeugt l-Benzoyl-
ekgoninnitril Anästhesie mit Mydriasis, ganz ähnlich wie Cocain, jedoch
weit schwächer. Es entspricht also das Nitril dem Cocaintypus in
seiner Wirkung vollständig, wenn es auch an und für sich viel schwächer
wirkt.

l-Ekgoninamid

$$\begin{array}{ccc}
H_2C - CH \underline{\qquad} CH.CO.NH_2 \\
\qquad\quad N.CH_3 \quad CH.OH \\
H_2C - CH \underline{\qquad} CH_2
\end{array}$$

ist ziemlich indifferent. Injektionen und Fütterungen werden von
Säugetieren anstandslos vertragen. Anästhesierende Wirkungen fehlen
vollständig.

Die am N des Piperidinkerns beim Cocain haftende Methylgruppe
verleiht dem Cocain die Eigenschaften einer tertiären Base. Cocain
kann an dieser Stelle Jodmethyl addieren und in die entsprechende
Ammoniumverbindung übergehen. Cocainjodmethylat ist ausgesprochen

[1]) A. Einhorn u. Marquardt, BB. **23**. 468 (1890).

[2]) E. Poulsson, AePP. **27**. 309.

[3]) BB. **20**. 1221 (1887), **21**. 47, 3029 (1888); **22**. 399 (1889), **23**. **1338**, 2870
(1890). **25**. 1394 (1892), **26**. 324, 451, 2009 (1893), **27**. 2439, 2823 (1899). Liebig's
Ann. **280**. 96.

bitter und ohne anästhesierende Wirkung; seine Giftigkeit ist bedeutend herabgesetzt und sogar die Leberwirkung, welche für die verschiedensten Ekgoninderivate charakteristisch, ist verloren gegangen (P. Ehrlich).

Es ist wichtig, daß der Eintritt des Jodmethyls die Eigenschaften und Wirkungen des Cocains völlig vernichtet. Besonders beachtenswert ist, daß die so gebildete Ammoniumbase weit weniger toxisch wirkt als die zugrunde liegende tertiäre Base. Ein derartiges Verhalten differiert wesentlich von dem Verhalten einzelner Alkaloide, da man unter solchen Verhältnissen in manchen Fällen eine Erhöhung der Toxizität sieht. P. Ehrlich nimmt nun an, daß auch die tertiäre Bindungsart des Stickstoffs im Cocain für die Wirkungsweise dieses Alkaloids von ausschlaggebender Bedeutung ist und daß somit die Einflüsse, welche diese Bindung modifizieren, zugleich eine Vernichtung der spezifischen Cocainwirkung nach sich ziehen. So erklärt sich am ungezwungensten, daß die Bildung der Ammoniumgruppe nicht zu einer Erhöhung, sondern zu einer Verminderung der Toxizität Anlaß gibt.

Wie man sieht, verliert Cocain seine Wirksamkeit sowohl durch den Verlust der Methylgruppe im Carboxymethyl, als auch durch den Eintritt der Methylgruppe am N. Der Verlust der Methylgruppe am N macht jedoch keine qualitative, bloß eine quantitative Veränderung der Wirkung. Es spricht dies nach P. Ehrlich gegen die Anschauung von Filehne, nach der die Anwesenheit eines Benzoylrestes an und für sich ausreiche, um anästhesierende Wirkungen hervorzurufen.

Man muß nach dem Ausgeführten als wesentlich für das Zustandekommen der Cocainwirkung ansehen: 1. Das Ekgoninmolekül oder einen ihm chemisch sehr nahestehenden Körper, 2. den Eintritt eines aromatischen Restes, besonders der Benzoylgruppe, in das Hydroxyl und 3. die Veresterung einer etwa vorhandenen Carboxylgruppe.

Aus dem Umstande, daß alle Ekgoninderivate die eigentümliche Leberveränderung, die durch eine außerordentliche Volumzunahme derselben charakterisiert und durch eine spezifische Leberdegeneration bedingt ist, hervorrufen, aber nur einige anästhesierend wirken und zwar nur diejenigen, welche in den Ekgoninäther bestimmte Säureradikale aufnehmen, schließt Paul Ehrlich, daß diese eintretende Säuregruppe die anästhesierende sei.

o-Chlor- und m-Nitro-l- und d-Cocain zeigen nur geringe anästhesierende Wirkung, die aber wohl typische Leberveränderungen erzeugen, daß ferner die m-Amino-l- und d-Cocaine in physiologischer Beziehung überhaupt keine Cocaine mehr darstellen, da sie sowohl der anästhesierenden Wirkung als des typischen Einflusses auf die Leber ermangeln (Paul Ehrlich und Alfred Einhorn[1]).

Die m-Oxy-l- und d-Cocaine stehen in ihrer Wirkung zwischen den Nitro- und Aminococainen, sie wirken nämlich kaum noch anästhesierend, ihre toxischen Wirkungen sind sehr schwach und sie vermögen erst in großen Gaben die charakteristische Leberveränderung hervorzubringen. Interessant ist, daß durch die Einführung der Acetyl- oder

---

[1] BB. **27**. 1870 (1894).

Benzoylgruppe in das d-m-Aminococain Alkaloide entstehen, die zwar
nicht anästhesierend wirken, in welchen aber die Wirkungsfähigkeit
auf die Leber restituiert wird.

Die Einwirkungsprodukte von Chlorkohlensäureester auf das d-
und l-Aminococain, die d- und l-Cocainurethane, wirken auffallenderweise viel stärker anästhesierend als die Cocaine, sie erzeugen wieder
die charakteristische Leberveränderung und sind auch stark giftig.
Die naheliegende Vermutung, daß die unwirksamen Aminococaine
gewissermaßen durch Neutralisierung oder Festlegung der basischen
Aminogruppe wieder zu einem wirksamen Alkaloid werden, ist deshalb nicht zutreffend, weil m-Benzolsulfamino-d-cocain ebensowenig
wie d-Cocain-harnstoff eine Spur von anästhesierender Wirkung
erzeugen.

Gewisse basische Farbstoffe, wie Methylenblau (P. Ehrlich), vermögen die Nervensubstanz im lebenden Zustande zu färben[1]. Der Versuch, aus dem Cocain basische Farbstoffe zu gewinnen, welche in
einer und derselben Substanz die Eigenschaften eines Farbstoffes
mit denen eines Anästheticums vereinigen, scheiterten. Von solchen
Verbindungen durfte man erwarten, daß sie dazu dienen könnten,
die anästhesierende Wirkung genauer zu verfolgen und zu lokalisieren.
Oxazin- und Thiazinfarbstoffe darzustellen, mißlang. Es wurden die
Chlorhydrate des d-Cocaindiazodimethylanilins und d-Cocainazo-α-
naphthylamins untersucht, von welchen der erstere Körper höchstens
eine Andeutung des charakteristischen Betäubungsgefühls hervorbringt,
während der andere eine zwar deutliche, nicht allzu starke Anästhesie
erzeugt, aber keine Leberveränderung verursacht.

Die Darstellung des Cocains geschieht aus den Cocablättern. Bei
dem verhältnismäßig hohen Preise dieses Alkaloids wurde nach Methoden gesucht, die Ausbeute an dieser Substanz zu verbessern. Im
Cocablatte finden sich nun neben dem Cocain mehrere andere Alkaloide,
welche die Techniker als „Nebenalkaloide" bezeichnen. Von den Coca-
alkaloiden hat nur das einzige krystallisierte, das Cocain, eine physiologische Wirkung. Die amorphen Nebenalkaloide entbehren ihrer
oder sind Herzgifte. Da es sich erwies, daß man durch Spaltung dieser
Nebenalkaloide zum Ekgonin gelangen kann, so war ein Weg gegeben,
aus Ekgonin durch Synthese wieder zu Cocain zu kommen.

Nach Carl Liebermann und Fritz Giesel[2] geht man folgendermaßen vor:
Die Cocablätter werden mit Sodalösung durchfeuchtet und mit Äther die Basen
aufgenommen, dem Äther wieder durch verdünnte Salzsäure entzogen, das gewonnene Produkt ist Rohcocain. Löst man dieses in Alkohol, so krystallisiert
salzsaures Cocain heraus, während die amorphen Basen in Lösung bleiben. Der
Rückstand der alkoholischen Mutterlauge wird mit Salzsäure zerkocht, wobei
sich die Nebenalkaloide in ihre Komponenten spalten. Man filtriert von den ausgeschiedenen organischen Säuren ab und erhält durch Abdampfen der Lösung fast
reines salzsaures Ekgonin. Dieses kann nun durch Benzoesäureanhydrid oder
durch Benzoylchlorid in Benzoylekgonin übergeführt werden.

Die Überführung des Benzoylekgonins in Cocain kann man nach bekannten
Methoden durch Verestern der Carboxylgruppe mit Methylalkohol durchführen
und so auf synthetischem Wege vom Ekgonin zum Cocain gelangen.

---

[1] Deutsche med. Wochenschr. 1886. Nr. 4.
[2] DRP. 47602.

Das umgekehrte Verfahren, welches aber nicht die gleichen befriedigenden Resultate lieferte, haben Einhorn und Klein [1]) vorgeschlagen. Salzsaures Ekgonin wurde mit Methylalkohol und Salzsäure erhitzt, wobei sich Ekgoninmethylester bildet. Dieser Methylester wird nun durch Behandeln mit Benzoylchlorid in Cocain übergeführt. In gleicher Weise lassen sich auch andere Säureradikale in den Ekgoninmethylester einführen.

Die Farbwerke Höchst ließen sich folgendes Verfahren schützen, welches ebenfalls die Darstellung von Cocain aus den Nebenalkaloiden in der Weise durchführt, daß man zuerst den Ekgoninalkyläther macht und diesen dann benzoyliert [2]). Hierbei werden die harzigen Nebenalkaloide in alkoholischer Lösung am Rückflußkühler einmal mit Säuren gekocht. Es entsteht dabei unter Abscheidung von Benzoesäure und anderen Säuren resp. deren Estern der Ekgoninester, der durch Behandlung mit Benzoylchlorid oder Benzoesäureanhydrid in Cocain oder Cocäthylin leicht überführbar ist.

Eichengrün schlug zur Darstellung von Ekgonin aus den Nebenalkaloiden vor, die Lösung der Doppelsalze mit schweren Metallen zu erhitzen. Das Verfahren basiert auf der Beobachtung, daß sich die leicht löslichen Kupfer- und Eisenchloriddoppelsalze der Nebenalkaloide bei mehrstündigem Kochen in Säureester und reines Ekgonin spalten.

Zu einer Zeit, als noch die Herstellung des Rohcocains vorzugsweise in Europa betrieben wurde, war es von Interesse, eine Methode ausfindig zu machen, am Produktionsorte der Cocablätter direkt ohne Extraktionsapparate Rohcocain darzustellen. Hierfür empfahl Henriquez [3]) Auszüge der Cocablätter mit Zinkvitriol und Rhodankalium zu fällen, wobei ein voluminöses weißes Salz fällt, welches eine Rhodanzinkdoppelverbindung des Cocains und seiner Nebenalkaloide vorstellt. Dieses Gemenge behandelt man nun mit Natriumcarbonat in der Kälte und erhält ein festes Gemisch der Alkaloide und Zinkcarbonat, aus welchem mit einem Lösungsmittel die Alkaloide extrahiert werden.

Die Darstellung der nicht benützten Derivate des Cocains, Isococains etc. wurde bereits oben besprochen.

Dihydroanhydroekgonin, von dem Willstätter wohl wegen des Eintrittes von neuen Wasserstoffatomen verstärkte physiologische Effekte erwartete, wird dargestellt, indem man Anhydroekgonin in amylalkoholischer Lösung mit Natriummetall reduziert, wodann man zu dem Dihydroanhydroekgonin gelangt. Die Derivate dieser Substanz haben keine praktische Bedeutung erlangt [4]).

*   *   *

Der genau ersichtliche und genau studierte Zusammenhang zwischen der Konstitution und der Wirkung des Cocains forderte geradezu auf, analog wirkende Körper auf Grund der gewonnenen Resultate darzustellen. In erster Linie war es die nahe Verwandtschaft zwischen dem Ekgonin und dem Tropin, die zu Versuchen Veranlassung gab, vom Tropin ausgehend zu cocainähnlichen Körpern zu gelangen. Mehrere Umstände mußten zu solchen Versuchen ermuntern: der manchmal sehr hohe Preis des Cocains, eine bestimmte Giftigkeit desselben und die rauschartigen Wirkungen, die sich oft an den Gebrauch desselben schlossen, schließlich ein Umstand, welcher für seine Anwendung bei Injektionen und bei Instillationen oft hinderlich war: Cocainlösungen leiden nämlich beim Sterilisieren sehr, da sie sich beim Kochen zum Teil zersetzen, andererseits sind sie aber schlecht haltbar, da sie leicht schimmeln.

Ein Versuch derart ein Cocain zu erhalten, welches man nicht zu sterilisieren braucht und dessen Lösungen doch steril bleiben,

---

[1]) BB. **21**. 3335 (1888). DRP. 47713.
[2]) DRP. 76433.
[3]) DRP. 77437.
[4]) DRP. 94175. BB. **20**. 702 (1887).

wurde durch Darstellung des Cocainum phenolicum, eines Gemenges von Phenol und Cocain gemacht. Dieser Körper hat jedoch keine große Verbreitung gewonnen [1]).

Auch die Anwendung eines adstringierenden Doppelsalzes des Cocains mit Aluminiumcitrat hat gar keine Verbreitung gefunden [2]).

Die Tropinverbindungen.

Die Idee vom naheverwandten Tropin, statt vom Ekgonin aus, zu cocainähnlichen Körpern zu gelangen, hat vielfache Versuche gezeigt. Wie schon besprochen, kommen dem Atropin, dem Ester der Tropasäure und des Tropins, schwach anästhesierende Eigenschaften zu.

Tropin selbst wirkt bei Katzen in Dosen von 0.8 g intern noch nicht. Lokal appliziert erzeugt es keine Mydriasis, während bei Allgemeinvergiftung starke Pupillenerweiterung und Aufhebung der Lichtempfindlichkeit sich einstellt. Der durch Muscarin verursachte Herzstillstand wird erst durch hohe Gaben Tropin beseitigt. Tropin wirkt auf das Muscarinherz ähnlich, wie Campher, nicht wie Atropin.

Ersetzt man den Hydroxylwasserstoff des Tropins durch Radikale aliphatischer Säuren, so erhält man Tropeine, welche nach den Untersuchungen von R. Gottlieb [3]) nicht bloß quantitativ vom Atropin verschieden wirken, sondern dessen periphere Wirkungen gänzlich vermissen lassen. Dieses ist der Fall bei Acetyltropein und Succinyltropein. Bei einzelnen Estern, z. B. beim Laktyltropein

$$(C_8H_{14}N).O.CO.CH(OH).CH_3,$$

sowie auch bei aromatischen Estern können Pupillen- und Herzwirkungen fehlen. Tropin selbst und die wenig giftigen Tropeine sind Reizmittel für das Herz, während eine solche Wirkung sich bekanntlich beim Atropin nicht nachweisen läßt.

Lactyltropein, welches als Herzmittel hätte in Anwendung gebracht werden sollen, wurde durch Kondensation von Milchsäure mit Tropin bei Gegenwart von Salzsäure als Kondensationsmittel dargestellt. Es entsteht auch durch Einwirkung von Milchsäureanhydrid oder Milchsäureester auf Tropin [4]).

Es ist merkwürdig, daß erst durch den Eintritt einer aromatischen Säuregruppe die Tropeine jene Eigenschaften periphere Wirkung (Dilatation der Pupille, Anästhesie etc.) auszulösen, erhalten.

Das erste, künstlich dargestellte aromatische Derivat des Tropins war Benzoyltropein. Buchheim [5]) konnte den Satz, daß erst der Eintritt von aromatischen Säureradikalen die Tropeine wirksam macht, durch die Darstellung und Prüfung dieser Verbindung erweisen.

Die pupillenerweiternde Wirkung, welche dem Atropin und dem Cocain eigen ist, kommt auch einem häufig verwendeten künstlichen Tropeine zu, dem Mandelsäurederivat $(C_8H_{14}N)O.CO.CH(OH).C_6H_5,$

[1]) Viau, Nouveaux remèdes 1887. 192.
[2]) DRP. 88436.
[3]) AePP. 37. 128. S. auch Merck's Ber. f. 1899. 7 u. 15.
[4]) DRP. 79870.
[5]) AePP. 5. 463.

welches unter dem Namen Homatropin, neben dem Atropin selbst, eine gewisse Anwendung in der Augenheilkunde gefunden hat [1]).

Atropamin

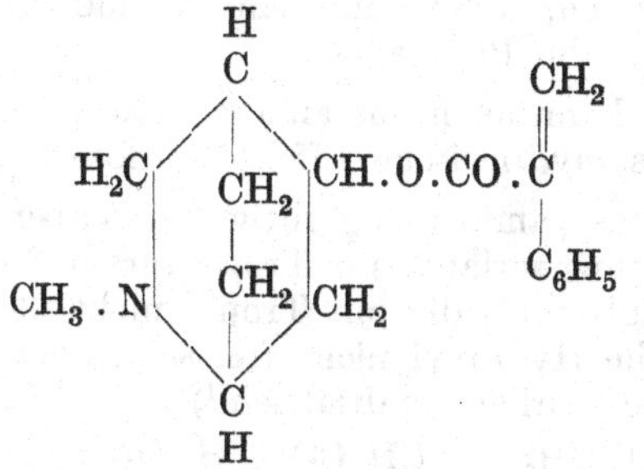

das Tropein des Tropins mit der Atropasäure, $C_6H_5 . C \diagdown \begin{smallmatrix} CH_2 \\ COOH \end{smallmatrix}$ (α-Phenylacrylsäure) zeigt aber keine mydriatische Wirkung trotz der nahen Verwandtschaft dieser Säure mit der Tropasäure aus dem Atropin [2]).

Es ist daraus ersichtlich, daß es nicht genügt, wenn eine aromatische Säure in das Hydroxyl des Tropins eintritt, sondern es müssen dieser Säure noch andere Eigenschaften zukommen. Betrachtet man nun einige Derivate des Tropins mit aromatischen Säureradikalen, so wird die Ursache der mydriatischen Wirkung klar.

Der Benzoylester des Tropins $(C_8H_{11}N) . O . CO . C_6H_5$ ist zwar giftig, wirkt aber nicht mydriatisch, erzeugt jedoch deutliche Anästhesie.

Die entsprechende Salicylverbindung: Salicyltropein $(C_8H_{14}N) . O . CO . C_6H_4 . OH$ ist ohne mydriatische Wirkung.

Die Phenylglykolsäure-(Mandelsäure)-verbindung

$$(C_8H_{14}N) . O . CO . CH(OH) . C_6H_5$$

ist weniger giftig als Atropin, hat aber die gleiche mydriatische Wirkung.

Die Zimtsäureverbindung $(C_8H_{14}N) . O . CO . CH : CH . C_6H_5$ ist sehr giftig, aber ohne mydriatische Wirkung.

Atropamin $(C_8H_{14}N) . O . CO . C(C_6H_5) : CH_2$ ist ohne mydriatische Wirkung.

Pseudoatropin $(C_8H_{14}N) . O . CO . C(OH)(C_6H_5)(CH_3)$, Atrolactyltropein wirkt mydriatisch.

Milchsäuretropein $(C_8H_{14}N) . O . CO . CH(OH) . CH_3$ erregt, wie vorher erwähnt wurde, die Herzbewegungen und die Respiration.

Es existieren also verschiedene Bedingungen, einerseits für das Giftigwerden des Tropins und anderseits für seine Eigenschaft Mydriasis hervorzurufen. Die Giftigkeit und die mydriatische Eigenschaft beruhen also nicht auf derselben Atomgruppierung, es muß zu einem giftigen Tropein noch eine Gruppe treten, um ihm die mydriatische Eigenschaft zu verleihen.

---

[1]) DRP. 95853.
[2]) Marcacci u. Albertoni, Giorn. della Acad. di Medic. di Torino. 1884.

Die Tropeine, welche mydriatische Eigenschaften zeigen, haben alle, außer dem aromatischen Säureradikal, welches die Giftigkeit der Tropeine bedingt, ein alkoholisches Hydroxyl in dem aromatischen Säureradikal, diejenigen, welche nur ein Phenolhydroxyl haben, sind ohne Einwirkung auf die Pupille.

Die Tropasäure kann auch aus anderen Basen vermöge ihres alkoholischen Hydroxyls mydriatische Effekte auslösen.

So ist Pseudohyoscyamin wenig giftig, wirkt aber mydriatisch. Bei der alkalischen Spaltung zerfällt es in Tropasäure und die Base $C_8H_{15}NO$ (Ladenburg's Pseudotropin), die mit Tropin nicht identisch ist. Doch muß das alkoholische Hydroxyl nicht frei sein, auch die Acylderivate solcher Verbindungen wirken mydriatisch [1].

Terebyltropein $C(CH_3)_2 \!-\! CH.CO.C_8H_{14}ON$ und Phthalidcarboxyl-

$$O - CO - CH_2$$

$$\begin{array}{c} CH.CO.C_8H_{14}N \\ \text{tropein} \end{array} \Big\rangle O \qquad \text{wirken atropinartig auf das Herz.}$$

$$CO$$

Sie enthalten beide Lactongruppen. Sie verlieren diese Wirkung, wenn man die molekulare Menge Alkali zur Lösung zusetzt. Terebyltropein wirkt deutlich mydriatisch, ohne ein alkoholisches Hydroxyl zu besitzen, aber bei allen Verbindungen zeigt es sich, daß das alkoholische Hydroxyl für das Zustandekommen der mydriatischen Wirkung besonders günstig zu sein scheint [2]. Diese Lactone verlieren ihre physiologische Wirksamkeit beim Übergang in die entsprechenden Oxysäuren. Das Lacton des o-Carboxylphenylglyceryltropeins, welches Lacton ist und zugleich ein alkoholisches Hydroxyl hat,

$$C_6H_4 \!\!\Big\langle \begin{array}{c} CO \!-\!\!-\! O \\ CH(OH).CH.CO.C_8H_{14}ON \end{array}$$

ferner Isocumarincarboxyltropein

$$C_6H_4 \!\!\Big\langle \begin{array}{c} CO - O \\ CH = C.CO.C_8H_{14}ON \end{array}$$

sowie die Alkylbromide der Tropeine und des Homatropins sind nur schwach mydriatisch und verlieren ihre physiologische Wirksamkeit, wenn man sie in die entsprechenden Oxysäuren überführt [3].

Chlor- und Bromhydratropyltropein stehen qualitativ dem Atropin sehr nahe; sie rufen gleich dem Atropin Erweiterung der Pupille

---

[1] DRP. 151189.

[2] Jowett und Hahn, Proceed. Chem. Soc. London **22**. 61. Journ. Chem. Soc. London **89**. 357.

[3] S. auch C. R. Marshall, AePP., Schmiedeberg-Festschrift 1908. Suppl. 389.

hervor. Hinsichtlich der Stärke und Dauer dieser Wirkung aber bestehen deutliche Unterschiede. Für Meerschweinchen ist die allgemeine Giftigkeit des Chlorhydratropyltropeins beträchtlich geringer als die des Atropins, die Reizwirkung auf die Augenhäute größer. Es erzeugt eine ausreichende Mydriasis. Die Wirkung des Bromhydratropyltropeins entwickelt sich viel langsamer und ist weniger intensiv, als bei der gleichen Dosis der Chlorverbindung trotz gleicher Reizerscheinungen[1].

Zum Zustandekommen der mydriatischen Wirkung eines Tropeins ist nach obigen Untersuchungen qualitativ dem alkoholischen Hydroxyl ein Halogenatom gleich[2].

Atropiniumalkylnitrat (Methyl- oder Äthyl-) übt keine Wirkung auf die Großhirnrinde, hingegen ist die Pupillenwirkung erhalten.

Man erhält sie durch Umsetzung der Atropiniumalkylhaloide mit Nitraten der Schwermetalle oder durch Behandlung der freien Atropiniumbasen mit Salpetersäure[3].

Man erhält diese Verbindungen ferner durch Einwirkung von Alkylnitraten auf Atropin oder durch Umsetzung des Atropiniummethylsulfats mit Nitraten des Bariums oder Bleies[4].

Durch Einwirkung von Alkylbromid auf Atropin, Hyoscyamin, Homatropin, Scopolamin erhält man die entsprechenden bromwasserstoffsauren Salze der quaternären Basen, denen die Gehirnwirkungen fehlen[5].

Nach Vaubel[6] und Darier[7] ist Atropinmethylbromid weniger giftig als Atropin. Es soll als Morphinersatzmittel dienen[8].

Atropin-Brombenzylat $C_{17}H_{23}NO_3 . C_6H_5 . CH_2Br$ hat deutlich mydriatische Wirkung. 0,3 g subcutan einem Hunde einverleibt machen unsicheren Gang, depressives Stadium und nach 3 Stunden Erholung.

Tropinjodbenzylat und Tropinjodessigsäuremethylester erzeugen völlige Lähmung, von der letzteren Substanz benötigt man doppelt so viel. Von den Tropinammoniumbasen sind verhältnismäßig hohe Dosen erforderlich, um völlige Lähmung hervorzurufen.

Es wurde gefunden, daß sich die Basen des Tropein- und Scopoleinreihe unter geeigneten Bedingungen mit den Schwefligsäuredialkylestern zu Anlagerungsprodukten vereinigen lassen[9]. Es entstehen auf diese Weise Alkylammoniumalkylsulfite. Durch Vereinigung von Atropin mit Dimethylsulfit erhält man beispielsweise das Methylatropiniummethylatsulfit nach der Gleichung:

$$C_{17}H_{23}O_2N + SO{\displaystyle <}{OCH_3 \atop OCH_3} = C_{17}H_{23}O_2N{\displaystyle <}{CH_3 \atop O . SO . OCH_3}$$

Die so erhaltenen quaternären Alkylammoniumsulfitalkylate lassen sich mit Metallhalogeniden und mit Metallnitraten umsetzen. Methylatropiniumäthylsulfit bildet eine äußerst hygroskopische Masse, welche aus absolut alkoholischen Lösungen mit trockenem Ae. krystallinisch gefällt werden kann. Die Patentschrift enthält

[1] L. Lewin und Guillery, Wirkungen von Arzneimitteln auf das Auge. Berlin 1905.
[2] R. Wolffenstein, BB. 41. 732 (1908).
[3] Bayer-Elberfeld, DRP. 137622.
[4] Bayer-Elberfeld, DRP. 138443.
[5] Merck-Darmstadt, DRP. 145996.
[6] Wochenschr. f. Therap. u. Hyg. des Auges. 6. Nr. 2.
[7] Clinique Ophtalmologique 1902. Ann. 318.
[8] Aronheim, Berliner klin. Wochenschr. 1904. 756.
[9] A. Gerber, Born a. Rhein. DRP. 228204.

Beispiele für die Darstellung von Atropinbrommethylat, F. 220° (aus Methyl-atropiniummethylatsulfit u. Bromkalium) sowie von Atropinmethylnitrat.

Man läßt auf Alkamine die Haloide von Oxycarbonsäuren einwirken, bei denen entweder der Wasserstoff der Hydroxylgruppe durch ein organisches Radikal oder die ganze Hydroxylgruppe durch Halogen ersetzt ist. Die so erhaltenen Alkaminester stehen den nicht substituierten Alkaminestern physiologisch sehr nahe, so z. B. zeigen Acetyltropein, Acetyltropyllupinein, Chlorhydra-atropyltropein mydriatische Wirkungen. Acetyltropyltropein, aus Acetyltropa-säurechlorid und salzsaurem Tropin, geht durch Abspaltung der Acylgruppe glatt in Atropin über[1]).

Besonders leicht geht die Abspaltung der Acylgruppe bei den Fettacidyl-gruppen, und zwar durch Behandlung der Acidylderivate mit Säuren oder ähnlich wirkenden Agentien. Man kann so fast quantitativ Atropin aus Acetyltropyl-tropein mittelst konzentrierter Salzsäure erhalten, ebenso Tropyllupinein aus Acetyltropyllupinein, Salicyltropein aus Acetylsalicyltropein[2]).

Die Hoffnung, von dem dem Ekgonin nahe verwandten Tropin

$$
\begin{array}{ccc}
& H & H_2 \\
H_2C \!\!-\!\!-\!\!-\!\! & C \!\!-\!\!-\!\!-\!\! & C \\
& | & | \\
& N.CH_3 & CH.OH\,] \\
& | & | \\
H_2C \!\!-\!\!-\!\!-\!\! & C \!\!-\!\!-\!\!-\!\! & CH_2 \\
& H &
\end{array}
$$

zu einem cocainartigen Körper zu gelangen, wurde nicht auf dem Wege der Spekulation erfüllt, sondern durch die Entdeckung des Tropacocain, eines Alkaloides der javanischen Cocablätter, welches stärker an-ästhesierend wirkt und weniger giftig ist als Cocain[3]). Dabei hat dieses Mittel eine große Beständigkeit der Einwirkung von Mikro-organismen gegenüber, so daß sich Lösungen monatelang halten können, während Cocainlösungen sich rasch zersetzen. Im Gegensatze zum Cocain und Atropin erzeugt Tropacocain keine Mydriasis.

Dieser Umstand ist um so merkwürdiger, wenn man die Konstitution dieses Körpers in Betracht zieht.

Tropacocain

$$
\begin{array}{ccc}
& H & H_2 \\
H_2C \!\!-\!\!-\!\!-\!\! & C \!\!-\!\!-\!\!-\!\! & C \\
& | & | \\
& N.CH_3 & CH.O.CO.C_6H_5 \\
& | & | \\
H_2C \!\!-\!\!-\!\!-\!\! & C \!\!-\!\!-\!\!-\!\! & C \\
& H & H_2
\end{array}
$$

ist der Benzoylester des Pseudotropins. Pseudotropin ist eine dem Tropin isomere Base, für welche R. Willstätter eine geometrische Isomerie annimmt.

---

[1]) Braunschweiger Chininfabrik, DRP. 151189.
[2]) Braunschweiger Chininfabrik, DRP. 157693.
[3]) Chadbourne: Brit. med. Journ. 1892. 402.

Die Umlagerung von Tropin in Pseudotropin gelingt nun durch Erhitzen von Tropin mit Natriumamylat[1]). Durch Benzoylieren des so gewonnenen Pseudotropins gelangt man auf synthetischem Wege zum Tropacocain.

Aus Tropinon erhält man ψ-Tropin durch elektrolytische Reduktion in saurer Lösung[2]).

Pseudotropin erhält man, indem man 1-Ekgonin mit einer alkoholischen Lösung von mindestens 3 Mol. eines Alkalialkoholates bzw. 1½ Mol. eines Erdalkoholats unter Druck auf höhere Temperaturen erhitzt[3]).

Auf diese Weise bedingt hier die geometrische Isomerie zweier Basen, des Tropins und des Pseudotropins, eine völlige Verschiedenheit der physiologischen Wirkung ihrer Benzoylverbindungen.

Benzoyltropein bewirkt Pupillenerweiterung und nur schwache Anästhesie, während Benzoylpseudotropein (Tropacocain) intensivere Anästhesie als Cocain macht, hingegen ist es ohne Einwirkung auf die Pupille, welche Einwirkung ja typisch für die aromatischen Tropeine mit alkoholischem Hydroxyl im aromatischen Säureradikal ist.

Die Pseudotropeine der Mandelsäure $C_6H_5.CH(OH).COOH$ und

$$\text{Tropasäure } C_6H_5.CH\Big\langle {}^{CH_2.OH}_{COOH}$$ (Ester mit Pseudotropin) haben im Gegensatze zu den entsprechenden Tropeinen ebenfalls keine mydriatischen Eigenschaften. Ebenso zeigen die vom Vinyldiacetonalkamin als Base sich ableitenden künstlichen Atropaalkaloide auch nur in der einen stereoisomeren Form physiologische Wirksamkeit[4]).

Der Umstand, daß Hyoscin nur atropinartig, aber nicht anästhesierend wirkt, läßt sich daraus erklären, daß das durch Spaltung von Hyoscin erhaltene sogenannte Pseudotropin ganz verschieden ist von dem soeben besprochenen. Dieses wird nun Oscin genannt.

Ein dem Cocain isomerer Körper wird nach R. Willstätter[5]) auf folgende Weise aus dem Tropin erhalten.

Aus dem Tropinon,

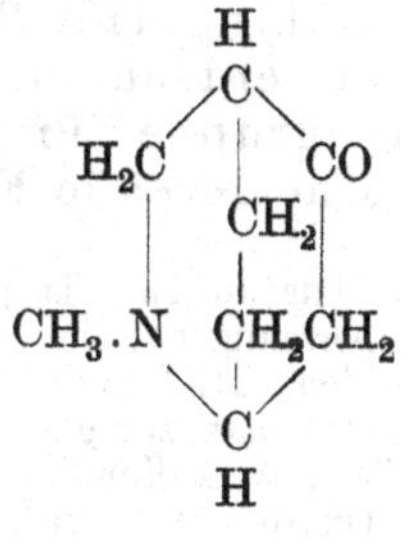

---

[1]) DRP. 88270.
[2]) E. Merck, DRP. 115517.
[3]) Majert, DRP. Anm. N. 29772 (zurückgezogen).
[4]) BB. **29**. 2730 (1896).
[5]) DRP. 89597. BB. **29**. 396 (1896).

dem bei gemäßigter Oxydation von Tropin mit Chromsäure in Eisessiglösung entstehenden Keton[1]) läßt sich auf dem Wege der Blausäureanlagerung und Verseifung des Tropinoncyanhydrins

$$
\begin{array}{c}
\text{H} \\
\text{C} \qquad \text{CN} \\
\text{H}_2\text{C} \qquad \text{C} \\
\text{CH}_2 \qquad \text{OH} \\
\text{CH}_3 . \text{N} \quad \text{CH}_2\text{CH}_2 \\
\text{C} \\
\text{H}
\end{array}
$$

eine Substanz gewinnen, welche die Zusammensetzung des Ekgonins
besitzt, aber, im Gegensatz zu diesem, Carboxyl und Hydroxyl an das
nämliche Kohlenstoffatom gebunden enthält. Dieses Ekgonin wird nach
Willstätter als α-Ekgonin

$$
\begin{array}{c}
\text{H} \\
\text{C} \qquad \text{COOH} \\
\text{H}_2\text{C} \qquad \text{C} \\
\text{CH}_2 \qquad \text{OH} \\
\text{CH}_3 . \text{N} \quad \text{CH}_2\text{CH}_2 \\
\text{C} \\
\text{H}
\end{array}
$$

bezeichnet. Wird aus diesem nach bekannten Methoden ein α-Cocain
aufgebaut, so erhält man einen Körper, welcher bei ausgezeichneter
Krystallisierfähigkeit in vieler Hinsicht mit dem Cocain Ähnlichkeit hat.
Die anästhesierende Wirkung fehlt aber diesem Cocain.

Es ist daher für das Zustandekommen der Wirkung
des Cocains auch die Stellung und Bindung der Hydroxyl-
und Carboxylgruppe von entscheidender Bedeutung. Die
Anwesenheit der Benzoylgruppe für sich ist nicht das Moment, welchem die anästhesierende Funktion zukommt.

---

[1]) DRP. 117628. Diese Oxydation zum Tropinon aus Tropin oder Pseudotropin kann auch durch Kaliumpermanganat in stark saurer Lösung bei nicht
mehr als 10 ° C ausgeführt werden. DRP. 117629. Auch mit Bleisuperoxyd in
saurer Lösung bei 60—70 ° C kann man zur gleichen Substanz gelangen. DRP.
117630. Auch mit alkalischer Ferricyankaliumlösung bei mäßiger Wärme. DRP.
118607. Auch durch anodische Oxydation unter Anwendung von Bleielektroden.

DRP. 115517. Vom Tropinon kann man durch Reduktion mit Natrium-
amalgam, Aluminiumamalgam oder metallischem Natrium zum ψ-Tropin gelangen.
Am vorteilhaftesten bedient man sich der elektrolytischen Reduktion in saurer
Lösung und Ausäthern aus der alkalisch gemachten Lösung. Das schwerer lösliche
ψ-Tropin krystallisiert aus dem eingeengten ätherischen Extrakte heraus, während
Tropin in Äther gelöst bleibt. (In saurer Lösung elektrolysiert entsteht mehr
ψ-Tropin.)

Die Wirksamkeit des Cocains hängt ab von dem Vorhandensein aller drei Komponenten, des Ekgonins, der Benzoylgruppe, welche den Hydroxylwasserstoff des Ekgonins ersetzt und des Methylrestes, welcher den Carboxylwasserstoff des Ekgonins substituiert. Die Wirksamkeit beruht auf dem eigentümlichen Aufbaue sowie der stereochemischen Konfiguration des Ekgoninkernes, ist aber unabhängig von dessen optischem Verhalten. Die Benzoylgruppe löst die Wirkung des Ekgoninmethylesters aus, sie ist die eigentliche verankernde Gruppe für das Ekgoninmolekül; die Methylgruppe im Ekgoninmethylester verdeckt nur die sauren Eigenschaften des Ekgonin, welche für die Wirksamkeit überhaupt hinderlich sind. Beweis hiefür ist auch, daß die Derivate des Tropins und Pseudotropins, welche kein Carboxyl enthalten, des Eintretens von Methyl für die Wirksamkeit nicht bedürfen. Hingegen hat die Anwesenheit des veresterten Carboxyls im Molekül eine Verstärkung der Wirkung zur Folge. Wie es sich beim Vergleich der Wirkungsintensität der Alkamine und Alkamincarbonsäureester einerseits, des Cocains und Tropacocains anderseits ergibt, steigt die Intensität der Wirkung und die Giftigkeit mit dem Eintritt der veresterten Carboxylgruppe. Die Methylgruppe am Stickstoff steht aber in keiner Beziehung zur anästhesierenden Wirkung. Der tertiäre Charakter der Base steht in Beziehung zu ihrer physiologischen Aktivität in bezug auf Anästhesie, da der Übergang in eine quaternäre Base diesem Alkaloid jede Wirkung, die es früher hatte, trotz des Vorhandenseins von Benzoyl- und Methylradikalen nimmt und es in einen curareartig wirkenden Körper verwandelt. Die Auslösung mydriatischer Effekte steht ebenfalls im Zusammenhang mit dem Aufbaue der dem Alkaloide zugrunde liegenden Base, aber die Verankerung mit dem Gewebe geschieht nur durch aromatische Säureradikale, beim Tropin vorzüglich durch solche, welche ein alkoholisches Hydroxyl enthalten. Die eintretenden Säureradikale sind nicht der wirksame Anteil, sondern lösen die Wirkung aus, indem sie die chemischen Beziehungen zwischen Substanz und Gewebe herstellen, so daß die wirkende Base nach ihrer Verankerung im Gewebe zur Reaktion gelangen kann.

Cocainersatzmittel.

Da man Cocain als den Carbonsäureester eines bicyclischen gesättigten Alkamins und zwar eines Oxypiperidinderivates auffaßt, so hat man auf Grund dieser Konstitutionsermittelung versucht, einfachere Oxypiperidine und zwar die Triacetonaminbasen als Ersatzmittel zu verwerten (Gruppe des Eucains). Dann wurde ermittelt, daß auch nichtcyclische Alkamine anästhesierend wirken, wenn sie mit Benzoesäure verestert werden (Stovain, Novocain, Alypin). Diese sehr wichtige Erkenntnis hat also zu großen Variationen in dieser Reihe und zu großen Vereinfachungen im Aufbaue der verwendeten Substanzen geführt.

Cyclische Alkamine.

Eine andere Reihe cocainartig wirkender Körper wurde völlig

synthetisch auf Grund von Überlegungen über die Konstitution des Ekgonins aufgebaut.

Aus dem Methylderivat des Triacetonalkamins

$$\begin{array}{c} \text{OH} \quad \text{H} \\ \diagdown \diagup \\ \text{C} \\ \text{H}_2\text{C} \diagup \quad \diagdown \text{CH}_2 \\ \text{CH}_3 {>} \text{C} \qquad \text{C} {<} \text{CH}_3 \\ \text{CH}_3 \qquad \qquad \text{CH}_3 \\ \text{N} \\ \text{·} \\ \text{CH}_3 \end{array}$$

entsteht, wie Emil Fischer zeigte, durch Austausch des Hydroxylwasserstoffes gegen das Radikal der Mandelsäure ein Körper,

$$\text{C}_6\text{H}_5 . \text{CH(OH)} . \text{CO} . \text{O} . \text{CH}$$
$$\begin{array}{c} \text{H}_2\text{C} \diagup \quad \diagdown \text{CH}_2 \\ \text{CH}_3 {>} \text{C} \qquad \text{C} {<} \text{CH}_3 \\ \text{CH}_3 \qquad \qquad \text{CH}_3 \\ \text{N} \\ \text{·} \\ \text{CH}_3 \end{array}$$

der wie Atropin und Homatropin ausgesprochene Mydriasis erzeugt. Diese Beobachtung gewann erheblich an Interesse, nachdem erkannt war, daß wie im Triacetonalkamin so auch im Tropin ein in p-Stellung zum Stickstoff hydroxyliertes Derivat des Piperidins vorliegt. Die große Ähnlichkeit im Aufbaue zwischen Tropin und N-Methyltriacetonalkamin läßt sich beim Vergleiche ihrer Strukturformeln leicht erkennen.

$$\begin{array}{c} \text{H} \qquad \text{H}_2 \\ \text{H}_2\text{C} \quad \text{C} \qquad \text{C} \\ \diagup \diagdown \text{N.CH}_3 \diagdown \text{CH.OH} \quad \text{Tropin.} \\ \text{H}_2\text{C} \qquad \text{C} \qquad \text{C} \\ \text{H} \qquad \text{H}_2 \end{array}$$

$$\begin{array}{c} \text{CH}_3 \\ \text{·} \\ \text{C} \qquad \text{CH}_2 \\ \text{H}_3\text{C} \\ \diagup \diagdown \text{N.CH}_3 \diagdown \text{CH.OH} \quad \text{Triacetonmethylalkamin.} \\ \text{H}_3\text{C} \qquad \text{C} \qquad \text{CH}_2 \\ \text{·} \\ \text{CH}_3 \end{array}$$

Angesichts dieser Verhältnisse lag es nahe, synthetisch darzustellende γ-Oxypiperidincarbonsäuren zu verestern und zu benzoylieren, denn es ließ sich so erwarten, daß Verbindungen entstehen, die dem Cocain physiologisch ähnlich sind. Diese Piperidincarbonsäuren haben alle mit dem Ekgonin die γ-Stellung des Hydroxyls zum N und das Carboxyl gemein, aber unterscheiden sich dadurch, daß die Brücke —CH_2—CH_2— fehlt und die Stellung des Stickstoffes zum Carboxyl eine andere ist.

Durch Einwirkung von 1 Mol. Ammoniak auf 3 Mol. Aceton bildet sich Triacetonamin, welches durch Blausäure in Triacetonamincyanhydrin übergeführt wird. Beim Verseifen bildet sich Triacetonalkamincarbonsäure, welche durch Benzoylieren und Methylieren in N-Methylbenzoyltetramethyl-γ-oxypiperidincarbonsäuremethylester übergeführt wird.

Dieser Körper

$$
\begin{array}{c}
CH_3\ \ CH_3 \\
\diagdown\diagup \\
CH_2\ \ \ \ C \\
C_6H_5.CO.O \diagdown \quad \diagup \overline{} \diagdown \\
\qquad\qquad C \diagdown\diagup N.CH_3 \\
CH_3.OOC \diagup \quad \diagdown \underline{} \diagup \\
CH_2\ \ \ \ C \\
\diagup\diagdown \\
CH_3\ \ CH_3
\end{array}
$$

Eucain genannt, ist ein billiges Ersatzmittel des Cocains. Doch sind erhebliche Unterschiede in der physiologischen Wirkung beider Substanzen zu verzeichnen. Eucain steht in seinen Wirkungen dem Tropacocain näher als dem Cocain. Die Anästhesie tritt etwas langsamer ein als beim Cocain. Eucain beeinflußt die Pupille nicht und macht auch keine Ischämie, ferner hat es den Vorzug weniger giftig zu sein. Seine Lösungen lassen sich ohne Zersetzung in der Hitze sterilisieren.

Nachteile des Eucains gegenüber dem Cocain sind, daß es bei der Applikation auf Schleimhäute ein nicht unbeträchtliches Brennen macht. Auch eine destruierende Wirkung auf die Epithelien der Hornhaut und Bindehaut ist nicht zu verkennen. Von Nachteil ist auch die Nachblutung bei den Operationen, während Cocain im Gegensatze hierzu sogar ischämisierende Eigenschaften zeigt.

Aus diesem Grunde wurde für die Zwecke der Augenheilkunde das sogenannte Eucain B. eingeführt, welches dieselben lokal-anästhesierenden Eigenschaften, aber ohne irgendwelche Nebenwirkungen zeigte. Es ist auch viel weniger giftig als Eucain.

Eucain B. [1]) ist das salzsaure Salz des Benzoyl-vinyl-diacetonalkamins

$$
\begin{array}{c}
CH_3\ \ H \\
\diagdown\diagup \\
CH_2\ \ \ \ C \\
C_6H_5.CO.O \diagdown \quad \diagup \overline{} \diagdown \\
\qquad\qquad C \diagdown\diagup NH.ClH \\
H \diagup \quad \diagdown \underline{} \diagup \\
C\ \ \ \ \ \ C \\
H_2 \ \ \diagup\diagdown \\
\ \ \ CH_3\ \ CH_3
\end{array}
$$

---

[1]) DRP. 90069.

Trotz mancher Vorzüge hat man auch gegen dieses Eucain B. den Vorwurf erhoben, daß es bei seiner geringen Giftigkeit doch den Nachteil zeige, bei seiner Anwendung in der Augenheilkunde infolge seiner gefäßerweiternden Eigenschaften bei den Operationen Nachblutungen, sowie eine gewisse Schmerzhaftigkeit bei Injektionen zu erzeugen.

Das niedere Homologe des Triacetonamins, das Vinyldiacetonamin wurde also ebenfalls zu künstlichen Tropeinen aufgebaut:

$$
\begin{array}{c}
\text{HO} \quad \text{H} \\
\diagdown \diagup \\
\text{C} \\
\diagup \diagdown \\
\text{H}_2\text{C} \qquad \text{CH}_2 \\
\text{H} \qquad\qquad\qquad \text{CH}_3 \\
\text{H}_3\text{C} \!\!> \!\text{C} \qquad \text{C} \!\!< \!\! \begin{array}{c}\text{CH}_3\\ \text{CH}_3\end{array} \\
\text{N} \\
\text{CH}_3
\end{array}
$$

Das entstandene N-Methylvinyldiacetonalkamin wurde in die Amygdalylverbindung übergeführt, analog dem Amygdalyl-Triacetonmethylalkamin, welches dem Homatropin analog wirkt. Bei der Darstellung des N-Methylvinyldiacetonalkamins bilden sich zwei stereoisomere Alkamine und zwar α und β. Deren Entstehung beruht auf dem Vorhandensein zweier asymmetrischer C-Atome im Ring. Bei Überführung dieser stereoisomeren Alkamine in die Amygdalylderivate gab nur das eine und zwar das β-Alkamin eine mydriatisch wirksame Verbindung, während das aus α-Alkamin gewonnene unwirksam war. (Beweis für die verschiedene Wirksamkeit stereoisomerer Substanzen [s. p. 130 ff.].)

Ebenso ist das Amygdalylderivat des Tropins, das Homatropin, ein starkes Mydriaticum, während das stereoisomere Amygdalyl-ψ-Tropin unwirksam ist (s. p. 131).

Vinyldiacetonamin (I)[1]), je nachdem man es mit Zinkstaub und alkoholischer Salzsäure oder mit Natrium und Amylalkohol reduziert, gibt zwei verschiedene p-Aminomethylpiperidine (II), aus denen mittelst salpetriger Säure zwei isomere Alkamine (III) entstehen.

$$
\begin{array}{ccc}
\text{C}:\text{N.OH} & \text{CH.NH}_2 & \text{CH.OH} \\
\text{H}_2\text{C}\!\!\diagup\!\diagdown\!\text{CH}_2 & \text{H}_2\text{C}\!\!\diagup\!\diagdown\!\text{CH}_2 & \text{H}_2\text{C}\!\!\diagup\!\diagdown\!\text{CH}_2 \\
\text{CH}_3.\text{HC}\!\!\diagdown\!\diagup\!\text{C.(CH}_3)_2 & \text{H}_3\text{C.HC}\!\!\diagdown\!\diagup\!\text{C.(CH}_3)_2 & \text{CH}_3.\text{HC}\!\!\diagdown\!\diagup\!\text{C.(CH}_3)_2 \\
\text{N} & \text{N} & \text{N} \\
\text{H} & \text{H} & \text{H} \\
\text{I} & \text{II} & \text{III}
\end{array}
$$

Durch Natriumamylat läßt sich das höher schmelzende, sowie das Gemenge, welches E. Fischer in der Hand gehabt, in das niedriger schmelzende umlagern. Es scheint sich, nach Harries, um raumisomere

---

[1]) C. Harries, BB. **29.** 2730 (1896).

Verbindungen zu handeln; die Vinyldiacetonalkamine sind als niedere Homologe des Tropins und ψ-Tropins aufzufassen. Das methylierte Mandelsäurealkaloid gleicht der labilen Base, dem Homatropin, dasjenige der stabilen (niedriger schmelzende) in der physiologischen Wirkung den ψ-Tropeinen.

Gaetano Vinci[1] hat die Fragen, welche sich an den Zusammenhang zwischen Konstitution und Wirkung in der Eucainreihe knüpfen, untersucht. Es haben sich hierbei zahlreiche interessante Beziehungen ergeben. Die für die ganze Gruppe der cocainartig wirkenden Körper grundlegende Frage nach der Rolle des Benzoylradikals erfährt hier eine Beleuchtung, die sehr für die Ansicht von W. Filehne und P. Ehrlich spricht.

Wie Cocain, so verliert auch Eucain seine lokal-anästhesierende Wirkung, wenn die Benzoyl- durch eine Acetylgruppe ersetzt wird. Ersetzt man im Eucain die Benzoylgruppe durch aromatische Radikale, wie Phenylacetyl-, Phenylurethan-, Cinnamyl-, Amygdalyl-, so zeigen die erhaltenen Verbindungen mit Ausnahme des Amygdalylderivates ausgesprochen lokalanästhesierende Wirkung. Ebenso wie die Triacetonalkamincarbonsäurederivate verhalten sich die Derivate des Triacetonalkamins und der unsymmetrischen Homologen desselben. Sowohl Triacetonalkamin als auch Vinyldiacetonalkamin sind lokal ganz wirkungslos. Ersetzt man aber das Wasserstoffatom des Hydroxyls durch den Rest einer aromatischen Säure, so bekommt man eine ausgesprochen lokalanästhesierende Wirkung.

Nur die Mandelsäure macht eine Ausnahme. Euphthalmin, das salzsaure Salz des Mandelsäureesters des labilen N-Methyl-Vinyl-Diacetonalkamins unterscheidet sich vom Eucain B. dadurch, daß der Wasserstoff der Aminogruppe durch Methyl ersetzt und an Stelle der Benzoylgruppe der Mandelsäurerest $C_6H_5 . CH(OH) . CO$- getreten ist. Dieser leicht wasserlösliche Körper macht Pupillenerweiterung, aber keine Anästhesie. Er ist ohne unangenehme Nebenwirkungen und wurde aus diesem Grunde als Ersatzmittel des Atropins empfohlen[2].

Es verliert auch das von W. Filehne untersuchte Benzoyl-N-methyltriacetonalkamin seine lokal-anästhesierenden Eigenschaften, wenn die Benzoylgruppe durch die Methylgruppe ersetzt wird.

Die Veresterung der Carboxylgruppe, welche in der Cocaingruppe eine so große Rolle bei dem Zustandekommen der lokal-anästhesierenden Eigenschaften spielt, scheint nach Vinci in dem Eucainmolekül ohne Bedeutung zu sein. So wirkt die Benzoyltriacetonalkamincarbonsäure exquisit lokalanästhesierend, obwohl die Carboxylgruppe nicht verestert ist, während anderseits die Äthyl- und Methyltriacetonalkamincarbonsäuremethylester keine lokal-anästhesierenden Eigenschaften besitzen, obwohl das ätherifizierende Alkylradikal nicht fehlt.

---

[1] Virchows Arch. **145**. 78, **149**. 217, **154**. 549.
[2] Treuther, Klin. Monatshefte f. Augenheilk. **1897**. Sept. Vossius, Deutsche med. Wochenschr. **1897**. Nr. 38.

Es war ferner von Interesse bei diesen Verbindungen zu suchen, auf welcher Gruppe im Molekül die Reizerscheinung beruht. Es zeigte sich da, daß Triacetonamin und Triacetonalkamin lokal nur eine leichte Hyperämie hervorrufen, die Triacetonalkamincarbonsäure aber als solche stark lokal-reizend wirkt. Anderseits reizen alle Alkaminderivate viel weniger als die entsprechenden Alkamincarbonsäurederivate. Es scheint deswegen, daß das Auftreten der Carboxylgruppe eine große Rolle bei dem Auftreten der Reizerscheinungen spielt.

Die Ätherifizierung vermindert etwas das Auftreten der lokalen Reizerscheinungen.

Auch der Benzoylrest löst neben der anästhesierenden Wirkung lokale Reizerscheinungen aus. Benzoyltriacetonalkamin ruft im Gegensatze zum Triacetonalkamin lokale Reizung hervor.

Die Körper der Eucaingruppe wirken alle anfangs auf das Nervensystem mehr oder weniger erregend, später lähmend. Diejenigen, welche die Carboxylgruppe verestert oder nicht verestert enthalten, d. h. die Alkamincarbonsäurederivate rufen starke Erhöhung der Reflexe, Erregung, allgemeine tonische und klonische Krämpfe hervor, die sich nach kurzer Zeit wiederholen, bis schließlich das Lähmungsstadium auftritt. Das periphere Nervensystem wird jedoch von diesen Körpern nicht affiziert. Im allgemeinen ist das Intoxikationsbild mit Varianten das des Eucains. Bei den Alkaminderivaten dagegen, welchen die Carboxylgruppe fehlt, ist die reizende Wirkung nur von kurzer Dauer, die allgemeinen Lähmungserscheinungen treten früh ein und beherrschen das Vergiftungsbild. Die motorischen peripheren Nervenendigungen werden wie durch Curare affiziert und auch der Vagus wird durch große Dosen gelähmt. Das Intoxikationsbild entspricht bei allen Körpern dem Typus des Eucains B.

Triacetonamincyanhydrin (Zwischenprodukt bei der Darstellung des Eucains) wirkt bei Tieren stärker brechenerregend als Cyankalium, dagegen schwächer krampferregend. Die Cyangruppe ist schwer abspaltbar[1]).

Triacetonamin

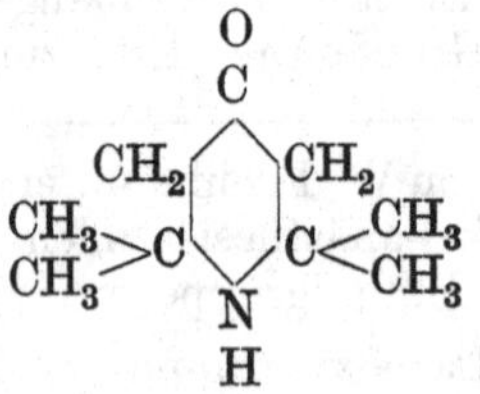

besitzt die stärkste Curarewirkung, diese Wirkung bleibt auch noch bei dem Triacetonalkamin und dessen Derivaten erhalten;

Triacetonalkamin

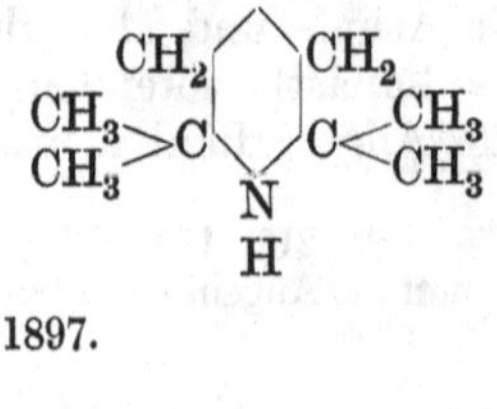

---

[1]) Sievers, Diss. Kiel 1897.

während die Triacetonalkamincarbonsäure und die von derselben sich

Triacetonalkamincarbonsäure OH.C.COOH

$$CH_3{>}C{-}\overset{\overset{\displaystyle CH_2 \diagdown CH_2}{}}{\underset{\underset{\displaystyle H}{N}}{}}{-}C{<}\overset{CH_3}{CH_3}$$

ableitenden Körper eine solche Wirkung nicht zeigen. So scheint das Auftreten der COOH-Gruppe die charakteristische Curarewirkung des Triacetonamins aufzuheben.

Triacetonalkamincarbonsäure ist aber giftiger als Triacetonamin und Triacetonalkamin.

In der Eucaingruppe ist die Veresterung der Carboxylgruppe von großer Bedeutung für die Giftigkeit, wenn auch nicht für die Anästhesie. So sind die Alkamincarbonsäurederivate, welche verestert sind, doppelt und auch dreifach toxischer als die entsprechenden Alkaminderivate, bei welchen die veresterte Carboxylgruppe fehlt.

Ersetzt man im Eucain die Benzoylgruppe durch die Cinnamyl-gruppe, so erhält man Cinnamyl-N-methyltriacetonalkamincarbonsäure-methylester. Dieser ist dreimal so giftig als Cinnamyl-N-methyltriaceton-alkamin. Beim Eintreten des ätherifizierenden Alkylradikals in das Molekül des Eucains und diesem nahestehender Körper ändern sich also die allgemeinen Vergiftungserscheinungen und die Giftigkeit wird in besonderem Maße vermehrt.

Der Eintritt von aromatischen Radikalen für den Wasserstoff der Hydroxylgruppe dieser Verbindungen erhöht die Giftigkeit dieser Körper ungemein. Am schwächsten toxisch wirken noch das Phenylurethan- und das Cinnamylderivat, am stärksten toxisch das Phenylacetyl- und das Amygdalylderivat. Viel weniger toxisch, aber immer noch giftiger als die Grundsubstanzen sind die Methyl- und Äthylderivate.

Auch das niedere Homologe des Benzoyltriacetonamin, das Benzoyl-β-hydroxytetramethylpyrrolidin, das sich vom 5-gliedrigen Pyrrolidin ableitet, während das erstere vom 6-gliedrigen Piperidin

$$CH_2 - \overset{\displaystyle H}{\overset{\diagup}{\underset{\diagdown}{C}}} - O.OC.C_6H_5$$
$$(CH_3)_2 : C - NH - C : (CH_3)_2,$$

wirkt, wie H. Hildebrandt gezeigt hat, kräftig anästhesierend[1]), wie das Eucain B.

Die dem Euphtalmin eigene mydriatische Wirkung kommt dem entsprechenden Mandelsäureester des Pyrrolidinderivates nur insofern zu, als die Erregbarkeit des Sphincter iridis durch Lichtreiz herabgesetzt ist. Die allgemeine Giftwirkung des Benzoylderivates ist kräftig, aber viel geringer als die des Eucain B.

---

[1]) Liebig's Ann. **322.** 92.

Der Mandelsäureester des β-Hydroxytetramethylpyrrolidins zeigte eine erheblich geringere Giftwirkung und entspricht darin dem Euphtalmin.

Vom Tetramethylpyrrolidincarbonamid, welches leichte Curarewirkung hat [1]), gelangt man über β-Ketotetramethylpyrrolidin zum β-Oxytetramethylpyrrolidin.

$$
\begin{array}{c}
H_2C \quad CH.OH \\
\begin{array}{c} CH_3 \\ CH_3 \end{array}\!\!>\!C \quad C.\!<\!\!\begin{array}{c} CH_3 \\ CH_3 \end{array} \\
N \\
H
\end{array}
$$

Die Benzoyl- und Mandelsäureester dieser Base stehen chemisch in naher Beziehung zu Eucain B und Euphtalmin. Der Benzoylester wirkt stark lokal anästhesierend, steht aber hinter dem Eucain B zurück. Eucain B ist giftiger als das entsprechende Pyrrolidinderivat. Der Mandelsäureester wirkt wie Euphtalmin auf die Iris, aber erheblich schwächer.

Für die physiologische Wirkung wenigstens in qualitativer Hinsicht macht es keinen wesentlichen Unterschied, ob im Falle der Anästhetica der Benzoylester und im Falle der Mydriatica der Mandelsäureester von Alkoholen der Piperidin- oder der Pyrrolidinreihe vorliegen. Ferner kann die dem Piperidin nahekommende Allgemeinwirkung des Pyrrolidin durch Einführung entsprechender Atomkomplexe, d. h. ätherifizierender Alkylradikale in analoger Weise modifiziert werden und somit steht Pyrrolidin in seinen Derivaten dem Piperidin außerordentlich nahe [2]).

Die Darstellung der Eucaine und analog gebauter Körper geschieht nach folgenden geschützten Verfahren

Durch Einwirkung von Benzoylchlorid auf Triacetonalkamin und Benzaldiacetonalkamin wird das Hydroxylwasserstoffatom durch die Benzoylgruppe ersetzt. Auf diese Weise gelangt man zu dem oben besprochenen Eucain B [3]).

Um zu den Carbonsäuren der Triacetonaminverbindungen zu gelangen, wurde die Darstellung der Cyanhydrine von γ-Piperidonen und N-Alkyl-γ-Piperidonen geschützt [4]). Diese Körper gehen durch Blausäureanlagerung in die entsprechenden Cyanhydrine über. Man versetzt die konz. kalte wässerige Lösung des Triacetonamins mit roher Salzsäure und fügt eine konz. Cyankaliumlösung hinzu, es fällt dann das Cyanhydrin aus.

$$
\begin{array}{cc}
\text{Triacetonamin} & \text{Triacetonamincyanhydrin} \\
CO & HO.C.CN \\
\begin{array}{c} H_2C \quad CH_2 \\ \begin{array}{c}CH_3\\CH_3\end{array}\!>\!C \quad C\!<\!\begin{array}{c}CH_3\\CH_3\end{array} \\ N \\ H \end{array} + HCN =
& \begin{array}{c} H_2C \quad CH_2 \\ \begin{array}{c}CH_3\\CH_3\end{array}\!>\!C \quad C\!<\!\begin{array}{c}CH_3\\CH_3\end{array} \\ N \\ H \end{array}
\end{array}
$$

---

[1]) AePP. **40**. 315.
[2]) H. Hildebrandt, Arch. intern. de Pharmacodynam. **8**. 499.
[3]) DRP. 90069, 95620, 97009, 97672, 101332, 102235.
[4]) DRP. 91122.

Diese Cyanhydrine lassen sich auch in die entsprechenden Iminoäther verwandeln. Zu diesem Zwecke wird das Cyanhydrin in absolutem Alkohol fein suspendiert und unter guter Kühlung Salzsäuregas durchgeleitet, worauf der salzsaure Iminoäther auskrystallisiert [1]).

Die γ-Oxypiperidincarbonsäuren, welche man zur Darstellung des Eucains benötigt, stellt man dar durch Kochen der Cyanhydrine mit konz. Salzsäure [2]).

Man gelangt zur Tetramethyl-γ-oxypiperidincarbonsäure aus dem Triacetonamincyanhydrin, zur N-Methyltetramethyl-γ-oxypiperidincarbonsäure aus dem N-alkylierten Triacetonamincyanhydrin, zur Dimethylphenyl-γ-oxypiperidincarbonsäure aus Benzaldiacetonamincyanhydrin. Aus Vinyldiacetonamincyanhydrin erhält man Trimethyl-γ-oxypiperidincarbonsäure. Auf die gleiche Weise gelangt man auch zu den N-alkylierten Derivaten dieser Verbindung.

Von diesen Säuren aus gelangt man nun leicht zum Eucain, wenn man den Carboxylwasserstoff und den Imidwasserstoff durch Alkylradikale, den Hydroxylwasserstoff durch Säureradikale ersetzt.

Man kommt so zu alkaloidartigen Körpern von der allgemeinen Konstitution

$$Acyl \cdot O \cdot C \cdot COO \cdot Alkyl$$

Die Säuren werden zu diesem Zwecke in Methylalkohol gelöst, in die siedende Lösung trockenes Chlorwasserstoffgas eingeleitet. Der gebildete Methylester wird nun mit Benzoylchlorid erhitzt [3]).

Folgende Verbindungen wurden nach diesem Verfahren aus dieser Gruppe dargestellt:

$$C_6H_5 \cdot CO \cdot O \cdot C \cdot COO \cdot CH_3$$

N - Methyl-benzoyltetramethyl-γ-oxypiperidincarbonsäuremethylester.

$$C_6H_5 \cdot CO \cdot O \cdot C \cdot COO \cdot CH_3$$

N - Äthyl - benzoyltetramethyl-γ-oxypiperidincarbonsäuremethylester.

$$C_6H_5 \cdot CO \cdot O \cdot C \cdot COO \cdot C_2H_5$$

N-Methyl - benzoyltetramethyl-γ-oxypiperidincarbonsäureäthylester.

$$C_6H_5 \cdot CO \cdot O \cdot C \cdot COO \cdot C_2H_5$$

N - Äthyl - benzoyltetramethyl-γ-oxypiperidincarbonsäureäthylester.

---

[1]) DRP. 91081.
[2]) DRP. 91121.
[3]) DRP. 90245.

Ferner N - Propyl - benzoyltetramethyl - γ - oxypiperidincarbonsäuremethylester.

N-Allyl-benzoyltetramethyl-γ-oxypiperidincarbonsäuremethylester.

dann

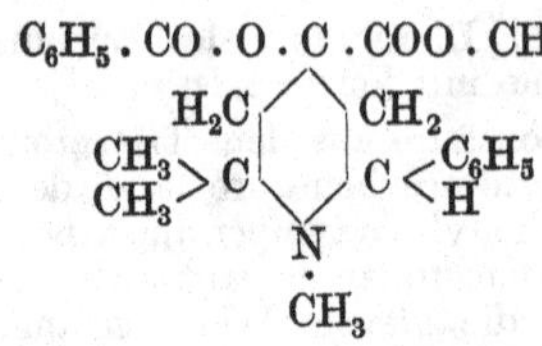

$C_6H_5 . CO . O . C . COO . CH_3$

N-Methyl-benzoyldimethyl:phenyl-γ-oxypiperi-dincarbonsäuremethylester.

$C_6H_5 . CO . O . C . COO . CH_3$

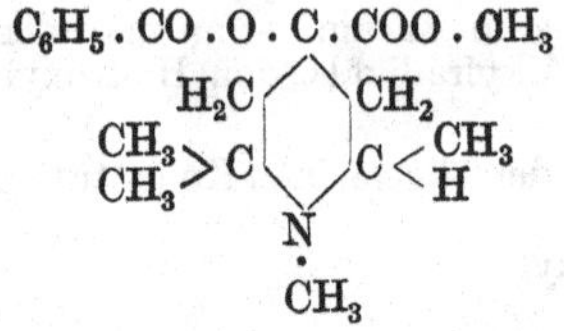

N-Methyl-benzoyltrimethyl-γ-oxypiperidin-carbonsäuremethylester.

Statt der Benzoylgruppe kann man andere aromatische und aliphatische Säuren eintreten lassen. Ferner wurden in dieser Gruppe, ohne praktische Verwendung gefunden zu haben, dargestellt:

o-,m-,p-Toluyltetramethyl-γ-oxypiperidincarbonsäureester
o-,m-,p-Toluyl-N-alkyltetramethyl-γ-oxypiperidincarbonsäureester
Toluyl-N-alkyltrimethyl-γ-oxypiperidincarbonsäureester
Phenylacet-N-alkyltetramethyl-γ-oxypiperidincarbonsäureester
Phenylacet-N-alkyltrimethyl-γ-oxypiperidincarbonsäureester
Phenylchloracet-N-alkyltetramethyl-γ-oxypiperidincarbonsäureester
Phenylbromacet-N-alkyltetramethyl-γ-oxypiperidincarbonsäureester
Cinnamyl-N-alkyltetramethyl-γ-oxypiperidincarbonsäureester
Phenylglykolyl-N-alkyltetramethyl-γ-oxypiperidincarbonsäureester
Phenylglykolyl-N-alkyltrimethyl-γ-oxypiperidincarbonsäureester
Propyl-N-alkyltetramethyl-γ-oxypiperidincarbonsäureester
Acetyl-N-alkyltetramethyl-γ-oxypiperidincarbonsäureester.

Für die Darstellung der Körper der Eucainreihe sind noch folgende Verfahren von Wichtigkeit. Die unsymmetrischen cyclischen Basen der Acetonalkaminreihe[1]), wie z. B. Vinyldiacetonalkamin, existieren in zwei isomeren Formen, ähnlich wie Tropin und Pseudotropin. Man stellt sie dar durch Reduktion von Vinyldiacetonamin mit Natrium oder Aluminiumamalgam[2]). Diese Reduktion kann auch statt mit Natriumamalgam, auch mit elektrolytischem Wasserstoff vorgenommen werden[3]).

Die labilen Modifikationen lassen sich in die stabilen nach dem von R. Willstätter bei der Umlagerung des Tropins in Pseudotropin angewandten Verfahren umlagern. Hierbei wird mit Natriumamylat gekocht. Aus den labilen Formen der Alkamine kann man zu wertvollen alkaloidartigen Körpern durch Acylierung gelangen.

Wenn man Natrium auf die freien Basen dieser Reihe und Tropin einwirken läßt und zwar in einem indifferenten Lösungsmittel, so erhält man Natriumalkaminate. Diese sind außerordentlich reaktionsfähig und man kann durch Einwirkung von Halogenalkylen oder Säurechloriden, Halogenfettsäureestern, Harnstoffchloriden etc. die entsprechenden Hydroxylwasserstoffsubstitutionsprodukte der Alkamine bzw. Alkamincarbonsäureester erhalten[4]).

[1]) DRP. 96539. 95622,
[2]) DRP. 95261.
[3]) DRP. 96352. 95623,
[4]) DRP. 106492, 108223.

Die Benzoesäureester der beiden Trimethyldiäthyloxypiperidine

$$
\begin{array}{c}
O \\
\| \\
C \\
H_2C \diagdown \diagup CH . CH_3 \\
CH_3 \diagdown C \diagup \diagdown C \diagup CH_3 \\
C_2H_5 \diagup \qquad \diagdown C_2H_5 \\
N \\
H
\end{array}
$$

wirken örtlich anästhesierend [1]).

W. Traube (Berlin) stellt Basen aus Methyläthylketon her, indem er die durch Einwirkung von Ammoniak auf Methyläthylketon erhältlichen Basen mit Säuren in Gegenwart von Ammoniak behandelt. Man erhält so ein sauerstoffhaltiges Produkt, welches durch Hydrolyse aus den zunächst entstehenden sauerstofffreien entsteht. Die Konstitution ist wahrscheinlich die der obigen Formel.

Durch Einwirkung reduzierender Mittel werden diese Verbindungen in Alkamine übergeführt und diese sodann entweder unmittelbar oder nach vorheriger Überführung in ihre N-Alkylderivate mit Säurechloriden oder Säureanhydriden behandelt [2]). Man erhält so die Säureester der Alkamine.

Fette Alkamine.

Die nun zu beschreibende Reihe anästhesierender Mittel leitet sich von fetten Alkaminen ab, von der Idee ausgehend, daß nicht nur die Alkamine mit doppeltem und einfachem Ringsystem, sondern auch die fetten Alkamine Derivate geben, welche lokalanästhesierend wirken; da nun auch die Ester der Aminobenzoesäure wie der meisten aromatischen Säuren anästhesierend wirken, werden statt der Ester der Benzoesäure mit fetten Alkaminen Ester der Aminobenzoesäure dargestellt. Auf diesen Ideen beruhen folgende Versuche, welche sich zum Teil auch in der Praxis bewährt haben.

Fourneau nimmt an, daß die lokalanästhesierende Wirkung des Cocain nicht von der Carboxymethylgruppe abhängt, da Tropacocain und β-Eucain diese nicht besitzen, aber sie sei abhängig von einer sekundären oder tertiären Aminogruppe und einer tertiären Alkoholgruppe, die durch eine beliebige aromatische Säure verestert wird, Aminoalkohole, die vom Piperidin sich ableiten, sind aber giftiger (Eucain und Tropacocain). Fourneau hat nun gefunden, daß die acidylierten Derivate der meisten Aminoalkohole lokalanästhesierend wirken, der Piperidinkern dazu nicht erforderlich ist und diese Eigenschaft am stärksten ist, wenn die Alkoholgruppe eine tertiäre und die Aminogruppe sich in der Nähe der Alkoholgruppe befindet.

Fourneau [3]) hat Aminoalkohole durch Erhitzen der Chlorhydrine mit zwei Molekülen eines tertiären oder sekundären Amins in Alkohol dargestellt. Durch Benzoylierung erhält man krystallisierbare Substanzen, diese Substanzen haben lokalanästhesierende Funktionen.

---

[1]) DRP. Anm. T. 110277.
[2]) W. Traube, BB. 41. 777 (1908).
[3]) C. r. 138, I. 766 (1904), Journal Pharm. Chim. 20. 481.

Die Aminoalkohole (Alkamine) und ihre Ester besitzen starke und andauernde lokal anästhesierende Eigenschaften und sind sehr wenig giftig. Die Salze sind leicht löslich, erregen keine schmerzhafte Anästhesie und sind kochbeständig.

Stovain, von Fourneau dargestellt durch Einwirkung von Äthyl-magnesiumbromid auf Dimethylaminoaceton und Benzoylierung des Reaktionsproduktes, ist das Chlorhydrat des Benzoyläthyldimethyl-aminopropanols (Chlorhydrat des α-Dimethylamino-β-benzoylpentanols)

$$CH_3 . C(C_2H_5) (O.CO.C_6H_5) . CH_2 . N(CH_3)_2 . HCl$$

ist ebenfalls ein Cocainersatzmittel [1]).

Riedel [2]) stellen Aminoalkohole dar, durch Einwirkung primärer oder sekundärer aliphatischer Amine auf Halogenhydrine der Struktur

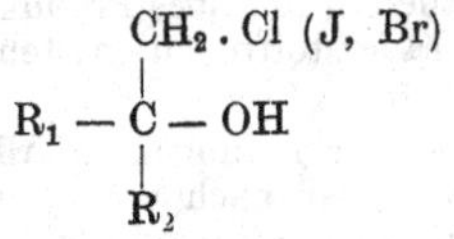

$$CH_2 . Cl \ (J, \ Br)$$
$$\underset{\overset{|}{R_2}}{R_1 - \overset{|}{C} - OH} \qquad \text{her und erhalten Aminoalkohole} \qquad CH_2 . N\underset{R_4}{\overset{R_3}{<}}$$
$$R_1 - \underset{\overset{|}{R_2}}{\overset{|}{C}} - OH$$

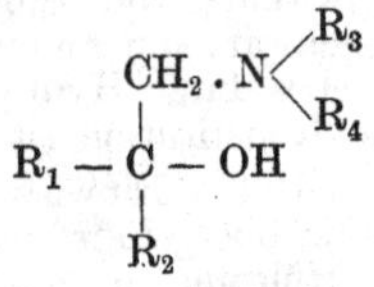

Riedel (Berlin) [3]) lassen magnesiumorganische Verbindungen auf Aminoacetone oder auf die Ester einer Aminosäure mit tertiärer Aminogruppe zur Einwirkung gelangen. Man kann auf diese Weise die Darstellung der Halogenhydrine umgehen und viel bequemer arbeiten. Ihre benzoylierten Derivate sind wenig giftige anästhesierende Substanzen, ihre Lösung sterilisierbar. Beschrieben sind: Dimethylaminodimethyläthylcarbinol, Dimethylaminomethyldiäthylcarbinol, Dimethylaminodimethylphenylcarbinol, Dimethylaminotrimethylcarbinol, Dimethyl-aminodimethylphenylcarbinol, Dimethylaminodimethylbenzylcarbinol, Dimethyl-aminodimethylpropylcarbinol, Dimethylaminodimethylisobutylcarbinol, Dimethyl-aminodimethylisoamylcarbinol.

Aminoalkylester der allgemeinen Formel [4])

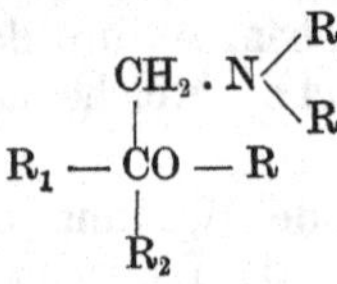

$$CH_2 . N\underset{R_4}{\overset{R_3}{<}} \qquad R = \text{Acidyl, } R_1 = \text{Alkyl oder Aryl oder Aralkyl,}$$
$$\underset{\overset{|}{R_2}}{R_1 - CO - R} \qquad R_2 = \text{desgl., } R_3 \text{ u. } R_4 = \text{Alkyl.}$$

erhält man, indem man Aminoalkohole mit tertiärer Aminogruppe acidyliert.

Die Lösungen dieser Substanzen sind kochbeständig. Man erhält diese acidylierten Derivate durch Behandlung der Aminoalkohole mit einem Säurechlorid entweder in Gegenwart von Pyridin oder durch Vermischen des Säurechlorids in ätherischer oder benzolischer Lösung mit den Aminoalkoholen oder durch Behandlung der Base in benzolischer Lösung mit Benzoesäureanhydrid. Dargestellt wurden:

Dimethylaminotrimethylbenzoylcarbinol, Dimethylaminodimethylphenylben-zoylcarbinol, Dimethylaminodimethyläthylbenzoylcarbinol. (Das salzsaure Salz dieses Pentanols ist das Stovain.) Ferner Dimethylaminodimethylpropylbenzoyl-carbinol, Dimethylaminodimethylisoamylbenzoylcarbinol, Dimethylaminomethyl-diäthylbenzoylcarbinol, Dimethylaminodimethylbenzylbenzoylcarbonol, Dimethyl-aminotrimethylcinnamylcarbinol, Dimethylaminotrimethylisovalerylcarbinol, Di-methylaminodimethyläthylisovalerylcarbinol, Dimethylaminodimethyläthylcinn-amylcarbinol. Dimethylaminodimethylisobutylcinnamylcarbinol, Dimethylamino-

[1]) Apoth. Ztg. 20. 174.
[2]) Riedel, DRP. 169746.
[3]) Riedel (Berlin), DRP. 169819.
[4]) Riedel, Berlin, DRP. 169787.

dimethylisoamylcinnamylcarbinol, Dimethylaminodimethylbenzylcinnamylcarbinol, Dimethylaminodimethylphenylisovalerylcarbinol, Diäthylcarbaminsäureester des Dimethylaminodimethyläthylcarbinols, Dimethylaminodimethyläthylacetylcarbinol, Dimethylaminodimethyläthylisovalerylcarbinol.

Man erhält die gleichen Verbindungen und zwar die diacidylierten Verbindungen, wenn man anstatt der zu verwendenden Aminoalkohole mit tertiärer Aminogruppe nunmehr die entsprechenden Aminoalkohole mit sekundärer Aminogruppe mit acidylierenden Mitteln behandelt. Diese Substanzen wirken antipyretisch und hypnotisch. Dargestellt wurden Dimethylaminodimethyläthylcarbinol und Dibenzoylmethylaminodimethylphenylcarbinol[1]).

Statt der zu verwendenden Aminoalkohole mit tertiärer Aminogruppe kann man die entsprechenden Aminoalkohole mit primärer Aminogruppe mit acidylierenden Mitteln behandeln. Dargestellt wurden: Divalerylaminodimethyläthylcarbinol, Dibromvalerylaminodimethyläthylcarbinol und Dibenzoylaminodimethylphenylcarbinol[2]).

Diese Substanzen, welche sowohl Ester als auch Säureamid sind, sollen weniger giftig sein als die reinen Ester, ferner sollen Amide allgemein weniger giftig sein, als die Amine, von denen sie sich ableiten. Diese Substanzen sollen stark sedativ wirken, während die analgesierenden Eigenschaften in den Hintergrund treten. Außerdem sollen sie hypnotische Eigenschaften haben. Diese Stoffe sind wasserunlöslich.

Man verwendet an Stelle der primären oder sekundären aliphatischen Amine Ammoniak, welches auf die Halogenhydrine einwirkt, so daß man zu den Aminoalkoholen der Formel gelangt[3]):

$$\underset{\displaystyle R_2}{\underset{|}{\overset{\displaystyle CH_2 . NH_2}{\overset{|}{R_1 - C - OH}}}} \qquad und \qquad NH\!\!\begin{array}{l} CH_2 . C\!\!<\!\!\begin{array}{l}R\\OH\\R_2\end{array}\\ CH_2 . C\!\!<\!\!\begin{array}{l}\\R_2\,OH\,R_1\end{array}\end{array}$$

Aminoalkohole der allgemeinen Formel[4])

$$\underset{\displaystyle R_2}{\underset{|}{\overset{\displaystyle C\,H_2 . N\!<\!\!\begin{array}{l}R_3\\R_4\end{array}}{\overset{|}{R_1 - C - OH}}}}$$

(R = Alkyl) oder Aryl oder Aralkyl; R_2 desgl. R_3 = Alkyl; R_4 = Alkyl oder Wasserstoff) stellt man dar, indem man primäre oder sekundäre aliphatische Amine auf Äthylenoxyde der Struktur

$$\underset{\displaystyle R_2}{\underset{|}{\overset{\displaystyle CH_2}{\overset{\diagup\,\diagdown}{R_1 - C - O}}}}$$

einwirken läßt.

Diese Äthylenoxyde erhält man, indem man die entsprechenden Halogenhydrine mit Ätzkali in konz. Lösung behandelt. Die erhaltenen Aminoalkohole sind identisch mit denen von DRP. 169746. Dargestellt wurden Dimethylamino-dimethyläthylcarbinol, Dimethylaminotrimethylcarbinol, Dimethylaminodimethyl-isoamylcarbinol etc.

---

[1]) DRP. 181175, Zusatz zu DRP. 169787.
[2]) DRP. 194051, Zusatz zu DRP. 169787.
[3]) DRP. 189481, Zusatz zu DRP. 169746.
[4]) Riedel-Berlin, DRP. 199148.

Zwecks Darstellung von Aminoalkoholen der Zusammensetzung[1])

$$CH_2 \cdot NH_2$$
$$R_1 - \overset{|}{\underset{|}{C}} - OH \quad und \quad NH\Big\langle \begin{matrix} CH_2 \cdot C{\overset{R_1}{\underset{R_2}{\big\langle}}}OH \\ CH_2 \cdot C{\overset{R_1}{\underset{R_2}{\big\langle}}}OH \end{matrix}$$
$$R_2$$

(R_1 = Alkyl oder Aryl oder Aralkyl; R_2 desgl.) läßt man an Stelle der primären oder sekundären aliphatischen Amine Ammoniak auf Äthylenoxyde der Struktur

$$CH_2$$
$$R_1 \cdot \overset{}{\underset{R_2}{C}} \diagdown O$$

einwirken.

Dieses Verfahren liefert die gleichen Endprodukte wie DRP. 189481. Ammoniak wirkt auf die Äthylenoxyde wie die aliphatischen Amine in DRP. 199148. Es bilden sich aber zwei Basen, indem Ammoniak einmal auf ein Mol. Äthylenoxyd einwirkt und das anderemal auf 2 Mol. Man erhält aber der Hauptsache nach nur die sekundäre Base und nur sehr wenig primäre.

Oxyaminosäureester der Zusammensetzung[2])

$$CH_2 \cdot N{\overset{R}{\underset{R_1}{\diagdown}}}$$
$$CH_3 - \overset{|}{\underset{|}{C}} - OH \qquad (R = Wasserstoff \ oder \ Alkyl,$$
$$COO \cdot R_2. \qquad \qquad R_1 \ desgl., \ R_2 = Alkyl.)$$

erhält man, wenn man Amino-α-oxyisobuttersäure und deren N-Mono- und Dialkyl-derivate mit aliphatischen Alkoholen in Gegenwart von Mineralsäuren verestert. Dargestellt wurden Amino-Oxyisobuttersäureäthylester. Zur Darstellung nimmt man als Ausgangsmaterial die Monochlor-α-oxyisobuttersäure. Diese wird erhalten durch Kondensation von Blausäure mit Monochloraceton und Verseifung des Nitrils. Die gechlorte Säure liefert beim Erhitzen unter Druck mit Ammoniak oder Aminen die entsprechende Aminosäure, die man dann verestert.

Durch Einwirkung von Chlorameisensäureester erhält man das entsprechende Urethan. Ferner wurden dargestellt: Dimethylaminooxyisobuttersäuremethyl-ester und Äthylester und Isoamylester, Methylaminooxyisobuttersäureäthylester, Diäthylaminooxyisobuttersäureäthylester, Dimethylaminooxyisobuttersäurepropyl-ester und das Isovalerylderivat.

Acetylderivate der Oxyaminosäureester des vorstehenden Patentes 198306[3]) zeigen dieselben physiologischen Eigenschaften, wie die Aminoalkoholester von DRP. 169787, 181175 und 194051. Der Benzoesäureester z. B. zeigt bei geringer Toxizität stark anästhesierende Eigenschaften. Man erhält diese Verbindung durch Reaktion von Säurechlorid und Base und es fällt in benzolischer Lösung das Chlorhydrat der Verbindung heraus. Man kann aber auch den Aminosäure-ester mit Säureanhydrid kochen oder mit Säurechlorid und Soda und Pyridin schütteln. Dargestellt wurden Dimethylaminobenzoyloxyisobuttersäure Methyl-und Äthylester und Amylester, Dimethylaminoisovaleryloxyisobuttersäureäthylester, Dimethylamino-β-bromisovaleryloxyisobuttersäureäthylester, Dimethylamino-α-bromnormalcaproyloxyisobuttersäureäthylester, Dimethylamino-p-nitrobenzoyloxy-isobuttersäureäthylesterchlorhydrat, Dimethylamino-α-bromisovaleryloxyisobutter-säureäthylesterchlorhydrat. Dimethylaminoisovaleryloxyisobuttersäurepropylester.

---

[1]) Poulenc Frères, Paris. DRP. 203082. Zusatz zu DRP. 199148.
[2]) Poulenc Frères, Paris und Ernest Fourneau. DRP. 198306.
[3]) Poulenc Frères und Fourneau. DRP. 202167.

Riedel[1]) stellen Choline, die sich von tertiären Alkoholen ableiten sowie deren Benzoylverbindungen her, sie besitzen eine wesentlich geringere Giftigkeit als die Salze des gewöhnlichen Cholins und sind frei von der Curarewirkung des letzteren. Das sich vom Dimethyläthylcarbinol ableitende Cholin macht in der 10 fachen lethalen Cholindosis höchstens eine gewisse Parese. E. Schmidt[2]) hat bei den Homologen des Neurins, welche bei Verlängerung der Seitenkette entstehen, ebenfalls eine beträchtliche Abschwächung der Giftwirkung beobachtet. Geschützt ist das Verfahren zur Darstellung der Dialkylaminodimethyläthylcarbinolhalogenalkylate und ihrer Benzoylverbindungen, darin bestehend, daß man auf Dialkylaminodimethyläthylcarbinol und seine Benzoylverbindung Halogenalkyle einwirken läßt. Dargestellt wurden Trimethyltertiärpentanolammoniumbromid und dessen Benzoylverbindungen, das Stovainbrommethylat, Trimethyltertiärpentanolammoniumjodid und dessen Benzoylverbindungen, das Stovainjodmethylat, dann: Äthyldimethyltertiärpentanolammoniumbromid und dessen Benzoylverbindung, das Stovainbromäthylat, ebenso das Stovainjodäthylat.

Sekundäre Aminoalkohole der allgemeinen Formel[3])

$$\begin{array}{c} CH_2 . N{<}^{R_1}_{R_2} \\ | \\ H-C-OH \\ | \\ CH_2 . O . R. \end{array}$$

erhält man, wenn man primäre oder sekundäre aliphatische oder aromatische Amine oder Aminophenole auf die Kondensationsprodukte aus Phenolen oder Naphtholen oder deren Substitutionsprodukten und Epichlorhydrin oder Dichlorhydrin einwirken läßt. Beschrieben ist die Darstellung von p-Methylphenoxydimethylaminopropanol, ferner von 1-Methyl-4-Propyl-3-Phenoxydimethylaminopropanol und 1-Methoxy-2-phenoxydimethylaminopropanol, ferner β-Naphthoxydimethylaminopropanol, p-Nitrophenoxydimethylaminopropanol, Phenoxy-1-dimethylamino-3-propanol, 2-Phenoxypropanolanilin, Phenoxypropanol-p-phenetidin.

Benzoylalkylaminoäthanole erhält man durch Benzoylieren der Alkylaminoäthanole. Dargestellt wurden Benzoyldiäthylaminoäthanol, Benzoyldimethylaminoäthanol, Benzoylmonomethylaminoäthanol, Benzoyldiisoamylaminoäthanol[4]).

In gleicher Weise kann man zu den Benzoylalkylaminomethylpentanolen kommen, welche anästhesierend wirken. Man erhält so Benzoylmethylaminomethylpentanol, Benzoyläthylaminomethylpentanol, Benzoyldimethylaminomethylpentanol, Benzoyldiäthylaminomethylpentanol[5]).

Der Benzoylester des Dimethylaminoisopropylalkohols ist wenig toxisch, ein wenig mehr als die Benzoylalkaminoäthanole. Man erhält diesen Ester auf die verschiedenen bekannten Weisen der Benzoylierung[6]).

Benzoylalkylaminoalkohole werden durch Erhitzen von Benzoesäureestern mit Alkaminen hergestellt, z. B. Benzoyldiäthylaminoäthanol, Benzoyldimethylaminoäthanol, Benzoyldiamylaminoäthanol und Benzoyldiäthylaminopropanol.

Solche Benzoylverbindungen werden auch durch Einwirkung von Benzoesäureestern und halogensubstituierten Alkoholen auf sekundäre aliphatische Amine dargestellt[7]).

Benzoesäurepiperidinäthylester $C_6H_5 . CO . O . CH_2 . CH_2 . NC_5H_{10}$ macht nur eine kurz andauernde Anästhesie und sehr starke Reizwirkung. Hingegen erhält man durch Reduktion der p-Nitrobenzoesäurealkaminester p-Aminoester,

---

[1]) DRP. 195813.
[2]) Archiv der Pharmacie **242**. 706 (1904).
[3]) Poulenc Frères und Ernest Fourneau in Paris. DRP. 228205.
[4]) Schering, Berlin, DRP. 175080.
[5]) DRP. 181287, Zusatz zu DRP. 175080.
[6]) DRP. 189482, Zusatz zu DRP. 175080.
[7]) Höchst, DRP. 187209.

die sehr gut wirken. Die Nitroester erhält man durch Einwirkung von p-Nitrobenzoylchlorid auf Alkamine oder durch Umsetzung der p-Nitrobenzoesäureester von Chlorhydrinen, Diäthylenchlorhydrin mit Basen wie, z. B. Piperidin und Diäthylamin. Dargestellt wurden p-Aminobenzoypiperidoaethanol, p-Aminobenzoyldiäthylaminoaethanol, p-Aminobenzoyldimethylaminoaethanol, p-Aminobenzoyldiisopropylaminoaethanol, p-Aminobenzoyldiisobutylaminoaethanol, p-Aminobenzoyldiisoamylaminoaethanol,p-Aminobenzoyldiäthylaminobutanol und das entsprechende Propanol, ferner das entsprechende Pentanol, dann p-Aminobenzoylpiperidopropanol und Pentanol, p-Aminobenzoyldiaethylaminohexanol, p-Aminobenzoylpiperidopropandiol, Bis-p-aminobenzoylpiperidopropandiol, p-Aminobenzoyldiäthylaminopropandiol, Bis-p-aminobenzoyldiäthylaminopropandiol, p-Aminobenzoyltetraäthyldiaminopropanol, p-Aminobenzoyltetramethyldiaminopropanol. Diese Substanzen sind Analoga des Anästhesins und des Stovains und sind eine Kombination der beiden wirksamen Komponenten der Aminobenzoesäureester und der Benzoylalkamine. Das Novocain ist p-Aminobenzoyldiäthylaminoäthanolchlorhydrat.

Diaminoalkylester der Formel[1])

$$
\begin{array}{c}
CH_2 . X_1 \\
R . \overset{.}{\underset{.}{C}} - O . Y \\
CH_2 . X_2
\end{array}
$$

worin R.Alkyl oder Aryl, X_1 und X_2 einen beliebigen Aminrest und Y einen Säurerest bedeutet, werden durch Behandlung der nach DRP. 173610 erhältlichen Aminoalkohole mit acidylierenden Mitteln gewonnen. Diese Verbindungen sind z. B. das Hydrochlorid und Nitrat von β-Äthyltetramethyldiaminobenzoylglycerin, welches Alypin genannt wird. Dargestellt wurden außer dieser Verbindung noch: β-Phenyltetramethyldiaminoglycerinbenzoat, ferner β-Äthyldiaminoglycerinisovalerianat, ferner β-Äthyltetramethyldiaminoglycerinäthylcarbonat sowie β-Äthyltetramethyldiaminoglycerinzimtsäureester. Das salzsaure Salz des Zimtsäureesters soll zweimal so stark anästhesierend wirken als Cocain. Die notwendigen Aminoalkohole werden nach DRP. 173610 und nach DRP. 168941 dargestellt. Man erhält symmetrische Dihalogenderivate tertiärer Alkohole von der allgemeinen Formel R.C(OH).(CH_2.Halogen)_2, indem man die durch Einwirkung von symmetrischen Dihalogenacetonen auf Magnesiumhalogenradikaldoppelverbindungen erhältlichen Produkte mit Wasser und Säure zersetzt. Bromäthylmagnesium wird mit Dichloraceton behandelt und man erhält β-Äthyldichlorhydrin. Ebenso kann man das Jodhydrin und das Phenylchlorhydrin darstellen. Unter der Einwirkung von Ammoniak oder von organischen Basen gehen diese Chlorhydrine in neue Alkoholbasen über, welche angeblich Harnsäure leicht lösen. Aus diesen Basen wird dann durch Benzoylierung das Alypin dargestellt[2]).

Alypin macht manchmal ausgesprochene Reizwirkung und Gewebsschädigung am Applikationsort[3]).

Alypin ist das Monochlorhydrat des Benzoyl-1.3-tetramethyldiamino-2-äthylisopropylalkohol

$$
\begin{array}{c}
CH_2 - N \diagdown \begin{array}{c} CH_3 \\ CH_3 \end{array} \\
| \\
C_2H_5 - CO - CO . C_6H_5 \\
| \qquad\qquad\qquad CH_3 \\
CH_2 - N \diagdown \begin{array}{c} \quad .HCl \\ CH_3 \end{array}
\end{array}
$$

---

[1]) Höchst, DRP. 190688.
[2]) Bayer-Elberfeld, DRP. 173631.
[3]) H. Braun, Deutsche med. Wochenschr. **1905.** 1669.

Es ist ein Ersatzmittel des Cocains, welches keine Mydriasis macht und nur halb so giftig ist wie Cocain, es macht auch keine Ischämie[1]). Novocain ist das Chlorhydrat des p-Aminobenzoyldiäthylamino-äthanol[2]).

$$NH_2$$
$$C$$
$$HC \diagup \diagdown CH$$
$$HC \diagdown \diagup CH$$
$$C$$
$$COO.C_2H_4.N(C_2H_5)_2.HCl.$$

Am einfachsten stellt man es durch Einwirkung von p-Nitrobenzoesäure-chlorid oder -anhydrid auf die Alkamine die Ester dar und reduziert diese[3]).

p-Aminobenzoesäurealkaminester[4]) kann man auch darstellen, indem man p-Aminobenzoesäure oder deren N-Alkylderivate bei Gegenwart von Mineralsäure beziehungsweise die Anhydride oder Säurechloride dieser Körper ohne Anwendung von Kondensationsmitteln auf Alkamine einwirken läßt. Man erhält z. B. aus Oxäthylpiperidin und p-Aminobenzoesäure und konzentrierte Schwefelsäure den Ester oder aus p-Dimethylaminobenzoylchlorid und Oxäthylpiperidin oder aus denselben Substanzen mit konzentrierter Salzsäure.

AusDiäthylaminobenzoesäure, Oxäthyldiäthylamin und konzentrierter Schwefel-säure erhält man p-Diäthylaminobenzoesäurediäthylaminoäthylester. Ferner wurden dargestellt p-Dimethylaminobenzoyloxäthylpiperidin, p-Aminobenzoesäure-diäthylaminoäthylester, p-Monomethylaminobenzoesäurediäthylaminoäthylester, p-Monomethylaminobenzoesäurepiperidoäthylester, p-Monoäthylaminobenzoesäure-diäthylaminoäthylester.

Statt von den p-Nitrobenzoesäurealkaminestern[5]) auszugehen, kann man auch die p-Azobenzoesäurealkaminester reduzieren. Man gewinnt diese Azoester aus der Azobenzoesäure oder dem p-Azobenzoesäurechlorid.

Man kann diese Alkaminester darstellen[6]) durch Umsetzung der p-Amino-benzoesäurehalogenalkylester mit sekundären Basen. Die Halogenalkylester erhält man durch Veresterung der p-Aminobenzoesäure mit den Halogenhydrinen, mit Mineralsäuren, insbesondere kommt Schwefelsäure in Betracht oder durch Re-duktion der p-Nitrobenzoesäurehalogenalkylester.

Die Alkaminester der p-Aminobenzoesäure erhält man auch indem man p-Aminobenzoesäurealkylester mit einem Alkamin einige Zeit bis zum Siedepunkte des Alkamins erhitzt[7]).

o- und m-Aminobenzoesäurealkaminester, welche ebenfalls anästhesierend wirken, besitzen die Eigenschaft, mit Säuren neutral lösliche Salze zu geben. Man erhält sie durch Reduktion der betreffenden Nitroverbindungen oder durch Erhitzen der Aminosäureester mit Alkaminen oder durch Veresterung der be-treffenden Aminobenzoesäure mit Alkaminen oder durch Umsetzung der Ester von halogensubstituierten Alkoholen mit primären und sekundären Aminen[8]).

---

[1]) Impens, Deutsche med. Wochenschr. **1905**. 29. — Seifer, Deutsche med. Wochenschr. **1905**. 34. — Impens und Hoffmann, Pflüger's Archiv **100**. 29.

[2]) Liebig's Annalen 37i. 125 (1910).

[3]) Einhorn, eingeführt von Braun, Deutsche med. Wochenschrift **1905**. Nr. 42. p. 1669. J. Bieberfeld, Med. Klinik **1905**, 1218.

[4]) DRP. 180291, Zusatz zu DRP. 179627.

[5]) DRP. 180292, Zusatz zu DRP. 179627.

[6]) DRP. 194748, Zusatz zu DRP. 179627.

[7]) Höchst, DRP. 172568,

[8]) Höchst DRP. 170587.

Man kann dieselben Verbindungen durch Reduktion von o- und m-Azobenzoesäurealkaminestern erhalten[1]).

Statt der o- und m-Aminobenzoesäure kann man auch ihre N-Alkylderivate herstellen, welche anästhesierend wirken[2]).

Man erhält Alkaminester der Salicylsäure durch Veresterung der Salicylsäure mit Alkaminen, durch Einwirkung von Alkylaminen auf die Salicylsäureester der Chlorhydrine oder durch Einwirkung von Alkaminen auf Salicylide[3]).

Aminozimtsäurealkaminester erhält man durch Reduktion von Nitrozimtsäureestern der Alkamine, durch Veresterung von Aminozimtsäure mit Alkaminen, durch Erhitzen von Aminozimtsäureestern mit Alkaminen und durch Behandlung von Aminozimtsäureestern der halogensubstituierten Alkohole mit sekundären Aminen. Diese Verbindungen sollen weitaus kräftiger anästhesierend wirken, als die Derivate der Aminobenzoesäure[4]).

E. Merck stellt p-Aminobenzoesäurealkaminester dar durch Wechselwirkung von p-Aminobenzoesäuresalzen mit Chlorderivaten von dialkylierten Aminoäthanen. So erhält man aus Chloräthyldiäthylamin und p-aminobenzoesaurem Natrium durch Erhitzen auf 120—130° Aminobenzoesäurediäthylaminoäthanolester[5]).

Alfred Einhorn stellte Verbindungen von Diamino- und alkylierten Diaminobenzoylalkaminen her, welche lokalanästhesierend wirken und sich durch geringe Giftigkeit den anderen Mitteln dieser Reihen gegenüber auszeichnen sollen. Die Monochlorhydrate wirken ebenso reizlos wie Novocain, aber besser anästhesierend und die Wirkung ist länger anhaltend. Die Giftigkeit ist erheblich geringer.

Die Alkaminester der m-p-Diaminobenzoesäure und der alkylierten m-p-Diaminobenzoesäuren kann man herstellen durch Veresterung der m-p-Diamino- oder der alkylierten Diaminobenzoesäuren mit Alkaminen oder durch Reduktion der m-p-Dinitro-, Aminonitro- beziehungsweise Alkylaminonitrobenzoesäurealkaminester oder durch Umsetzung der Halogenalkylester mit sekundären Aminen oder durch Erhitzen der Ester mit Alkaminen[6]).

Anästhetica aus verschiedenen chemischen Gruppen.

Die Eigenschaft, Anästhesie zu erzeugen, kommt keineswegs allein den Alkaloiden der Cocainreihe zu, auch andere Körper vermögen Ähnliches zu leisten, so Äthoxycoffein, Eugenolacetamid, o-Nitrophenylacetyl-β-oxypropionsäureester, Benzoylchinolyl-β-milchsäureester.

Bei der praktischen Verwendung der Anilinantipyretica wurde eine schwache lokalanästhesierende Wirkung derselben bemerkt. Stärker tritt sie bei Verwendung von Formanilid hervor. Die an und für sich geringe lokalanästhesierende Wirkung der Phenetidinderivate erfährt durch die Verbindung mit einer zweiten Base eine intensive Verstärkung.

Wir verdanken diesem Umstande zwei neue, lokalanästhesierend wirkende Mittel, welche aber trotz mancher Vorzüge dem Cocain gegenüber nicht durchschlagen konnten.

---
[1]) Höchst, DRP. 172301, Zusatz zu DRP. 170587.
[2]) Höchst, DRP. 172447, Zusatz zu DRP. 170587.
[3]) Höchst, DRP. 188571.
[4]) Höchst, DRP. 187593..
[5]) E. Merck, DRP. 189335.
[6]) DRP. 194365..

Das salzsaure Holocain ist p-Diäthoxyäthenyldiphenylaminhydrochlorat [1]).

$$CH_3.C \begin{cases} N.C_6H_4.O.C_2H_5 \\ NH.C_6H_4.O.C_2H_5.HCl \end{cases}$$

Es ist schwer löslich, was seine Anwendung sehr erschwert. Die wässerige Lösung ist aber gut haltbar und macht eine rasch anästhesierende Wirkung [2]). Es ist giftiger als Cocain, daher läßt es sich nur in der Augenheilkunde verwenden. Auf den Gesamtorganismus wirkt es krampferregend.

Holocain entsteht, wenn p-Phenetidin mit Phenacetin unter Wasseraustritt reagiert. Man läßt auf ein Gemenge dieser beiden Substanzen eine Phosphorhalogenverbindung einwirken, oder erhitzt Phenacetin mit salzsaurem Phenetidin. Man kann auch Phenacetin allein mit Salzsäuregas erhitzen, ferner entsteht es durch Einwirkung von Acetonitril auf die Salze des p-Phenetidins bei höheren Temperaturen. Auch Phenacetin mit Phosphorpentasulfid erhitzt oder Thiophenacetin für sich erhitzt oder p-Phenetolglycin-p-phenetidid, in Phosgengas erhitzt, liefern diesen Körper.

Ähnliche Amidine mit ähnlichen physiologischen Eigenschaften wurden von Täuber noch dargestellt, indem man analog gebaute Basen zweckmäßig kondensierte:

Äthenyl-p-methoxydiphenylamidin
Äthenyl-p-äthoxydiphenylamidin
Äthenyl-p-äthoxy-p-oxydiphenylamidin
Äthenyl-o-methoxy-o-methoxydiphenylamidin
Äthenyl-o-methoxy-p-methoxydiphenylamidin
Äthenyl-p-methoxy-p-methoxydiphenylamidin
Äthenyl-o-äthoxy-p-methoxydiphenylamidin
Äthenyl-o-methoxy-p-äthoxydiphenylamidin
Äthenyl-o-äthoxy-o-äthoxydiphenylamidin
Äthenyl-p-äthoxy-p-äthoxydiphenylamidin
Äthenyl-p-methoxy-p-äthoxydiphenylamidin
Äthenyl-o-äthoxy-p-äthoxydiphenylamidin

Äthenylamidin und Benzamidin wirken nicht anästhesierend, sondern wie Guanidin, während Holocain anästhesierend wirkt [3]).

$$\text{Salzsaures Amidin } C_6H_5.N:C \begin{matrix} \overset{H_2}{C} \\ \diagup \diagdown \\ C \\ \overset{.}{H_2} \end{matrix} C.N.C_6H_5 \text{ aus Diäthylglyko-}$$

koll-m-amino-zimtsäuremethylester

$$\left((C_2H_5)_2N.CH_2.C \begin{cases} N.C_6H_4 - CH = CH - COO.CH_3 \\ NH.C_6H_4 - CH = CH - COO.CH_3 \end{cases} \right) HCl$$

---

[1]) DRP. 79868, 80568.
[2]) Zentralbl. f. praktische Augenheilkunde 1897. 30.
[3]) BB. 40. 4173 (1908).

wirkt gut anästhesierend, ist aber stark giftig. Es macht Krämpfe, erweitert die Pupillen, wirkt anästhesierend, ätzt und reizt die Cornea.

Salzsaures Benzamidin $\left(C_6H_5 . C \begin{smallmatrix} NH \\ \\ NH_2 \end{smallmatrix} \right)$ HCl ist sehr giftig, aber in bezug auf Anästhesie schwach wirksam.

Holocainsulfosäure wirkt gut anästhesierend, muß aber mit freiem Alkali in Lösung gehalten werden.

Carl Goldschmidt erhitzt p-Phenetidin in alkoholischer Lösung mit o-Ameisensäureester und scheidet mit verdünnter Lauge ein alsbald erstarrendes Öl ab. Die Reaktion verläuft nach folgender Gleichung:

$$ 2\, C_6H_4 \begin{smallmatrix} NH_2 \\ \\ O . C_2H_5 \end{smallmatrix} + CH \begin{smallmatrix} OC_2H_5 \\ OC_2H_5 \\ OC_2H_5 \end{smallmatrix} = C_6H_4 \begin{smallmatrix} OC_2H_5 \\ \\ N = CH \end{smallmatrix} + 3\,(C_2H_5 . OH) $$
$$ C_2H_5O . C_6H_4 . NH $$

Eine ähnliche Verbindung aus o-Ameisensäureester und p-Aminophenolchlorhydrat zu erhalten gelang merkwürdigerweise nicht. Die analoge Verbindung erhält man aus p-Anisidin und o-Ameisensäureester [1]. Beide Substanzen, Methenyl-di-p-Phenetidin [2] und Methenyl-di-p-Anisidin machen Lokalanästhesie.

Läßt man p-Formylphenetidin in Formaldehyd in ganz wenig verdünnter Salzsäure in der Kälte stehen, so erhält man [3] Anhydro-p-oxyäthylaminobenzylalkohol. Valerylanilid und Valeryl-p-phenetidid liefern p-Anhydrovalerylaminobenzylalkohol resp. Anhydrovaleryloxyäthylaminobenzylalkohol in analoger Weise.

Die Substanzen haben sowohl antiseptische als auch anästhesierende Eigenschaften.

An die Stelle der p-Verbindungen können auch die o-Verbindungen treten, nur muß man bei der Darstellung etwas länger erhitzen. Die physiologische Wirkung der Lokalanästhesie kommt auch den o-Verbindungen wie den p-Verbindungen zu.

In gleicher Weise erhält C. Goldschmidt [4] aus p-Aminobenzoesäure durch Kochen mit o-Ameisensäureester eine analoge Verbindung $COOH . C_6H_4 . NH . CH : N . C_6H_4 . COOH$. Diese Verbindung wirkt noch anästhesierend und antiseptisch.

p-Aminobenzoesäuremethylester gibt in alkoholischer Lösung mit o-Ameisensäureester zwei Substanzen der wahrscheinlichen Konstitution

$$ CH_3 . CO . O . C_6H_4 . N : CH . NH . C_6H_4 . COO . CH_3 \text{ und} $$
$$ CH_3 . CO . O . C_6H_4 . NH . CHO . C_2H_5 . $$

Beide wirken nicht mehr schmerzstillend als Anästhesin (p-Aminobenzoesäureäthylester) für sich.

Nie zur Anwendung gekommen sind Di-p-phenetylguanidin und sein Benzoylderivat und weiters Di-p-anisylguanidin und sein Benzoylderivat, welche der Firma Riedel (Berlin) anscheinend als Ersatzmittel des Cocains patentiert wurden (über physiologische Versuche mit diesen Körpern ist nichts veröffentlicht worden).

---

[1] DRP. 103982.
[2] DRP. 97103.
[3] C. Goldschmidt, Chem. Ztg. **25**. 178.
[4] Chem. Ztg. **26**. 743.

Die Darstellung dieser Körper geschieht durch Einwirkung von Bleihydroxyd oder Quecksilberoxyd auf eine alkoholische Lösung molekularer Mengen Di-p-phenetylthioharnstoff und Ammoniak [1]).

Hesse und Trolldiener [2]) haben eine Reihe von Alkyloxyphenyl-guanidinen physiologisch geprüft. Diese Körper sind weit weniger giftig als Cocain, sie wirken länger und schneller als Cocain, waren in der Lösung haltbarer, ätzten aber. Der wichtigste Körper dieser Gruppe, welcher in die Praxis eingeführt wurde, ist Di-p-anisylmonophenetyl-guanidinchlorhydrat unter dem Namen Acoin. Es hat den Nachteil, in stärkerer Konzentration zu ätzen und daß seine Lösung sich im Lichte zersetzt.

Die Anwendung der Verbindungen dieser Gruppen dürfte an der schweren Löslichkeit scheitern.

Die Darstellung der Acoine (Oxyphenylguanidine) geschieht in folgender Weise [3]):

Die thiocarbaminsauren Salze oder Thioharnstoffe aromatischer Basen werden bei Gegenwart derselben oder einer anderen Base entschwefelt, wobei mindestens eine der Basen ein Aminophenolkörper sein muß, oder man gibt ein Carbodiimid zu einem Aminophenol, oder man läßt das Carbodiimid aus dem entsprechenden Harnstoff entstehen und auf ein Aminophenol einwirken. Nach diesem Verfahren wurden folgende anästhesierend wirkende Oxyphenylguanidine dargestellt:

Trianisylguanidin

$$CH_3.O.C_6H_4.N: C(NH.C_6H_4.O.CH_3)_2$$

Triphenetylguanidin

$$C_2H_5.O.C_6H_4.N: C(NH.C_6H_4.O.C_2H_5)_2.$$

Trihomophenetylguanidin

$$C_2H_5.O.C_7H_6.N: C(NH.C_7H_6.O.C_2H_5)_2$$

die Guanidine der Tripropyl-, Amyl- und Äthylenaminophenyläther

$$R.O.C_6H_4.N: C(NH.C_6H_4.O.R)_2$$

worin R = propyl-, butyl-, äthylen-, isopropyl-, isobutyl-, isoamyl-,

Triphenolguanidin

$$HO.C_6H_4.N: C(NH.C_6H_4.OH)_2$$

Diphenetylmonophenolguanidin

$$HO.C_6H_4.N: C(NH.C_6H_4.O.C_2H_5)_2$$

Diphenetylmonoanisylguanidin

$$CH_3.O.C_6H_4.N: C(NH.C_6H_4.O.C_2H_5)_2$$

Dianisylmonophenylguanidin

$$HO.C_6H_4.N: C(NH.C_6H_4.O.CH_3)_2,$$

Dianisyl- (resp. phenetyl-) monophenyl- (resp. tolyl-, xylyl-)-guanidin

$$(CH_3.O.C_6H_4.NH)_2C: N.C_6H_5,$$

worin CH_3 — durch C_2H_5 —, C_6H_5 — durch C_7H_7 — und C_8H_9 — ersetzt sein kann,

Dianisylmonophenetylguanidin

$$C_2H_5.O.C_6H_4N: C(NH.C_6H_4.O.CH_3)_2,$$

Diphenylmonoanisyl- und -phenetylguanidin

$$R.O.C_6H_4.N: C(NH.C_6H_5)_2$$

worin R = CH_3 und C_2H_5,

[1]) DRP. 66550, 68706.
[2]) Ther. Mon. **1899**. 36.
[3]) DRP. 104361.

und die Homologen Ditolyl- und Dixylylmonoanisyl- und -phenetylguanidin

$$R.O.C_6H_4.N:C(NH.C_7H_7)_2,$$

worin C_7H_7 durch C_8H_9, R durch CH_3 und C_2H_5 ersetzt sein kann.

Der einzige Repräsentant der chlorhaltigen Körper, welche als Schlafmittel und Inhalationsanästhetica ja eine große Verwendung finden, ist unter den Lokalanästhesie bewirkenden Körpern Aneson, Trichlorpseudobutylalkohol $CCl_3.CH_2.CO.CH_3$ oder Acetonchloroform[1]),

$$\begin{array}{c} OH \\ | \\ \text{Acetonchloroform } CH_3 - C - CH_3 + \tfrac{1}{2} H_2O. \\ \text{(tertiärer Trichlor-} \qquad | \\ \text{butylalkohol)} \qquad CCl_3 \end{array}$$

Es ist auch ein wirksames Desinficiens, in Amerika Chloreton genannt und innerlich als Hypnoticum empfohlen [2]). Der Körper wirkt, wie alle analog gebauten, schlafmachend. Z. v. Vamossy [3]) ist es gelungen, diese Substanz wasserlöslich zu machen, wodurch die Verwendung als Anästheticum ermöglicht wird. Der Körper macht Analgesie und ist ungiftig, hat aber in seiner Anwendung keine Vorteile vor den anderen Körpern. Wir erinnern an dieser Stelle daran, daß die Gynäkologen schon lange Chloralhydrat gegen lokale Schmerzen anwenden.

Die Gruppe der Lokalanästhetica umfaßt noch eine Reihe anderer Substanzen, welche wohl ihrer Wirkung nach dem Hauptrepräsentanten dieser Gruppe, welcher auch als Maßstab für die synthetischen Ersatzmittel gilt, nachstehen.

Formanilid, sowie die dem Phenacetin sehr nahestehende Gruppe des Holocains, Antipyrin, sie alle besitzen mehr oder minder brauchbare lokalanästhesierende Eigenschaften.

Merck, Darmstadt, hat als Anästhetica Aminoäther primärer Alkohole dargestellt, welche nicht in Verkehr gekommen sind [4]). Sie entsprechen der allgemeinen Formel Y: N—$(CH_2)_x$—O.R. Y ist ein zweiwertiges oder zwei einwertige Radikale. R-Aryl oder substituiertes Aryl. x eine beliebige Zahl. Man erhält sie durch Wechselwirkung von Halogenkohlenwasserstoffalkyläthern der allgemeinen Formel Halogen—$(CH_2)_x$—O.R mit sekundären Aminen. Dargestellt wurden Dimethylamino-ε-guajacylamyläther, Piperido-γ-phenylpropyläther, Piperido-ε-phenylamyläther, Piperido-γ-guajacylpropyläther, Piperido-ε-guajacylamyläther, Piperido-ε-menthylamyläther, Piperido-γ-thymylpropyläther, Piperido-ε-thymylamyläther, Camphidino-ε-thymylamyläther.

Auch den Phenolen kommt diese Fähigkeit in hohem Maße zu, aber nur in konzentriertem Zustande.

Man denke an den momentan schmerzstillenden Effekt der konzentrierten Karbolsäure, des Kreosots und des Guajacols $C_6H_3\diagdown{OCH_3 \atop OH}$

---

[1]) Willgerodt, BB. **14**. 2455 (1881). Journ. f. prakt. Ch. [2] Bd. **37**. 362.
[2]) Journ. of Amer. Med. Ass. **1899**. 77.
[3]) Deutsche med. Wochenschr. **1897**. Nr. 36.
[4]) DRP. 184868.

bei Zahnschmerzen. Auch dem als Volksmittel sehr beliebten Nelkenöl

und seinem wirksamen Prinzip, dem Eugenol $\overset{\text{HO}}{\underset{\text{CH}_3 . \text{O}}{\diagup}} C_6H_3 . CH_2 . CH : CH_2$

sowie dem Menthol $(CH_3)_2 . CH . CH \underset{\text{CH}_2 . \text{CH}_2}{\overset{\text{CH(OH)} . \text{CH}_2}{\diagdown}} CH . CH_2$ kommen

solche Eigenschaften in beschränktem Maße zu. Die Anwendung ist aber nur auf einzelne Gebiete und Fälle beschränkt. Da die starke Ätzwirkung dieser Substanzen ihren Gebrauch verhindert, so ist auch die subkutane Anwendung dieser Substanzen nicht möglich. Es zeigt sich aber, daß den meisten Phenolen mit wenigstens einem freien Hydroxyl diese Eigenschaft, Anästhesie zu erzeugen, zukommt.

Auch die Derivate dieser Substanzen, von denen man Eugenol-acetamid und Eugenolcarbinol einzuführen suchte, haben die gleichen Eigenschaften der Muttersubstanz, bieten aber keine Vorteile gegenüber den Standardpräparaten dieser Reihe. Als typische Lokalanästhetica lassen sie sich nicht gut verwenden und als schmerzstillende Mittel bieten sie vor den entsprechenden ätzenden Phenolen keinen Vorteil.

Wenn man aus Eugenolnatrium und Monochloressigsäure Eugenolessigsäure darstellt, diese in den Äthylester überführt und letztere in alkoholischer Lösung mit alkoholischem Ammoniak in das Amid überführt [1]), so erhält man eine anästhe-sierend und antiseptisch wirkende Substanz, das Eugenolacetamid.

Auch dem Saponin [2]) kommen lokalanästhesierende Eigenschaften zu.

Vanillin $CH_3O . C_6H_3(OH) . CHO$ wirkt lokalanästhesierend, auch Vanillinnatrium und Heliotropin (Piperonal) $C_6H_3(O . CH_2 . O) . CHO$, diese beiden, aber schwächer [3]).

o-Phenylbenzylamin $C_6H_4 \underset{\text{OH}}{\overset{\overset{\text{NH}_2}{|}}{\diagup}} \overset{}{\underset{}{\diagdown}}$ $\overset{}{CH . C_6H_5}$

wirkt anästhesierend. Es schmeckt sehr bitter. (Die Substanz ist sehr giftig, 0.2 g erzeugen bei Kaninchen heftige Krämpfe [4]).

Trimethyläthylen $\overset{\displaystyle C \diagdown \overset{CH_3}{\underset{CH_3}{}}}{\underset{\displaystyle C \diagdown \overset{H}{\underset{CH_3}{}}}{\|}}$ ist ein starkes Anästheticum [5]).

α-Aminopyridin wirkt cocaïnähnlich [6]), schmeckt schwach bitter und hinterläßt auf der Zunge langdauernde Anästhesie.

---

[1]) DRP. 65393.
[2]) Pharm. Zentralbl. 1902. 54. Chem. Ztg. 1902. 790.
[3]) Privatmittlg. Welmans.
[4]) P. Cohn, M. f. C. 16. 267 (1896).
[5]) Ther. Mon. 1891.
[6]) Arch. d. Pharm. 1903. 240.

Von Morphinderivaten zeigt Benzylmorphin (Peronin) lokalanästhesierende Eigenschaften.

Die Orthoformgruppe: Ester aromatischer Säuren.

Eine weitere Gruppe von lokalanästhesierenden Mitteln, welche zugleich kräftige Antiseptica sind, verdanken wir den Untersuchungen von A. Einhorn und Heinz [1]).

Diese Forscher fanden, daß benzoylierte Oxaminobenzoesäureester die Empfindlichkeit deutlich herabsetzen. Es war naheliegend zu vermuten, daß ebenso wie Cocain auch diese Körper nach Abspaltung der Benzoylgruppe eine unwirksame Substanz liefern würden. Diese Vermutung hat sich aber nicht bewahrheitet, denn die aromatischen Aminooxybenzoesäureester zeigen alle anästhesierende Wirkungen und zwar stärkere, als die entsprechenden Benzoylderivate.

Die Wirkungen einer Reihe von Körpern dieser Gruppe bestätigten die Gültigkeit dieses Satzes.

Sehr viele Ester der aromatischen Säuren, auch solche der zugehörigen ungesättigten und Alkoholsäuren und deren Substitutionsprodukte, ferner die Ester der Chinolincarbonsäuren usw. aber nicht die aliphatischen Ester, besitzen die Fähigkeit schmerzstillend zu wirken. Doch ist der Grad der hervorgerufenen Anästhesie sehr verschieden, bei manchen kaum bemerkbar und viele haben die Eigenschaften doloros zu anästhesieren, zu reizen oder zu ätzen, manche, wie die aromatischen Aminoester, wirken als starke Blutgifte. o-Amino-m-oxybenzoesäuremethylester z. B. setzt die Empfindlichkeit nur eben wahrnehmbar herab.

Es wurden folgende Substanzen von diesen Forschern zu diesem Zwecke dargestellt [2]):

p-Aminosalicylsäuremethylester, p-Aminosalicylsäureäthylester, p-Aminobenzoylsalicylsäuremethylester, o-Aminosalicylsäuremethylester, o-Aminosalicylsäureäthylester, p-Amino-m-oxybenzoesäuremethylester, p-Amino-m-oxybenzoesäureäthylester, o-Amino-m-oxybenzoesäuremethylester, m-Amino-p-oxybenzoesäuremethylester, m-Amino-p-oxybenzoesäureäthylester, m-Benzoylamino-p-oxybenzoesäuremethylester, m-Amino-p-benzoyloxybenzoesäuremethylester, m-Aminoanissäuremethylester, Amino-o-kresotinsäuremethylester, Amino-o-kresotinsäureäthylester, Amino-p-kresotinsäuremethylester, Amino-p-kresotinsäureäthylester, Amino-m-kresotinsäuremethylester, Amino-m-oxy-p-toluylsäuremethylester-chlorhydrat, Amino-m-oxy-o-toluylsäuremethylester-chlorhydrat I, Amino-m-oxy-o-toluylsäureäthylester I, Amino-m-oxy-o-toluylsäureäthylester II, Amino-protocatechusäureäthylesterchlorhydrat, Amino-guajacolcarbonsäuremethylester, Aminovanillinsäuremethylester I, Aminovanillinsäuremethylester II, Amino-m-dioxybenzoesäuremethylester, Amino-m-dioxybenzoesäureäthylester, Amino-monomethyl-m-dioxybenzoesäuremethylester, Aminodimethyl-m-dioxybenzoesäuremethylesterchlorhydrat, Aminonaphtholcarbonsäuremethylester, o-Oxychinolincarbonsäureäthylester, p-Benzoyloxy-m-nitrobenzoesäuremethylester, Phenylaminoessigsäuremethylester, p-Chinolincarbonsäureäthylester.

Aminooxybenzoesäureester kann man [3]) u. z. o-Amino-p-oxybenzoesäureester (NH$_2$.OH.COOH = 1.2.5) und o-Amino-m-oxybenzoesäureester (NH$_2$.OH.COOH

---

[1]) Münchner med. Wochenschr. 1897. Nr. 34. p. 931.
[2]) DRP. 97334, 97335.
[3]) DRPAnm. K. 19197.

= 1.2.4) darstellen, indem man die Harnstoffderivate der betreffenden Aminooxy-benzoesäure in alkoholischer Suspension mit konz. Schwefelsäure im Wasserbade erhitzt. Die Harnstoffderivate erhält man durch Umsetzen der Säuresalze mit cyansauren Salzen.

Die o-Uramino-p-oxybenzoesäure $NH_2.CO.NH:OH: COOH$ 1.2.5 z. B. erhält man durch Einwirkung von cyansauren Salzen auf Säuresalze der Amino-p-oxy-benzoesäure ($NH_2.OH.COOH = 1.2.5$ [1])).

Aminobenzoesäureester erhält man [2]) durch Reduktion von Mononitrobenzoe-säure in alkoholischer Lösung mit Zinn und Salzsäure in der Wärme oder Zink oder Eisen und Salzsäure in der Wärme [3]).

Ferner schützten die Höchster Farbwerke die Darstellung der Ester der m-Aminozimtsäure, welche die therapeutischen Eigenschaften der Zimtsäure-derivate mit anästhesierenden Wirkungen verbanden. Dargestellt wurde m-Amino-zimtsäureäthylester und -methylester entweder durch Verestern der m-Amino-zimtsäure durch Salzsäure und Alkohol oder durch Reduktion der m-Nitrozimt-säureester mit Zinn und Salzsäure [4]).

p-Aminobenzoesäurealkaminester der allgemeinen Formel $NH_2.C_6H_4.COO$ ($CH_2)_5.N:R$, worin R entweder 2 einwertige Radikale oder ein einwertiges Radikal und Wasserstoff resp. ein zweiwertiges Radikal bedeutet, werden dargestellt durch Reduktion von p-Nitrobenzoesäurehalogenamylester der Formel $NO_2.C_6H_4.COO.(CH_2)_5.$Halogen unter Umsetzung mit primären oder sekundären Aminen [5]).

Aus dieser Gruppe wurde für die Praxis der p-Amino-m-oxybenzoe-säuremethylester

$$HO.\underset{\dot{C}OO.CH_3}{\overset{NH_2}{\diagup\bigcirc}}$$

ausgewählt und unter dem Namen Orthoform eingeführt. Es ist ein voluminöses, in Wasser sehr wenig lösliches, ungiftiges Lokalanästhe-ticum, aber im Gegensatze zu allen bis nun besprochenen lokalanästhe-sierend wirkenden Mitteln entfaltet es seine Wirkung nur dann, wenn bloßliegende Nervenendigungen davon direkt beeinflußt werden können, also nur auf Substanzverlusten schmerzstillend wirkend. Bei intakter Schleimhaut oder Haut hingegen ist es wirkungslos. Das leicht lösliche Chlorhydrat des Orthoforms ist aber trotz ähnlicher Wirkungen für Injektionen nicht verwendbar, da die Injektion für kurze Zeit ein starkes Schmerzgefühl verursacht.

Dem Orthoform sagen aber einzelne Autoren als schädliche Neben-wirkung bei Verwendung auf offenen Wunden nach, daß es eine quellende Wirkung auf Gewebe ausübt und nicht unbeträchtliche Vergiftungs-erscheinungen hervorruft [6]).

Der hohe Preis des Orthoforms veranlaßte die Erfinder, einen zweiten Körper dieser Gruppe, welcher bei gleicher Wirkung weit billiger ist, unter dem Namen ,,Orthoform neu" in die Praxis einzuführen. Es ist dies m-Amino-p-oxybenzoesäuremethylester

---

[1]) DRPAnm. K. 18945.
[2]) DRPAnm. K. 19416.
[3]) DRPAnm. K. 19495.
[4]) DRP. 101685.
[5]) E. Merck-Darmstadt, DRP. Anm. M. 30816.
[6]) Rep. de Pharm. 1898. 420, Liebig's Ann. 311. 33.

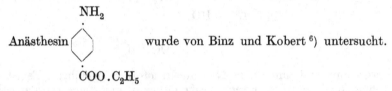

Die Darstellung der beiden wichtigsten Substanzen der Orthoformgruppe, des Orthoform und Orthoform neu, geschieht durch Verestern des Sulfates und der freien Säure mit Salzsäure in alkoholischer Lösung [1]) oder es wird der betreffende Nitrooxybenzoesäureester durch Zinn und Salzsäure reduziert [2]) und das auskrystallisierende Chlorhydrat der Aminoverbindung mit Soda zerlegt [3]).

Man stellt m-Amino-p-oxybenzoesäureester in der Weise dar, daß man die Alkylester der p-Oxybenzoesäure mit Diazoverbindungen kuppelt und die so erhältlichen Azofarbstoffe durch Einwirkung von Reduktionsmitteln spaltet.

Man erhält Salze aus Naphtolmonosulfosäure[4]) und p-Aminobenzoesäureäthylester durch Umsetzung von Salzen beider oder Einwirkung der freien Säure auf den Ester [5]). Das Urethan der m-Amino-p-aethoxybenzoesäure erhält man durch Einwirkung von Chlorkohlensäureäthylester auf m-Amino-p-aethoxybenzoesäure. Das Produkt soll die Temperatur herabsetzen und antineuralgisch wirken. Es ist leicht löslich. Die Aminosäure erhält man durch Oxydation des Acetylamino-p-Cresoläthers und Abspaltung der Acetylgruppe.

Von Ritsert wurde der p-Aminobenzoesäureäthylester unter dem Namen Anästhesin als lokales Anästheticum empfohlen. .

$$NH_2$$

Anästhesin ⬡ wurde von Binz und Kobert [6]) untersucht.

$$COO.C_2H_5$$

Es wirkt lokal wie Orthoform, hat keine Tiefenwirkung und ist gut anästhesierend wirksam und reizlos.

Ritsert [7]) empfiehlt die aromatischen Aminocarbonsäureester unter Anwendung von Phenolsulfosäuren in Lösung zu bringen; diese Salze wirken reizlos.

In gleicher Weise kann man auch die Sulfosäuren der Phenoläther zur Darstellung wasserlöslicher Verbindungen aromatischer p-Aminocarbonsäureester verwenden, z. B. Anisolsulfosäure oder Guajacolsulfosäure [8]).

In gleicher Weise kann man auch die Benzolsulfosäuren benützen, die charakteristische Salze liefern, z. B. p-toluolsulfosaurer p-Aminobenzoesäureäthylester, m-Benzoldisulfosaurer p-Aminobenzoesäureäthylester, m-benzoldisulfosaurer m-Amino-p-oxybenzoesäuremethylester [9]).

Man verwendet für konstante sterilisierbare Verbindungen am besten Benzylsulfosäure, die mit den freien Aminobenzoesäureestern zusammengebracht wird, oder indem man die Chlorhydrate der Aminobenzoesäureester mit den Salzen der Benzylsulfosäure zusammenbringt [10]).

[1]) DRP. 97333.
[2]) DRP. 97334.
[3]) DRP. 111932.
[4]) Agfa Berlin, DRP. 181324.
[5]) Agfa, DRP. 189838.
[6]) Berliner klin. Wochenschr. 1898, Nr. 17. v. Noorden, ebenda.
[7]) DRP. 147790.
[8]) DRP. 149345.
[9]) DRP. 150070.
[10]) Höchster Farbwerke, DRP. 147580.

p-Aminobenzoesäurepropylester ist ein Anästheticum. Dipropräsin CO $(NH.C_6H_4.(COO.C_3H_7)_2$ ist ein Harnstoffderivat, das zwei Moleküle Propäsin enthält und wirkt erst im Magen und Darm anästhesierend.

Cycloform, der Isobutylester der p-Aminobenzoesäure ist sehr schwer löslich und soll sehr stark anästhesierend und dabei reizlos sein.

n-Propylester der p-Aminobenzoesäure erhält man durch Veresterung von Säure und Alkohol oder durch Reduktion von p-Nitrobenzoesäure-n-propylester[1]).

Acetyl-p-aminobenzoesäurepropylester und homologe Alkylester erhält man durch Zusammenbringen von Essigsäureanhydrid mit p-Aminobenzoesäure-alkylester[2]).

p-Aminobenzoesäureisopropylester erhält man durch Veresterung der p-Amino-benzoesäure mit Isopropylalkohol oder dessen Halogeniden oder durch Reduktion des p-Nitrobenzoesäureisopropylesters resp. der entsprechenden Azoverbindungen, z. B. von Benzoesäureazo-β-naphthol. Der Isopropylester soll die Frequenz des Herzschlages ohne Schwächung seiner Kraft verlangsamen[3]).

Die gesättigten Lösungen der drei Ester: Äthyl, Isopropyl und Isobutyl haben das gleiche Anästhesierungsvermögen. Der Isobutylester an sich ist doppelt so stark wirksam als der Isopropylester und etwa 4 mal so wirksam als der Äthylester. Man stellt ihn dar durch Veresterung der p-Aminobenzoesäure mit Isobutylalkohol in bekannter Weise oder durch Reduktion des p-Nitrobenzoesäure-isobutylesters oder der entsprechenden Azoverbindungen[4]).

p-Aminobenzoyleugenol (Plecavol)

$$NH_2.C_6H_4.COO.C_6H_3.C_3H_5$$
$$\overset{|}{C}H_3O$$

wirkt antiseptisch und anästhesierend.

p-Aminobenzoyleugenol[5]) wirkt antiseptisch und lokal anästhesierend, ebenso wirken die Eugenolester der o- und m-Aminobenzoesäuren. Man erhält diese durch Reduktion der Eugenolester von o- und m-Nitrobenzoesäure[6]).

Die unangenehmen Nebenwirkungen der anästhesierend wirkenden Eugenol-derivate sucht Einhorn[7]) durch Überführung des Eugenolacetamids durch Einwirkung von Formaldehyd und sekundären Basen in neue Produkte zu beseitigen. Dargestellt wurden Eugenolacetpiperidylmethylamid, ferner Isoeugenolacetdiäthyl-aminomethylamid und Isoeugenolacetpiperidylmethylamid. Erwin Erhardt hat vorgeschlagen[8]), Salze der anästhesierenden Basen mit reiner Arabinsäure herzustellen, welche keine Nebenwirkungen haben sollen und insbesondere für Lumbal-anästhesie von Wert sein sollen.

Die Versuche von Einhorn zu hexahydrierten Aminooxybenzoesäureestern durch Reduktion mit Natrium und Amylalkohol zu gelangen, führten nicht zu dem gewünschten Resultate, sondern es entstanden bei diesem Prozesse aus den beiden Orthoformen die am Stickstoff substituierten N-Amylaminooxybenzoesäuren, z. B. p-N-Amylamino-m-oxybenzoesäureäthylester

---

[1]) Franz Fritsche & Co. in Hamburg, DRP. 213459.
[2]) Fritsche-Hamburg, DRP. Anm. F. 25588.
[3]) Bayer-Elberfeld, DRP. 211801.
[4]) Bayer-Elberfeld, DRP. 218389.
[5]) Riedel Berlin, DRP. 189333.
[6]) Farbwerke Höchst, DRP. 179627.
[7]) DRP. 208255.
[8]) DRP. 211800.

$$\text{HO} . \underset{\underset{COO . C_2H_5}{\displaystyle\bigcirc}}{\overset{\overset{NH . C_5H_{11}}{|}}{\;}}$$

und m-N-Amylamino-p-oxybenzoesäureäthylester

$$C_5H_{11} . HN . \underset{\underset{COO . C_2H_5}{\displaystyle\bigcirc}}{\overset{\overset{OH}{|}}{\;}}$$

deren Anästhesierungsvermögen aber nur gering ist.

m-Oxyphenylharnstoff-p-carbonsäuremethylester

$$C_6H_3 {\overset{\overset{\displaystyle NH . OC . NH_2}{\diagup}}{\underset{\underset{\displaystyle COO . CH_3}{\diagdown}}{- OH}}}$$ hat geringe oder gar keine anästhesierende Wirkung,

o-Oxyphenylharnstoff-m-carbonsäuremethylester,

$$C_6H_3 {\overset{\overset{\displaystyle OH}{\diagup}}{\underset{\underset{\displaystyle COO . CH_3}{\diagdown}}{- NH . CO . NH_2}}}$$ ist fast unwirksam (Pototzky[1])).

Die alkylierten Orthoformpräparate haben starke Reizwirkungen, so ist

p-Oxy-m-methylamino-benzoesäuremethylester

$$C_6H_3 {\overset{\overset{\displaystyle COO . CH_3}{\diagup}}{\underset{\underset{\displaystyle OH}{\diagdown}}{- NH . CH_3}}}$$ mäßig anästhesierend wirksam,

p-Oxy-m-dimethylaminobenzoesäuremethylester

$$C_6H_3 {\overset{\overset{\displaystyle COO . CH_3}{\diagup}}{\underset{\underset{\displaystyle OH}{\diagdown}}{- N(CH_3)_2}}}$$ gut wirksam,

p-Oxy-m-diäthylaminobenzoesäuremethylester

$$C_6H_3 {\overset{\overset{\displaystyle COO . CH_3}{\diagup}}{\underset{\underset{\displaystyle OH}{\diagdown}}{- N(C_2H_5)_2}}}$$ gut wirksam, verfärbt aber die Muskulatur,

Methenyl-p-oxy-m-aminobenzoesäuremethylester

$$C_6H_3 {\overset{\overset{\displaystyle COO . CH_3}{\diagup}}{\underset{\underset{\displaystyle O}{\diagdown}}{- N}}}{\searrow}CH$$ ist mäßig wirksam.

o-o-Dioxymethenyldiphenylamino-m-m-dicarbonsäuremethylester

$$\underset{\underset{\displaystyle OH}{\diagup}}{\overset{\overset{\displaystyle CH_3 . COO}{\diagdown}}{}} C_6H_3 . NH . \underset{|}{\overset{|}{C}}H . N . C_6H_3$$ ist völlig unwirksam.

(mit COO.CH₃ oben und OH unten an der CH-Brücke)

Salzsaurer o-o-Dioxymethenyldiphenylamino - m - m - dicarbonsäure-methylester ist wirksam, jedoch stark ätzend.

---

[1]) Arch. de pharmacodyn. **12**. 132.

Die folgenden zwei Substanzen sind Orthoform neu mit Formyl-resp. Acetylresten in der Aminogruppe substituiert. Sie sind unwirksam.

p-Oxy-formyl-m-aminobenzoesäuremethylester

$$C_6H_3\begin{cases} COO.CH_3 \\ NH.CO.H \\ OH \end{cases}$$

und p-Oxy-m-acetylaminobenzoesäuremethylester

$$C_6H_3\begin{cases} COO.CH_3 \\ NH.CO.CH_3 \\ OH \end{cases}$$

Carbonyl-p-oxy-m-methylaminobenzoesäuremethylester wirkt

$$C_6H_3\begin{cases} COO.CH_3 \\ N\diagdown_O^{CH_3} \diagup C=O \end{cases}$$ nur wenig anästhesierend.

p-Oxy-m-benzolsulfaminobenzoesäuremethylester

$$C_6H_3\begin{cases} COO.CH_3 \\ NH.SO_2.C_6H_5 \\ OH \end{cases}$$ ist unwirksam,

o-Amino-phenoxylessigsäureamid-p-carbonsäuremethylester

$$C_6H_3\begin{cases} O.CH_2.CO.NH_2 \\ NH_2 \\ COO.CH_3 \end{cases}$$ ist ebenfalls unwirksam.

o-Oxy-p-carbonsäuremethylesteranilido-essigsäureanilid - o-oxy - m-carbonsäuremethylester

$$CH_3.COO\diagup^{OH}\diagdown C_6H_3.NH.CH_2.CO.HN.C_6H_3\diagup^{OH}\diagdown_{COO.CH_3}$$ ist unwirksam.

Folgende Derivate der Amino-o-oxybenzoesäure sind unwirksam:

N-Benzoyl-p-aminosalicylsäuremethylester $C_6H_3\begin{cases} OH \\ COO.CH_3 \\ NH.CO.C_6H_5 \end{cases}$

Dibenzoyl-p-aminosalicylsäuremethylester, Diacetyl-p-aminosalicyl-säuremethylester, Äthylendisalicylsäuremethylester.

Acetylsalicylsäuremethylester macht Anästhesie, aber auch Cornea-trübung und Conjunctivitis. Acetyl-p-oxybenzoesäureäthylester macht inkonstante anästhesierende Wirkung und Reizung. Benzoyl-p-oxy-benzoesäureäthylester ist unwirksam, aber reizend. Acetyldijodsalicyl-säureäthylester ist völlig unwirksam, ätzt die Muskulatur und färbt sie schwarz. Dijodsalicylsäuremethylesterjodid ist völlig unwirksam.

p-Toluolsulfurylgaulteriaöl

$$1.CH_3.C_6H_4.SO_2(4).O(1)C_6H_4(2)COO.CH_3$$

ist völlig unwirksam.

Dimethylaminoanissäuremethylester ist gut wirksam, aber stark reizend.

Trimethylaminoanissäurebetain $C_6H_4\begin{cases} CO-O \\ OCH_3 \underset{N(CH_3)_3}{|} \end{cases}$ ist unwirksam.

Acetyl-m-oxybenzoesäureäthylester ist wirksam, ätzt aber die Muskulatur.

Ester hydroaromatischer Aminocarbonsäuren haben ebenfalls lokalanästhesierende Eigenschaften[1]).

Die anästhesierende Wirkung aromatischer Ester wird geradeso wie die physiologische Wirkung anderer Substanzen durch den Eintritt von Carboxyl oder den Übergang in eine Sulfosäure vernichtet. Die hydroaromatischen Aminoester wie Di- und Trimethyl-p-aminohexahydrobenzoesäureester und der 1.4.4-Methylcykolhexaminocarbonsäureäthylester vermögen zu anästhesieren.

Die Derivate der Gallussäure sind in bezug auf Anästhesie unwirksam u. z. Trikohlensäureäthylester-Gallussäuremethylester, Triacetylgallussäuremethylester, Gallamid.

Aminophthalsäurediäthylester ist stark reizend und gut wirksam.

Die Zimtsäurederivate, m-Aminozimtsäuremethylester, Cinamenylacrylsäuremethylester $C_6H_5 . CH : CH . CH : CH . COO . CH_3$, wirken anästhesierend, aber recht langsam.

Unwirksam sind: Benzoylmenthol, Dibenzoylweinsäureanhydrid, Benzoylharnstoff, Benzoyl-p-toluolsulfamid, Diäthylglykokoll-p-toluolsulfamid.

Alle Körper, die reizend wirken, haben eine Hydroxylgruppe am Benzolkern frei oder substituiert. Die nicht reizenden haben sie nicht. Die Gewebsveränderung sieht wie durch Säureeinwirkung verursacht aus.

Die anästhesierenden Eigenschaften der Orthoforme ließen es wünschenswert erscheinen, diese schwer löslichen oder in ihren Chlorhydraten stark sauren Körper in eine leicht lösliche und reizlose Form überzuführen, welche eine subkutane Anwendung gestattet, die bei den Orthoformen ausgeschlossen ist.

In dieser Absicht wurde eine Reihe von Glykokollderivaten der aromatischen Amino- und Aminooxycarbonsäuren von A. Einhorn dargestellt. Diese Darstellung der Glykokollderivate erinnert, in ihrem Zwecke zu löslichen Derivaten zu gelangen, lebhaft an analoge Bemühungen in der Phenetidinreihe und zwar an die Phenokollsynthese (s. p. 289).

Läßt man auf Amino- oder Aminooxycarbonsäureester nacheinander Chloracetylchlorid und dann Amine einwirken, so erhält man neue Verbindungen, denen die allgemeine Formel

$$\text{(aromat. Radikal)} \quad . \quad \begin{cases} NH . CO . CH_2 . NX_2 \\ COO . Alkyl \end{cases}$$

zukommt [2]).

Diese neuen Verbindungen sind Glykokollaminocarbonsäureester, die Anästhesie erzeugen. Sie unterscheiden sich aber von den Aminocarbonsäureestern, deren Derivate sie sind, durch ihre stark basische Natur, welche sie befähigt, in Wasser mit neutraler Reaktion lösliche Salze zu bilden.

Bemerkenswert ist, daß der Grad des Anästhesierungsvermögens der Glykokollderivate der Aminocarbonsäureester keineswegs dem ihrer Muttersubstanzen entspricht, so z. B. anästhesiert das salzsaure Salz

---

[1]) Klin. Monatsbl. f. Augenheilkunde, **1897**. Apr. 114.
[2]) DRP. 106502.

des Diäthylglykokoll-p-amino-m-oxybenzoesäuremethylesters weit schwächer als der ihr zugrunde liegende Aminooxyester.

Man läßt bei der Darstellung dieser Körper [1]) vorerst Chloracetylchlorid auf den Ester der Aminosäure in einem indifferenten Lösungsmittel, etwa Benzol, einwirken, destilliert das Lösungsmittel ab, worauf sich der Chloracetylaminoester abscheidet. Dieser wird in Alkohol gelöst und mit einer Lösung der Alkylaminbase unter Druck erhitzt oder man erhitzt aromatische Aminocarbonsäureester mit Glykokollester oder Amiden. Man kann auch die Prozesse in umgekehrter Reihenfolge durchführen, indem man die Aminocarbonsäuren mit Halogenacylchloriden umsetzt, in den erhaltenen Aminoderivaten sodann das Halogen durch Einwirkung von Aminen gegen basische Reste austauscht und schließlich esterifiziert [2]).

Durch Einführung einer zweiten Aminogruppe in die Ester der Aminobenzoesäure wird nach Ritsert sowohl die Löslichkeit der Ester als auch ihre Basizität gesteigert, während die anästhesierende Wirkung erhalten bleibt. Man erhält die 3.4.Diaminobenzoesäureester durch Nitrierung und Reduktion der p-Aminobenzoesäureester oder durch Esterifikation und Reduktion der 3.Nitro- 4.aminobenzoesäure.

Einhorn stellte folgende Körper dieser Gruppe dar:

Methylglykokollanthranilsäuremethylester, Äthylglykokoll - p - aminobenzoesäuremethylester, Diäthylglykokoll-m-amino-p-oxybenzoesäuremethylester, Diäthylglykokoll-p-aminosalicylsäuremethylester, Glykokoll - p - aminobenzoesäuremethylester, Äthylglykokollanthranilsäuremethylester, Dimethylglykokollanthranilsäuremethylester, Diäthylglykokollanthranilsäuremethylester, Äthylglykokoll-m-aminobenzoesäuremethylester, Diäthylglykokoll - m - aminobenzoesäuremethylester, Dimethylglykokoll - p - aminobenzoesäureäthylester, Diäthylglykokoll - o - aminosalicylsäuremethylester, Äthylglykokoll-p-aminosalicylsäuremethylester, Dimethylglykokoll - p - aminosalicylsäuremethylester, Diäthylglykokoll - p - aminosalicylsäureäthylester, Diäthylglykokoll-p-amino-m-oxybenzoesäuremethylester, Diäthylglykokoll-p-aminozimtsäuremethylester, Diäthylglykokoll-m-aminozimtsäuremethylester.

Aus dieser Gruppe wurde der salzsaure Diäthylglykokoll-m-amino-o-oxybenzoesäuremethylester

$$\text{HO.}\langle\text{C}_6\text{H}_3\rangle\begin{matrix}.\text{NH.CO.CH}_2.\text{N(C}_2\text{H}_5)_2\\\text{COO.CH}_3\end{matrix}$$

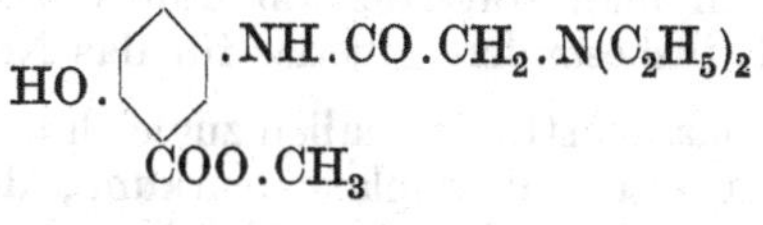

für die praktische Verwendung ausgewählt (Nirvanin[3])). Er ist leicht löslich, wirkt anästhesierend, ist weniger giftig als Orthoform und wirkt auch antiseptisch. Eine tiefgehende Anästhesie der Schleimhäute erzeugt dieser Körper nicht. In der Augenheilkunde ist er nicht verwendbar, da das Auge zu stark gereizt wird. Er wirkt weit schwächer als Cocain, die Injektionen machen Schmerzen und ödematöse Schwellungen, welche oft lange anhalten. Durch intakte Schleimhäute vermag Nirvanin im Gegensatze zu Cocain nicht zu wirken. Das Präparat, auf welches anfangs große Hoffnungen gesetzt wurden, ist alsbald aus der Therapie verschwunden.

Um die Giftigkeit der Orthoforme zu vermindern, wurde auch bei diesen der vergebliche Versuch gemacht, noch wirksame Derivate durch Sulfurieren darzustellen. Orthoform wurde in rauchender Schwefelsäure gelöst und das lösliche Bariumsalz der Sulfosäure dargestellt.

[1]) DRP. 108027, 108871.
[2]) Ritsert und Epstein. DRP. 151725.
[3]) Münchener med. Wochenschr. 1898. Nr. 49.

$$\text{Die freie Sulfosäure ist } C_6H_2 \!\!\left\langle\begin{array}{l} COO.CH_3 \\ OH \\ NH_2 \\ SO_3H \end{array}\right. \quad + 3\,H_2O.$$

Das Natriumsalz ist leicht löslich, sehr beständig und ungiftig. Von einer Anwendung wird nichts berichtet.

* * *

Wir sehen also, daß die Eigenschaft die Gewebe gegen Schmerzen unempfindlich zu machen, in verschiedenen Klassen von Körpern sehr verbreitet ist, daß sie aber in allen Fällen mit der Konstitution in innigem, in den allermeisten Fällen klar faßlichem Zusammenhange, steht.

Körper mit ähnlichem chemischen Bau haben auch in diesem Falle ähnliche physiologische Wirkung und es ließen sich auch auf Grund dieser Voraussetzungen eine Reihe wirksamer Körper schaffen, von denen einige auch in die Praxis erfolgreich eingedrungen und neben dem Cocain eine große Rolle spielen.

Die Lokalanästhetica haben vielfach die gleichen Wirkungen und Eigenschaften wie die Narkotica, aber das zentrale Nervensystem ist diesen Mitteln gegenüber bedeutend empfindlicher als das periphere sensible, und die sensiblen Nervenendigungen sind gegen die Lokalanästhetica viel empfindlicher als der motorische Nerv.

In Form ihrer Bicarbonate wirken sie viel stärker, um das 2—5fache als in Form ihrer Chloride, so daß man stärker anästhesierende Lösungen erhält, wenn man statt der Chloride die Bicarbonate der Anästhetica verwendet, insbesondere gilt das für das Novocain[1]).

Die Lokalanästhetica haben zugleich narkotische Wirkung, sie haben beide die typische Protoplasmawirkung, die elektive Wirkung auf das Nervensystem, besonders das zentrale und die Reversibilität der Reaktion gemein, aber die Lokalanästhetica haben beim Warmblüter außer der narkotischen noch andere zentrale Wirkungen, welche deren Verwendung als Narkotika ausschließen.|

Die Konzentration, in welcher viele Narkotica die Reizbarkeit der motorischen Nerven gerade aufheben, ist sechsmal größer als die Konzentration, welche Narkose herbeiführt. Das zentrale Nervensystem ist gegen diese Narkotica sechsmal empfindlicher als der motorische periphere Nerv.

Narkotica, welche keine intensive Schädigung des Nerven bewirken, rufen in der gleichen Konzentration Anästhesie hervor, in welcher sie die Reizbarkeit des motorischen Nerven aufheben. Das sensible Nervengewebe ist gegen derartige Narkotica ebenso empfindlich wie das motorische[2]).

---

[1]) Oskar Gross, AePP. **63**. 80 (1910).
[2]) Oskar Gross, AePP. **62**. 380 (1910).

Mydriatica und Myotica.

Wir haben gesehen, daß dem Cocain und dem Atropin die analoge physiologische Eigenschaft zukommt, die Pupille zu erweitern, also mydriatisch zu wirken.

Daß diese Eigenschaft bei beiden Substanzen mit dem Vorhandensein der aromatischen Gruppe in esterförmiger Bindung im Zusammenhange steht, wurde schon mehrfach erwähnt.

Das alkoholische Hydroxyl im aromatischen Säureradikal kann auch bei Verbindung mit anderen Basen als Tropin mydriatische Effekte hervorbringen, so als N-Methyl-Vinyl-Diacetonalkaminmandelsäureester und als N-Methyl-Triacetonalkaminmandelsäureester.

Daß die Erzeugung der Mydriasis mit einer bestimmten Konfiguration der wirkenden Substanz im Zusammenhange steht, wurde schon früher an dem Beispiele des β-Tetrahydronaphthylamins erörtert. Doch scheinen mehrere ganz bestimmte Konfigurationen die gleichen physiologischen Effekte auslösen zu können, wie man am Cocain, Atropin und Pseudo-Ephedrin sieht.

Statt des Atropins wurde auch das Methylatropinium (die Ammoniumbase) empfohlen. Die Atropinwirkung ist abgeschwächt und abgekürzt[1]) (s. p. 357).

Auch dem Phenylpyrazoljodmethylat, welches curareartige Wirkung hat, kommt bei Tieren mit runder Pupille eine intensive mydriatische Wirkung zu, welche aber bei Tieren mit oblonger Pupille fehlt. Es wirkt auch schmerzstillend, doch ist der Eintritt der mydriatischen und anästhesierenden Wirkung ein ungemein langsamer, was die Verwendung dieser Substanz ausschließt.

Die Myotica, zu welcher Gruppe das Physostigmin (Eserin) als das souveräne Mittel, Morphin, Thebain und Muscarin gehören, um nur die zu erwähnen, deren Bau ganz oder teilweise bekannt, lassen nicht erkennen, auf welche Gruppierung diese physiologische Wirkung zurückzuführen ist.

Um die Unannehmlichkeiten zu vermeiden, daß sich fast alle Eserinsalzlösungen rot färben, wurde das schwefligsaure Salz dargestellt durch Zusammenbringen von schwefliger Säure und Eserin[2]).

Morphin.

Die Konstitution des Morphins und die Versuche zu seiner Synthese beschäftigen gegenwärtig mehr als je eine Reihe von Chemikern. Die Arbeiten der letzten Jahre haben es sehr wahrscheinlich gemacht, daß Morphin und Thebain, die beiden stärkst wirksamen Alkaloide des Opiums, sowie die übrigen Nebenalkaloide sehr nahe verwandt sind.

Die Knorrschen und Pschorrschen Morphinformeln beruhen auf den grundlegenden Beobachtungen von Vongerichten und Schrötter[3]), welche bei der Destillation von Morphin mit Zinkstaub Phenanthren erhielten. Anderseits stellte Knorr die Tatsache fest, daß man aus

---

[1]) Vaubel, Wochenschrift f. Therapie und Hygiene des Auges. J. 6. Nr. 2. (1902).
[2]) Merck, DRP. 166310.
[3]) Liebig's Ann. **210**. 396;

dem Methylcodein durch Einwirkung von Essigsäureanhydrid eine sauerstoffhaltige Base $C_4H_{11}NO$ darstellen kann[1]), welche identisch ist mit β-Oxyäthyldimethylamin $(CH_3)_2 . N . CH_2 . CH_2 . OH$.

Morphin enthält zwei Hydroxyle, ein alkoholisches und ein Phenylhydroxyl. Der Ersatz des Phenolhydroxylwasserstoffs durch eine Alkylgruppe führt von der Morphinreihe zu der Codeinreihe hinüber und ist mit einer sehr bedeutenden qualitativen Wirkungsänderung verbunden.

Morphin ist als ein Derivat des Phenanthrens aufzufassen und es ist nur fraglich, ob es ein Pyridinderivat ist. L. Knorr nimmt an, daß im Morphin der N-haltige Nebenring eine Brücke bildet, welche die Stelle 5 mit einem der sogenannten Brückenkohlenstoffatome 9 und 10 des Phenanthenkernes verbindet.

Im Morphin wäre demnach das Skelett

während Pschorr vielmehr der Pyridinformel zuneigt.

Die Knorrsche Auffassung der Morphinkonstitution ist aber durch mehrere Arbeiten in der Morphingruppe in Frage gestellt. Die Untersuchungen von Pschorr, Jaeckel und Fecht[2]) über Apomorphin und Thebain (Pschorr, Seydel und Stöhrer) sprechen mehr für die Pyridinformel des Morphins[3])

gegen welche aber die Ergebnisse der Morphol- und Morphenol-Spaltung sprechen. Die ältere Auffassung von Vongerichten[4]), daß das Morphin ein mit dem Phenanthrenring in Verbindung stehendes Chinolin- resp. Isochinolinderivat sei, gewinnt nun mehr an Boden.

Die Synthesen von Pschorr ergaben für Methylmorphol und Thebaol folgende Strukturformeln:

---

[1]) BB. **22**. 1113 (1889).
[2]) BB. **35**. 4377 (1902).
[3]) BB. **40**. 1995 (1907).
[4]) Liebig's Ann. **210**. 397, BB. **33**. 356 (1900), **34**. 1164 (1901).

Methylmorphol   Thebaol

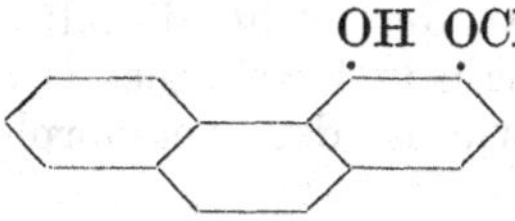

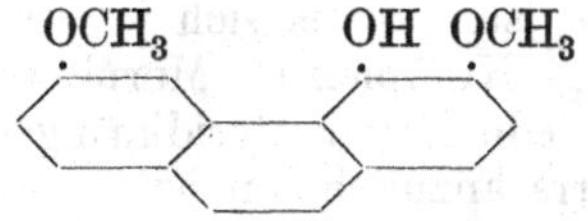

OH OCH$_3$ OCH$_3$ OH OCH$_3$

Knorr[1]) ist es dann gelungen, Codeinon C$_{17}$H$_{16}$NO $\begin{cases} : O \\ . OCH_3 \end{cases}$ in Äthanolmethylamin und Methoxydioxyphenanthren

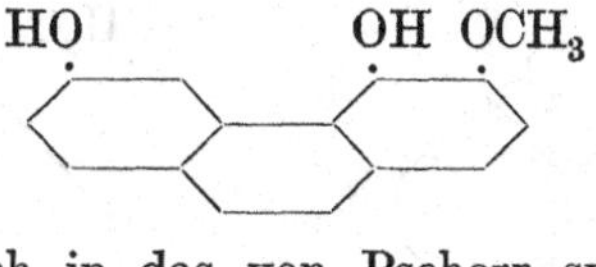

HO   OH OCH$_3$

zu spalten, welches sich in das von Pschorr synthetisch gewonnene Methylthebaol

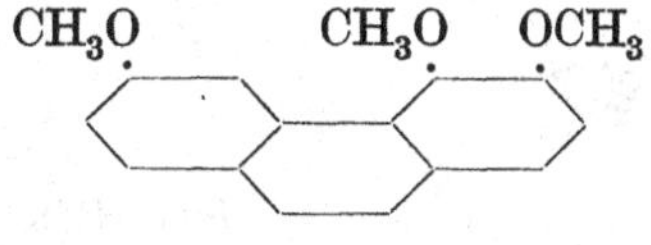

CH$_3$O   CH$_3$O   OCH$_3$

verwandeln läßt, während Thebain unter den gleichen Verhältnissen Äthanolmethylamin und Dimethoxy-oxyphenanthren

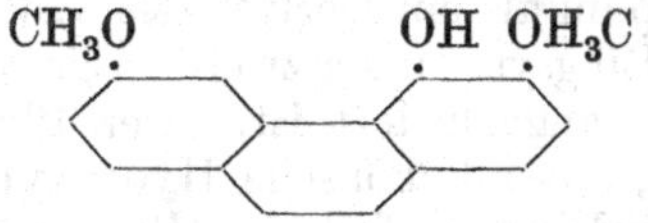

CH$_3$O   OH OH$_3$C

liefert.

Thebain

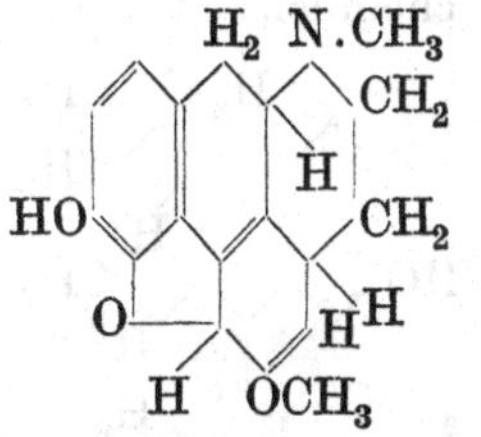

H$_2$ N.CH$_3$

CH$_2$

H

HO   CH$_2$

O   H H

H   OCH$_3$

Thebain ist demnach der Methyläther des Codeinons in der Enol-form. Morphin ist also ein Abkömmling des 3.4.6.Trioxyphenanthrens. In Stellung 3. ist das Phenolhydroxyl, in Stellung 6. das alkoholische Hydroxyl des Morphins. Knorr selbst[2]) neigt gegenwärtig zu der An-nahme hin, daß der indifferente Sauerstoff im Morphin und Thebain bereits die eigentümliche Mesosauerstoffbrücke bilde

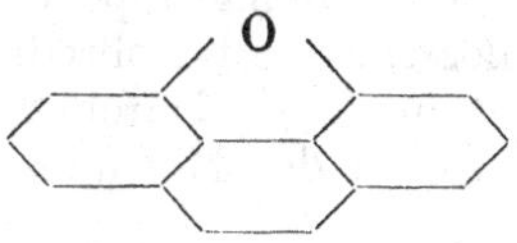

O

---

[1]) BB. **36**. 3074 (1903).
[2]) BB. **37**, 3494, 3499 (1904).

die in den Morphenolverbindungen durch Vongerichten nachgewiesen
worden ist, woraus sich folgern ließe, daß der leicht abspaltbare dreigliedrige Komplex im Morphin und Thebain in Form eines (Pyrrolidin-
oder) reduzierten Pyridinringes, etwa wie in der Apomorphinformel
Pschorrs anzunehmen ist.

Martin Freund stellt die folgende Thebainformel auf[1]):

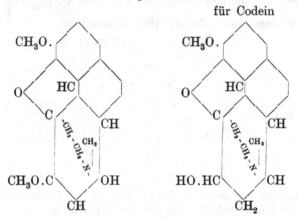

für Codein

Pschorr faßt Morphin als ein Derivat des 3.6.Dioxyphenanthrylen-
oxyds auf, an welches Ringsystem der zweiwertige Komplex — $CH_2.CH_2$.
$N(CH_3)$ — ringförmig angegliedert ist. Der Phenanthrenkern ist im
Morphin hexahydriert, das alkoholische Hydroxyl, sowie der N-haltige
Ring gehören dem hydrierten Teil des Phenanthrenkernes an. Die
Analogie mit dem Papaverin macht folgende Stellung des N-haltigen
Ringes im Morphin wahrscheinlich:

$$H_2 \quad N.CH_3$$

$$HO \qquad \qquad CH_2$$
$$H \qquad CH_2$$
$$H$$
$$O \quad H \quad H_2$$
$$HOH$$

Wollen wir vorerst die Bedeutung der einzelnen Gruppen besprechen.

Morphin wird, falls es zur Wirkung gelangt, im Gehirn und Rückenmark zerstört[2]). Der Abbau ist oxydativer Art.

Die Opiumalkaloide der Morphingruppe wirken narkotisch, die der
Codeingruppe mit geschlossenem Phenolhydroxyl wirken schwächer
narkotisch und stärker tetanisch[3]). Durch den Eintritt eines Alkylradikals in das Phenolhydroxyl des Morphins entstehen die Codeine,

---

[1]) BB. 38. 3236 (1905). BB. 39. 844 (1906).
[2]) Marquis und Cloetta, Bronislaw Frenkel, AePP. 63. 331 (1910).
[3]) v. Schröder, AePP. 17. 96.

bei welchen die narkotische Wirkung des Morphins abnimmt, während die krampferregende zunimmt.

Mit der Phenolhydroxylgruppe [1]) im Morphin ist jene wesentliche Eigenschaft desselben verknüpft, welche es von allen anderen Alkaloiden der Opiumgruppe unterscheidet, nämlich seine narkotisierende Fähigkeit, seine Fähigkeit vorzüglich und hauptsächlich auf Nervenzentren des Gehirns zu reagieren. Mit ihr ist die Giftigkeit des Morphins verbunden, denn die Morphinschwefelsäure verhält sich gar nicht narkotisch, ist sehr wenig giftig, wirkt aber tetanisch wie ein Körper der Codeingruppe. Die Morphinäther Codein, Codäthylin und das verwandte Thebain charakterisieren sich dadurch, daß sie alle das Rückenmark beeinflussen und krampferregende Wirkungen haben, bei unbedeutender Narkose oder selbst bei vollständigem Fehlen einer solchen. Hierbei wächst die Fähigkeit Krämpfe zu erregen mit der Anzahl der eintretenden Alkylgruppen an, ferner wächst sie mit der Größe des eintretenden Alkylradikals. Daher wirkt Codäthylin stärker als Codein. Die Alkylradikale, welche in die Codeine eintreten, bedingen eine größere oder kleinere Giftigkeit derselben, welche mit der Anzahl der C-Atome des eintretenden Alkylradikals zusammenhängt

Phenanthren ist bei Kaninchen ohne Wirkung, macht aber bei Kaulquappen Narkose (Overton). 2-Phenanthrol, 3-Phenanthrol, 9-Phenanthrol

machen beim Warmblüter schwere tetanische Anfälle. Ähnlich wirkt die Phenanthrencarbonsäure und auch die Sulfosäure erzeugt noch Krämpfe. 4-Methoxyphenanthren-9-carbonsäure wirkt wie Phenanthrencarbonsäure, während eine weitergehende Anhäufung alkylierter und acylierter Hydroxyle (3-Acetoxy-4.8.dimethoxy-phenanthren-9-carbonsäure) die Krampf- und Giftwirkung wesentlich herabsetzt. Kein Derivat zeigt narkotische Wirkung [2]).

Mit der Hydrierung nimmt die Intensität der Wirkung beim Phenanthren ab. Dodekahydrophenanthren wird im Organismus oxydiert und paart sich mit Glykuronsäure [3]).

9-Aminophenanthren ist unwirksam. 3-Aminophenanthren hat ebenfalls keine Morphinwirkung. Die in Wasser leicht löslichen Chlorhydrate des 2.7- und 4.5-Diaminohydrophenanthrenchinon zeigten keine morphinähnliche Wirkung [4]).

Phenanthrenchinon-3-sulfosäure ist ein Methämoglobinbildner, macht jedoch kein tetanisches Stadium.

---

[1]) Stolnikow, HS. 8. 235 (1884).
[2]) Bergell und Pschorr, HS. 38. 17 (1903).
[3]) H. Hildebrandt, AePP. 59. 140 (1908).
[4]) Jul. Schmidt, BB. 36. 3726 (1903).

2-Bromphenanthrenchinon-monosulfosäure zeigt morphinähnliche Wirkungen[1]), woraus J. Schmidt den Schluß zieht, daß für die Morphinwirkung nicht nur die N-haltige Komponente, sondern auch der Phenanthrenrest maßgebend ist[2]). Sie besitzt aber gar keine narkotische Wirkung, macht jedoch schwere Organdegenerationen. Die morphinähnliche Wirkung beruht auf einer Verlangsamung und Verminderung der Atmungstätigkeit[3]).

Die 3-Phenanthrolcarbonsäure (2-Oxyphenanthren-3-carbonsäure) wirkt antiseptisch. 0,1 g töten Mäuse in einer Stunde. Die Tiere werden ruhig und bewegungslos. Der Tod erfolgt ohne Krämpfe[4]).

2-Oxyphenanthren-9-carbonsäure hat keine Verschiedenheit, sondern nur eine etwas gesteigerte Wirkungsweise gegenüber den Oxyphenanthrenen, sowie der Phenanthren-9-carbonsäure. Diese Produkte rufen beim Frosch eine verminderte Herztätigkeit und systolischen Herzstillstand hervor[5]).

Aminoxyphenanthren[6]) erhält man durch Reduktion von Phenanthrenmonoxim, welches bei der Reaktion von Phenanthrenchinon mit Hydroxylamin entsteht. Man reduziert mit einem Überschusse von Zinnchlorür und krystallisiert aus rauchender Salzsäure um.

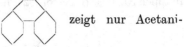

9 - Acetamino - 10 . oxyphenanthren   zeigt nur Acetanilidwirkungen.

Morphin läßt sich mit Palladium und Wasserstoff hydrieren. Es ist sehr wahrscheinlich, daß das gebildete Hydromorphin durch Aufhebung der einen isolierten Doppelbindung im Isochinolinkern (zwischen den Kohlenstoffatomen 11 und 12) sich bildet. Die narkotische Wirkung des Morphins ist durch die Reduktion nicht aufgehoben[7]).

Durch Einwirkung von Wasserstoffsuperoxyd auf die Alkaloide der Morphingruppe erhält man Aminoxyde, und zwar durch Anlagern von Sauerstoff an den Stickstoff der Alkaloidkomplexe. Diese Veränderung genügt, um die Wirksamkeit der Substanzen zu verhindern, der Organismus vermag auch nicht das sonst so leicht zu entfernende Sauerstoffatom zu reduzieren, da ja sonst die charakteristische Alkaloidwirkung, wenn auch verzögert, eintreten müßte. Die physiologische Wirkung von Methylpiperidin, Brucin und Strychnin, wird ebenfalls beim Übergang in die entsprechenden Aminoxyde, auffällig verändert[8]).

Martin Freund[9]) stellt Oxydationsprodukte der Morphingruppe durch Behandlung von Morphin, der Codeinreihe oder Thebain mit Wasserstoffsuperoxyd her.

[1]) Untersucht in den Höchster Farbwerken.
[2]) BB. **37**. 3555 (1904).
[3]) BB. **37**. 3565 (1904).
[4]) Werner, BB. **35**. 4427 (1902).
[5]) Bergell bei Pschorr, BB. **39**. 3122 (1906).
[6]) Schmidt-Stuttgart, DRP. 141422.
[7]) L. Oldenberg, BB. **44**. 1829 (1911).
[8]) Martin Freund und Edmund Speyer (Heinz-Erlangen), BB. **43**. 331 (1910).
[9]) DRP. Anm. F. 21847 (zurückgezogen).

Riedel[1]) stellt durch Einwirkung von Ozon auf Thebainsalze eine um zwei Sauerstoffe reichere Verbindung her. Das salzsaure Salz soll ähnlich wie Morphin und Codein wirken und in der Stärke der Wirkung dem Morphin entsprechen.

In der Morphinschwefelsäure ist das Phenolhydroxyl durch die indifferente Schwefelsäure ersetzt, daher ist diese Verbindung viel weniger giftig, als Codein. Sie wirkt auf Katzen qualitativ wie Morphin, quantitativ aber schwächer[2]), bei Hunden zeigt sie sehr schwache Codeinwirkung[3]).

Morphin hat eine besondere spezifische und selektive Wirkung auf das Nervensystem. Codein hat zwar eine ähnliche, jedoch erheblich schwächere Wirkung. Wie Morphin macht es einen narkotischen Zustand, nach welchem eine erhöhte Reflexerregbarkeit einsetzt, welche sich, wenn die Dosis groß genug ist, bis zum Tetanus steigert. Der narkotische Zustand ist viel kürzer und viel weniger tief als beim Morphin, und wenn große Dosen gegeben werden, so ist der narkotische Effekt sehr schwach, ja kaum wahrzunehmen oder fehlt ganz. Beim Menschen ist der narkotische Effekt sehr schwach. Es tritt keine sehr bemerkenswerte Analgesie auf und eine Erhöhung der Dosis macht die Analgesie nicht tiefer, sondern erhöht die Reflexerregbarkeit. Die letale Dosis ist 0,1 g, also ungefähr ein Drittel von der letalen Dose des Morphins beim Kaninchen. Wie wir sehen werden, steigt durch Verschluß des Phenolhydroxyls oder der beiden Hydroxyle die Giftigkeit des Morphins bei einzelnen Tieren bei allen Derivaten mit Ausnahme der Morphinschwefelsäure, welche aus den im allgemeinen Teil angeführten Gründen unwirksam sein muß.

Ersetzt man im Morphin Phenolhydroxylwasserstoff durch die Äthylgruppe oder vertauscht man im Codein den Methylrest durch einen Äthylrest, so gelangt man zum Äthylmorphin, einem schon von Bochefontaine[4]), später von Stockmann und Dott studierten Körper.

Bochefontaine bezeichnete die Wirkung dieser Substanz als strychninähnlich, aber er gebrauchte so große Dosen, daß er den vorhergehenden narkotischen Effekt nicht erzielte. Äthylmorphin hat nach Stockmann und Dott eine ganz ähnliche Wirkung, wie Codein und auch dieselbe letale Dosis.

Amylmorphin erzeugt dieselbe physiologische Wirkung.

Dieser Gruppe reiht sich seiner Konstitution und seinen Wirkungen nach Benzylmorphin an, in welchem das eine Hydroxyl durch die Benzylgruppe geschlossen ist, also ein Codein der aromatischen Reihe, welches sich in seinen später zu besprechenden Eigenschaften an die Codeingruppe völlig anreiht.

In allen diesen Verbindungen ist der Wasserstoff im Phenolhydroxyl des Morphins durch eine aliphatische oder aromatische Alkylgruppe ersetzt. Diese Substitution erzielt eine ganz ähnliche Wirkung und es macht im großen und ganzen keine Differenz, welche Radikale ein-

---

[1]) DRP. 201324,

[2]) Becker, Arch. intern. d. pharmacodyn. 12. 68.

[3]) Ralph Stockmann und Dott, Brit. med. Journal 1891. 24. Jan. und 1890. II. 189, Proc. R. Soc. Edinburgh 17. 321 (1890).

[4]) Journ. Anat. et Physiol. 5. 239, zuerst dargestellt von Grimaux, C. r. 92. 1140 und 1228 und 93. 67, 217, 591.

geführt werden, solange sie dasselbe Wasserstoffatom ersetzen; die Differenz, die man in den Wirkungen sieht, ist mehr quantitativ als qualitativ. Bei allen ist die narkotische Wirkung des Morphins sehr verringert. Die tetanische Wirkung und die Wirkung auf die motorischen Nerven ist erhöht, ferner ist die Giftigkeit erheblich dem Morphin gegenüber angestiegen.

Die Einwirkung auf das Gehirn (Narkose) fehlt diesen Körpern nicht vollständig, sondern sie ist nur wesentlich unterdrückt und kommt den anderen Wirkungen gegenüber nicht recht zur Geltung. Hingegen tritt die Narkose des Atmungszentrums in den Vordergrund. Es bedingt also nicht der Eintritt einer neuen wirksamen Gruppe die veränderte Wirkung, sondern vielmehr wird durch Verdecken des Verankerungspunktes für das Gehirn eine andere, dem Morphin eigentümliche, aber wegen der Gehirneinwirkung nicht oder wenig zur Geltung kommende Wirkung entwickelt. Ein Beweis hierfür ist, daß es ziemlich gleichgültig ist, welcher Alkylrest eintritt, ferner, daß auch Morphinderivate, in denen der Hydroxylwasserstoff durch Säureradikale ersetzt ist, Wirkungen zeigen, welche sich denen der Codeingruppe sehr nähern.

Stockmann und Dott[1]) haben folgende Körper dieser Gruppe untersucht und dargestellt:

Monoacetylmorphin zeigt beim Frosch ähnliche Wirkungen wie Codein. Beim Kaninchen machen sehr kleine Dosen schon Narkose, größere Dosen Tetanus (Wirkung der Codeingruppe).

Diacetylmorphin, in welchem beide Hydroxyle durch Acetylgruppen geschlossen sind, zeigt eine ganz ähnliche Wirkung wie das Monoacetylmorphin.

Benzoylmorphin wirkt ganz identisch wie Monoacetylmorphin. Dibenzoylmorphin ist eine sehr unbeständige Substanz, welche aber in ihrer Wirkung vom Monobenzoylmorphin nicht zu differieren scheint.

Diese vier durch Eintritt von aliphatischen oder aromatischen Säureradikalen veränderten Morphine haben, ähnlich wie die eigentlichen Codeine (Morphine mit Alkylgruppen im Hydroxyl substituiert), eine bedeutende tetanisierende Wirkung, während ihre narkotischen Eigenschaften, obgleich nach kleinen Dosen bemerkbar, niemals so tiefe Wirkungen ausüben wie beim Morphin. Eine Erhöhung der Dosis führt, anstatt die Narkose zu vertiefen, zu tetanischen Symptomen. Die deprimierende Wirkung von kleinen Dosen auf das Rückenmark und besonders auf das Respirationszentrum ist viel größer als die des Morphin. Mit dem Codein verglichen, bringen sie einen gleichen narkotischen Effekt mit einem Zehntel der Dosis zusammen, während eine dreimal so große Dosis notwendig ist, um Tetanus hervorzurufen. Ihre deprimierende Wirkung auf die motorischen Nerven ist ungefähr die gleiche.

Diese Substitutionsprodukte mit sauren Radikalen gehören sicher ihrer Wirkung nach zur Codeingruppe. Es scheint im wesentlichen ganz indifferent zu sein, was in die Hydroxyle eingeführt wurde, ob saure oder alkoholische, aliphatische oder aromatische Reste (Acyl-,

---

[1]) a. a. O.

Alkyl- oder Arylgruppen) und ob einer oder beide Hydroxylwasserstoffe ersetzt werden. Das wesentliche der Änderung ist eben nur die Verdeckung eines Verankerungspunktes für ein bestimmtes Organ, da ja am Morphinmolekül selbst gar nichts geändert wurde und gleichsam eine außen liegende Gruppe verdeckt wird. Hierbei muß aber in Betracht gezogen werden, daß der Organismus leichter saure Reste als Alkylgruppen aus der Sauerstoffbindung abzusprengen vermag, so daß es bei den Säureestern leichter zur Restitution der Wirkung des Grundalkaloids kommen kann, als bei den Alkyläthern.

Auch J. v. Mering[1]) untersuchte die von Stockmann und Dott zuerst geprüfte Morphingruppe, bei welcher beide Hydroxylgruppen durch Säureradikale verdeckt sind. Dargestellt wurden: Diacetylmorphin, Dipropionylmorphin, Diisobutyrylmorphin, Divalerylmorphin.

Die narkotische Wirkung dieser Verbindungen ist bei Hunden stärker ausgeprägt als die des Codein, die tetanische stärker als die des Morphin, was mit den Resultaten von Stockmann und Dott übereinstimmt.

Bei klinischen Versuchen zeigte es sich, daß diese Körper eine dem Morphin ähnliche, aber schwächere Wirkung zeigen; sie setzen die Reflexerregbarkeit herab und beseitigen Hustenreiz, gegen Schmerzen sind sie aber weit weniger wirksam als Morphin.

Diejenigen Morphinderivate, in denen nur der Wasserstoff des Phenolhydroxyls durch Säure ersetzt ist, wie Monoacetylmorphin, Monopropionylmorphin und Monobenzoylmorphin, nähern sich nach Mering bei Säugetieren in ihrer Wirkung sehr dem Morphin. Die tetanische Wirkung ist geringer als bei den diacylierten Derivaten, hingegen ist die hypnotische und schmerzstillende Wirkung entschieden mehr entwickelt. Die diacylierten Derivate sind ferner viel giftiger als die monoacylierten.

Nach den Mering'schen Versuchen verdienen von allen Morphinderivaten, die er geprüft hat, die größte Bedeutung die Körper der eigentlichen Codeingruppe, die Morphinäther, in denen der Wasserstoff des Phenolhydroxyls durch ein Alkylradikal ersetzt ist. Er untersuchte die höheren Homologen des Codeins und zwar: Äthylmorphin, Propylmorphin, Isobutylmorphin und Amylmorphin.

Auch wenn man in das eine Morphinhydroxyl anorganische Säurereste einführt, erhält man Substanzen, welche im Sinne der Codeingruppe wirken.

Morphinätherschwefelsäure und Nitrosomorphin zeigen ebenfalls, wenn auch erst in großen Dosen, Codeinwirkung, so daß auch die Einführung der Radikale NO- und $-HSO_3$ die Wirkung des Morphins in derselben Weise ändert, wie die Einführung eines organischen Säure- oder Alkylradikals.

Diese seit längerer Zeit bekannten Substanzen haben mit Ausnahme des Codeins keine besondere Beachtung gefunden, in letzter Zeit wurden sie gleichsam neu entdeckt und einige von ihnen mit relativ großem Erfolge in den Arzneischatz eingeführt. Die physiologische

---

[1]) E. Merck's Jahresber. 1898. 5.

Wirkung, welcher sie diesen Erfolg dem Morphin gegenüber verdanken, ist die sedative Wirkung, die Herabsetzung der Reizbarkeit der Luftwege und ihr günstiger Einfluß auf die Respiration, indem sie diese vertiefen.

Morphin setzt die Erregbarkeit des Atmungszentrums herab, verlangsamt die Atmung und vermindert die Atemgröße, d. i. die in der Zeiteinheit ausgeatmete Luftmenge.

Dem bis vor kurzer Zeit souveränen Hustenmittel Morphin treten nun eine Reihe von Derivaten desselben als Konkurrenten gegenüber, denen die stark narkotischen Eigenschaften der Muttersubstanz fehlen, welche keine Euphorie hervorrufen und daher keine Angewöhnung an das Mittel im Gefolge haben. Die Vermeidung von einigen nachteiligen Wirkungen des Morphins bei Anwendung in der Therapie der Respirationsorgane wird sich aus dem folgenden ergeben.

Die Wirkungen der einzelnen Morphinderivate werden wir im folgenden besprechen.

Codein, der Methyläther des Morphins, kommt in kleinen Mengen im Opium vor, wird aber der Hauptmenge nach synthetisch aus Morphin dargestellt[1]), ebenso wie die anderen Alkyläther des Morphins. Mit dem steigenden Bedürfnisse nach diesen Morphinäthern hat sich das Interesse der Synthetiker den Darstellungen dieser Körper zugewendet und uns mit einer Reihe von Methoden und neuen Derivaten bereichert.

Das Bestreben neue Methoden zur Darstellung der Alkyläther des Morphins zu finden, war um so größer, als Codein aus dem Opium keineswegs den Bedarf deckte und anderseits die üblichen Alkylierungsmethoden eine schlechte Ausbeute gaben und so das Codein verteuerten.

Knoll[2]) stellte im großen Codein und Äthylmorphin (Codäthylin) durch Kochen von Morphin, beziehungsweise Morphinalkali mit methyl- oder äthylschwefelsaurem Salz in alkoholischer Lösung dar.

Weiter wurde Codein dargestellt durch Einwirkung von Jodmethyl und Natriumalkoholat auf Morphin.

Mering wurde in Amerika ein Verfahren zur Darstellung von Äthylmorphin durch Einwirkung von Äthylbromid auf eine alkalische Morphinlösung geschützt.

Es wurden auch Versuche gemacht, das Pechmann'sche Methylierungsverfahren[3]) für die Gewinnung des Codeins zu verwerten[4]).

Man läßt zu diesem Zwecke zu einer kalt gehaltenen ätherischen Diazomethanlösung eine alkoholische Morphinlösung zufließen. Man kann auch in der Weise vorgehen, daß man Diazomethan in statu nascendi auf Morphin einwirken läßt, indem man z. B. alkoholisches Kali zu einem Gemisch von Morphin und Nitrosomethylurethan zugibt[5]). Mit größerem Vorteil arbeitet man in wässeriger Lösung und mit Morphinkali, welches ja wasserlöslich ist[6]). Man setzt zu einer Morphinlösung in Lauge in kleinen Portionen eine ätherische Diazomethanlösung unter fortwährendem Schütteln. Das Reaktionsprodukt wird mit Benzol extrahiert, in welches Codein übergeht. Auch bei dieser Modifikation kann man statt Diazomethan Nitrosomethylurethan verwenden. Diese Verfahren scheinen aber in der

---

[1]) Es wurde zuerst von Grimaux synthetisch dargestellt, ebenso Codäthylin C. r. **92**. 1140, 1228, **93**. 67, 217, 591. Bochefontaine, Journ. of anat. and physiol. **5**. 329, untersuchte beide Substanzen zuerst und erkannte sie als Krampfgifte.
[2]) DRP. 39887.
[3]) BB. **27**. 1888 (1894) u. **28**. 855. 1624 (1895).
[4]) DRP. 92789.
[5]) DRP. 95644.
[6]) DRP. 96145.

Praxis nicht angewendet zu werden, insbesondere die auf dem Pechmann'schen Methylierungsverfahren beruhenden. Alle angeführten Verfahren haben die Schattenseite der schlechten Ausbeute.

Mering hat Peronin (salzsaurer Benzyläther des Morphins)

$$C_{17}H_{18}(C_6H_5 . CH_2)NO_3 . HCl + H_2O$$

durch Einwirkung von Natriumäthylat und Benzylchlorid in alkoholischer Lösung auf Morphin erhalten [1]).

Der Firma E. Merck (Darmstadt) wurden Verfahren geschützt, welche die Darstellung der Alkyläther des Morphins mit guten Ausbeuten gestatten.

Diese Verfahren beruhen darauf, daß die neutralen Alkyläther der anorganischen Säuren leicht eine Alkylgruppe abgeben.

Es wird Morphin in alkoholischer Lösung mit Natrium und Dimethylsulfat

$$SO_2 <^{OCH_3}_{OCH_3}$$ (resp. Diäthylsulfat) versetzt und geschüttelt [2]). Man kann außer

den neutralen Schwefelsäureestern auch die neutralen Phosphorsäureester [3]) verwenden, ebenso die Ester der Salpetersäure, Methyl- und Äthylnitrat [4]). Hingegen gelangt man bei Anwendung der sauren Ester der Schwefel- und Phosphorsäure nicht zum Ziele.

Alkyläther der aromatischen Reihe erhält man ganz allgemein, wenn man Nitrosoverbindungen von Säureamiden, welche die Gruppe NRNO enthält, verwendet [5]). Man läßt auf den alkylierenden Körper diese Nitrosoverbindungen in Gegenwart von Basen einwirken. Man erhält diese Nitrosoverbindungen durch Behandlung der Suspensionen des betreffenden Alkylamids in verdünnter Säure mit Nitritlösung. Man erhält so aus Morphin und p-Toluolsulfonitrosomethyl-amid (s. p. 553, DRP. 189843).

A. Gerber in Bonn [6]) erzeugt Alkyläther der aromatischen Reihe, indem er auf die Alkali- oder Erdalkalisalze von Phenolhydroxylgruppen enthaltenden Körpern neutraler Alkylester der schwefligen Säure in Gegenwart aliphatischer Alkohole einwirken läßt. Man kann auf diese Weise Phenol, o-Kresol, Morphin etc. am Sauerstoff alkylieren.

Knorr in Jena [7]) stellt ätherartige in der Alkoholhydroxylgruppe durch Alkyl oder Aryl substituierte Abkömmlinge der Codeine her, indem er unter völligem Ausschluß von Wasser Halogencodide mit Alkalialkoholaten oder Alkaliphenolaten in Gegenwart von absoluten Alkoholen eventuell unter Druck erhitzt. So erhält man den Methyläther des Codeins durch Erhitzen von α-Chlorcodid mit Natrium und Methylalkohol im Autoklaven bei 110° durch 2 Tage. Rascher bildet sich der Phenyläther des Codeins, aus α-Chlorcodid und Natriumphenolat mit absolutem Alkohol 1 Stunde lang. Der Guajacoläther des Codeins sowie die beiden Kresyläther des Codeins und zwar o- und p- wurden ebenfalls dargestellt.

Die Darstellung von Formylverbindungen der Morphiumalkaloide ist dadurch gekennzeichnet, daß man die Basen oder ihre Salze mit Ameisensäure oder die Halogenverbindungen der Morphiumalkaloide mit ameisensauren Salzen behandelt. Die so gewonnenen Formylderivate haben angeblich vor den bekannten Acyl-derivaten der Morphinreihe den Vorzug geringerer Giftigkeit und zeigen bei geringerer hypnotischer Wirkung dieselbe schmerzstillende Wirkung [8]).

Die gleichen Formylderivate kann man auch durch Behandeln der Alkaloide mit Estern der Ameisensäure gewinnen, z. B. aus Codein mit Ameisensäureäthyl-ester durch Erhitzen auf 150° erhält man Formylcodein [9]).

---

[1]) DRP. 91813.
[2]) DRP. 102634.
[3]) DRP. 107225.
[4]) DRP. 108075.
[5]) Bayer, DRP. 224388, Zusatz zu DRP. 189843.
[6]) DRP. 214783.
[7]) DRP. 224347.
[8]) Bayer & Co., Elberfeld, DRP. 222920.
[9]) Bayer, DRP. 229246, Zusatz zu DRP. 222920.

Man kann auch die Alkoholbasen mit den gemischten Anhydriden aus Ameisensäure und anderen aliphatischen Säuren behandeln [1]).

Zwei nie in Gebrauch gekommene Derivate des Morphins, resp. des Codeins wurden für die Höchster Farbwerke geschützt. Diese Substanzen dürften nach der Analogie mit dem Äthylendimorphin wirkungslos sein.

Wenn man auf Codein in salzsaurer Lösung Formaldehyd in der Wärme einwirken läßt, so erhält man ein neues Produkt, welches durch Vereinigung zweier Moleküle Codein mit einem Molekül Formaldehyd unter Wasseraustritt hervorgeht. Der entstehende Körper ist als Dicodeylmethan anzusehen [2]). Im gleichen Sinne reagiert Morphin mit Formaldehyd [3]).

Die Carbonsäureester des Morphins sind sehr schlecht haltbar. Hingegen sind ihre Acylverbindungen sehr stabil.

Man stellt die letzteren durch Einwirkung von Chlorkohlensäureester und Alkali auf die Acylverbindungen des Morphins (Acetyl- oder Propionylmorphin) dar. Man suspendiert hierbei Acylmorphin in Benzol und schüttelt in kleinen Portionen Alkali zusetzend mit Chlorkohlensäureäther [4]).

Die sehr labilen Morphincarbonsäureäther wurden durch Einwirkung von Chlorkohlensäuremethyläther auf eine absolut alkoholische Morphinlösung bei Gegenwart von Alkali erhalten; man neutralisiert mit Schwefelsäure, befreit vom Alkohol, löst in Wasser, übersättigt mit Alkali und schüttelt mit Benzol aus [5]).

Acetylierte Morphine [6]) erhält man aus Morphin oder seinen Äthern und Estern durch Behandlung mit Sulfoessigsäure oder einem Gemisch von Schwefelsäure und Essigsäureanhydrid. Man erhält so Triacetylmorphin aus Morphinanhydrid und Schwefelsäure, unter gleichen Bedingungen erhält man aus Codein Diacetylcodein, aus Dibenzoylmorphin erhält man Dibenzoylacetylmorphin. Man kann diese Reaktion bei so niedrigen Temperaturen durchführen, daß sich noch keine Sulfoessigsäure bildet [7]).

Riedel, Berlin [8]) stellt Morphinester acidylierter aromatischer Oxycarbonsäuren her, indem sie auf Morphin in üblicher Weise die Halogenide dieser Säuren einwirken lassen. Bei diesen Präparaten soll eine wesentliche Erhöhung der narkotischen Wirkung zu beobachten sein. Dargestellt wurden p-Acetoxy-benzoylmorphin, ferner p-Carbomethoxybenzoylmorphin.

Über die verschiedenen Acyl- und Alkylderivate des Morphins, welche theroretisch alle auf demselben Grundprinzipe (Ersatz der Hydroxylwasserstoffe durch Säure- oder Alkylreste) beruhen, liegt nunmehr eine Reihe experimenteller Arbeiten, sowie therapeutischer Versuche vor, welche zeigen, daß hier trotz der großen Verwandtschaft in den Wirkungen doch gewisse, wenn auch nicht grundlegende Verschiedenheiten zwischen den einzelnen Gliedern bestehen.

Die Resultate dieser Versuche belehren auch, wie die Ergebnisse der experimentellen Prüfung am Tiere nicht direkt auf den Menschen übertragbar sind. Während Codein für Kaninchen viel giftiger ist als Morphin, kann der Mensch eine zehn- bis zwanzigfach so große Dosis Codein wie Morphin vertragen.

---

[1]) DRP. Anm. F. 29300.
[2]) DRP. 89963.
[3]) DRP. 90207.
[4]) Merck-Darmstadt, DRP. 106718.
[5]) DRP. 38729.
[6]) Knoll, DRP. 175068,
[7]) DRP. 185601, Zusatz zu DRP. 175068.
[8]) Riedel, Berlin, DRP. 224197.

J. v. Mering[1]) hat eine große Reihe von Morphinderivaten auf ihre physiologische Wirkung geprüft.

Kohlensäuremorphinester, dargestellt durch Einwirkung von Phosgengas auf Morphin, unterscheidet sich in seinen Wirkungen am Menschen vom Morphin nicht.

Die Morphinkohlensäurealkylester haben im frischen Zustande geprüft stärkere narkotische Effekte, als Morphin. Aber sie zeigen sonst keine Vorzüge. Es wurden untersucht: Morphinkohlensäuremethylester, Morphinkohlensäureäthylester, Morphinkohlensäurepropylester, Morphinkohlensäureamylester.

Doch ist der Unterschied in der Wirkung nicht so erheblich, daß einer dieser Körper, insbesondere die Äthylverbindung, von praktischer Bedeutung wäre.

Hingegen sind diese Verbindungen ausnahmslos sehr labil, so daß sie schon beim bloßen Stehen sich in Morphin, Kohlensäure und Alkohol zerlegen, daher ist ihre Wirkung doch eigentlich als reine Morphinwirkung mit sehr geringer konkurrierender Wirkung des Alkohols anzusehen. Die Beziehungen zur Codeingruppe dürften wohl äußerst locker sein. Der stabilere Acetylmorphinkohlensäureäthylester scheint weniger Nebenwirkungen zu zeigen als Morphin.

Anilidokohlensäuremorphinester (dargestellt durch Einwirkung von Carbanil [Phenylcyanat] auf Morphin) ist stark narkotisch, aber für die Therapie nicht besonders geeignet.

Äthylmorphinchlorhydrat allein bietet eine geringe Abweichung von den übrigen Äthern des Morphins, welche sich vom Codein in ihrer Wirkung nicht unterscheiden. Seine Wirkung ist etwas länger und etwas stärker als die des Codein. Es ist nach Mering ein vortreffliches Mittel zur Bekämpfung des Hustenreizes. Erfahrungsgemäß wirken Substanzen, in denen Äthylgruppen statt der Methylgruppen eingeführt sind, in mancher Richtung besser und stärker als die Methylderivate.

Diese Dionin genannte Substanz wirkt sofort anregend auf die Magensaftbildung, während Morphin in den ersten Stunden keine Steigerung veranlaßt, später aber eine protrahierte Sekretionssteigerung[2]).

Die höheren Homologen des Codein (mit Ausnahme der Äthylverbindung) wirken nennenswert schwächer, wenn auch physiologisch in ganz gleicher Weise, als Codein.

Äthylendimorphin $\begin{matrix} C_{17}H_{18}NO_3 \\ C_{17}H_{18}NO_3 \end{matrix} \Big\rangle C_2H_4$, durch Einwirkung von Äthylen-

bromid auf Morphinnatrium gewonnen, ist für Frösche ungemein giftig, für Säugetieren von sehr geringer Wirkung, das Allgemeinbefinden ändert sich selbst bei großen Dosen nicht. Es macht weder eine narkotische Wirkung, noch steigert es die Reflexerregbarkeit. Auf den Hustenreiz wirkt es gar nicht ein.

Die Wirkungslosigkeit des Äthylendimorphins hat eine Analogie und findet ihre Erklärung in der Existenz des Pseudomorphins. Dieses

---

[1]) E. Merck's Jahresber. 1898. 5.
[2]) Pewsner, Biochem. Zeitschr. 2. 339 (1907).

entsteht durch schwache Oxydation von Morphin nach der Gleichung: $2 C_{17}H_{19}NO_3 + O = (C_{17}H_{18}NO_3)_2 + H_2O$. Pseudomorphin ist ungiftig und unwirksam.

Hier ist nach der Annahme von Polstorff[1]) die Bildung des Pseudomorphins durch das freie Phenolhydroxyl bedingt, so daß Pseudomorphin als der Morphinäther des Morphins aufzufassen wäre. Dafür spricht auch der Umstand, daß man vom Codein durch schwache Oxydation keine dem Pseudomorphin analoge Verbindung erhält, weil im Codein das Phenolhydroxyl alkyliert ist. Im Äthylendimorphin ist zwischen beide Morphinmoleküle noch die Äthylengruppe eingeschaltet unter Verschluß beider Phenolhydroxyle. So werden beide Morphinmoleküle (in beiden Beispielen: Pseudomorphin und Äthylendimorphin) unangreifbar für den Organismus und daher unwirksam.

Eine andere Erklärung glauben wir nicht mit dem vorliegenden Tatsachenmaterial in Übereinstimmung bringen zu können.

Hingegen ist das dem Morphin nahe verwandte Thebain, welches nur Methoxylgruppen trägt und keine freien Hydroxyle besitzt, von starker tetanisierender Giftwirkung und nähert sich in seinen Wirkungen durchaus dem Strychnin.

Die Arylmorphine, Benzylmorphin $C_6H_5.CH_2.O.C_{17}H_{18}NO_2$ und Tolylmorphin wirken ganz ähnlich wie Codein, sind aber wegen ihrer schweren Löslichkeit und des brennenden Geschmackes nicht gut zu verwenden.

Aus der ganzen untersuchten Gruppe empfahl Mering besonders Dionin, das chlorwasserstoffsaure Äthylmorphin, vor allem als Hustenmittel und Ersatz des Codeins. Dionin hat den Vorzug, daß es außer dem phosphorsauren Codein, das löslichste unter allen Morphinderivaten und auch weit löslicher als irgend ein Morphinsalz ist, so daß es sich aus diesem Grunde für Injektionen besonders eignet.

Während nun Mering nur in der eigentlichen Codeingruppe (in den Alkyläthern des Morphins) Morphinersatzmittel von großem therapeutischen Werte finden konnte, kam ziemlich gleichzeitig von anderer Seite (H. Dreser)[2]) die Empfehlung des Diacetylmorphins, welches ja ebenfalls den Chemikern und Pharmakologen längst bekannt war, als Hustenmittel. Über den Wert dieses Körpers hat sich, wenngleich sowohl Diacetylmorphin (Heroin) als auch Dionin von den Praktikern warm empfohlen wurden, unter den Pharmakologen eine heftige Fehde entsponnen.

Nach H. Dreser hat der Diessigsäureester des Morphins eine sedierende Wirkung auf die Atmung, welche intensiver ist, als die des Morphins selbst. Heroin wirkt nach ihm auch stärker als Codein. Es übt eine deutlich nachweisbare beruhigende Wirkung auf die Atmung aus, die Atemfrequenz wird gemindert, der Hustenreiz beseitigt, zugleich macht sich eine allgemein narkotische Wirkung geltend. Eine erheblich schmerzlindernde Wirkung kommt diesem Mittel nicht zu.

---

[1]) BB. 13. 86 (1880), 19. 1760 (1886).
[2]) Ther. Mon. 1897. 509, 1899. 469.

E. Harnack[1]) warf jedoch gegen die Anwendung dieser Verbindung in der Therapie ein, daß sie stark giftig sei, die Atmung in hohem und bedenklichem Grade schwäche und auch beim Menschen ungleich giftiger und gefährlicher wirke, als Morphin.

Von prinzipieller Bedeutung ist der Vorwurf, den Harnack gegen Dreser richtet, daß letzterer bei Empfehlung dieses Körpers die fundamentale Tatsache zu wenig beachtet habe, daß gewisse Körper (organische Basen) durch Substituierung mit Säureresten, speziell auch durch Acetylierung, zu viel giftigeren Produkten werden können, als es die ursprünglichen Basen selbst sind. Es sei jetzt in der chemischen Technik eine gewisse Neigung alles zu acetylieren. Beim Anilin und Aminophenol gelangt man wohl durch Acetylierung zu weniger giftigen Produkten. Nach E. Harnack scheint dieses für die Basen aus isocyclischen Verbindungen im allgemeinen zu gelten, aber die Basen, denen heterocyclische Verbindungen zugrunde liegen und deren Derivate einen großen Teil der natürlichen Alkaloide ausmachen, verhalten sich anders. Sind doch viele Alkaloide selbst Säuresubstitutionsprodukte einfacherer Basen, welche letzteren an Giftigkeit hinter jenen weit zurückstehen. Atropin, Scopolamin und Homatropin sind ungleich giftiger als Tropin, Cocain giftiger als Ekgonin und bei der künstlichen Substituierung der einfacheren Basen mit Säureresten scheint gerade die Acetylierung besonders stark wirksame Produkte zu geben: so übertrifft nach R. Gottlieb Acetyltropein verschiedene andere homologe Tropinderivate an Giftigkeit erheblich (s. p. 354).

Wenn wir auch in dem speziellen Falle die Anschauungen E. Harnack's völlig teilen, glauben wir nicht, daß es für den Acetylierungseffekt von Relevanz sei, ob die Base isocyclischer oder heterocyclischer Natur ist, sondern vielmehr: die Acetylierung ist nur dann eine Entgiftung, wenn sie Wasserstoffe einer Aminogruppe ersetzt, wenn die Acetylgruppen aber Hydroxylwasserstoffe von Basen ersetzen, so entstehen weit giftigere Verbindungen (s. p. 210, 333 ff.). Wenn man auch alle angeführten Beispiele betrachtet, so wird man sehen, wie diese Anschauung mit den vorliegenden Tatsachen übereinstimmt. Besonders klar wird die ungeheure Zunahme der Giftigkeit durch Einführung eines Acetylrestes in ein Hydroxyl einer Base beim schon oben erwähnten Aconitin, wo ein fast ganz ungiftiger Körper durch Ersatz eines Hydroxylwasserstoffes durch den Essigsäurerest sich in ein äußerst heftiges Gift verwandelt, während die weitere Acetylierung der Hydroxyle höchstens den Effekt hat, die Monoacetylverbindung in ihrer Wirkung abzuschwächen.

Nach vergleichenden Versuchen am Menschen kann man den Unterschied zwischen der eigentlichen Codeinreihe (Morphinäther) und den acetylierten Morphinderivaten darin finden, daß Codein und Dionin die Atmung des Menschen so gut wie unbeeinflußt lassen, Heroin (Diacetylmorphin) und Monoacetylmorphin eine erhebliche Beschränkung der Atmung und der Erregbarkeit des Atemzentrums herbeiführen.

---

[1]) Münchener med. Wochenschr. 1899. Nr. 27 u. 31.

(Winternitz[1]). Die Einführung von Alkylgruppen schwächt also die physiologische Wirkung des Morphins auch in bezug auf die Atmung ab, während die Substituierung mit Säureresten eine wesentliche Verstärkung der Atemwirkung des Morphins zur Folge hat.

Ferner wurde noch die Morphoxylessigsäure[2]) durch Einwirkung von chloressigsauren Alkalien auf Morphinalkali in alkoholischer Lösung in der Siedehitze dargestellt, sie ist in Wasser leicht löslich und reagiert neutral. Sie soll ähnlich narkotisch wirken, wie Morphin, ist aber etwa um das Fünfzigfache weniger giftig. Der Methyl- und Äthylester dieser Säure sind heftige Krampfgifte, welche pikrotoxinähnliche Konvulsionen machen[3]). Die Ester sind weitaus giftiger als das Natriumsalz.

Acetylcodein ist nach Dresers Angabe[4]) nicht brauchbar, da es die Atmung nicht affiziert, dagegen die Reflexerregbarkeit noch in höherem Maße als Codein steigert.

Von anderen Morphinderivaten, welche wohl nicht von praktischem Interesse sind, aber doch einiges Licht auf den Zusammenhang zwischen Konstitution und Wirkung bei diesem praktisch wichtigen, ja in seinen Wirkungen wohl einzig dastehenden Mittel wirft, wollen wir noch folgende erwähnen.

$$\text{Morphinchinolinäther}^{5})\quad \begin{array}{c} O.C_9H_6N \\ OH \end{array}\Big\rangle C_{14}H_{10}\Big\langle \begin{array}{c} O\text{---}CH_2 \\ N(CH_3)\text{---}CH_2 \end{array},$$

wirkt krampferregend, insbesonders auf die Respirationsmuskulatur. Angriffspunkt des Giftes ist wahrscheinlich das verlängerte Mark. Er setzt den Blutdruck herab. Also das Bild der Wirkungen aller Morphinäther (Codeingruppe).

Daß durch Verschluß der Hydroxylgruppe im Morphin die narkotische Wirkung dieser Substanz unmöglich gemacht wird, läßt sich auch aus den Beobachtungen von Schryver und Lees[6]) deduzieren. Die alkoholische Hydroxylgruppe im Morphin ist leicht substituierbar, so daß diese Forscher Derivate des Morphins durch Einwirkung von Phosphortrichlorid etc. erhalten haben. So wurden gewonnen Chloromorphid $C_{17}H_{18}O_2NCl$, Bromomorphid $C_{17}H_{18}O_2NBr$. Aus Chloromorphid entsteht mittelst Zinn und Salzsäure Desoxymorphinhydrochlorid

$$2\ (C_{17}H_{19}O_2NCl) + 3\ H_2O.$$

Durch Erhitzen des Bromomorphids mit Wasser erhält man das bromwasserstoffsaure Salz einer dem Morphin isomeren Base, Isomorphin benannt. Chloromorphid, Bromomorphid, Desoxymorphin und Isomorphin sind sämtlich frei von narkotischer Wirkung.

---

[1]) Ther. Mon. 1899. Sept.
[2]) Chem. Ztg. 1900. 1141. DRP. 116806.
[3]) A. C. Barnes, AePP. 46. 68 (1901). Becker, Arch. de pharmacodyn. 12. 73.
[4]) Ther. Mon. 1898. 509.
[5]) M. f. C. 19. 112 (1898).
[6]) Schryver und Lees, Proc. Chem. Soc. 17. 54—56.

Es gibt zwei Chloromorphide [1]). Man erhält sie durch Behandeln von Morphin mit Salzsäure in geschlossenem Rohr bei etwa 65°. Sie sind physikalisch isomer, beide sind optisch aktiv, die α-Base dreht stärker links als die β-Base. In bezug auf die Wirkung unterscheiden sie sich nur quantitativ und auch dieses in nicht besonders hohem Grade, aber das stärker linksdrehende α- ist auch das stärker wirksame. Es handelt sich im allgemeinen um eine wesentlich verstärkte Morphinwirkung. Die mit Chlor substituierten Morphine verhalten sich wie die acetylierten, z. B. das Heroin, und sind ein spezifisches Narkotium für die Atmung, während die allgemein narkotische Wirkung mehr zurücktritt. Chloromorphid kann die emetische Wirkung des Apomorphins abschwächen.

Im Trichloromorphid $C_{17}H_{16}Cl_3NO$ sind beide Hydroxyle und noch ein Wasserstoff durch drei Chloratome ersetzt. Dieses Alkaloid wirkt auf das Zentralnervensystem in erster Linie und verursacht Depression, auf welche Tetanus folgt. In kleinen Dosen hat es eine paralysierende Wirkung auf die motorischen Nerven, welche den Tetanus verschleiert, es hat auch eine leichte Muskelgiftwirkung. Auch andere von R. Stockmann und Dott untersuchten Chlorderivate zeigten alle die charakteristische Morphinwirkung.

Im Chlorocodit $C_{18}H_{20}ClNO_2$ ist die alkoholische Hydroxylgruppe des Codein durch Chlor ersetzt. Es hat Codeinwirkung, wirkt aber stärker auf die motorischen Nerven und ist überdies ein Muskelgift, die Muskelschwäche ist bemerkenswert und die Narkose fast Null. Diese Chlorderivate behalten die charakteristischen Wirkungen der Morphingruppen auf das Zentralnervensystem, sie wirken mehr oder weniger energisch als Muskelgifte, indem sie bald die kontraktive Kraft der willkürlichen Muskel zerstören. Chlor ist, wie bekannt, ein starkes Muskelgift und seine Einführung in andere Gruppen, z. B. in Chloroform, macht diese Körper zu so bemerkenswerten Lähmungsmitteln für Muskelgewebe. Vielleicht geschieht dasselbe im Morphinmolekül.

Brommorphin wird durch Wasser nach der Gleichung zersetzt:

$$C_{17}H_{18}O_2NBr + H_2O = C_{17}H_{19}O_3N \cdot HBr.$$

Es entsteht eine neue, dem Morphin isomere Base, das Isomorphin, außerdem eine neue Base in kleinen Mengen, das β-Isomorphin. Chlormorphin liefert mit Wasser ebenfalls β-Isomorphin. Isomorphin wirkt nicht betäubend.

Es scheint, als ob durch den Umstand, daß im Isomorphin nur ein Benzolkern an der Bildung des Morpholinringes partizipiert, die Wirkung nicht zustande käme, so daß auch dieses Moment für die Beziehung zwischen Aufbau und Wirkung beim Morphin zu berücksichtigen ist.

Nach den Erforschungen der Konstitution wird der Aufbau des Isomorphins wahrscheinlich durch folgende Formel dargestellt:

---

[1]) E. Harnack und H. Hildebrandt, 65. 38. (1911).

Isomorphin

Im Methocodein (OH) (CH$_3$O).C$_{17}$H$_{16}$O $=$ N.CH$_3$ sind zwei Methyl-
moleküle, eines ersetzt Hydroxylwasserstoff, während eines an den N
tritt. Es entsteht eine offene N-haltige Seitenkette statt des früheren
Ringschlusses. Diese chemische Veränderung verändert die Wirkung
völlig, so daß man gar keine Ähnlichkeit finden kann, weder Narkose,
noch Tetanus, die Symptome resultieren von der Vergiftung der willkürlichen Muskeln und in geringerer Ausdehnung von einer Rücken-
marksdepression. Der Harn war immer tiefgrün, da die Substanz im
Blute eine Veränderung erleidet. Apomorphin ändert sich ja auch in
eine grüne Substanz und ist auch ein Muskelgift, aber Methocodein
hat keine Brechwirkung. E. Harnack hat ausgeführt, daß Apomorphin
wesentlich ein Muskelgift ist und daß das Erbrechen akzidentell sei.
R. Stockmann und Dott vermuten, daß beide Körper eine ähnliche
Konstitution haben.

Man sieht, daß die Resultate der älteren Untersuchungen von
Stockmann und Dott[1]) mit den neueren von Schryver und Lees nicht
übereinstimmen. Wahrscheinlich wurde mit chemisch verschiedenen
Substanzen gearbeitet.

Bei Desoxymorphin (C$_{17}$H$_{19}$NO$_2$), Desoxycodein (C$_{18}$H$_{21}$NO$_2$),
Bromotetramorphin (C$_{68}$H$_{75}$BrN$_4$O$_{12}$), Bromotetracodein und Chloro-
tetracodein fand Forster, daß sie dieselbe Wirkung haben wie Morphin
und Codein. Stocker fand dasselbe für Di-, Tri- und Tetracodein.
Es scheint nach Stockmann und Dott sicher zu sein, daß, solange die
chemischen Veränderungen auf das, was man die außenliegenden Gruppen
des Moleküls nennen kann, restringiert sind, nur sehr geringe Veränderung in der physiologischen Wirkung auftreten. Die Veränderung,
welche Platz greift, hängt nicht so sehr von der Natur des substituierten
Radikals ab, als von dem Teile des Moleküls, welches substituiert ist.
Wenn aber im Kern des Moleküls eine Veränderung gesetzt wird, dann
ist die Wirkung stark verändert.

Methylmorphiniumchlorid (die Ammoniumbase) wird durch Anlagerung von Methylchlorid dargestellt. Crum Brown und Fraser behaupten,
daß diese Substanz keine krampferregenden Wirkungen habe, aber
hypnotische; sie glauben, daß die wichtigste Wirkung dieses Körpers

---

[1]) Proceed. R. Soc. Edinburgh 17 (1890). Brit. med. Journ. 1890. II. 189.
Brit. med. Journ. 1891. 24. Jan.

in der Paralyse der motorischen Nervenendigungen besteht und daß diese die Ursache der allgemeinen Paralyse ist. R. Stockmann und Dott stimmen mit ihnen darin überein, daß die Morphiumammoniumbase die narkotische Wirkung des Morphins hat, aber sie finden auch, daß ihm die tetanisierende Eigenschaft in sehr bemerkenswertem Grade zukommt. Crum Brown und Fraser führten aus, daß die Wirkung auf die motorischen Nerven eine stark lähmende ist, aber R. Stockmann und Dott zeigten, daß die Paralyse der motorischen Nerven den Tetanus verschleiert. Die letale Dosis für Kaninchen ist ungefähr dieselbe wie für Morphin, aber der Tod ist durch Asphyxie infolge von Paralyse der motorischen Nervenendigungen und nicht des respiratorischen Zentrums, wie beim Morphin, verursacht.

Bei Versuchen mit Methylcodeiniumsulfat (Ammoniumbase des Codeins) konnten C. Brown und Fraser keinen hypnotischen Effekt sehen und statt Krämpfen erhielten sie Paralyse, aber ihre Dosierung war eine zu hohe. Codein wirkt auf Gehirn und Rückenmark und äußert eine deprimierende Wirkung auf die motorischen Nerven. Beim Methylcodeinium ist die letztere Wirkung sehr erhöht, während die Wirkung auf das Rückenmark ebenfalls erhöht ist, auf das Gehirn aber stark herabgemindert. Reflexsteigerung kommt bei kleinen Dosen auch vor. Man kann im Experimente Tetanus erzeugen, Narkose kann man mit großen Dosen zuwege bringen.

Bei diesen beiden Additionsprodukten sind durch die chemische Veränderung die Wirkungen des Morphins oder Codeins nicht tief alteriert. Die paralysierende Wirkung auf die motorischen Nerven ist beträchtlich erhöht und die narkotische Wirkung gemindert, aber qualitativ bleiben die Effekte auf den tierischen Organismus ähnlich denen des Morphins und Codeins; auch hier ist nur ein Radikal addiert und obgleich die Addition die quantitative Wirkung auf die verschiedenen Teile des Nervensystems geändert hat, so bleibt die qualitative Wirkung unberührt.

Die quaternären Salze des Morphins, wie das Morphinbrommethylat, sind nahezu ungiftig und ihre spezielle Morphinwirkung ist erheblich vermindert. Es wurde die Ansicht ausgesprochen, daß im Organismus Betainbildung eintritt, die das zur Verankerung erforderliche Phenolhydroxyl festlegt. Das Morphinjodmethylat gibt infolge Betainbildung nicht die Hoffmann'sche Spaltung mit Alkalien. Bei den quaternären Salzen dieser neuen Morphinderivate läßt sich diese Betainbildung vermeiden, oder, wenn sie eintritt, durch Einführung mehrerer Phenolhydroxylgruppen im Substituenten das für die Verankerung notwendige Phenolhydroxyl erzielen.

Die Bromalkylate[1]) des Morphins sollen von narkotischer Wirkung sein, wenn auch schwächer als Morphin, aber von erheblich geringerer Wichtigkeit, bei Katzen ist die letale Dosis mehr als 10 mal geringer. Man erhält das Morphinbrommethylat und -Äthylat durch Behandlung von Morphin mit Alkylbromiden oder Dialkylsulfaten und Überführung der Additionsprodukte der letzteren in Bromide oder durch Umsetzung von Morphinjodalkylat mit den Bromiden solcher Metalle, die schwer lösliche oder unlösliche Jodide, beziehungsweise Sulfate, bilden, oder durch Behandlung von Alkylmorphiniumbasen mit Bromwasserstoffsäure.

---

[1]) Riedel, DRP. 165898.

Die Bromalkylate[1]) des Morphins erhält man auch durch Behandlung der Morphinchloralkylate mit löslichen Bromsalzen oder mit Bromwasserstoffsäure.

Bromalkylate der Morphinalkyläther[2]) erhält man durch Überführung der Morphinalkyläther nach bekannten Methoden in die quaternären Bromalkylate oder durch Überführung der quaternären Morphinbromalkylate in die Alkyläther oder durch Überführung von Morphin unter Anwendung von zwei Molekülen Bromalkyl und einem Molekül Alkali in die Bromalkylate der Bromalkyläther (R. Pschorr).

Die wässerige Lösung der Dialkylsulfatadditionsprodukte[3]) der Morphinalkyläther konzentriert man nach Zusatz von Metallbromiden und extrahiert alsdann mit Alkohol oder Aceton oder man setzt die Dialkylsulfatadditionsprodukte mit Metallbromiden in Alkohol oder Aceton eventuell unter Druck und Hitze um.

Gerber, Bonn[4]) stellt Halogenalkylate der Alkaloide der Morphinreihe durch Einwirkung von Schwefligsäuredialkylester auf Morphiumalkaloide her und behandelt die so erhaltenen quaternären Alkylsulfitalkylate mit anorganischen Halogenverbindungen, wie Metallhalogeniden oder Halogenwasserstoffsäuren. Beschrieben sind die Darstellungen von Methylmorphiniummethylatsulfit, Methylnarkotiniummethylatsulfit, Methylcodeiniummethylatsulfit, Methylapomorphiniummethylatsulfit, Methylthebajummethylatsulfit, Morphinbrommethylat, Codeinbrommethylat, sowie die Brommethylate des Apomorphins und Thebains.

Ein noch klareres Bild über die Beziehungen zwischen Konstitution und Wirkung erhalten wir, wenn wir die anderen im Opium enthaltenen Alkaloide, soweit deren Konstitution und deren physiologische Wirkung bekannt ist, besprechen.

Papaverin ist nur noch schwach narkotisch wirkend und steht in der Mitte zwischen Morphin und Codein[5]). Nach Leubuscher[6]) hat es in kleinen Dosen eine beruhigende Wirkung auf die Darmbewegungen.

Die Konstitution dieses Opiumalkaloids hat Guido Goldschmiedt[7]) völlig aufgeklärt und sie läßt sich in folgender Formel darstellen.

$$CH_3O \diagdown \quad \begin{matrix} H \\ CH \end{matrix}$$

$$CH_3O \diagdown \quad \begin{matrix} N \\ C \end{matrix}$$

$$CH_2$$

$$OCH_3$$
$$OCH_3$$

[1]) DRP. 191088, Zusatz zu DRP. 165898.
[2]) Riedel, DRP. 166362,.
[3]) DRP. 175796, Zusatz zu DRP. 166362.
[4]) Gerber, Bonn, DRP. 228247.
[5]) Schröder, AePP. 17. 96.
[6]) Deutsche med. Wochenschr. 1892. 179.
[7]) M. f. C. 4. 704 (1883), 6. 372, 667, 954 (1885), 7. 485 (1886), 8. 510 (1887), 9. 42, 327, 349, 762, 778 (1888), 10. 156, 673, 692 (1889), 13. 697 (1892), 17. 491 (1896).

Verwandelt man nun Papaverin in das entsprechende Chlormethylat und reduziert dieses mittelst Zinn und Salzsäure, so erhält man N-Methyltetrahydropapaverin

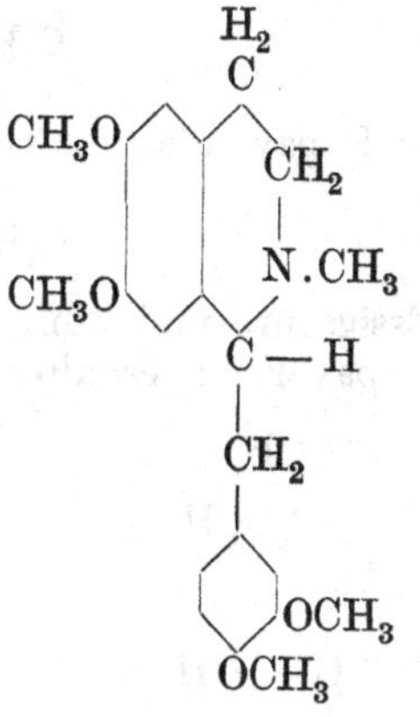

$$
\begin{array}{c}
\overset{H_2}{C} \\
CH_3O \quad\quad CH_2 \\
\quad\quad\quad N.CH_3 \\
CH_3O \\
\quad C—H \\
\quad CH_2 \\
\quad\quad OCH_3 \\
\quad OCH_3
\end{array}
$$

welches racemisch ist und sich durch Chinasäure in zwei aktive Komponenten zerlegen läßt. Die rechtsdrehende ist mit dem Laudanosin aus dem Opium identisch[1]).

Die Base ist also am Stickstoff methyliert und hydriert. Dadurch ist sie außerordentlich giftig geworden und nähert sich durch ihre konvulsivische Wirkung dem Thebain und Strychnin; sie besitzt keine wahrnehmbare narkotische Wirkung. Nach Babel kann es in bezug auf Giftigkeit nur dem Thebain an die Seite gestellt werden. Die Verstärkung der Toxizität ist auf die Wasserstoffzunahme, die stärkere Krampfwirkung auf die Methylgruppe zurückzuführen.

Dagegen sind die narkotischen Eigenschaften, welche Papaverin, wenngleich in wenig hohem Grade besitzt, beim Laudanosin völlig verschwunden. Die anderen Erscheinungen der physiologischen Wirkung sind bei den beiden Alkaloiden sehr ähnlich[2]).

Nach den Untersuchungen von Claude Bernard[3]) rangieren die Opiumbasen in folgender Weise in bezug auf ihre Krampf erregende Wirkung. 1. Thebain. 2. Papaverin. 3. Narkotin. 4. Codein. 5. Morphin. Laudanosin steht also in dieser Hinsicht zwischen Thebain und Papaverin. Es ist also durch die Hydrierung und die Methylierung am Stickstoff die Wirkungsweise nicht verändert, sondern nur erheblich verstärkt, daher erscheint die schwach narkotische Wirkung des Papaverins in dieser als krampferregendes Mittel stärker wirkenden Verbindung nunmehr völlig verdeckt. Man ersieht beim Papaverin und beim Laudanosin leicht aus der Formel, daß alle Hydroxyle durch Alkylgruppen geschlossen erscheinen, so daß der krampferregende Komplex, dessen angreifende Gruppe für das Rückenmark uns leider unbekannt, zur vollen Geltung kommen kann, da kein freies Hydroxyl

---

[1]) Amé Pictet u. Athanasescu, BB. **33**. 2346 (1900).
[2]) Babel, Rev. de la Suisse Romande 1899. Nr. 11. p. 657.
[3]) C. r. **59**.

in dieser Substanz vorhanden, welches chemische Beziehungen zum Gehirn herstellen würde.

Durch Oxydation von Papaverin mit Permanganat erhielt Guido

$$C_6H_3(OCH_3)_2$$
$$|$$
Goldschmiedt ein Keton, das Papaveraldin $\quad CO$
$$|$$
$$C_9H_4N(OCH_3)_2$$

Durch Reduktion mit Essigsäure und Zink kann man aus diesem einen sekundären Alkohol (Papaverinol) erhalten [1]).

$$
\begin{array}{c}
OCH_3 \\
\diagup \diagdown \; OCH_3 \\
| \\
H - C - OH \\
| \\
N \diagup\diagdown \; OCH_3 \\
\qquad OCH_3
\end{array}
$$

Die Wirkung ähnelt in allen Hauptsymptomen der Papaverinwirkung, nur sind die Krämpfe kräftiger und andauernder.

Tetrahydropapaverolinhydrochlorid $C_{16}H_{17}O_4N \cdot HCl$ von Frank Lee Pyman [2]) dargestellt, wirkt nur wenig physiologisch. An isolierten Organen aber sieht man eine Blutdrucksenkung bedingt durch eine Entspannung der glatten Muskulatur. Ebenso wirkt die Substanz auf den Uterus [3]).

Papaverin	Tetrahydropapaverolin

$$
\begin{array}{cc}
\text{CH} & \text{CH}_2 \\
CH_3O \diagup\diagdown CH & HO \diagup\diagdown CH_2 \\
CH_3O \diagdown\diagup N & HO \diagdown\diagup NH \\
\dot{C} & \dot{C}H \\
| & CH_2 \\
CH_2 & \\
\diagup\diagdown & \diagup\diagdown OH \\
\diagdown\diagup OCH_3 & OH \\
OCH_3 &
\end{array}
$$

Die hydrierte Base wird im Organismus anscheinend durch Oxydation zerstört, auf die Skelettmuskulatur wirkt sie nicht, sie ist wenig giftig, der Blutdruck sinkt rapid ab infolge einer Erweiterung der glatten

---

[1]) Stuchlik, M. f. C. **21**. 813 (1900).
[2]) Journ. Chem. Soc. London **95**. 1610.
[3]) P. P. Laidlaw, Journ. of physiol. **40**. 480 (1910).

Muskulatur der Arterien. Die Substanz wirkt hauptsächlich auf die glatte Muskulatur überhaupt und nicht auf das Nervensystem, nur der Blasenmuskel widersteht der Wirkung [1]).

Von besonderem Interesse erscheinen für die Frage, die wir besprechen, die Untersuchungen über die Konstitution des Thebains.

Von allen Opiumalkaloiden ist Thebain, wie schon Claude Bernard gezeigt hat, das am stärksten krampferregende, dagegen steigert Thebain nicht die Empfindlichkeit in gleichem Maße, wie Morphin und Codein, weshalb auch die Erschöpfung nicht so rasch eintritt und die Vergiftung mit Thebain langsamer verläuft. Nach R. Stockmann und Dott macht Thebain in kleinen Dosen narkotische Wirkung, sonst ist es mit dem Strychnin fast ganz identisch. Es ist nach Claude Bernard als das giftigste Opiumalkaloid zu betrachten. Thebain ist vielleicht 20 mal so giftig als Morphin. Thebain wirkt anders auf Menschen als auf Tiere. Ebenso ist Codein für Tiere giftiger als für Menschen.

Morphin, Codein und Thebain sind alle drei Phenanthrenderivate. Thebain ist von einem dihydrierten, die beiden andern Alkaloide von einem tetrahydrierten Kohlenwasserstoff abzuleiten. Beim Erwärmen von Thebain mit wässeriger Salzsäure erhält man unter Abspaltung Thebenin $\mathrm{CH_3O}\!\!>\!\!O\!\!<C_{17}H_{15}ON$, welches allgemeine Lähmung macht [2]).

Thebain zerfällt nach Martin Freund [3]) beim Erhitzen mit Essigsäureanhydrid in Äthanoldimethylamin $HO.CH_2.CH_2.N(CH_3)_2$ und das N-freie Thebaol, welches 3.6.Methoxy.4.Oxyphenanthren ist.

Wenn man Thebain mit starker Salzsäure behandelt, so erhält man einen Körper, welcher nach Ansicht von Howard [4]) und Roser als Morphothebain aufzufassen ist, d. h. es verhält sich zum Thebain wie zu seinem Dimethyläther. Dieses Morphothebain ist nicht giftig, eine Lösung in Mengen von 0,2 g einem Meerschweinchen injiziert, blieb ganz ohne Wirkung.

Thebain	Morphothebain
$\mathrm{CH_3.O}\!\!>\!\!C_{17}H_{15}NO$ $\mathrm{CH_3.O}$	$\mathrm{HO}\!\!>\!\!C_{14}H_{15}NO$ HO

Aber diese Auffassung des Morphothebains erwies sich durch die Untersuchungen von M. Freund [5]) als unrichtig; bei der Behandlung mit starker Salzsäure wird nur eine Methoxylgruppe abgespalten, andererseits erleidet tatsächlich der stickstoffhaltige Ring des Thebains eine Umwandlung, welche nun die völlige Wirkungslosigkeit des Morphothebains zu bedingen scheint, von dem wir ja, beim Festhalten an der Roser-

---

[1]) P. P. Laidlaw, Journal of physiol. 40. 481 (1910).
[2]) Eckhardt, Beiträge zur Anat. u. Physiol. 8.
[3]) BB. 30. 1357 (1897).
[4]) BB. 17. 527 (1884) u. 19. 1596 (1886).
[5]) BB. 32. 168 (1899).

Howard'schen Auffassung, morphinähnliche Effekte erwartet hätten. Ferner hätte Morphothebain, wenn nur eine Methoxylgruppe abgespalten, wie M. Freund gezeigt, und nicht zugleich eine Umwandlung des Morpholinringes vor sich gegangen wäre, physiologische Eigenschaften, ähnlich wie Codein, zeigen müssen.

Met-Thebenin wirkt wie Thebenin aber stärker, während das ringförmige Thebenol ganz unwirksam ist. Durch die Ringsprengung geht die eigenartige Wirkung des Thebeins nach allen Richtungen verloren.

Man erhält Thebainderivate[1]) durch Grignard'sche Synthese und Zersetzung mit Wasser aus Brombenzol und Thebain, Magnesium und Äther oder aus Thebain, Benzylchlorid, Magnesium und Äther.

Es läßt sich also aus der vergleichenden Betrachtung dieser Substanzen sagen, daß die typische Wirkung des Morphins mit dem Vorhandensein der beiden freien Hydroxyle in benachbarter Stellung an einem Benzolring sowie mit dem Intaktsein des stickstoffhaltigen Ringes in innigem Zusammenhange steht. Ähnlich konstruierte Körper können die krampferregende Wirkung besitzen, wie es nach den Erfahrungen mit Laudanosin und Papaverin sicher anzunehmen ist. Hingegen geht sie bei Veränderung des N-haltigen Ringes in dem Falle des Morphothebains verloren.

Methylthebajumsulfat (durch Addition von Methyljodid dargestellt) besitzt nach C. Brown und Fraser lähmende Wirkung auf motorische Nerven und seine letale Wirkung ist dem Thebain gegenüber sehr verringert. Aber auch die krampferregende Wirkung des Thebains ist in der Thebajumammoniumbase erhalten, wenn auch die prädominierende lähmende Wirkung sie verdeckt. Die Methylthebajumbase soll man nach Stockmann und Dott zur Morphingruppe rechnen, da sie ein narkotisches und tetanisches Stadium erzeugt, wenn auch ersteres sehr schlecht entwickelt.

Apomorphin.

Die Abspaltung von Wasser aus dem Morphin oder Codein durch Salzsäure oder Chlorzink in der Siedehitze führt zu Verbindungen, welche insofern von den Muttersubstanzen differieren, als ihnen die brechenerregende Wirkung des Morphins in erheblich erhöhter Weise zukommt. Es sind dies Apomorphin und Apocodein.

Pschorr[2]) faßt das Apomorphin gegenwärtig auf als

Es enthält zwei Phenolhydroxyle, im Gegensatze zum Morphin mit einem Phenolhydroxyl. Der indifferente Sauerstoff und zwei Wasser-

---

[1]) Martin Freund, DRP. 181510.
[2]) Pschorr, BB. **39**. 3125 (1906), BB. **40**. 1984 (1907), BB. **40**. 3344 (1907)

stoffe sind abgespalten. Der Stickstoff ist tertiär und ringförmig gebunden wie im Morphin.

Bei der Apomorphinbildung aus Morphin findet außer der Abspaltung eines Molekül Wassers noch die Aufrichtung des indifferenten
Sauerstoffs an einem Phenolhydroxyl und der durch beide Vorgänge
bedingte Übergang des hexahydrierten Systems in ein dihydriertes
statt. Außerdem ist eine Wanderung der Kohlenstoffseitenkette anzunehmen.

Apomorphin hat eine geringe narkotische Wirkung, verursacht
aber eine hochgradige Erregung, hierauf Lähmung des Gehirns und der
Medulla oblongata[1]). Apomorphin ist ein energisches Expektorans und
ein Emetikum.

Ähnlich wie Apomorphin verhält sich Apocodein $C_{17}H_{16}NO_2 . CH_3$.
Nach Murrell ist es ein Expektorans und Emetikum, wie das ihm nahestehende Apomorphin. Nach Guinard ist es für Hunde ein ausgezeichnetes
Schlafmittel, wie Codein. Bei größerer Dosis bekommt das Tier nach dem
Einschlafen Zuckungen und Krämpfe, durch welche der Schlaf alsbald
verschwindet. Apocodein[2]) ist kein Brechmittel, sondern erzeugt nur
übermäßige Speichelsekretion und beschleunigt die Darmperistaltik,
wirkt als Sedativum, das ohne vorhergehendes Exzitationsstadium und
ohne Übelkeit und Erbrechen hervorzurufen, leichten vorübergehenden
Schlaf erzeugt. Toy und Combemale[3]) wiesen darauf hin, daß Apo-
codeinchlorhydrat ein subkutan applizierbares, sicher wirkendes Abführmittel ist. Nach Dixon[4]) erniedrigt es den Blutdruck und wirkt
gefäßerweiternd. Die laxierende Wirkung ist durch Peristaltiksteigerung,
durch den sedativen Einfluß auf die Hemmungsganglien des Sympathikus
zu erklären. In richtiger Dosis subkutan verabreicht, erzeugt es keine
Nebenwirkungen, kein Erbrechen. Die Wirkung des Apocodeins und
des Codeins weisen gewisse Analogien auf, doch wirkt letzteres in stärkerem Maße hypersekretorisch und weniger beruhigend, ist ferner stärker
krampferregend und im allgemeinen gefahrbringender.

Dibenzoylapomorphin erzeugt kein Erbrechen[5]). Es scheint überhaupt weniger wirksam zu sein. Zum Zustandekommen der Wirkung
müssen die beiden Phenolhydroxyle offen sein.

Alkylapomorphiniumsalze erhält man in leicht löslicher Form durch Umsetzen der Apomorphinjodalkylate mit Schwermetallsalzen der betreffenden Säuren
oder durch Umsetzen der freien quaternären Base mit Säuren oder durch Einwirkung von Alkyläthern der Sauerstoffsäuren oder Alkylhalogenen auf
Apomorphin selbst[6]). Diese Alkylapomorphiniumsalze sind leichter löslich und
nicht so leicht veränderlich, wie Apomorphinchlorhydrat.

---

[1]) Hypnotische Wirkung des Apomorphin Merck's Ber. **1900.** 69, Rabow in
v. Leyden, Festschrift Bd. **2.** 79 (1902).
[2]) L. Guinard, Contributions à l'étude physiologique de l'apocodeine. Lyon
1893 und Lyon médical. **1891.** Nr. 21 u. 23.
[3]) E. Merck's Ber. **1900.** 62.
[4]) Brit. med. Journ. **1902.** 1297. 2181.
[5]) Bergell und Pschorr, Therapie der Gegenwart **1904.** Mai.
[6]) Pschorr-Berlin, DRP. 158620.

Man erhält Alkylapomorphiniumsalze, indem man die alkylschwefelsauren Salze der Alkylapomorphiniumbasen in konzentrierter wässeriger Lösung mit Metallsalzen umsetzt, deren basischer Bestandteil ein leichtlösliches Salz der Alkylschwefelsäure bildet; so erhält man Apomorphinbrommethylat durch Versetzen der ätherischen Lösung von Apomorphin mit Dimethylsulfat. Der abgeschiedene Syrup wird mit Bromkalium umgesetzt und es scheidet sich das Brommethylat ab, das man aus der methylalkoholischen Lösung mit Aceton fällen kann[1]).

Apomorphinmethylbromid (Euporphin) besitzt Curarewirkung, wirkt aber nicht emetisch auch nicht zentralerregend[2]); es soll weniger Brechreiz erzeugen als Apomorphin und nicht so stark auf das Herz wirken[3]).

Zu erwähnen ist noch das physiologische Verhalten des Methocodeins oder Methylmorphimethins.

$$CH_3O.C_{10}H_5 \Big\langle {}^{CH(OH)}_{CH.CH} \Big\rangle CH.O.CH_2.CH_2.N(CH_3)_2$$

Dieses entsteht beim Kochen von Codeinmethyljodid mit Alkalien[4]).

Es wird anscheinend die cyclische Stickstoffverkettung des Codeins aufgespalten[5]).

α-Methylmorphimethin besitzt lokal geringe Reizwirkungen, resorbiert führt es zu Krämpfen, Herzverlangsamung, später Herzschwäche, Atemstillstand und Tod. Es besitzt weder die schmerzstillende und schlafmachende, noch die pupillenverengernde Wirkung des Morphins, beziehungsweise Codeins, dagegen lähmt es, wie Morphin, das Atemzentrum, während aber Morphin Blutdruck und Herztätigkeit nicht herabsetzt, tut dies α-Methylmorphimethin. β-Methylmorphimethin wirkt ähnlich, nur schwächer als die α-Base[6]).

Dott und Stockmann's Methocodein ist vielleicht α-Methylmorphimethin.

β-Methylmorphimethin entsteht beim Erhitzen von α-Methylmorphimethin mit Essigsäureanhydrid. Es bildet sich aus der Hälfte der Sub-

stanz Morphenol $C_{14}H_8O_2 =$ 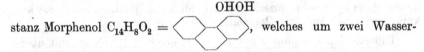, welches um zwei Wasser-

stoffe ärmer ist als Morphol, die andere Hälfte erfährt eine Umlagerung in eine stereoisomere Verbindung, das β-Methylmorphimethin.

Stärke und Art der Wirkung sind bei den fünf Methylmorphimethinen unabhängig von der Isomerie. Beim Warmblüter haben sie eine Wirkung auf Atmung und Herztätigkeit ohne narkotische oder zentrale Wirkung. Beim Frosche machen sie Narkose, einige Reflexüberregbarkeit, manche sogar Krämpfe. Die Atmung wird zuerst angegriffen, die Herztätigkeit erst später. Sie machen eine Zunahme der Atemgröße, beeinflussen die Frequenz der Atmung nicht.

[1]) Riedel, DRP. 167879, Zusatz zu DRP. 158620.
[2]) E. Harnack und H. Hildebrandt, AePP. **61.** 343 (1909).
[3]) M. Michaelis, Klin. therap. Wochenschr. **1904.** Nr. 24. 660.
[4]) Hesse, BB. **14.** 2693 (1881), Grimaux, C. r. **93.** 591.
[5]) BB. **22.** 1118 (1889).
[6]) Knorr (Heintz), BB. **27.** 1144 (1894).

Die Methylmorphimethine wirken beim Frosche narkotisierend und das Atemzentrum hemmend, sekundär tritt eine Schwächung des Herzens ein, außerdem erzeugen sie eine Übererregbarkeit. Beim Kaninchen beeinflußen sie die Atmung, welche sich vertieft, ohne daß die Frequenz zunimmt. Nach β-γ-Methylmorphimethin tritt manchmal eine Verflachung der Atmung ein, während die anderen, am stärksten die α-Verbindung eine Vertiefung hervorrufen[1].

3-Methoxy-4-dimethylaminoäthoxy-phenanthren (Methylmorpholäther des Äthanol-dimethylamin) wurde physiologisch mit α-Methylmorphimethin verglichen[2]. Beide Körper wirken nicht auf die Psyche. Die erstere Substanz ruft lokale Entzündungserscheinungen hervor, denn sie besitzt, ähnlich dem Codeinon, eine lymphagoge Wirkung. Salzsaures Morphimethin ist reizlos. Beide Substanzen sind Atemgifte, sie lähmen die Atmung, während die anderen Körperfunktionen noch erhalten bleiben. Methylmorphimethin macht aber die einzelnen Atemzüge tiefer. Der Dimethylaminäther des Methylmorphols zeigt diese Wirkung nicht.

Versuche zur Morphinsynthese.

Die Versuche zur Synthese des Morphins lassen sich in zwei Gruppen teilen: In Versuche, welche dem Morphin analog wirkende Körper erzielen wollten, und Versuche zur Synthese des Alkaloides selbst.

Als der roheste Versuch muß jedenfalls die Synthese des Piperidinbrenzcatechin angesehen werden, welche Sokolowski und Szmurlo ausgeführt haben, um ein Alkaloid der Morphiumgruppe zu erhalten. Die Überlegung, welche dieser Synthese zugrunde zu liegen scheint, ist, wenn überhaupt eine vorhanden war, die, daß die benachbarte Stellung der Hydroxyle im Morphin nachzuahmen sei. Dann liegt aber eine grobe Verwechslung zwischen der verankernden und der wirklich wirkenden Gruppe vor.

Die Konstitution ist angeblich

$$C_6H_4 \underset{OH}{\overset{OH}{<}} CO - CH_2 \cdot N \underset{Cl}{<} \begin{array}{ccc} H_2 & & H_2 \\ H\,C & & C \\ & & \\ CH_2 & & CH_2 \end{array} > CH_2$$

Die toxische Gabe dieser Substanz betrug 1 g. In mittleren Gaben einverleibt hat die Verbindung keinen Einfluß auf den Zirkulationsapparat und zeigte gar keinen narkotischen Effekt.

Versuche zur Synthese morphinähnlicher Körper liegen von L. Knorr vor, welche sich auf seine Untersuchungen über die Konstitution des Morphins stützen. Leider ist das experimentelle Material über die Wirkung dieser Substanzen nicht veröffentlicht. Sie sind nie in die Therapie gedrungen, so daß es sich anscheinend um wirkungslose Substanzen handelt.

---

[1] H. Kögel, Archiv International de Pharmacodyn **19**. 5 (1909),
[2] Kionka bei Knorr, BB. **38**. 3153 (1905).

Von den synthetischen Morpholinen stehen die Naphthalanmorpholine ihrer Konstitution zufolge, nach der Ansicht von Knorr, dem Morphin am nächsten. Nach der Knorr'schen Angabe sollen die physiologisch sehr wirksamen N-Alkylderivate des Naphthalanmorpholins in der Wirkung auf den menschlichen Organismus dem Morphin schon sehr ähnlich sein, was aber anscheinend ganz unrichtig ist.

Direkt werden die Morpholine aus Dioxäthylaminen dargestellt [1]). Sie entstehen durch direkte Wasserentziehung aus denselben, indem sich ihre Anhydride, die Morpholine, bilden. Als Kondensationsmittel werden Phosphorsäure, Essigsäureanhydrid, am besten aber 70 % Schwefelsäure bei 100—200⁰ angewendet. Auch die Stammsubstanz der Morpholine, das Morpholin (p-Oxazin), selbst

$$\begin{array}{c} O \\ H_2C \diagup \diagdown CH_2 \\ H_2C \diagdown \diagup CH_2 \\ N \\ H \end{array}$$

kann nach dieser Methode aus Dioxäthylamin erhalten werden.

Nach Marckwald und Chaïn [2]) gelangt man auf folgende Weise zum Morpholin: Durch die Einwirkung von Äthylenbromid auf Natriumphenolate erhält man Bromäthylalphyläther, aus welchen durch Ammoniak oder primäre Amine Basen der allgemeinen Form

$$RN \diagdown^{CH_2 . CH_2 . O . Alphyl}_{CH_2 . CH_2 . O . Alphyl}$$

entstehen. Wenn man Sulfamide bei Gegenwart von Alkali mit Bromäthylalphyläther reagieren läßt, so entstehen substituierte Sulfamide

$$R . SO_2 . N \diagdown^{CH_2 . CH_2 . O . Alphyl}_{CH_2 . CH_2 . O . Alphyl}$$

Ferner lassen sich Monoalphyläther des Diäthanolamins und seiner Derivate von der Form

$$R . N \diagdown^{CH_2 . CH_2 . O . Alphyl}_{CH_2 . CH_2 . OH}$$

durch Einwirkung von Äthylenchlorhydrin auf die entsprechenden Derivate der Aminoäthylalphyläther erhalten.

Diese alle Verbindungen liefern beim Erhitzen mit verdünnter Mineralsäure, unter Abspaltung der Phenole, Derivate des Morpholins oder dieses selbst. Wenn man Iminoäthylphenyläther $NH . (CH_2 . CH_2 . O . C_6H_5)_2$ mit Salzsäure auf 160 ⁰ erhitzt, so erhält man fast reines Morpholinchlorhydrat.

Besser ist es von einem Sulfamid, z. B. p-Toluolsulfamid auszugehen und es mit Bromäthyl-β-naphthyläther und Alkali zur Reaktion zu bringen.

$$C_7H_7 . SO_2 . NH_2 + 2 CH_2Br . CH_2 . O . C_{10}H_7 + 2 NaOH =$$

$$C_7H_7 . SO_2 . N \diagdown^{CH_2 . CH_2 . O . C_{10}H_7}_{CH_2 . CH_2 . O . C_{10}H_7} + 2 NaBr + 2 H_2O.$$

Es entsteht glatt der Dinaphthyläther des p-Toluolsulfodiäthanolamids, welcher sich bei 170⁰ mit 25 %iger Salzsäure spalten läßt.

---

[1]) DRP. 95854.
[2]) DRP. 120047.

$$C_7H_7 . SO_2N : (CH_2 . CH_2 . O . C_{10}H_7)_2 + 3 H_2O =$$

$$C_7H_8 + H_2SO_4 + 2 C_{10}H_8O + HN \begin{matrix} CH_2 . CH_2 \\ CH_2 . CH_2 \end{matrix} O = Morpholin.$$

Ferner kann man Aminoäthylphenyläther mit p-Toluolsulfochlorid bei Gegenwart von Alkali in Wechselwirkung bringen und erhält p-Toluolsulfoaminoäthylphenyläther $C_7H_7 . SO_2 . NH . CH_2 . CH_2 . CH_2 . O . C_6H_5$. Mit Kali und Äthylenchlorhydrin in alkoholischer Lösung erhält man daraus den Monophenyläther des p-Toluolsulfodiäthanolamids

$$C_7H_7 . SO_2 . N \begin{matrix} CH_2 . CH_2 . OH \\ CH_2 . CH_2 . O . C_6H_5 \end{matrix}$$

welch letzterer mit Salzsäure wie der Dinaphthyläther reagiert.

Zur Darstellung des Methylmorpholins kann man vom Methyliminoäthylphenyläther $CH_3 . N (CH_2 . CH . O . C_6H_5)_2$ ausgehen, welcher durch Einwirkung von Bromäthylphenyläther auf eine verdünnte alkoholische Methylaminlösung bei 100° entsteht. Es bilden sich Methylaminoäthylphenyläther und Methyliminoäthylphenyläther. Man stellt die Nitrosoverbindung der sekundären Base dar und scheidet die tertiäre Base mit Lauge ab. Letztere wird mit Salzsäure erhitzt und zerfällt in Phenol und Methylmorpholin.

Morpholin läßt sich ferner leicht aus Nitroso- und Nitroderivaten des Phenylmorpholins darstellen durch Spaltung mit Alkalien, während Phenylmorpholin selbst sehr resistent ist [1]).

Vorher hat Knorr[2]) Morpholin
$$\begin{matrix} & O & \\ H_2C & & H_2C \\ H_2C & & H_2C \\ & N & \\ & H & \end{matrix}$$
aus dem Dioxyäthylamin

$$HN \begin{matrix} CH_2 . CH_2 . OH \\ CH_2 . CH_2 . OH \end{matrix}$$
von Würtz, dessen inneres Anhydrid es ist, durch Erhitzen mit Salzsäure auf 160° C erhalten.

Dieses Morpholin verhält sich zum einfachen Oxazin
$$\begin{matrix} & O & \\ HC & & CH \\ HC & & CH \\ & N & \end{matrix}$$
wie Piperidin zu Pyridin.

Methylphenmorpholin[3]) erhält man auf folgende Weise: Wenn man o-Nitrophenolsalze mit Monohalogenketon umsetzt, erhält man o-Nitrophenolacetol, durch Reduktion dieser Verbindung kann man Methylphenmorpholin herstellen, eine Verbindung, die, wie Knorr angibt, wegen ihrer narkotischen Wirkung wertvoll ist, und der nach ihrer Entstehung die nachstehende Konstitutionsformel zuzuschreiben ist:

Nitrophenacetol
$$\begin{matrix} O . CH_2 . CO . CH_3 \\ \\ NO_2 \end{matrix}$$

Methylphenmorpholin
$$\begin{matrix} O — CH_2 \\ \\ NH — CH . CH_3 \end{matrix}$$

Methylphenmorpholin bildet Methämoglobin, löst rote Blutkörperchen; es besitzt keine narkotische Wirkung, wirkt auf Katzen nicht wie Morphin exzitierend[4]).

---

[1]) DRP. 119785.
[2]) BB. **22**. 2081 (1889).
[3]) DRP. 97242.
[4]) Becher, Arch. de pharmacodyn. **22**. 91.

Naphthalanmorpholin, also den Körper, welcher nach Knorr von den synthetisch dargestellten Morpholinbasen dem Morphin chemisch und physiologisch am nächsten ist [1]), konnte er aus dem von E. Bamberger und Lodter beschriebenen Tetrahydronaphthylenoxyd durch Anlagerung von Aminoalkohol und Behandlung des resultierenden Oxäthylaminotetrahydro-β-naphthols mit kondensierenden Mitteln darstellen [2]).

Tetrahydronaphtylenoxyd   Oxyäthylaminotetrahydro-β-naphthol

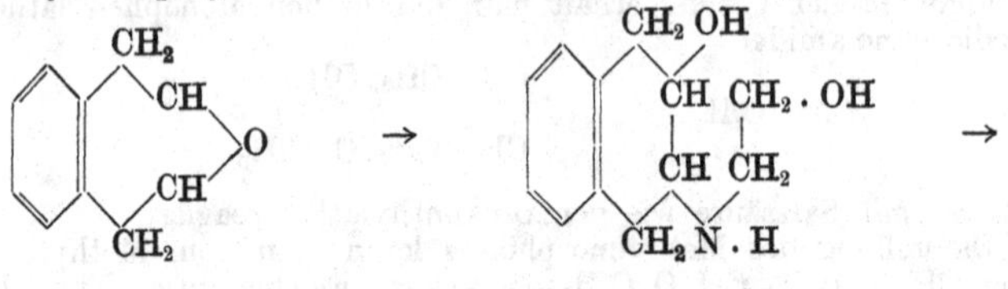

Naphthalanmorpholin

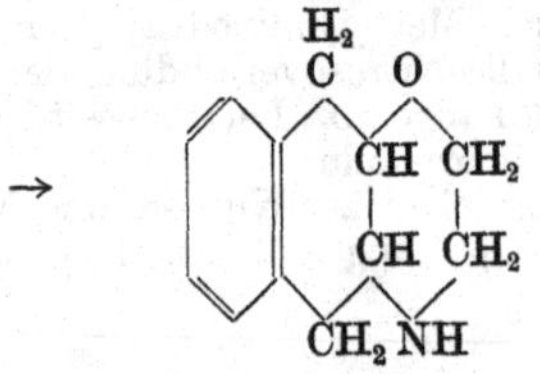

Zur Darstellung der Naphthalanmorpholine kann man nach Knorr [3]) auch folgenden Weg einschlagen:

Hydramine der Naphthalinreihe gehen unter dem Einflusse von verdünnter Schwefelsäure bei Temperaturen von 100—200⁰ glatt unter Wasserverlust in die inneren Äther(Morpholine) über:

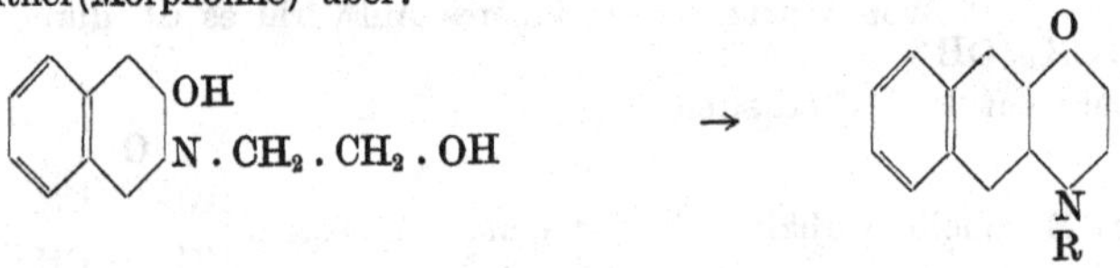

Jene Hydramine der Naphthalinreihe werden leicht durch Einwirkung von Äthanolaminbasen

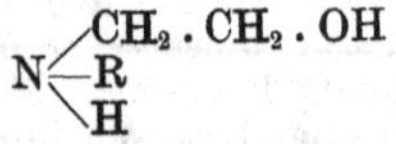

$$N \diagdown \begin{matrix} CH_2 . CH_2 . OH \\ R \\ H \end{matrix}$$

auf das Dihydronaphthalinchlorhydrin

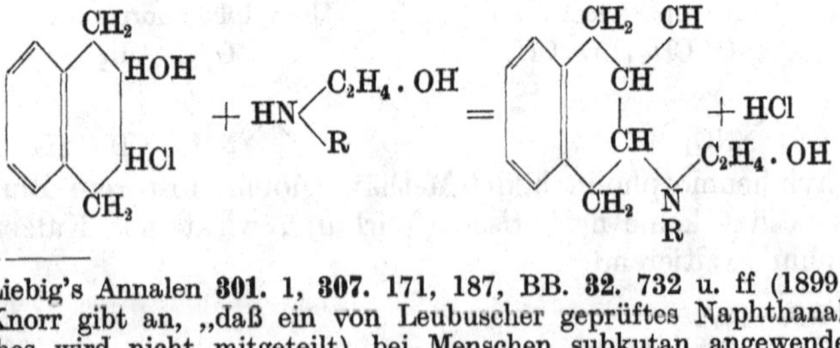

---

[1]) Liebig's Annalen **301**. 1, **307**. 171, 187, BB. **32**. 732 u. ff (1899).
[2]) Knorr gibt an, „daß ein von Leubuscher geprüftes Naphthanalmorpholin (welches wird nicht mitgeteilt) bei Menschen subkutan angewendet, hypnotisch wirkt." Diese Angabe aber scheint unrichtig zu sein.
[3]) DRP. 105498.

oder durch Addition von Äthanolaminbasen an Dihydronaphthalinoxyd

$$\text{(Strukturformel)} + HN\begin{smallmatrix}C_2H_4.OH\\R\end{smallmatrix} = \text{(Strukturformel)}\quad N.C_2H_4.OH$$

gewonnen.

Zur Darstellung der Camphenmorpholine, die sich vom Campher ableiten, dienen die Hydramine der Campherreihe von der Formel

$$\text{(Strukturformel mit } CH_3, H_2C, H_2C, C<\begin{smallmatrix}CH_3\\CH_3\end{smallmatrix}, CO, CH.N<\begin{smallmatrix}CH_2.CH_2.OH\\R\end{smallmatrix}, C, H\text{)}$$

(oder die tautomere Nebenform

$$\text{(Strukturformel mit } CH_3, H_2C, H_2C, C<\begin{smallmatrix}CH_3\\CH_3\end{smallmatrix}, C.OH, C.N<\begin{smallmatrix}CH_2.CH_2.OH\\R\end{smallmatrix}, C, H\text{)}$$

Diese Hydramine des Camphers werden leicht durch Einführung der Äthanol-gruppe in Aminocampher gewonnen, z. B.

$$\text{(Strukturformel mit } CH_3, H_2C, H_2C, C<\begin{smallmatrix}CH_3\\CH_3\end{smallmatrix}, CO, CH.NH.R, CH\text{)} + ClCH_2.CH_2.OH$$

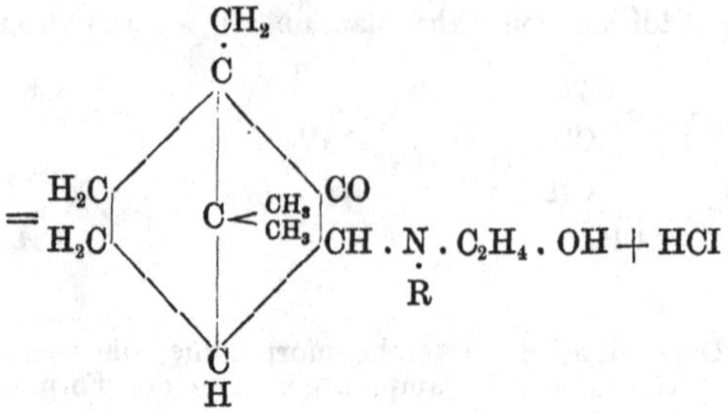

$$= \begin{array}{c} CH_2 \\ | \\ C \\ \end{array} \quad H_2C \diagdown \quad C{<}^{CH_3}_{CH_3} \diagup^{CO}_{CH} \cdot N \cdot C_2H_4 \cdot OH + HCl $$

Die Hydramine des Camphers gehen außerordentlich leicht unter dem Einfluß kondensierender Mittel in die Camphermorpholine über:

Die Hydramine des Camphers gehen außerordentlich leicht unter dem Einfluß kondensierender Mittel in die Camphermorpholine über — Strukturformeln —

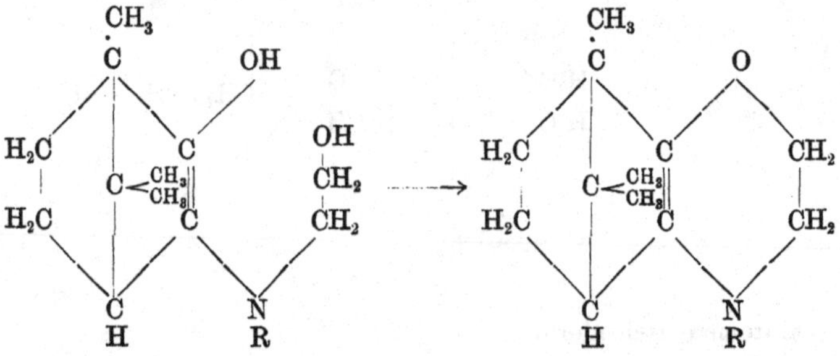

E. Vahlen[1]) ging von der Vermutung aus, daß, im Gegensatze zur Knorr'schen Ansicht, nicht der Morpholinkomplex, sondern der Phenanthrenkern der Wirkungsträger sei[2]). Er stellte das Chlorhydrat des 9.Amino-10.oxyphenanthren dar, Morphigenin genannt.

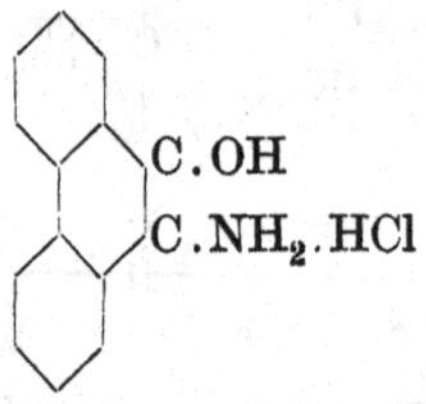

C.OH
C.NH$_2$.HCl

und davon ausgehend das Epiosin

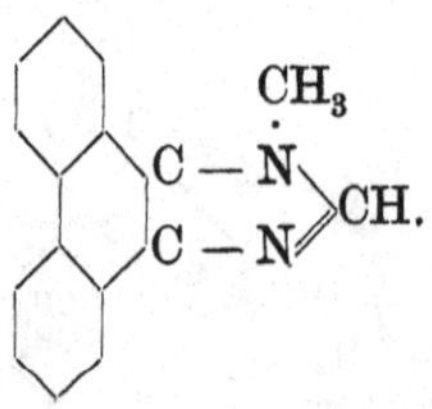

CH$_3$
C — N
C — N ⟩ CH.

---

[1]) AePP. **47**. 368 (1902).
[2]) S. Overton: Narkose. Overton zeigte, daß Phenanthren selbst bei Kaulquappen hypnotisch wirkt.

Er hält die Gruppe

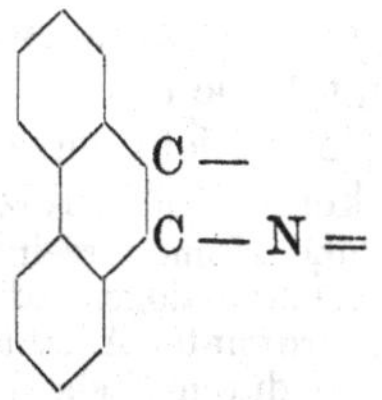

$$\begin{array}{c}
\text{C} - \\
\text{C} - \text{N} =
\end{array}$$

für den Träger der Wirkung, wohl im Gegensatze zu den meisten Morphin-forschern, aber in Übereinstimmung mit der älteren Knorr'schen Formel

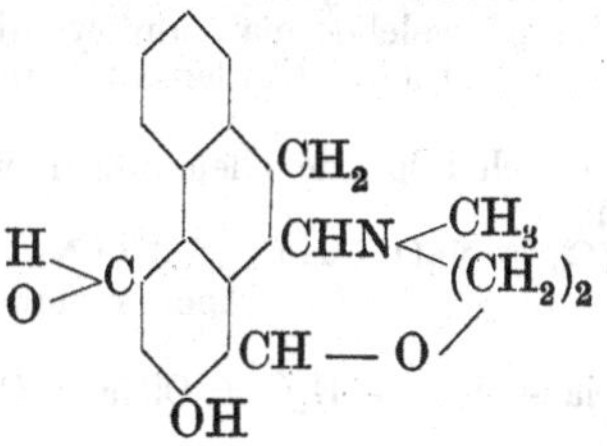

$$\underset{\text{O}}{\overset{\text{H}}{>}}\text{C} \begin{array}{c} \text{CH}_2 \\ \text{CHN} < \begin{array}{c} \text{CH}_3 \\ (\text{CH}_2)_2 \end{array} \\ \text{CH} - \text{O} \\ \text{OH} \end{array}$$

Morphigeninchlorid wird folgendermaßen dargestellt: Phenanthrenchinon und salzsaures Phenylhydrazin geben Phenanthrenchinonphenylhydrazon [1]). Dieses wird mit Zinnchlorür in Eisessig reduziert.

Verschiedene Derivate des Morphigenins, welche aber chemisch rein nicht faßbar waren, gaben morphinähnliche Wirkungen. Oben-erwähntes Epiosin wird durch Erhitzen von Morphigeninchlorid mit Natriumacetat, Alkohol und Methylamin unter Druck erhalten. Es ist identisch mit dem Methyldiphenylenimidazol [2]). Epiosin ist nach Pschorr kein Derivat des Aminophenanthrols (Morphigenin), sondern des Phen-anthrenchinons, resp. Phenanthrenhydrochinons. Es erzeugt Ab-stumpfung der Schmerzempfindlichkeit, geringe schlafmachende Wirkung und rasches Eintreten von Krämpfen (Codeincharakter). Es erhöht im Gegensatze zu Morphin den Blutdruck. Morphin verlangsamt die Puls-frequenz, Epiosin nicht. Schließlich ist in quantitativer Hinsicht eine sehr große Differenz. Es schmeckt stark kratzend. 0,12 g Epiosin entsprechen etwa 0,03 g Dionin.

Vahlen hatte kein Morphigenin, sondern ein N-freies Umwandlungs-produkt in der Hand, mit dem er seine Versuche anstellte. Phenan-threnchinon gab nach dem Behandeln mit Schwefelsäure ein Präparat ähnlicher physiologischer Wirkung. Es bildet sich bei Behandlung von Morphigeninchlorid mit Schwefelsäure unter N-Abspaltung intermediär Phenanthrenchinon. Auch andere N-freie Derivate des Phenanthrens (Carbonsäuren und Phenanthrole) zeigen starke physiologische Wirkung [3]).

* * *

---

[1]) Zincke, BB. **12**. 1641 (1879).
[2]) Japp u. Davidson, Journ. chem. Soc. **1895**. 1., Zincke u. Hof, BB. **12**. 1644 (1879).
[3]) S. Kritik dieser Versuche: Pschorr, BB. **35**. 2729 (1902).

In der Morphingruppe wären noch folgende Versuche, zu neuen Verbindungen zu gelangen, erwähnenswert, wenngleich sie keine praktische Bedeutung erlangt haben.

Morphinglykosid[1]) (sehr leicht zersetzlich) wirkt sehr stark tetanisch, macht bei Katzen aber keine Gehirnreizung wie Morphin.

Roser [2]) hat Narcein und Homonarcein in der Weise darstellen wollen, daß er aus dem Methyl- und Äthylhalogenadditionsprodukte des Narcetins durch Versetzung der Lösung mit verdünnter Alkalilauge die entsprechenden Ammoniumhydroxyde erzeugt und diese durch Stehenlassen oder Erwärmen des Produktes in Narcein oder Homonarcein überführt.

Zur Darstellung von Narcein aus Handelsnarcein gehen Martin Freund und Frankfurter [3]) so vor, daß sie Handelsnarcein in Lauge lösen und gelinde erwärmen, es erstarrt dann die Masse krystallinisch. Diese krystallinische Masse besteht aus Aponarceinnatrium, welches man umkrystallisieren kann. Löst man die gereinigten Salze in Wasser und leitet Kohlensäure ein, so fällt chemisch reines Narcein heraus.

Der Prozeß läßt sich durch folgende Gleichungen verständlich machen:
Entwässertes Narcein

$$C_{23}H_{29}NO_9 + NaOH = C_{23}H_{26}NO_8Na + 2\,H_2O$$
$$\text{Aponarceinnatrium}$$

Aponarceinnatrium
$$C_{23}H_{26}NO_8Na + HCl + H_2O = ClNa + C_{23}H_{29}NO_9$$
$$\text{Narcein}$$

Ester des Narceins kann man nach Martin Freund darstellen [4]), da in demselben eine Carboxylgruppe vorhanden ist, durch Behandeln mit Alkohol und Salzsäure.

Die so dargestellten salzsauren Methyl- und Äthylester haben keine praktische Verwendung gefunden.

Narcein[5]) oder Homonarcein wird bei Gegenwart von Alkalien mit Dialkylsulfaten behandelt und die erhaltenen Reaktionsprodukte in Salze oder Ester oder die Salze dieser Ester übergeführt.

Man kann die gleichen Alkylderivate auch erhalten durch neutrale Alkylierungsmittel, wie Methylnitrat, Jodalkyl, Trimethylphosphat [6]).

Zwecks Darstellung von Alkylnarcein[7]) oder Homonarceinadditionsprodukten und deren Alkylestern werden entweder Alkylnarceine resp. Alkylhomonarceine oder Narceinalkalien für sich oder in alkoholischer Lösung mit Alkylierungsmitteln behandelt und die erhaltenen quaternären Verbindungen esterifiziert oder die Narceine esterifiziert und dann ein die quaternären Verbindungen verwandelt.

Narceinäthylesterchlorhydrat (Narcyl) soll nach Schröder ein gutes Mittel gegen Reizhusten sein. Narcyl wirkt wie Morphinäther [8]). Es hat die gleichen Wirkungen wie Narcein [9])[10]).

Narcein ist nach Versuchen von Mohr (Privatm.) in Gaben von 1 g und mehr noch ganz unwirksam (per os). Narcein ist wasserunlöslich, seine Salze äußerst schwer löslich. Aponarcein ist gleichfalls unwirksam.

Narceinphenylhydrazon $C_{22}H_{31}N_3O_6$, von M. Freund dargestellt, wirkt in Dosen von 0,1 g p. kg letal durch Atmungslähmung. Vorher treten Konvulsionen auf [11]).

---

[1]) Becker, Arch. international de pharmacod. **12**. 96 (1903).
[2]) DRPAnm. 4485.
[3]) DRP. 68419, Liebig's Ann. **277**. 20.
[4]) DRP. 71797.
[5]) Knoll, DRP. 174380.
[6]) DRP. 183589, Zusatz zu DRP. 174380.
[7]) Knoll, DRP. 186884, Zusatz zu DRP. 174380.
[8]) Zeitschr. f. Tuberk. **1904**. 451.
[9]) Pouchet und Chevallier, Bull. gén. de therap. **1904**. 779.
[10]) Noguega, Gaceta Médica Catalana **1906**. 25.
[11]) Wendel, Diss. Berlin 1894.

Hingegen war kurze Zeit unter dem Namen Antispasmin eine Doppelverbindung des Narceïns, das Narceïnnatrium-Natriumsalicylat in Verwendung. Es hat eine morphinähnliche Wirkung, ist jedoch 40—50 mal schwächer als Morphin. Die ungemein schwache Wirkung des Narceïns selbst schließt es aus, daß man von diesem Körper aus zu neuen wertvollen Körpern gelangen kann.

Aponarceïn [1]) erhält man aus Narceïn mit wasserentziehenden Mitteln, wie Mineralsäuren, Säurechloriden oder Anhydriden, z. B. aus Narceïn und Phosphoroxychlorid.

Die Verfahren, um den Geschmack der Alkaloide bei ihrer internen Verwendung zu verbessern, haben wir schon zum Teil beim Chinin kennen gelernt.

Es bleiben noch folgende zu erwähnen.

Die Fabrik Rhenania in Aachen stellt wasserlösliche Verbindungen des Caseïns mit Alkaloiden in der Weise her, daß sie die alkoholische oder andere Lösung der Alkaloide auf Caseïn zur Einwirkung bringt, event. unter Zusatz von Alkali oder Alkalisalzen [2]).

Als Beispiele dienen: 100 T. Caseïn werden mit 24 T. Morphin in warmem Alkohol gelöst, gut verrieben und im Vakuum zur Trockene gebracht, die Verbindung ist in warmem Wasser vollständig löslich.

100 T. Caseïn werden in frisch abgepreßtem Zustande mit 30 T. Chininhydrat in alkoholischer Lösung erwärmt, die fast klare Lösung gibt nach dem Trocknen eine durchsichtige glasartige Masse, welche durch Zusatz von Alkali, bzw. von Alkalisalzen löslich gemacht wird.

Hydrastis.

Das Studium der Opiumalkaloide führt uns zu einer Gruppe von Körpern, welche chemisch und physiologisch bestimmte Beziehungen zu einzelnen Opiumalkaloiden besitzen.

Während lange Zeit die Mutterkornpräparate die Alleinherrschaft bei Behandlungen von Gebärmutterleiden und insbesonders von Blutungen aus diesem Organe behaupteten, trotzdem diesen Präparaten wegen ihrer sehr verschiedenen Wirkung, ihren unangenehmen Nebenwirkungen und dem leichten Verderben große Nachteile innewohnten, brachte die Einführung der Droge Hydrastis canadensis einen Konkurrenten, welcher sich einen großen Teil des therapeutischen Gebietes, auf welchem Ergotin dominierte, eroberte, obgleich keineswegs zu verkennen ist, daß zwischen der Wirkung beider Substanzen ganz wesentliche Unterschiede bestehen.

Der Fluidextrakt der Hydrastis canadensis hat einen dem rein dargestellten wirksamen Prinzipe nicht zukommenden widerlichen Geschmack, an welchem die Verwendung dieses Mittels oft gescheitert ist (er wird auch als Expektorans benützt).

Bei der Untersuchung dieser Droge wurde als wirksamer Bestandteil das Alkaloid Hydrastin isoliert, neben dem schon früher bekannten Alkaloide Berberin.

Hydrastin läßt sich in Opiansäure und in Hydrastinin spalten.

---

[1]) Knoll, DRP. 187138.
[2]) DRP. 119060.

Hydrastin   Opiansäure   Hydrastinin

$$C_{21}H_{21}NO_6 + H_2O = C_{10}H_{10}O_5 + C_{11}H_{13}NO_3$$

Dem Hydrastinin kommt folgende Strukturformel zu:

$$\begin{array}{c} H_2 \\ C \end{array}$$

CH₂ angle O— ... CH₂—NH—CH₃, CHO

Die Konstitution des Hydrastin läßt sich folgendermaßen darstellen:

(Hydrastininformel nach Dobbie und Finkler[1])

$$C_7H_4O_2 \Big\langle {\small \begin{array}{c} CHOH.N.CH_3 \\ CH_2\!-\!-\!CH_2 \end{array}} \Big)$$

Es fällt gleich eine bestimmte Verwandtschaft dieses Alkaloids mit dem Opiumalkaloid Narkotin auf, wenn man sich der Betrachtung der Konstitution des letzteren zuwendet.

Narkotin läßt sich durch Oxydation und Wasseraufnahme in Opiansäure und Kotarnin spalten.

$$C_{22}H_{23}NO_7 + H_2O + O = C_{10}H_{10}O_5 + C_{12}H_{15}NO_4$$
Narkotin   Opiansäure   Kotarnin

Dem Kotarnin kommt nun durch Synthese von Artur Henry Salway endgültig erwiesen folgende Konstitution zu[2]):

CH₂ angle O ... .CH₂.CH₂.NH.CH₃. CHO, OCH₃

Die meisten Gefäßmittel aus der Alkaloidreihe besitzen Aldehydcharakter, auch das Yohimbin.

---

[1]) Proceed. Chem. Soc. **20**. 162.
[2]) Journ. Chem. Soc. London **97**. 1208 (1910).

Narkotin läßt sich daher durch folgende Formel darstellen,

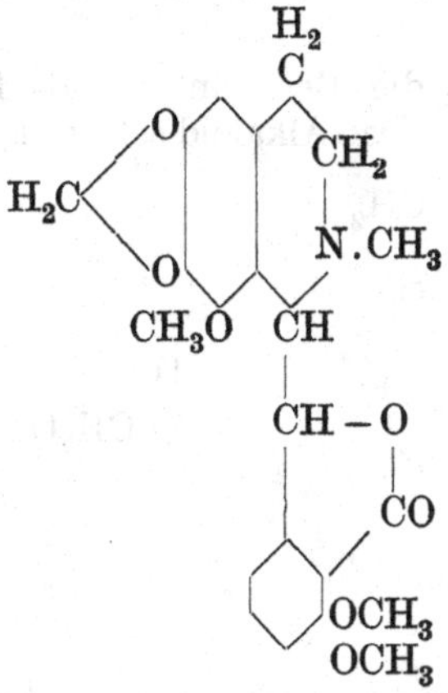

Betrachtet man nun die Formeln der Alkaloide: Hydrastin, Papaverin und Narkotin und auch die des Berberin nebeneinander, so läßt sich die große Analogie in der Konstitution nicht verkennen.

Narkotin erweist sich als ein Methoxyhydrastin.

Hydrastin

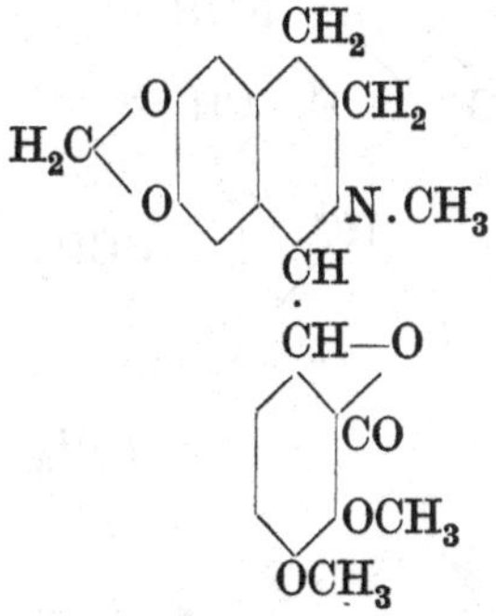

Papaverin

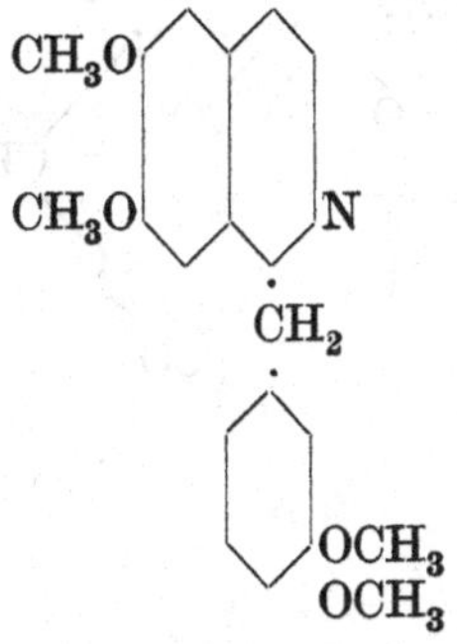

Narkotin

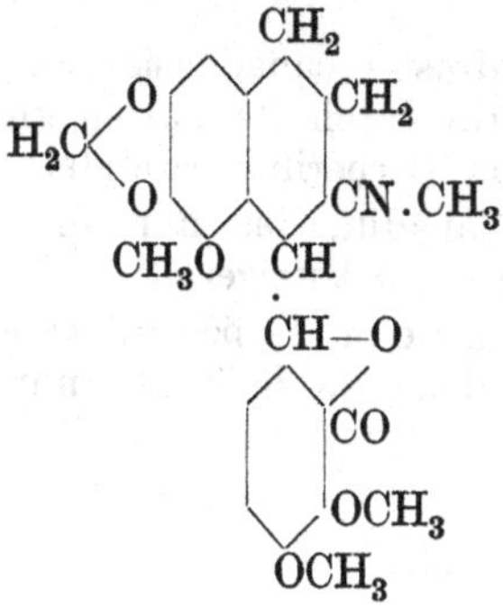

Berberin

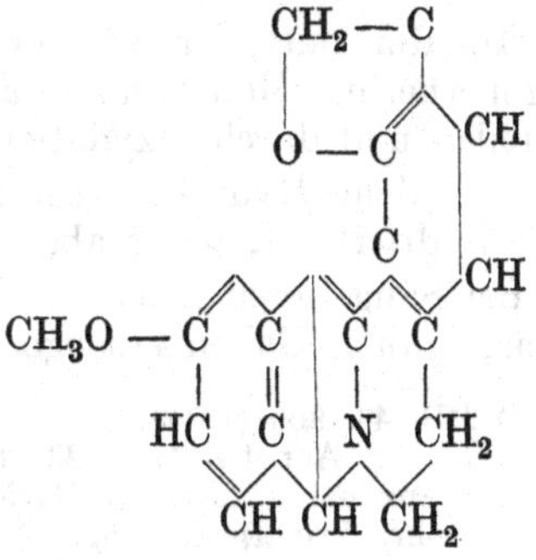

Das Gnoscopin ist racemisches Narkotin[1]). Paul Raabe und Andrew Macmillen fassen Narkotin und Hydrastin als innere Ester von 1.2.Hydraminen auf[2]).

Nach Gadamer sind die Berberinsalze als Isochinolinammoniumverbindungen aufzufassen. Das Alkaloid selbst als Aldehyd (Berberinal).

Im Gegensatze zu Perkin und Gadamer hat Franz Faltis[3]) eine Konstitutionsformel für Berberin aufgestellt, nach welcher dieses vollkommen mit den übrigen verwandten Alkaloiden übereinstimmen würde.

Berberal.

Canadin (aus der Wurzel von Hydrastis canadensis) ist Tetrahydroberberin. Man kann es aus Berberin durch Reduktion künstlich darstellen und durch Oxydation wieder in Berberin verwandeln.

Das dem Hydroberberin isomere Canadin, das nur an anderer Stelle hydriert ist, wirkt aber nicht[4]) blutdrucksteigernd.

Bei Säugetieren macht Canadin in mittleren Gaben schwere Somnolenz, große Gaben erzeugen tonisch-klonische Krämpfe mit nach-

[1]) BB. **43**. 800 (1910).
[2]) Liebigs Annalen **377**. 223 (1910).
[3]) Franz Faltis, M. f. C. **31**. 557 (1910).
[4]) Mohr, Privatmitteilung.

folgender schwerer Lähmung. Auf Uterus und das Gefäßsystem ist es ohne Einfluß[1]).

α-Methyltetrahydroberberinhydrochlorid ist fast wirkungslos, das entsprechende Salz des α-Äthyldihydroberberins zeigt ausgeprägte lokal schädigende Eigenschaften; es ätzt die Cornea, tötet einzellige Lebewesen, bringt Muskel zum Erstarren, lähmt Leukocyten. In das Gefäßsystem injiziert, veranlaßt es Puls- und Atembeschleunigung, verursacht aber im Gegensatz zu Hydrastinin und Kotarnin keine Blutdrucksteigerung durch Gefäßverengerung[2]).

Dicentrin ist ein dem Papaverin, Hydroberberin und Canadin isomeres Alkaloid $C_{20}H_{21}NO_4$. Es erzeugt leichte Narkose an Fröschen und Krämpfe, sowie eine Schwächung der Reaktionsfähigkeit des Froschherzens. In großen Dosen wirkt es auf das Respirationszentrum lähmend. Bei Warmblütern geht der Lähmung eine vorübergehende Erregung des Zentrums voraus[3]).

Mittels Grignard'scher Synthese werden aus Berberinsalzen Benzyldihydroberberin, Phenyldihydroberberin, Methyldihydroberberin, Äthyldihydroberberin, Propyldihydroberberin dargestellt[4]).

α-Alkyl-tetrahydroberberine erhält man durch Reduktion von α-alkylsubstituierten Derivaten[5]).

Betrachtet man nun die physiologische Wirksamkeit dieser Substanzen und ihrer Spaltungsprodukte, so ergeben sich interessante Beziehungen zwischen diesen Verbindungen und man sieht leicht den Gedankengang, welcher dazu geführt hat, auf rein chemischen Beobachtungen über die konstitutionelle Verwandtschaft dieser Körper äußerst wirksame Ersatzmittel der natürlichen Droge und ihres wirksamen, rein dargestellten, Prinzipes zu basieren.

Das zweite Alkaloid der Hydrastis, Berberin, wirkt hauptsächlich auf das Zentralnervensystem. Kleine Dosen wirken auf den Blutdruck und die Gefäße gar nicht. Große Dosen erniedrigen den Blutdruck merklich (Pio Marfori). Es setzt die Körpertemperatur herab, vermehrt die Peristaltik und tötet schließlich durch zentrale Lähmung[6]). Nach Berg wird es im Organismus verbrannt. Im Harn läßt es sich gar nicht, in den Exkrementen nur in Spuren nachweisen.

Hydroberberin, welches Hlasiwetz und Gilm[7]) und Schmidt dargestellt, unterscheidet sich vom Berberin dadurch, daß es um vier Atome Wasserstoff mehr enthält. Es erhöht den Blutdruck durch Gefäßverengerung, die abhängt von der Erregung der vasomotorischen Zentren der Medulla oblongata. Die physiologische Wirkung des Hydroberberins ist ganz verschieden von der des Berberins. Ersteres macht zuerst eine Erregung des Rückenmarkes und dann allgemeine Lähmung, letzteres sofort Lähmung. Hydroberberin macht Blutdrucksteigerung, Berberin

---

[1]) Frank Lee Pyman, Journ. chem. Soc. London **97**. 1814 (1910).
[2]) BB. **40**. 2604 (1907).
[3]) K. Iwakawa, AePP. **64**. 369 (1911).
[4]) M. Freund u. E. Merck, DRP. 179212.
[5]) Martin Freund, DRP. Anm. F. 20430 (zurückgezogen).
[6]) Curci, BB. **25**. R. 290 (1892).
[7]) Liebig's Ann. Suppl. **2**. 191 (1862).

eine starke Druckerniedrigung. Die Hydrierung macht also hier eine
völlige Änderung der physiologischen Wirkung [1]).

$$\text{Die Hydrastininsäure} \quad CH_2 \Big\langle {O \atop O} \Big\rangle \begin{array}{c} .CO.NH.CH_3 \\ .CO.COOH \end{array} \quad \text{und Berilsäure}$$

$$\begin{array}{c} CH_3O \\ CH_3O \end{array} \Big\rangle C_6H_2 \Big\langle {CO \atop CO} \Big\rangle N.CH:CH.C_6H_2 \Big\langle {O \atop O} \Big\rangle CH_2 \quad \text{sind Oxydationsprodukte}$$

$$\underset{COOH}{}$$

des Hydrastins und Berberins. Sie sind gänzlich unwirksam [2]).

Amenyl ist das Chlorhydrat des Methylhydrastimids; man erhält
es aus dem Jodmethylate des Hydrastins durch Ammoniak, wobei unter
Abspaltung von Jodwasserstoff eine Öffnung des N-haltigen Ringes
eintritt. Das so entstandene Methylhydrastin nimmt bei der Behandlung mit Ammoniak ein Molekül desselben auf, wobei die Lactonbildung
gesprengt wird. Das dabei entstehende Methylhydrastimid spaltet beim
Erwärmen mit Salzsäure sehr leicht ein Molekül Wasser ab und geht
dabei in das Chlorhydrat des Methylhydrastimids über. Dieses setzt
den Blutdruck infolge Gefäßerschlaffung herab [3]).

Schon kleine Berberindosen verursachen mächtige Uteruskontraktionen und dieselben Blutdruckänderungen, wie Extractum Hydrast. fluid [4]).

Die Droge Hydrastis canadensis wirkt in erster Linie auf das Gefäßsystem und zwar vom Zentrum aus und bewirkt Gefäßverengerung,
beziehungsweise in großen Gaben Erweiterung (Fellner).

Hydrastin macht keine lokale Anästhesie, hingegen aber eine
Steigerung des Blutdruckes. Bei Warmblütern macht Hydrastin Tetanus und dann Lähmung. Durch Reizung der Medulla oblongata
kommt es zu einer Gefäßkontraktion und Blutdrucksteigerung, dieselbe
ist aber nach Falk [5]) gering und besonders während der tetanischen
Anfälle tritt tiefes Sinken des Blutdruckes und Gefäßerschlaffung ein.
Die Blutdrucksteigerung ist nicht andauernd. Der Tod tritt bei der
Hydrastinvergiftung durch Herzlähmung ein [6]). Eine direkte Wirkung
auf den Uterus ist nicht zu konstatieren.

Hydrastinin, das Spaltungsprodukt des Hydrastins, wirkt ebenfalls
nicht lokal anästhesierend, ist aber kein Herzgift, wie seine Muttersubstanz, und erzeugt eine Zunahme der Gefäßkontraktion. Die Gefäßkontraktion wird zum Teil durch Erregung des vasomotorischen
Zentrums bewirkt, vor allem aber durch Einwirkung auf die Gefäße
selbst, infolgedessen tritt dann Blutdrucksteigerung ein. Die Blutdrucksteigerung ist anfangs periodisch, lang andauernd und durch keine Er-
schlaffungszustände unterbrochen. Der Tod erfolgt durch Lähmung
des Respirationszentrums. An der isolierten Gebärmutter sieht man,

---

[1]) S. Allgemeines über Alkaloide. p. 301 ff.
[2]) Pio Marfori, AePP. **27**. 161.
[3]) Therap. Monatsh. **23**. 581.
[4]) Österr. med. Jahrb. **1885**. 349.
[5]) Ther. Mon. **1890**. 319, Virchows Arch. **190**. 399, Arch. f. Gynäk. **36**. Heft 7.
[6]) Marfori, AePP. **27**. 166, Philipps und Pembrey, Journ. of physiol. Proc.
physiol. Soc. **1897**. 16. Jan.

daß Hydrastinin auf die Gefäße direkt nicht wirkt, daß die Gefäß-
wirkung eine zentrale ist. Die Uteruskontraktionen hängen nicht mit
einer Verengung der Gefäße zusammen. Auf den Nervenmuskelapparat
wirkt es so, daß die Zusammenziehungen einen tetanischen Charakter
annehmen [1]).

Der Unterschied zwischen der Muttersubstanz und dem Spaltungsprodukte läßt sich daher folgendermaßen feststellen.

Beim Hydrastin ist die Wirkung auf den Blutdruck als Teilerscheinung der strychninartigen Wirkung auf das Zentralnervensystem
anzusehen. Die Gefäßspannung ist eine Teilerscheinung des tetanischen
Stadiums.

Hydrastinin hingegen macht kein tetanisches Stadium, es steigert
die Kontraktilität des Herzmuskels, ist kein Herzgift hat keine lokale
Einwirkung auf die Muskulatur und bewirkt Gefäßkontraktion durch
Einwirkung auf die Gefäße selbst und dadurch Blutdrucksteigerung
und Pulsverlangsamung. Der Tod erfolgt durch Lähmung des Atemzentrums. Hydrastinin wirkt also in ganz anderer Weise, wenn
auch mit demselben physiologischen Endeffekte und viel intensiver
und andauernder als die Muttersubstanz Hydrastin. Nach den Durch-
strömungsversuchen von Pellaconi, Marfori etc. besitzt Hydrastin ebenso
wie Hydrastinin auch eine lokale Wirkung auf die peripheren Gefäße.
Hydrastinin wirkt nur im Sinne eines abgeschwächten Hydrastins.

Wenn man Hydrastinin als Aldehyd auffaßt so erscheint es zugleich als ein sekundäres Amin und es vermag so zwei Methylgruppen
aufzunehmen. Es entsteht auf diese Weise das Hydrastininmethyl-
methinchlorid. Dieses macht fast vollständige Lähmung, anfangs eine
Blutdrucksteigerung, dann Senkung. Vor allem unterscheidet sich die
Wirkung dieses Körpers von der des Hydrastinin dadurch, daß es periphere Lähmung der Atemmuskulatur erzeugt und so curareartig den
Tod herbeiführt. Hierbei büßt es die gefäßkontrahierenden Eigenschaften des Hydrastinins zum größten Teile ein.

Das zweite Spaltungsprodukt des Hydrastins, die Opiansäure,
macht bei Kaltblütern Narkose und zwar zentrale Lähmung, dann sehr
geringe Krämpfe (Pio Marfori), bei Warmblütern ist sie wirkungslos, es
kommen ihr höchstens antiseptische Eigenschaften zu.

Durch den Eintritt der Opiansäure in die Verbindung ist also eine
Abschwächung und Veränderung der Wirkung erfolgt, anderseits tritt
eine tetanische Wirkung hinzu, die dem Hydrastinin fehlt. Daher ist
Hydrastinin für die Therapie wertvoller, wegen der Stärke seiner gefäßkontrahierenden Wirkungen, anderseits wegen des Fehlens von Reizerscheinungen von seiten des Rückenmarkes und wegen der günstigen
Beeinflussung der Herzaktion.

Narkotin ist in seinen Wirkungen dem Morphin sehr ähnlich, aber
erheblich schwächer. Es stellt gewissermaßen ein umgekehrtes Thebain
vor. Sehr rasch erfolgt eine nur kurze Zeit währende geringe Erhöhung der Sensibilität und einiges Zucken, dann Empfindungslosig-
keit, Betäubung und Lähmung. Die Empfindlichkeit des Auges scheint

---

[1]) Kurdinowski, Engelmann's Arch. **1904.** Suppl. II. **323.**

vermindert, ebenso die Empfänglichkeit des Auges und der Nerven für den elektrischen Reiz. Ein schlafsüchtiger Zustand herrscht vor.

Bei Katzen macht Narkotin intern zu 1 g gegeben, fürchterliche tetanische Krämpfe und danach Somnolenz und Lähmung. Bei Menschen wirkt es in therapeutischen Dosen nur als Antipyreticum (z. B. bei Malaria). Als Nebenwirkung kleiner Gaben sieht man Steigerung des Sexualtriebes.

Sein Spaltungsprodukt Kotarnin hat nach Buchheim und Loos eine schwache Curarewirkung, Stockmann und Dott[1] fanden, daß es in gewissem Grade paralysierend auf motorische Nerven wirkt, nicht mehr als andere Glieder der Morphingruppe. Es erinnert in seiner Wirkung sehr an Hydrokotarnin, von dem es nur um zwei Wasserstoffe differiert.

Hydrokotarnin macht tetanische und narkotische Symptome ähnlich wie Codein, es ist aber weniger giftig als Thebain und Codein, aber giftiger als Morphin, es hat die typische Wirkung der Morphingruppe.

Äthylhydrokotarninchlorhydrat wirkt am Auge anästhesierend, 0,002 g sind für Frösche letal. Es macht Krämpfe und zentrale, sowie periphere Lähmung. Bei Warmblütern ist es ein heftiges Krampfgift. Propylhydrokotarninchlorhydrat wirkt wie das Äthylderivat bei sonst gleichen Dosen.

Phenylhydrokotarnin und Benzylhydrokotarnin sind als Chlorhydrate auffallend schwächer wirksam als die Äthyl- und Propylderivate.

Dihydrokotarninchlorhydrat ist stark giftig, es verursacht Krämpfe und Tod[2].

Kotarnin unterscheidet sich vom Hydrastinin nur dadurch, daß es an Stelle eines Wasserstoffatoms die Gruppe —OCH_3 enthält. Es wirkt blutstillend und kommt unter dem Namen Stypticin in den Handel. Stypticin[3] macht bei Tieren zuerst eine Erregung des Zentralnervensystems und dann eine allgemeine Paralyse. Der Tod erfolgt durch Atmungslähmung. Es zeigt also Kotarnin im allgemeinen dieselbe Wirkung wie seine Muttersubstanz Narkotin, auch schwache hypnotische Eigenschaften kommen beiden zu. Pio Marfori[4] zeigte, daß dem Kotarnin keine gefäßverengernden Eigenschaften zukommen wie dem Hydrastinin, welche seine blutstillenden Eigenschaften erklären würden. Auch die Gerinnung des Blutes wird durch dieses Mittel nicht begünstigt.

Als die wahrscheinlichste Ursache dieser blutstillenden Wirkung des Stypticins kann angenommen werden, daß ihm die Fähigkeit eigen ist, die Atmung zu verlangsamen, den arteriellen Blutdruck zu verringern und hierdurch eine Verlangsamung des gesamten Blutstromes hervorzurufen, wodurch die Thrombenbildung begünstigt und dem Blutaustritt ein Ziel gesetzt wird.

Das Eintreten der einen Methoxylgruppe macht also eine so große Differenz in der Wirkungsart beider Substanzen, des Hydrastinins

---

[1]) Brit. med. Journ. 1891. 24. Jan.
[2]) Martin Freund und Heintz, BB. 39. 2219 (1906).
[3]) Ther. Mon. 1895. 646. Ther. Mon. 1896. 28.
[4]) Arch. ital. de Biol. 1897. fasc. 2.

und des Stypticins; obgleich der blutstillende Effekt derselbe, so ist die Ursache der blutstillenden Eigenschaft in physiologischer Beziehung eine durchaus verschiedene.

Styptol ist phthalsaures Kotarnin. Phthalsäure soll nämlich ebenfalls blutstillend wirken[1]).

Nach den Untersuchungen von Kehrer[2]) wirkt Cholsäure auf den Uterus stark kontrahierend, weshalb ein Salz von Cholsäure und Kotarnin durch Auflösen molekularer Mengen hergestellt wird[3]). Man erhält dasselbe Salz, wenn man Cholsäure und Kotarnin in Form ihrer Salze aufeinander einwirken läßt[4]).

Man stellt phthalsaure Salze[5]) des Kotarnins her, entweder durch direkte Vereinigung von Säure und Base oder durch Umsetzung der Salze beider. Die Phthalsäure soll für sich schon entzündungswidrig und blutstillend wirken.

Man erhält diese Salze auch durch Zusammenbringen von Phthalsäureanhydrid und Kotarnin[6]), ebenso kann man das saure Phthalat darstellen.

Ein Doppelsalz aus einem Molekül Eisenchlorid und zwei Molekülen salzsaurem Kotarnin[7]) kann man bei gewöhnlicher Temperatur in Gegenwart eines Lösungsmittels erhalten.

Martin Freund[8]) verbindet Kotarninsuperoxyd mit Phthalsäure und Cholsäure und erhält glatt die reinen Salze des Kotarnins.

Kotarnin wirkt schwächer als das nahe verwandte Hydrastinin in bezug auf die Blutstillung, es löst aber Wehentätigkeit aus, was Hydrastinin nicht tut und wirkt auch nicht narkotisch[9]), besitzt aber nach Mohr (Privatmitteilung) sedative Wirkung.

Die große Billigkeit des Kotarnins sichert ihm neben dem teureren Hydrastinin einen Platz in der Therapie.

Narkotin und Hydrastin rufen beide ein tetanisches Stadium hervor, das bei Kaltblütern in eine vollständige zentrale Lähmung übergeht, beide verlangsamen die Schlagfolge des Herzens, beide lähmen die Herzganglien. Beide regen die Peristaltik an[10]).

Die Oxydationsprodukte, die nach Abspaltung der indifferenten Opiansäure entstehen, Kotarnin und Hydrastinin, zeigen beide keine krampferregenden Eigenschaften, sie erzeugen bei Warm- und Kaltblütern eine rein zentrale Lähmung (durch Einwirkung auf die motorische Sphäre des Rückenmarkes). Sie sind keine Herzgifte; der Exitus letalis erfolgt bei ihnen durch Lähmung des Atmungszentrums und ist durch künstliche Respiration aufzuhalten.

Acetylnarkotin[11]) soll weniger giftig sein als Narkotin selbst. Man erhält es aus Narkotin mit Essigsäureanhydrid bei Gegenwart von Schwefelsäure in der Wärme.

Narkotinsulfosäure[12]) erhält man aus Narkotinessigsäureanhydrid und Schwefelsäure bei Temperaturen, welche nicht höher sind als 30 °.

[1]) Katz, Ther. Mon. 1903. Juni.
[2]) Archiv für Gynäkologie 84. Heft 3.
[3]) Hoffmann-Laroche, DRP. 206696.
[4]) DRP. 208923, Zusatz zu DRP. 206696.
[5]) DRP. 175079.
[6]) DRP. 180395, Zusatz zu DRP. 175079.
[7]) Voswinkel, DRP. 161400.
[8]) DRP. 232003.
[9]) Virchow's Arch. 142. 360.
[10]) Ronße, Arch. intern. de Pharmacodyn. 4. 207. 5. 21.
[11]) Knoll, DRP. 188055.
[12]) Knoll, DRP. 188054.

Die aus dem Narkotin und dem Hydrastin durch Einführung der Gruppe CH_3NH_2- entstehenden analogen Verbindungen (Methylamino- verbindungen) erzeugen bei Warm- und Kaltblütern Lähmungen rein peripherer Natur. Sie sind in kleinen Dosen ohne jede Einwirkung auf das Herz und wirken erst in größeren Dosen und nach längerer Zeit lähmend ein. Beide bewirken — die Hydrastinverbindung jedoch ein wesentlich stärkeres — Sinken des Blutdruckes; der Tod erfolgt durch Atmungsstillstand.

Die aus diesen Verbindungen endlich durch Einwirkung von Säuren unter Abspaltung eines H-Atomes entstehenden Imidverbindungen von der Zusammensetzung $R . CH_3NH$ erzeugen bei Warm- und Kaltblütern zuerst ein Stadium einer unvollkommenen Lähmung, auf das alsdann ein mit der Steigerung der Reflexe beginnendes Krampfstadium folgt. Beide üben einen lähmenden Einfluß auf das Herz aus, sie bewirken Blutdrucksenkung, die Hydrastinverbindung jedoch eine wesentlich stärkere infolge starker Gefäßerschlaffung. Der Tod erfolgt durch Atmungsstillstand.

Die von Falck ausgeführten Untersuchungen haben also gezeigt, daß die gleich konstituierten Derivate des Narkotin und Hydrastin eine nahe pharmakologische Verwandtschaft besitzen, anderseits finden sich aber auch Verschiedenheiten in ihren Wirkungen. Wenn wir von unwesentlichen Wirkungen absehen, z. B. daß Methylnarkotimid lokal anästhesierend wirkt, so fällt vor allem der wesentliche Unterschied auf, daß alle Narkotinderivate, wenn auch eine verschieden starke, Einwirkung auf das Großhirn zeigen; sie erzeugen ein narkotisches Stadium, während die aus der Hydrastis canadensis stammenden Hydrastinderivate alle eine Einwirkung auf das Gefäßsystem und den Blutdruck ausüben. Während wir aber bei Hydrastin eine durch tiefes Sinken des Blutdruckes unterbrochene Steigerung des Druckes finden, besitzen die Additionsprodukte des Hydrastin, z. B. das Me- thylamid, nur gefäßerschlaffende Eigenschaften, sie erzeugen Blutdruck- senkung, hingegen ruft das durch Oxydation entstehende Spaltungs- produkt, das Hydrastinin, anhaltende Gefäßkontraktion und Blutdruck- steigerung hervor. Mohr[1]) konnte dies nicht beobachten.

Hydrastin macht bei Katzen Somnolenz, ebenso Hydroberberin.

Beim Menschen übt Methylnarkotamid keine sichere und gleich- mäßige Wirkung aus, es besitzt weder vor dem Morphium, noch vor dem Codein Vorzüge. Methylhydrastamid ist weniger toxisch als das Imid und wurde wegen seiner gefäßerschlaffenden Wirkung als Emmena- gogum mit größtem Mißerfolg versucht, auch Kotarnin steht weit hinter Hydrastinin zurück.

Beim Kochen mit Kalilauge verwandelt sich Hydrastinin in Hydro- hydrastinin und Oxyhydrastinin.

---

[1]) Mohr (Privatmitteilung).

$$\begin{array}{c} H_2 \\ C \end{array}$$

$$H_2C \big\langle\begin{array}{c} O- \\ O- \end{array} \begin{array}{c} CH_2 \\ NH.CH_3 \\ COH \end{array}$$

Hydrastinin.

$$\begin{array}{c} H_2 \\ C \end{array}$$

$$H_2C \big\langle\begin{array}{c} O- \\ O- \end{array} \begin{array}{c} CH_2 \\ N.CH_3 \\ C \\ H_2 \end{array}$$

Hydrohydrastinin.

$$\begin{array}{c} H_2 \\ C \end{array}$$

$$H_2C \big\langle\begin{array}{c} O- \\ O- \end{array} \begin{array}{c} CH_2 \\ N.CH_3 \\ C \\ O \end{array}$$

Oxyhydrastinin.

Hydrohydrastinin hat eine krampferregende Wirkung und Warmblüter sterben auf der Höhe eines Krampfanfalles oder nach diesem
an Atmungslähmung[1]).

Die Synthese des Hydrohydrastinins (Hydrastinin wird aus Hydrastin durch Einwirkung von verdünnter Salpetersäure gewonnen), läßt
sich nach Fritsch in folgender Weise bewerkstelligen.

Man kann Alkyloxybenzylidenaminoacetal[2]) (aus Aminoacetal und Alkyl-
oxybenzaldehyd) mit konz. Schwefelsäure kondensieren, welche Kondensation
schon beim bloßen Stehenlassen eintritt und erhält so Methylen-2.3.dioxyiso-
chinolin, welches in nahen Beziehungen zum Hydrastinin steht und in dieses
übergeführt werden kann[3]).

$$CH_2 \big\langle\begin{array}{c} O. \\ O. \end{array} \Big\rangle CH:N.CH_2.CH(OC_2H_5)_2 \quad \rightarrow \quad CH_2 \big\langle\begin{array}{c} O. \\ O. \end{array} \Big\rangle \begin{array}{c} -CH=N \\ | \\ -CH=CH \end{array}$$

Piperonalacetalamin.   Methylendioxyisochinolin.

Das Jodmethylat der letztgenannten Verbindung liefert bei der
Reduktion mit Natrium und Alkohol Hydrohydrastinin[4]).

Die oben besprochenen von Falck physiologisch geprüften Derivate des
Hydrastins und Narkotins werden nach Freund und Helm[5]) in der Weise erhalten,
daß die Alkylhalogenadditionsprodukte des Hydrastins und Narkotins durch
Ammoniak in eigentümlicher Weise zersetzt werden, wobei Derivate mit zwei
Stickstoffatomen entstehen. Dieselben Verbindungen entstehen auch durch Ein-
wirkung von Ammoniak auf Methylhydrastin und Methylnarkotin.

Auch die Alkylhydrastine und die analogen Narkotinverbindungen geben,
mit Ammoniak behandelt, dieselben Körper. Schließlich gehen die Alkylhydr-
astinalkoholate in die Alkylhydrastamide über, wenn sie mit Ammoniak längere
Zeit digeriert werden. Dieselben spalten beim Erhitzen mit starker Lauge oder
unter dem Einflusse von Säuren leicht Wasser ab und gehen in Alkylhydrastamide
resp. Alkylnarkotimide über.

[1]) Kramm, Dissert. Berlin 1893.
[2]) Fritsch, DRP. 85566.
[3]) Bayer, Elberfeld, DRP. 235358
[4]) Liebig's Ann. **284**. 18.
[5]) DRP. 58394. Liebigs Ann. **271**. 314.

Die so dargestellten Verbindungen haben keine praktische Bedeutung erlangt.

Wolffenstein und Bandow empfehlen zur Darstellung des Hydrokotarnins, welches bis jetzt ohne praktische Verwendung ist, statt Kotarnin mit Zinn und Salzsäure zu reduzieren, die elektrolytische Reduktion [1]).

Chinin besitzt wie Hydrastin blutstillende Wirkung.

In l-Stellung alkylierte, aralkylierte oder arylierte Hydrastinine erhält man, indem man auf die Acidylderivate des Homopiperonylamins mit Ausnahme des Formylderivates Kondensationsmittel einwirken läßt und die so erhaltenen Dihydroisochinolinbasen in ihre Halogenalkylate oder -arylalkylate überführt.

Acetylhomopiperonylamin $CH_2 <^{O-}_{O-}$ ⟨⟩ $- CH_2 . CH_2 . NH . CO . CH_3$ gibt

beim Erhitzen mit Toluol und Phosphorpentoxyd 6.7. Methylendioxy-l-methyl-3.4-dihydroisochinolin; aus dem Jodmethylat erhält man mit Chlorsilber das

Chlormethylat (salzsaures l-Methylhydrastinin) $CH_2 <^{O-}_{O-}$ (Struktur)

mit Benzylchlorid erhält man das Chlorbenzylat. Aus Homopiperonylamin und Phenacetylchlorid entsteht Phenacetylhomopiperonylamin

$CH_2 <^{O-}_{O-}$ ⟨⟩ $-CH_2 . CH_2 . NH . CO . OH_2 . C_6H_5.$

Dieses liefert mit Phosphorpentoxyd beim Erhitzen mit Toluol 6.7. Methylendioxy-l-benzyl-3.4. dihydroisochinolin, dessen Chlormethylat (salzsaures

l-Benzylhydrastinin). Das Jodäthylat $CH_2 <^{O-}_{O-}$ (Struktur) ist kristallisiert.

Benzoylhomopiperonylamin liefert beim Erhitzen mit Toluol und Phosphoroxychlorid 6.7. Methylendioxy-l-phenyl-3.4. -dihydroisochinolin [2]).

Diese Substanzen zeigen die gefäßkontrahierenden Eigenschaften des Hydrastinins.

Wenn man Formylhomopiperonylamin mit Phosphorpentoxyd mit oder ohne Zusatz von indifferenten Lösungsmitteln erwärmt und das so erhaltene 6.7. Methylendioxy.3.4. dihydroisochinolin mit methylierenden Mitteln behandelt, so erhält man Hydrastininsalze [3]).

Vasotonin, welches den Blutdruck herabsetzend und gefäßerweiternd wirkt, ist eine Yohimbinurethanverbindung.

Ergotin, Adrenalin und die aromatischen Basen aus Eiweiß.

In der Nebenniere und zwar in der Marksubstanz wird eine Substanz gebildet, welcher im hohen Maße die Fähigkeit zukommt, den

---

[1]) DRP: 94949.
[2]) DRP. 235358.
[3]) H. Decker-Hannover, DRP. 234850.

Blutdruck bei intravenöser Injektion zu steigern, welche Blutdrucksteigerung in erster Linie auf Gefäßverengerung zurückzuführen ist.

Über die Natur dieser Substanz (Adrenalin, Suprarenin), welche
zwei benachbarte Hydroxyle an einem Benzolring trägt und stickstoff-
haltig ist (S. Fränkel)[1]), liegen zahlreiche Arbeiten vor, welche die
Konstitution völlig aufgeklärt haben.

John Abel, Takamine, O. v. Fürth, Jowett und H. Pauly und
schließlich E. Friedmann haben gezeigt, daß dem Adrenalin folgende
Formel zukommt

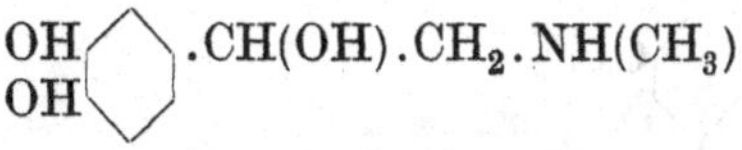

$$\overset{OH}{\underset{OH}{\bigcirc}} .CH(OH).CH_2.NH(CH_3) \quad \text{(Brenzcatechinäthanolmethylamin),}$$

und zwar ist das natürlich vorkommende das l-Adrenalin. Dieses
leitet sich, wie S. Fränkel und Walther L. Halle gezeigt, im Organismus vom Tyrosin ab, aus dem es durch Carboxylabspaltung, Methylierung und Oxydation entsteht.

Es war nun die Frage von größtem Interesse, welchen Gruppierungen das Adrenalin seine eminente Wirkung verdankt und ob
es nicht möglich sei, einfachere und einfacher darzustellende, vielleicht noch wirksamere Verbindungen synthetisch aufzubauen. Die
Untersuchung der einzelnen Gruppierungen des Adrenalins zeigte nun
folgendes:

Seit der Erkenntnis der Konstitution und der Abstammung des
Adrenalins sind eine große Reihe von Untersuchungen gemacht worden,
welche die Beziehungen der einzelnen Gruppen des Adrenalins zu seiner
blutdrucksteigernden Wirkungen klarlegen. Von großem physiologischen
und synthetischen Interesse sind weiter die Studien über Ergotin, welche
gezeigt haben, daß allen aromatischen Aminobasen, welche sich von den
im Eiweiß vorkommenden Aminosäuren ableiten, sehr starke Wirkungen
auf den Blutdruck und auf die Uteruskontraktionen zukommen. Aus jeder
α-Aminosäure kann nun durch Abspaltung von Kohlensäure die entsprechende um einen Kohlenstoff ärmere Aminbase entstehen nach dem

$$\text{Schema: } R\overset{NH_2}{\underset{COOH}{\big\langle}} = RH.NH_2.$$

Die vier bekannten aromatischen Eiweißspaltlinge: Phenylalanin,
Tyrosin (p-Oxyphenylalanin), Tryptophan (β-Indolylalanin), Histidin
(β-Imidazolylalanin) sind durchwegs Alaninderivate, welche in β-Stellung
das betreffende Ringsystem substituiert haben. Durch Abspaltung der
Carboxylgruppe gelangt man aus ihnen zu β-substituierte Äthylaminbasen.

Phenylalanin   Phenyläthylamin

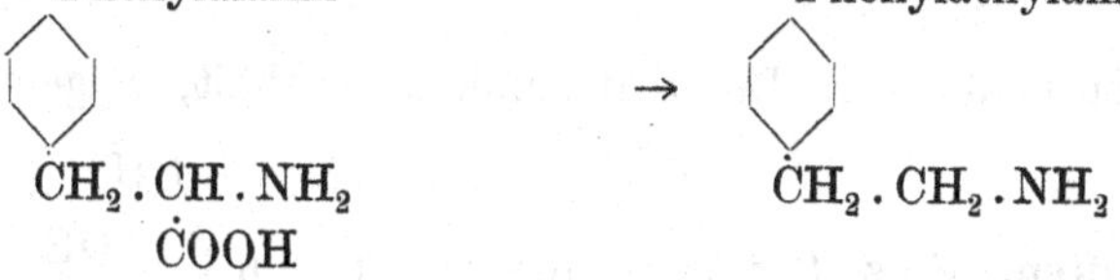

$$\bigcirc \qquad\qquad \rightarrow \qquad\qquad \bigcirc$$

CH₂.CH.NH₂   CH₂.CH₂.NH₂
COOH

[1]) Wiener klinische Wochenschrift 1895. (Unter dem Namen Sphygmogenin
beschrieben.)

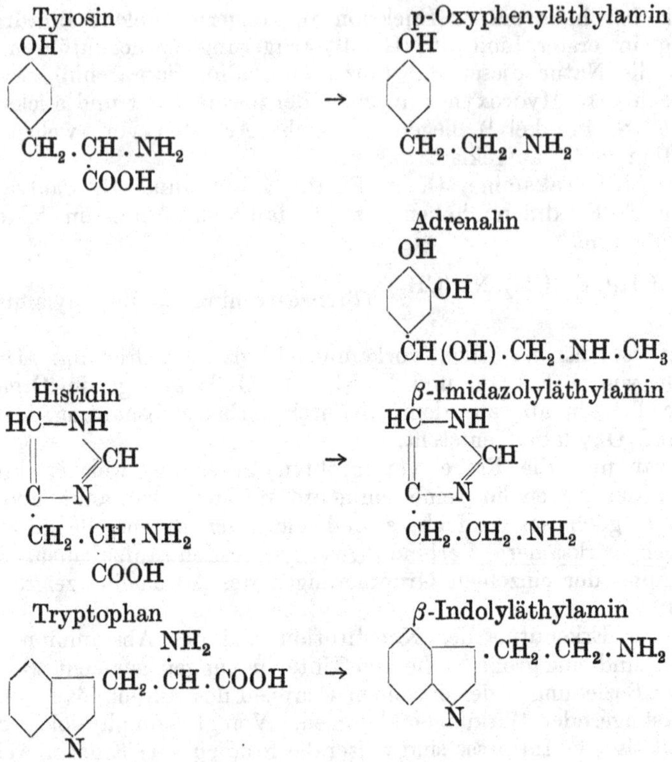

Tyrosin

OH

CH$_2$.CH.NH$_2$
COOH

→

p-Oxyphenyläthylamin

OH

CH$_2$.CH$_2$.NH$_2$

Adrenalin

OH

OH

CH(OH).CH$_2$.NH.CH$_3$

Histidin

HC—NH

C—N   CH

CH$_2$.CH.NH$_2$
COOH

→

β-Imidazolyläthylamin

HC—NH

C—N   CH

CH$_2$.CH$_2$.NH$_2$

Tryptophan

NH$_2$

CH$_2$.CH.COOH

N

→

β-Indolyläthylamin

.CH$_2$.CH$_2$.NH$_2$

N

Diese Basen wurde nun von Barger und Dale alle, ebenso wie die fetten Basen (Derivate der aliphatischen Aminosäuren) im Ergotin gefunden und man konnte zeigen, daß sie gleichartig wirken, wie das Ergotoxin, der wirksame Bestandteil des Secale cornutum.

Zwischen dem Adrenalin und dem p-Oxyphenyläthylamin bestehen nun nahe physiologische und chemische Beziehungen, da ersteres aus dem letzteren im Organismus entsteht und beide im gleichen Sinne wirken.

Wollen wir nun die einzelnen dem Adrenalin nahestehenden synthetischen Verbindungen betrachten.

OH

Brenzcatechin   OH   erhöht den Blutdruck stark (S. Fränkel).

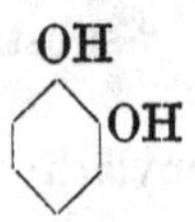

Auch andere Körper, die den Brenzcatechinkern enthält, zeigen die

OH

gleichen Eigenschaften. So z. B. Chloracetobrenzcatechin   OH   und

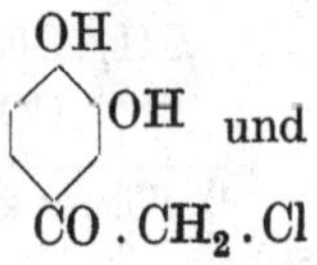

CO.CH$_2$.Cl

$$\text{OH}$$

Methylaminoacetobrenzcatechin $\langle$ $\rangle$ OH.   Auch   Acetobrenzcatechin

$$\text{CO.CH}_2\text{.NH.CH}_3$$

OH

$\langle$ $\rangle$ OH ist noch wirksam. Wenn aber das Wasserstoffatom der Hydr-

CO.CH$_3$

oxylgruppe z. B. durch den Acetylrest ersetzt wird, verschwindet die
Wirksamkeit. Auch die Verbindung $CH_3.CO.O.C_6H_4.OH$ ist wenig wirksam. Es scheint, daß zwei freie Hydroxylgruppen im Kern von ausschlaggebender Bedeutung sind. Und da von den drei isomeren Dioxybenzolen
nur Brenzcatechin aktiv ist, scheint die Wirksamkeit von der o-Stellung
der Hydroxyle abhängig zu sein. Aminoacetobrenzcatechin und die
Alkylaminobrenzcatechine z. B. die Äthyl- und Dimethylderivate gleichen
dem Methylaminoacetobrenzcatechin und ihre Reduktionsprodukte sind
sehr aktiv. Aminoacetobrenzcatechin, Methyl- und Äthylaminoacetobrenzcatechin [1]) zeigen untereinander keine wesentlichen Unterschiede, sie
wirken blutdrucksteigernd, jedoch schwächer als die entsprechenden
Alkoholbasen. Bei höheren Gliedern dieser Reihe, z. B. dem Heptyl-
aminoacetobrenzcatechin ist der Unterschied zwischen diesen und den
Reduktionsprodukten in bezug auf Wirkung gering. Substitution am
Stickstoff mit aromatischen Gruppen läßt die blutdrucksteigernde
Wirkung erlöschen. Brenzcatechinphenylaminoketon $(OH)_2.C_6H_3.$
$CO.CH_2.NH.C_6H_5$) sowie Brenzcatechinbenzylaminoketon, erhalten
durch Einwirkung von Benzylamin auf Chloracetobrenzcatechin, ist ohne
Wirkung auf Blutdruck, Puls und Atmung [2]). Methylaminoacetobrenzcatechin wirkt qualitativ wie Adrenalin, doch erheblich schwächer. Die
homologen Verbindungen Äthylaminoacetobrenzcatechin und Aminoacetobrenzcatechin wirken ebenso, doch die alkylfreie Base stärker als
die alkylierten Basen. Die Äthylbase wirkt stärker als die Methylbase.
Hingegen sind aber auffallenderweise die im Ammoniakrest zweifach
alkylierten Verbindungen Dimethylaminoacetobrenzcatechin und Diäthyl-
aminoacetobrenzcatechin unwirksam, ebenso auch Monoäthylaminaceto-
brenzcatechin [3]). Untersucht wurden Anilidoacetobrenzcatechin, o-To-
luidinoacetobrenzcatechin und α-Methylaminoacetobrenzcatechin. Durch
Erwärmen von Trimethylamin mit Chloracetobrenzcatechin erhält man
$C_6H_3(OH)_2.CO.CH_2N(CH_3)_3Cl$. Es ist aktiver als das entsprechende
Monomethylaminderivat, aus dem die adrenalinähnlichen Substanzen
gewonnen werden. Die Reduktion dieses Präparates erhöhte dessen
Wirksamkeit nicht. Die Base aus Dimethylamin und Chloraceto-
brenzcatechin, Dimethylaminoacetobrenzcatechin zeigte keine deutliche
Blutdrucksteigerung.

    Isoaminoacetophenon $C_6H_5.CO.CH_2.NH_2$, (erhalten durch Reduktion
des Isonitroacetophenons) macht bei Fröschen ein Aufhören der will-

---

[1]) O. Loewi und H. H. Meyer. AePP. **53**. 213 (1905).
[2]) G. Schubenko, Diss. Petersburg 1893.
[3]) O. Loewi und H. H. Meyer, AePP. **53**. 213 (1905).

kürlichen Bewegung, die Atmung wird verlangsamt und hört dann auf, nur das Herz schlägt weiter, wenn auch mit geringerer Frequenz. Bei nicht letalen Dosen treten zuerst die Respirationsbewegungen und dann die willkürlichen Bewegungen zurück. Auch bei den Säugetieren wirkt diese Substanz paralysierend nach vorhergehender Exzitation. Die Substanz macht Pupillenerweiterung. Die Blutgefäße werden nicht kontrahiert, mittlere Gaben erzeugen eine kleine Steigerung des Blutdrucks, die Substanz erzeugt Pupillenerweiterung[1]).

Oxyäthylamin, sowie Oxyäthylmethylamin $CH_2.(OH).CH_2.NH.CH_3$, also die Seitenkette des Adrenalins allein, macht nur eine geringe Blutdrucksteigerung. Der Brenzcatechinkern ist daher wesentlich für die Hervorrufung der Blutdrucksteigerung. Die Adrenalinwirkung steht sicherlich mit dem Benzolkern in Beziehung, denn Methylaminketanol, also die Seitenkette für sich wirkt nicht in gleicher Weise, hingegen wirken eine Reihe von aromatischen Äthylaminen adrenalinähnlich. Die beiden Wasserstoffatome der beiden Hydroxylgruppen dürfen nicht besetzt sein. Die Substitution am N durch Gruppen wie Methyl und Acetyl erzeugt eine wirksamere Substanz, als wenn aromatische Gruppen eintreten. Derivate von Piperidin, Heptylamin und Benzylami ı nehmen eine Zwischenstellung ein. Durch

Reduktion von Ketonbasen vom Typus $HO{\left\langle\begin{array}{c} OH \\ \end{array}\right\rangle}C - CH_2R$ erhält
man sehr wirksame Präparate[2]).

Dioxyphenyläthanolamin ist in seiner Allgemeinwirkung am Kaninchen dem Thebenin ähnlich.

Die Verbindungen $C_6H_3(OH)_2CH(NH_2)CH_3$ und $C_6H_3(OH)_2[CH(NHCH_3).CH_3]$ wirken intravenös injiziert wie Adrenalin.

Bei adrenalinähnlichen Substanzen erhöht in den meisten Fällen die Reduktion der Ketone zu sekundären Alkoholen die adrenalinähnliche Wirkung ungemein, aber bei vielen Ketonen, bei denen die Aminogruppe durch kompliziertere Radikale substituiert ist, kann man keine solche Erhöhung der Wirkung nach der Reduktion bemerken (Dakin).

β-Methylisoadrenalin steigert den Blutdruck nicht (Kobert)[3]).

$$(OH)_2C_6H_3.CH(NHCH_3).CH(OH).CH_3$$

Ähnliche Wirkungen wie das Adrenalin, insbesondere die Wirkungen auf den Blutdruck und auf die Uteruskontraktionen, verursachen auch andere Amine. So wirken die aliphatischen Amine und zwar die primären Amine, die sekundären, tertiären Amine und auch die quaternären Verbindungen, wie z. B. Tetraäthylammoniumjodid. Pentamethylendiamin wirkt ebenso, auch die aromatischen Amine ohne Phenolhydroxyl und mit einem oder zwei Phenolhydroxylen, wirken

---

[1]) Andrea Pitini, Archiv International de pharmacodynamie **14**. 75 (1905).
[2]) Dakin, Proc. roy. soc. London **76**. 498.
[3]) C. Mannich, Apothek.-Ztg. **24**. 60. Archiv der Pharmazie. **248**. 154 (1911).

in gleicher Weise. Aus der letzteren Reihe wurden geprüft die Ketone, welche Derivate des Acetobrenzcatechins sind, ferner Derivate des Äthylbrenzcatechins, dann Derivate des, Äthanolbrenzcatechins, schließlich Amine mit drei Phenolhydroxylen[1]). Barger und Dale nennen solche Wirkungen sympathomimetisch. Alle Substanzen, die solche Wirkungen besitzen, sind Basen; namentlich bei primären und sekundären Aminen zeigen sich diese Wirkungen in charakteristischer Weise, während die quaternären Basen, welche den sympathomimetischen Aminen der Phenol- und Brenzcatechinreihe entsprechen, eine deutliche Wirkung von völlig verschiedenem Typus, der sich sehr der Nicotinwirkung nähert, besitzen. Die Annäherung an die Adrenalinstruktur ist von einer Steigerung der sympathomimetischen Wirksamkeit begleitet. Für die primären und sekundären Amine erweist sich als günstigstes Kohlenstoffskelett der Benzolring mit einer Seitenkette von zwei Kohlenstoffatomen, wobei die Aminogruppe und der Benzolring an je einem verschiedenen Kohlenstoffatom dieser Seitenkette befestigt ist. Die Wirksamkeit wird gesteigert durch Phenolhydroxyle in der Stellung 3, 4 zur Seitenkette. Sind diese beiden Hydroxyle vorhanden, aber nur dann, so wird die Wirksamkeit weiterhin durch ein Alkoholhydroxyl an einem Kohlenstoffatom der Seitenkette gesteigert. Die hemmenden und fördernden Wirkungen dieser Substanzen werden in verschiedener Weise beeinflußt, wenn ein Wasserstoffatom der Aminogruppe durch verschiedene Alkylradikale substituiert wird. Hingegen ist der Brenzcatechinkern kein wesentlicher Bestandteil des Moleküls sympathomimetischer Substanzen. Man sieht auch keinen Parallelismus zwischen der vermehrten Oxydationsfähigkeit und der vermehrten Aktivität. Weder dem Tyrosinäthylester, noch den Acetylderivaten des p-Oxyphenyläthylamins kommen Wirkungen dieser Gruppe zu.

Anilin ohne Seitenkette, das eine reine aromatische Base ist, hat keine von den spezifischen Wirkungen. Benzylamin hat bloß eine Spur der Wirkung und α-Phenyläthylamin $C_6H_5.CH(NH_2).CH_3$, in welchem nur ein Kohlenstoffatom zwischen die Aminogruppe und das Ringsystem geschaltet ist, erweist sich auch nur als sehr schwach wirksam. Verlängert man die Seitenkette um mehr als zwei Kohlenstoffe, so geht die Aktivität zurück, denn Phenylpropylamin ist um vieles weniger wirksam als Phenyläthylamin. Der beste Aufbau eines fettaromatischen Amins für die sympathomimetische Wirkung ist Adrenalin selbst, d. h. ein Benzolring mit einer Seitenkette von zwei Kohlenstoffen, von denen der zweite eine Aminogruppe trägt. Wenn keine Hydroxyle am Benzolring sind, ist die Einführung eines sekundär-alkoholischen Hydroxyls am ersten Kohlenstoff der Seitenkette sowie die Methylierung der Aminogruppe ohne jeden Effekt, während bei Gegenwart von Phenolhydroxylen sehr wichtige Veränderungen vor sich gehen.

β-Tetrahydronaphthylamin, welches als ein Cyclohexylamin kondensiert mit einem Benzolkern aufzufassen ist, ist nach der Untersuchung von Jonescu[2]) nach vielen Richtungen hin ein sympathomimetisches

---

[1]) G. Barger und H. H. Dale, Journal of physiology 41. 19 (1910).
[2]) AePP. 60. 346 (1909).

Mittel. In bezug auf den Blutdruck wirkt es viel stärker als β-Phenyl-äthylamin. Nach anderen Richtungen hin wirkt es jedoch schwächer.

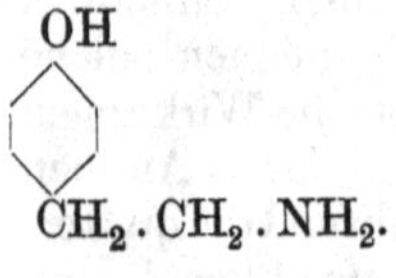

OH

β-p-Hydroxyphenyläthylamin ist stärker wirksam als

$CH_2 . CH_2 . NH_2$.

Phenyläthylamin, etwa 3—5 mal so stark. Die Einführung eines Phenol-

OH

hydroxyls in der m-Stellung   (m-Hydroxyphenyläthyl-

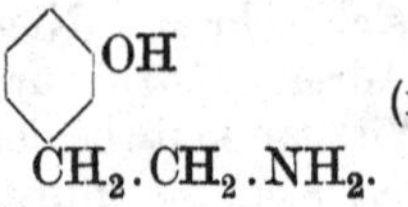

$CH_2 . CH_2 . NH_2$.

amin) hat ebenfalls eine Steigerung der Wirkung zur Folge, und zwar in gleicher Weise, während die Einführung des Hydroxyls in die o-Stellung nicht diesen Effekt zeitigt, da es nicht mehr wirksam ist als Phenyläthylamin. Im Adrenalin haben auch die beiden Phenolhydroxyle p- und m-Stellung zur Seitenkette.

NH_2

Iso-p-hydroxyphenyläthylamin   ist wenig wirk-

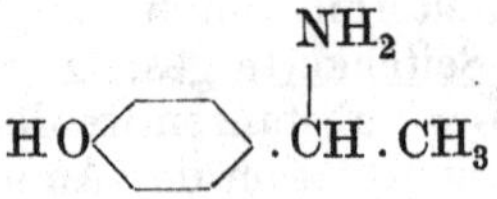

$H O \quad . CH . CH_3$

sam, es ist hier das gleiche Verhältnis obwaltend, wie zwischen α- und β-Phenyläthylamin.

Während die Methylierung des Ringsystems bei den Phenolen die antiseptische Kraft steigert, wird durch die Methylierung des Kerns die sympathomimetische Wirkung der aromatischen Amine keineswegs verstärkt, denn o-Kresyläthylamin (m-Methyl-p-hydroxyphenyläthylamin

OH

CH_3

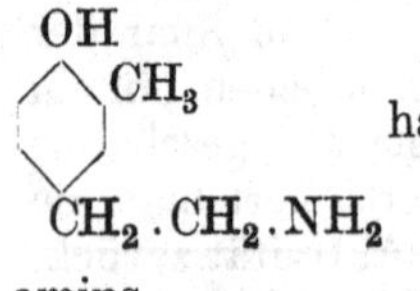

hat nur die halbe Wirkung des p-Hydroxyphenyläthyl-

$CH_2 . CH_2 . NH_2$

amins.

OH

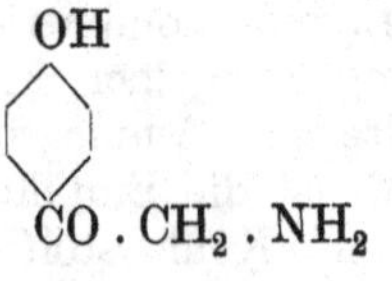

p-Hydroxy-ω-aminoacetophenon wirkt schwach,

$CO . CH_2 . NH_2$

etwa den zehnten Teil der Tyrosinbase (p-Hydrooxyphenyläthylamin). p-Hydroxyphenyläthanolamin

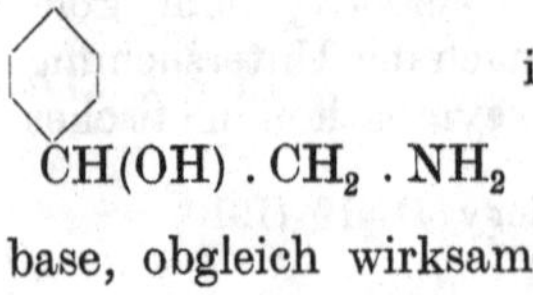

OH

ist ebenfalls weniger wirksam als die Tyrosin-

$CH(OH) . CH_2 . NH_2$

base, obgleich wirksamer als das Acetophenonderivat. Die Methylierung oder Äthylierung der Tyrosinbase hat keine Erhöhung, eher eine Abschwächung der Wirkung zur Folge. Camus[1]) fand, daß Hor-

denin (p-Hydroxyphenyläthyldimethylamin   den

$$OH$$
$$CH_2 . CH_2 . N(CH_3)_2$$

Blutdruck erhöht, in kleinen Dosen findet man aber nur eine geringe Wirkung, welche hinter der Wirkung der Tyrosinbase rangiert. Die Dimethylierung hat also eine abschwächende Wirkung zur Folge.

Hordenin wird als Herztonicum empfohlen, ebenso als Darmtonicum. Das schwefelsaure Salz dieser Base hat Martinet bei Diarrhoe und Enteritis empfohlen, es soll weniger giftig sein als Morphin[2]).

Die relativ sehr geringe Wirkung des Dimethylaminoacetocatechols haben Otto Löwi und H. H. Meyer beobachtet. Das Hordeninmethyljodid die quaternäre Amoniumbase wirkt merkwürdigerweise fast nach jeder Richtung hin wie Nikotin. Bekanntlich hat Langley[3]) gefunden, daß Nikotin und Curare physiologische Antagonisten sind.

Jede Änderung des basischen Charakters aller dieser Amine vernichtet die physiologische Wirkung. Das Acetylderivat der Tyrosinbase ist wirkungslos, ebenso der Tyrosinäthylester trotz seiner basischen Eigenschaften.

Brenzcatechin ist nach den Untersuchungen von Barger und Dale ein allgemeines, aber nicht kräftiges stimulierendes Mittel für die glatte Muskulatur und seine Wirkung ist nicht so spezifisch, wie die der adrenalinähnlichen Körper. Es hat keine wirkliche sympathomimetische Wirkung, aber alle Basen, welche den Brenzcatechinkern enthalten, haben eine viel stärkere Wirkung als die sonstigen ihnen analog gebauten Amine.

Die methoxylierten Basen (Veratrolderivate) dieser Reihe sind ganz

unwirksam, so daß die Hydroxylgruppe frei sein muß.

$$CO . CH_2 . NH_2$$
$$OH$$
$$OH$$

2. 4-Dihydroxy-ω-aminoacetophenon, also das Resorcinderivat, ist nicht wirksamer als die Tyrosinbase, während die Einführung eines Hydroxyls in die Stellung 3 die Wirksamkeit ungeheuer steigert. Nach den Untersuchungen von O. Löwi und H. H. Meyer ist Aminoacetocatechol stärker wirksam als das Methylamino- und Äthylaminoderivat. Trimethylaminoäthylcatechol hat eine typische Nikotinwirkung, aber viel kräftiger als Hordeninmethyljodid, fast wie Nikotin selbst. Die Einführung einer zweiten Hydroxylgruppe in die Stellung 3 zur

---

[1]) Archiv International de Pharm. et de Ther. 16. 43 (1906).
[2]) La Presse medical 1910. Nr. 73.
[3]) Proc. Roy. Soc. B. 73. 170 (1906).

Seitenkette verstärkt nicht nur die sympathomimetische Wirkung der primären und sekundären Amine, sondern auch die ganz verschiedene nikotinähnliche Wirkung der quaternären Amoniumbasen.

Aminoacetopyrogallol mit drei Hydroxylen und Aminoäthylpyrogallol zeigen beide sympathomimetische Wirkung, aber ihre Wirkung auf den Blutdruck ist schwächer als die der korrespondierenden Catechinbase. Die Einführung einer dritten Hydroxylgruppe in die Stellung 1 zur Seitenkette steigert also die Wirkung nicht, da anscheinend die Resistenz der Oxydation gegenüber verringert wird[1]).

Beide optische Antipoden des α-p-Oxyphenyläthylamin haben gleiche Wirkung.

α-p-Oxy-m-methoxyphenyläthylamin [2]) ist physiologisch etwas schwächer wirksam als die methoxyfreie Substanz.

Nach Versuchen von H. H. Dale zeigen p, p-Dioxy- und besonders m, m, p, p-Tetraoxydiphenylacylamin blutdrucksteigernde Wirkung, dagegen ist m-Amino-o-acetophenon inaktiv, die o, p-Dioxybase nicht stärker aktiv als die p-Oxyverbindung [3]).

Die Wirksamkeit des Adrenalins ist hauptsächlich bedingt durch die Gegenwart einer Aminogruppe, welche vom Benzolkern durch eine andere Gruppe getrennt ist. Zwei Hydroxyle in o - Stellung vergrößern die Wirksamkeit und wenn diese vorhanden sind, tritt eine weitere Erhöhung des Effektes ein, wenn eine sekundäre Alkoholgruppe zwischen dem Benzolring und der Aminogruppe eingeschaltet wird. Ist dies der Fall, so ist die linksdrehende Modifikation am wirksamsten [4]).

$(OH)_2 . C_6H_3 . CO . CH_2 . NC_5H_{10}$ Piperidoacetobrenzcatechin ist nach O. Löwi und H. H. Meyer von äußerst schwacher Wirkung.

Piperidin steigert den Blutdruck. Piperidinacetobrenzcatechin ist weniger aktiv als das entsprechende Methylaminoderivat. Natürliches l-Adrenalin wirkt zweimal so stark auf den Blutdruck wie racemisches [5]).

Injiziert man Tieren d-Adrenalin, so wird der Blutdruck durch nachfolgende Injektionen von l-Adrenalin nicht mehr verändert.

Ergotoxin $C_{35}H_{41}O_6N_5$ ist das charakteristische Gift des Mutterkorns. (Barger und Carr, Kraft), Ergotinin (Tanret) $C_{35}H_{39}O_5N_5$ ist unwirksam, läßt sich aber in Ergotoxin überführen. Ergotoxin ist vom Magendarmkanal aus nicht resorbierbar. Daneben kommt im Mutterkorn Isoamylamin und p-Oxyphenyläthylamin vor, letzteres wirkt schwächer aber ähnlich wie Adrenalin, jedoch weniger flüchtig wie Adrenalin [6]), ferner Imidazolyläthylamin und Indolyläthylamin.

---

[1]) G. Barger und H. Dale, Journal of physiol. **41**. 19 (1910).
[2]) H. H. Dale, C. W. Moore, Journ. Chem. Soc. London. **99**. 416 (1911).
[3]) Frank Tutin, Journ. Chem. Soc. London 97. 2495.
[4]) C. H. H. Harold, M. Nierenstein und H. E. Roaf, Journ. of physiology **43**. 308 (1910).
[5]) Artur R. Cushny, Journ. of physiol. **37**. 130 (1908).
[6]) Barger und Dale, AePP. **61**. 113 (1909).

Aus dem Ergotoxin kann man ein Sublimat gewinnen, welches anscheinend Isobutyrylformamid ist[1]).

Der Träger der von Kehrer[2]) beschriebenen Wirkung auf den Uterus wurde als Imidazolyläthylamin von George Barger und H. H. Dale erkannt[3]).

Imidazolyläthylaminchlorid macht bei Kaninchen kräftige Blutdruck-steigerung, welche alsbald zur Norm zurückgeht, auch die Atmung wird beeinflußt. Es tritt alsbald Gewöhnung ein. Kaninchen vertragen Dosen von 0,2 g. Auf Katzen wirkt es viel nachhaltiger. Es macht Absinken des Blutdruckes, Pulsverlangsamung, vorübergehenden Atem-stillstand und starke Unregelmäßigkeit der Atmung[4]).

β-Imidazolyläthylamin wirkt stimulierend auf den glatten Muskel, an welchem es Steigerung des Rhythmus mit verstärktem Tonus oder ständigem Tonus ohne Rhythmus hervorruft; am empfindlichsten ist der glatte Uterusmuskel und die Muskelwände der Bronchiolen. Die glatte Muskulatur der Eingeweide und der Milz nimmt eine mittlere Stellung ein, während Herz- und Skelettmuskulatur, Blase und Iris-muskel nicht affiziert werden[5]).

Während die anderen Amine auf eine Abteilung des autonomen Systems einwirken, zeigt β-Imidazolyläthylamin kompliziertere Wir-kungen. Es übt direkt reizende Wirkungen auf die glatte Musku-latur, welche es stark tonisiert und deren Rhythmus es erhöht. Am stärksten wirkt es auf die Uterusmuskulatur. Auch die Bronchialmus-kulatur der Rodentien unterliegt stark diesem Einfluß. Sehr verschieden stark wird die übrige glatte Muskulatur affiziert, auch auf den Herz-muskel wirkt das Mittel, aber anscheinend nicht auf die Skelettmusku-latur. Bei den Rodentien ist auch eine narkotische Wirkung zu bemerken, ebenso bei den Carnivoren. Es erinnert ungemein in seinen Wirkungen an Popielskis Vasodilatin. Die Symptome des anaphylaktischen Shocks nach Injektion von Pepton sind sehr identisch mit denen nach intra-venöser Injektion dieser Base[6]).

Indolyläthylamin (3-β-Aminoäthylindol $\begin{matrix} C.CH.CH_2.NH_2) \\ CH \\ N \\ H \end{matrix}$

erhöht sehr rasch den Blutdruck[7]). Synthetisch wird es aus γ-Amino-butyrylacetal und Phenylhydrazin erhalten.

---

[1]) George Barger und A. J. Ewins, Transactions of the Chemical Society **97**. 284 (1910).
[2]) Journ. Chem. Soc. London **97**. 2592 (1910).
[3]) AePP. **58**. 366 (1907).
[4]) D. Ackermann und Fr. Kutscher, Zeitschr. f. Biol. **54**. 287 (1910). Dar-stellung s. Ackermann, HS. **65**. 504 (1910).
[5]) H. H. Dale und P. P. Laidlaw, Journ. of physiology **41**. 310 (1910).
[6]) H. H. Dale und P. P. Laidlaw, Journal of physiol. **41**. 318 (1910).
[7]) P. P. Laidlaw bei A. J. Ewins, Transactions of the Chemical Soc. London. **99**. 271 (1911).

Barger und Dale haben p-Oxyphenyläthylamin synthetisch durch Reduktion von Oxybenzylcyanid erhalten.

Oxyphenyläthylamine und deren Derivate[1]) erhält man durch Reduktion der durch Einwirkung von Ammoniak, Aminen oder Hydroxylamin und Hydrazinen auf Oxyphenylacetaldehyde erhältlichen Stickstoffverbindungen oder der Kondensationsprodukte von Oxybenzaldehyden mit Nitromethan. Die Alkyläther der genannten Oxyverbindungen und die Alkoxyphenyläthylamine verseift man. Durch Reduktion von p-Methoxyphenylacetaldoxim mit Natriumamalgam in essigsaurer Lösung gewinnt man p-Methoxyphenyläthylamin. Mit konzentrierter Mineralsäure erhält man p-Oxyphenyläthylamin oder man reduziert p-Methoxynitrostyrol mit Zink und Eisessig, hierauf mit Natriumamalgam oder man geht vom p-Oxyphenylacetaldehyd-p-nitrophenylhydrazon an und reduziert mit Natriumamalgam und Eisessig oder man erhitzt p-Methoxyphenyläthylamin mit konzentrierter Bromwasserstoffsäure auf 150⁰.

Bayer-Elberfeld[2]) stellen Oxyphenyläthylamine und deren Alkyläther in der Weise her, daß sie in Oxyphenylpropionsäuren oder in ihren Alkyläthern die Carboxylgruppe nach der Hoffmannschen Methode durch die Aminogruppe ersetzen und gegebenenfalls die Alkyläther der Oxyphenyläthylamine mit konz. Halogenwasserstoffsäure verseifen. So liefert p-Methoxyphenylpropionsäureamid (aus Methyldihydro-p-cumarsäure) mit Natriumhypochlorit p-Methoxyphenyläthylamin usf.

ω-p-Alkyloxyphenyläthylamine[3]) und deren entalkylierte Derivate erhält man durch Überführung primärer p-Alkyloxyphenyläthylalkohole durch Einwirkung von Phosphorpentahalogeniden in die entsprechenden Haloide und Behandlung dieser mit Ammoniak oder Alkylaminen. Beschrieben ist die Darstellung von ω-p-Methoxyphenyläthylamin und von ω-Methoxyphenyläthyldimethylamin aus dem primären p-Methoxyphenyläthylalkohol, den man aus p-Anisylbrommagnesium und Äthylenchlorhydrin gewinnen kann. Die Produkte dienen zur Darstellung der ω-p-Oxyphenyläthylaminbasen.

Oxyphenyläthyldialkylamine[4]) erhält man, indem man die durch Einwirkung von Alkylhalogeniden auf Oxyphenyläthylamino- oder deren Sauerstoffäther erhältlichen quaternären Ammoniumsalze der Destillation im Vakuum unterwirft und dann gegebenenfalls die Äther durch Kochen mit Mineralsäure zu den entsprechenden freien Phenolen verseift. So erhält man Hordenin durch Destillation den Hordeninjodmethylates, welches man aus p-Oxyphenyläthylaminjodmethyl und Natriummethylat erhält. Ebenso ist die Darstellung von m-Oxyphenyläthyldimethylamin beschrieben.

ω-p-Alkyloxyphenyläthylamine und deren am Stickstoff alkylierte Derivate sind sehr umständlich und nur mit schlechter Ausbeute zu erhalten. Glatter erhält man sie, wenn man primäre p-Alkyloxyphenyläthylalkohole durch Einwirkung von Phosphorpentahalogeniden in die entsprechenden ω-p-Alkyloxyphenyläthylhaloide überführt und diese mit Ammoniak oder Alkylaminen behandelt[5]).

Hordenin kann man synthetisch durch Methylierung von p-Methoxyphenyläthylamin erhalten[6]). Zum großen Teil entstehen die quaternären Basen sowie die primäre, sekundäre und tertiäre, welch letztere der Methyläther des Hordeins ist. Acetyliert man das Gemenge, so bleibt der Methyläther unverändert und durch Entmethylierung mit Jodwasserstoff erhält man Hordenin.

4 (5)-β-Aminoäthylglyoxalin hat Frank Lee Pyman dargestellt, indem er aus Diaminoaceton und Kaliumrhodanid 2-Thiol-4 (5) Aminomethylglyoxalin (I) erhält, dieses durch verdünnte Salpetersäure entschwefelt,

---

[1]) Bayer-Elberfeld, DRP. 230043.
[2]) DRP. 233551.
[3]) Bayer. DRP. 233069.
[4]) DRP. 189483.
[5]) DRP. 234795.
[6]) Rosemund, BB. **43**. 306 (1910).

wobei gleichzeitig durch die entstehende salpetrige Säure die Aminogruppe in eine Hydroxylgruppe verwandelt wird, in dem so erhaltenen
4 (5) Oxymethylglyoxalin (II) kann man das Hydroxyl durch die Cyangruppe ersetzen, wenn man vorerst mit Phosphorpentachlorid Chlor-
methylglyoxalin darstellt und dieses mit Cyankalium umsetzt (III).
Reduziert man die Cyanverbindung mit Natrium und Alkohol, so erhält
man Imidazolyläthylamin (IV).

$$\text{I.} \quad \begin{array}{c} CH.NH \\ \| \qquad \diagdown C.SH \\ C\text{——}N \diagup \\ | \\ CH_2.NH_2 \end{array} \qquad \text{II.} \quad \begin{array}{c} CH.NH \\ \| \qquad \diagdown CH \\ C\text{——}N \diagup \\ | \\ CH_2.OH \end{array} \qquad \text{III.} \quad \begin{array}{c} CH.NH \\ \| \qquad \diagdown CH \\ C\text{——}N \diagup \\ | \\ CH_2.CN \end{array}$$

$$\text{IV.} \quad \begin{array}{c} CH.NH \\ \| \qquad \diagdown CH \\ C\text{——}NH \diagup \\ | \\ CH_2.CH_2.NH_2. \end{array}$$

Durch Oxydation des Adrenalins erhält man einen Ketonkörper,
das Adrenalon[1])

$$\begin{array}{c} OH \\ \\ OH \end{array} \diagup\!\!\!\diagdown .CO.CH_2.NH(CH_3)$$

Dieselbe Substanz erhielt E. Friedmann synthetisch durch Einwirkung von
Methylamin auf Chloracetylbrenzcatechin. Zu derselben Substanz gelangten schon
früher auf gleichem Wege die Höchster Farbwerke[2]) durch Einwirkung von Methylamin auf Chloracetobrenzcatechin, durch Stehenlassen mit einem Überschusse
der Base oder durch gelindes Erwärmen und Ausfällen der Base mit Ammoniak.
In analoger Weise erhält man Äthylaminoacetobrenzcatechin und aus Äthanol-
amin Äthanolamino-o-dioxyacetophenon. Diese Verbindungen gehen durch
Reduktion in Alkoholbasen über und wirken alle blutdrucksteigernd.
    Statt der primären aliphatischen Amine kann man auch Ammoniak benützen
und gelangt so zum Aminoacetobrenzcatechin[3]).
    Aus diesen Aminoketonen erhält man durch Reduktionsmittel Methyl-
aminoalkohole. (Die Reduktion wird durchgeführt mittelst Aluminium und Mer-
curisulfat oder Elektrolyse in schwefelsaurer Lösung)[4]).
    Aus dem synthetischen racemischen Adrenalin erhält man l-Adre-
nalin, indem es in alkoholischer Lösung in das saure (d-weinsaure) Salz
verwandelt, zum Syrup einengt und mit einem Krystall d-weinsauren
l-Adrenalin impft[5]).
    Durch die weinsauren Salze kann man racemisches Adrenalin spalten, indem
man die Base mit Alkohol verrührt und Weinsäure zusetzt. Hierauf bringt man
im Vakuum zur Trockne, das d-weinsaure l-Adrenalin ist in Methylalkohol unlöslich, es wird mit diesem ausgeholt und der Rückstand aus Äthylalkohol umkrystallisiert[6]).

---

[1]) E. Friedmann, HB. 6. 92 (1905).
[2]) DRP. 152814.
[3]) DRP. 155652.
[4]) Franz Flächer, HS. 58. 189 (1909).
[5]) Höchst, DRP. 223839, Zusatz zu DRP. 220355.
[6]) Höchst, DRP. 222451.

Optisch aktives Adrenalin kann man durch Stehen mit Mineralsäuren oder durch Erwärmen mit diesen racemisieren und das Racemprodukt in seine Komponenten zerlegen, so daß man schließlich nach Wiederholung des Verfahrens nur die eine eben gewünschte optische Isomerie erhält[1]).

Bei diesem Verfahren werden die optisch aktiven o-Dioxyphenylalkamine durch Erwärmen mit organischen Säuren racemisiert, z. B. mit Oxalsäure, mit Weinsäure und p-Toluolsulfosäure durch mehrere Stunden auf 80—90° erwärmt[2]).

Borsaures Adrenalin wird dargestellt, indem man die Lösung zur Trockne eindampft und mit Alkohol fällt[3]).

Adrenalin wird in Gegenwart von Schwefelsäure mit Aluminiumsulfat gemischt und die Doppelverbindung mit Alkohol gefällt oder durch Eindampfen im Vakuum gewonnen[4]).

Die Höchster Farbwerke stellen das salzsaure Adrenalin in krystallisierter Form her, indem sie die synthetische Base mit der berechneten Menge alkoholischer Salzsäure zusammenbringen und auskrystallisieren lassen[5]).

Die Höchster Farbwerke gewinnen aromatische Äthanolamine (Adrenalingruppe) durch Reduktion der Cyanhydrine aromatischer Aldehyde und Ketone unter sorgfältiger Kühlung, sowie unter Vermeidung größerer Mengen freier Säure mit Natriumamalgam in verdünnten Säuren. Man kann z. B. vom Protocatechualdehydcyanhydrin das entsprechende o-Dioxyphenyläthanolamin gewinnen, welches durch Methylierung in das Dioxyphenyläthanolmethylamin(dl-Adrenalin)übergeht[6]).

Benzoylaminoacetobrenzcatechinäther erhält man durch Einwirkung von Hippursäurechlorid auf die Brenzcatechinäther in Gegenwart von Aluminiumchlorid[7]).

Aminoacetobrenzcatechin erhält man durch Erhitzen der nach DRP. 185598 erhaltenen N-Benzoylaminoacetobrenzcatechindialkyläther (Veratrolderivate) mit wässerigen Mineralsäuren[8]).

In besserer Ausbeute als mit Hippursäurechlorid nach DRP. 185598 erhält man aus Phthalylglycylchlorid und Brenzcatechinäthern die Phthalimidoacetobrenzcatechinäther als Zwischenprodukte der Adrenalindarstellung[9]).

Diese Substanzen werden beim Behandeln mit Säuren in guter Ausbeute in Phthalsäure und Aminoacidylbrenzcatechine gespalten. Man kann so vom Phthalimidoacetoveratrol mit Salzsäure in Eisessiglösung zum Aminoacetobrenzcatechin gelangen[10]).

Für Adrenalinderivate haben die Höchster Farbwerke vorgeschlagen, von den Methylendioxyphenyläthylenhalogenhydrinen auszugehen, diese mit Pentachlorphosphor und dann mit Wasser zu behandeln und die so entstehenden o-Dioxyphenyläthylenhalogenhydrine mit Ammoniak oder primären Aminen umzusetzen[11]).

Dasselbe Verfahren wie im vorigen Patent wird mit der Modifikation gebraucht, daß die Einwirkung von Phosphorpentachlorid und Wasser nacheinander erfolgt[12]).

Es wird 3.4.Methylendioxyphenyläthylenbromid mit mehr als zwei Molekülen Phosphorpentachlorid längere Zeit behandelt, dann mit Wasser digeriert und das so erhaltene o-Dioxyphenyläthylenbromhydrin mit primären aliphatischen Aminen umgesetzt[13]).

---

[1]) DRP. 157300.
[2]) Höchst, DRP. 223839, Zusatz zu DRP. 220355.
[3]) Höchst, DRP. 167317,
[4]) Byk-Berlin, DRP. Anm. C. 12991.
[5]) Schering, DRP. 201245.
[6]) Höchst, DRP. 220355.
[7]) DRP. 202169.
[8]) DRP. 193634.
[9]) Bayer, DRP. 185598.
[10]) Bayer, DRP. 189483.
[11]) Bayer, DRP. 209962.
[12]) Bayer, DRP. 216640.
[13]) DRP. 209609.

Zu Adrenalinkörpern suchten Schering-Berlin in der Weise zu gelangen, daß sie 3.4.Dioxyphenylhalogenalkylketone mit Hydroxylamin behandelten. Man erhält so 3.4.Dioxyphenylglyoxim oder 3.4. Dioxyphenylalkylglyoxim [1]).

Man erhält die gleiche Verbindung, wenn man Amino- oder Monoalkylamino-acetobrenzcatechine in derselben Weise mit Hydroxylamin oder dessen Salzen behandelt. Es wird sowohl der Ketonsauerstoff, als auch die Amin- oder Mono-alkylamingruppe durch den Hydroxylaminrest ersetzt. Die Reaktion verläuft am besten bei Gegenwart von Essigsäure [2]).

Man gelangt zu dem gleichen Produkte, wenn man Hydroxylamin auf Dial-kylacetobrenzcatechine einwirken läßt [3]).

Durch Reduktion von 3.4.Dioxyphenylglyoxim und Alkylglyoxim, die man nach DRP. 195655 erhalten kann, gelangt man zu adrenalinähnlichen Körpern, welche weniger giftig sind als Adrenalin. Die Reduktion führt man mit Amalgam bei Gegenwart von Säure aus [4]).

Nitroacetobrenzcatechin erhält man durch Einwirkung von Aluminium-chlorid auf Alkyl- oder Alkylenäther des Nitroacetobrenzcatechins [5]).

Adrenalin hat eine ziemliche Verwendung in der Heilkunde als gefäßkontrahierendes, ischämisierendes Mittel gefunden; es kann kein Zweifel obwalten, daß die blutdrucksteigernde und gefäßverengernde Wirkung dieser Substanz, trotz ihrer relativen Giftigkeit, Anwendungen im Sinne der Hydrastis etc. gestatten wird.

Nicotin.

Moore und Row [6]) untersuchten vergleichend die drei Alkaloide

Piperidin   Coniin   und Nicotin

und fanden, daß sie in ihrer physiologischen Wirkung sehr ähnlich sind, obgleich die Intensität derselben variiert. Die Ähnlichkeit ist nach Ansicht dieser Forscher durch die Gegenwart eines reduzierten N-haltigen Ringes in jedem Molekül bedingt und die Verstärkung der Wirkung wird durch die Einführung eines organischen Radikales als Seitenkette in den Ring verursacht.

Neben anderen, hier nicht in Betracht kommenden, ähnlichen physiologischen Wirkungen ist der arterielle Blutdruck enorm erhöht und die Erhöhung ist bedingt durch die Verengerung der kleinsten Arterien und nicht durch eine erhöhte Herzaktion. Die Konstriktion der kleinsten Arterien verläuft unabhängig vom Zentralnervensystem.

Nicotin macht die stärkste Wirkung, welche auf den Methyl-pyrrodilinring zurückzuführen ist. Pinner's Metanicotin, welches keinen

---

[1]) DRP. 195655.
[2]) DRP. 195656. Zusatz zu DRP. 195655.
[3]) DRP. 195657, Zusatz zu DRP. 195655.
[4]) Höchst. DRP. 195814.
[5]) T. B. Aldrich, Journ. Americ. Chem. Soc. 27. 1074.
[6]) Journ. of physiol. 22. 273.

Pyrrolidinring enthält, erzeugt [1]) Vergiftungssymptome wie Nicotin, ist aber erst in zirka neunfacher Dosis und erst nach doppelt so langer Zeit letal wirksam. Coniin wirkt stärker als Piperidin, was durch die Gegenwart der Propylseitenkette verursacht wird.

Piperidin und seine Derivate wirken ebenfalls blutdrucksteigernd, aber in dieser Reihe am schwächsten.

So wirkt zum Beispiel Piperin, das Alkaloid des Pfeffers, welches ein Piperidin ist, in dem ein Wasserstoff durch die Piperinsäure $CH_2O_2 = C_6H_3 — CH = CH — CH = CH — COOH$ ersetzt, ist schwächer als Piperidin. Es scheint also, daß nur der Eintritt von Alkylresten an Kohlenstoff die blutdrucksteigernde Wirkung des Piperidins erhöht, während der Eintritt von Säureradikalen in den Imidwasserstoff die blutdrucksteigernde Wirkung des Piperidins abschwächt.

Für die Darstellung von Piperidin und Dihydrochinolin schlägt F. Ahrens [2]) die elektrolytische Reduktion des Pyridin und Chinolin vor. Die Basen werden in verdünnter Schwefelsäure gelöst und elektrolysiert. Aus den resultierenden schwefelsauren Lösungen der hydrierten Basen werden diese durch Alkalien abgeschieden und dann gereinigt [3]). Diese elektrolytische Reduktion hängt aber von der Menge der Säure, den Elektroden und der Reinheit der Materialien ungemein ab [4]). Man muß zirka die vierfache Menge Säure nehmen, welche dem Pyridin entspricht, als Elektrode Blei oder Kohle, und eine von Metallsalzen freie Säure und metallfreie Diaphragmen. Man erhält so Piperidin und Dihydrochinolin besser und billiger als mittelst Reduktion mit Natrium in alkoholischer Lösung.

Pyridin wirkt im Gegensatze zu seinem hydrierten Derivat, dem Piperidin, den Blutdruck herabsetzend. Es ist also hier durch Hydrierung eine ungemeine Verstärkung, aber auch eine völlige Umkehrung der physiologischen Wirksamkeit eingetreten.

Ein ganz analoges Verhalten, Umkehrung der physiologischen Wirkung durch Hydrierung, zeigt die Betrachtung der Wirkungen von Berberin und Hydroberberin. Berberin wirkt in größeren Dosen den Blutdruck herabsetzend, Hydroberberin schon in kleineren Dosen blutdrucksteigernd und gefäßverengernd.

Die blutdrucksteigernde Wirkung des Nicotins unterscheidet sich jedoch dadurch von der Wirkung des Adrenalins, daß die Wirkung nicht so lange anhält und ferner bei Verwendung von Nicotin nach der eingetretenen maximalen Steigerung ein Absinken des Druckes unter die Norm erfolgt.

Die Behandlung des Nicotins mit Wasserstoffsuperoxyd [5]) führt zum Oxynicotin $C_{10}H_{14}N_2O$, welches ähnlich, aber viel schwächer wirkt, als Nicotin selbst. Pinner faßt Oxynicotin als einen Aldehyd auf, der durch Aufspaltung des Pyrrolidinringes entstanden ist, ähnlich wie aus Piperidin durch Wasserstoffsuperoxyd δ-Aminovaleraldehyd entsteht.

Die Körper dieser Reihe Nicotin, Pyrrolidin, Methylpyrrolidin, Piperidin etc. werden wohl bei eingehendem Studium ihrer Derivate

---

[1]) Falck und Ringhardtz, Diss. Kiel 1895.
[2]) Zeitschr. f. Elektrochemie 2. 577.
[3]) DRP. 90308.
[4]) DRP. 104664.
[5]) v. Bunge, Arb. d. pharmakol. Inst. Dorpat (Kobert) XI—XII. 131 u. 206.

und 'Abschwächung ihrer Giftigkeit, wertvolle Arzneimittel im Sinne blutdrucksteigernder, also tonisierender Substanzen einerseits, anderseits gefäßkontrahierender, also blutstillender Substanzen, im Sinne der Hydrastis und des Mutterkorns ergeben.

Nicotin hat, eine so große Bedeutung es auch als Genußmittel besitzt, in der neueren Medizin nur eine sehr beschränkte Anwendung und zwar ausschließlich als äußerlich angewendetes Mittel erlangt. Das salicylsaure Salz des Nicotins wird unter dem Namen Eudermol als Skabiesmittel empfohlen.

Pilocarpin.

Dieses Alkaloid ist in seinen Wirkungen dem Nicotin sehr verwandt. Außerdem kommen ihm ungemein sekretionsbefördernde Eigenschaften zu und seine therapeutische Bedeutung liegt darin, es einerseits als schweiß- und überhaupt sekretionsbeförderndes Mittel zu verwenden, anderseits aber in den Folgen dieser sekretionsbefördernden Wirkung, nämlich der erhöhten Aufnahme von Flüssigkeiten, namentlich aus Exsudaten, so daß es als Resorbens von Bedeutung ist. Ferner bewirkt Pilocarpin starke Myosis.

Isopilocarpin

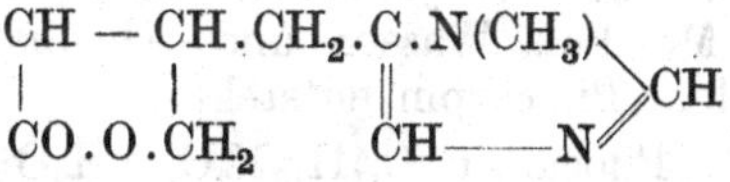

$$C_2H_5.CH - CH.CH_2.C.N(CH_3)$$
$$CO.O.CH_2 \quad CH-N \rangle CH$$

und das ihm stereoisomere Pilocarpin sind 1.5.substituierte Glyoxaline.

Die Konstitution des Pilocarpins wurde insbesonders von Hardy und Calmels[1]) studiert, doch sind diese Untersuchungen, sowie die daranschließenden physiologischen Prüfungen und Konklusionen unrichtig, da die Ergebnisse der Forschungen über die Konstitution dieses Alkaloids bestimmte bekannte Tatsachen, so insbesonders den Befund von J. Herzig und H. Meyer[2]), daß nur eine CH_3-Gruppe am N gebunden ist, nicht zu erklären vermögen.

Pilocarpin ist nach den neuen Untersuchungen von Pinner und Schwarz[3]) ein Glyoxalinderivat:

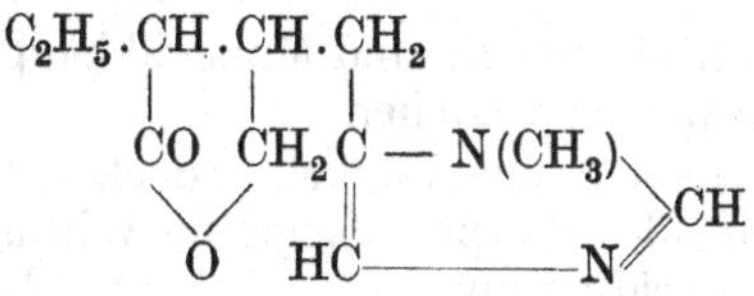

$$C_2H_5.CH.CH.CH_2$$
$$CO \quad CH_2 C - N(CH_3)$$
$$O \quad HC-N \rangle CH$$

Jowett läßt die Frage offen, ob die Pinner'sche Formel oder die

---

[1]) Bull. de la Soc. chim. de Paris [2] **46**. 479, **48**. 220; C. r. **102**. 1116, 1251, 1562, C. r. **103**. 277, **105**. 68.

[2]) M. f. C. **15**. 613 (1894), **16**. 599 (1895).

[3]) Pinner u. Kohlhammer, BB. **33**. 2357 (1900). Pinner u. Schwarz, BB. **35**. 192, 2441 (1902). Jowett, Proc. Chem. Soc. **19**. 54.

$$\text{Formel} \quad \begin{array}{c} C_2H_5.CH-CH.CH_2.C\text{------}N \\ | \qquad | \qquad \quad \| \qquad \qquad \rangle CH \text{ die richtige ist.} \\ CO \quad CH_2 \qquad CH.N(CH_3) \\ \diagdown \diagup \\ O \end{array}$$

Pilocarpin wirkt auf das Herz wie die elektrische Vagusreizung. Isopilocarpin, welches dem Pilocarpin isomer, wirkt wie Pilocarpin, aber schwächer, noch weniger wirksam aber qualitativ gleichartig wirksam ist Pilocarpidin [1]).

Der Homopilopsäurekern der Pilocarpinmoleküle wirkt wie eine haptophore Gruppe.

Es ist nach den unrichtigen älteren Auffassungen von Hardy und Calmels seiner Konstitution nach mit dem Muscarin durch die Betaingruppe und mit dem Nicotin durch eine Pyridingruppe verwandt. Seiner physiologischen Wirkung nach wird es von den einen zum Muscarin, von den anderen zum Nicotin gestellt. Um zwischen diesen beiden Meinungen entscheiden zu können, hat Coppola die Wirkung von drei Derivaten des Pilocarpins, welche keinen fünfwertigen Stickstoff mehr enthalten und dadurch die Verwandtschaft mit dem Muscarin eingebüßt haben, untersucht.

Diese Derivate sind: 1. Pyridinmilchsäure, welche angeblich durch Aufnahme eines Moleküls Wasser und Abgabe eines Moleküls Trimethylamin aus dem Pilocarpin entsteht.

$$\text{Pilocarpin } C_{11}H_{16}N_2O_2 + H_2O =$$

$$\text{Pyridinmilchsäure} \quad \begin{array}{c} CH_3 \\ | \\ COH \\ \qquad \qquad + N(CH_3)_3 \\ COOH \quad \text{Trimethylamin} \\ N \end{array}$$

2. Pilocarpidin, welches statt des fünfwertigen N dreiwertigen N enthält und so nur zwei CH_3-Gruppen am N besitzt.

3. Jaborin, welches durch Kondensation von zwei Molekülen Pilocarpin entsteht.

Jaborin scheint nach Jowett und Marshall hauptsächlich aus Pilocarpin und Isopilocarpin zu bestehen.

Diese Derivate haben eine ähnliche, doch schwächere Wirkung als Pilocarpin, so daß also die physiologische Wirkung des Pilocarpins wesentlich von der Pyridingruppe (?) abhängt. Die Trimethylamingruppe besitzt nicht die Muscarinwirkung, sondern sie verstärkt nur den nichtpyridinischen Teil des Moleküls.

Die Lactopyridinsäure und Pilocarpin haben ganz gleiche physiologische Wirkungen. Der Unterschied besteht nur darin, daß Pilocarpin an Fröschen eine Verlangsamung der Herzschläge bewirkt, die Lacto-

---

[1]) Marshall, Journ. of physiol. **31**. 120.

pyridinsäure aber auch in sehr kleinen Mengen die bewegungshemmenden Apparate des Herzens lähmt. Pilocarpin besitzt Curarewirkung, welche der Säure völlig fehlt.

Pilocarpidin hat nicht so intensive Curarewirkung, wie Pilocarpin.

Das durch Polymerisation (?) aus dem Pilocarpin hervorgehende Jaborin besitzt für Herz, Iris usw. mehr eine paralysierende, als eine erregende Wirkung, wodurch letztere Substanz sich mehr dem Atropin nähert, während in Beziehung auf andere Organe die Wirkung zwar schwächer ist, aber ihre Natur nicht verändert. Es ist beinahe ein Gegengift des Pilocarpins zu nennen.

Bei Erhaltung des Grundkernes einer Substanz bewirken nach Coppola sekundäre Veränderungen in der Struktur der letzteren, auch wenn sie scheinbar die physiologische Wirkung umändern, doch nur Gradveränderungen in der physiologischen Wirkung. Man sieht dies deutlich an der Wirkung der obenerwähnten Spaltungsprodukte des Pilocarpins, insbesonders am Pilocarpidin, welches dieselbe, aber schwächere Wirkung hat. Es sind also immer quantitative, aber nicht qualitative Differenzen.

Curci fand, daß der größte Teil des Pilocarpins in einer Verbindung durch den Urin ausgeschieden wird, aus der es dargestellt werden kann durch Behandlung mit Säure und Neutralisation mit Ammoniak. Es würde demnach als Pilocarpinat ausgeschieden. Curci hat eine krystallinische Substanz aus dem Harn dargestellt, die außer der Pilocarpinreaktion besondere charakteristische Phenolreaktionen gibt, was die Aufnahme eines Hydroxyls in den Pyridinkern bedeuten würde, d. h. das Pilocarpin hätte sich umgewandelt zu

$$HO.C_5H_3N \diagdown\!\!\!\diagup \begin{matrix} COONa. \\ H(CH_3)_3OH \\ CH_3 \end{matrix}$$

So würde Pilocarpin ein Oxim- und ein Phenolhydroxyl aufnehmen und dies erklärt den Mechanismus seiner Wirkung, denn Curci hatten schon Untersuchungen anderer Substanzen zur Annahme geführt, daß das Phenol- und das Oxim-hydroxyl starke Hypersekretion, Krämpfe und Steigerung anderer Funktionen hervorruft.

Die partielle Synthese des Pilocarpins haben Hardy und Calmels in der Weise angestrebt, daß sie die β-Pyridino-α-milchsäure mit Phosphorbromid behandelten unter Zusatz von Barythydrat, dessen Überschuß durch Kohlensäure beseitigt wurde. Dann wurde Bromwasserstoff und Goldchlorid zugesetzt, der entstandene Niederschlag mit Schwefelwasserstoff zerlegt und man erhielt Pyridinobromopropionsäure. Diese mit Trimethylamin erhitzt, gab Pilocarpidin. Die methylalkoholische Lösung des Pilocarpidins wurde mit Jodmethyl und Kali versetzt und das gebildete Jodmethylat liefert bei Behandlung mit übermangansaurem Silber Pilocarpin und Ameisensäure. Das synthetisch dargestellte Pilocarpin zeigte dieselben physiologischen Eigenschaften, wie das native. Es hat lähmende Wirkung auf das Froschherz, die von Atropin beseitigt wird. Ferner zeigt es die speichelerregende Wirkung beim Hund.

Doch haben alle früheren physiologischen Untersuchungen über die Abbauprodukte des Pilocarpins, sowie die daran geknüpften Spekulationen den Boden verloren, seitdem durch die Untersuchungen von Jowett, Pinner und Kohlhammer, sowie Pinner und Schwarz die bisherige Auffassung der Konstitution des Pilocarpins zu Fall gebracht wurde. Die Oxydation des Pilocarpins liefert eine N-freie Säure, aber keine Nicotinsäure, so daß die Annahme, Pilocarpin sei ein Pyridinderivat, nicht mehr zutreffend ist. Ferner wurde die Existenz einer NH- und einer NCH$_3$-Gruppe nachgewiesen und eine N-freie Lactonsäure

$$\begin{array}{c} CH_3 \\ \diagdown CH.CH.COOH \\ CH_3 \diagup | | \\ O\!-\!CO \end{array}$$

aus dem Pilocarpin dargestellt.

Jowett[1]) fand, daß Isopilocarpin sich mit alkoholischem Kali in Pilocarpin umwandeln läßt, weshalb beiden Alkaloiden folgende Formeln zukommen:

$$\begin{array}{ccc} & \overset{+}{C_2H_5.CH}.\overset{+}{CH}.CH_2.C.N(CH_3) \diagdown \\ & | | \| CH \\ \text{Pilocarpin} CO CH_2 CH\!-\!\!-N \diagup \\ & \diagdown \diagup \\ & O \end{array}$$

$$\begin{array}{ccc} & \overset{-}{C_2H_5}.\overset{+}{CH}.\overset{+}{CH}.CH_2.C.N(CH_3) \diagdown \\ \text{Isopilocarpin} | | \| CH \\ & CO CH_2 CH\!-\!\!-N \diagup \\ & \diagdown \diagup \\ & O \end{array}$$

Strychnin.

W. H. Perkin jun. und Robert Robinson fassen das Strychnin in der Weise auf, daß sie als Kern einen Chinolin- und einen Carbazolkomplex auffassen. Diese beiden Komplexe sind so verbunden, daß der Stickstoff der Chinolingruppe säureamidartig gebunden erscheint und der Stickstoff des Carbazols tertiär ist[2]).

Über die Beziehungen zwischen Aufbau und Wirkung beim Strychnin verdanken wir den Untersuchungen von Tafel[3]) einige sehr wertvolle Aufschlüsse.

Bei der Einwirkung von Jodwasserstoff und Phosphor auf Strychnin entsteht unter Eliminierung des einen der beiden Sauerstoffatome und Addition von vier Wasserstoffatomen Desoxystrychnin.

---

[1]) Arch. de pharmacodyn. **14**. 75 (1905).
[2]) Journ. Chem. Soc. London **97**. 305 (1910).
[3]) Liebig's Ann. **264**. 44, **268**. 229, **301**. 289.

$$C_{21}H_{22}N_2O_2 + 6H = C_{21}H_{26}N_2O + H_2O$$

Strychnin   Desoxystrychnin

Letzteres ist in seinen Giftwirkungen qualitativ dem Strychnin ähnlich, aber quantitativ bedeutend abgeschwächt. Es ist bitterer als Strychnin. Das ausgetretene Sauerstoffatom muß aus der Gruppe $NC_{\cdot 0}H_{22}O$

stammen. Die Strychninformel ist vorläufig nämlich in $N \equiv C_{20}H_{22}O \diagdown \genfrac{}{}{0pt}{}{CO}{N}$

aufzulösen. Sicherlich stammt der Sauerstoff nicht aus dem Carbonyl, denn Desoxystrychnin geht beim Erhitzen mit Natriumalkoholat in die Desoxystrychninsäure über.

$$N \equiv C_{20}H_{26} \diagdown \genfrac{}{}{0pt}{}{CO}{N} + H_2O = N \equiv C_{20}H_{26} \diagdown \genfrac{}{}{0pt}{}{COOH}{NH}$$

Desoxystrychnin   Desoxystrychninsäure

Aus dem Desoxystrychnin läßt sich auch das zweite Sauerstoffatom durch weitere Reduktion entfernen und zwar entsteht durch elektrolytische Reduktion in schwefelsaurer Lösung Dihydrostrychnolin $C_{21}H_{28}N_2$

$$N \equiv C_{20}H_{26} \diagdown \genfrac{}{}{0pt}{}{CO}{N} = N \equiv C_{20}H_{26} \diagdown \genfrac{}{}{0pt}{}{CH_2}{N} + H_2O$$

Desoxystrychnin   Dihydrostrychnolin

Dieses Dihydrostrychnolin ist aber kein Krampfgift mehr. Dieses zweite Sauerstoffatom scheint also für die Wirkung des Strychnins notwendig zu sein, denn wenn man Strychnin mit Jodwasserstoff und Phosphor und später mit Natrium und Amylalkohol behandelt, so entsteht Strychnolin $C_{21}H_{26}N_2$.

$$N \equiv C_{20}H_{22}O \diagdown \genfrac{}{}{0pt}{}{CO}{N} + 6H = N \equiv C_{20}H_{24} \diagdown \genfrac{}{}{0pt}{}{CH_2}{N} + 2H_2O$$

Strychnin   Strychnolin

Dieses Strychnolin ist ebenfalls kein Krampfgift mehr.

Es geht also mit dem Übergang der Atomgruppierung

die spezifische krampferregende Strychninwirkung verloren.

Hingegen hat Strychnidin $C_{21}H_{24}N_2O$, durch elektrolytische Reduktion von Strychnin gewonnen, Strychninwirkung. Es steht in der Wirkung zwischen Desoxystrychnin und Strychnin und ist wie Strychnin bitter. Chemisch, aber nicht physiologisch hat es eine große Ähnlichkeit mit Dihydrostrychnolin, daher ist vielleicht die Formel

$$N \equiv C_{20}H_{22}O \big\langle \begin{matrix} CH_2 \\ | \\ N \end{matrix}$$

anzunehmen.

Das zweite Sauerstoffatom im Strychnin scheint ätherartig gebunden zu sein[1]).

Sowohl dem Strychnolin als auch dem Dihydrostrychnolin fehlt jede krampferregende Wirkung.

Tafel untersuchte, ob nicht wie beim Piperidon, so auch im Strychnin eine piperidonartige Atomgruppierung die Rückenmarkwirkung verursacht. Zur Entscheidung dieser Frage eignet sich am besten die elektrolytische Reduktion des Strychnins, dieselbe führte zu zwei Basen, dem Tetrahydrostrychnin und dem Strychnidin

$$C_{21}H_{26}N_2O_2 = (C_{20}H_{22}O)\overset{N}{=}\underset{NH}{CH_2} \cdot OH \qquad (C_{20}H_{22}O)\overset{N}{\underset{N}{\big\langle}}CH_2$$

Tetrahydrostrychnin   Strychnidin

Aus dem Vergleiche der physiologischen Wirkungen dieser Körper folgert Tafel, daß die eminente Wirkung des Strychnins als Rückenmarks- und Krampfgift gerade dem Zusammentreffen zweier in demselben Sinne wirksamer sauerstoffhaltiger Gruppen in seinem Moleküle zuzuschreiben ist. Wird eine Gruppe durch Reduktion verändert, so tritt nur eine Schwächung der Krampfwirkung ein, erst wenn beide reduziert sind, hört die Krampfwirkung überhaupt auf. Dihydrostrychnolin macht in 2 mg Dosen keine andere Erscheinung als Gelbfärbung der Frösche. 5—10 mg machen starke Lähmungserscheinungen, aber keine Krämpfe. Im Strychnin sind jedenfalls eine große Zahl ringförmiger, zum größten Teile hydrierter Gruppen aneinander gegliedert.

Strychnidin erzeugt in 2 mg Dosen typische Strychninkrämpfe.

Methylstrychnin, aus Methylstrychninium erhalten, ist nicht bitter und wirkt, nach Dietrich Gerhardt, wie Strychnin, es ist eine sekundäre Base [2])

$$(C_{20}H_{22}O)\overset{N}{=}\underset{NH}{CO}\big\langle \begin{matrix} CH_3 \\ O \end{matrix}$$

Äthylstrychninsulfat wirkt schwächer als die Methylverbindung [3]).

0,0006 g Strychninbrombenzylat $C_{21}H_{22}N_2O_2 \cdot C_6H_5 \cdot CH_2Br$ bewirken bei Fröschen anhaltende völlige Lähmung. Wenn Erholung eintritt, so folgt ein Stadium der Übererregbarkeit, häufig in der Art der Strychninwirkung. Nicht zur Lähmung führende Dosen hatten ausschließlich diese Wirkung. Die Intensität der Wirkung ist stärker als die des Strychnins.

---

[1]) Julius Tafel, Liebig's Ann. **301**. 285—348.
[2]) Julius Tafel, Liebig's Ann. **264**. 33.
[3]) Fr. Loos, Dissert. Gießen 1870.

Strychninjodessigsäuremethylester $C_{21}H_{22}N_2O_2 . JCH_2 . COO . CH_3$ und Brucinbrombenzylat $C_{23}H_{26}N_2O_4 . C_6H_5 . CH_2Br$ erzeugen in Dosen von 1.5 mg völlige Lähmung. 0.1 g des Strychninjodessigsäuremethylesters wirken intern auf Kaninchen gar nicht[1]).

Die Isostrychninsäure

$$(C_{20}H_{22}O)\!\!\diagdown\!\!\begin{array}{l} N \\ COOH \\ NH \end{array}$$

besitzt noch vollkommen die giftigen Eigenschaften des Strychnins. 0.0005 g töten Frösche.

Oxäthylstrychnin führt nach Vaillant und Vierordt zu 4—5 mg bei Fröschen und zu 25 mg bei Kaninchen den Tod herbei. Die Vergiftungserscheinungen halten die Mitte zwischen Strychnin und Curare.

Trägt man Natrium in eine siedende alkoholische Lösung von Strychnin, so entsteht eine kleine Menge eines neuen Alkaloids, des Strychninhydrürs, welches ausgesprochen lähmend wirkt und durch Atmungsstillstand bald zum Tode führt[2]).

Wenn man Strychnin auf 140⁰ oder Strychnol auf 200⁰ mit Wasser erwärmt, so erhält man eine Base von der Formel $C_{21}H_{22}N_2O_2$, welche Amé Pictet und Bacovescu[3]) Isostrychnin nennen. Es macht Krampferscheinungen und Tod durch Atmungslähmung. Der Respirationsstillstand ist durch die curareartige Wirkung bedingt. Vorher macht Isostrychnin Steigerung der Reflexerregbarkeit, unter Umständen Tetanus. Das Gift wird anscheinend im Organismus schnell zerstört oder ausgeschieden[4]). Dies ist optisch inaktiv und nach Untersuchungen von Wiky ungefähr 30 mal weniger giftig als Strychnin, die physiologische Wirkung ähnelt dem Curare.

Isostrychnin ist $(C_{20}H_{22}NO)\!\!\diagdown\!\!\begin{array}{l} CO \\ \cdot \\ N \end{array} + 3\,H_2O$ (Trihydrostrychnin?).

Tetrahydrostrychnin $C_{21}H_{26}N_2O_2$ macht in 0.5 mg Dosen Krampferscheinungen.

Tetrachlorstrychnin und Hexachlorbrucin sind ungiftige und für Hunde ganz unschädliche Substanzen[5]).

Strychninoxyd $\begin{array}{l} CO \\ \cdot \\ N \end{array}\!\!\diagup\!\!(C_{20}H_{22}O)$: N : O macht ähnliche Erscheinungen

wie Strychnin, es ist chemisch ein Aminoxyd; die krampferregende Wirkung ist ziemlich abgeschwächt, während die paralysierende Wirkung intensiver hervortritt. Die Giftigkeit ist erheblich kleiner als die des Strychnins. Beim Frosch auf 100 g 0,016—0.02 g, beim Meerschweinchen auf 100 g Körpergewicht 0.006—0.0072 g[6]).

---

[1]) H. Hildebrandt, AePP. **53**. 76 (1905).
[2]) H. Dreser, Tagblatt der Braunschweiger Naturforscher-Versammlung 1897.
[3]) Soc. de Chim. de Genève 13. IV. 1905.
[4]) Bacovescu und Pictet, BB. **38**. 2792 (1905).
[5]) Coronedi bei Minunpi und Cuisa. Gaz. chim. ital. **34**. II. 361.
[6]) Untersuchungen von Babel, Amé Pictet und Mattisson, BB. **38**. 2786 (1905).

IV. Kapitel.
Schlafmittel und Inhalationsanästhetica.

Allgemeines.

Über die chemischen Ursachen des natürlichen Schlafes existiert keine Theorie, welche halbwegs auf Tatsachen basiert wäre.

Daß bestimmte Produkte des Stoffwechsels sich während des wachen Zustandes anhäufen und diese dann Schlaf verursachen, ist vielleicht zu konzedieren, es wird auf diese Weise erklärlicher, warum man nach körperlichen Strapazen rascher und in einen tieferen Schlaf verfällt. Von größtem Interesse für die Pharmakologie wäre gewiß die chemische Erkenntnis dieser Ermüdungsstoffe, welche den Schlaf normalerweise erzeugen, da ihre Darstellung und Verwendung sicherlich die unschädlichsten Schlafmittel bieten würde.

Unser nervöses Zeitalter, dem kaum die große Menge synthetischer Nervina genügt, hat auch unter der Schlaflosigkeit so zu leiden, daß es für den Arzt ein Bedürfnis ist, eine erhebliche Anzahl von Schlafmitteln zu besitzen, um abwechseln zu können und um die Angewöhnung an eine bestimmte Substanz zu vermeiden, um so mehr als einzelne bei der Angewöhnung in ihrer Wirkung versagen. Während früher nur Opium und Alkohol als Schlafmittel bekannt waren, verfügen wir dank der Erweiterung unserer Kenntnisse über eine sehr stattliche Reihe.

Diese große Reihe läßt sich aber auf einige Grundprinzipe reduzieren. Naturgemäß treten die verschiedensten Varianten als neue Arzneimittel auf.

Wir wissen, daß die Kohlenwasserstoffe der aliphatischen Reihe narkotische Eigenschaften zeigen, die durch Eintritt einer Hydroxylgruppe, die Bildung von Alkoholen, noch deutlicher zur Erscheinung kommen.

Die Hydroxylgruppe ist also nicht das wirksame für die Hypnose, sondern der Alkylrest. Die Hydroxylgruppe stellt nur den Verankerungspunkt vor.

Diese narkotische Eigenschaft der Kohlenwasserstoffe ist also die Grundursache der narkotischen Effekte der Alkohole einerseits, anderseits aller Verbindungen, deren schlafmachende Wirkung auf der Gegenwart von Alkylgruppen beruht. Dabei ist zu bemerken, daß die hypnotischen Effekte besonders der Äthylgruppe und ihren nächst höheren Homologen zukommt.

Die Anzahl der in den Kohlenwasserstoff eintretenden Hydroxyl-gruppen ist für die hypnotische Wirkung entscheidend, je mehr Hydr-oxyle, desto geringer die hypnotischen Effekte, daher entbehrt Glycerin mit drei Hydroxylen der hypnotischen Wirkung. Werden aber diese durch Verätherung oder Veresterung verdeckt, so wirkt die entstehende Glycerinverbindung wieder narkotisch.

Die Gegenwart einer Aldehyd- oder Ketongruppe befähigt die Substanz ungemein, hypnotische Effekte auszulösen; diese Eigen-schaft wird einerseits durch den Eintritt von Hydroxylen geschwächt oder gänzlich aufgehoben, anderseits durch die Gegenwart von Alkyl-resten, insbesonders von Äthylgruppen, in der Verbindung gesteigert.

Neben diesen hypnotischen Mitteln spielen eine sehr große Rolle Substanzen, welche aliphatische Verbindungen darstellen, in denen Wasserstoffe durch Halogen ersetzt sind. Den aromatischen Halogen-substitutionsprodukten geht die Eigenschaft, schlafmachend zu wirken, ab.

Die hypnotischen Effekte des Morphins, des souveränen Schlafmittels hängen mit dem Erhaltensein der beiden Hydroxyle zusammen.

Wir sehen, daß nur einigen Gruppen die Fähigkeit, hypnotische Effekte auszulösen, eigen ist. Den Alkylresten, insbesonders der Äthyl-gruppe, und ihren höheren Homologen, der Carbonylgruppe in Form von Aldehyd, Keton, Säureamid und Säureanhydrid sowie aliphatischen Halogensubstitutionsprodukten, insbesonders denen des Chlors, endlich der eigentümlichen Konfiguration des Morphins.

Für die Narkose lehrt Max Verworn, daß während dieser die zur Erholung unentbehrliche Sauerstoffaufnahme vollständig gelähmt ist, während der Zerfall der lebendigen Substanz fortschreitet. Im Schlaf hingegen tritt infolge einer Selbststeuerung des Stoffwechsels eine Restitution und Erholung ein.

Bürker erklärt die Narkose vorerst durch die Anhäufung der hyp-notischen Mittel infolge ihrer großen Lipoidlöslichkeit im Nervensystem, wo sie dann infolge ihrer leichten Oxydierbarkeit den aktiven Sauer-stoff mit Beschlag belegen und so den sauerstoffgierigen Substanzen im Gehirn entziehen. Je stärker ein Narkotikum ist, desto intensiver beansprucht es den Sauerstoff zu seiner Oxydation, in dem Maße wie die höheren Alkohole in ihrer narkotischen Kraft steigen, nehmen sie auch mehr Sauerstoff auf[1]).

Von größtem theoretischem Interesse, welchem wohl noch praktische Konsequenzen folgen werden, ist die Eigentümlichkeit, daß die exzitie-renden Mittel alle den Blutdruck steigern, die schlafmachenden den Blutdruck herabsetzen.

So steigert Cocain, Nicotin den Blutdruck, Stoffe, die wir benützen, um die Ermüdungsgefühle zu bannen, Morphin, Sulfonal, Trional, Pental[2]) etc. erniedrigen den Blutdruck. Beim normalen Schlaf sinkt

---

[1]) Münchener med. Wochenschrift **1910**.
[2]) Ther. Mon. **1893**. 42.

ebenfalls der Blutdruck. Die meisten dieser Blutdruck erniedrigenden
Mittel erweitern die Gefäße.

Alle Narkotica der Fettreihe wirken hämolytisch. (L. Herrmann).

Während beim Schlaf eine Erweiterung der Gefäße in den meisten
Organen eintritt, sind die Gehirngefäße im Gegensatze hierzu kontrahiert, das Gehirn wird anämisch. Nach Lauder Brunton[1]) sind demnach
zwei Dinge notwendig, damit Schlaf eintrete: 1. Daß der Blutzufluß
zum Gehirn soviel als möglich verhindert werde, indem man ihn ableitet oder die Herztätigkeit beruhigt. 2. Daß man die funktionelle
Tätigkeit des Gehirns selbst herabsetzt. Nun kann man das Blut vom
Gehirne ableiten, wenn man an einer anderen Körperstelle Gefäßerweiterung hervorruft.

Die schlafmachenden Substanzen, welche wir zum internen Gebrauch anwenden wollen, müssen den Einflüssen des Organismus gegenüber eine gewisse Resistenz zeigen, um die spezifische Wirkung auf
die Großhirnrinde ausüben zu können, bevor sie noch den oxydativen
Einwirkungen der Gewebe unterliegen. Wir werden sehen, wie wir
Schlafmittel, insbesonders diejenigen, deren Wirkung auf dem Vorhandensein von Äthylradikalen beruht, so resistent machen, daß sie
eine anhaltende Wirkung haben.

Hypnotische Mittel werden in der Medizin in zweierlei Absicht
verwendet, entweder um nur Schlaf zu erzeugen resp. einzuleiten, oder
um Schlaf und Schmerzlosigkeit durch eine nicht allzulange Zeit zu
bewirken. Im ersteren Falle bedient man sich der Schlafmittel κατ᾽ ἐξοχὴν,
welche intern oder subkutan verabreicht werden und von denen einige
Forscher behaupten, daß sie nur Einschläferungsmittel sind, im letzteren
Falle der sogenannten Inhalationsanästhetica, mittelst welcher Schlaf
und Unempfindlichkeit durch eine beliebige, genau regulierbare Zeit
hervorgerufen wird. Die Substanzen der letzteren Gruppe werden ausschließlich durch Inhalation beigebracht.

Die eigentlichen Schlafmittel sind meist in Wasser schlecht lösliche, in Ölen gut lösliche Substanzen, oder es haben die wässerigen
Lösungen Eigenschaften, die der subkutanen Injektion im Wege stehen,
wie z. B. Chloralhydrat. Nur das einzige Morphin ist ein subkutan
injizierbares Hypnoticum. Man bemüht sich daher, Mittel synthetisch
darzustellen, welche neben starker hypnotischer Wirkung wasserlöslich
und ohne lokale Nebenerscheinungen subkutan injizierbar sind.

Die Inhalationsanästhetica entstammen zwei Gruppen, die eine
basiert ihre Wirkungen auf dem Gehalt an Halogen in einer aliphatischen
Substanz, die andere auf der Gegenwart von Äthylresten.

Die Schlafmittel lassen sich in drei Gruppen scheiden:

1. Substanzen, deren Wirkung auf dem Gehalt an Halogen beruht.
2. Substanzen, deren Wirkung auf dem Gehalt an Alkylradikalen
   beruht.
3. Substanzen, deren Wirkung auf der Gegenwart einer Carbonyl-
   ($= C = O$) gruppe beruht.

---

[1]) Pharmakologie (Deutsche Ausgabe) p. 219.

I. Gruppe.

Halogenhaltige Schlafmittel.

Das wichtigste Inhalationsanästheticum Chloroform hat neben dem Äther unbestritten die größte Verbreitung auf dem Gebiete der Narkose. Die Nachteile, die ihm zukommen, können meist durch die ungemein ausgebildete Technik der Narkose paralysiert werden.

Die vielfachen Todesfälle während der Chloroformnarkose, für die eine anatomische Begründung fehlte, wurden teilweise durch die leichte Zersetzlichkeit des Chloroforms und Bildung von toxischen Substanzen, wie Phosgen $COCl_2$ etc. erklärt, von denen man vermutete, daß sie infolge der Darstellung im Chloroform enthalten, diesem toxische Eigenschaften verleihen, eine Annahme, die nicht ganz zutrifft, da auch bei Narkose mit allerreinstem Chloroform Todesfälle beobachtet wurden. Die Darstellung des Chloroforms aus Chloral hat auch keinen Wandel geschaffen, denn auch das chemisch reinst dargestellte Chloroform verändert sich durch Oxydation mit Luft alsbald. Als bestes Schutzmittel gegen die Oxydation des Chloroforms durch den Sauerstoff der Luft erwies sich noch der von englischen Fabrikanten von jeher angewendete Zusatz von 2 % absoluten Alkohols. Die Franzosen empfehlen zur Haltbarmachung einen Zusatz von Schwefel.

Von der unrichtigen Annahme, daß die Reindarstellung des Chloroforms genüge, um dieses ungefährlicher und haltbarer zu machen, gingen die Verfahren von R. Pictet und Anschütz aus. Pictet reinigt Chloroform, indem er es durch Kälte fest macht und den flüssigen Anteil durch Zentrifugieren entfernt. Anschütz[1] benützt die an und für sich interessante Tatsache, daß Salicylid mit Chloroform

eine krystallisierende Doppelverbindung$\left(C_6H_4{}^1_2O^{CO}\right)_4 + 2\ CHCl_3$ gibt, aus der Chloroform abdestilliert werden kann.

Diese Verbindung, welche auch bei gewöhnlicher Temperatur unter Abgabe von Chloroform verwittert, sollte auch als solche therapeutische Anwendung finden, konnte sich aber nicht behaupten.

Salicylid[2] erhält man durch Behandeln von Salicylsäure mit Phosphoroxychlorid in einem indifferenten Lösungsmittel. Man trennt von dem bei der

gleichen Reaktion gebildeten Polysalicylid $\left(C_6H_4{}^1_2O^{CO}\right)x$ durch Auflösen des Salicylids in heißem Chloroform[3]. Ferner erhält man es durch Erhitzen von Acetsalicylsäure 5—6 Stunden lang auf 200—210 °C, Auskochen des Reaktionsproduktes mit Wasser, Lösen des Rückstandes in Aceton und Fällen mit Wasser[3].

Daß die hypnotische Wirkung des Chloroforms in innigem Zusammenhange mit dem Chlorgehalte steht, geht aus der Tatsache hervor, daß bei einer großen Reihe aliphatischer Verbindungen der Eintritt von Chlor den neu entstandenen Substanzen hypnotische Eigenschaften verleiht.

Die rasch vorbeigehende Wirkung dieses Inhalationsanästheticums verhindert jedoch, es als Hypnoticum, welches stundenlang wirken soll, zu benützen.

---

[1] BB. **25**. 3512 (1892), Liebig's Ann. **273**. 97, DRP. 69708, 70158, 70614.
[2] DRP. 68960.
[3] DRP. 134234.

Die narkotische Wirkung des Chloroforms ist chemisch lediglich auf den Chlorgehalt zu beziehen, auch eine vergleichende Betrachtung der folgenden Reihe beweist dies:

Methan CH_4 ist wirkungslos
Methylchlorid CH_3Cl schwach narkotisch
Methylenbichlorid CH_2Cl_2 stärker narkotisch
Chloroform $CHCl_3$ narkotisch
Tetrachlorkohlenstoff CCl_4 narkotisch.

In dieser Reihe steigt die Intensität der narkotischen Wirkungen und ebenso die Nachhaltigkeit derselben mit der Zunahme der Chloratome.

Ferner wirkt Acetaldehyd $CH_3.CHO$ leicht narkotisch[1]), Trichloraldehyd (Chloral) $CCl_3.CHO$ sehr stark narkotisch. Äthylen $CH_2:CH_2$ ist fast wirkungslos. Chloräthylen $CH_2Cl.CH_2Cl$ macht zwar auch keine Narkose, jedoch Klopfen der Carotiden und Wärmegefühl über den ganzen Körper.

Tetrachloräthan übt etwa doppelt so starke narkotische Wirkung aus wie Trichloräthylen und wirkt also stärker betäubend als Tetrachlorkohlenstoff[2]).

Daß Chloroform dem Tetrachlorkohlenstoff für die Narkose vorgezogen wird, macht der Umstand, daß Tetrachlorkohlenstoff ähnliche Konvulsionen zur Folge hat, wie Methylenchlorid und deshalb ein gefährliches Gift ist, welches schleunigen Tod durch Herzstillstand hervorruft[3]).

Dioform ist Acetylendichlorid (symmetrisches 1.2.Dichloräthylen)

$$CHCl$$
$$\|$$
$$CHCl.$$

Villinger[4]) empfiehlt es statt Chloroform für Narkose. Es ist noch nicht genügend geprüft.

Als Chloroformersatzmittel wurden von den Halogensubstitutionsprodukten wohl mehrere empfohlen, ohne daß sie je mit dem Chloroform in eine ernstere Konkurrenz treten konnten. Methylenbichlorid CH_2Cl_2 wurde von England aus warm empfohlen, weil es kein Erbrechen verursacht.

Von Frankreich kam die Empfehlung des Methylchloroforms $CH_3.CCl_3$ wegen seines höheren Siedepunktes und der gefahrlosen Narkose. Dieses Mittel setzt die Temperatur um 3—4° herab.

Die chlorhaltigen Derivate des Äthylens, Äthylenchlorid, $C_2H_4Cl_2$, z. B. wirken nach einzelnen Beobachtern ebenso krampferregend wie

---

[1]) Aldehydammoniak $CH_3.CH.O.H.NH_2$ macht Reizsymptome und Tod durch Atmungsstillstand. Die Herzaktion wird schwer ergriffen. Letale Dosis 0.15—0.2 bei subkutaner Applikation an Säugetiere (Giacosa, Archiv per le sc. med. Vol. X. Nr. 14. 293 (1880).
[2]) Chem. Ztg. **32**. 256.
[3]) Smith, Lancet **1867**. 792. Sansom u. Nunnely, Brit. med. Journ. **1867**.
[4]) Arch. f. klin. Chir. **1907**. Nr. 3.

Methylenchlorid, haben aber eine eigentümliche Nebenwirkung auf die Cornea, welche getrübt wird [1]).

Äthylidenchlorid $CH_3.CHCl_2$ macht eine langsam eintretende und schnell vorübergehende Wirkung [2]). Perchloräthan C_2Cl_6 (Hexachlorkohlenstoff) wirkt narkotisch wie Chloralhydrat, in kleinen Mengen exzitierend.

Auch die Bromsubstitutionsprodukte der niederen Kohlenwasserstoffe haben narkotische Wirkungen und lassen sich als Inhalationsanästhetica für kurze, leichte Narkosen mit Vorteil benützen. So Bromäthyl C_2H_5Br, welches wenig giftig ist, während Äthylenbromid $C_2H_4Br_2$ schon starke Giftwirkungen zeigt.

Auch Bromoform $CHBr_3$ wirkt anästhesierend [3]) und wird gegenwärtig viel zum Kupieren von Keuchhustenanfällen benützt [4]).

(Die lokale Anästhesie, welche durch Chlormethyl CH_3Cl und ähnliche Halogensubstitutionsprodukte eintritt, steht in keiner Beziehung zum Chlorgehalte, sie ist lediglich bedingt durch den sehr niedrigen Siedepunkt der angewendeten Substanzen, welche beim Bespritzen der zu anästhesierenden Partie derselben rasch und viel Wärme entziehen und durch die Kältewirkung anästhesieren. Wie das gegenwärtig sehr viel angewendete Chlormethyl (Kelene genannt) wird mit etwas geringerem Erfolg auch Äthyläther und Methyläthyläther $\begin{matrix} CH_3 \\ C_2H_5 \end{matrix} \Big\rangle O$, von manchen angewendet. Auch niedrig siedende Petroleumäther wurden für lokale Anästhesie durch Kälte in Anwendung gezogen. Es ist, wie wir wiederholen, für diese Wirkung nicht die Konstitution, sondern der Siedepunkt und die Flüchtigkeit der angewendeten Substanz allein von Bedeutung.)

O. Liebreich [5]) hat angenommen, daß Chloralhydrat $CCl_3.CH(OH)_2$, welches sich bekanntlich unter der Einwirkung von Alkalien in Chloroform und Ameisensäure spaltet, im Organismus eine ähnliche Zersetzung erfährt und daß dann das gebildete Chloroform die hypnotische Wirkung auslöst und hat auf Grund dieser Annahme Chloralhydrat als Hypnoticum empfohlen. Wenngleich diese Theorie der Wirkung des Chloralhydrat als unrichtig zu bezeichnen ist, da es eine Umsetzung zu Chloroform nicht erfährt, so gebührt O. Liebreich das große Verdienst, neben dem Morphin ein sicheres Hypnoticum in die Therapie eingeführt zu haben.

J. v. Mering [6]) zeigte, daß Chloralhydrat im Organismus durch Reduktion in Trichloräthylalkohol $CCl_3.CH_2.OH$ übergeht und nicht in Chloroform. Dieser Trichloräthylalkohol paart sich nun im Organismus mit Glykuronsäure und es entsteht die Urochloralsäure. Mering zeigte ferner, daß die Liebreich'sche Vorstellung [7]), daß aus Chloral-

---

[1]) Pannas und Dubois, Semaine med. **1888** u. **1889**.
[2]) O. Liebreich, Berliner klin. Wochenschr. **1860**. Nr. 31.
[3]) v. Horroch, Österr. med. Jahrb. **1883**. 497.
[4]) Stepp, Deutsche med. Wochenschr. **1889**. Nr. 31.
[5]) Berliner klin. Wochenschr. **1869**. 325 u. Monographie: Chloralhydrat, Berlin 1869.
[6]) HS. **6**. 480 (1881).
[7]) O. Liebreich, Brit. med. Journ. **1873**. 20.

hydrat im Blute Chloroform, aus Crotonchloralhydrat $CCl_3.CH:CH.$ $CHO + H_2O$ im Blute Dichlorallylen, Salzsäure und Ameisensäure wird und daß Dichlorallylen das wirksame, unrichtig sei. Trichlorcrotonsaures Natrium

$$CCl_3.CH:CH.COONa,$$

welches schon in verdünnter alkalischer Lösung in der Kälte in Dichlorallylen $CCl_2.CH:CH$ übergeht, wirkt gar nicht schlafmachend. Ebenso auch die Trichloressigsäure $CCl_3.COOH$ nicht [1].

Binz [2] hat die Schlaferzeugung insbesondere für die halogenhaltigen Substanzen in der Weise erklärt, daß sich freies Halogen abspaltet, welches auf das Protoplasma lähmend einwirkt. Jede arbeitende Zelle, welche wir unter den Einfluß von Chlor-, Brom- oder Joddämpfen setzen oder auf die wir aktiven Sauerstoff einwirken lassen, vermindert nach Binz ihre Arbeit oder stellt sie ganz ein. Je nach der Menge und Dauer dieses Einflusses nimmt sie dieselbe entweder wieder auf oder sie hat sie für immer eingestellt, d. h. entweder schläft die Zelle unter der lähmenden Last der fremden Gase, ihr innerer Aufbau bleibt ungestört oder sie ist tot, ihr innerer Aufbau war und bleibt zerrüttet.

Gegen diese Theorie des Schlaferzeugens lassen sich zahlreiche Einwendungen erheben. Man muß bedenken, daß so aktive Körper, wie freies Chlor oder Brom, doch in erster Linie substituierend einwirken und stabilere Verbindungen entstehen würden.

Anderseits spalten nicht alle chlorhaltigen Schlafmittel Halogen ab oder besser ausgedrückt, nach dem Einnehmen einiger halogenhaltiger Schlafmittel ist der Gehalt an anorganischen Chloriden im Harne nicht erhöht. So ist wohl nach Einatmung von Chloroform der Gehalt des Harnes an Chloriden erhöht, nicht aber nach Einnahme von Chloralhydrat.

Ferner kann man gegen diese Theorie einwenden, daß Tomascewicz keine narkotischen Effekte mit Trichloressigsäure, welche ja dem Chloral sehr nahesteht, erzielen konnte [3]. Wohl hat dagegen Bodländer bei Wiederholung dieser Versuche an Hunden und Katzen statt an Kaninchen deutliche hypnotische Effekte erzielt, welche mit gleichen Dosen von Natriumacetat nicht hervorzubringen waren. Hexachloräthan C_2Cl_6 macht bei interner Verabreichung Schlaf und aktiven Sauerstoff abspaltende Körper, wie jodsaures Natron, salpetrigsaures Natron und Ozon, haben wie Binz schon gezeigt, und auch Wasserstoffsuperoxyd, wie Bodländer nachwies, narkotische Wirkungen. L. Hermann aber fand entgegen den Angaben Bodländers, daß die Trichloressigsäure keine Spur einer schlafmachenden Wirkung habe, sondern die Wirkung besteht in einer Lähmung. Bei weniger empfindlichen Tieren bringen mäßige Dosen deutliche Reizerscheinungen hervor, die Großhirnfunktionen werden durch das Gift gar nicht oder erst unmittelbar vor dem Tode affiziert, von Schlaf, Hypnose oder dergleichen konnte Hermann absolut nichts konstatieren. Auch sterben die Tiere, wenn

---

[1] J. v. Mering, AePP. **3**. 185.
[2] AePP. **6**. 310.
[3] S. bei J. v. Mering, AePP. **3**. 185.

sie lähmende Dosen erhalten haben, fast regelmäßig, was auch gegen eine hypnotische Wirkung spricht. Auch Mering behauptet, mit trichlorcrotonsaurem Natrium keine hypnotischen Effekte erzielt zu haben.

Kast[1]) zeigte, daß die Theorie von Binz, nach welcher bei den gechlorten Schlafmitteln eine starke Chlorabspaltung auftritt, nicht nur für Chloralhydrat, sondern auch für Tetrachlorkohlenstoff CCl_4 und Dichloressigsäureäthylester $CCl_2H.COO.C_2H_5$ unrichtig ist, da diese Körper beim Einführen in den Organismus kein Chlor abspalten, aber hypnotisch wirken. Hingegen spaltet aber die Trichloressigsäure im Organismus Chlor ab, ohne Schlaf zu machen.

Wie die Wirkung des Chloralhydrates im Organismus chemisch zustande kommt, wissen wir wohl nicht, wir können sie aber sicher als Kombination der Wirkung des Chlorgehaltes mit einer konkurrierenden Wirkung der Aldehydgruppe auffassen. Für letzteren Umstand spricht das Verschwinden der schlafmachenden Eigenschaften mit der Oxydation der Aldehydgruppe zur Carboxylgruppe, deren Existenz den hypnotischen Effekt vernichtet, während der Übergang der Aldehydgruppe in eine alkoholische durch Reduktion zum Trichloräthylalkohol $CCl_3.CH_2.OH$ eine solche Vernichtung der hypnotischen Wirkung nicht mit sich bringt, da dem Trichloräthylalkohol, ebenso wie dem Chloral, die Eigenschaft zukommt, Schlaf zu erzeugen.

Bei der Anwendung des Chloralhydrat stellen sich aber gewisse Übelstände ein. Vor allem hat Chloralhydrat den Nachteil, daß es sich nicht wie Morphin subkutan injizieren läßt. Ferner hat es, wie alle chlorhaltigen Schlafmittel, schädliche Nebenwirkungen auf das Herz, die den Schlafmitteln, deren Wirkung auf Äthylgruppen beruht, nicht zukommen. Diese Eigenschaften des Chlorals lassen sich wohl nicht vermeiden. Aber es sind Versuche zahlreicher Art gemacht worden, um das unangenehme Brennen im Magen nach Einnahme von Chloralhydrat zu beseitigen, ebenso wie den keineswegs angenehmen Geschmack dieses Mittels.

Festes polymeres Chloral[2]), geschmacklos und stark narkotisch, erhält man durch Eintragen von wasserfreiem Aluminiumchlorid in der Kälte in Chloral und Auswaschen des Reaktionsproduktes mit Wasser, oder man verwendet als Ausgangsmaterial das durch Eintragen von wasserfreiem Eisenchlorid in Chloral entstehende Produkt.

Ein festes Chloral stellte Gärtner (Halle)[3]) dar aus Chloralhydrat oder Chloralalkoholat durch Einwirkung konzentrierter Schwefelsäure, indem er die Einwirkung unterbricht, sobald das in Wasser lösliche feste Chloral entstanden ist und durch Auswaschen mit verdünnter Säure und Wasser reinigt.

Ein in Wasser lösliches Polychloral[4]), Viferral genannt, verwandelt sich langsam in Wasser in Chloralhydrat.

Gärtner[5]) stellt dieses her, indem er Chloral mit Aminen behandelt und nachher mit verdünnten Säuren die Amine auswäscht, insbesondere Trimethylamin wirkt ungemein polymerisierend. Gärtner benützt Pyridin.

[1]) HS. **11.** 280 (1887).
[2]) Erdmann-Halle, DRP. 139392.
[3]) DRP. 170534.
[4]) Witthomer u. Gärtner, Ther. Mon. **19.** H. 3.
[5]) DRP. 165984.

Oskar Liebreich[1]), stellte trockene Präparate für Chloroformerzeugung her, indem er Chloralhydrat mit wasserfreien kohlensauren Alkalien oder mit alkalischen Erden zusammenbringt.

Voswinkel, Berlin [2]), stellt eine Verbindung aus Dimethyläthylcarbinolhydrat Chloralhydrat im Wasser her durch Mischung äquimolekularer Mengen, derselbe[3]) vermischt Amylenhydrat mit 2 Molekülen Chloral und will auf diese Weise Trimethyläthylenchloral erhalten.

Für Synthesen von Chloralderivaten bot die sehr reaktionsfähige Aldehydgruppe einen willkommenen Anhaltspunkt.

Die Aldehydgruppe des Chlorals ruft den Erregungszustand, welcher sich vor dem Eintritte des hypnotischen Effektes zeigt, hervor. Die Festlegung der Aldehydgruppe würde daher anscheinend diese erregende Wirkung vermeiden lassen; aber dieses ist keineswegs der Fall, weil alle diese Verbindungen mit festgelegter Aldehydgruppe in der Weise zur Wirkung gelangen, daß die Aldehydgruppe regeneriert wird, d. h. daß Chloral aus der Verbindung wieder frei wird.

Es zeigte sich nämlich die sehr merkwürdige Erscheinung, daß nur jene Verbindungen, aus denen sich leicht Chloral regeneriert, den gewünschten hypnotischen Effekt noch hervorrufen, während stabilere Verbindungen oft starke toxische Effekte, insbesonders auf das Herz, äußern, ohne hypnotische Eigenschaften in gleichem Maße, wie Chloral, zu besitzen.

Von allen diesen Derivaten des Chlorals, welches ja nur wegen seiner großen Billigkeit und weil es als erstes künstliches Hypnoticum in Verwendung kam, noch benützt wird, ohne vor den Schlafmitteln der anderen Gruppen besondere Vorteile zu besitzen, konnte keines recht zur Geltung kommen, da ihnen allen mehr oder weniger, wenn sie schon hypnotisch wirken, die Nachteile der Grundverbindung, insbesonders die schädliche Einwirkung auf Herz und Respiration, zukommt.

Eine Gruppe dieser Körper besteht aus Verbindungen, in denen versucht wurde, die Aldehydgruppe durch einen basischen Rest festzulegen.

Nesbitt [4]) stellte zu diesem Zwecke Chloralammonium, d. i. Trichloraminoäthylalkohol $CCl_3 . CH(NH_2) . OH$ dar, in der Absicht, die Wirkung des Chlorals auf Respiration und Herz aufzuheben.

Ferner wurde dargestellt Chloralimid $CCl_3 . CH = NH$, welches sehr beständig ist und den Vorteil der Wasserunlöslichkeit hat.

Mering[5]) stellte Chloralamid $CCl_3 . CH(OH) . NH . CHO$ (Name für Chloralformamid) dar durch Kondensation von Chloral und Formamid, welches schwach bitter ist und hypnotisch wirkt. Es wird langsam daraus im Organismus Chloral abgespalten. Unangenehme Nebenerscheinungen, wie rauschähnliche Zustände und Temperaturherab-

---

[1]) DRP. 176063.
[2]) DRP. Anm. V. 6090 zurückgezogen.
[3]) DRP. Anm. V. 6187.
[4]) Therapeutic Gazette. 1888. 88.
[5]) Ther. Mon. 1889. 565. DRP. 50586.

setzung zeigen sich als Nachteile bei Verwendung dieses Körpers, der auch schwächer als Chloralhydrat wirkt.

Chloralcyanhydrat $CCl_3 . CH(OH) . CN$ hat reine Blausäurewirkung, gegen die der hypnotische Effekt völlig zurücktritt. Die Substanz ist schwer zersetzlich.

Die Kondensationsprodukte von Chloral mit Aldoximen, Ketoximen und Chinonoximen[1]), haben keine Verwendung gefunden. Sie sind alle in Wasser schwer löslich. Ihre Bildung geschieht nach der allgemeinen Gleichung

$$X = NOH + CCl_3 . COH = CCl_3 {\diagdown\diagup}^{O.N.X}_{H} OH$$

Man läßt in Petroläther gelöstes Acetoxim mit Chloral reagieren und erhält Chloralacetoxim $(CH_3)_2 C = N . O . C {\diagup}^{H}_{\diagdown CCl_3} OH$. Analog erhält man Chloralcampher-

oxim $C_{10}H_{16} = N . O . C {\diagup}^{H}_{\diagdown CCl_3} OH$, ferner Chloralnitroso-$\beta$-naphthol $C_{10}H_6 - N . O {\diagdown\diagup}^{O}$

$C {\diagup}^{H}_{\diagdown CCl_3} OH$, Chloralacetaldoxim $CH_3 . CH = N . O . C {\diagup}^{H}_{\diagdown CCl_3} OH$, Chloralbenzaldoxim

$C_6H_5 . CH = N . O . C {\diagup}^{H}_{\diagdown CCl_3} OH$.

Ebenfalls ein Präparat, welches in der Absicht, die Aldehydgruppe festzulegen, dargestellt wurde, ist eine Verbindung von Chloral mit Hexamethylentetramin $(CH_2)_6 N_4$.

Sie wird gewonnen durch Vermischen konzentrierter Lösungen beider Substanzen, wobei die neue Substanz auskrystallisiert[2]).

Später wurde noch die Herstellung des Hexamethylentetramintrichloral empfohlen.

Sie geschieht durch Mischen von 7 Teilen der in Chloroform gelösten Base mit 25 Teilen einer chloroformigen Chloralhydratlösung[3]).

Es wurde weiterhin die Festlegung der Aldehydgruppe durch verschiedene Kondensationen mit Zucker versucht.

Henriot und C. Richet[4]) suchten Verbindungen in die Therapie einzuführen, welche erst durch eine Spaltung im Organismus die wirksame Komponente, das Chloral, zu bilden vermögen. Sie experimentierten zuerst mit Chloraliden, besonders mit dem Milchsäurechloralid. Letzteres besitzt aber keine hypnotische Wirkung, ruft hingegen schwere Störungen, epileptiforme Anfälle mit intensiver Bronchialsekretion und Asphyxie hervor.

A. Heffter[5]) kondensierte Glucose mit wasserfreiem Chloral und erhielt so unter Wasserabspaltung die Chloralose = Anhydroglykochloral $C_8H_{11}Cl_3O_6$, welche tiefen Schlaf erzeugen konnte.

---

[1]) DRP. 66877.
[2]) DRP. 87933.
[3]) DRPAnm. 10631.
[4]) C. r. **116**. 63.
[5]) BB. **22**. 1050 (1889). Berliner klin. Wochenschr. **1893**. Nr. 20. p. 475.

Viele französische und italienische Autoren berichteten aber über vorübergehende Vergiftungserscheinungen, motorische Störungen sowie Störungen der Psyche und Respiration [1]) und starke Schweißausbrüche bei Anwendung der Chloralose, während andere Autoren sie sehr rühmten.

Die Ursache dieser differenten Anschauungen liegt darin, daß bei der Reaktion zwischen dem wasserfreien Chloral und dem Traubenzucker sich neben der Chloralose eine zweite Substanz, die Parachloralose[2]) bildet, welche unlöslich ist und der keine hypnotischen Effekte zukommen. Hingegen wirkt diese Substanz nach Mosso toxisch, indem sie Erbrechen, Temperaturerhöhung, welche von Temperaturabfall gefolgt ist, verursacht. Denn nur diejenigen Chloralverbindungen wirken hypnotisch, aus denen der Organismus das wirksame Chloral abzuspalten vermag, die anderen wirken infolge des Chlorgehaltes giftig, aber nicht hypnotisch.

Statt des Traubenzuckers verwendeten Henriot und Richet [3]) Pentosen. Die Arabinose geht, wie der Traubenzucker, zwei Verbindungen mit dem Chloral ein, eine leicht lösliche, die Arabinochloralose und eine schwer lösliche, die Pararabinochloralose. Die Wirkung der Arabinochloralose ist schwächer als die der Glykochloralose. Bei der Arabinochloralose tritt nicht wie bei der Glykochloralose ein Stadium gesteigerter Erregbarkeit auf, welches dagegen die Xyloseverbindung hervorzurufen scheint.

Die letale Dosis der Arabinochloralose ist doppelt so groß, wie die der Glykochloralose, aber auch die hypnotische Dosis ist viel höher. Arabinochloralose soll Schlaf ohne Reizungsperiode machen.

Der Unterschied in der Wirkung zwischen der Pentose- und Hexosechloralose wird sich jedenfalls am einfachsten durch die größere oder geringere Stabilität und Spaltbarkeit der Verbindungen im Organismus erklären lassen.

Eine weitere Gruppe von Schlafmitteln, die Chloralderivate sind, wurde durch Kombination des Chlorals mit hypnotisch oder analgetisch wirkenden Körpern geschaffen. Auch aus dieser Gruppe konnte kein Körper mit wertvollen neuen Eigenschaften oder Effekten gefunden werden. Alle führten nur ein ephemeres Dasein. Die Betrachtung der Verbindungen dieser Gruppe zeigt nur wiederholt, wie aussichtslos es ist, durch Kombination von zwei Körpern ähnlicher Wirkung wesentlich bessere Effekte zu erzielen. Gewöhnlich leisten solche Substanzen kaum mehr als eine Mischung der beiden Ausgangsprodukte.

Königs[4]) kondensierte Chloral mit dem ebenfalls hypnotisch wirkenden Aceton zu Chloralaceton $CCl_3 . CH(OH) . CH_2 . CO . CH_3$. Diese Substanz wirkt nur schwach narkotisch und geht im Organismus in Trichloräthylidenaceton $CCl_3 . CH : CH . CO . CH_3$ über[5]).

---

[1]) Hedon und Flig, C. r. soc. biol. **55**. 41. 9. I. 1903.
[2]) C. r. **1893**. 4. I., Mosso: Acad. med. di Genua 20. III. 1893 und Mosso: Cloralosio e Paracloralosio, Genua 1894.
[3]) Sem. med. **1894**. Nr. 70.
[4]) BB. **25**. 794 (1892).
[5]) AePP. **33**. 370.

Ein Kondensationsprodukt des Chlorals mit dem an und für sich schon hypnotisch wirkenden Amylenhydrat ist das Dimethyläthylcarbinolchloral (Dormiol). Es ist flüssig und von brennendem Geschmack, in Wasser löslich. Es ist weniger giftig als Chloralhydrat und zwar vertragen die Versuchstiere um 24 % Chloral mehr in dieser Form und steht diesem in der Art und Weise der Wirkung sehr nahe[1]).

Die Darstellung erfolgt durch Versetzen von Amylenhydrat mit etwas mehr als der berechneten Menge Chloral. Die Temperatur soll 70° nicht übersteigen. Das Produkt wird mit Wasser gewaschen und getrocknet.

$$\underset{\underset{\text{O}}{\overset{\text{H}}{|}}}{\overset{\text{CCl}_3}{\underset{|}{C}}} \;+\; \underset{\underset{\text{CH}_3\;\;\text{CH}_3}{}}{\overset{\text{C}_2\text{H}_5}{C.\text{OH}}} \;=\; \underset{\underset{\text{CH}_3\;\;\text{CH}_3}{}}{\overset{\text{CCl}_3}{\underset{\overset{|}{O}-C}{C-OH}}} \quad \overset{\text{C}_2\text{H}_5}{|} \text{[2])}$$

Man kann auch zu diesem Zwecke Amylen und Chloral mit Chlor- oder Bromwasserstoff kondensieren [3]) (s. auch p. 468).

Chloralacetonchloroform $(\text{CH}_3)_2\text{C}\underset{\text{O.CH(OH).CCl}_3}{\overset{\text{CCl}_3}{<}}$ erhält man durch

Erwärmen von Chloral oder Chloralhydrat mit Acetonchloroform in molekularen Mengen. Es wirkt hypnotisch und lokalanästhesierend [4]).

Monochloralharnstoff und Dichloralharnstoff sind keine Schlafmittel.

Wenn man Chloral $\text{CCl}_3.\text{CHO}$ und Urethan $\text{NH}_2.\text{COO}.\text{C}_2\text{H}_5$ kondensiert, kann man zu zwei verschiedenen Verbindungen gelangen, je nachdem, ob man Alkohol mitreagieren läßt oder nicht. Das sogenannte Chloralurethan

$$\text{CCl}_3.\text{CH(OH)}.\text{NH}.\text{COO}.\text{C}_2\text{H}_5$$

entsteht bei der Einwirkung von starker Salzsäure auf Chloral und Urethan bei gewöhnlicher Temperatur.

Chloralurethan sollte die hypnotischen Effekte des Äthylurethans mit denen des Chlorals verbinden.

$$\text{CCl}_3.\text{C}\underset{\text{NH}.\text{COO}.\text{C}_2\text{H}_5}{\overset{\text{OH}}{\overset{\text{H}}{<}}}$$

Es besitzt dem Äthylurethan ähnliche, wenn auch weniger verläßliche hypnotische Wirkungen [5]). In Tierversuchen konnten französische Autoren zeigen, daß bei Verwendung von Chloralurethan der hypnotische Effekt vor dem toxischen zurücktritt, auch ist der durch das Präparat hervorgerufene Schlaf konstant mit einer Lähmung des Hinterteiles verbunden. Größere Dosen erzeugen statt des Schlafes Respirationsstörung, Diarrhöe, reichliche Diurese, Salivation und Haut-

---

[1]) Fuchs und Koch, Münchener med. Wochenschr. **1898**. Nr. 37.
[2]) DRP. 99469.
[3]) DRP. 115252.
[4]) Hoffmann-La Roche, Basel. DRP. 151188.
[5]) Deutsche med. Wochenschr. **1886**. 236 u. Montpellier méd. **1886**. 149.

jucken. Die Substanz scheint mit dem Schlafmittel Uralium von Popi[1]) identisch zu sein.

Unter dem Namen Somnal[2]) wurde ein äthyliertes Chloralurethan empfohlen, welches entsteht, wenn man gleiche Teile Urethan, Chloralhydrat und Alkohol bei 100^0 im Vakuum aufeinander einwirken läßt. Die empirische Formel $C_7H_{12}Cl_3O_3$ dieser Substanz unterscheidet sich daher von Chloralurethan durch den Mehrgehalt von C_2H_4. Das Produkt ist wasserlöslich.

Interessant sind die Tappeiner'schen[3]) Untersuchungen über die Kondensationen des Chlorals mit Schlafmitteln der aromatischen Reihe. So hat Chloralacetophenon, eine Kombination des Chlorals mit Acetophenon (Hypnon) $CCl_3.CH(OH).CH_2.CO.C_6H_5$ nicht die geringste narkotische Wirkung. Es entsteht daraus im Organismus Trichloräthyliden-acetophenon $CCl_3.CH:CH.CO.C_6H_5$ unter Wasseraustritt. Einen solchen Vorgang hat nur noch Jaffé beobachtet, welcher nach Verfütterung von Furfurol Furfurakrylsäure $C_4H_3O.CH:CH.COOH$ im Harne auftreten sah. Furfurol tritt hierbei mit Essigsäure unter Bildung einer ungesättigten Bindung zusammen (s. p. 199).

Trichloräthylidenacetophenon sowie seine Muttersubstanz, das Chloralacetophenon, machen heftige Entzündungen und starke Blutungen. Hingegen ist bei Hunden die Schlafwirkung des Kondensationsproduktes im Vergleiche zum Chloral äußerst schwach.

Im Gegensatze hierzu wirkt nach der Angabe von Jensen[4]) ein Chloralacetophenonoxim der folgenden Konstitution

$$\begin{array}{c} C_6H_5 \\ | \\ C = NO.CH.(OH)CCl_3 \\ | \\ CH_3 \end{array}$$

als Schlafmittel schon in kleineren Dosen als Chloral, zugleich hat es noch eine curareähnliche Einwirkung auf die motorischen Nervenendigungen.

Die Darstellung dieser Substanz geschieht auf die Weise, daß man wasserfreies Chloral und Acetophenonoxim in molekularen Mengen in Benzol oder Petroläther zusammenbringt, es krystallisiert dann bei gewöhnlicher Temperatur der gewünschte Körper.

Hingegen scheint Chloralacetophenonoxim der Konstitution

$$\begin{array}{c} C_6H_5 \\ | \\ C = NOH \\ | \\ CH_2.CH(OH).CCl_3 \end{array}$$

sich ähnlich wie Chloralacetophenon selbst zu verhalten, nämlich giftig, aber nicht hypnotisch wirkend.

---

[1]) Riforma medica 1888. Nr. 81. Ann. di chim. 1889. Sett. 145.
[2]) DRPAnm. 5305.
[3]) AePP. 33. 364.
[4]) DRP. 87932.

Es lassen sich folgende allgemeine Regeln für die Kondensations-produkte des Chlorals aufstellen.

Die Kondensationsprodukte der aromatischen Reihe haben keine oder nur sehr schwache hypnotische Wirkungen. Die Kondensations-produkte der aliphatischen Reihe haben erheblich stärkere Wirkungen, welche sich aber sofort über das ganze Zentralnervensystem ausbreiten und schon bei unvollständiger Lähmung des Großhirns das Atmungs- und Gefäßzentrum stark beeinflussen.

Kondensiert man Chloral mit Antipyrin, so entstehen verschiedene Körper. Dehydromonochloralantipyrin ist ganz unwirksam. Hingegen ist Monochloralantipyrin[1]) wirksam und der Schlaf, den dieser Körper erzeugt, hängt nicht allein von dem Chloralgehalt ab, da gleiche Dosen von Hypnal[2]), wie diese Substanz benannt wird, und Chloralhydrat fast gleich starke hypnotische Wirkungen zeigen[3]). Der Körper ent-steht durch Mischen starker Lösungen von Antipyrin und Chloral. Er ist geruchlos, nicht reizend und geschmacklos, in kleinen Dosen analgetisch wirkend[4]). Gley konnte zeigen, daß Mono- und Bichloral-antipyrin genau dieselbe physiologische und toxische Wirkung zeigen wie Chloral, und doch steht die toxische Dosis dieser beiden Substanzen nicht im Verhältnis zu der Menge Chloral, die sie enthalten. Die töd-liche Dosis für beide beträgt ungefähr 1 g pro kg Tier, was für ersteres 0.47 g und für letzteres 0.66 g Chloral entspricht. Die toxische Dosis des Chlorals an sich muß mindestens zu 0.70 bis 0.75 g pro kg geschätzt werden. Die Giftigkeit des Chlorals wird also durch die Gegenwart von Antipyrin bedeutend erhöht.

In ähnlicher Absicht, die unangenehmen Nebenwirkungen des Chloralhydrats auf das Nervensystem durch Einführung einer das Nervensystem beruhigenden und antipyretischen Substanz in die Ver-bindung zu paralysieren, wurde p-Acetaminophenoxyacetamidchloral dargestellt und zwar durch Mischen von p-Acetaminophenoxylacetamid mit Chloral[5]).

$$CH_2.CO.NH_2 \quad + CCl_3 \quad = \quad CH_2.CO.N \overset{CCl_3}{\underset{H}{\overset{|}{\underset{}{C}}}} \overset{OH}{H}$$

[1]) Herz, Diss. Berlin 1893.
[2]) Ther. Mon. **1890.** 243, 296, **1893.** 131.
[3]) Bardet, Nouv. reméd. **1890.** 135.
[4]) Berliner klin. Wochenschr. **1893.** 104.
[5]) DRP. 96493. Münchener med. Wochenschr. **1898.** 1173. Die Substanz wirkt aber nicht nennenswert entfiebernd.

Im Coffeinchloral, einem Additionsprodukte des Chlorals und Coffeins, tritt die Coffeinwirkung anscheinend ganz zurück gegenüber der des Chlorals, wie überhaupt mit Ausnahme der Blausäureverbindung bei allen ähnlich zusammengesetzten Chloralverbindungen fast ausschließlich die Chloralwirkung zur Geltung gelangt.

Man erhält Coffeinchloral, welches leicht in Wasser löslich ist, wenn man in eine warme Lösung von 300 T. Chloralhydrat in 300 T. Wasser 380 T. Coffein einträgt. Es krystallisiert beim Erkalten die Verbindung

$$C_8H_{10}N_4O_2 + H_2O + CCl_3.CH(OH)_2 \text{ aus.}$$

Die Absicht, welche den Darsteller geleitet hat, mag gewesen sein, durch Einführung des Herztonicums Coffein in das Chloral, die herzschwächende Wirkung des letzteren zu unterdrücken.

Carbaminsäureester von Körpern, die sich von Trichloräthylalkohol durch Ersatz eines am C-Atom befindlichen Wasserstoffatoms durch Halogene oder Alkyle ableiten, werden dargestellt durch Überführung der betreffenden substituierten Trichloräthylalkohole nach den üblichen Methoden in ihre substituierten Carbaminsäureester oder durch Behandlung von Chloral mit Carbaminsäurechlorid [1]).

Die erhaltenen Körper sind im Gegensatz zu den flüchtigen, stark riechenden und schmeckenden Ausgangsmaterialien fast geschmacklos und nicht flüchtig. Sie zersetzen sich erst im Organismus und bringen dabei ihre hypnotische Wirkung hervor. Man erhält beispielsweise aus Trichlorisopropylalkohol mit Carbaminsäurechlorid den Allophansäureester des α-Methyl-β-trichloräthylalkohols, aus Chloral mit Carbaminsäurechlorid den Allophansäureester des Tetrachloräthylalkohols, aus Trichlorisopropylalkohol mit p-Äthoxyphenylisocyanat den p-Äthoxyphenylcarbaminsäureester des Trichlorisopropylalkohols.

p-Amino-m-oxybenzoesäureester und m-Amino-p-oxybenzoesäureester, welche, wie erwähnt, unter dem Namen „Orthoform" und „Orthoform neu" als lokal-anästhesierend wirkende Antiseptica empfohlen werden, gehen mit Chloral Verbindungen erhöhter hypnotischer Wirkung ein, die den Vorzug haben, geschmacklos zu sein.

Die Darstellung dieser beiden isomeren Chloralverbindungen geschieht entweder durch Zusammenreiben molekularer Mengen Ester mit Chloral oder durch Eintragen der Ester in geschmolzenes Chloralhydrat. Hierbei werden 1 bzw. 2 Mol. Wasser abgespalten [2]).

Beide Verbindungen sind in Wasser sehr schwer löslich und lassen sich aus Lösungsmitteln nicht umkrystallisieren. Beim Erwärmen mit verdünnten Mineralsäuren entwickelt sich Chloral.

Poulenc und Ernest Fourneau [3]) stellen Chloraldialkylaminooxyisobuttersäurealkylester der Formel

$$R = Alkyl$$

$$CH_3 - \underset{|}{\overset{|}{C}} - O . CH(OH) . CCl_3$$

mit $CH_2N{<}^R_R$ und $CO_2 . R$

her, indem sie Dialkylaminooxyisobuttersäurealkylester mit Chloral behandeln.

---

[1]) Ver. Chininfabriken Zimmer & Co., Frankfurt a. Main, DRP. 225712.
[2]) Kalle-Biebrich, DRP. 112216.
[3]) DRP. 203643.

Dargestellt wurden Chloraldimethylaminooxyisobuttersäureäthylester und Propylester. Die Substanzen sind Hypnotica angeblich von geringerer Giftigkeit.

Sulzberger-Newyork[1]) verbindet Chloral mit Säureamiden, indem er die Amide oder einfach alkylierte oder arylierte Amide von Fettsäuren mit mehr als 12 Kohlenstoffatomen auf Chloral einwirken läßt, z. B. Chloral auf Palmitinsäureamid. Es wurde auch Chloral-α-brompalmitinsäureanilid dargestellt.

Wenig verwendet wurde statt des Chloralhydrats das Butylchloral $CCl_3.CH_2.CH_2.COH$. Es übt eine starke, aber vorübergehende hypnotische Wirkung aus und hat dem Chloralhydrat gegenüber den Nachteil, daß es stärker als jenes den Magen reizt. Als Sedativum wurde es von O. Liebreich[2]) empfohlen.

Trigemin wird ein Antineuralgicum genannt, das durch Einwirkung von Butylchloralhydrat auf Pyramidon entsteht.

Man erhält es durch Addition beider Grundsubstanzen. Während Chloralhydrat mit 4-Dimethylamino-1-phenyl-2.3-dimethyl-5-pyrazolon keine krystallisierende Verbindung gibt, vereinigt sich Butylchloralhydrat damit zu einer krystallisierenden Verbindung $C_{17}H_{24}N_3O_3Cl_3$ entweder beim Zusammenschmelzen oder beim Zusammenbringen in Lösungsmitteln, wie z. B. Wasser, Benzol unter Erwärmung[3]).

Dieses Butylchloralhydratpyramidon soll vorzüglich schmerzstillende, weniger hypnotische Eigenschaften zeigen.

Isopral nennt Impens[4]) den Trichlorisopropylalkohol

$$CCl_3.CH(CH_3).OH,$$

der als Hypnoticum zweimal so stark wirksam sein soll, wie Chloralhydrat.

Man erhält Isopral durch Einwirkung von Chloral auf die Halogenmethyl-Magnesiumdoppelverbindungen und zerlegt diese[5]).

Isopral erscheint als Trichlorisopropylglykuronsäure im Harne.

Wie den gechlorten, so kommt auch den gebromten aliphatischen Verbindungen und auch den jodierten, wenn auch in viel schwächerem Grade, eine hypnotische Wirkung zu.

Nach Steinauer erzeugt das dem Chloralhydrat entsprechende Bromalhydrat $CBr_3.CHO + H_2O$ zuerst Aufregung, dann tritt ein hypnotischer Zustand ein, dem schließlich ein allmähliches Erlöschen der Respirations- und Herztätigkeit folgt. Doch bietet Bromalhydrat dem Chloralhydrat gegenüber in der therapeutischen Anwendung nur Nachteile.

Monobromtrimethylcarbinol äußert keine hypnotischen Wirkungen, wohl aber eine vollständige, kaum zwei Stunden dauernde Lähmung der Hinterläufe.

G. Fuchs und Ernst Schultze[6]) finden, daß Dimethylketon, Methyläthylketon, Methylpropylketon, Diäthylketon, Äthylpropylketon und Dipropylketon in 2 g Dosen bei Hunden unwirksam sind.

---

[1]) DRP. 198715,
[2]) Ther. Mon. 1888. 528.
[3]) Höchster Farbwerke, DRP. 150799.
[4]) Therap. Monatsh. 17. 469.
[5]) Bayer-Elberfeld, DRP. 151545.
[6]) Münchener med. Wochenschr. 1904. 1102, Nr. 25.

Dimethylketoxim hat eine geringe sedative Wirkung, Methyläthylketoxim macht in 20 Minuten einen zweistündigen Schlaf. Methylpropylketoxim in der gleichen Zeit einen 3—4stündigen Schlaf und Äthylpropylketoxim einen 5—6stündigen Schlaf. Äthylpropylketoxim macht in einigen Minuten einen äußerst tiefen Schlaf und nach 2 Stunden Krämpfe. Nach 17 Stunden war das Tier noch sehr benommen. Dipropylketoxim macht einen 7 Stunden währenden Schlaf. Die beiden letzteren Verbindungen wirken stark ätzend und darmreizend. Beim Menschen macht Methyläthylketoxim Magen-Darmkrämpfe und Durchfall.

Dipropylacetamid macht im Gegensatz zum Diäthylacetamid schon in kleineren Dosen Schlaf, aber auch Diäthylacetamid macht eine leichte hypnotische Wirkung. In seiner Wirkung auf Hunde wird Dipropylacetamid nur von Veronal übertroffen.

Dipropylacetäthylamid macht klonische und tonische Krämpfe. Dipropylacetdiäthylamid hingegen zeigt gar keine Wirkung. Dipropylacetbromamid (Substitution eines Amidwasserstoffs durch Brom) ist wirkungslos. Bromdiäthylacetamid, Bromäthylpropylacetamid und Bromdipropylacetamid sind viel stärkere Schlafmittel als die gebräuchlichen mit Ausnahme des Veronals.

Bromdialkylacetamide [1]) der Formel

$$\begin{array}{c} R \\ \diagdown \\ R \diagup \end{array} CBr . CO . NH_2 \ resp. \ \begin{array}{c} R \\ \diagdown \\ R_1 \diagup \end{array} C . Br . C \begin{array}{c} \diagup NH \\ \diagdown OH \end{array}$$

erhält man durch Überführung der entsprechenden Dialkylessigsäuren durch Einwirkung von Phosphorhalogen in die Alkylsäurehalogenide, Substitution des Wasserstoffes durch Brom und Austauschen des Halogens im Säurerest durch Ammoniak gegen Amid. Die Verbindungen sind in Wasser schwer löslich.

Bromdimethylessigsäureamid besitzt keinerlei hypnotische Wirkung.

Bromalhydrat übt von allen diesen analogen Verbindungen die stärkste Lokalwirkung aus, an der Applikationsstelle werden die Muskeln in kürzester Zeit totenstarr.

Neuronal ist Bromdiäthylacetamid [2]). Es wurde als Hypnoticum empfohlen. (S. II. Gruppe.)

Bromdiäthylacetylharnstoff ist ein Sedativum, welches man erhält, wenn man entweder Bromdiäthylacetylhaloide auf Harnstoff einwirken läßt oder an Bromdiäthylacetylcyanamid (gewonnen aus dem Chlorid und Cyanamid), durch Vermischen mit sehr starker Schwefelsäure und Eingießen in Wasser, Wasser anlagert oder durch Behandlung von Bromdiäthylacetylurethan mit Ammoniak den gewünschten Körper gewinnt. Man gelangt zu diesen auch durch Entschwefelung von Bromdiäthylacetylthioharnstoff oder durch Einwirkung von Brom auf Diäthylacetylharnstoff [3]).

Der erhaltene Bromdiäthylacetylharnstoff

$$\begin{array}{c} C_2H_5 \\ \diagdown \\ C_2H_5 \diagup \end{array} CBr . CO . NH . CO . NH_2$$

ist ein krystallinischer, geruch- und geschmackloser Körper, der vom Magen gut

[1]) Kalle-Biebrich, DRP. 158220.
[2]) Schultze und Fuchs, Münchener med. Wochenschr. **1903.**
[3]) Bayer, DRP. 225710.

vertragen wird, den Appetit nicht beeinflußt und ein wertvolles Sedativum darstellt. Er übertrifft die Produkte nach den Patenten 158220 und 185962.

Bromural ist α-Monobromisovalerianylharnstoff. $(CH_3)_2.CH.CHBr.$ $CO.NH.CO.NH_2$. Es entsteht bei der Kondensation von Harnstoff mit Bromisovalerianylbromid und wirkt nur bei leichter nervöser Schlafbehinderung[1]) als ein prompt wirkendes Narkoticum[2]).

Es setzt auch die Schweißsekretion herab[3]).

Zur Darstellung von Brommethylpropylacetamid wird als Ausgangsmaterial Methylpropylessigsäure verwendet[4]).

Die aus den entsprechenden, nicht bromierten Dialkylessigsäuren erhältlichen Dialkylessigsäureamide werden mit Brom behandelt[5]).

Die entsprechenden Dialkylessigsäuren werden statt über die Halogenide hier über die Ester oder Ammoniumsalze der Bromdialkylessigsäuren hinweg nach den für die Darstellung von Säureamiden üblichen Methoden in die entsprechenden Amide übergeführt[6]).

Man kann auch die entsprechenden Dialkylmalonsäuren mit Brom behandeln und die entstehenden Dialkylbromessigsäuren in ihre Amide überführen[7]).

Dialkylbromacetamide werden aus Dialkylcyanessigsäuren hergestellt, indem man durch Erhitzen die Dialkylcyanessigsäuren in die entsprechenden Dialkylacetonitrile überführt, diese mit Brom behandelt und die gewonnenen Dialkylbromacetonitrile mit konz. Schwefelsäure zu den Dialkylbromacetamiden verseift[8]).

Quietol, der Valeriansäureäther des Dimethylaminooxyisobuttersäurepropylesterbromhydrats, wirkt analgetisch und hypnotisch. Bei direkter Applikation auf Nerven wird die elektrische Reizbarkeit zuerst vermindert und dann zerstört[9]).

Beim Zusammenschmelzen äquimolekularer Mengen von Bromisovalerylamin und Chloral entsteht rein additiv Bromisovalerylamidchoral[10]).

Während die aromatischen Halogensubstitutionsprodukte im allgemeinen keine hypnotische Wirkung zeigen, wird merkwürdigerweise vom Tribromsalol (Cordol) von Rosenberg und Dassonville behauptet, daß es neben seiner hämostatischen Wirkung auch ein gutes Hypnoticum sei. Diese Angabe ist sicherlich falsch.

Vom Jodoform CHJ_3 behauptet Binz[11]), daß es intern verabreicht narkotisch und hypnotisch wirkt.

Jodal, den Monojodaldehyd $CH_2J.CHO$ haben E. Harnack und Witkowski[12]) untersucht und gefunden, daß es in seiner schlafmachenden Wirkung dem Chloralhydrat in keiner Weise gleicht, vielmehr werden

[1]) Pharm. Zentralhalle 48. 143.
[2]) A. v. d. Eeckhart, AePP. 57. 339 (1907).
[3]) Runck, Münchener med. Wochenschr. 1907. Nr. 15.
[4]) DRP. 165281, Zusatz zu DRP. 158220.
[5]) Kalle, DRP. 166359, Zusatz zu DRP. 158220.
[6]) DRP. 170629, Zusatz zu DRP. 158220.
[7]) DRP. 175585.
[8]) Paul Hoering und Fritz Baum, DRP. 168739.
[9]) Giuseppe Astolfini, Arch. d. Farmacol. sperim. 1911.
[10]) Richter-Budapest, DRP. 234741.
[11]) Berliner klin. Wochenschr. 1885. Nr. 7.
[12]) AePP. 11. 1.

die höheren psychischen Zentren durch Jodal nur wenig und spät affiziert. Auch ist die Gefahr der Herzlähmung größer als beim Chloralhydrat.

Es wirken in einer von Eeckhout untersuchten Serie

> narkotisch: Bromisovalerianylharnstoff, Chlorisovalerianylharnstoff, Methyläthylbromacetylharnstoff,
>
> narkotisch und giftig ist Bromisovaleriansäureamid,
>
> giftig: Jodisovalerianylharnstoff, Brombutyrylharnstoff, Brombuttersäureamid.
>
> schwach wirksam oder unwirksam: Bromvalerianylharnstoff, Isovalerianylharnstoff, Valerianylharnstoff, Bromisobutyrylharnstoff, Bromisobuttersäureamid.

Monojodisovalerianylharnstoff (Jodival) wirkt nicht narkotisch, sein Teilungskoeffizient ist 1.05, während das Bromural (Monobromisovalerianylharnstoff) narkotisch wirkt, Teilungskoeffizient 1.33.

α-Bromisovalerianylharnstoff erhält man durch Einwirkung von α-Bromisovalerianylbromid oder Chlorid auf Harnstoff. Die Verbindung heißt Bromural [1].

Man läßt Harnstoff mit α-Chlorisovalerianylbromid und Chlorid reagieren [2] und erhält α-Chlorisovalerianylharnstoff.

Bromisovaleriansäureester von Borneol und Isoborneol kann man aus den Halogeniden oder Anhydriden der Säure oder aus der Säure mit einer Mineralsäure als Kondensationsmittel erhalten. Man kann die Säure auf Camphen bei Gegenwart geeigneter Kondensationsmittel wie Chlorzink oder Mineralsäuren einwirken lassen. Die bromierten Ester sind von sehr mildem Geschmack und schwach riechend [3].

Man kann auch in der Weise zu den Verbindungen gelangen, daß man den Borneol- resp. den Isoborneolester der Isovaleriansäure bromiert und zwar mit und ohne Zusatz von Bromüberträgern, z. B. durch direktes Bromieren mit Brom [4].

Adalin ist Bromdiäthylacetylcarbamid.

Bromverbindungen üben eine stärkere narkotische Wirkung auf den Organismus und eine stärkere lähmende Wirkung auf den Kreislauf als die Chlorverbindungen. Ein Narkoticum mit größerem Cl-Gehalt bewirkt bei gleicher Narkosestärke ein beträchtlicheres Sinken des Blutdruckes, als ein Narkoticum derselben Gruppe mit geringem Chlorgehalt. Chloräthyliden wirkt stärker narkotisch als Chloräthylen [5].

II. Gruppe.

Schlafmittel, deren Wirkung auf der Gegenwart von Alkyl beruht.

Im allgemeinen Teile wurde schon auseinandergesetzt, wie die Alkylreste und die Alkohole den Eigenschaften der fetten Kohlenwasser-

---

[1]) Knoll, DRP. 185962.
[2]) DRP. 191386, Zusatz zu DRP. 185962.
[3]) Schering, DRP. 205263.
[4]) DRP. 205264, Zusatz zu DRP. 205263.
[5]) S. Oat, Inaug.-Diss. Petersburg. 1903.

stoffe entsprechend, starke schlafmachende Eigenschaften besitzen. Vorzüglich kommt diese narkotische Wirkung dem Äthylreste in einer großen Reihe von Verbindungen zu, einem Reste, der leicht innige Beziehungen der eingeführten Substanz zum Zentralnervensystem herstellen kann.

Während aber vom Äthylalkohol selbst erhebliche Dosen verbraucht werden, um Schlaf hervorzurufen, werden wir eine Reihe von Verbindungen kennen lernen, von denen schon relativ kleine Dosen Schlaf erzeugen, obgleich auch bei diesen Körpern die physiologische Wirkung sich nur auf den Äthylrest beziehen läßt.

Dieser große Unterschied in der Dosierung und der Wirkung läßt sich keineswegs durch die Angewöhnung aller Individuen an den Äthylalkohol erklären, vielmehr müssen wir annehmen, daß deshalb so große Dosen von Alkohol benötigt werden, weil der Alkohol allenthalben in den Geweben des Organismus der Oxydation anheimfällt und zum Zustandekommen des Schlafes eine spezifische Einwirkung auf das Großhirn notwendig ist; die anderen zu erwähnenden Substanzen hingegen zeichnen sich durch einen mehr oder weniger resistenten chemischen Aufbau aus, so daß es durch diese Resistenz ermöglicht wird, daß die ganze Dosis in dem zur Selektion am meisten disponierten Organ zur Geltung und Wirkung kommt.

Für die Narkose nahmen Baumann und Kast in der Sulfonreihe die Abspaltung von Äthylgruppen als das wesentliche an.

Von den fetten Kohlenwasserstoffen, deren Wirkung schon mehrfach besprochen wurde, wirkt Methan CH_4 als leichtes Hypnoticum. In höheren Konzentrationen ruft es ausgesprochenen, aber flüchtigen Schlaf hervor[1]).   Äthylen C_2H_4 hingegen wirkt stärker betäubend, 70—80 Vol. % zu 20 % Sauerstoff erzeugen einen sehr anästhetischen Schlaf.   Keiner von diesen Kohlenwasserstoffen eignet sich jedoch als Inhalationsanästheticum für die Zwecke der Narkose.

Für die Alkohole sind verschiedene Umstände entscheidend. Vor allem die Wertigkeit. Nur die einwertigen Alkohole sind stark hypnotisch wirkend. Je mehr der Reichtum an Sauerstoff anwächst (durch Eintritt von Hydroxylen), desto geringer ist der hypnotische Effekt. Dem Glycerin kommen überhaupt keine hypnotischen Eigenschaften mehr zu.

Die Verbindungen mit einem tertiären C-Atom sind stärker wirksam, als solche mit sekundären, und diese stärker wirksam als die mit primärem Kohlenstoff.

Bei der Untersuchung der primären, sekundären und tertiären Alkohole konnten Schneegans und Mering[2]) folgende Verhältnisse feststellen:

---

[1]) Lüssem, Dissert. Bonn. 1885.
[2]) Ther. Mon. 1892. 331.

Primäre Alkohole.

Methylalkohol (acetonfrei) 6—12 g beim Kaninchen wirkungslos,
Äthylalkohol 7 g Trunkenheit, 12 g Schlaf,
Propylalkohol $CH_3.CH_2.CH_2.OH$ Schlaf, 12 g Tod nach 5 Stunden,
    Schlaf nach 5 Minuten,
norm. Butylalkohol $CH_3.CH_2.CH_2.CH_2.OH$ 3 g Trunkenheit, 7 g Schlaf
    und Tod,

Isoamylalkohol $\dfrac{CH_3}{CH_3}{>}CH.CH_2.CH_2.OH$ 2 g Halbschlaf.

Sekundäre Alkohole.

$\dfrac{CH_3}{CH_3}{>}CH.OH$ Dimethylcarbinol (sek. Propylalkohol) 2 g Halbschlaf,

$\dfrac{CH_3}{C_2H_5}{>}CH.OH$ Äthylmethylcarbinol (sek. Butylalkohol) 2 g Halbschlaf,

$\dfrac{C_2H_5}{C_2H_5}{>}CH.OH$ Diäthylcarbinol (sek. Amylalkohol) 2 g Schlaf.

Tertiäre Alkohole.

$\begin{smallmatrix}CH_3\\CH_3\\CH_3\end{smallmatrix}{>}C.OH$ Trimethylcarbinol (tert. Butylalkohol) 4 g Schlaf,

$\begin{smallmatrix}CH_3\\CH_3\\C_2H_5\end{smallmatrix}{>}C.OH$ Dimethyläthylcarbinol (tert. Amylalkohol [Amylen-
    hydrat])[1] 2 g Schlaf von 8—9 Stunden

$\begin{smallmatrix}C_2H_5\\C_2H_5\\C_2H_5\end{smallmatrix}{>}C.OH$ Triäthylcarbinol (tert. Heptylalk.) 1 g 10—12 Std. Schlaf,
    Atmung mühsam, kleinere Dosen wirken stark erregend.

*   *   *

Die hypnotischen Eigenschaften des Dimethyläthylcarbinols suchte
Karl Goldschmidt mit denen der schwach schlafmachend wirkenden
Opiansäure[2] durch Synthese des Esters zu verbinden. Es gelingt
Opiansäureester der tertiären Alkohole darzustellen und zwar solche
der γ-Oxylaktonformel durch Kochen der Säure mit Alkohol und Eingießen der Flüssigkeit in verdünnte Sodalösung[3]. Die Reaktion ver-
lauft nach folgender Gleichung:

$$C_6H_2{<}\begin{smallmatrix}OCH_3\\OCH_3\\COOH\\CHO\end{smallmatrix} + \begin{smallmatrix}CH_3\\CH_3\\CH_3\end{smallmatrix}{\Big|}C.OH = H_2O + C_6H_2{<}\begin{smallmatrix}OCH_3\\OCH_3\\CO\\CH\end{smallmatrix}{>}O\ \ {>}O\ \begin{smallmatrix}CH_3\\C{-}O.C{<}CH_3\\C_2H_5\end{smallmatrix}$$

---

[1] Amylenhydrat hat nach H. Brackmann, Ther. Mon. **1896** u. **1900**. 423.
641 außer der hypnotischen eine eigentümlich durstlöschende und harnsekretions-
vermindernde Wirkung.
[2] AePP. **27**. 190.
[3] DRP. 97560.

Zur Darstellung von Allophansäureestern[1]) werden tertiäre Alkohole in der üblichen Weise in Allophansäureester überführt. Wegen des abweichenden Verhaltens der tertiären Alkohole von den primären und sekundären war es nicht vorauszusagen, ob sich tertiäre Alkohole in Ester der Allophansäure überführen lassen könnten. Diese Ester besitzen vor ihren Alkoholen wertvolle Eigenschaften. Die Nachteile (flüssige Konsistenz und unangenehmer Geschmack) des Amylenhydrats werden z. B. durch die Überführung in den Allophansäureester völlig getilgt. Der Allophansäureamylenhydratester $C_2H_5C(CH_3)_2 \cdot O \cdot CO \cdot NH \cdot CO \cdot NH_2$ ist fest und ganz geschmacklos und soll wie der Alkohol als Hypnoticum dienen.

*   *   *

Die primären Alkohole wirken weniger narkotisch als die sekundären, die sekundären Alkohole weniger als die tertiären, bei interner Eingabe. Sonst wirken die primären Alkohole am stärksten, schwächer die sekundären, noch schwächer die tertiären (Overton, Fühner). — Die Alkohole wirken im allgemeinen um so stärker, je länger die unverzweigte Kette von Kohlenstoffatomen ist, die sie enthalten.

Bei den tertiären Alkoholen ist die Wirkung abhängig von der Art der Alkylradikale, welche mit dem tertiären Kohlenstoffatom verbunden sind. Ist nur das Methylradikal vertreten wie beim Trimethylcarbinol, so ist die Wirkung eine relativ schwache, größer ist sie, wenn ein Äthyl eintritt und nimmt zu mit der Anzahl der mit dem tertiären Kohlenstoffatom verbundenen Äthylgruppen.

Die mit Äthylradikalen substituierten Harnstoffe zeigen folgende Verhältnisse:

Substituierte Harnstoffe.

a) Derivate mit primären Alkylen.

Äthylharnstoff $CO {<}^{NH \cdot C_2H_5}_{NH_2}$ 3—4 g sind ohne jede Wirkung.

Triäthylharnstoff $CO {<}^{NH \cdot C_2H_5}_{N(C_2H_5)_2}$ 3 g machen Ermattung, aber kein

Schlaf. Der Tod erfolgt unter Krämpfen. Die Substanz wird anscheinend im Organismus in unwirksame Äthylaminbasen zersetzt.

b) Derivate mit tertiären Alkylen.

Amylharnstoff mit tertiärem Amyl

$$CO {<}^{NH - C {<}^{CH_3}_{CH_3}_{C_2H_5}}_{NH_2}$$

ist ein recht wirksames Hypnoticum, wirkt stärker als Amylenhydrat

---

[1]) Chem. Werke Dr. H. Byk, Charlottenburg, DRP. 226228.

und ist angenehmer zu nehmen; wird im Organismus fast vollständig verbrannt. Schlaf tritt später ein als bei Amylenhydrat, da der Harnstoff wegen seiner schweren Löslichkeit im Organismus nur langsam zersetzt wird.

Diamylharnstoff

$$CO \Big\langle \begin{array}{l} NH - C \Big\langle \begin{array}{l} CH_3 \\ CH_3 \\ C_2H_5 \end{array} \\ NH - C \Big\langle \begin{array}{l} CH_3 \\ CH_3 \\ C_2H_5 \end{array} \end{array}$$

ist ohne jegliche Wirkung. Die Verbindung ist sehr beständig und gelangt unzersetzt in den Harn.

Butylharnstoff mit tertiärem Butyl

$$CO \Big\langle \begin{array}{l} NH - C \Big\langle \begin{array}{l} CH_3 \\ CH_3 \\ CH_3 \end{array} \\ NH_2 \end{array}$$

macht in 4 g Dosen Schlaf.

Heptylharnstoff mit tertiärem Heptyl

$$CO \Big\langle \begin{array}{l} NH - C \Big\langle \begin{array}{l} C_2H_5 \\ C_2H_5 \\ C_2H_5 \end{array} \\ NH_2 \end{array}$$

ist sehr schwer löslich. 1 g macht nach 2 Stunden Schlaf und vorher Trunkenheit.

Die durch primäre Alkyle einfach und mehrfach substituierten Harnstoffe wirken nicht narkotisch, wohl aber die mit tertiären Alkylen substituierten Harnstoffe; hier gilt wiederum das Gesetz, daß ein mit dem tertiären Kohlenstoffatom verbundenes Äthylradikal stärker wirkt als ein Methylradikal. Daher besitzen die mit tertiärem

Butyl $- C \Big\langle \begin{array}{l} CH_3 \\ CH_3 \\ CH_3 \end{array}$ versehenen Harnstoffe eine geringere hypnotische

Wirkung als diejenigen, welche tertiäres Amyl $-C \Big\langle \begin{array}{l} C_2H_5 \\ CH_3 \\ CH_3 \end{array}$ oder gar

tertiäres Heptyl $- C \Big\langle \begin{array}{l} C_2H_5 \\ C_2H_5 \\ C_2H_5 \end{array}$ enthalten.

Pinakone.

Methylpinakon.

$$\begin{array}{c} CH_3 \\ CH_3 \end{array}\!\!> C(OH) - C(OH) <\!\!\begin{array}{c} CH_3 \\ CH_3 \end{array}$$

10 g Pinakon machen Schlaf.

2 g Methyläthylpinakon

$$\begin{array}{c} CH_3 \\ C_2H_5 \end{array}\!\!> C(OH) - C(OH) <\!\!\begin{array}{c} CH_3 \\ C_2H_5 \end{array}$$

machen Schlaf und erregen leichte Krämpfe.

Propiopinakon (Äthylpinakon)

$$\begin{array}{c} C_2H_5 \\ C_2H_5 \end{array}\!\!> C(OH) - C(OH) <\!\!\begin{array}{c} C_2H_5 \\ C_2H_5 \end{array}$$

ist fast unlöslich. 1.5 g machen starken, sehr lang andauernden Schlaf. 3 g nach 2 Stunden Schlaf.

Die Pinakone wirken narkotisch, Methylpinakon in geringerem Grade, nicht mehr als Äthylalkohol, Methyläthylpinakon stärker und Diäthylpinakon (Propiopinakon) am stärksten.

Dimethyläthylessigsäure

$$\begin{array}{c} CH_3 \\ CH_3 \\ C_2H_5 \end{array}\!\!> C.COOH$$

ist wirkungslos.

Diäthylessigsäure $\begin{array}{c} C_2H_5 \\ C_2H_5 \end{array}\!\!> CH.COOH$, Diäthylmalonsäure $\begin{array}{c} C_2H_5 \\ C_2H_5 \end{array}\!\!> C <\!\!\begin{array}{c} COOH \\ COOH \end{array}$

Diäthyloxalsäure $\begin{array}{c} C_2H_5 \\ C_2H_5 \\ HO \end{array}\!\!> COOH$, Dimethyläthylessigsäure $\begin{array}{c} CH_3 \\ CH_3 \\ C_2H_5 \end{array}\!\!> C.COOH$

sind selbst in Dosen von 5 g bei Hunden wirkungslos.

Ebenso wirkungslos sind die folgenden Amide:

Diäthylacetamid $\begin{array}{c} C_2H_5 \\ C_2H_5 \end{array}\!\!> CH.CO.NH_2$, Diäthylmalonamid $\begin{array}{c} C_2H_5 \\ C_2H_5 \end{array}\!\!> C <\!\!\begin{array}{c} CO.NH_2 \\ CO.NH_2 \end{array}$

Dipropylmalonamid $\begin{array}{c} C_3H_7 \\ C_3H_7 \end{array}\!\!> C <\!\!\begin{array}{c} CO.NH_2 \\ CO.NH_2 \end{array}$, Trimethylacetamid $\begin{array}{c} CH_3 \\ CH_3 \\ CH_3 \end{array}\!\!> C.CO.NH_2$

31*

Die Harnstoffderivate verhalten sich folgendermaßen:

Diäthylacetylharnstoff $\begin{array}{c} C_2H_5 \\ \diagdown \\ \diagup \\ C_2H_5 \end{array}$ CH.CO.NH.CO.NH$_2$ wirkt hypnotisch,

aber unsicher. Dipropylacetylharnstoff $\begin{array}{c} C_3H_7 \\ \diagdown \\ \diagup \\ C_3H_7 \end{array}$ CN.CO.NH.CO.NH$_2$

macht Schläfrigkeit. Diäthylhydantoin $\begin{array}{c} C_2H_5 \\ \diagdown \\ \diagup \\ C_2H_5 \end{array}$ C.CO.NH übt eine sehr

$$\underset{NH-CO}{\overset{|\qquad|}{}}$$

geringe Wirkung aus. Die folgenden Substanzen sind Pyrimidinderivate: Weder Monoäthylmalonylharnstoff

$$\begin{array}{ccc} C_2H_5 \diagdown & CO-NH \diagdown \\ & C & CO \\ H \diagup & CO-NH \diagup \end{array}$$

noch Monopropylmalonharnstoff zeigen eine besondere Wirkung.

Dimethylmalonylharnstoff $\begin{array}{ccc} CH_3 \diagdown & CO-NH \diagdown \\ & C & CO \\ CH_3 \diagup & CO-NH \diagup \end{array}$ ist wirkungslos.

Methyläthylmalonylharnstoff $\begin{array}{ccc} CH_3 \diagdown & CO-NH \diagdown \\ & C & CO \\ C_2H_5 \diagup & CO-NH \diagup \end{array}$ wirkt hyp-

notisch, aber erst in größeren Dosen.
Methylpropylmalonylharnstoff

$$\begin{array}{ccc} CH_3 \diagdown & CO-NH \diagdown \\ & C & CO \\ C_3H_7 \diagup & CO-NH \diagup \end{array}$$

macht nur Gangunsicherheit.

Diäthylmalonylharnstoff $\begin{array}{ccc} C_2H_5 \diagdown & CO-NH \diagdown \\ & C & CO \\ C_2H_5 \diagup & CO-NH \diagup \end{array}$ wirkt stark hyp-

notisch (Veronal).

Äthylpropylmalonylharnstoff $\begin{array}{ccc} C_2H_5 \diagdown & CO-NH \diagdown \\ & C & CO \\ C_3H_7 \diagup & CO-NH \diagup \end{array}$ wirkt eben-

falls stark hypnotisch.

Dipropylmalonylharnstoff $\begin{array}{ccc} C_3H_7 \diagdown & CO-NH \diagdown \\ & C & CO \\ C_3H_7 \diagup & CO-NH \diagup \end{array}$ wirkt sehr in-

tensiv hypnotisch (Proponal).

Diisobutylmalonylharnstoff $\begin{array}{ccc} C_4H_9 \diagdown & CO-NH \diagdown \\ & C & CO \\ C_4H_9 \diagup & CO-NH \diagup \end{array}$ erzeugt schwere

Trunkenheit und Schlaf.

Diisoamylmalonylharnstoff $\begin{array}{c} C_5H_{11} \\ \\ C_5H_{11} \end{array}\!\!>\!\!C\!\!<\begin{array}{c} CO-NH \\ \\ CO-NH \end{array}\!\!>\!\!CO$ macht Gang-

unsicherheit, aber keinen Schlaf.

Dibenzylmalonylharnstoff $\begin{array}{c} C_6H_5.CH_2 \\ \\ C_6H_5.CH_2 \end{array}\!\!>\!\!C\!\!<\begin{array}{c} CO.NH \\ \\ CO.NH \end{array}\!\!>\!\!CO$ ist wir-

kungslos.

C. C. Diäthyl.N.Methylmalonylharnstoff $\begin{array}{c} C_2H_5 \\ \\ C_2H_5 \end{array}\!\!>\!\!C\!\!<\begin{array}{c} CO-N.CH_3 \\ \\ CO-NH \end{array}\!\!>\!\!CO$

macht schwere Trunkenheit und sehr langen Schlaf mit letalem Ausgang.

Diäthylmalonsäureureid $\begin{array}{c} C_2H_5 \\ \\ C_2H_5 \end{array}\!\!>\!\!C\!\!<\begin{array}{c} COOH \\ \\ CO.NH.CO.NH_2 \end{array}$ ist unwirksam.

Dipropylmalonylguanidin $\begin{array}{c} C_3H_7 \\ \\ C_3H_7 \end{array}\!\!>\!\!C\!\!<\begin{array}{c} CO.NH \\ \\ CO.NH \end{array}\!\!>\!\!C=NH$ ist wirkungslos.

Diäthylmalonylthioharnstoff $\begin{array}{c} C_2H_5 \\ \\ C_2H_5 \end{array}\!\!>\!\!C\!\!<\begin{array}{c} CO-NH \\ \\ CO-NH \end{array}\!\!>\!\!CS$ erregt tiefen

Schlaf mit letalem Ausgang.

Säuren und Amide erweisen sich in diesen Fällen als wirkungslos. Zur Schlaferzeugung ist die Harnstoffgruppe erforderlich, die
aber allein nicht wirksam ist, sondern erst in Kombination mit einem
Reste, der mehrere kohlenstoffreiche Alkyle enthält. Der einfachste
Fall sind die Harnstoffderivate der Diäthyl- und Dipropylessigsäure.
Viel kräftiger ist die Wirkung bei der cyclischen Anordnung der
Harnstoffgruppe in den Derivaten der Dialkylmalonsäure. Die Natur
des Alkylradikals ist von wesentlicher Bedeutung: Bei der Verbindung
mit zwei Methylradikalen am C fehlt die Wirkung gänzlich, sie ist
gering bei der Methyläthylverbindung, steigt bei der Methylpropylver-
bindung, wird recht stark beim Diäthylderivat und erreicht ihren Höhepunkt beim Dipropylderivat. Beim Diisobutylderivat steht sie ungefähr auf gleicher Stufe wie beim Diäthylderivat und beim Diisoamyl-
derivat ist sie wieder sehr schwach. Das Dibenzylderivat scheint
ganz inaktiv zu sein (anscheinend auch durch die Schwerlöslichkeit
bedingt).

Auffallend ist die Giftigkeit von C.C.Diäthyl-N-Methylmalonyl-
harnstoff, welche nur durch die Methylierung am N zu erklären ist.
Analog ist die Giftigkeitssteigerung von Acetanilid zum Exalgin und
vom Phenacetin zum Methylphenacetin.

Die ringförmige Anordnung der Harnstoffgruppe im Diäthylhydantoin ruft dem Diäthylacetylharnstoff gegenüber keine Verstärkung,
sondern eine Abschwächung der Wirkung hervor.

Beim Diäthylmalonsäureureid ist der N-haltige Ring des Diäthylmalonylharnstoffes durch eine einfache Wasseranlagerung aufgespalten, dadurch wird diese Substanz wirkungslos. Das gleiche gilt für Dipropylmalonylguanidin, wo der Sauerstoff des Harnstoffrestes durch die NH-Gruppe ersetzt ist.

Dem Diäthylmalonylthioharnstoff gibt die Anwesenheit des Schwefels einen ausgesprochen giftigen Charakter.

Diäthylmalonylharnstoff wurde aus dieser Gruppe als intensiv wirkend und zugleich unschädlich unter dem Namen Veronal in die Therapie eingeführt [1]). Veronal wird bei interner Einführung zu 62% unverändert ausgeschieden, bei subkutaner Injektion in kleinen Gaben zu 90% im Harn ausgeschieden. Bei großen Dosen sinkt die Ausscheidung auf die Hälfte. Im Kot sind nur Spuren zu finden. Eine Konzentration von 0.016% Veronal im Gehirn genügt, um Schlaf herbeizuführen.

Das Veronalnatrium ist leichter löslich, hat aber einen schlechteren Geschmack als Veronal.

Dipropylmalonylharnstoff

$$\begin{matrix} C_3H_7 \\ \end{matrix} \bigg\rangle C \begin{matrix} CO - NH \\ CO - NH \end{matrix} \bigg\rangle CO$$

wurde als Proponal in die Therapie eingeführt [2]); es wirkt weit stärker als Veronal [3]).

Diäthylacetyldiäthylamid übt auf Tiere eine erregende und temperaturerhöhende Wirkung aus.

Man erhält es durch Einwirkung von Diäthylacetylchlorid auf Diäthylamin, als eine ölige mentholartig riechende und schmeckende Flüssigkeit [4]).

Die β-β-dialkylierten Propionsäuren, ihre Ester, Amide und Ureide sollen geschmacklose, gut wirkende Sedativa sein, welche die Eigenschaften der Isovaleriansäurederivate im erhöhten Maße zeigen. Diese Säuren werden in üblicher Weise in die Ester, Amide oder Ureide übergeführt. Beschrieben ist das Säureamid der Diäthylpropionsäure aus dem Chlorid und Ammoniak dargestellt, ferner der Diäthylpropionylharnstoff aus Harnstoff und dem Chlorid und der Mentholester der Diäthylpropionsäure [5]).

Die Halogenide der entsprechenden Dialkylcarbinole kondensiert man mit Alkalicyanessigestern und die so erhältlichen Produkte werden in beliebiger Reihenfolge verseift, in das Amid übergeführt und aus ihnen Kohlensäure abgespalten [6]).

Diese Zusammenstellung weist schon den hypnotischen Charakter der Alkylgruppen, insbesondere der Äthylgruppe, deutlich nach. Als Inhalationsanästhetica lassen sich jedoch die Alkohole selbst nicht benützen, da ihr Siedepunkt zu hoch und ihre Flüchtigkeit zu gering ist.

Hingegen hat der Äthyläther

$$\begin{matrix} C_2H_5 \\ C_2H_5 \end{matrix} \bigg\rangle O$$

[1]) E. Fischer und Mering, Therapie der Gegenwart **1903**. Märzheft. 97.
[2]) E. Fischer und Mering, Med. Klinik **1905**. 1327.
[3]) E. Fischer und Mering, Ther. d. Gegenwart. **45**. April (1904). Molle und Kleist, Arch. d. Pharmazie **242**. 401.
[4]) Kalle-Biebrich, DRP. 168451.
[5]) Bayer, DRP. 222809.
[6]) DRP. 228667, Zusatz zu DRP. 222809.

mit seiner festen Bindung zweier Äthylgruppen durch Sauerstoff eine intensive narkotische Wirkung.

Daß die Äthylgruppe eine große Rolle bei der narkotischen Wirkung der Körper der Fettreihe spielt, zeigt nach Versuchen von M. Albanese [1]) die Überlegenheit des Trioxyäthylmethans $CH(OC_2H_5)_3$ über das Bioxymethylmethan $CH_2(OCH_3)_2$. Die letztere Verbindung ist nur halb so giftig wie die erstere.

Orthoameisensäureäthylester (Methenyltriäthyläther)

$$CH{\Big\langle}{{OC_2H_5}\atop{OC_2H_5}\atop{OC_2H_5}}$$

wird von Chevalier [2]) als Antispasmodicum, sowie gegen Husten empfohlen.

Sehr wirksam anästhesierend erwies sich Propyläthyläther

$$CH_3.CH_2.CH_2.O.C_2H_5.$$

Die Äther der zweiwertigen Alkohole scheinen im allgemeinen weniger zu anästhesieren und gefährlicher zu sein, als die der einwertigen.

Eine feste Bindung der Äthylgruppe als Äthoxygruppe verleiht einer großen Menge von Substanzen narkotische Wirkungen, wir wollen hier nur an die narkotische Wirkung des Äthoxycoffeins und an die analgetische Wirkung des Phenacetins erinnern.

Wenn man den Äthylgruppen eine gewisse Resistenz gegen die oxydativen Einflüsse des Organismus in der Weise verleiht, daß man sie in nicht leicht abzusprengende Verbindungen bringt, so erhält man meist schon in kleinen Dosen wirksame Schlafmittel, deren Wirkung nur auf den darin enthaltenen Äthylrest sich beziehen läßt.

Orthoketonäthyläther $\left({R_1\atop R_2}\right)_2$. $C(OC_2H_5)_2$ wirken weder hypnotisch, noch sonst physiologisch [3]).

Orthoketonäther [4]) der allgemeinen Formel erhält man, wenn

man die salzsauren Iminoester der von Ameisensäure verschiedenen aliphatischen oder der aliphatisch-aromatischen Säuren auf Ketone in Gegenwart von Alkoholen einwirken läßt. Man erhält so Acetale aus Methyläthylketon und den homologen Ketonen.

Die Säuren der Fettreihe besitzen wahrscheinlich infolge des Vorhandenseins der Carboxylgruppe keine narkotischen Effekte.

---

[1]) Arch. di farmacol. **5**. 9. 417.
[2]) Repert. de pharmacie **1907**. Nr. 6. 271.
[3]) BB. **40**. 3024 (1907).
[4]) Edgar Heß in Köln, DRP. 197804.

Hingegen macht die Alkylgruppe in Esterbindung Schlaf. Urethan ist der Carbaminsäureäthylester $NH_2.COO.C_2H_5$. Es wirkt stark narkotisch, ohne auf den Blutdruck einen im Vergleich zu Chloralhydrat nennenswerten Einfluß auszuüben. Während Chloralhydrat die Ursprünge der Gefäßnerven sehr energisch lähmt, affiziert nach O. Schmiedeberg[1]) Urethan sie nicht in demselben Sinne. Urethan, dessen Wirkung nur auf dem Vorhandensein der einen Äthylgruppe in Esterbindung beruht, gehört zu den schwächeren Schlafmitteln. Binet[2]) hat vergleichende Untersuchungen über verschiedene Glieder der Urethanreihe angestellt und gefunden, daß die ersten Glieder der Urethanreihe, Methyl-

urethan $CO{<}{{NH_2}\atop{OCH_3}}$ und Äthylurethan $CO{<}{{NH_2}\atop{OC_2H_5}}$ oder Urethan

schlechtweg genannt, um so wirksamer sind, je höher das Molekulargewicht ihres Alkylradikals ist. Führt man in die NH_2-Gruppe der Urethane eine Acetylgruppe ein, so wird die physiologische Eigenschaft nicht modifiziert, aber die Giftigkeit wird um das betreffende Substanzgewicht herabgesetzt.

Bei Warmblütern sind die relativen Giftigkeiten: Acetylmethylurethan 1, Acetyläthylurethan $1\frac{1}{2}$, Methylurethan 2, Äthylurethan 4. Die molekulare Giftigkeit (als solche bezeichnet Binet die toxische Dosis dividiert durch das Molekulargewicht) sinkt in gleicher Weise durch Einführung des Essigsäureradikals in die Amidgruppe der Urethane.

Methylpropylcarbinolurethan soll doppelt so stark wirken wie Urethan[3]). Es wird Hedonal genannt, die Dosis ist doppelt so groß wie die des Chlorals. Es tritt, wie bei allen Urethanen, rasch Angewöhnung ein. Überdies' wirkt es stark diuretisch, wie alle Urethane.

Die hypnotische Wirkung gewisser Urethane sekundärer Alkohole soll wesentlich intensiver sein.

Solche Urethane[4]) des Methyläthylcarbinol, Äthylpropylcarbinol, Äthylisopropylcarbinol, Methylbutylcarbinol und Dipropylcarbinol werden dargestellt, indem man Harnstoff oder besser dessen Salze in der Wärme auf die genannten Alkohole einwirken ließ, wobei gemäß der Gleichung:

$$CO{<}{{NH_2}\atop{NH_2.HNO_3}} + HO.CH{<}{R\atop R_1} = CO{<}{{NH_2}\atop{O.CH{<}{R\atop R_1}}} + NH_4NO_3$$

die Urethanbildung stattfindet.

Diese Urethane erhält man auch durch Behandlung der Chlorkohlensäureester der betreffenden sekundären Alkohole mit Ammoniak oder indem man Harnstoffchlorid auf die betreffenden Alkohole einwirken läßt[5]).

Ferner kann man sie erhalten durch Einwirkung von Chlorcyan oder Cyansäure auf diese Alkohole oder durch Behandlung der neutralen Kohlensäureester

[1]) AePP. **20**. 206.
[2]) Rev. med. Suisse Rom. **1893**. 540. 628.
[3]) H. Dreser, Wiener klin. Wochenschr. **1899**. 1007.
[4]) DRP. 114396.
[5]) DRP. 120863.

der Alkohole, mit Ammoniak. So erhält man Methylpropylcarbinolurethan, Methyläthylcarbinolurethan [1]).

Nach den oben beschriebenen Verfahren lassen sich nun auch Methyl-α-methyl-propylcarbinolurethan und Methyl-α-äthylpropylcarbinolurethan und Äthylisobutyl-carbinolurethan darstellen [2]).

Das Darstellungsverfahren wurde auch dahin abgeändert, daß man statt auf die einfachen Kohlensäureester der betreffenden sekundären Alkohole, auf die gemischten Ester der allgemeinen Formel $CO \begin{smallmatrix} OR \\ OR_1 \end{smallmatrix}$ (worin R Radikal eines sekundären Alkohols, R_1 ein beliebiges Alkylradikal von geringerem Molekulargewicht als R bedeutet) Ammoniak einwirken läßt [3]).

Alle Körper der Urethanreihe wirken durch Narkotisierung des Zentralnervensystems mit Erhaltung aller lebenswichtigen Funktionen. Bei toxischen Dosen erliegen die Tiere im Kollaps unter Abkühlung und Herzschwäche.

Cyanursäure ist im Organismus nicht wirksam und wandelt sich wahrscheinlich in Harnstoff um, indem sie sich entweder mit 3 Molekülen Ammoniak verbindet oder indem eine Hydratation stattfindet. Von den beiden Äthyläthern der genannten Säure besitzt nur der normale $(CN)_3(OC_2H_5)_3$ narkotische Eigenschaften. Urethan geht auch in großen Dosen verabreicht nicht in den Harn über, sondern wandelt sich wahrscheinlich in derselben Weise wie Cyanursäure in Harnstoff um.

Diurethan $NH(COO.C_2H_5)_2$ ist weit stärker narkotisch als Urethan.

Alles weist darauf hin, daß die Schlafmittel, welche den Äthylrest in einer festen Bindung enthalten, Hypnotica von sicherer Wirkung sind, Hypnotica, welche durch den Mangel schädlicher Nebenwirkungen auf das Herz und die Respiration dem Chloralhydrat und seinen Derivaten vorzuziehen sind.

Trotzdem war die Auffindung einer durch lange Zeit sehr wichtigen Gruppe der hypnotischen Mittel, deren Wirkung auf Alkylresten beruht, nicht etwa Sache der Überlegung, sondern vielmehr einem Zufalle [4]) zu verdanken und die Theorie war hier die Tochter und nicht die Mutter der Erfindung.

Bei Verfütterung von Sulfonal an Tiere machten E. Baumann und Kast die grundlegende Beobachtung, daß dieser Substanz hypnotische Eigenschaften zukommen.

Hierauf untersuchten E. Baumann und Kast [5]) eine große Reihe von Sulfonen, von denen Sulfonal und Trional gegenwärtig in der Therapie eine große Rolle spielen.

Es zeigten sich hierbei folgende interessante Umstände:

Disulfone, in welchen die Sulfongruppen an verschiedenen Kohlenstoffatomen gebunden sind, sind unwirksam:

---

[1]) DRP. 120864.
[2]) DRP. 120865.
[3]) DRP. 122096.
[4]) Berliner klin. Wochenschr. 1888. Nr. 16.
[5]) HS. 14. 52 (1890).

1. Diäthylsulfon $(C_2H_5)_2SO_2$ ist unwirksam und wird größtenteils unverändert ausgeschieden.

2. Äthylendiäthylsulfon $\begin{array}{l} CH_2.SO_2.C_2H_5 \\ | \\ CH_2.SO_2.C_2H_5 \end{array}$ ist wirkungslos und wird unverändert im Harn ausgeschieden.

3. Methylendimethylsulfon $CH_2\!\!<\!\!^{SO_2.CH_3}_{SO_2.CH_3}$ ist unwirksam, tritt unverändert im Harn auf.

4. Methylendiäthylsulfon $CH_2\!\!<\!\!^{SO_2.C_2H_5}_{SO_2.C_2H_5}$ ebenso.

5. Äthylidendimethylsulfon $CH_3.CH\!<\!\!^{SO_2.CH_3}_{SO_2.CH_3}$ ebenso.

6. Äthylidendiäthylsulfon $CH_3.CH(SO_2.C_2H_5)_2$ zeigt ähnliche Wirkung wie Sulfonal, manchmal Zirkulationsstörungen.

7. Propylidendimethylsulfon $^{C_2H_5}_H\!\!>\!\!C\!<\!\!^{SO_2.CH_3}_{SO_2.CH_3}$ hat geringe Wirkung, es wird zum Teil ausgeschieden.

8. Propylidendiäthylsulfon $^{C_2H_5}_H\!\!>\!C\!<\!\!^{SO_2.C_2H_5}_{SO_2.C_2H_5}$ macht Schlaf, hat toxische Wirkung, es bewirkt regelmäßige Atmung.

9. Dimethylsulfondimethylmethan $^{CH_3}_{CH_3}\!\!>\!\!C\!<\!\!^{SO_2.CH_3}_{SO_2.CH_3}$ ist ohne jede Wirkung, im Harne tritt aber kein unverändertes Disulfon auf.

10. Dimethylsulfonäthylmethylmethan $^{C_2H_5}_{CH_3}\!\!>\!C\!<\!\!^{SO_2.CH_3}_{SO_2.CH_3}$ macht wenig Schlaf, geringe Spuren unveränderten Disulfons erscheinen im Harne.

11. Dimethylsulfondiäthylmethan $^{C_2H_5}_{C_2H_5}\!\!>\!\!C\!<\!\!^{SO_2.CH_3}_{SO_2.CH_3}$ ist von dem isomeren Sulfonal nur dadurch verschieden, daß die Äthyl- und Methylgruppen in dem letzteren ihre Stellung gewechselt haben; das umgekehrte Sulfonal hat die gleichen Wirkungen, wie das wirkliche. Im Harne kann man nur Spuren unveränderter Substanz nachweisen.

12. Sulfonal (Diäthylsulfondimethylmethan) $^{CH_3}_{CH_3}\!\!>\!C\!<\!\!^{SO_2.C_2H_5}_{SO_2.C_2H_5}$ erzeugt Schlaf nach größeren Dosen, stärkere Bewegungsstörungen und Rauschzustand nach größeren Dosen, geringe Mengen treten unverändert im Harn auf.

13. Trional (Diäthylsulfonmethyläthylmethan) $^{C_2H_5}_{CH_3}\!\!>\!\!C\!<\!\!^{SO_2.C_2H_5}_{SO_2.C_2H_5}$

Die Wirkung ist stärker wie bei Sulfonal und länger andauernd. In

Substanz gegeben ist die Wirkung schwächer, dafür tritt ein langandauernder Rauschzustand ein.

14. Tetronal (Diäthylsulfondiäthylmethan) $\dfrac{C_2H_5}{C_2H_5} > C < \dfrac{SO_2.C_2H_5}{SO_2.C_2H_5}$

ist schwer löslich; es hat die stärkste hypnotische Wirkung unter allen Disulfonen.

Methylen- und Äthylendiäthylsulfone passieren den Organismus unzersetzt und sind daher unwirksam. Methenylsulfone werden zersetzt, Ketondisulfone werden am vollständigsten umgewandelt.

Es besteht ein Unterschied zwischen dem Verhalten dieser Verbindungen gegen chemische Agentien und im Organismus: die chemisch labilsten Sulfone sind im Organismus unzersetzbar, während die chemisch resistentesten (z. B. Sulfonal) im Organismus oxydiert werden. Es besteht hier eine Analogie mit der Bernsteinsäure, welche der Einwirkung warmer konzentrierter Salpetersäure widersteht, aber im Organismus verbrannt wird; anderseits werden leicht oxydable Substanzen wie Kreatinin, Harnsäure, Kohlenhydrate u. a. der Oxydationswirkung im Organismus entzogen. Unter den Disulfonen, welche durch den Stoffwechsel zerlegt werden, sind nur diejenigen wirksam, welche Äthylgruppen enthalten.

Die Intensität der Wirkung der einzelnen Disulfone ist durch die Zahl der in ihnen enthaltenen Äthylgruppen bedingt.

Bei der Wirkung ist die Gruppe SO_2 als solche unwesentlich, ferner sind die tertiär oder quaternär an Kohlenstoff gebundenen Äthylsulfongruppen ($SO_2.C_2H_5$) je einer in gleicher Kohlenstoffbindung befindlichen Äthylgruppe äquivalent; in einer gewissen Bindung besitzt die Äthylgruppe eine bestimmte pharmakologische Bedeutung, welche unter gleichen Bedingungen die Methylgruppe nicht zeigt.

Nicht immer zeigen Methyl- und Äthylgruppen solche Differenzen, Methyl- und Äthylanilin und Methyl- und Äthylstrychnin zeigen gar keine Differenz in der Wirkung, aber hier sind die Alkylreste an Stickstoff gebunden.

Die wirksamen Körper dürfen zum Zustandekommen der hypnotischen Wirkung nicht zu leicht zerfallen, sonst sind solche Körper trotz der Äthylgruppe und der Zersetzung wieder unwirksam, z. B.

Diäthylsulfonacetessigester $(C_2H_5 . SO_2)_2C < \dfrac{CH_3}{CH_2.COO.C_2H_5}$ macht gar

keine hypnotischen Erscheinungen. Im Harne ist keine Spur der Substanz zu finden.

Diäthylsulfonäthylacetessigester $(C_2H_5.SO_2)_2C < \dfrac{CH_3}{CH < \dfrac{C_2H_5}{COO.C_2H_5}}$

ist trotz des Gehaltes von vier Äthylgruppen unwirksam [1]).

Die Sulfonbindung ist indirekt an der Wirkung des Sulfonals beteiligt, da eine sehr feste Bindung der zwei Äthylreste zustande kommt.

---

[1]) AePP. **53.** 90 (1905).

Acetophenondisulfon [1]) (Phenylmethyldiäthylsulfonmethan)

$$CH_3 . C(SO_2 . C_2H_5)_2 . C_6H_5$$

hat keine narkotischen Eigenschaften. Es unterscheidet sich vom Sulfonal durch Ersatz einer Methylgruppe durch C_6H_5. Werden beide Methylgruppen im Sulfonal durch Phenylradikale ersetzt, so entsteht Benzophenondisulfon (Diphenyldiäthylsulfomethan)

$$C_6H_5 . C(SO_2 . C_2H_5)_2 . C_6H_5 .$$

0.5 g töten ein Kaninchen in 24 Stunden.

Das Disulfon aus Methyl-n-butylketon

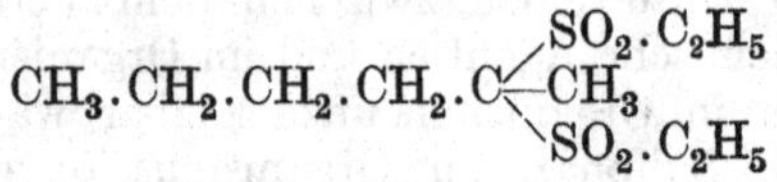

$$CH_3 . CH_2 . CH_2 . CH_2 . C{\overset{SO_2 . C_2H_5}{\underset{SO_2 . C_2H_5}{\Big<}}}CH_3$$

erzeugt zu 0.5 g bei Kaninchen einen deutlichen Betäubungszustand, zu 1 g eine anhaltende tiefe Betäubung. Auch beim Hunde macht es hypnotische Wirkung.

Das isomere Isopropylderivat

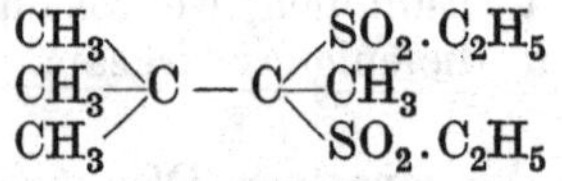

$${\overset{CH_3}{\underset{CH_3}{\overset{\displaystyle |}{CH_3}}}}{>}C - C{\overset{SO_2 . C_2H_5}{\underset{SO_2 . C_2H_5}{\Big<}}}CH_3 \quad \text{wirkt schwächer.}$$

Ein Pulegonderivat und ein Menthonderivat der Sulfonreihe zeigen keine narkotische Wirkung.

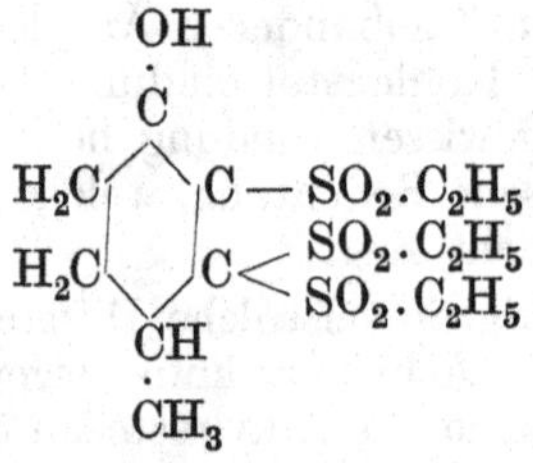

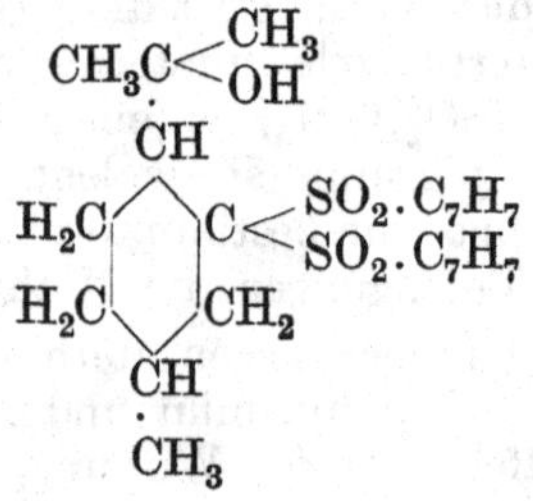

Äthylidenacetontrisulfon

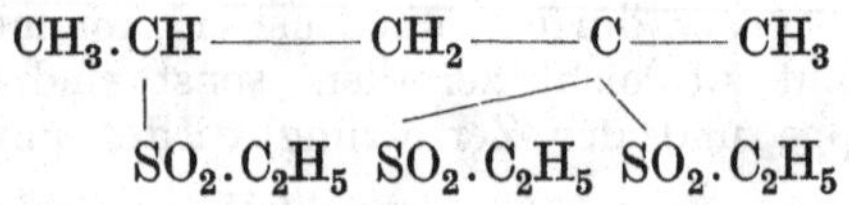

$$CH_3 . CH{\underline{\qquad}}CH_2{\underline{\qquad}}C{\underline{\qquad}}CH_3$$

$$\underset{SO_2 . C_2H_5 \quad SO_2 . C_2H_5 \quad SO_2 . C_2H_5}{\Big|}$$

ist weder besonders giftig, noch zeigt es irgend welche hypnotische Eigenschaft.

Triäthylsulfon 1.3.diphenylbutan

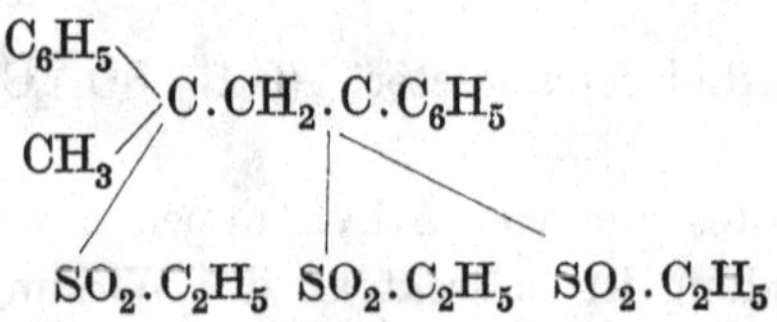

$${\overset{C_6H_5}{\underset{CH_3}{\Big>}}}C . CH_2 . C . C_6H_5$$

$$SO_2 . C_2H_5 \quad SO_2 . C_2H_5 \quad SO_2 . C_2H_5$$

ist aber giftig.

---

[1]) Th. Posner, BB. **33**. 3166 (1900).

Ein einzelner Phenylrest, wie im 2.2.3.Triäthylsulfon.4.phenyl-butan

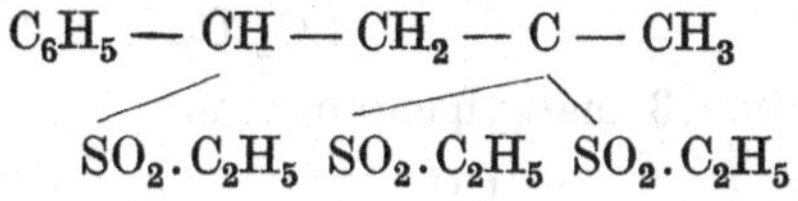

$$C_6H_5 - CH - CH_2 - C - CH_3$$
$$SO_2.C_2H_5 \quad SO_2.C_2H_5 \quad SO_2.C_2H_5$$

oder im Allylacetophenonsulfon

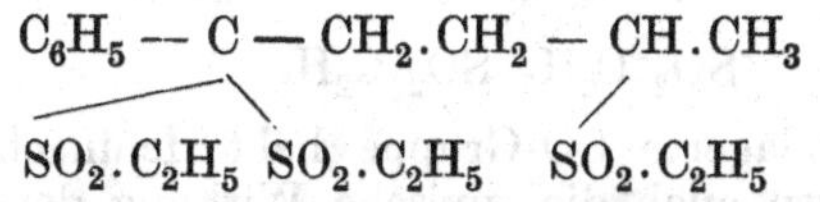

$$C_6H_5 - C - CH_2.CH_2 - CH.CH_3$$
$$SO_2.C_2H_5 \quad SO_2.C_2H_5 \quad SO_2.C_2H_5$$

ist ohne hypnotische und ohne toxische Wirkung.

Der Eintritt einer weiteren Sulfongruppe, an ein anderes C-Atom gebunden, beeinträchtigt die Wirkung.

Ohne jeden Einfluß in toxischer Hinsicht war die Phenylgruppe bei einer Reihe von Sulfonen, die nur ein Alkylsulfon an einem C-Atome tragen, sich aber außerdem von den zuletzt besprochenen Körpern unterscheiden, daß eine CO-Gruppe im Molekül enthalten ist, so z. B. Benzalpropiophenon

$$CH_3$$
$$C_6H_5.CH : CH.CO.C_6H_5,$$
$$SO_2.C_2H_5$$

ferner 2.Äthylsulfon.1.3.diphenylpropan $C_6H_5.CH.CH_2.CO.C_6H_5$
$$SO_2.C_2H_5$$

und 3.Diäthylsulfon.1.5.diphenylpental.4.dien[1])

$$C_6H_5.CH.CH_2.CO.CH_2.CH.C_6H_5$$
$$SO_2.C_2H_5 \quad\quad SO_2.C_2H_5$$

endlich Benzaldesoxybenzoin

$$C_6H_5$$
$$C_6H_5.CH.CH.CO.C_6H_5$$
$$SO_2.C_2H_5$$

Ohne hypnotische, aber auch ohne toxische Wirkung sind solche ketonhaltige Sulfone, in denen am selben C-Atome zwei Äthylgruppen stehen[2]), z. B.

2.2.Diäthylsulfonpentan.3.on $CH_3.C.CO.CH_2.CH_3,$
$$SO_2.C_2H_5 \quad SO_2.C_2H_5$$

---

[1]) BB. **34**. 1401 (1901).
[2]) BB. **33**. 2988 (1900).

1.Phenyl.3 . diäthylsulfonbutan $CH_3 - C - CH_2.CO.C_6H_5$,

$$SO_2.C_2H_5 \quad SO_2.C_2H_5$$

2.Diäthylsulfon.3.methylpentan.4.on

$$CH_3$$
$$CH_3.C.CH.CO.CH_3$$

$$SO_2.C_2H_5 \quad SO_2.C_2H_5$$

Die zwischengelagerte CO-Gruppe hebt demnach nicht bloß die hypnotische, sondern auch die toxische Wirkung der Substanzen auf. Einige dieser Ketone sind in Öl löslich, ohne eine hypnotische Wirkung zu äußern.

Ein Körper, den man sich durch Zusammentreten zweier Moleküle Sulfonal entstanden denken kann, ist ohne Wirkung. Es ist dies

2.2.5.5.Tetraäthylsulfonhexan

$$CH_3.C.CH_2 \quad . \quad CH_2 \quad . \quad C.CH_3$$

$$SO_2.C_2H_5 \quad SO_2.C_2H_5 \quad SO_2.C_2H_5 \quad SO_2.C_2H_5$$

Ebenfalls ohne narkotische Wirkung sind:

Äthylisonitrosoacetontrisulfon $CH_3.C.CH.NHO.C_2H_5$

$$SO_2.C_2H_5 \quad SO_2.C_2H_5 \quad SO_2.C_2H_5$$

Phthaliminoacetondiamyl-(resp. diphenyl)-sulfon

$$CH_3.C.CH_2.N{<}^{CO}_{CO}{>}C_6H_4$$

$$SO_2.C_5H_{11} \quad SO_2.C_5H_{11}$$

Di-β-diamylsulfonpropylthioharnstoff $(CH_3.C.CH_2.NH)_2.CS$ [1])

$$SO_2.C_2H_5 \quad SO_2.C_2H_5$$

Trotz des Nachweises, daß es sich bei der Wirkung des Sulfonals und des Trionals um Wirkungen der Äthylgruppe handelt, wurde das Zustandekommen dieser Wirkungen von Vanderlinden und Buck auf die Alkaleszenzverminderung des Blutes bezogen; den experimentellen Nachweis der Unrichtigkeit dieser Behauptungen hat Mayser erbracht.

Schulz wollte hinwiederum die Wirkung der Disulfone auf die einschläfernde Wirkung des Schwefelwasserstoffes beziehen. Leberprotoplasma kann angeblich mit Schwefel in Berührung gebracht Schwefelwasserstoff erzeugen. Goldmann zeigte jedoch, daß diese Angabe von Schulz unrichtig, Leberbrei kann weder aus Schwefel, noch aus Sulfonen Schwefelwasserstoff erzeugen. Schwefelwasserstoff tritt

---

[1]) H. Hildebrandt, AePP. **53.** 90 (1905).

erst beim Beginne der Fäulnis der Lebersubstanz auf und dessen Menge wird durch die Gegenwart von Sulfonen nicht vermehrt.

Von der E. Baumann'schen Regel schien nur das Dimethylsulfondimethylmethan eine Ausnahme zu machen, von der Regel nämlich, daß nur diejenigen Sulfone im Organismus zur hypnotischen Wirkung gelangen, welche eine Zersetzung in demselben erleiden. Moro zeigte aber, daß auch diese Substanz mit Hilfe feinerer Methoden unzersetzt aus dem Harne wiedergewonnen werden kann.

Daß es bei der Wirkung der Disulfone wesentlich auf ihre Resistenz im Organismus ankommt, erweisen folgende Beobachtungen.

Aus dem Äthylmercaptol des Acetons

$$\begin{matrix} CH_3 \diagdown & \diagup S.C_2H_5 \\ & C \\ CH_3 \diagup & \diagdown S.C_2H_5 \end{matrix}$$

wird durch Oxydation Sulfonal dargestellt. Wird erstere Substanz verfüttert, so oxydiert der Organismus nur einen sehr geringen Teil derselben zu Sulfonal. Dagegen ist die Wirkung des Mercaptols von der des Sulfonals gänzlich verschieden. Mercaptol ist selbst in der mehr als doppelten Dosis des Sulfonals unwirksam. Sicher wirkt es nicht schlafmachend und auch der rauschartige Zustand fehlt.

Daß es keineswegs eine Eigenschaft der Sulfone überhaupt ist, Schlaf zu erzeugen, beweist der schon erwähnte Umstand, daß eine große Reihe dieser Verbindungen unwirksam ist.

Der Schwefelgehalt steht in keiner Beziehung zu der Wirkung dieser Verbindungen. Dem oxydierten Schwefel kommen keinerlei narkotische Eigenschaften zu.

Sulfonal wird technisch durch Kondensation von Äthylmercaptan und Aceton mit Chlorzink unter Wasserkühlung und Oxydation des Mercaptols mit überschüssigem Kaliumpermanganat gewonnen. Es entsteht auch durch Methylieren von Diäthylsulfomethan.

Die Krüger'schen Substanzen

$$C_6H_5.CH(SO_2.C_2H_5)_2 \text{ und } (CH_3)_2 = C = (SO_2.CH_3)_2$$

sind wertlos.

Trional[1]) kann man nach drei Methoden erhalten.

Man kondensiert entweder Methyläthylketon mit Äthylsulfhydrat und oxydiert das neue Mercaptol zu dem neuen Sulfon oder stellt zunächst Diäthylsulfonmethylmethan, resp. Diäthylsulfonäthylmethan durch Kondensation von Äthylsulfhydrat mit Propionaldehyd oder Äthylsulfhydrat mit Acetaldehyd und Oxydation der so erhaltenen Mercaptole dar. Durch Äthylierung oder Methylierung dieser Sulfone gelangt man schließlich zum Diäthylsulfonmethyläthylmethan, dem Trional. Die Kondensation wird bei diesen Verfahren durch trockenes Salzsäuregas, die Oxydation mit Permanganat vorgenommen.

Tetronal[1]) gewinnt man durch Kondensation von Äthylsulfhydrat und Diäthylketon in der Kälte mit Sälzsäuregas, das so hergestellte Mercaptol wird mit Permanganat zum Sulfon oxydiert. So erhält man Diäthylsulfodiäthylmethan.

---

[1]) DRP. 49073, 49366.

Die Firma Riedel[1]) hat vorgeschlagen, zu den Kondensationen von Aceton und Äthylmercaptan statt der von Baumann angewendeten Salzsäure konzentrierte Schwefelsäure zu verwenden, welche auch weiters zur Oxydation dienen kann, doch ist diese Methode technisch aus dem Grunde nicht ausführbar, da konzentrierte Schwefelsäure auf Mercaptane zersetzend einwirkt und Aceton kondensiert.

Folgendes Verfahren sollte bezwecken, den mit der Darstellung von Mercaptanen verbundenen unangenehmen Geruch zu vermeiden, welcher Zweck aber nicht erreicht wurde. Man wollte Methyl- und Äthylmercaptol des Acetons durch Einwirkung von Salzsäure auf methyl- und äthylunterschwefligsaures Salz und Aceton darstellen[2]).

Die Darstellung von alkylsulfonsauren Salzen, welche ebenfalls als Schlafmittel Verwendung hätten finden sollen, gelingt, wenn man die alkylschwefelsauren Salze auf die Sulfite der Alkalien und Erdalkalien oder Schwermetalle einwirken läßt[3]).

$$\begin{array}{l} C_2H_5 \\ \diagdown \\ \diagup \\ Na \end{array} SO_4 + Na_2SO_3 = \begin{array}{l} C_2H_5 \\ \diagdown \\ \diagup \\ Na \end{array} SO_3 + Na_2SO_4$$

Daß diese Verbindung physiologisch wirksam sein soll, während es ja bekannt ist, daß die Äthylschwefelsäure unwirksam ist, ist einfach nicht einzusehen und sicher unrichtig.

Die schwierige Löslichkeit des Sulfonals etc. in Wasser hat einen Versuch veranlaßt, durch Einführung einer Aminogruppe in die Verbindung

diese löslich zu machen. Da Aminosulfonal $\begin{array}{l} NH_2 . CH_2 \\ \diagdown \\ \diagup \\ CH_3 \end{array} C{=}(SO_2 . C_2H_5)_2$

nicht in Verwendung kam und die Patentanmeldung zurückgezogen wurde, scheint es sich um eine unwirksame Substanz zu handeln[4]).

Das Verfahren beruht darauf, daß man Phthaliminoacetoäthylmercaptol oxydiert und das so erhaltene Phthaliminosulfonal durch Säuren in Phthalsäure und Aminosulfonal spaltet oder daß man auf Phthaliminosulfonal zunächst Alkalien einwirken läßt und das hierdurch erhaltene Alkalisalz der Sulfonalphthaliminosäure in Phthalsäure und Aminosulfonal spaltet.

Die von E. Fischer und Mering eingeführten Dialkylbarbitursäuren (Veronal) (s. p. 486) werden nach folgenden Verfahren dargestellt.

Im allgemeinen laufen alle Veronalpatenten darauf hinaus, daß man von Haus aus diäthylierte Malonsäure benützt und nicht umgekehrt die Barbitursäure alkyliert. Eine große Reihe von Patenten läuft darauf hinaus, Diäthylbarbitursäure durch Kondensation von Derivaten der Dialkylmalonsäure mit Harnstoff oder dessen Derivaten mit oder ohne Anwendung eines Kondensationsmittels in Reaktion zu bringen.

Als solche Derivate der Diäthylmalonsäure wurden benützt der Ester, das Chlorid, das Esterchlorid und das Nitril sowie das Amid, ferner der Diäthylcyanessigester, das Diäthylcyanessigsäureamid, die Diäthylmalonaminsäureester, welch letzterer durch Alkylieren von Malonaminsäureester sowie durch Einwirkung von Schwefelsäure auf Diäthyl-

[1]) DRPAnm. 5086.
[2]) DRP. 46333.
[3]) DRP. 55007.
[4]) BB. **32**. 1239, 2749 (1899), DRPAnm. 7937, 9668.

cyanessigester erhalten wird.   Das Malonamid erhält man aus Diäthyl-cyanacetamid, aber auch aus Diäthylmalonylchlorid mit wässerigem Ammoniak.

Statt Harnstoff wurden Acetylharnstoff, Phenylguanidin, Dicyandiamid, Dicyandiamidin, Biuret, Allophansäureester und Thioharnstoff verwendet.   Als Kondensationsmittel wirken Alkalien, Alkalialkoholat, Natriumamid, Calciumcarbid, Natriumcyanamid.

Als Kondensationsmittel bei der Darstellung von Pyrimidinderivaten kann man Calciumcarbid[1]) verwenden.

Eine zweite Art der Darstellung ist die, daß man vorerst Diäthylmalonamide verwendet und diese mit Phosgen reagieren läßt, um den Ringschluß zu erzielen.   Statt Phosgen kann man verschiedene Kohlensäureester verwenden.   Der Ringschluß kommt auch zustande bei der Darstellung der Diurethane aus Diäthylmalonylchlorid und Urethan und Erhitzen dieser auf höhere Temperaturen oder Behandlung mit Methylalkoholat.

Malonal ist Diäthylmalonylharnstoff identisch mit Veronal.

Proponal ist Dipropylbarbitursäure, welche noch stärker als Veronal wirkt.

Man erhält C.C.Dialkylbarbitursäuren[2]) durch Einwirkung von Dialkylmalonsäureester auf Harnstoff oder Alkylharnstoffe bei Gegenwart von Metallalkoholaten:

$$(\text{Alkyl})_2 . \text{C} \overset{\text{CO.OC}_2\text{H}_5}{\underset{\text{CO.OC}_2\text{H}_5}{\diagdown}} + \overset{\text{NH}_2}{\underset{\text{NH}_2}{\diagup}} \text{CO} = (\text{Alkyl})_2 . \text{C} \overset{\text{CO.NH}}{\underset{\text{CO.NH}}{\diagup}} \text{CO} + 2 \text{C}_2\text{H}_5 . \text{OH}.$$

So erhält man Diäthylbarbitursäure aus Diäthylmalonsäureäthylester und Harnstoff in Gegenwart von Natriumäthylat, Dipropylbarbitursäure aus Dipropylmalonester, Harnstoff und Natriumäthylat.   Ebenso kann man zu Methyläthylbarbitursäure, Methylpropylbarbitursäure, Äthylpropylbarbitursäure, Diisobutylbarbitursäure, Diisoamylbarbitursäure, Dibenzylbarbitursäure, C.C.Diäthyl-N-methylbarbitursäure, C.C.Diäthyl-N-phenylbarbitursäure gelangen.

Zur Darstellung von Dialkylthio- und Iminobarbitursäure[3]) wird an Stelle von Harnstoff Thioharnstoff resp. Guanidin auf Dialkylmalonsäureester in Gegenwart von Metallalkoholaten einwirken gelassen und in weiterer Ausbildung dieses Verfahrens[4]) werden bei der Kondensation von Dialkylmalonsäureestern mit Guanidin und Thioharnstoff an Stelle der Metallalkoholate die freien Alkalimetalle oder deren Amide verwendet und kann man Guanidin ohne Zusatz eines Kondensationsmittels mit Dialkylmalonsäureestern erhitzen[5]).

Während nach dem Hauptpatent (s. p. 498) Veronale aus den Chloriden und Harnstoff erzeugt werden, kann man Dialkylmalonylchlorid mit Thioharnstoff in Reaktion bringen; die resultierenden Thiobarbitursäuren können durch Mineralsäuren leicht entschwefelt werden[6]).

Dialkylthiobarbitursäuren werden dargestellt, indem an Stelle von Harnstoff Thioharnstoff auf Dialkylmalonsäureester in Gegenwart von Metallalkoholaten zur Einwirkung gebracht wird.   Beschrieben sind Diäthylthiobarbitursäure und Dipropylthiobarbitursäure[7]).

---

[1]) DRP. 185963.
[2]) Merck-Darmstadt, DRP. 146496, E. Fischer, Liebig's Ann. **335**. 334.
[3]) DRP. Anm. M. 24275, Merck, Abänderung zu DRP. 146496.
[4]) DRP. Anm. M. 24382.
[5]) DRP. Anm. M. 26510.
[6]) DRP. 182764, Zusatz zu DRP. 146949.
[7]) DRP. 234012, Zusatz zu DRP. 146496.

Bei der Kondensation von Dialkylmalonsäureestern mit Thioharnstoff kann man an Stelle der Metallalkoholate die freien Alkalimetalle oder deren Amide verwenden, so z. B. kann man C.C.Diäthylthiobarbitursäure aus Diäthylmalonsäureestern und Thioharnstoff mit Hilfe von Natriumamid und von Natrium erhalten[1]).

C.C.Dialkyliminobarbitursäuren kann man durch Erhitzen von Dialkylmalonester mit Guanidin ohne Zusatz eines Kondensationsmittels erhalten. Durch Kochen mit Mineralsäure erhält man dann Veronal[2]).

2-Alkyliminopyrimidine werden dargestellt aus Guanidinderivaten, bei denen eine Alkylgruppe im Imidwasserstoff steht, wobei mit oder ohne Zusatz von Kondensationsmitteln mit Malonsäureabkömmlingen kondensiert wird[3]).

Dialkylbarbitursäuren,[4]) entstehen, wenn man Dialkylmalonamide auf neutrale Kohlensäureester in Gegenwart von Alkalialkoholaten einwirken läßt. Dabei findet folgende Reaktion statt.

$$\begin{array}{c} R \\ \\ R \end{array}\!\!>\!\!C\!\!<\!\!\begin{array}{c} CO.NH_2 \\ \\ CO.NH_2 \end{array} + \begin{array}{c} C_2H_5O \\ \\ C_2H_5O \end{array}\!\!>\!\!CO = 2\,C_2H_5.OH + \begin{array}{c} R \\ \\ R \end{array}\!\!>\!\!C\!\!<\!\!\begin{array}{c} CO.NH \\ \\ CO.NH \end{array}\!\!>\!\!CO$$

Bei der Darstellung aus Dialkylmalondiamiden und neutralen Kohlensäureestern werden die Alkalialkoholate durch die Alkalimetalle oder deren Amide ersetzt[5]).

Durch Behandlung von Dialkylcyanessigester mit konz. Schwefelsäure erhält man unter Wasseraufnahme Dialkylmalonaminsäureester[6])

$$(C_2H_5)_2C\!\!<\!\!\begin{array}{c} CN \\ \\ COOC_2H_5 \end{array} + H_2O = (C_2H_5)_2C\!\!<\!\!\begin{array}{c} CONH_2 \\ \\ COOC_2H_5 \end{array}$$

Diese Ester lassen sich durch alkalische Kondensationsmittel mit Harnstoff etc. in Dialkylbarbitursäuren, resp. deren Derivate überführen. Die Kondensationsprodukte mit Thioharnstoff oder Guanidin lassen sich in die Dialkylbarbitursäuren überführen.

Die Darstellung der Monoalkylbarbitursäuren[7]) geschieht durch Kondensation der Monoalkylmalonsäureester mit Harnstoff durch Metallalkoholate.

Die Synthese der Dialkylbarbitursäuren[8]) gelingt leicht, wenn man erst die Dialkylmalonsäuren mit Chlorphosphor in die Chloride verwandelt und diese dann mit Harnstoff erhitzt.

$$(Alk.)_2.C\!\!<\!\!\begin{array}{c} COCl \\ \\ COCl \end{array} + \begin{array}{c} H_2N \\ \\ H_2N \end{array}\!\!>\!\!CO = (Alk.)_2C\!\!<\!\!\begin{array}{c} CO.NH \\ \\ CO.NH \end{array}\!\!>\!\!CO + 2\,HCl$$

Statt des Harnstoffes können bei diesen Synthesen dessen Acylderivate verwendet werden, denn sie verbinden sich bei Gegenwart von Metallalkoholaten mit den Dialkylmalonestern unter gleichzeitiger Abspaltung der Acylgruppe und geben die gleichen Dialkylbarbitursäuren wie Harnstoff[9]). Statt der Metallalkoholate kann man zur Kondensation der Dialkylbarbitursäuren auch die Alkalimetalle selbst und ferner die Amide der Alkalimetalle benützen[10]). Statt der alkoholischen Lösung des Metallalkoholats kann man dieses gepulvert als Kondensationsmittel benützen[11]).

---

[1]) E. Merck, DRP. 235801, Zusatz zu DRP. 146496.
[2]) E. Merck, DRP. 235802.
[3]) Merck, DRP. 186456.
[4]) Bayer-Elberfeld, DRP. 163136. Analog sind DRP. 168553 und 167332.
[5]) DRP. 168406, Zusatz zu DRP. 163136.
[6]) Merck-Darmstadt, DRP. 163200.
[7]) DRP. 146948.
[8]) DRP. 146949.
[9]) DRP. 147278.
[10]) DRP. 147279.
[11]) DRP. 147280.

Die Ureide der Dialkylessigsäure [1]) wie Diäthylacetylharnstoff, Dipropylacetylharnstoff, Methyläthylacetylharnstoff erhält man, wenn man ein Gemenge
von Dialkylmalonsäure (mit Ausnahme der Dimethylmalonsäure) und Harnstoff
mit Phosphoroxychlorid oder ähnlich wirkenden Säurechloriden behandelt oder
ein Gemisch von Dialkylmalonsäure (mit Ausnahme der Dimethylmalonsäure
und Harnstoff durch Behandlung mit rauchender Schwefelsäure zu Ureidodialkyl-
malonsäure kondensiert und diese dann durch Erhitzen in Kohlensäure und Di-
alkylacetylharnstoff spaltet.

C. C. Dialkylbarbitursäuren [2]) erhält man durch Alkylierung von C-Mono-
alkylbarbitursäuren (aus Monoäthylmalonester und Harnstoff mit Natriumäthylat)
mit Jodäthyl und Lauge in geschlossenen Gefäßen. C. C. Dialkyliminobarbitursäuren [3]) erhält man aus Dialkylcyanessigestern und Harnstoff durch Einwirkung
von Metallalkoholaten.

$$\begin{matrix} CN \\ x \\ \diagdown C - COOR + \end{matrix} \begin{matrix} NH_2 \\ \diagdown CO = \\ NH_2 \end{matrix} \begin{matrix} NH \\ | \\ x \diagdown C \diagup C - NH \diagdown \\ y \diagdown C \diagdown CO - NH \diagup CO + C_2H_5 . OH.$$

Diese Verbindungen lassen sich leicht durch Ammoniak abspaltende Mittel in
entsprechende Barbitursäuren verwandeln. Man erhält die Barbitursäure [4]) und
ihre Homologen durch Einwirkung von wässerigen Säuren auf Iminobarbitursäure
(2.6.Dioxy-4.aminopyrimidin) oder deren Derivate. Arbeitet man nicht nach
DRP. 156384 mittelst Erwärmen, sondern bei gewöhnlicher Temperatur, so entstehen Cyandialkylacetylharnstoffe der Formel

$$\begin{matrix} x \\ \diagdown C . CN \\ y \diagup | \\ CO . NH . CO . NHR \end{matrix}$$

Diese Cyandialkylacetylharnstoffe sollen durch Kondensation in Iminodialkyl-
barbitursäuren übergeführt werden, aus denen durch Ammoniak abspaltende
Mittel leicht die Dialkylbarbitursäuren erhältlich sind [5]).

An Stelle des Harnstoffes werden Acylharnstoffe mit Dialkylcyanessigestern
in Gegenwart von Metallalkoholaten kondensiert, eventuell bei Gegenwart von
Metallen oder deren Amiden [6]).

F. G. P. Remfry [7]) hat Malonester mit Malonamiden kondensiert und dabei
gefunden, daß der achtgliedrige Ring des Malonylmalonamids nur entsteht, wenn
Malonamid mit Estern der Malonsäure, Monoalkylmalonsäuren oder der Dimethyl-
malonsäure kondensiert wird. Monoalkylierte Malonamide kondensieren sich mit
Malonester oder Monoalkylmalonestern zu Diketotetrahydropyrimidinen. Mit
Malonylchloriden erhält man ähnliche Resultate wie mit den entsprechenden
Estern. Nach den Versuchen von H. H. Dale sind sie aber in bezug auf Hyp-
nose unwirksam.

Man erhält C. C. Dialkylbarbitursäuren [8]) aus den entsprechenden Dialkylmalonylguanidinen (Dialkyl-2-imino-4.6.dioxypyrimidinen) durch Abspaltung der
Iminogruppe mit Oxydationsmitteln in saurer Lösung, z. B. Natriumnitrit,
Chromsäure. Die Darstellung der C. C. Dialkyliminobarbitursäuren [9]) gelingt auch
durch Behandlung von Guanidin mit C. C. Dialkylmalonylchloriden. Die dialkylierten Diiminooxypyrimidine [10])

---

[1]) DRP. 144431.
[2]) DRP. 144432.
[3]) DRP. 156384.
[4]) DRP. 156385.
[5]) DRP. 156383.
[6]) DRP. 172980, Zusatz zu DRP. 156384.
[7]) Journ. Chem. Soc. London 99. 610 (1911).
[8]) Schering-Berlin, DRPAnm. 12127.
[9]) Merck-Darmstadt, DRPAnm. M. 24346.
[10]) Bayer-Elberfeld, DRP. 158592.

$$\begin{array}{c} NH -\!\!- CO \, . \, CR_2 \\ | \qquad\qquad \backslash \\ C(: NH) \, . \, NH \, . \, C \colon NH \end{array}$$

erhält man durch Einwirkung von dialkylierten Cyanessigestern auf Guanidin in Gegenwart von Alkalialkoholaten. Beim Behandeln mit verseifenden Mitteln tauschen sie glatt beide Iminogruppen gegen Sauerstoff aus, wobei die dialkylierten Barbitursäuren entstehen.

An Stelle von Dicyandiamid kann man Guanylharnstoff mit Malonsäurederivaten oder den Monoalkylderivaten bei Gegenwart alkalischer Mittel kondensieren. Die entstehenden Kondensationsprodukte gehen durch verseifende Mittel leicht in Barbitursäuren über[1]).

An Stelle von Dicyandiamid wird hier Guanylharnstoff mit Malonsäurederivaten kondensiert[2]).

Die Kondensation von Dicyandiamid mit Dialkylmalonestern in Gegenwart alkalischer Kondensationsmittel wird bei 120° 8 Stunden lang im Autoklaven durchgeführt[3]).

Veronal entsteht beim Erwärmen von Biuret mit Diäthylmalonylchlorid, wobei im Verlaufe der Reaktion der Rest $CONH_2$ abgespalten wird[4]).

Ebenso kann man aus Allophansäureester und Diäthylmalonsäureester, sowie aus Biuret und Dialkylmalonester Veronal erhalten oder allgemein aus Harnstoffderivaten der allgemeinen Formel NH_2—CO—NH—CO—X, worin X NH_2 oder O Alkyl bedeutet, die man mit Dialkylderivaten der Malonester kondensiert[5]).

Dialkylmalonylhaloide werden mit Allophansäureestern erhitzt und geben Dialkylbarbitursäuren[6]).

Dialkylierte Malonylamide und Malonaminsäureester, sowie die Ammoniumsalze lassen sich nicht praktisch in Amide verwandeln, sondern nur Säurechloride wie Emil Fischer und Dilthey gefunden haben[7]). Man kann aber zu den Dialkylmalonaminsäurederivaten gelangen, wenn man die entsprechenden Cyandialkylacetverbindungen mit konzentrierten anorganischen Sauerstoffsäuren behandelt. So erhält man z. B. aus Cyandiäthylacetamid mit konzentrierter Schwefelsäure Diäthylmalonamid.

Zur Veronalsynthese werden Dialkylmalonursäureamide mit konzentrierten Säuren erhitzt (Schwefelsäure oder Salzsäure)[8]).

Die Cyandialkylacetylharnstoffe werden mit konzentrierten anorganischen Säuren erhitzt, wobei sich nach DRP. 162280 Diäthylmalonursäureamid bildet. Beim längeren Erhitzen entsteht aber Veronal. Man kann auch Salzsäure benützen[9]).

Triiminobarbitursäuren erhält man durch Kondensation von alkylierten Malonitrilderivaten mit Guanidin mit und ohne Kondensationsmitteln, sowie von Guanidinderivaten[10]).

Diiminobarbitursäuren erhält man durch Kondensation von Malonitril oder seinen alkylierten Derivaten mit Harnstoff und seinen Derivaten mit Kondensationsmitteln alkalischer Art[11]).

Am Kohlenstoff dialkylierte 2, 4-Diimino-6-oxypyrimidine erhält man aus dialkylierten Cyanessigestern und Guanidin durch Verwendung von Alkaliamid oder freiem Alkalimetall als Kondensationsmittel[12]).

---

[1]) E. Merck, DRP. 170586, Zusatz zu DRP. 158591.
[2]) DRP. 180119, Zusatz zu DRP. 158591.
[3]) DRP. 175795, Zusatz zu DRP. 158591.
[4]) Merck, DRP. 162220.
[5]) DRP. 183857.
[6]) DRP. 177694.
[7]) Merck. DRP. 162280, BB. **35**. 844 (1902).
[8]) DRP. 174178.
[9]) DRP. 165225, Zusatz zu DRP. 162280.
[10]) Merck, DRP. 165692.
[11]) Merck, DRP. 166468.
[12]) Merck, DRP. 162657.

Man kann die beiden Komponenten auch ohne Zusatz eines Kondensationsmittels aufeinander einwirken lassen[1]).

Die Kondensation von Dialkylcyanessigester und Harnstoff oder dessen Derivaten wird statt durch Metallalkoholat durch freie Alkalimetalle oder deren Amide bewirkt[2]).

An Stelle von 2, 6-Dioxy-4-amino-pyrimidin wird hier 5-Mono- und 5-Dialkyl-4-6-diamino, 2-oxy- resp. 4-6-2-Triaminopyrimidin zwecks Überführung in die entsprechenden Alkylbarbitursäuren mit wässerigen Säuren erhitzt[3]).

C.C.Dialkylbarbitursäuren[4]) kann man auch durch Oxydation von 2-Thio-4, 6-dioxydialkylpyrimidinen erhalten. Die Ausgangsmaterialien erhält man durch Kondensation von dialkylierten Cyanessigestern mit Thioharnstoff, wobei alkylierte Iminothiooxypyrimidine der Formel:

$$NH.CO.CR_2$$
$$CS.NH.C:NH$$

entstehen, die man verseift. Man erhält so 2-Thio-4-6-dioxypyrimidinderivate und behandelt diese mit Oxydationsmitteln.

Schering-Berlin stellen Dialkylbarbitursäuren durch Behandlung von Dialkylmalonylguanidinen mit Säuren ohne Anwendung von Nitriten dar[5]).

Dialkylmalonylguanidine werden mit Nitriten bei Gegenwart von wasserfreier Säure behandelt[6]).

Dialkylmalonylguanidine werden als mineralsaure Salze mit Wasser zweckmäßig unter Druck erhitzt[7]).

Dialkylmalonylguanidine stellt man her durch Behandlung von Dialkylmalonsäuren und einem Guanidinsalz mit konzentrierter Schwefelsäure[8]).

N-Mono- und Dioxyalkyl C.C.dialkylbarbitursäuren werden dargestellt, indem man entweder auf Dialkylbarbitursäuren Halogenhydrine oder Alkylenoxyde einwirken läßt oder die dioxalkylierten Produkten nach den für die Darstellung von Barbitursäuren bekannten Methoden aus oxalkylierten Harnstoffen und Malonsäurederivaten aufbaut[9]).

Halogensubstituierte Iminodialkylpyrimidine werden dargestellt durch Behandlung der Basen mit Halogenen, bzw. halogenabspaltenden Mitteln. Sie nehmen zwei Halogenatome am Stickstoff der Iminogruppe auf. Das Chlorderivat wird durch längeres Kochen mit Wasser in Diäthylbarbitursäure verwandelt[10]).

Bei der Umsetzung von Oxalylchlorid mit Dialkylmalonamiden entstehen auch dann C.C.Dialkylbarbitursäuren, wenn man jene Verbindungen in einem gegen Oxalylchlorid indifferenten Verdünnungsmittel, ohne zu erwärmen, z. B. in Gegenwart bzw. in Lösung von Essigsäureanhydrid, längere Zeit aufeinander einwirken läßt. Die Patentschrift enthält ein Beispiel für die Darstellung von Diäthylbarbitursäure[11]).

An Stelle der neutralen Kohlensäureester werden die halbseitig veresterten, durch die Einwirkung von Alkalialkoholaten auf Schwefelkohlenstoff oder Kohlenstoffoxysulfid entstehenden Derivate der Thiokohlensäure resp. Kohlensäure oder Schwefelkohlenstoff resp. Kohlenstoffoxysulfid in Gegenwart von Alkalialkoholaten auf Dialkylmalondiamide einwirken lassen[12]).

---

[1]) DRP. 169405, Zusatz zu DRP. 162657.
[2]) DRP. 165222, Zusatz zu DRP. 156384. M. Conrad, Liebig's Annalen 340. 310.
[3]) DRP. 165693, Zusatz zu DRP. 156385.
[4]) Bayer-Elberfeld, DRP. 162219.
[5]) DRP. 201244,
[6]) Schering, DRP. Anm. 130377 (versagt).
[7]) DRP. Anm. C. 15767 (zurückgezogen).
[8]) Baseler Chemische Fabrik, DRP. 204795.
[9]) Heinrich Byk, DRP. Anm. C. 16136 (zurückgezogen).
[10]) Bayer, DRP. 217946.
[11]) Alfred Einhorn, München, DRP. 227321, Zusatz zu DRP. 225457.
[12]) DRP. 168407, Zusatz zu DRP. 163136.

Veronal wird dargestellt, indem man Dialkylmalonyldiurethane für sich oder unter Zusatz von Kohlensäurederivaten, wie Diphenylcarbonat und Harnstoff auf höhere Temperaturen erhitzt[1]).

Man erhält Veronal, indem man Dialkylmalonyldiurethane mit Metall-alkoholaten in Gegenwart oder bei Abwesenheit von Alkohol erhitzt[2]). Man erhält aus den Urethanen die Barbitursäuren mit alkoholischen oder wässerigen Alkalien oder mit konz. oder rauchender Schwefelsäure[3]). Statt mit Metallalkoholaten kann man auch mit Ammoniak oder mit organischen Basen in der Wärme arbeiten[4]).

Dialkylbarbitursäuren erhält man durch Kondensation von Dialkylmalon-aminsäureester mit Harnstoff bzw. Thioharnstoff oder Guanidin in Gegenwart von alkalischen Kondensationsmitteln[5]).

Barbitursäuren können auch durch Behandlung der Iminobarbitursäuren oder deren in der 2. Iminogruppe durch Cyan, bzw. Alkyl substituierten Derivate mit Alkylnitriten dargestellt werden[6]).

5-Dialkyl-2-cyanimino-4-6-diiminopyrimidine erhält man durch Einwirkung dialkylierter Malonitrile in Gegenwart von alkalischen Kondensationsmitteln auf Dicyandiamid. Dieselbe Reaktion kann man unter Druck und bei höherer Temperatur vornehmen[7]).

Die durch alkalische Kondensation von dialkylierten Cyanessigestern oder Malonestern bzw. Malonitrilen mit Dicyandiamid erhältlichen Pyrimidinderivate werden mit Säuren behandelt[8]). Es werden statt der Kondensationsprodukte aus Dicyandiamid die entsprechenden Kondensationsprodukte aus Guanylharn-stoff mit Dialkylderivaten des Malonesters, der Malonylhaloide etc. mit Säuren behandelt[9]).

Sehr ähnlich ist folgendes Verfahren[10]). Es wird Guanyldiäthylbarbitur-säure dargestellt, indem man Dicyandiamidin (Guanylharnstoff) und Diäthyl-malonsäureester in Gegenwart alkalischer Kondensationsmittel erhitzt. Beim Erhitzen mit Schwefelsäure erhält man leicht Veronal.

2-Thio-4-6-dioxypyrimidin und dessen C-alkylierte Derivate erhält man durch Verseifung von 2-Thio-4-6-diiminopyrimidin oder dessen Derivaten[11]).

Diurethanderivate dialkylierter Malonsäuren erhält man durch Erhitzen von Dialkylmalonsäurechloriden mit einem Urethan auf 100^0 [12]). Beim Erhitzen von Dialkylmalonylchloriden mit Urethanen entsteht ein flüssiges Reaktionsgemisch, welches im Vakuum fraktioniert destilliert wird[13]).

Man kann auch Dialkyl-2-aryliminobarbitursäuren durch Kondensation von Dialkylmalonsäureester mit Arylguanidinen darstellen[14]).

Dialkylthiobarbitursäuren gehen beim Erhitzen mit Lösungen von Schwer-metallsalzen in Dialkylbarbitursäuren über[15]).

Aus Dialkylmalonsäureestern und Harnstoff erhält man mit Dinatriumcyan-amid als Kondensationsmittel bei 105—110° Veronale[16]).

[1]) Bayer, DRP. 183628.
[2]) Wilhelm Traube, DRP. 171992.
[3]) DRP. 172885, Zusatz zu DRP. 171992.
[4]) DRP. 172886, Zusatz zu DRP. 171992.
[5]) DRP. 163200, M. Conrad und A. Zart, Liebig's Annalen **340**, 335.
[6]) Otto Wolfes, Darmstadt, DRP. 175592.
[7]) Bayer, DRP. 175588.
[8]) DRP. 175589, Zusatz zu DRP. 175588.
[9]) Bayer, DRP. 165223, Zusatz zu diesem Patent DRP. 187990.
[10]) Heyden, Radebeul, DRP. 171147.
[11]) Bayer, DRP. 171292.
[12]) Traube, DRP. 179946.
[13]) DRP. 180424, Zusatz zu DRP. 179946.
[14]) Höchst, DRP. 172979.
[15]) DRP. 170907.
[16]) Höchst, DRP. 178935.

Durch Erhitzen von Dialkylthiobarbitursäuren mit nicht oxydierend wirkenden Mineralsäuren erhält man Veronale [1]). Man kann auch organische Säuren, wie Essigsäure, Oxalsäure, Toluolsulfosäure verwenden, auch saure Salze wie Natriumbisulfit [2]).

Dialkylthiobarbitursäuren tauschen beim Erhitzen mit aromatischen Aminen Schwefel gegen den Aminrest aus und so entstehen Dialkylaryliminobarbitursäuren, welche beim Erhitzen mit Säuren unter Abspaltung der entsprechenden aromatischen Amine in Dialkylmalonylharnstoffe übergehen [3]).

Arylcarbonate setzen sich mit Alkylmalonamiden zu Barbitursäurederivaten um. Man kann Dialkylbarbitursäuren durch Kondensation von Dialkylmalonamiden mit Kohlensäurediarylestern oder Alkylkohlensäurearylestern durch Erhitzen ohne Kondensationsmittel erhalten [4]).

Durch Erhitzen von Dialkylmalonsäurediarylestern mit Guanidin oder Guadininsalzen erhält man aus Diäthylmalonsäurediphenylester und Guanidincarbonat bei 160⁰ Phenol und Diäthyl-2-iminobarbitursäure, die man in Veronal überführen kann [5]).

Tetrasubstituierte Diureide der Dialkylmalonsäuren gehen durch saure Kondensationsmittel in Dialkylbarbitursäuren über. Man erhält diese Diureide durch Einwirkung von Dialkylmalonylchloriden auf asymmetrische disubstituierte Harnstoffe [6]).

Mono- und Dialkylmalonylguanidine erhält man aus Mono- bzw. Dialkylmalonsäureestern mit Guanidin bei Gegenwart von Alkalialkoholat [7]).

Man erhält Veronale durch Behandlung der entsprechenden Dialkylmalonylguanidine mit Säuren [8]).

Veronale werden durch Behandlung der entsprechenden Guanidinderivate in saurer Lösung mit Nitrit hergestellt. Die Ausbeute soll 90—100% betragen [9]).

Die direkte Alkylierung der Barbitursäure gibt sehr schlechte Ausbeute, hingegen kann man Malonylguanidin sehr gut alkylieren, wobei die Iminogruppe nicht gut alkyliert wird [10]).

Durch Kondensation von Urethanen mit Malonaminsäureestern bzw. deren Alkylderivaten mit alkalischen Kondensationsmitteln erhält man Barbitursäuren, und deren Alkylderivate [11]).

Dialkylmalonaminsäureester erhält man durch Alkylierung der Malonaminsäureester, wobei man die beiden Alkylgruppen nacheinander einführen kann [12]).

Dialkyliminobarbitursäuren werden durch Erhitzen von Dialkylmalonsäurediarylestern mit Guanidin oder Guanidinsalzen erhalten [13]).

Man ersetzt die Iminogruppen in den Iminobarbitursäuren durch Sauerstoff durch Erwärmen mit mineralsauren Metallsalzen, in denen das Metall als Sesquioxyd erhalten ist [14]).

Die am Kohlenstoff alkylierten Dialkyl-2-4-diimino-6-oxypyrimidine werden mit wässerigen Säuren behandelt [15]).

---

[1]) Einhorn, DRP. 165649.
[2]) DRP. 172404, Zusatz zu DRP. 165649.
[3]) DRP. 166266.
[4]) Einhorn, DRP. 168553.
[5]) Merck, DRP. 231887.
[6]) Einhorn, DRP. 193446.
[7]) Schering, DRP. Anm. C. 14459.
[8]) Schering, DRP. Anm. C. 12139.
[9]) Schering, DRP. 189076.
[10]) Schering, DRP. 174940.
[11]) DRP. 171294.
[12]) DRP. 182045.
[13]) Heyden, DRP. Anm. C. 14373.
[14]) DRP. Anm. C. 14713.
[15]) Bayer, DRP. 180669.

Diäthylmalonylcarbonyldiharnstoff wird durch Erhitzen von Diäthylmalonsäureestern mit Carbonyldiharnstoff und Natriumalkoholat oder analogen Kondensationsmitteln hergestellt [1]).

Veronal stellt man her durch Einwirkung von Phosgen auf Diäthylmalonamid bei einer über 100 ° liegenden Temperatur [2]).

Dialkylmalonamide erhält man aus Dialkylmalonylchloriden, indem man
Ammoniak in wässeriger Lösung in fünffacher Menge benützt und das Chlorid
unter Rühren unterhalb 25⁰ einfließen läßt [3]).

Veronal wird aus den Estersäure-Ureiden

$$\begin{array}{l} NH-CO \\[2pt] \dot{C}O \qquad \dot{C} < \begin{matrix} C_2H_5 \\ C_2H_5 \end{matrix} \\[2pt] NH_2 \quad COO.C_2H_5 \end{array}$$

der substituierten Malonsäuren mit alkalischen Reagentien dargestellt [4]).

Man erhält Veronale durch Erwärmen von Dialkylmalonamid mit Oxalylchlorid. Diese Reaktion vollzieht sich unter Abspaltung von Salzsäure und
Kohlenoxyd [5]).

Dialkylyäthylenbarbitursäuren werden dargestellt, indem man Dialkylbutan-
tetracarbonsäureester der Formel

$$CH_2.C(R)(COO.C_2H_5)_2$$
$$CH_2.C(R)(COO.C_2H_5)_2$$

mit Harnstoff in Gegenwart von Alkoholaten unter Druck erhitzt. Die Ausgangsmaterialien werden aus rohem, im Vakuum von Malonsäureester und Tri-
methylenbicarbonsäureester befreitem Butantetracarbonsäureester mit Natriumäthylat und Alkylhalogenid dargestellt. Beschrieben sind Dipropylbutantetra-
carbonsäureester, Dibenzylbutantetracarbonsäureester, Diäthyläthylendibarbitur-
säure, Dipropylenäthylendibarbitursäure [6]).

Merck-Darmstadt [7]) stellen C.C.Dialkyliminobarbitursäuren durch Erhitzen
von C.C.Dialkylmalonsäurediarylestern mit Guanidin oder Guanidinsalzen her.
Zwar reagieren auch die Dialkylester der Dialkylmalonsäure mit Guanidin
unter Bildung von C.C.Dialkyliminobarbitursäuren. Die beiden Reaktionen sind
aber verschieden, da die Dialkylester nicht wie die Diarylester auch beim trockenen
Destillieren, sondern nur beim längeren Erwärmen in alkoholischer Lösung mit
Guanidin reagieren und zweitens dadurch, daß die Diarylester sowohl in Gegenwart als auch in Abwesenheit von Alkohol stets nahezu glatt reagieren, während
die Dialkylester beim Erwärmen in alkoholischer Lösung nur zu 55 bis 60 %
Ausbeute führen.

Man erhält Schlafmittel, indem man Glycerintrialkyläther, deren Alkylgruppen sämtlich oder zum Teil voneinander verschieden sind, durch Einführung
der entsprechenden Alkylgruppen in Glycerinmonoalkyläther oder Glycerindialkyl-
äther erzeugt. Glycerintriäthyläther wirkt auf den Organismus nicht schlafmachend,
angeblich aber die folgenden Substanzen: Glycerin-α,α-dimethyl-β-äthyläther
$C_7H_{16}O_3$. Glycerin-α,α-dimethyl-β-propyläther, Glycerin-α,α-diäthyl-β-methyläther,
Glycerin-α-äthyl-α-β-dimethyläther, Glycerin-α,α-diäthyl-β-propyläther, Glycerin-
α-propyl-α, β-dimethyläther, Glycerin-α-methyl-α, β-diäthyläther, Glycerin-α, α-di-
methyl-β-benzyläther, Glycerin-α-äthyl-α-propyl-β-methyläther [8]).

---

[1]) Heyden, DRP. 165224.
[2]) Agfa, DRP. 167332.
[3]) Agfa, DRP. Anm. A. 11462.
[4]) Böhringer, Waldhof. DRP. 193447,
[5]) Einhorn-München, DRP. 225457.
[6]) Albert Wolff-Köln, DRP. 233968.
[7]) E. Merck-Darmstadt, DRP. 231887.
[8]) Böhringer-Waldhof, DRP. 226454.

Urethan wirkt hypnotisch, Glykokolläthylester nicht (S. Fränkel). Es hängt mit der Art und Weise der Bindung zusammen, ob eine Äthylgruppe Schlaf macht oder nicht.

Die Äthylgruppen in den meisten Schlafmitteln sind bigeminiert. Aber die bigeminierte Äthylgruppe hat durchaus nicht in allen Ringbindungen hypnotische Effekte, sie schafft aber jedenfalls wirksame Substanzen, während die einfache Äthylsubstitution dies nicht vermag, ebensowenig wie die bigeminierte Methylgruppe.

Phloroglucin ist unwirksam, Monomethylphloroglucin für Frösche giftig, Dimethylphloroglucin macht in relativ großen Dosen die Initialerscheinungen der Monomethylphloroglucinvergiftung[1]. Wenn bigeminierte Äthylgruppen für die Kernwasserstoffe eintreten, erhält man Substanzen, welche durchaus strychninartig wirken. Die methylierten Derivate zeigen zum Unterschiede von den äthylierten keine Wirkung. Die Phloroglucinderivate mit bigeminierten Äthylgruppen verhalten sich beim Säugetier und beim Kaltblüter verschieden. Beim Säugetier reagieren die reinen Ketoderivate nicht, sondern es ist zum Zustandekommen der Wirkung noch die Gegenwart einer Hydroxylgruppe notwendig. Beim Frosche hingegen wirken die Ketoderivate auch bei Abwesenheit von Hydroxyl sehr gut strychninartig. Untersucht wurden Diäthylphloroglucin, Tetraäthylphloroglucin, Pentaäthylphloroglucin, Hexamethylphloroglucin, Hexaäthylphloroglucin. Die Substanzen zeigen keine narkotischen Effekte. Die bigeminierten Äthylgruppen können in bestimmten Ringbindungen strychninartige Krämpfe verursachen[2].

Baldi konnte narkotische Effekte durch Einführung von fetten Kohlenwasserstoffresten in unwirksame aromatische Verbindungen erhalten. Hierbei zeigten sich interessante Verhältnisse, welche die Abhängigkeit der hypnotischen Wirkung nicht nur von dem Vorhandensein, sondern auch von der Stellung und Bindungsweise der Alkylgruppe beweisen.

o-Aminophenol ist zum Unterschiede von den Phenolen und dem Anilin im Organismus nicht wirksam. Es wird aber wirksam, wenn man für den Aminowasserstoff und den Hydroxylwasserstoff die Alkoholradikale der Fettreihe substituiert. Dasselbe erhält narkotische Eigenschaften, wenn der Hydroxylwasserstoff durch ein Alkoholradikal der Fettreihe substituiert wird und die Aminogruppe intakt bleibt, oder wenn man den Wasserstoff der Aminogruppe derart substituiert, daß das Alkoholradikal der Fettreihe nicht direkt mit dem N, wohl aber durch Vermittelung anderer Atomgruppen verbunden ist; das Molekül des o-Aminophenols spaltet sich im Organismus nicht, es verbindet sich aber mit Schwefel, wie dieses auch mit dem Anilin geschieht und geht in dieser Verbindung in den Harn über, welcher eine rotbraune Farbe zeigt.

---

[1]) W. Straub, AePP. **48**. 19 (1902).
[2]) S. Fränkel, AePP. 1908. Suppl. Schmiedebergfestschrift. 181.

Diäthyldiketopiperazin

$$\begin{array}{ccc} & CO - NH & \\ C_2H_5 & | & | \\ \diagdown C & CH_2 \\ C_2H_5 & | & | \\ & NH - CO & \end{array}$$

ist völlig unwirksam [1]).

III. Gruppe.

Schlafmittel, deren Wirkung auf der Gegenwart von Carbonyl (Aldehyd oder Keton) beruht.

Schon der gewöhnliche Acetaldehyd $CH_3.CHO$ hat hypnotische Wirkung. Es kommen ihm aber nach Albertoni und Lussana [2]) drei Stadien der Wirkung zu. 1. Stadium der Aufregung. 2. Stadium des Rausches. 3. Stadium der Asphyxie.

Die polymere Form, der Paraldehyd $(C_2H_4O)_3$ ist aber ein stärkeres Hypnoticum, welchem auch die aufregenden Wirkungen des Acet-aldehyds in viel geringerem Maße zukommen.

Dem Chloral gegenüber, welches als Standardpräparat für die Schlafmittel angesehen wird, hat Paraldehyd den Vorzug, daß die Frequenz der Atemzüge viel weniger absinkt, auch die Frequenz der Herzschläge nimmt selbst bei sehr großen Dosen nicht merklich ab. Es hat keine schädliche Wirkung auf die Tätigkeit des Herzens.

Die Nachteile dieses Schlafmittels liegen in der Unannehmlichkeit bei der Einnahme dieser nicht angenehm schmeckenden, flüssigen und flüchtigen Substanz, ferner darin, daß man Paraldehyd durch die Lungen zum Teil exhaliert, wodurch die Luft des Schlafraumes mit Paraldehyd geschwängert wird.

Es gehört aus diesen Gründen und wegen der relativ hohen Dosierung zu den seltener angewendeten Schlafmitteln.

Tritt Schwefel in den Aldehyd ein, so bekommt man nach Lusini [3]) in dem so entstehenden Thioaldehyd ein flüssiges, lähmendes Mittel, das in Dosen von 1.5—2.0 g pro kg Schlaf hervorruft, wobei es Atmung und Herz ungünstig beeinflußt. Trithioaldehyd

$$\begin{array}{c} CH_3.CH - S \\ S\diagup \qquad \diagdown CH.CH_3 \\ CH_3.CH - S \end{array}$$

die polymere Form, wirkt dagegen schlaferregend, ohne schädlichen Einfluß auf Herz und Atmung. Jedoch hat auch diese Verbindung keinerlei Vorzüge vor den Mitteln, die auf Alkylwirkung beruhen.

Mering [4]) hat auf die schlafmachenden Effekte der Acetale hinge-wiesen, die durch Verbindung von einem Aldehyd mit zwei Molekülen

---

[1]) C. Mannich und Karl W. Rosenmund, Ther. Mon. **23**. 658 (1909).
[2]) Sull' alcool, sull' aldeide. Padua 1875.
[3]) Ann. di Chim. **1891**. Jul. p. 35 Okt. p. 189.
[4]) Berliner klin. Wochenschr. 1882. 43.

Alkohol entstehen. In relativ großen Dosen (5—10 g) innerlich ist

Acetal $CH_3 . CH{<}^{O.C_2H_5}_{O.C_2H_5}$, welches sich im Vorlauf der Spiritus-

destillation vorfindet, sowie bei der Aldehyddarstellung entsteht, ein unsicheres Narkoticum mit unangenehmen Reizerscheinungen und Herzwirkungen. Die schlafmachende Wirkung beruht wohl zum größten Teil auf den Alkylkomponenten.

Dimethylacetal, Äthylidendimethyläther $CH_3.CH(OCH_3)_2$, läßt sich mit Chloroform gemengt als schwaches Inhalationsanästheticum verwenden.

Personali empfahl hierauf Methylal $CH_2{<}^{OCH_3}_{OCH_3}$ als Schlafmittel.

Dieses Mittel ist nur ein schwaches Hypnoticum, unsicher in der Wirkung. Als lokales Anästheticum ist es aus dem Grunde nicht brauchbar, weil es bei subkutaner Injektion Schmerzen macht und Eiterungen verursacht.

Die schlafmachende Wirkung der Ketone wurde im allgemeinen Teil schon auseinandergesetzt.

Aus dieser Gruppe wurde Diäthylketon (Propion)

$$C_2H_5 . CO . C_2H_5$$

eine wasserlösliche Substanz von Albanese und Parabini als Hypnoticum und als Inhalationsanästheticum empfohlen. Die schwere Löslichkeit in Wasser und der Geschmack machen das Einnehmen dieser fast ausschließlich in Italien angewendeten Substanz unbequem[1]).

Auf der Gegenwart der Carbonylgruppe beruht die hypnotische Wirkung des Acetophenons (Hypnon) $CH_3.CO.C_6H_5$ und seiner Derivate, ferner die von Nebelthau entdeckte hypnotische Wirkung der aromatischen Säureamide. Doch sind die Körper dieser Gruppe nie zu einer therapeutischen Bedeutung gekommen.

Es wirken hypnotisch Acetophenon und Phenylmethylaceton.

Ein Kondensationsprodukt von Zimtaldehyd und Acetophenon[2]) wirkt nicht hypnotisch.

Acetophenonammoniak $(CH_3.C.C_6H_5)_3)N_2$ ist kein Hypnoticum. Es hat auch keinen Ketoncharakter mehr[3]).

Ferner wurden von Claisen eine Reihe von β-Ketoketonen und β-Ketoncarbonsäuren dargestellt, die sämtlich hypnotisch wirken[4]).

Die Beobachtung von A. Ellinger, daß Cumarin ein Hypnoticum, beruht chemisch auf der Carbonylgruppe, welche dieses Lacton enthält, physikalisch auf der überaus großen Lipoidlöslichkeit. Eine Reihe von Fischgiften, welche Betäubungsmittel sind, sind Laktone, z. B. Xanthotoxin[5]), ebenso die aus der Meisterwurz isolierten Substanzen Oxy-

---

[1]) Ann. di Chim. e. Farmacol. **1892**. 124 u. 225. Arch. di Farm. **1896**. IV. 529.
[2]) BB. **28**. 1730 (1895).
[3]) Geppert bei Thomae, Arch. d. Pharm. **244**. 643.
[4]) BB. **20**. 2078 (1887). DRP. 40747 u. DRPAnm. 3299, DRP. 49542.
[5]) Hans Priesz, Ber. der Deutsch. Pharm. Ges. **21**. 227 (1911).

peucedanin, Osthol und Ostinthin[1]), ferner Cumarin, Oxycumarin, sowie Tephrosin (aus den Blättern von Tephrosia Vogelii)[2]).

Durch Einwirkung eines Säureesters auf einen anderen, der an dem der Carboxäthylgruppe benachbarten Kohlenstoffatom noch vertretbaren Wasserstoff hat, entstehen bei Gegenwart von Natriumäthylat Ketonsäureester. Ferner entstehen durch die Einwirkung von Säureestern auf Ketone unter gleichen Bedingungen Ketoketone oder durch Einwirkung von Kohlensäureestern Ketonsäureester.

Von speziellem Interesse ist es, daß nach dieser Reaktion aus Oxaläther und Acetophenon bei Gegenwart von Natriumäthylat der Acetophenonoxaläther (Benzoylbrenztraubensäureäther) $C_6H_5.CO.CH_2.CO.COO.C_2H_5$ erhalten werden kann. Aus Aceton und Oxaläther erhält man Acetylbrenztraubensäureäthyläther $CH_3.CO.CH_2.CO.COO.C_2H_5$. Aus Ameisenäther und Acetophenon erhält man Formylacetophenon (Benzoylaldehyd) $C_6H_5.CO.CH_2.CHO$. Läßt man Oxaläther mit Essigäther unter denselben Umständen reagieren, so erhält man Oxalessigäther

$$CO.CH_2.COO.C_2H_5$$
$$COO.C_2H_5.$$

In gleicher Weise erhält man noch Acetylacetophenon und Propionylacetophenon. Die hypnotische Wirkung dürfte der des Acetophenon kaum beträchtlich überlegen sein. Versuche über den hypnotischen Effekt dieser Verbindungen sind nicht veröffentlicht worden.

p-Aminoacetophenon macht in größeren Dosen unvollständige Betäubung, heftiges Muskelzucken, diffuse Blutungen und Reizerscheinungen im Dünndarm [3]).

Kondensationsprodukte aus einem Molekül Aminoacetophenon und zwei Molekülen Aldehyd sind wirksam und werden anscheinend im Organismus nicht angegriffen.

Nur das Kondensationsprodukt aus zwei Molekülen Piperonal und einem Molekül Aminoacetophenon

$$CH_2 \genfrac{}{}{0pt}{}{O}{O} C_6H_3.CH:N.C_6H_4.CO.CH:CH.C_6H_3 \genfrac{}{}{0pt}{}{O}{O} CH_2$$

erzeugt einen Lähmungszustand der hinteren Extremitäten. Eine ähnliche Wirkung zeigt das aus nur ein Molekül Piperonal und p-Aminoacetophenon entstehende Kondensationsprodukt

$$CH_2 \genfrac{}{}{0pt}{}{O}{O} C_6H_3.CH:N.C_6H_4.CO.CH_3$$

während bei dem Isomeren

$$H_2N.C_6H_4.CO.CH:CH.C_6H_3 \genfrac{}{}{0pt}{}{O}{O} CH_2$$

[1]) J. Herzog, Archiv der Pharmazie 247. 563.
[2]) Hans Priesz, Ber. der Deutsch. Pharm. Ges. 21. 267.
[3]) DRP. 189939.

wiederum die hypnotische Wirkung des Aminoacetophenon zum Ausdruck kommt.

Die Kondensationsprodukte aus je einem Molekül Aminoacetophenon und Aldehyd zeigen eine dem p-Aminoacetophenon analoge Wirkung, die Wirkung ist jedoch weitaus schwächer als die des p-Aminoacetophenons, sie wird aber stärker, wenn die zur Reaktion kommenden Aldehyde ein freies Hydroxyl enthalten [1]).

Um wasserlösliche Produkte des Acetophenons zu erhalten, stellte Voswinkel Glykokollderivate der Aminoacetophenone dar. Von diesen soll sich das salzsaure Salz des Glykokoll-p-aminoacetophenons besonders als Hypnoticum eignen.

Zur Gewinnung der drei stellungsisomeren Glykokollaminoacetophenone wird Chlor- oder Bromacetaminoacetophenon mit alkoholischem Ammoniak behandelt, zur Gewinnung der Dimethylglykokollderivate behandelt man die erwähnten Halogensubstitutionsprodukte mit Dimethylaminlösung [2]).

Eine praktische Anwendung haben diese Körper nicht gefunden.

Vom Acetophenon-oxychinolin wurde behauptet, daß es als wasserunlöslicher, geschmackloser Körper Vorzüge vor dem Acetophenon besitze. Es ist aber kaum anzunehmen, daß Derivate eines so schwachen und unzuverlässigen Hypnoticums je praktischen Wert erlangen werden.

Man erhält die o-Verbindung dieser Substanz durch Einwirkung von Bromacetophenon auf o-Oxychinolin nach der Gleichung:

$$C_9H_6NONa + CH_2Br.CO.C_6H_5 = C_9H_6NO.CH_2.CO.C_6H_5 + BrNa.$$

Die interessanten Versuche von E. Nebelthau [3]) haben zur Entdeckung der hypnotischen Wirkung der aromatischen Säureamide geführt.

So macht schon Benzamid $C_6H_5.CO.NH_2$, wenn auch erst in relativ großen Dosen, Schlaf. Ähnlich wirksam erweisen sich Salicylamid $OH.C_6H_4.CO.NH_2$, ferner der Acetyläther des Salicylamids $CH_3.CO.O.$ $C_6H_4.CO.NH_2$, Dibenzamid $(C_6H_5.CO)_2NH$ und Chlorbenzamid. Auch Hippursäureamid $C_6H_5.CO.NH.CH_2.CO.NH_2$ ist wirksam.

Hingegen lassen Phenylharnstoff $CO{<}^{NH.C_6H_5}_{NH_2}$, Benzoylharnstoff $CO{<}^{NH.CO.C_6H_5}_{NH_2}$ und Acetylharnstoff $CO{<}^{NH.CO.CH_3}_{NH_2}$ keine besondere Wirkung erkennen.

Alle folgenden Verbindungen zeigen narkotische Effekte:

p-Toluylsäureamid $C_6H_4.(CH_3).CO.NH_2$, Tetramethylbenzoesäureamid $C_6H(CH_3)_4.$ $CO.NH_2$, Anissäureamid $C_6H_4(O.CH_3).CO.NH_2$, Salicylmethyläthersäureamid $C_6H_4(OCH_3)CO.NH_2$, Salicyläthersäureamid $C_6H_4(OC_2H_5).CO.NH_2$, Methoxynaphthoesäureamid $C_{10}H_6(OCH_3)CO.NH_2$.

Phenylessigsäureamid $C_6H_5.CH_2.CO.NH_2$ wirkt langsam und schwächer hypnotisch als Benzamid.

Zimtsäureamid $C_6H_5.CH = CH.CO.NH_2$ ist aber ein sehr wirksames Hypnoticum.

Es kommt also den aromatischen Säureamiden eine alkoholartige

---

[1]) H. Hildebrandt, AePP. **53.** 87 (1905).
[2]) DRP. 75915.
[3]) AePP. **36.** 451, s. auch M. v. Nencki, AePP. **1.** 420.

narkotische Wirkung allgemein zu, welche auf die CO-Gruppe zu beziehen ist.

Wenn man aber an Stelle eines oder beider H-Atome der Aminogruppe Methyl- oder Äthylgruppen einführt, so tritt die narkotische Wirkung des Benzamid und Salicylamid mehr und mehr zurück, während sich bei genügend großen Gaben eine der Wirkung des Ammoniak und des Strychnin vergleichbare Symptomengruppe einstellen kann, wie sich aus der experimentellen Untersuchung des Methylbenzamid C_6H_5. $CO.NH.CH_3$, Äthylbenzamid $C_6H_5.CO.NH.C_2H_5$, Dimethylbenzamid $C_6H_5.CO.N(CH_3)_2$, Dimethylsalicylamid $C_6H_4.(OH).CO.N(CH_3)_2$ ergibt.

Die aliphatischen und aromatischen Säureamide machen Narkose. Außerdem erregen sie Krampf- und Aufregungszustände, die am stärksten ausgesprochen sind bei den im Amidrest zweifach äthylierten Verbindungen. Nach Harraß sind diese Krämpfe nicht als Ammoniakwirkung anzusehen [1]).

Cianci schreibt dem Cumarin campherähnliche Wirkung zu. Es wirkt reizend, dann lähmend auf das Gehirn, dann auf das Rückenmark [2]). Cumarin

$$C_6H_4 \Big\langle \begin{matrix} O \text{---} CO \\ | \\ CH = CH \end{matrix}$$

ist ein Narkoticum, ist aber kein Herzgift, erst bei großen Dosen macht es Herzstillstand und bei tödlichen Dosen wird im Harn Zucker gefunden [3]).

*   *   *

Nach Hans H.Meyer [4]) ist über die Wirkung der aliphatischen Amide zu bemerken: Formamid $H.CO.NH_2$ ist in Äther und Fett unlöslich, Acetamid $CH_3.CO.NH_2$, Propionamid $CH_3.CH_2.CO.NH_2$, Butyramid $CH_3.CH_2.CH_2.CO.NH_2$ sind in Äther und Fett löslich. Formamid und Acetamid machen pikrotoxinartige Krampferscheinungen, Propionamid wenig, Butyramid ganz wenig und zwar werden diese Krämpfe durch Verseifung der Verbindung und Abspaltung von Ammoniak, welches ja krampferregend wirkt, ausgelöst.

Umgekehrt zeigten Butyramid, Propionamid, Acetamid in absteigender Stärke, Formamid dagegen gar keine narkotische Wirkung. Ebenso wie Propionamid wirken auch Milchsäureamid

$$CH_3.CH(OH).CO.NH_2$$

und β-Oxybuttersäureamid $CH_3.CH.(OH).CH_2.CO.NH_2$.

H.H.Meyer meint, da weder bei den Acetinen und den Glycerinäthern noch bei den Säureamiden ihren Spaltungs- und Verseifungsprodukten die beobachtete narkotische Wirkung zugeschrieben werden kann, mit der Spaltung vielmehr die Narkose schwindet, so müssen diese indiffe-

---

[1]) Arch. intern. de Pharmacodyn. 11. 431.
[2]) Giornale Internationale de la Science Medice 1908. Nov.
[3]) A. Ellinger, AePP. Suppl. 1908. Schmiedebergfestschrift 150.
[4]) AePP. 42. 109, 46. 338 (1901), 47. 431 (1902).

renten und intakten Stoffe selbst als die Träger der narkotischen Wirkung angesehen werden und mithin ist die Wahrscheinlichkeit sehr groß, daß alle für Fett löslichen Stoffe auf lebendes Protoplasma narkotisch wirken. Die Wirkungsstärke der aliphatischen Narkotica wäre demnach eine Funktion des Teilungskoeffizienten, nach dem sich die wirkenden Substanzen im ganzen Organismus zwischen wässeriger Lösung und fettartigen Stoffen physikalisch verteilen.

Die folgende Tabelle zeigt unter S die Schwellenwerte (die jeweilig geringste molekulare Konzentration der einzelnen Narkotica, die eben noch imstande ist, die zu beobachtende Narkosenwirkung herbeizuführen). Die Schwellenwerte sind ausgedrückt in Bruchteilen der Normallösung (1 Grammmolekül auf 1 Liter).

		S
$\dfrac{C_2H_5}{C_2H_5} > C < \dfrac{SO_2 . C_2H_5}{SO_2 . C_2H_5}$	Tetronal	0.0013
$\dfrac{C_2H_5}{CH_3} > C < \dfrac{SO_2 . C_2H_5}{SO_2 . C_2H_5}$	Trional	0.0018
$CCl_3 . CH_2 . CH_2 . CHO + H_2O$	Butylchloralhydrat	0.0020
$CBr_3 . CHO + H_2O$	Bromalhydrat	0.002
$CH_2Cl . CH(OH) . CH_2Cl$	Dichlorhydrin	0.002
$C_8H_{11}Cl_3O_6$	Chloralose	0.004
$\dfrac{CH_3}{CH_3} > C < \dfrac{SO_2 . C_2H_5}{SO_2 . C_2H_5}$	Sulfonal	0.006
$C_3H_5(C_2H_3O_2)_3$	Triacetin	0.010
$C_3H_5 < \dfrac{OH}{(C_2H_3O_2)_2}$	Diacetin	0.015
$CCl_3 . CHO + H_2O$	Chloralhydrat	0.02
$CCl_3 . CH < \dfrac{OH}{NH_2}$	Chloralamid	0.04
$CO < \dfrac{NH_2}{O . C_2H_5}$	Äthylurethan	0.04
$\begin{array}{c} CH_2 . CH . CH_2 \\ \overset{\cdot}{O} \quad \overset{\cdot}{O} \quad \overset{\cdot}{O} \\ CH_2 . CH . CH_2 \end{array}$	Glycerinäther	0.04
$CH_2Cl . CH(OH) . CH_2(OH)$	Monochlorhydrin	0.04
$C_3H_5 < \dfrac{(OH)_2}{(C_2H_3O_2)}$	Monacetin	0.05
$C_3H_6 < \dfrac{OH}{OH}$	Propylenglykol	0.2
$CO < \dfrac{NH_2}{O . CH_3}$	Methylurethan	0.4

Vergleicht man mit diesem S den Teilungskoeffizienten $\dfrac{Cf}{Cw}$, welcher die Verteilung derselben Substanzen in Fett (f) und Wasser (w) angibt, so sieht man,

	$\dfrac{Cf}{Cw}$
Trional	4.46
Tetronal	4.04
Butylchloralhydrat	1.59
Sulfonal	1.11
Bromalhydrat	0.66
Triacetin	0.30
Diacetin	0.23
Chloralhydrat	0.22
Äthylurethan	0.14
Monacetin	0.06
Methylurethan	0.04

daß Substanzen mit niedrigstem Schwellenwert die größten Teilungskoeffizienten haben, oder mit anderen Worten, daß die am stärksten hypnotisch wirkenden Verbindungen sich viel stärker in Öl, als in Wasser lösen.

Diese Regel bestätigt sich nach H. H. Meyer auch bei den Substanzen, welche E. Baumann und Kast untersucht und deren Wirkung oder Nichtwirkung sie mit der An- oder Abwesenheit von Äthylgruppen oder mit dem unveränderten Passieren durch den Organismus erklärt haben.

	Wirkung	Teilungskoeffizient
Diäthylsulfomethan $CH_2(SO_2.C_2H_5)_2$	schwach	0.1514
Dimethylsulfomethan		
$(CH_3)_2.C.(SO_2.CH_3)_2$	sehr schwach	0.106
Sulfonal	stark	1.115
Trional	stärker	4.458
Tetronal	stärker	4.039
Tertiärer Butylalkohol $CH_3{>}C(OH)$ mit CH_3, CH_3	schwach	0.176

Tertiärer Amylalkohol

$(CH_3)_2 = C(OH).CH_2.CH_3$	stark	1.000

H. H. Meyer und Baum schließen daraus, daß nicht die Äthylgruppen die spezifischen Träger der narkotischen Wirkung sind, sondern daß lediglich die geänderten physikalischen Verhältnisse die Stärke derselben beeinflussen.

Wie wir im allgemeinen Teile schon ausgeführt haben, können die interessanten Untersuchungen von H. H. Meyer und Baum sehr wohl die experimentelle Grundlage für eine Selektionstheorie der hypnotisch wirkenden Substanzen abgeben, ohne aber die Wirkungen der Substanzen selbst aus ihrer bloßen Verteilung zu erklären. Für die Erklärung der Wirkungen sind bis nun wohl die chemischen und nicht die physikalischen Momente die sichereren und klareren.

Overton's[1]) Versuche an Kaulquappen über die narkotische Wirkung von Substanzen zeigten, daß in den verschiedenen homologen Reihen die Verbindungen im allgemeinen um so stärkere Narkotica sind, je länger ihre Kohlenstoffkette ist, daß aber dies nur bis zu Ketten von einer gewissen Länge zutrifft, während darüber hinaus die narkotischen Eigenschaften wieder verschwinden (resp. nicht zum Vorschein kommen können), daß ferner unter den verschiedenen Isomeren, z. B. eines Alkohols, derjenige das stärkste Narkoticum ist, dessen Kohlenstoffkette am wenigsten verzweigt ist (oder anders gesagt, dessen Molekül sich am meisten von der Kugelgestalt entfernt). Weiterhin ergab sich bei dem Vergleiche der narkotischen Kraft von Benzol, Naphthalin und Phenanthren, daß Phenanthren viel stärker narkotisch wirkt als Naphthalin und letzteres wieder viel stärker als Benzol. Das mit dem Phenanthren isomere Anthracen wirkt dagegen nicht merklich narkotisch. Wenn ferner in einer beliebigen organischen Verbindung ein Wasserstoffatom oder ein Halogenatom durch eine Hydroxylgruppe ersetzt wurde, so hatte die dadurch entstehende Verbindung eine viel geringere narkotische Kraft, als die Ausgangssubstanz, was beim Eintreten von zwei oder mehr Hydroxylgruppen in das Molekül sich in noch viel höherem Grade bemerkbar machte. Dagegen hatte die Substitution des Wasserstoffatoms einer Hydroxylgruppe durch eine Methyl- resp. eine Alkylgruppe stets die Wirkung die narkotische Kraft stark zu vergrößern, resp. erst rein hervortreten zu lassen, eine Erscheinung, die sowohl bei einem alkoholischen, als auch bei einem Phenolhydroxyl zu beobachten war. Die Ersetzung eines Chloratoms durch ein Bromatom und eines Bromatoms durch ein Jodatom verursachte ebenfalls im allgemeinen eine Zunahme der narkotischen Kraft der Verbindung.

Die stärksten Narkotica sind, nach Overton, Verbindungen, die gleichzeitig eine sehr geringe Löslichkeit in Wasser mit einer sehr hohen Löslichkeit in Äther, Olivenöl kombinieren.

Overton hat die Verhältnisse am Muskel ganz besonders eingehend untersucht und aus seinem sehr reichen Material auch wichtige Schlußfolgerungen gezogen. Er konnte nämlich feststellen, daß die Löslichkeit von chemischen Verbindungen für die hier in Betracht kommenden Lösungsmittel bis zu einem gewissen Grade eine additive Eigenschaft ist und hat direkt einen Zusammenhang zwischen chemischer Konstitution und Löslichkeit bis zu einem bestimmten Grade, d. h. für spezielle Atomgruppen feststellen können. Er fand folgendes:

1. Die Teilung aller organischen Verbindungen, die nur aus Kohlenstoff und Wasserstoff bestehen, zwischen den Lösungsmitteln Wasser und Äther (oder Wasser und fast einem beliebigen flüssigen organischen Lösungsmittel) geht stets zugunsten des Äthers (resp. des organischen Lösungsmittels) im allgemeinen. Das gleiche gilt für die Halogen- und

---

[1]) Overton: Studien über die Narkose. Jena 1901.

Nitroderivate der Kohlenwasserstoffe und für die Nitrile (nur Acetonitril dürfte sich etwas zugunsten des Wassers teilen.) Beispiele:
Methan, Pentan, Amylen, Acetylen, Benzol, Xylol, Naphthalin, Phenanthren, Äthylchlorid, Methyljodid, Chloroform, Nitroäthan, Propion-
nitril.

2. Je größer die Anhäufung von Hydroxylen in einem Molekül,
um so stärker fällt die Teilung der Verbindungen zugunsten des Wassers
aus: einen entgegengesetzten, aber schwächeren Einfluß übt die Vermehrung der Kohlenstoffatome im Molekül. Auch die Art der Verkettung
der Kohlenstoffatome spielt eine gewisse Rolle, indem sie sonst bei gleicher
Zusammensetzung des Moleküls die Verbindung mit stärker verzweigter
Kohlenstoffkette eine größere Neigung, in das Wasser überzutreten ver-
rät als das Isomere mit unverzweigter oder wenig verzweigter Kohlenstoffkette.

Beispiele: Die Teilung von Methylalkohol, Äthylalkohol, Propylalkohol usw. zwischen Wasser und Äther geht weniger zugunsten des
Wassers als die Teilung von Äthylenglykol, Butylenglykol: die Teilung
von Propylenglykol, Butylenglykol wieder weniger zugunsten des
Wassers als die Teilung von Glycerin, und die Teilung letzterer Verbindung wiederum weniger als die Teilung von Erythrit usw. Die Butylalkohole, Amylalkohole usw. gehen zu viel größerem Teil in Äther über
als Methyl- und Äthylalkohol; tertiärer Butylalkohol und Amylalkohol
zu geringerem Teile in Äther als die normalen oder Isoalkohole. Pinakon
teilt sich weniger zugunsten des Wassers als Äthylenglykol usw.

3. Der Eintritt der Aldehydgruppe oder einer Ketongruppe in ein
Molekül hat qualitativ denselben Einfluß wie der Eintritt einer Hydroxylgruppe.

4. Ähnlich wie die Anhäufung von Hydroxylgruppen und zwar
in noch höherem Grade, hat die Anhäufung von Aminogruppen die
Tendenz, die Löslichkeit der betreffenden Verbindung in Wasser zu
erhöhen, ihre Löslichkeit in Äther dagegen herabzusetzen oder wenigstens
den Teilungskoeffizienten zugunsten des Wassers zu verschieben.
Auch bei diesen Verbindungen hat eine Zunahme der Kohlenstoffatome
wie überall die entgegengesetzte Wirkung. Beide Einflüsse lassen sich
z. B. bei den Säureamiden gut wahrnehmen; so sind schon die Amide der
einwertigen Säuren in den niedrigen Gliedern der Reihe viel leichter
löslich in Wasser als in Äther, während bei den höheren Gliedern sich
die Teilung allmählich mehr zugunsten des Äthers vollzieht. Die Verbindungen mit zwei Aminogruppen und einer nur geringen Anzahl von
Kohlenstoffatomen, wie z. B. Harnstoff oder Thioharnstoff, sind schon
äußerst wenig löslich in Äther, aber sehr leicht löslich in Wasser. Auch
die aliphatischen Diamine, z. B. Äthylendiamin, Tetramethylendiamin
(Putrescin), Pentamethylendiamin (Cadaverin) sind in Wasser sehr viel
leichter löslich als in Äther (diese letzten Verbindungen dringen auch
im Gegensatze zu den Alkaloiden sehr langsam in die Zelle ein), wie bei
gerbstoffhaltigen Pflanzenzellen leicht nachgewiesen werden kann.

5. Verbindungen, welche die Atomkombination $\left\langle\begin{array}{l}CO.OH \\ NH_2\end{array}\right.$ (Amino-

säuren) oder die Atomkombination $\Big\langle \begin{array}{l} SO_2.OH \\ \\ NH_2 \end{array}$ (z. B. Taurin) enthalten,

sind im Äther fast gänzlich unlöslich; in Wasser (wenigstens die Verbindungen von geringerem Molekulargewicht) leicht bis ziemlich leicht löslich. Beispiele: Glykokoll, Alanin, Leucin, Asparagin, Glutamin usw.

6. Der Ersatz der Wasserstoffatome der Hydroxyle durch Methyle resp. Alkyle und ebenso durch Säureradikale (z. B. Acetyle) verschiebt die Teilungsverhältnisse wieder stark zugunsten des Äthers, und zwar um so stärker, je länger die Kohlenstoffkette des Alkyls oder des Säureradikals ist. Dies gilt in ganz gleicher Weise, ob es sich um ein einfaches alkoholisches Hydroxyl, um ein Phenolhydroxyl oder sogar um ein Carboxyl (CO.OH) handelt, selbst wenn das letzte in Kombination mit einer Amidogruppe (Aminosäuren) vorkommt.

Genau denselben Einfluß auf die Löslichkeitsverhältnisse wie bei den Hydroxylgruppen übt der Ersatz der Wasserstoffatome der Aminogruppen durch Alkyle oder Säureradikale (z. B. bei den Derivaten des Harnstoffs und Thioharnstoffs), d. h. der Teilungskoeffizient der resultierenden Verbindungen wird zugunsten des Äthers verschoben.

Beispiele: Acetal, Di- und Triäthylin des Glycerins, die neutralen Ester der ein- bis dreibasischen Säuren, die Ester der Aminosäuren, die Ester der Di- und Trioxybenzole usw. sind alle in Äther sehr leicht löslich, in Wasser zum Teil schwer löslich. Methylharnstoff und Phenylharnstoff sind leichter löslich in Äther, schwerer löslich in Wasser als der Harnstoff selbst. Diäthylharnstoff ist leichter löslich in Äther als Monoäthylharnstoff, Triäthylharnstoff leichter als Diäthylharnstoff usf.

7. Die Stammsubstanzen der heterocyclischen Verbindungen und die entsprechenden hydrierten Verbindungen sind meist leichter löslich in Äther als in Wasser (Pyridin und Piperidin, die übrigens auch mit Äther mischbar sind, bilden Ausnahmen). Piperazin ist, ähnlich wie die aliphatischen Diamine, viel leichter in Wasser löslich als in Äther und Olivenöl. Diese Verbindung dringt auch ganz wie die Diamine sehr langsam in die lebenden Zellen ein. In den Derivaten dieser Substanzen wird durch die besondere Konstitution der Seitenkette eine ganz ähnliche Verschiebung des Teilungskoeffizienten der Verbindung zwischen Wasser und Äther hervorgebracht, wie in den Methanderivaten.

8. Die Alkali- und Erdalkalisalze der organischen Säuren und die meisten Salze der organischen Basen sind zum weitaus größeren Teile in Äther praktisch unlöslich oder sehr wenig löslich, in Wasser sind besonders die Alkalisalze der organischen Säuren mehr oder weniger leicht löslich. Speziell die Salze der basischen Farbstoffe sind zwar nicht in Äther, wohl aber in höheren einwertigen Alkoholen wie Äthal und Cholesterin und ebenso in Lecithin sehr leicht löslich. Die Mehrzahl der einwertigen organischen Säuren ist in Äther leichter löslich als in Wasser; die zweiwertigen, aber einbasischen und ebenso die zweibasischen organischen Säuren sind in Äther meist ziemlich leicht löslich (Oxalsäure bildet eine Ausnahme). Bei Salzen, Säuren und Basen ist der Teilungskoeffizient zwischen Wasser und einem organischen

Lösungsmittel in hohem Grade beeinflußt durch den Grad der elektrolytischen Dissoziation in der wässerigen Lösung, denn die Ionen sind durchweg viel leichter löslich in Wasser als in dem organischen Lösungsmittel, so daß die Teilung sich fast ausschließlich auf die nichtionisierten Molekeln beschränkt, während die Ionen sich fast allein in der wässerigen Lösung befinden.

Gegen die Annahme von Overton und H. H. Meyer, daß die guten Narkotica, Anästhetica und Antipyretica sämtlich zu den gut diosmierenden Substanzen gehören und daher die Wirksamkeit eines guten Narkoticums in erster Linie von seiner Lipoidlöslichkeit abhängig ist, wendet sich J. Traube[1]). Er verweist u. a. auch darauf, daß Pyridin, Nikotin, Antipyrin die Membranen schnell durchdringen, obwohl hier der Teilungskoeffizient Fett:Wasser kleiner ist als der Wert von Wasser:Fett.

Die treibende Kraft bei der Osmose ist nach Traube nicht der osmotische Druck, sondern der Oberflächendruck. Je größer die Geschwindigkeit der Osmose eines wasserlöslichen Stoffes, um so mehr erniedrigt er die Kapillaritätskonstante des Wassers. Stoffe, welche die Steighöhe des Wassers selbst in konzentrierten Lösungen nur in geringem Maße erniedrigen, werden kapillarinaktiv genannt. Kapillaraktiv werden solche Stoffe benannt, welche die Steighöhe des Wassers in hohem Maße beeinflussen. Gleiche Äquivalente kapillaraktiver Stoffe homologer Reihen erniedrigen die Steighöhe des Wassers im Verhältnis $1:3:3^2:3^3$. Teilungskoeffizient und Lösungstension und damit auch Oberflächenspannung und osmotische Geschwindigkeit sind daher proportionale Größen, was die Beobachtung Overton's, daß die osmotische Geschwindigkeit und Fettlöslichkeit parallel gehen, erklärt. Die narkotische Wirkung homologer Stoffe nimmt mit wachsendem Molekulargewicht im Verhältnis $1:3:3^2$ zu.

Bei den indifferenten Substanzen aus der Gruppe der Narkotica, den Alkoholen, Urethanen und Estern beobachtet man, wenn man die Anfangsglieder der Reihe nicht in Betracht zieht, eine Zunahme der Wirkungsintensität im Verhältnis $1:3:3^2$. In gleicher Weise beeinflussen diese Substanzen die Oberflächenspannung des Wassers: Von ihrer schnelleren oder geringeren Resorptionsfähigkeit seitens der Zellen scheint also ihre Wirksamkeit abzuhängen. Die Säureamide aber zeigen nach den Untersuchungen von H. Fühner und E. Neubauer[2]) nicht mehr diese regelmäßige Zunahme des Wirkungsgrades und dissociable Basen und Säuren weichen ganz ab. In ihrem hämolytischen Verhalten zeigen sie kein Ansteigen, sondern Abnehmen mit steigendem Molekulargewicht.

*   *   *

Bei der Synthese von neuen Schlafmitteln muß man sich folgendes vor Augen halten. Leicht flüchtige Körper sind wegen der rasch vorübergehenden Wirkung als eigentliche Schlafmittel nicht brauchbar, können aber unter Umständen als Inhalationsanästhetica dienen.

---

[1]) Pflüger's Arch. **105.** 559.
[2]) AePP. **56.** 333 (1907).

Halogensubstituierte Schlafmittel lassen sich nur in der aliphatischen Reihe darstellen. Von den Halogenen ist insbesonders Chlor geeignet, während die Derivate der anderen Halogene unsicher wirkende Körper sind und üble Nebenwirkungen verursachen. Allen schlafmachenden Halogenverbindungen haftet die schlechte Nebenwirkung auf Herz und Respiration an, weshalb unter sonst gleichen Umständen ein halogenfreier Körper als Hypnoticum vorzuziehen ist.

Die auf Aldehyd- oder Ketongruppen basierten Schlafmittel stehen in jeder Hinsicht den auf Äthylgruppen basierten nach. Insbesondere die der hypnotischen Wirkung vorausgehende erregende, welche eben durch die Aldehydgruppe hervorgerufen wird, ist bei dieser Gruppe von Nachteil. Bei den Substanzen, deren hypnotischer Effekt auf Äthylgruppen beruht, bemerken wir den resistenten Bau gegenüber den Eingriffen des Organismus. Bei der Gruppe der Disulfone, welche gegenwärtig in der Therapie neben dem Veronal vorherrscht, bemerken wir den Nachteil der Wasserunlöslichkeit, welcher jedoch nur für den subkutanen Gebrauch, insbesondere bei der Behandlung von Psychosen, in Betracht kommt, während die Wasserunlöslichkeit für die sonstige Anwendung ganz gleichgültig ist. Viel schwerer wiegend sind bestimmte nachteilige Folgen, welche sich bei längerem Gebrauch von Substanzen dieser Gruppe, insbesondere von Sulfonal, einstellen [1]), die sich durch Bildung von Hämatoporphyrin manifestieren. Ob diese schädliche Nebenwirkung auf den Sulfonanteil zu beziehen ist, ist fraglich, aber doch sehr wahrscheinlich.

Ein Desiderium dieser Gruppe wären wasserlösliche Substanzen, deren Wirkung auf festgebundenen Äthylresten beruht, aber die Bindung müßte an einem dem Organismus gegenüber physiologisch ganz indifferenten Kern vorgenommen sein.

---

[1]) Breslauer, Wiener med. Blätter **1891**. 3. 19.

V. Kapitel.

Antiseptica und Adstringentia.

Die hemmende Wirkung auf Bakterien nimmt bei aliphatischen Alkoholen mit steigendem Molekulargewicht ab[1]). Bei aliphatischen Aldehyden tritt bei den niederen Homologen ein rascher Abfall der Wirkung ein. Der Ersatz von Sauerstoff durch Schwefel in aliphatischen Verbindungen erhöht die entwicklungshemmende Wirkung beträchtlich. Lösung und Dampf einer flüchtigen organischen Verbindung mit gleichem Partialdruck des wirksamen Stoffes haben gleiche entwicklungshemmende Wirkungen. Die Hemmungskonzentration des einen Zustandes läßt sich aus derjenigen des anderen bei Kenntnis gewisser Konstanten der Verbindung auf Grund des Henry'schen Verteilungsgesetzes berechnen. Stoffe aber, die mit dem Nährboden eine chemische Reaktion eingehen, bilden eine Ausnahme, denn die Dämpfe solcher Stoffe wirken stärker entwicklungshemmend als Lösungen mit anfänglich gleichem Partialdruck[2]).

Aromatische Antiseptica.

Phenole.

Die Versuche in vitro über die antiseptische Kraft verschiedener Mittel sind durchaus nicht auf den Organismus übertragbar, denn die Bindung des Desinfiziens durch das Blutserum kann die Desinfektionswirkung im Organismus völlig herabsetzen[3]).

Die desinfektorische Wirkung der Phenole wird durch Salze gesteigert, aber nur dann, wenn die Salze das Verteilungsgleichgewicht beeinflussen.

Die desinfizierenden Mittel äußern schon in vitro, noch viel mehr aber im Organismus ihre Wirkungen auf die Mikroorganismen sehr verschiedenartig und sind meist spezifisch, so z. B. Chinin gegen Malaria, die Salicylsäure gegen akuten Rheumatismus, das Quecksilber gegen Syphilis, das Arsen gegen Trypanosomen. Diese Gifte nun, welche Mikroorganismen verschiedener Art töten, sollen nun in ihrer Giftigkeit

---

[1]) Wirgin, Zeitschrift für Hygiene und Infektionskrankheiten 40. 307 (1903), 44. 149 (1904).
[2]) Hermann Stadler, Archiv für Hygiene 73. 195 (1911).
[3]) H. Bechhold und P. Ehrlich, HS. 47. 173 (1906). S. auch H. Bechhold, HS. 52. 180 (1907).

den Mikroorganismen und dem tierischen Organismus gegenüber sehr differieren, da ja sonst der Infektionsträger eher zugrunde geht als der Infektionserreger. Dabei ist zu beachten, daß eine Reihe von Substanzen, welche auf Mikroorganismen einwirken, im tierischen Organismus gewisse Veränderungen oxydativer und reduktiver Art erleiden.

Dem in Wasser unlöslichen Benzol, sowie seinen Homologen Toluol usw., kommen wohl wegen des Mangels an Hydroxylgruppen und auch wegen der Unlöslichkeit dieser Kohlenwasserstoffe in Wasser geringere antiseptische Eigenschaften zu. Doch wird vielfach Toluol als Antisepticum in Laboratoriumsversuchen verwendet. Wird aber im Benzol ein Wasserstoff durch eine Hydroxylgruppe ersetzt, so erhält man Phenol, eine in mehrprozentiger Lösung stark antiseptisch wirkende, hierbei ätzende und, intern eingenommen, schon in Dosen von mehreren Gramm giftige Substanz. Durch den Eintritt von Hydroxyl in die Verbindung steigt die Wirksamkeit, aber auch die Giftigkeit der aromatischen Kohlenwasserstoffe. Die große Verwendung der Carbolsäure als lösliches Antisepticum rührt wohl daher, daß sie das erste für die chirurgische Praxis überhaupt empfohlene Antisepticum war, da ja der alte J. Lister'sche Verband und die ursprüngliche Lister'sche Operationsmethode auf der Verwendung der Carbolsäure beruhte. Die antiseptische Kraft der Phenole nimmt zu, wenn Kernwasserstoffe durch Methylgruppen ersetzt werden. Sie nimmt ferner zu, wenn Kernwasserstoffe durch Halogen ersetzt werden, auch die Zunahme an Hydroxylen erhöht die antiseptische Kraft des Phenols. Tribrom-m-xylenol ist 20 mal so wirksam wie Tribromphenol, Tetrabrom-o-kresol mehr als 16 mal so wirksam wie Tetrachlorphenol. Die Verbindung zweier Phenole, bzw. Halogenphenole direkt (Biphenole) oder durch Vermittlung einer CH_2-, CHOH-, $CHOCH_3$- oder CH-Gruppe steigert die Desinfektionskraft. Es steigt aber mit der Zunahme an Hydroxylen auch die Giftigkeit der Verbindungen [1]), so daß Resorcin giftiger ist als Phenol, während Pyrogallol giftiger ist als Resorcin.

Phenol und seine Salze, sowie seine Homologen (α- und β-Kresole)[1]), die zwei- und dreiwertigen Phenole und Naphthole erzeugen alle klonische Zuckungen, indem die Erregbarkeit der motorischen Mechanismen des Rückenmarkes stark erhöht ist. Mit Zunahme der Hydroxyle tritt die Wirksamkeit etwas zurück. Bei sehr starker Dosis wirken alle diese Substanzen lähmend auf die motorischen Nervenenden. Der Hinzutritt einer Alkylgruppe (Kresole) verhindert nicht die klonisch erregende Wirkung, der Hinzutritt mehrerer Alkylgruppen oder einer längeren Seitenkette hemmt sie vollständig und es tritt nur zentrale Lähmung auf.

Phenetol, Guajacol und Veratrol machen fast immer vollständige und anhaltende Lähmung. Die Lähmung nimmt mit dem Hinzutritt von mehreren Alkylen zu.

---

[1]) Baglioni: Zeit. f. allg. Physiol. III. 313.

Im Gegensatze hierzu sinkt die Giftigkeit bei den Phenolen, wenn Kernwasserstoffe durch Alkylradikale ersetzt werden, während ja die antiseptische Kraft mit dem gleichen chemischen Vorgang erhöht wird. Aus diesem Grunde sind die Kresole $CH_3 . C_6H_4 . OH$, da ja ihre Giftigkeit eine geringere ist, dem Phenol als Antiseptica vorzuziehen, da sie weit kräftiger antizymotisch wirken und daher in verdünnterer Lösung gebraucht werden können. Aber der Anwendung der Kresole als Antiseptica ist es immer hinderlich, daß sie in Wasser so schwer löslich sind und die Bemühungen der Chemiker richteten sich darauf, durch Zusatz von verschiedenen Substanzen, sowie zum Teil durch chemische Veränderungen, die so billigen Kresole wasserlöslich zu machen. Das Gemenge der drei isomeren Kresole kann durch Zusatz von Schwefelsäure, Natronlauge oder Seife wasserlöslich gemacht werden. Ebenso löst es sich in einer Reihe von verschiedenen Natronsalzen, insbesonders von organischen Sulfosäuren. Man kann die Kresole ferner, wenn auch nicht für die medizinische Praxis, so doch zu groben Desinfektionen in der Weise nutzbar machen, daß man durch Zusatz von leichteren Kohlenwasserstoffen, insbesonders Steinöl zu den schweren, im Wasser untersinkenden Kresolen das spezifische Gewicht des Gemisches derartig erniedrigt, daß die Kresollösung auf dem Wasser schwimmt und langsam ausgelaugt wird, wobei sie gleichzeitig eine schützende antiseptische Decke über der zu desinfizierenden Substanz bildet. Auch durch Zusatz von Kalk kann man lösliche Verbindungen der Kresole erhalten.

Schering, Berlin stellen Cer-Phenolverbindungen her, indem sie Cersalze mit Phenolen oder deren Substitutionsprodukten in Umsetzung bringen. Die Cerphenolverbindungen sollen eine große desinfizierende Kraft haben und weniger toxisch sein als die Phenole selbst. Beschrieben sind Cerphenole, Cerguajacol, Cer-β-naphthol [1].

Auf der Beobachtung, daß die Kresole sich in Harzseifen lösen, oder besser gesagt emulgieren, beruht die Darstellung des englischen Kreolins, doch zeigt Kreolin die nachteilige Eigenschaft, daß es durch Zusatz von Mineralsäuren, Lauge oder Kochsalz, die Emulsionsfähigkeit verliert. Auch der wechselnde Gehalt der verschiedenen Kreoline an wirksamen Kresolen war sehr hinderlich bei seiner Anwendung als Desinfektionsmittel in der Chirurgie.

Das Teeröl [2], welches seine antiseptische Kraft wohl in erster Linie seinem Gehalte an Phenolen und Kresolen verdankt, wurde späterhin vorzüglich durch Seifenlösungen, sei es nun Harzseifen oder Fettseifen, in Lösung gebracht.

Das mit dem Namen Lysol bezeichnete Präparat z. B. wird in der Weise dargestellt, daß man Teeröl mit Leinöl oder einem Fett mischt und mit einer konzentrierten Kalilösung bei Gegenwart von Alkohol solange zum Sieden erhitzt, bis vollständige Verseifung eingetreten und das Endprodukt sich glatt in Wasser löst [3].

---

[1] DRP. 214782.
[2] Knoll (Ludwigshafen) erzeugt ein farbloses Teeröl (Anthrasol). Das dermatotherapeutisch Wirksame im Teer sind nach Sack die Methylnaphthaline.
[3] DRP. 52129.

Der Nachteil, den Lysollösungen besitzen, besteht hauptsächlich darin, daß sie ungemein schlüpfrig sind und die Hände des Operateurs sehr stark schlüpfrig machen, woran die alkalische Seifenlösung die Hauptschuld trägt. Ferner muß die antiseptische Kraft des Handelsproduktes immer kontrolliert werden, da der wechselnde Gehalt an wirksamen Kresolen sonst leicht dazu führen könnte, daß man zu schwach desinfizierende Lösungen verwenden würde. Von Vorteil ist bei diesen Teeröllösungen nur, daß sie sehr wenig giftig sind, viel weniger giftig als Carbolsäurelösung und natürlich auch viel weniger giftig als Sublimat, so daß man deren Gebrauch auch Laienhänden anvertrauen kann, was z. B. beim Sublimat meist ausgeschlossen ist.

Es gelingt auch, wie erwähnt, Kresole in der Weise in Lösung zu bringen, daß man sie mit Natronsalzen von organischen Sulfosäuren versetzt. So wurde vorgeschlagen, die Kresole und andere an sich unlösliche Körper durch Mischen mit wasserlöslichen, durch Einwirkung von Schwefelsäure auf Harzöle, Mineralöle etc. erhaltenen neutralisierten Produkten in Lösung zu bringen. Die Behauptung, daß der Gehalt an sulfidartig gebundenem Schwefel, wie etwa im Ichthyol und Thiol notwendig ist, damit man Kresole in solchen Substanzen lösen kann, müssen wir aus dem Grunde zurückweisen, weil eine Reihe von Sulfosäuren, die außer der Sulfogruppe keinen Schwefel enthalten, in ihren Natronsalzen die gleiche Wirkung haben und ja auch die Natronsalze der Kresotinsäure

$$CH_3 . C_6H_3 \begin{cases} OH \\ COOH \end{cases}$$

und der Salicylsäure $OH . C_6H_4 . COOH$, gleich wie die Natriumsalze der Fettsäuren, Kresole in Lösung zu bringen vermögen.

Aseptol (Merck) ist eine Lösung der p-Phenolsulfosäure und nicht der o-Phenolsulfosäure [1]).

Hörung und Baum stellen tertiäre aromatische Oxyalkohole her, welche im tierischen Organismus angeblich in ungesättigte Verbindungen langsam verwandelt werden. Dargestellt wurden o-Amylolphenol $C_6H_4 < OHC(OH)(C_2H_5)_2$, ferner Isopropylol-m-kresol $C_6H_3(OH)CH_3$ 3.$C(OH)$ $(CH_3)_2$ 4 und m-Isoamylolkresol [2]).

Ferner wurde vorgeschlagen, um die Schlüpfrigkeit der Lösung von Kresolen in alkalischen Seifen zu beseitigen, Fettsäuren in der Menge zuzusetzen, um zu neutralen Seifen zu gelangen. Auch das Mischen von Äthylendiamin $H_2N . C_2H_4 . NH_2$ mit Kresol wurde empfohlen, um die Tiefenwirkung des Kresolgemenges zu steigern. Unter dem Namen Kresin kam auch eine 25%ige Lösung von Kresolen in kresoxylessigsaurem Natron in den Handel. Über alle diese Versuche, die Kresole als Antiseptica verwertbar zu machen, ist man mit einer einzigen Ausnahme (Lösungen von Kresol in Seifen), hinweggegangen, weil die anderen genannten Substanzen viel zu wenig Kresole zu lösen vermögen, hierbei wie z. B. salicylsaures Natron als Lösungsmittel zu teuer sind. Für den internen Gebrauch hat sich nur eines dieser Präparate, das Solveol,

[1]) Jul. Obermiller, BB. 40. 3623 (1907).
[2]) DRP. 208962.

eine Lösung von Kresolen in kresotinsaurem Natron eine geringe Bedeutung verschaffen können, als es als Konkurrenzpräparat zum Kreosot und Guajacol auftrat.

Albert Friedländer in Berlin gibt ein Verfahren an, aromatische Kohlenwasserstoffe und zwar ihre Hydroxylderivate, welche außer einer Hydroxylgruppe noch weitere Gruppen enthalten, in Wasser löslich zu machen, darin bestehend, daß man sie mit wasserlöslichen aromatischen Hydroxylderivaten vermischt, so z. B. sind Kresole bei Gegenwart der 2—3 fachen Gewichtsmenge Resorcin wasserlöslich. Thymol ist bei Gegenwart der 10 fachen Menge von Resorcin wasserlöslich. Alizarin ist bei Gegenwart von Phenol wasserlöslich, Guajacol bei Gegenwart der doppelten Menge Resorcin. Kresol wird von der 4 fachen Menge Brenzcatechin gelöst, p-Nitrophenol durch die 4 fache Menge Resorcin [1]).

Über die Phenole, welche mehr als ein Hydroxyl enthalten, ist zu bemerken, daß sie alle wie das Phenol selbst, eine dem Benzolring eigentümliche antipyretische Eigenschaft zeigen. Doch ist der antipyretische Effekt dieser Substanzen ein rauschartig vorübergehender [2]), so daß es ganz aussichtslos wäre, an diese Beobachtungen weitere Untersuchungen zu knüpfen, da diese Körper immerhin hinter den bekannten Anilinderivaten zurückstehen werden. Dem Resorcin kommen ätzende Wirkungen zu, welche in der Dermatologie hier und da verwendet werden, während der interne Gebrauch des Resorcins sich nicht behaupten konnte, was wohl hauptsächlich diesen ätzenden Wirkungen dieser Substanz zuzuschreiben ist. Der Versuch, die Hydroresorcine als Antiseptica zu benützen, erscheint wohl als völlig mißlungen.

Zur Darstellung dieser Substanz wird in eine siedende wässerige Lösung von Resorcin, durch welche man Kohlensäure durchleitet, Natriumamalgam eingetragen und das Reaktionsprodukt vorerst mit Äther vom unveränderten Resorcin befreit, und hierauf aus der sauren Lösung Dihydroresorcin mit Äther aufgenommen [3]).

(Die Eigenschaften des Pyrogallols und seiner Derivate werden bei den reduzierenden Hautmitteln abgehandelt.)

Von einer therapeutischen Anwendung des Phloroglucins

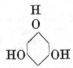

konnte bei dem hohen Preise dieser Substanz bis nun nicht die Rede sein. Im Gegensatze zum Resorcin hat es keine ätzenden und eiweißgerinnenden Eigenschaften, sondern verhindert vielmehr die Gerinnung des Blutes. Es ist auch kein bakterientötendes Mittel, wie Pyrogallol, obwohl es die Fäulnisvorgänge verlangsamt. Die zersetzende Wirkung des Pyrogallols auf rote Blutkörperchen fehlt dem Phloroglucin.

Von den in der Natur vorkommenden Phenolen und deren Äthern verdienen noch eine Erwähnung die Verbindungen der Safrolgruppe [4]),

[1]) DRP. 181288.
[2]) Brieger, Dubois Arch. f. Physiol. 1879. Supplementbd. 61. u. Zentralbl. f. med. Wissenschaften 1880. Nr. 37.
[3]) DRP. 77317, Liebig's Ann. 278. 20.
[4]) Arthur Heffter, AePP. 35. 343.

Substanzen, die sich durch den Gehalt einer Seitenkette mit doppelter Bindung von den Phenolen und deren Äthern unterscheiden. Die Gegenwart der Seitenkette mit doppelter Bindung verleiht diesen Substanzen giftige Eigenschaften. Betrachtet man Anetol, Eugenol, Safrol, Isosafrol, Apiol und Cubebin,

$$\text{Anetol } C_6H_4 \begin{cases} CH=CH-CH_3. & (1) \\ OCH_3 & (3) \end{cases}$$

$$\text{Eugenol } C_6H_3 \begin{cases} CH_2-CH=CH_2 & (1) \\ OCH_3 & (3) \\ OH & (4) \end{cases}$$

$$\text{Safrol } C_6H_3 \begin{cases} CH_2-CH=CH_2 & (1) \\ O{>}CH_2 & (3) \\ O & (4) \end{cases}$$

$$\text{Isosafrol } C_6H_3 \begin{cases} CH=CH-CH_3 & (1) \\ O{>}CH_2 & (3) \\ O & (4) \end{cases}$$

$$\text{Apiol } C_6H \begin{cases} CH_2-CH=CH_2 \\ OCH_3 \\ OCH_3 \\ O{>}CH_2 \\ O \end{cases}$$

$$\text{Cubebin } C_6H_3 \begin{cases} CH(OH)-CH=CH_2 \\ O{>}CH_2 \\ O \end{cases}$$

so zeigt es sich, daß die giftigen Eigenschaften dieser Verbindungen wesentlich von der Seitenkette abhängig sind und daß die Giftigkeit bei den Körpern mit einer Allylgruppe die solcher Substanzen, welche eine Propenylgruppe enthalten, weit überwiegt. Je weiter entfernt die doppelte Bindung der Seitenkette vom Kernkohlenstoff ist, desto giftiger ist die Verbindung. So zeigt Anetol bei seiner Eingabe bei Menschen nur die Erscheinung eines leichten Rausches und Kopfschmerzen. Eugenol, welches ein freies Hydroxyl enthält, wird in ziemlich großen Dosen vertragen, ohne daß Vergiftungssymptome auftreten. Hingegen zeigt Safrol, in welchem beide Hydroxyle durch eine Methylengruppe verschlossen sind, äußerst giftige Eigenschaften, ja es gehört zu den giftigsten ätherischen Ölen. Es setzt den Blutdruck herab, indem es das vasomotorische Zentrum lähmt und insbesondere wirkt es gerade wie gelber Phosphor, indem es eine ganz ähnliche hochgradige fettige Entartung der Organe, vorzüglich der Leber und der Nieren verursacht. Hingegen zeigt Isosafrol, welches die Propenylgruppe statt der Allylgruppe trägt, ein ganz anderes Verhalten, indem sich hier bei einer weit geringeren Giftigkeit nervöse Erscheinungen einstellen, die bei der Safrolvergiftung völlig mangeln. Die Erklärung hierfür liegt darin, daß die Allylverbindungen, die einen höheren Wärmewert besitzen, labiler sind und mit dem Protoplasma heftigere Reaktionen eingehen, während das stabile Propenylderivat letzteres unbeeinflußt läßt.

Apiol wirkt, weil es ebenfalls eine Allylseitenkette hat, wie Safrol, nur treten hier starke lokalreizende Eigenschaften hinzu. Dem Cubebin fehlen giftige Erscheinungen nur aus dem Grunde, weil es wegen seiner Unlöslichkeit überhaupt nicht zur Resorption gelangt. Die eigentümliche Wirkung auf den Stoffwechsel, die Apiol und Safrol zeigen, kommt auch dem Thymol

$$C_6H_3 \begin{cases} OH \\ CH_3 \\ C_3H_7 \end{cases}$$

zu. Thymol wird sowohl als Antisepticum, als auch als Antihelminthicum verwendet. Thymatol ist mittelst Phosgen hergestelltes Thy-
molcarbonat und wird als Antihelminthicum statt Thymol empfohlen.
Natürliches Thymol ist etwas giftiger als seine beiden Isomeren
p- und m-Thymol sind Bakterien gegenüber fast gleich wirksam, o-Thymol
zweimal weniger wirksam. Als Antihelminthicum ist das natürliche
Thymol den beiden Isomeren überlegen: p-Thymol wirkt weniger rasch
als m-Thymol, o-Thymol noch weit langsamer als das p-Derivat [1]).

Durch den Verschluß der Hydroxyle bei der Verätherung verlieren
die Phenole die ihnen eigentümlichen ätzenden und antiseptischen Eigenschaften und können, wie z. B. Veratrol (Brenzcatechindimethyläthei),
schließlich unwirksam werden. Daß dieses bei den Körpern der Safrolgruppe nicht der Fall ist, verdanken diese Körper nur ihrer sehr reaktionsfähigen fetten Seitenkette und der doppelten Bindung in derselben.

Der Versuch vom Phenol ausgehend, wirksame Verbindungen
dieser Substanz zu erhalten, hat verschiedene bedeutende Erfolge gezeitigt. Doch muß man auch hier, trotz der großartigen Erfolge sowohl an der Methodik, als auch an dem Ideengange zahlreicher Erfinder strenge Kritik üben.

Die Rüttgerswerke und Kurt Gentsch [2]) stellen einen sauren m-Kresol-o-
oxalsäureester dar, indem sie die m-Kresol und Oxalsäure gemischt in der Kälte
stehen lassen, bis die anfangs halbflüssige Masse fest geworden ist. Das Produkt hat
wahrscheinlich die Zusammensetzung $CH_3.C_6H_4.O.C(OH)_2.C(OH)_2.O.C_6H_4.CH_3$.
Die Verbindung zersetzt sich bei 51^0 in ihre Komponenten und soll dem m-Kresol
gegenüber eine gesteigerte desinfizierende Wirkung haben. Sie heißt Kresosteril [3]).

Phenol-o-oxalsäureester wird dargestellt, indem man wasserfreie Oxalsäure
mit geschmolzenem Phenol im Verhältnis von 1 Molekül Oxalsäure zu 2 Molekülen
Phenol mischt, bis zum Beginnen der Selbsterhitzung gut durchrührt und die Veresterung unter Einfluß dieser Erhitzung sich vollziehen läßt [4]).

Wie bei allen wirksamen Substanzen hat man es sogar bei dem
so gut wasserlöslichen Phenol nicht unterlassen können, durch Einwirkung von Schwefelsäure ein neues Desinfektionsmittel zu gewinnen.
Hierbei läßt man auf Phenol nach der Angabe von Colin rauchende
Schwefelsäure bei niederer Temperatur einwirken und setzt dem Reaktionsprodukte Alkohol zu. So gelangt man zu einem Gemenge von
o-phenylsulfosaurem Äthyl, o-Phenylsulfosäure und Äthylschwefelsäure.
Dieses Gemenge von geringer Haltbarkeit spaltet Phenol, Alkohol
und Schwefelsäure ab und hat sich mangels jeden Vorzuges vor dem
Phenol selbst in der Praxis nicht halten können. Das Gemenge führt
den Namen Aseptol.

Auch der Versuch wurde gemacht, Phenol mit Eiweiß in Reaktion
zu bringen.

Shimada [5]) ließ auf getrocknetes Albumin eine 10 fache Gewichtsmenge
Phenol einwirken und erwärmte, wobei das Albumin allmählich in Lösung ging.
Wenn man nun das Reaktionsprodukt in Alkohol eingießt, so erhält man ein
flockiges Präzipitat, dessen Analysen auf ein triphenyliertes Albumin stimmen,

---

[1]) Bull. d. Science Pharmacol. 17. 373 (1910).
[2]) DRP. 229143.
[3]) Hyg. Rundschau 20. 1042 (1910).
[4]) Schülke & Mayr in Hamburg, DRP. 226231.
[5]) Bull. Coll. of Agriculture, Tokio, II. Nr. 7.

welches aber beim Spalten mit Salzsäure kein Phenol abgibt und dem auch antiseptische Wirkungen völlig fehlen.

Wenn es auch also nicht gelingt, vom Phenol direkt zu solchen Eiweißverbindungen zu gelangen, die antiseptische Wirkungen haben, so scheint dies gut zu gelingen, wenn man aromatische Aldehyde mit Proteinsubstanzen reagieren läßt.

So kann man durch Zusammenbringen von Benzaldehyd $C_6H_5.CHO$, Salicylaldehyd $OH.C_6H_4.CHO$ mit Eiweiß, Casein oder Albumosen, Aldehydproteinverbindungen darstellen, in denen anscheinend die Aldehydgruppe mit den Aminogruppen des Eiweißes in Reaktion getreten ist und die angeblich antiseptische Eigenschaft zeigen [1]).

Formaldehyd HCHO kondensiert sich mit Phenolen zu Phenolalkoholen und beim Erhitzen mit Mineralsäuren zu hochmolekularen Produkten [2]). Ähnliche unlösliche Körper entstehen bei der Einwirkung von Formaldehyd auf ein Gemenge von o- und p-Phenolsulfosäure beim Kochen der salzsauren Lösung dieser Säuren. Der gebildete Körper ist schwefelfrei, da die Sulfogruppe durch die Formaldehydgruppe verdrängt wird; es entstehen hochmolekulare Oxydialkohole des Benzols bzw. deren Anhydroverbindungen, also Anhydroxybenzyldialkohol.

$$C_6H_4\diagdown^{SO_3H}_{OH} + 2CH_2\diagdown^{OH}_{OH} = H_2SO_4 + C_6H_3\diagup^{CH_2.OH}_{CH_2.OH} + H_2O$$
$$\diagdown OH$$

Letzterer Körper geht dann unter Wasseraustritt in die Anhydroverbindung über.

$$C_6H_3\diagup^{OH}_{CH_2} - O - CH_2\diagdown^{OH}_{C_6H_3}$$
$$\diagdown CH_2.OH \quad HO.CH_2\diagup$$

Aus Formaldehyd und Phenolen kann man ein Kondensationsprodukt erhalten, wenn man schwefelige Säure auf das Gemisch einwirken läßt. Dieses Produkt soll weniger dunkel und weniger harzhaltig sein als das mit anderen Mineralsäuren dargestellte [3]).

Praktische Verwendung haben diese in Gegenwart von Alkalien Formaldehyd abgebende Körper nicht gefunden.

Eigentümlich ist das physiologische Verhalten der beiden Naphthole. α-Naphthol

und β - Naphthol

und merkwürdigerweise verschieden giftig und zwar α-Naphthol stärker giftig als β-Naphthol.

Nach Maximowitsch [4]) ist α-Naphthol dreimal weniger toxisch und besitzt dreimal stärkere antiseptische Eigenschaften. Wegen der schweren Löslichkeit wird β-Naphthol nur als Darmantisepticum und in der Dermatologie angewendet. β-Naphtholnatrium $C_{10}H_7.ONa$, welches in Wasser leichter löslich ist, hat den Namen Mikrocidin. Naphtholsulfosäure, welche in Wasser besser löslich, hat keine Vorzüge vor dem Naphthol, ihre Salze sind wenig antiseptisch wirksam.

---

[1]) DRP. 105499.
[2]) L. Sarason, DRP. 101191.
[3]) DRP. 219570.
[4]) Deutsch. Arch. f. klin. Med.

Ein Naphtholderivat für dermatologische Zwecke ist Epicarin
$=\beta$-Oxynaphthyl-o-oxy-m-toluylsäure $(COOH)(OH)C_6H_3.CH_2.C_{10}H_6.OH$.
Es besitzt starken Säurecharakter und bildet wasserlösliche Salze. Es
ist ein starkes, nicht reizend wirkendes Antisepticum, das bei innerlicher
Darreichung zum größten Teil unverändert wieder ausgeschieden wird[1]).
Es wird gegen parasitäre Hautkrankheiten, wie Skabies, Herbes tonsurans,
Hunderäude etc. empfohlen [2]).

Die Naphthylaminsulfosäure (Naphthionsäure) $C_{10}H_6.(NH_2).SO_3H$
wurde aus ganz anderen Gründen empfohlen[3]). Sie besitzt die Eigenschaft, sich mit Nitrit zu der für den Organismus verhältnismäßig unschädlichen und leicht zersetzlichen Diazoverbindung umzusetzen und
wurde von Riegler gegen Nitritvergiftung, Blutvergiftung und da die
Jodausscheidung bei Jodismus angeblich auf Gegenwart von Nitriten
beruht, auch dagegen empfohlen. Zur Verhinderung der Harnalkaleszenz
bei Blasenleiden wurde diese Säure ebenfalls angewendet.

Durch Ersatz von Kernwasserstoff im Phenolmolekul durch die
SO_3H-Gruppe findet, wenn dasselbe in die o- oder m-Stellung zur OH-
Gruppe tritt, eine Erhöhung der Desinfektionskraft statt; am größten
ist dieselbe in der o-Stellung. Die p-Kresol-o-sulfosäure übertrifft die
Phenol-o-sulfosäure an Desinfektionskraft, wie in gleicher Weise Kresol
das Phenol nach dieser Richtung übertrifft.

Kresolschwefelsäureester sind den Sulfosäuren an Desinfektionskraft überlegen [4]).

*　　　*　　　*

Ersetzt man im Benzolkern einen Wasserstoff statt durch eine
Hydroxylgruppe durch eine Carboxylgruppe, so erhält man eine wenig
wirksame und wenig giftige Substanz, die Benzoesäure $C_6H_5.COOH$,
von sehr geringer antiseptischer Kraft. Das Eintreten eines Hydroxyls,
namentlich in der o-Stellung (Bildung von Salicylsäure), macht sie
wieder wirksamer. Auch das Eintreten einer Fettsäure statt des
Carboxyls in den Benzolkern führt zur Entstehung antiseptisch wirkender Körper.

Von theoretischem Interesse ist ferner, zu sehen, wie sich die anti-
septische Kraft der Phenole ändert, wenn man statt des Hydroxyls
Fettsäuregruppen in den Benzolkern einführt. Die Benzoesäure hat ja
bekanntlich sehr geringe therapeutische und antiseptische Eigenschaften.
Die phenylsubstituierten Fettsäuren wachsen in ihrer antiseptischen
Wirkung mit dem Wachsen des Molekulargewichtes der substituierten
Säure. So wirkt Phenylessigsäure $C_6H_5.CH_2.COOH$ stärker als Phenol;
Phenylpropionsäure $C_6H_5.CH_2.CH_2.COOH$ stärker als Phenylessig-
säure, Phenylbuttersäure $C_6H_5.CH_2.CH_2.CH_2.COOH$ kräftiger als
Phenylpropionsäure [5]). Hingegen hat Duggan[6]) gezeigt, daß sich die

[1]) Eichengrün, Pharm. Zentralhalle 41. 87.
[2]) Kaposi, Wiener med. Wochenschr. 1900. Nr. 6.
[3]) E. Riegler, Wiener med. Blätter 1897. Nr. 14.
[4]) Schneider, Zeitschr. f. Hyg. 53. 116.
[5]) Parry Laws, Journ. of physiol. 17. 360.
[6]) C. r. soc. biol. 1886. 614.

antiseptische Wirkung in der Fettsäurereihe umgekehrt verhält. Hier ist die Ameisensäure $HCOOH$ die stärkste, hierauf folgt die Essigsäure $CH_3.COOH$ und schließlich die Propionsäure $CH_3.CH_2.COOH$. Um das Wachsen des Bacillus subtilis zu unterdrücken, benötigt man Lösungen, die 7% Ameisensäure oder 9% Essigsäure oder 10% Propionsäure enthalten. Diese Prozentzahlen korrespondieren exakt mit dem relativen Molekulargewicht und mit der relativen Fähigkeit der Säuren, Basen zu neutralisieren. Phenylessigsäure und Phenylpropionsäure (Hydrozimtsäure) sind ungiftig und wurden wegen ihrer günstigen Wirkung bei Tuberkulose empfohlen. Bei Typhus erniedrigt Phenylessigsäure die Temperatur und erhöht den Blutdruck.

Stearns & Co., Detroit, stellen Superoxydsäuren aus Anhydriden zweibasischer Säuren her, indem sie die Anhydride mit wässerigen Lösungen von Wasserstoffsuperoxyd bis zur Bildung von Niederschlägen schütteln. Beschrieben ist Peroxydphthalsäure, Bernsteinsuperoxydsäure, Glutarsuperoxydsäure. Bis jetzt hat sich kein organisches Superoxyd in der Therapie bewährt [1]).

Salicylsäure.

Die wichtige Entdeckung von Kolbe [2]), daß man vom Phenol leicht durch Einwirkung von Kohlensäure unter bestimmten Bedingungen zur Salicylsäure

o-Oxybenzoesäure

gelangen kann und daß dieser Substanz sehr bedeutende antiseptische und gärungshemmende Eigenschaften zukommen, hat in der synthetischen Chemie geradezu Epoche gemacht. Der große Erfolg der Salicylsäure in der Medizin, welcher durch die Beobachtung von Stricker, daß die Salicylsäure beim akuten Gelenkrheumatismus spezifische Wirkung besitze, noch vergrößert wurde, war auch für die Theorie der Arzneimittelwirkung von Bedeutung. Einzelnen Derivaten der Salicylsäure kommen aber Eigenschaften zu, als leichte Nervennarkotica zu wirken wie die antipyretischen Mitteln z. B. die Acetylsalicylsäure. Während der Eintritt von Carboxylgruppen in aromatische Verbindungen, insbesonders in Phenole, im allgemeinen die Wirkung dieser Substanzen herabsetzt oder völlig aufhebt, ja sogar beim Phenol selbst durch Eintritt der Carboxylgruppe in zwei Stellungen völlig unwirksame Substanzen entstehen, wie

p-Oxybenzoesäure   und m-Oxybenzoesäure

---

[1]) DRP. 170727.
[2]) Liebig's Ann. **113**. 115, **125**. 201.

wird wohl durch den Eintritt einer Carboxylgruppe in der o-Stellung die Giftigkeit des Phenols herabgesetzt, aber das neue Produkt, die Salicylsäure, erhält bei geringerer absoluter Giftigkeit auch neue therapeutische Eigenschaften, welche die der Ausgangssubstanz, des Phenols, weitaus übertreffen.

Die Pyridincarbonsäuren wirken alle höchst wahrscheinlich stark antiseptisch. Die Uvitoninsäure (α-Picolin-γ-α_1-dicarbonsäure)

$$\text{COOH}^{\,1)}$$

z. B. ist nach Böttinger in so hohem Maße antiseptisch wirksam, daß sie die Salicylsäure verdrängen würde, wenn man sie nur billiger verschaffen könnte.

Ursprünglich hat Kolbe[2]) Salicylsäure synthetisch gewonnen, indem er Kohlensäure in kochendes Phenol, dem Natrium zugesetzt war, einleitete. Wenn man Kalihydrat statt des Natrons verwendete, so erhielt man hauptsächlich p-Oxybenzoesäure. Man gelangt technisch aber besser zum Ziele, wenn man statt des Natriummetalles Ätznatron anwendet und durch Erhitzen von Phenol mit Natronhydrat trockenes Phenolnatrium darstellt und in dieses nun Kohlensäure einleitet. Hierbei bildet sich aber nur aus der Hälfte des angewandten Phenols Salicylsäure. Schmitt[3]) hat aber die ursprüngliche Kolbe'sche Synthese in der Weise vervollkommnet, daß er Phenolnatriumcarbonat unter Druck auf ca. 140° erhitzte, wobei es quantitativ in Natriumsalicylat überging. Dieses Verfahren läßt sich auch in gleicher Weise für die Darstellung von Oxynaphthalincarbonsäure und Oxychinolincarbonsäure verwerten, welche nach dem ursprünglichen Kolbe'schen Verfahren zu erhalten nicht möglich war[4]).

Von keiner praktischen Bedeutung sind die Versuche, vom Diphenylcarbonat ausgehend, durch Erhitzen dieser Substanz, einer äquivalenten Menge von Natriumhydrat und Alkohol auf 200° Salicylsäure zu erhalten[5]). Die von Diphenyl sich ableitenden Substanzen sind stets unwirksam. Diphenylcarbonat erhält man durch Einleiten von Chlorkohlenoxyd in Phenolnatrium, eine Methode, die weiterhin in der Weise geändert wurde, daß man gleiche Molekulargewichte von Diphenylcarbonat, Natronhydrat und Phenolnatrium zusammengeschmolzen hat. Derselbe Gedanke wurde dann weiter ausgebildet, indem man den Prozeß in eins zusammenzog und auf ein trockenes Gemenge von Phenol und Ätznatron im Verhältnisse von 3 Mol. Phenol zu 4 Mol. Ätznatron Phosgen einleitet und auf 200° erhitzt. Alle diese Methoden haben den Nachteil, daß im Gegensatze zur Schmittschen Methode, welche eine quantitative Umwandlung des angewendeten Phenols in Salicylsäure ermöglicht, bei diesen Methoden der allergrösste Teil des angewendeten Phenols unverändert bleibt und nur ein kleiner Teil in die Salicylsäure-Synthese eingeht.

Ein neues Verfahren zur Darstellung der Salicylsäure schlug S. Marasse[6]) vor, bei dem im Gegensatz zu den bisherigen statt Natrium Kalium verwendet wird. Man mischt Phenol mit Pottasche und setzt einen Überschuß dieses Salzes zu,

---

[1]) Bei der gegenwärtig leichten Möglichkeit billig zur Brenztraubensäure und von dieser mittelst alkohol. Ammoniak zur Uvitoninsäure zu gelangen, wären Versuche in dieser Richtung wohl am Platze.

[2]) DRP. 426.
[3]) DRP. 29939.
[4]) DRP. 31240.
[5]) DRP. 24151, 27609, 28985, 30172.
[6]) DRP. 73279.

um zu vermeiden, daß beim Erwärmen die Masse teigig wird. Bei einer Temperatur zwischen 130 und 160 ⁰ leitet man dann Kohlensäure ein, wobei rasch eine Bildung von salicylsaurem Kali stattfindet.

Die Untersuchungen von Kolbe haben, was für die Theorie der Salicylsäurewirkung sehr wichtig ist, gezeigt, daß die Wirkung dieser Oxybenzoesäure von der o-Stellung abhängig ist; weder die p-Oxybenzoesäure, noch die m-Oxybenzoesäure besitzen antiseptische Wirkungen oder die therapeutischen Effekte der Salicylsäure[1]). Auch von den Kresotinsäuren $(OH).CH_3.C_6H_3.COOH$ ist die der Salicylsäure homologe

$$p\text{-Kresotinsäure} \quad \overset{COOH}{\underset{H_3C}{\bigcirc}}OH$$

wirksam und von kräftigen Effekten [2]). Die Kresotinsäuren unterscheiden sich von den Oxybenzoesäuren dadurch, daß ein Kernwasserstoff durch eine Methylgruppe ersetzt ist. Man gelangt zu ihnen von den Kresolen $CH_3.C_6H_4.OH$ ausgehend und sie verhalten sich zu den Kresolen chemisch wie die Salicylsäure zum Phenol, d. h. sie sind die Carbonsäuren der Kresole. o-Kresotinsäure ist von allen dreien physiologisch die wirksamste, weil auch hier die o-Stellung, ebenso wie bei der Salicylsäure die Wirksamkeit begünstigt, aber sie ist trotz ihrer physiologischen Wirksamkeit therapeutisch nicht verwertbar, da sie nach verhältnismäßig kleinen Gaben eine Lähmung des Herzmuskels verursacht. p-Kresotinsäure steht in bezug auf die Wirkung hinter der Salicylsäure zurück, aber sie wird vom Organismus gut vertragen, während m-Kresotinsäure als ganz unwirksam anzusehen ist. Wird in der Salicylsäure also ein Kernwasserstoff durch eine Methylgruppe ersetzt, so steigt die Giftigkeit dieser Verbindung, während es beim Phenol umgekehrt ist, da die Kresole weniger giftig sind, als die Phenole.

Ersetzt man den Hydroxylwasserstoff der Salicylsäure durch eine Methylgruppe, so erhält man eine nur schwach antiseptisch wirkende, bei Tieren selbst in großen Dosen ungiftig wirkende Substanz

$$C_6H_4\underset{COOH\,(2).}{\overset{OCH_3\,(1).}{<}}$$ o-Methoxybenzoesäure. Beim Menschen hat sie nur

schwache antithermische Wirkung. Ersetzt man in der p-Oxybenzoesäure den Wasserstoff des Hydroxyls durch Methyl, so bekommt man eine unwirksame und den Organismus unverändert passierende Substanz,

die Anissäure $$C_6H_4\underset{COOH\,(4.)}{\overset{OCH_3\,(1.)}{<}}$$

---

[1]) Sie sind aber angeblich therapeutisch nicht ganz unwirksam (Privatmitt. Mohr).

[2]) Demme: Bericht des Kinderspitals Bern 1888. 49.

Der Salicylsäure kommen als unangenehme Nebenerscheinungen vornehmlich der schlechte (süßliche) Geschmack, insbesonders dem Natriumsalze, zu und ferner der Umstand, daß einzelne Individuen sowohl von der Salicylsäure, als auch von salicylsaurem Natron in der Weise belästigt werden, daß sich Sensationen vom Magen aus geltend machen, die wohl auf die Ätzwirkung der Salicylsäure auf die Magenschleimhaut zurückzuführen sind. Die Versuche, die im großen und ganzen unwesentlichen Nebenwirkungen zu umgehen, haben zu einzelnen interessanten und zu einer äußerst wichtigen Synthese geführt.

Man hat durch den Verschluß der Hydroxylgruppe durch ein Essigsäureradikal Acetylsalicylsäure dargestellt,

$$C_6H_4 \begin{cases} O.OC.CH_3 \ (1.) \\ COOH \qquad (2.) \end{cases}$$

von welcher behauptet wird, daß sie der Organismus viel besser verträgt, als die Salicylsäure selbst. (Aspirin)[1]). Es unterscheidet sich vom Natriumsalicylat durch das Fehlen des süßlichen Geschmackes.

Im Organismus wird durch Abspaltung der Essigsäure die wirksame Salicylsäure wieder regeneriert.

Aspirin ist nach den Untersuchungen von A. Chistoni und F. Lapresa zweimal so giftig als salicylsaures Natron[2]).

Die Acetylsalicylsäure wirkt nach allen klinischen Erfahrungen nicht wie Salicylsäure, sondern hat narkotische Wirkungen. Bei Typhus hat sie antipyretische Wirkungen, wie sie in gleicher Weise der Salicylsäure, dem Diaspirin und Diplosal bei gleich geringer Dosis noch nicht zukommen[3]).

Beim Wärmestich entwickelt Acetylsalicylsäure in geringer Dosis eine stark antipyretische Wirkung, während Salicylsäure keine oder eine weit geringere hat. Sie ist ein Fiebernarkoticum. Die Spaltung im Darm verläuft wahrscheinlich sehr langsam, so daß Acetylsalicylsäure als solche resorbiert wird. Im Körper selbst wird aber die Acetylgruppe abgespalten, da im Harn nur Salicylsäure auftritt[4]).

Man läßt behufs Darstellung dieser Substanz Salicylsäure mit der anderthalbfachen Menge Essigsäureanhydrid zwei Stunden lang auf dem Ölbade reagieren, wobei Salicylsäure völlig in Lösung geht und beim Erkalten Acetylsalicylsäure herauskrystallisiert oder man erhitzt Salicylsäure mit Acetylchlorid auf 80 °, wobei man dasselbe Reaktionsprodukt erhält[5]). Man erhält bessere Ausbeuten von dieser Verbindung, wenn man in Gegenwart eines Kondensierungsmittels, wie konz. Schwefelsäure, Zinkchlorid, Natriumacetat oder dgl. arbeitet. In gleicher Weise wurde durch Erhitzen der Salicylsäure oder ihrer Salze mit den Anhydriden oder Chloriden der Propion-, Butter- oder Valeriansäure oder der höheren Fettsäuren mit oder ohne Zusatz eines Kondensierungsmittels Propionyl-, Butyryl-, Valeryl- und höhere Acylsalicylsäuren gewonnen[6]).

G. Richter, Budapest stellt die Alkalisalze der Acetylsalicylsäure in der Weise her, daß er Lösungen oder Suspensionen der Acetylsalicylsäure in Methyl-

---

[1]) Pflüger's Arch. f. Phys. **76**. 306.
[2]) Archiv di Farmacol. **8**. 63.
[3]) S. Bondi, Zeitschr. f. klin. Med. **72**. Heft 1 u. 2.
[4]) S. Bondi und Hans Katz, ebenda.
[5]) DRP. Anm. 10563. 10581 (Beide versagt).
[6]) Engl. P. 11596.

alkohol oder etwas Wasser enthaltendem Aceton mit festem Alkalicarbonaten ver-
rührt und die gebildeten Alkalisalze aus der filtrierten Lösung durch Äther ausfällt.
Dieses Verfahren dient zur Darstellung des Hydropyrins, des Lithiumsalzes der
Acetylsalicylsäure und des Calciumsalzes, des Kalmopyrins.

Kalle in Biebrich erzeugen Acetylsalicylamid durch Einwirkung von Essigsäureanhydrid auf Salicylamid in Eisessiglösung [1]).

Benzoylsalicylsäure

$$C_6H_4 \diagdown \begin{matrix} O.CO.C_6H_5 \\ COOH \end{matrix}$$

stellt man dar, indem man Dinatriumsalicylat mit Benzoylchlorid in einem
indifferenten Lösungsmittel behandelt und die freie Säure aus dem Natriumsalz
mittelst Essigsäure abscheidet. Sie gibt keine Eisenchloridreaktion [2]).

Die Salicylosalicylsäure in krystallisierter Form wird hergestellt, indem man
auf Salicylsäure oder deren Salze nicht mehr als die theoretische Menge eines
sauren Kondensationsmittels, wie Phosgen, Phosphortrichlorid, Thionylchlorid so
einwirken läßt, daß die Bildung von Disalicylid oder höheren molekularen Anhydriden vermieden wird [3]). Man kann auch die Salicylosalicylsäure gewinnen,
indem man die Kondensationsprodukte von Salicylsäure und sauren Kondensationsmitteln, wie Phosphortrichlorid etc. mit einer weiteren Menge Salicylsäure
behandelt [4]).

Man erhält die krystallisierte Salicylosalicylsäure, wenn man am Phenolhydroxyl substituierte Salicylosalicylsäuren der partiellen Verseifung mit
wässerigen Alkalien oder Säuren unterwirft, z. B. Acetylsalicylosalicylsäure,
Äthylcarbonylsalicylosalicylsäure, Benzylsalicylosalicylsäure [5]).

Einhorn, München [6]) stellt Anhydride acidylierter Salicylsäuren in der Weise
her, daß er die acidylierten Salicylkohlensäureäther von der allgemeinen Formel

$$C_6H_4 \diagdown \begin{matrix} O \text{ Acidyl} \\ CO.O.COO \text{ Alkyl} \end{matrix}$$

längere Zeit für sich erwärmt.

Heyden-Radebeul [7]) stellen Aryl- und Alkyloxyacidylsalicylsäuren her, indem
sie Salicylsäure oder deren Salze mit den Halogeniden oder Anhydriden von Alkyl-
oder Aryloxyfettsäuren mit oder ohne Kondensationsmitteln behandeln. Diese
Substanzen sollen geschmacklos sein, während die eine Komponente, z. B. die
Phenoxyessigsäure einen unangenehmen Geschmack und Geruch hat. Dargestellt
wurden Phenoxyacetylsalicylsäure

$$\begin{matrix} O.CO.CH_2.O.C_6H_5 \\ \hexagon COOH \end{matrix}$$

und Äthoxyacetylsalicylsäure

$$\begin{matrix} O.CO.CH_2.O.C_2H_5 \\ \hexagon .COOH \end{matrix}$$

---

[1]) DRP. 177054.
[2]) Hoffmann-La Roche, Basel, DRP. 169247.
[3]) Böhringer, Waldhof, DRP. 211403.
[4]) DRP. 214044, Zusatz zu DRP. 211403.
[5]) Böhringer, DRP. 220941.
[6]) DRP. Anm. E. 13672.
[7]) DRP. 221385.

Anhydride der Acylsalicylsäuren[1]) werden dargestellt, indem man entweder die Acylsalicylsäuren mit zweibasischen Säurehalogeniden in Gegenwart von tertiären Basen oder die Halogenide der Acylsalicylsäuren mit tertiären Basen und Wasser behandelt oder die Halogenide der Acylsalicylsäuren auf die Acylsalicylsäuren in Gegenwart von tertiären Basen oder anderen alkalisch wirkenden Mitteln oder auch die Salze der Acylsalicylsäuren einwirken läßt, z. B. wird Acetylsalicylsäureanhydrid durch Einwirkung von Thionylchlorid auf Acetylsalicylsäure in benzolischer Lösung bei Gegenwart von Pyridin gewonnen oder mit Phosgen. Man kann auch Acetylsalicylsäurechlorid auf Acetylsalicylsäure bei Gegenwart von Dimethylanilin einwirken lassen, oder man erhitzt Acetylsalicylsäurechlorid mit dem Natriumsalz der Acetylsalicylsäuren. Man kann auch Acetylsalicylsäurechlorid in benzolischer Lösung mit Alkylpicolin behandeln.

Carboxäthylsalicylsäure wird in benzolischer Lösung mit Sulfurylchlorid behandelt. Man kann auch Benzoylsalicylsäure mit Phosgen und Chinolin behandeln oder Cinnamoylsalicylsäure mit Phosgen und Antipyrin[2]). Man kann als Kondensationsmittel statt der zweibasischen Säurehalogenide andere Säurehalogenide oder Schwefelhalogenide ersetzen. Man erhält die Anhydride z. B. aus Acetylsalicylsäure, Phosphoroxychlorid, Benzol und Pyridin.

Carboxyalkylsalicylosalicylsäuren $C_6H_4 < \begin{array}{l} O.COO.C_2H_5 \\ CO.O.C_6H_4.COOH \end{array}$ entstehen, wenn man unter Ausschluß von Pyridin und analog wirkenden tertiären Basen auf die Salze der Salicylsäure Chloralkylcarbonate entweder ohne Lösungsmittel oder in geeigneten Lösungsmitteln wie Aceton, Methyläthylketon oder Wasser aber in Abwesenheit von absolutem Alkohol zunächst in der Kälte zur Einwirkung bringt und alsdann das Reaktionsgemisch längere Zeit bei gewöhnlicher Temperatur stehen läßt[3]).

Die Succinylsalicylsäure erhält man so wie ihre Methylhomologen, indem man die Halogenide der Bernsteinsäure auf die Salicylsäure oder ihre homologen Kresotinsäuren einwirken läßt und halogenwasserstoffbindende Substanzen zusetzt.

Diese Succinylsalicylsäure soll leichter spaltbar und besser resorbierbar sein, als die Acetylsalicylsäure und regt die Schweißsekretion viel stärker an. Sie ist gewissermaßen ein doppeltes Aspirin und wird unter dem Namen Diaspirin in den Handel gebracht[4]).

Isovalerylsalicylsäure erhält man mittelst Isovaleriansäureanhydrid durch Lösen in Xylol und Erhitzen unterhalb des Siedepunktes[5]).

Acidylderivate der Salicylosalicylsäure der allgemeinen Formel Acidyl.O. $C_6H_4.CO.O.C_6H_4.COOH$ erhält man, wenn man entweder Salicylosalicylsäure nach einer der bekannten Methoden acyliert oder Acidylsalicylsäuren mit Salicylsäure kondensiert, wobei Essigsäureanhydrid als Kondensationsmittel ausgenommen ist oder Acidylsalicylsäure für sich allein oder in Gegenwart von Lösungsmitteln mit Ausnahme von Eisessig und Essigsäureanhydrid, derart kurze Zeit erhitzt, daß die Bildung von Salicylid ausgeschlossen ist. Beschrieben sind Acetylsalicylosalicylsäure, Benzoylsalicylosalicylsäure, Äthylcarbonylsalicylosalicylsäure, Salicylosalicylsäurecarbonat. Von allen bisher bekannten sauren Salicylpräparaten sollen die Acidylsalicylosalicylsäuren die geringste Ätzwirkung auf Schleimhäute ausüben[6]).

Die Überführung der Acidylsalicylsäuren in Acidylsalicylosalicylsäuren findet auch ohne äußere Wärmezufuhr statt, wenn man die Acidylsalicylsäuren mit tertiären Basen längere Zeit stehen läßt. Man erhält Acetylsalicylosalicylsäure aus Acetylsalicylsäure und Pyridin, sowie Äthylcarbonylsalicylosalicylsäure aus Äthylcarbonylsalicylsäure und Dimethylanilin oder Pyridin[7]).

[1]) Bayer-Elberfeld, DRP. 201325,
[2]) DRP. 201326, Zusatz zu DRP. 201325.
[3]) Alfred Einhorn, München, DRP. 238105.
[4]) DRP. 196634.
[5]) Gustav Wendt in Steglitz, DRP. Anm. W. 24808.
[6]) Böhringer-Waldhof, DRP. 236196.
[7]) Böhringer-Waldhof, DRP. 237211, Zusatz zu DRP. 236196.

Bei dem durch Einwirkung von Schwefelsäure auf Salicylsäure erhaltenen salicylschwefelsauren Natron wird durch die Einführung der Sulfosäuregruppe die Salicylwirkung entschieden abgeschwächt, so daß es als Salicylsäureersatz durchaus unverwendbar ist. Weiter wurde versucht, neben der Carboxylgruppe andere Säuregruppen einzuführen. So haben Bialobrzecki und M. v. Nencki aus Acetylchlorid und Salicylsäure mit Hilfe von Eisenchlorid eine Acetosalicylsäure erhalten, welche die Konstitution $C_6H_3(OH)(COCH_3)(COOH)$ besitzt [1]). Sie hat geringere antiseptische Wirkung als Salicylsäure, da sie nicht einmal die Hefegärung zu beeinflussen vermag. Die Säure ist ungiftig und wird daher auch unverändert ausgeschieden.

Der Versuch, statt der Salicylsäure Salicylessigsäure einzuführen, hat nur einen äußerst geringen Erfolg zu verzeichnen. Doch sind einige Präparate, in denen man die Salicylsäurewirkung als eine Komponente der Gesamtwirkung haben wollte, durch Einführung der Salicylessigsäure dargestellt worden.

Salicylessigsäure, in welcher der Hydroxylwasserstoff durch Essigsäure ersetzt ist, wurde zuerst durch Oxydation der o-Aldehyd-oxyphenylessigsäure [2]) erhalten, späterhin gelang es, sie in quantitativer Ausbeute zu gewinnen, als man das Natriumsalz des o-Oxybenzamids

$$\text{OH}$$
$$\langle\text{Ring}\rangle\text{CO.NH}_2$$

oder dasjenige des o-Oxybenzonitrils

$$\text{OH}$$
$$\langle\text{Ring}\rangle\text{CN}$$

mit monochloressigsauren Salzen umsetzte und die Säureamid- oder Nitrilgruppen durch Kochen mit Natronlauge verseifte [3]).

Die Reaktion verläuft nach folgenden Gleichungen:

1. $C_6H_4 {<}^{CO.NH_2}_{ONa} + CH_2Cl.COONa = C_6H_4 {<}^{CO.NH_2}_{OCH_2.COONa} + ClNa$

$C_6H_4 {<}^{CO.NH_2}_{O.CH_2.COONa} + NaOH = C_6H_4 {<}^{COONa}_{OCH_2.COONa} + NH_3$

oder 2. $C_6H_4 {<}^{CN}_{ONa} + CH_2Cl.COONa = C_6H_4 {<}^{CN}_{OCH_2.COONa} + ClNa$

$C_6H_4 {<}^{CN}_{OCH_2.COONa} + NaOH + H_2O = C_6H_4 {<}^{COONa}_{OCH_2.COONa} + NH_3$

Noch einfacher und in größerer Ausbeute kann man die Salicylessigsäure erhalten, wenn man an Stelle des Salicylamids die Anilide der Salicylsäuren mit chloressigsauren Salzen in Wechselwirkung bringt [4]). Die entstehende freie Salicyl-

---

[1]) BB. **30**. 1776 (1897).
[2]) BB. **17**. 2995 (1884).
[3]) DRP. 93110.
[4]) DRP. 110370.

anilidacetsäure spaltet sich bei längerem Kochen mit Alkalien glatt in Anilin und Salicylessigsäure:

$$C_6H_4{<}{}^{CO.NH.C_6H_5}_{ONa} + CH_2Cl.COONa = C_6H_4{<}{}^{CO.NH.C_6H_5}_{OCH_2.COONa} + ClNa$$

$$C_6H_4{<}{}^{CO.NH.C_6H_5}_{OCH_2.COONa} + NaOH = C_6H_4{<}{}^{COONa}_{OCH_2.COONa} + C_6H_5.NH_2$$

Bestrebungen anderer Art gingen dahin, von anderen hydroxyl-haltigen aromatischen Verbindungen Carbonsäuren in der Absicht dar-zustellen, um der Salicylsäure analog wirkende Substanzen zu erhalten. Doch haben diese Bestrebungen aus dem Grunde keinen Erfolg gehabt, weil durch die Darstellung der Carbonsäure meist wenig wirksame Substanzen oder solche, die vor der Salicylsäure keine Vorzüge be-saßen, erhalten wurden. Die Art der Darstellung war naturgemäß analog der Salicylsäuresynthese, um so mehr als man nach dem Ver-fahren von Schmitt die meisten Phenole in die entsprechenden Carbon-säuren zu verwandeln in der Lage war.

So kann man Oxynaphthoesäuren nach Schmitt[1]) erhalten, wenn man auf α- und β-Naphthol, beziehungsweise auf deren trockene Alkalisalze trockene Kohlensäure einwirken läßt und dann im Autoklaven auf 120—140 ^{0} erhitzt.

Die so dargestellten α- und β-Naphtholcarbonsäuren enthielten nach der Untersuchung von Nencki die Carboxylgruppe in der o-Stellung zum Hydroxyl, so daß man sie als der Salicylsäure entsprechende Deri-vate des Naphthols ansprechen kann.

Die Darstellung kann man insofern vereinfachen, als man den in zwei Phasen verlaufenden Prozeß dadurch in einen zusammenlegt, daß man die Kohlensäure nicht bei gewöhnlicher Temperatur auf die Alkalisalze des Naphthols einwirken läßt, sondern unter Anwendung von Druck bei einer Temperatur von 120—145 ^{0}, wobei die jedenfalls zunächst entstehenden naphthylkohlensauren Alkalisalze sofort in die entsprechenden neutralen carbonaphtholsauren Salze umgewandelt werden.

Die β-Naphtholcarbonsäure, die man nach dem vorstehend be-schriebenen Verfahren erhält, ist jedoch sehr unbeständig und zerfällt leicht wieder in Kohlensäure und β-Naphthol.

Steigert man aber die Temperatur bei der Operation auf 200—250 ^{0}, so ent-steht eine zweite, sehr beständige, gelb gefärbte β-Naphtholcarbonsäure. Auch vom Dioxynaphthalin und zwar sowohl vom 1.8.Dioxynaphthalin und vom 2.8. Dioxynaphthalin wurden zu gleichem Zwecke die Carbonsäuren[2]) dargestellt, in-dem man die Mononatriumsalze dieser Körper mit Kohlensäure unter Druck bei höheren Temperaturen erhitzte.

Die Oxynaphthoesäuren haben eine ähnliche, aber kräftigere anti-septische Wirkung als Salicylsäure und Phenol, aber als Salicylsäure-ersatz eignen sie sich durchaus nicht, da sie beim internen Gebrauche örtlich stark reizend wirken und schon in Dosen von 1½ g für Kaninchen tödlich sind.

Auch von Guajacol

$$C_6H_4{<}{}^{OCH_3\ 1.}_{OH\ \ \ 2.}$$

---

[1]) DRP. 31240, 38052, 50341.
[2]) DRPAnm. 10039.

ausgehend hat man nach der Schmitt'schen Methode die Carbonsäure dargestellt, wobei man eine Substanz folgender Konstitution und Stellung erhält [1]).

$$C_6H_3 \diagdown \begin{matrix} COOH & 1. \\ OH & 2. \\ OCH_3 & 3. \end{matrix}$$

Doch hat diese Substanz keine therapeutische Anwendung gefunden, was wohl auf die Abschwächung der Guajacolwirkung durch den Eintritt der Carboxylgruppe zurückzuführen ist.

Auch vom Diphenyl ausgehend hat man o-Oxydiphenyl in die o-Oxydiphenylcarbonsäure [2]) nach der Schmitt'schen Synthese übergeführt, welche Substanz Phenylsalicylsäure

genannt wurde. Sie ist ein gutes Antisepticum, hat aber der Salicylsäure gegenüber wesentliche Nachteile, da sie noch schwerer in Wasser löslich, als letztere und auch giftig ist [3]).

Auch vom Oxychinolin, insbesonders vom o-Oxychinolin wurde durch Einwirkung von Kohlensäure auf das Natriumsalz unter Druck die o-Oxychinolincarbonsäure (Chinophenolcarbonsäure) dargestellt [4]). Von einer praktischen Anwendung dieser Substanz hat nichts verlautet.

Die Einführung einer Aminogruppe in die Salicylsäure verändert an der Wirkung dieser Substanz nicht viel und der günstige Erfolg und die spezifische Wirkung bei akutem Gelenkrheumatismus bleibt, ohne daß die Einführung eine Erhöhung der Wirksamkeit bedingen würde.

Während die bis nun beschriebenen Wege, mit Ausnahme der Acetylsalicylsäure, dahin gingen, statt der Salicylsäure ähnlich konstituierte Carbonsäuren in die Therapie aufzunehmen, bemühte man sich anderseits in den Organismus Verbindungen einzuführen, aus denen derselbe langsam durch Spaltungen oder Oxydationen Salicylsäure bilden kann. Salicin ist das Glykosid des Saligenins $C_6H_4 . (OH) . CH_2 . OH$. Saligenin wird nun, wenn es auch als solches schon wirkt, im Organismus durch Oxydation in Salicylsäure übergehen.

Man kann es synthetisch darstellen, indem man Formaldehyd auf Phenol einwirken läßt.

Salicin wirkt auf die Körpertemperatur ähnlich, aber schwächer als Chinin und hemmt die Auswanderung der Leucocyten.

---

[1]) DRP. 51381.
[2]) DRP. 61125.
[3]) Bock, Diss. Berlin 1892.
[4]) DRP. 39662.

Nach einem Verfahren von Sell kann man Saligenin in der Weise unlöslich machen, daß man es bei Gegenwart einer Mineralsäure in der Wärme mit Gerbsäure reagieren läßt [1]).

Salole.

Einen sehr großen Erfolg hatte seiner Zeit unter allen Verfahren, Verbindungen darzustellen, denen die Nebenwirkungen der Salicylsäure fehlen, die aber überdies noch eine zweite wirksame Komponente enthalten, welche trotz ihrer Giftigkeit wegen ihrer langsamen Abspaltung der wirksamen Komponenten aus der Verbindung keine Giftwirkung äußerten, die Einführung des sogenannten Salolprinzips durch Nencki. Nencki war der erste, der den für die Arzneimittelsynthese bahnbrechenden Weg eingeschlagen hat, wirksame Säuren und Phenole esterförmig gebunden in den Organismus einzuführen. Durch die Einführung der unlöslichen Ester, welche den Magen unverändert und unverseift passieren, wird jede ätzende Wirkung dieser Substanzen im Magen und hiermit jede Belästigung der Magenschleimhaut durch die Arzneimittel vermieden. Diese Salole werden erst im Darme langsam unter dem Einflusse des esterverseifenden Enzyms, welches von der Bauchspeicheldrüse geliefert wird, bei Gegenwart der normalen Darmsoda in die Komponenten gespalten. Außerdem beteiligen sich an der Esterspaltung auch vorzüglich die Darmbakterien, insbesondere an der Aufspaltung der Phenolcarbonate. Die Säure wird durch die Alkalisalze im Darme neutralisiert, während das Phenol als solches einerseits im Darme als Antisepticum zur Wirkung gelangen kann, anderseits nach seiner Resorption im Organismus selbst wirkt, ohne aber Vergiftungserscheinungen zu verursachen, da ja nur langsam kleine Mengen des Phenols aus dem Ester abgespalten zur Resorption gelangen, so daß der Organismus unter der kontinuierlichen Einwirkung von kleinen Mengen des Phenols steht, eine plötzliche Überflutung desselben durch das giftige Phenol ausgeschlossen ist. Dieses Salolprinzip hat eine ausgebreitete Anwendung in der Arzneimittelsynthese nach beiden Richtungen gefunden, sowohl um wirksame Säuren, als auch um wirksame Phenole in Verbindungen zu bringen, die ätzende oder giftige Wirkungen auszulösen nicht in der Lage sind. Nencki hat gefunden, daß während die Säuren der Fettreihe und aromatische Säuren mit Phenolen unter Anwendung von wasserentziehenden Mitteln, wie Chlorzink, Aluminiumchlorid etc. Ketone bilden, im Gegensatze hierzu fette oder aromatische Säuren mit Phenolen oder Naphtholen, bei Gegenwart von Phosphoroxychlorid als wasserentziehendem Mittel erhitzt, nicht Ketone, sondern Säureester geben.

So erhält man beim Zusammenschmelzen von Salicylsäure und Phenol unter Erwärmung der Mischung mit Phosphoroxychlorid auf 120° den Salicylsäurephenylester, das Salol κατ' ἐξοχήν

---

[1]) DRP. 111963.

$$C_6H_4\begin{cases}OH\\COO.C_6H_5;\end{cases}$$

hierbei reagieren 2 Moleküle Säure, 2 Moleküle Phenol und 1 Molekül Phosphoroxychlorid [1]).

Unter denselben Bedingungen kann man den Salicylsäureresorcinester

$$C_6H_4\begin{cases}O.CO.C_6H_4.OH\\O.CO.C_6H_4.OH\end{cases}$$

sowie die Salicylsäureester des α- und β-Naphthols, des Dioxynaphthalin etc. erhalten. Von Vorteil ist es, dafür zu sorgen, daß die bei dem Prozesse frei werdende Metaphosphorsäure, welche im freien Zustande leicht zur Bildung großer Mengen von Phosphorsäurephenylestern Veranlassung gibt, an Alkali gebunden wird. Statt des Phosphoroxychlorids kann man auch Phosphorpentachlorid anwenden. Ferner kann man Schwefeloxychlorid SO_2Cl_2 oder auch saure schwefelsaure Alkalien als wasserentziehende Mittel benützen. Statt der Salicylsäure kann man zu der gleichen Reaktion α-Oxynaphthoesäure, o-und p-Nitrosalicylsäure, Resorcincarbonsäure und statt des Phenols Resorcin, Pyrogallol, Thymol, Nitrophenol, α- und β-Naphthol, Gaultheriaöl (Salicylsäuremethylester) und Salol verwenden.

Die Darstellung der Salole geschieht aber einfacher statt mit Phosphoroxychlorid in der Weise, daß man Phenolnatrium und salicylsaures Natron in äquimolekularen Mengen mischt und Phosgengas darauf einwirken läßt. Aus dem Reaktionsprodukt kann man den gebildeten Äther mit Wasserdampf austreiben. Dieses Verfahren bietet vor der Verwendung des Phosphoroxychlorids, mit dem es ja sonst ganz identisch ist, den Vorteil der Billigkeit.

Man erhält nach der Nencki'schen Synthese eine Reihe von Körpern [2]), so Resorcindisalicylat $C_6H_4(COO.C_6H_2.OH)_2$

Disalol $C_6H_4<\begin{smallmatrix}COO.C_6H_4.COO.C_6H_5\\OH\end{smallmatrix}$

Gaultheriasalol $C_6H_4<\begin{smallmatrix}CO.OC_6H_4.COO.CH_3\\OH\end{smallmatrix}$

Salol, $C_6H_4(OH).COO.C_6H_5$

α-Naphthylsalicylat, $C_6H_4(OH)COO.C_{10}H_7$

β-Naphthylsalicylat, $C_6H_4(OH)COO.C_{10}H_7$

Resorcinmonosalicylat, $C_6H_4(OH)COO.C_6H_4.OH$

Pyrogallolsalicylat, $C_6H_4(OH).COO.C_6H_3(OH)_2$

Phenyl-α-oxynaphthoat, $C_{10}H_6(OH)COO.C_6H_5$

Phenyl-o-nitrosalicylat, $C_6H_3\begin{cases}COO.C_6H_5 \ (1)\\OH \qquad\quad (2)\\NO_2 \qquad\;\; 3)\end{cases}$

Phenyl-p-nitrosalicylat, $C_6H_3\begin{cases}COO.C_6H_5 \ (1)\\OH \qquad\quad (2)\\NO_2 \qquad\;\; (5)\end{cases}$

p-Nitrophenylsalicylat, $C_6H_4<\begin{smallmatrix}COO.C_6H_4.NO_2\\OH\end{smallmatrix}$

Thymolsalicylat, $C_6H_4<\begin{smallmatrix}COO.C_{10}H_{13}\\OH\end{smallmatrix}$

β-Naphthol-α-oxynaphthoat, $C_{10}H_6(OH)COO.C_{10}H_7$

---

[1]) DRP. 38973, DRPAnm. 1622, DRP. 39184, 43173.
[2]) DRP. 43713.

β-Naphthohydrochinonsalicylat, $(C_6H_4\big\langle^{COO}_{OH})_2 . C_{10}H_6$

Phenylresorcincarbonsäureester, $C_6H_3\big\langle^{COO\,.\,C_6H_5}_{(OH)_2}$

Weiterhin hat Nencki[1]) nach der gleichen Methode eine Reihe von ähnlichen Estern dargestellt und zwar:

Salicylsaures o-Kresol, $C_6H_4\big\langle^{COO}_{OH} . C_6H_4(CH_3)$, salicylsaures m-Kresol,

salicylsaures p-Kresol[2]), o-kresotinsaures Phenol, $C_6H_3\big\langle^{COO\,.\,C_6H_5}_{\substack{OH\\CH_3}}$, o-kresotin-

saures o-Kresol, $C_6H_3\big\langle^{COO\,.\,C_6H_4\,.\,CH}_{\substack{OH\\CH_3}}$, o-kresotinsaures m-Kresol, o-kresotin-

saures p-Kresol, m-kresotinsaures Phenol, $C_6H_3\big\langle^{COO\,.\,C_6H_5}_{\substack{OH\\CH_3}}$, m-kresotinsaures

o-Kresol, $C_6H_3\big\langle^{COO\,.\,C_6H_4(CH_3)}_{\substack{OH\\CH_3}}$, m-kresotinsaures m-Kresol, m-kresotinsaures

p-Kresol, p-kresotinsaures Phenol, $C_6H_3\big\langle^{COO\,.\,C_6H_5}_{\substack{OH\\CH_3}}$, p-kresotinsaures o-Kresol,

$C_6H_3\big\langle^{COO\,.\,C_6H_4\,.\,CH_3}_{\substack{OH\\CH_3}}$, p-kresotinsaures m-Kresol, p-kresotinsaures p-Kresol.

Salicylsaures Rohkresol, aus Salicylsäure und Teerkresol, ist je nach dem Siedepunkt des angewendeten Kresols flüssig oder halbfest.

Rohkresotinsaures Phenol aus Phenol und der Carbonsäure des oben erwähnten Teerkresols.

Rohkresotinsaures Rohkresol.

Salicylsaures Methylresorcin, $C_6H_4 <^{COO_4\,.\,C_6H(OCH_3)}_{OH}$, p-oxybenzoesaures

Phenol, $C_6H_4 <^{COO\,.\,C_6H_5}_{OH}$, anissaures Phenol, $C_6H_4 <^{COO\,.\,C_6H_5}_{OH}$, p-äthoxybenzoe-

saures Phenol, $C_6H_4 <^{COO\,.\,C_6H_5}_{OC_2H_5}$, salicylsaures Guajacol $C_6H_4 <^{COO\,.\,C_6H_4\,.\,OCH_3}_{OH}$,

salicylsaures Thiophenol, $C_6H_4 <^{COS\,.\,C_6H_5}_{OH}$,

o-kresotinsaures Guajacol, $C_6H_3\big\langle^{COO\,.\,C_6H_4\,.\,OCH_3\ (1)}_{\substack{OH\qquad\ (2),\\CH_3\qquad\ (3)}}$

o-kresotinsaures Kresol, $C_6H_3\big\langle^{COO\,.\,C_7H_6\,.\,OCH_3\ (1)}_{\substack{OH\qquad\ (2)\,[3]),\\CH_3\qquad\ (3)}}$ m-kresotinsaures Guajacol,

$C_6H_3\big\langle^{COO\,.\,C_6H_4\,.\,OCH_3\,(1)}_{\substack{OH\qquad\ (2),\\CH_3\qquad\ (4)}}$ m-kresotinsaures Kreosol, $C_6H_3\big\langle^{COO\,.\,C_7H_6\,.\,OCH_3\,(1)}_{\substack{OH\qquad\ (2),\\CH_3\qquad\ (3)}}$

---

[1]) DRP. 46756.
[2]) M. v. Nencki, C. r. **1889**. 254. Stärkeres Darmantisepticum als Salol.
[3]) DRP. 57941.

p-kresotinsaures Guajacol, $C_6H_3\Big\langle{\overset{\text{COO}.C_6H_4.OCH_3\;(1)}{\underset{\text{CH}_3\;\;(5)}{\text{OH}\;\;(2)}}}$, p-kresotinsaures Kreosol,

$C_6H_3\Big\langle{\overset{\text{COO}.C_7H_6.OCH_3\;(1)}{\underset{\text{CH}_3\;\;\;\;\;\;(5)}{\text{OH}\;\;\;\;\;\;\;(2)}}}$,

p-oxybenzoesaures Guajacol, $C_6H_4\Big\langle{\overset{\text{COO}.C_6H_4.OCH_3(1)}{\text{OH}\;\;\;\;\;\;\;\;\;(4)}}$, p-oxybenzoesaures Kreo-

sol, $C_6H_4\Big\langle{\overset{\text{COO}.C_7H_6.OCH_3\;(1)}{\text{OH}\;\;\;\;\;\;\;\;\;(2)}}$, benzoesaures Guajacol, $C_6H_5 . COO . C_6H_4 . OCH_3$,

benzoesaures Kreosol, $C_6H_5.COO.C_7H_6.OCH_3$, anissaures Guajacol,

$C_6H_4\Big\langle{\overset{\text{COO}.C_6H_4.OCH_3\;(1)}{\text{OCH}_3\;\;\;\;\;\;\;(2)}}$, anissaures Kreosol, $C_6H_4\Big\langle{\overset{\text{COO}.C_7H_6.OCH_3\;(1)}{\text{OCH}_3\;\;\;\;\;\;\;(4)}}$,

p-äthoxybenzoesaures Guajacol $C_6H_4\Big\langle{\overset{\text{COO}.C_6H_4.OCH_3\;(1)}{\text{OC}_2H_5\;\;\;\;\;\;\;(4)}}$, äthoxybenzoesaures

Kreosol, $C_6H_4\Big\langle{\overset{\text{COO}.C_7H_6.OCH_3(1)}{\text{OC}_2H_5\;\;\;\;\;\;\;(4)}}$

salicylsaures Isobutylphenol [1]), salicylsaures Isoamylphenol, salicylsaures Benzyl-phenol, salicylsaures o-Thiokresol, zimtsaures Eugenol, salicylsaures Kreosot, flüssig, benzoesaures Kreosot, flüssig, zimtsaures Kreosot von wechselndem Schmelz-punkt, je nach der Beschaffenheit des Kreosots.

Ferner wurden noch Xylenolsalole durch die gleichen Kondensationsvor-gänge, wie die vorherbeschriebenen Salole dargestellt und zwar

salicylsaures o-Xylenol $C_6H_4\Big\langle{\overset{\text{COO}.C_6H_3(CH_3)_2}{\text{OH}}}$, ferner die m- und p-Verbindung [2]).

Ernert hat weiterhin die interessante Beobachtung gemacht [3]), daß beim Erhitzen der Salicylsäure allein auf Temperaturen von 160—240 ^{0} sich diese unter Abspaltung von Wasser und Kohlensäure zu Salol umsetzt, wenn während des Erhitzens das dabei entstehende Wasser abdestilliert und der Zutritt der Luft verhindert wird. Auch Polisalicylid [4]), welches man durch Erhitzen von gleichen Mengen von Salicylsäure und Phosphoroxychlorid erhält und das die Zusammen-setzung $(C_7H_4O_2)x$ hat, kann man ohne Anwendung kondensierender Agentien durch Erhitzen mit Phenol glatt in Salol überführen.

Nach dem Verfahren von Georg Cohn [5]) kann man höhere Salole erhalten, wenn man das eigentliche Salol, den Salicylsäurephenylester, mit höheren Phe-nolen erhitzt, wobei das niedrigere Phenol aus dem Molekül verdrängt wird. Diese Methode ist besonders bei der Darstellung von Salolen gegen Kondensationsmittel empfindlicher Phenole zu empfehlen. So wurden dargestellt:

Salicyleugenol $C_6H_3(C_3H_5)(OCH_3).O.CO.C_6H_4(OH)$, Disalicylhydrochinon $C_6H_4(O.CO.C_6H_4.OH)_2$, Monosalicylhydrochinon $C_6H_4(OH).O.CO.O.C_6H_4.OH$, Salicylkarvakrol $C_6H_3(C_3H_7)(CH_3).O.CO.O.C_6H_4.OH$, Salicylsalicylamid $C_6H_4.$ $(CO . NH_2) . O . CO . C_6H_4 . OH$, vielleicht identisch mit Disalicylamid, Di-p-kresotinsäureresorcinester $C_6H_4[O.CO.C_6H_3(OH)(CH_3)]_2$, Di-p-kresotinsäurehydro-chinonester $C_6H_4[O.CO.C_6H_3(OH)(CH_3)]_2$, p-Kresotinsäure-$\beta$-naphtholester $C_{10}H_7.$ $O.CO.C_6H_3(OH)(CH_3)$.

---

[1]) DRP. 68111.
[2]) DRP. 70487.
[3]) DRP. 62276.
[4]) DRP. 73542.
[5]) DRP. 111656.

Die meisten Salicylsäureester sind fest. Nur Methylsalicylat ist flüssig, aber riechend. Geruchlos und flüssig ist Salicylsäurebenzylester

$$C_6H_4(OH)COO.CH_2.C_6H_5$$

gewonnen durch Einwirkung von Benzylchlorid auf salicylsaure Salze bei 130 bis 140^0 [1]).

Diglykolsalicylsäureäther

$$HOOC.C_6H_4.O.OC.CH_2.O.CH_2.O.OC.C_6H_4.COOH$$

zerlegt sich schon bei 20^0 in destilliertem Wasser, in schwach alkalischer Lösung fast momentan. Im Harn wird Salicylsäure ausgeschieden. Es schädigt die Nieren weniger als Aspirin. Diglykolsäure

$$\begin{array}{l} COOH \\ \cdot \\ CH_2.O.CH_2.COOH \end{array}$$ ist von geringer Giftigkeit. 2 g pro kg machen

starke Nephritis [2]).

Vesipyrin ist Acetylsalol $C_6H_4{<}{\begin{array}{l} O.CO.CH_3 \\ CO.OC_6H_5 \end{array}}$ [3]).

Böhringer-Waldhof stellen Glykolmonosalicylester dar, das Spirosal, welches schon früher nach DRP. 164128 und 173776 erhalten wurde durch Einwirkung von Äthylenhalogeniden auf salicylsaure Salze bei Anwesenheit von Wasser mit oder ohne Zusatz von Lösungsmitteln, z. B. aus Natriumsalicylat und Äthylenbromid oder aus Äthylenchlorid und Salicylsäure [4]). (S. p. 541.)

Zur Herstellung von Diglykolyldisalicylsäure [5]) läßt man auf Salicylsäure oder salicylsaure Salze, zweckmäßig in Gegenwart von tertiären Basen als Kondensationsmittel, das Anhydrid der Diglykolsäure oder Gemische, welche dieses Anhydrid liefern, einwirken.

Diglykoldisalicylsäure

$$O{<}{\begin{array}{l} CH_2.CO.O.C_6H_4.COOH \\ CH_2.CO.O.C_6H_4.COOH \end{array}}$$

bildet glänzende Blätter (aus alkoholhaltigem Benzol) F. 168—170^0. Sie ist geruchlos, schmeckt mild säuerlich, hat die reine Wirkung der Salicylsäure und wird angeblich besser vertragen als die Acetylsalicylsäure.

Böhringer-Waldhof[6]) stellen Glykolmonosalicylsäureester her, indem sie Salicylsäure-β-chloräthylester mit wässerigen Lösungen von Salzen schwacher Säuren unter Druck erhitzen. Als verseifendes Salz wird Natriumsalicylat, Natriumacetat oder Dinatriumphosphat verwendet.

Wenn man die Dihalogenide der Diglykolsäure mit einem Phenol bei Gegenwart von salzsäurebindenden Mitteln einwirken läßt, erhält man die neutralen Ester der Diglykolsäure. Beschrieben sind der Phenylester, Salicylester, die beiden Naphthylester, Guajacylester, die drei Kresylester, o- und p-Chlorphenylester, o- und p-Nitrophenylester [7]).

Die gleichen Diglykolsäureester kann man einfacher erhalten, wenn man auf die Diglykolsäure oder deren Salze und das Phenol saure Kondensations-

[1]) Anilinfabr. Berlin. DRP. 119463.
[2]) Arch. d. Farmacol. sperim. 9. 416 (1910).
[3]) Therapie d. Gegenw. 8. 92 (1906).
[4]) DRP. 218466.
[5]) Chem. Fabrik von Heyden, A.-G., Radebeul b. Dresden, DRP. 227999.
[6]) DRP. 225984.
[7]) Böhringer-Waldhof, DRP. 223305.

mittel, wie Phosphoroxychlorid, Phosphorpentachlorid oder Phosgen einwirken läßt. Man kann in der Kälte und bei höherer Temperatur arbeiten; im ersteren Falle setzt man zweckmässig eine tertiäre organische Base wie Dimethylanilin oder Pyridin und gegebenenfalls auch indifferente Lösungsmittel zu. Es wurden so dargestellt Diglykolsäureester von Guajacol, Phenol und o-Kresol [1]).

Salicylsäuremonoglykolester ist absolut geruchlos und soll wie der Methylester verwendet werden. Er ist ein Öl. Man verestert Salicylsäure mit Äthylenglykol bei Gegenwart von Schwefelsäure in der Wärme. Nach dem Waschen wird das erhaltene Öl im Vakuum fraktioniert. Dieselbe Substanz $C_6H_4(OH)COO$. CH_2CH_2OH[2]) entsteht durch Einwirkung von Äthylenmonochlorhydrin auf salicylsaures Natron[3]).

An Stelle von Gaultheriaöl hat die Baseler Chemische Industrie[4]) den Methylester und Äthylester der Salicylglykolsäure vorgeschlagen. Man erhält diese Ester durch Erhitzen von Natriumsalicylat mit überschüssigem Chloressigsäuremethyl- bzw. Äthylester bei 160—170° und Destillation im Vakuum.

Sulzberger und Spiegel in Berlin[5]) stellen die Haut nicht reizende Salicylsäureverbindungen her, indem sie Salicylsäureester mit Fettsäuren kondensieren. So wird Oleylsalicylsäureäthylester dargestellt durch Mischen von Salicylsäureäthylester mit Natriumoleat und Phosphoroxychlorid oder auf freie Ölsäure.

Man kann auch Salicylsäureester und andere Fettsäuren zur Kondensation benützen.

Poulenc Frères et Ernest Fourneau in Paris[6]) stellen Salicylsäureester von Dioxyfettsäurealkylestern der allgemeinen Formel:

$$CH_2O . COC_6H_4 . OH$$
$$R—C—OH$$
$$CO_2R'$$
(R und R' = Alkyl),

darin bestehend, daß man salicylsaure Salze mit Halogenfettsäurealkylestern der Zusammensetzung:

$$CH_2 . X$$
$$R—C—OH$$
$$CO_2R'$$
(X = Halogen, R und R' = Alkyl erhitzt).

Dargestellt wurden α-β-Dioxyisobuttersäureäthylestersalicylester, ferner der Salicylsäureester des α-β-Dioxyisobuttersäure-n-propylesters.

Martin Lange und Karl Sorger in Frankfurt[7]) stellen ein Kondensationsprodukt aus Salicylsäure und Glycerindichlorhydrinen bzw. Epichlorhydrinen her, indem sie in Gegenwart von überschüssigem Alkali auf die zweibasischen Metallsalicylate die Chlorhydrine bei gewöhnlicher Temperatur einwirken lassen. Man erhält auf diese Weise eine Substanz F. 167°, welche entweder Salicylsäureglycerid der Formel

$$CH_2 — CH — CH_2 . OC_6H_4 . COOH$$
$$\diagdown O \diagup$$

[1]) Böhringer-Waldhof, DRP. 236045. Zusatz zu DRP. 223305.
[2]) Bayer-Elberfeld, DRP. 164128.
[3]) Badische Sodafabr., DRP. 173776.
[4]) DRP. Anm. G. 20528.
[5]) DRP. 206056.
[6]) DRP. 121262.
[7]) DRP. 184382.

oder Disalicylsäureglycerinäther der Formel

$$CH_2.OC_6H_4.COOH$$
$$\mid$$
$$CH.OH$$
$$\mid$$
$$CH_2.OC_6H_4.COOH$$

Das Produkt ist geschmacklos und durch Säuren und Alkalien nicht verseifbar.

Karl Sorger[1]) erhält den Salicylsäureglycerinester durch Erhitzen von Salicylsäuremethyl- oder Äthylester mit Glycerin mit oder ohne Zusatz einer geringen Menge Ätznatron oder eines Natriumsalzes auf 195—220°.

Während das eigentliche Salolprinzip dahin ging, eine wirksame aromatische Säure mit einem wirksamen Phenol esterförmig zu binden und auf diese Weise die beiden wirksamen Komponenten so zu kuppeln, daß sie ohne schädliche Wirkungen auszuüben, langsam im Darme verseift und langsam resorbiert werden, so daß also die gärungshemmende Wirkung des Phenols sich auch über den ganzen Darm erstreckt, konnte man dieses Salolprinzip noch weiterhin nach der Richtung ausdehnen, daß man an eine wirksame aromatische Säure eine wenig wirksame oder ganz unwirksame hydroxylhaltige Substanz durch esterförmige Bindungen kuppelte, oder daß man einen wirksamen, aromatischen hydroxylhaltigen Körper mit einer wenig oder ganz unwirksamen Säuie zu einem Ester verband. In dem ersteren Falle erhielt man Säureester, bei denen man nur auf die Wirkung der aromatischen Säure reflektierte und deren ätzende Wirkungen oder sonstige Schädlichkeiten man durch Veresterung beheben wollte. Im anderen Falle wurden meist aliphatische Säuren, deren Natronsalze unwirksam sind, ja selbst die Kohlensäure oder die an und für sich in diesen Dosen fast unwirksame Benzoesäure mit der hydroxylierten aromatischen Verbindung zu dem Zwecke gekuppelt, um die ätzenden Wirkungen des betreffenden Phenols zu beseitigen. Während die eigentlichen Salole als Substanzen aufzufassen sind, die aus zwei wirksamen Komponenten bestehen, und daher nach ihrer Spaltung und Resorption die Wirkungen beider Komponenten zur Geltung kommen, konnten die Salole dieser Art, wie man im weiteren Sinne die nach dem Salolprinzipe aufgebauten Ester nannte, nur die Wirkungen der einen Komponente der Säure oder des Phenols zur Geltung bringen. Man könnte diese Substanzen als partiell wirksame Salole im weiteren Sinne bezeichnen. Aber es besteht weiterhin die Möglichkeit, daß solche esterartig gebundene Substanzen, die z. B. einen aliphatischen Alkohol enthalten, außer der Wirkung ihrer verseiften Bestandteile auch eine dem Ester eigentümliche Wirkung auslösen, wenn der Ester als solcher zur physiologischen Wirkung gelangt. Das Verhalten des Triacetins im Organismus z. B. muß in jeder Beziehung bei der Darstellung solcher Substanzen zur Vorsicht und zur experimentellen Prüfung eines jeden Einzelindividuums vor der Anwendung am Krankenbette veranlassen, insbesondere wenn man aliphatische Säuren mit einer wirksamen hydroxylhaltigen Substanz verestert. Nach dieser Richtung hin, aromatische Säuren mit an und für sich wenig wirksamen Substanzen zu verbinden, verdienen insbesondere die Ester der Salicylsäure mit Methyl- und Äthylalkohol erwähnt zu

---

[1]) DRP. 186111.

werden. Der Methylester der Salicylsäure, welcher synthetisch dargestellt wird, besitzt Vorzüge vor dem natürlichen Gaultheriaöl, da
diesem letzteren eine reizende Wirkung zukommt, die den synthetischen
Präparaten fehlt. Der Methylester wird ebenso wie der Äthylester im
Darme gut zerlegt, beide Körper wirken langsamer als die Salicylsäure.
Salicylsäureäthylester hat keine antiseptischen Eigenschaften und wirkt
nicht irritierend auf Haut und Schleimhäute. Er erzeugt Temperaturerhöhung, Pulsverlangsamung, später Beschleunigung [1]). Salicylsäure-
amylester, erhalten durch Verestern einer amylalkoholischen Salicyl-
säurelösung durch Salzsäure, soll nach Lyonnet bei rheumatischen
Affektionen dem Methylester vorzuziehen sein.

Salicylsäureäthylester $C_6H_4(OH).COO.C_2H_5$ ist nur halb so giftig,
wie Methylsalicylat [2]). Er wird von der Haut nicht resorbiert.

Benzosalin ist der Benzoylsalicylsäuremethylester $C_6H_4 \Big\langle {}^{O.CO.C_6H_5}_{COO.CH_3} {}^{3})$.

Mesotan [4]) ist der Methoxymethylester der Salicylsäure

$$OH.C_6H_4.COO.CH_2.OCH_3.$$

Durch Einwirkung des aus Formaldehyd und Halogenwasserstoffsäure erhaltenen Reaktionsproduktes, insbesonders des Chlormethylalkohols auf aromatische
Oxycarbonsäuren bei Gegenwart starker Säuren, werden halogenartige Verbindungen
erhalten, welche durch die Gruppe CH_2x substituiert sind, wobei x ein Halogen
bezeichnet. Dieses Halogen wird schon durch Wasser in der Kälte unter Bildung
aromatischer Alkohole abgespalten. Durch Behandlung der Halogenverbindung
mit Alkoholen der Fettreihe werden die entsprechenden Äther dieser aromatischen
Alkohole gebildet, während durch Einwirkung von Phenolen, resp. Aminen, Kondensationsprodukte erhalten werden. Durch Einwirkung von Metallsalzen wird
ein Austausch gegen den betreffenden Säurerest erzielt. So erhält man aus Salicylsäure, konz. Salzsäure und Chlormethylalkohol $C_6H_3.COOH.OH.CH_2Cl$. Beim
Esterifizieren mit Salzsäure entsteht ein Ester von der Formel $C_6H_3.CO(OCH_3).$
$OH.CH_2Cl$ [5]).

Auf diese Weise erhält man die Chlormethylderivate des Gaultheriaöles,
des Salicylsäureäthylesters, des p-Oxybenzoesäuremethylesters, des m-Kresotin-
säureäthylesters, des β_1-β_2-Oxynaphthoesäureäthylesters.

Das Halogenatom obengenannter Halogenmethylderivate aromatischer Oxycarbonsäuren ist leicht mit Hydroxylgruppen reaktionsfähig, so beim Zusammenbringen mit Wasser oder Alkohol unter Austritt von Halogenwasserstoffsäuren
unter Bildung von Oxymethylverbindungen. Aus Chlormethylsalicylsäure und
siedendem Wasser erhält man so Saligenincarbonsäure, beim Behandeln mit Methylalkohol aber erhält man $C_6H_3.COOH.OH.CH_2.OCH_3$ (Mesotan) [6]).

Man erhält Salicylsäurealkyloxymethylester

$$C_6H_4 \Big\langle {}^{OH}_{CO.O.CH_2.OR}$$

wenn man auf die salicylsauren Salze die Halogenmethylalkyläther

$$x-CH_2.OR \quad (x = Halogen, \ R = Alkyl)$$

einwirken läßt; ω-Methyloxymethylsalicylat spaltet beim Erhitzen Formaldehyd
ab. Ebenso verhält sich der Äthylester [7]).

---

[1]) Houghton, Americ. Journ. of physiol. **13**. 331.
[2]) Houghton, Americ. Journ. of physiol. **1906**. 331.
[3]) Bültzingslöwen und Bergell, Med. Klinik **1906**. 138, DRP. 169246.
[4]) H. Dreser, Ther. Mon. **17**. 131.
[5]) Bayer-Elberfeld, DRP. 113723.
[6]) Bayer-Elberfeld, DRP. 113512.
[7]) Bayer-Elberfeld, DRP. 137585.

Zur Darstellung homologer Alkyloxyalkylidenester der Formel

$$C_6H_4 \Big\langle {}^{OH}_{CO.O.CH.OR}$$
$$\overset{|}{R_1}$$

worin R und R_1 gleiche oder verschiedene Alkylreste bedeuten und die leichter spaltbar sind als die Substanzen nach DRP. 137585, läßt man α-Halogendialkyläther auf die Salze der Salicylsäure einwirken. Dargestellt wurden Methoxyäthylidensalicylat

$$C_6H_4 \Big\langle {}^{OH}_{CO.O.CH.OCH_3}$$
$$\overset{|}{CH_3}$$

Äthoxyäthylidensalicylat

$$C_6H_4 \Big\langle {}^{OH}_{CO.OCH.OC_2H_5{}^1).}$$
$$\overset{|}{CH_3}$$

Äthylensalicylat aber,

$$CH_2O.CO.C_6H_4.OH$$
$$\overset{|}{CH_2O.CO.C_6H_4.OH}$$

wird nur zur Hälfte aus dem Darme aufgenommen[2]). Von Interesse sind von diesem Gesichtspunkte aus auch die Salicylderivate des Glycerins, sowie die aromatischen Ester des Glycerins mit Benzoesäure, p-Kresotinsäure und Anissäure[3]).

Man stellt diese dar, indem man die aromatischen Säuren mit der entsprechenden Menge Glycerin durchtränkt und in der Wärme Chlorwasserstoff einleitet. Hierbei bilden sich die Dichlorhydrine der aromatischen Säuren. Erhitzt man nun ein Molekül eines solchen Dichlorhydrinäthers mit zwei Molekülen des Salzes einer aromatischen Säure auf 200 ^{0}, so erhält man einfache und gemischte Glyceride der aromatischen Säuren. Nach dieser Methode wurden dargestellt

Tribenzoin
$$\begin{array}{l} CH_2.O.CO.C_6H_5 \\ | \\ CH.O.CO.C_6H_5 \\ | \\ CH_2.O.CO.C_6H_5 \end{array}$$

Trisalicylin
$$\begin{array}{l} CH_2.O.CO.C_6H_4.OH \\ | \\ CH.O.CO.C_6H_4.OH \\ | \\ CH_2.O.CO.C_6H_4.OH \end{array}$$

Tri-p-kresotin
$$\begin{array}{l} CH_2.O.CO.C_6H_3.CH_3.OH \\ | \\ CH.O.CO.C_6H_3.CH_3.OH \\ | \\ CH_2.O.CO.C_6H_3.CH_3.OH \end{array}$$

Trianisin
$$\begin{array}{l} CH_2.O.CO.C_6H_4.OCH_3 \\ | \\ CH.O.CO.C_6H_4.OCH_3 \\ | \\ CH_2.O.CO.C_6H_4.OCH_3 \end{array}$$

Disalicylbenzoin
$$\begin{array}{l} CH_2.O.CO.C_6H_4.OH \\ | \\ CH.O.CO.C_6H_5 \\ | \\ CH_2.O.CO.C_6H_4.OH \end{array}$$

---

[1]) DRP. 146849.
[2]) AePP. **38**. 88.
[3]) DRP. 58396. DRP. 126311. DRP. 127139. Statt der Mineralsäuren werden die Ester dieser Säuren oder organische Sulfosäuren verwendet.

$$CH_2.O.CO.C_6H_5$$

Dibenzosalicylin $\quad CH.O.CO.C_6H_4.OH$

$$CH_2.O.CO.C_6H_5$$

Ferner erhält man Salicylsäureglycerinester durch Einwirkung von Schwefelsäure in der der Salicylsäure höchstens äquivalenten Menge auf ein Gemisch von Salicylsäure und Glycerin und Ausäthern der alkalisch gemachten Lösung. Statt der Schwefelsäure kann man saure Salze oder Ester von Mineralsäuren oder organische Sulfosäuren, z. B. Phenolsulfosäure, Salicyldichlorhydrinester, Monochlorhydrin, Natriumbisulfat, Kaliumbisulfat, Kresolsulfosäure, Anilindisulfosäure verwenden [1]).

Ebenso lassen sich, wie Glycerinphenoläther, auch Glycerinäther der Ester von aromatischen Oxysäuren, wie Gaultheriaöl

$$C_3H_7O_2.O.C_6H_4.COO.CH_3$$

darstellen. Auch diese sind in Wasser ein wenig löslich und von bitterem Geschmacke.

Protosal ist Salicylsäureglycerinformalester [2])

$$CH_2.O.OC.C_6H_4.OH$$

$$\begin{matrix} CHO \\ | \\ CH_2O \end{matrix} \Big\rangle CH_2.$$

Glycerinformal

$$\begin{matrix} CH_2.OH \\ CH.O \\ CH_2.O \end{matrix} \Big\rangle CH_2$$

mit Salicylsäure verestert gibt Salicylsäureglycerinformalester [3]), welcher ölig ist und sich in seine drei Komponenten spalten kann [4]), und der als lokales Antirheumaticum wegen seiner flüssigen Form geeignet ist.

Monosalicylsäureglycerinester $C_6H_4.(OH).COO.C_3H_5(OH)_2$ wurde als Glykosal eingeführt.

Von dem Trisalicylsäuretriglycerid gelangen aber nur 9% im Organismus zur Resorption, während der Rest im Kote ausgeschieden wird, hierbei kommt es zu einer leichten Desinfektion des Kotes [5]). Hingegen werden von dem Salicylsäuredichlorhydrinester

$$CH_2Cl$$

$$CH.CO.C_6H_4.OH$$

$$CH_2Cl$$

---

[1]) DRPAnm. T. 6732. DRPAnm. T. 7184.
[2]) DRP. 163518.
[3]) Schering-Berlin, DRP. 163518.
[4]) Friedländer, Ther. Mon. **1905**. 637.
[5]) AePP. **38**. 88.

gegen 93% resorbiert. Doch haben Chlorhydrine eine schwer schädigende Wirkung auf die Darmschleimhaut neben ihren hypnotischen Effekten. Salicylverbindungen solcher Art, welche in Wasser mehr oder weniger löslich sind, werden ziemlich vollkommen aufgenommen. Aber die äußerst schwere Resorbierbarkeit und Verseifung der Triglyceride der aromatischen Säure macht die Anwendung solcher Substanzen in der Therapie ganz unmöglich.

Weiters wurde ein Versuch gemacht, einen Acetolsalicylsäure- ester [1]) für solche Zwecke darzustellen, wo es sich nur um die Wirkung der Salicylsäure handelt.

Durch Umsetzung zwischen Monohalogenderivaten des Acetons und salicyl- saurem Natron erhält man den Salicylsäureester des Acetols.

$$CH_3.CO.CH_2Cl + C_6H_4\!\!\Big\langle\!\!\begin{array}{l} COONa \\ OH \end{array} = ClNa + C_6H_4\!\!\Big\langle\!\!\begin{array}{l} COO.CH_2.CO.CH_3 \\ OH \end{array}$$

Diese Salacetol genannte Substanz wird ungemein leicht verseift und kann daher als Ersatzmittel der Salicylsäure sehr gut Verwendung finden, ohne aber vor dieser große Vorteile zu besitzen und zwar aus dem Grunde, weil diese leichte Verseifbarkeit des Esters die Neben- wirkung der Salicylsäure rasch wieder in Erscheinung treten läßt [2]).

Indoform ist Salicylsäuremethylenacetat dargestellt durch Einwirkung von Formaldehyd auf Acetylsalicylsäure, säuerlich schmeckend.

Acetylsalicylsäurekohlensäurealkylester, welche man bei der Einwirkung von Chlorkohlensäureestern auf die Lösung von Acetylsalicylsäure und tertiären Basen in neutralen Lösungsmitteln in der Kälte erhält und die bei gemäßigter Einwirkung konz. oder bei längerer Einwirkung von mit Benzol oder Äther verdünntem Pyridin in Acetylsalicylsäureanhydrid übergehen, liefern bei längerer Einwirkung der Basen bei gewöhnlicher Temperatur Acetylsalicylosalicylsäure. Die- selbe Säure erhält man, wenn man tertiäre Basen längere Zeit bei gewöhnlicher Temperatur auf Acetylsalicylsäureanhydrid oder auf ein Gemenge dieses Anhydrids oder eines Acetylsalicylsäurekohlensäurealkylesters und Salicylsäure einwirken läßt, sowie auch bei der Einwirkung von salicylsauren Salzen auf Acetylsalicyl- säurekohlensäurealkylester [3]).

Alkyläther der m-Oxyhydrozimtsäure und deren Salze erhält man entweder durch Behandlung der m-Oxyhydrozimtsäure mit Alkylierungsmitteln oder indem man die entsprechenden Alkylderivate des m-Oxybenzaldehyds, Alkohols oder Chlorids in der zur Darstellung von Hydrozimtsäure üblichen Weise in die Alkyl- äther der Oxyhydrozimtsäure überführt oder in der m-Aminohydrozimtsäure den Aminorest über die Diazogruppe hinweg durch die Alkoxygruppe ersetzt. Man erhält so m-Äthoxyhydrozimtsäure und m-Propyloxyhydrozimtsäure, welche anti- pyretisch und antirheumatisch wirken [4]).

Zur Darstellung von Phenolderivaten nach dem Salolprinzipe, welche aber nur Phenol als wirksame Komponente tragen, eignen sich insbesonders die Carbonate dieser Substanzen, sowie die Ester der Fettsäuren. Die entsprechenden Methoden zur Darstellung dieser Derivate findet man im Kapitel Kreosot behandelt, da die Methoden hauptsächlich zur Gewinnung von Guajacolderivaten Anwendung und Verbreitung gefunden haben.

---

[1]) DRP. 70054.
[2]) Bourget, Semaine médical **1893**. p. 328.
[3]) Alfred Einhorn-München, DRP. 234217.
[4]) Bayer-Elberfeld, DRP. 234852.

Über die eigentlichen Salole bleibt folgendes zu erwähnen: Die aromatischen Salole zeigen alle die Eigenschaft, nachdem sie im Darme durch das esterspaltende Enzym und Bakterien langsam verseift werden, die antiseptische Wirkung des freiwerdenden Phenols äußern zu können. Ihre Wirkung als Darmantiseptica ist daher einzig und allein abhängig von der antiseptischen Kraft des in der Verbindung enthaltenen Phenols, weil die Natronsalze der aromatischen Carbonsäuren keine antiseptische Wirkung äußern, eine Wirkung, die nur den freien Säuren zukommt. Ihre Giftigkeit ist ebenfalls, da ja die aromatischen Carbonsäuren wesentlich ungiftiger sind als die Phenole, hauptsächlich abhängig von dem in der Verbindung enthaltenen Phenole. Innerhalb des Organismus äußern die Salole nach ihrer Aufspaltung nur die Wirkungen der beiden Komponenten. Es kann aber, da man die Raschheit der Abspaltung des wirksamen Phenols nicht in der Hand hat, gelegentlich zu Phenolvergiftungen kommen. Man wird daher in allen Fällen, wo es sich nur um die Wirkung der aromatischen Säure, etwa der Salicylsäure, handelt, nur die partiell wirksamen Salole zu benützen haben und zwar diejenigen, in welchen die Salicylsäure allein als wirksame Komponente aufzufassen ist. Hingegen wird man sich in den Fällen, wo es sich allein um die Darmdesinfektion handelt, mit größeren Vorteilen der Präparate bedienen, welche die Ester einer unwirksamen Säure mit dem wirksamen Phenol darstellen.

Man hat auch vorgeschlagen, Salole als Wundantiseptica und zwar als Streupulver zu benützen, da sie hierfür die Eigenschaft, wasserunlöslich zu sein prädisponiert. Aber die Verwendung der Salole in diesem Sinne stößt eben auf das Hindernis, daß sie ja meist keineswegs als solche Antiseptica sind, sondern nur ihre Komponenten und daß es daher vorerst zu einer Aufspaltung in diese kommen muß, einer Aufspaltung, welche die Gewebe und die Wundsekrete nur schwer zu vollführen vermögen. Dieses ist der Grund, weshalb man von der Verwendung der Salole als antiseptische Streupulver abgekommen und die vereinzelten Versuche der Chemiker neue Salole, für diese Zwecke aus billigen Substanzen dargestellt, als Wundstreupulver einzuführen stets Schiffbruch leiden.

Aus der großen Reihe der eigentlichen Salole konnten nur wenige trotz der vortrefflichen Idee, auf der sie basiert waren, in der Therapie zur Geltung kommen, während dieselbe Grundidee bei der Darstellung der Ester des Guajacols z. B. in der Therapie den vollen und berechtigten Sieg errungen hat. Es mag dies zum größten Teile darauf zu beziehen sein, daß die Nebenwirkungen der Salicylsäure, die zu bekämpfen hier in erster Linie beabsichtigt war, meist so unwesentliche sind, daß es kaum notwendig erscheint, ein neues, teures Präparat für diese einzuführen.

Das eigentliche Salol, der Salicylsäurephenylester, hat von den Substanzen dieser Gruppe die größte Verbreitung gefunden. Neben diesem konnten nur die β-Naphtholderivate der Salicylsäure.

$O . CO . C_6H_4 . OH$

und der Benzoesäure (Benzonaphthol)

$$\text{O.CO.C}_6\text{H}_5$$

welch letztere aber nach Sahli den Nachteil haben, daß sie im Darme nur schwer verseift werden, zur Verwendung gelangen.

p-Acetaminobenzoesäure - β - naphthylester $CH_3.CO.NH.C_6H_4.CO.$ $O.C_{10}H_7$ und p-Benzoylaminobenzoesäure-β-naphthylester $C_7H_5O.NH.$ $C_6H_4.CO.O.C_{10}H_7$ wurden von Reverdin und Crepieux [1]) beschrieben und in Höchst geprüft. Beide Substanzen sind in geringem Maße Blut- und Nierengifte. Sie wirken nicht kräftiger als Benzonaphthol.

Der Versuch, Phthalsäurediphenyläther $C_6H_4{<}{}^{COO.C_6H_5}_{COO.C_6H_5}$ in die Therapie einzuführen, den Marfori und Giusti [2]) unternommen, muß ebenfalls als gescheitert angesehen werden. Langsam spaltet sich aus dem Phthalsäurediphenylester Phenol im Darme ab und ein großer Teil des Esters geht unverändert mit dem Kote fort. Phthalol ist ein kräftiges Darmdesinfektionsmittel, Phthalsäure ist weniger giftig als Salicylsäure. Nach Versuchen von Mohr (Privatmitt.) ist Phthalsäure nicht giftiger als Salicylsäure, aber Phthalsäureanhydrid ist weit giftiger.

Von geringer praktischer Bedeutung müssen solche salolartige Körper erscheinen, die saure Phenolester darstellen, ebenso wie solche, die leicht in saure Phenolester übergehen, wenn auch ihr physiologisches Verhalten im Organismus von großem theoretischen Interesse ist. Autenrieth und Vamossy [3]) haben, indem sie nach der Baumann-Schotten- methode Phenole in 10 %iger Natronlauge mit Phosphoroxychlorid schüttelten, Triphenylphosphat bekommen $OP(OC_3H_5)_3$. Dieser Ester wird im Organismus in der Weise aufgespalten, daß Diphenylphosphor- säure $HO_2P(OC_6H_5)_2$ und Phenol entstehen. Diphenylphosphorsäure wird aber im Organismus nicht weiter zerlegt, so daß von den drei im Ester enthaltenen Phenolmolekülen nur eines zur physiologischen Wirkung gelangt. Dieser Vorgang beweist, daß solche saure Ester im Gegensatz zu den neutralen im Organismus wegen ihrer sauren Eigenschaften keinen weiteren Veränderungen unterliegen und den Organismus unverändert verlassen. Dieses Verhalten gibt den richtigen Fingerzeig, daß sich zur Darstellung von wirksamen Salolen, die zur vollen Geltung kommen sollen, nur einbasische Säuren gut eignen, da man bei den zweibasischen, insbesondere bei den anorganischen, Gefahr läuft, daß ein großer Teil der wirksamen Komponenten, mit der Säure gepaart, den Organismus unverändert verläßt.

Methylencitrylsalicylsäure erhält man durch Einwirkung von Methylen- citronensäuredihalogenid aus Methylencitronensäure und fünffach Halogen- phosphor auf Salicylsäure und deren Salze. Zweckmäßig gibt man der Reaktionsmasse eine Halogenwasserstoff bindende Substanz, wie Chinolin, Di-

---

[1]) BB. **35.** 3417 (1902).
[2]) Bol. d. science med. **1897.**
[3]) HS. **25.** 440 (1898).

methylanilin etc. hinzu. Die Substanz ist völlig geschmacklos und reizlos. Im alkalischen Darmsaft soll auch Formaldehyd abgespalten werden [1].

$$CH_2.COO.C_6H_4.COOH$$
$$C{<}{\overset{O}{\underset{CO.O}{}}}{>}CH_2$$
$$CH_2.COO.C_6H_4.COOH$$

Man kann statt der Methylencitronensäure auch deren Salze der Methylenierung unterwerfen. Man methyleniert mit Methylensulfat etc. oder mit Substanzen, aus denen diese Methylenierungsmittel entstehen oder mit Trioxymethylen in Gegenwart von Säureanhydriden oder Säurechloriden von Schwefel und Phosphor[2].

Dialkylester der Methylencitronensäure erhält man durch Esterifizierung in üblicher Weise. Beschrieben sind Methylencitronensäurediäthylester und Amylester[3].

Ebenso kann man aus den drei Kresotinsäuren und der Oxy-o-toluylsäure zu analogen Derivaten kommen[4].

Die für dieses Verfahren notwendigen Methylencitronensäurendihalogenide erhält man nur mit fünffach Halogenphosphor, nicht aber mit Phosphortrichlorid oder Phosphoroxychlorid[5].

Man hat weiter den Vorschlag gemacht, basische Reste mit der Salicylsäure zu ähnlichen Zwecken in Verbindung zu bringen. Salicylamid z. B. hat den Vorteil, daß es leichter löslich als Salicylsäure, stärker analgesierend wirkt als diese [6]. Es kommen ihm (s. p. 509) nach den Versuchen von Nebelthau auch narkotische Wirkungen zu. Doch haben Versuche anderer Art, insbesondere das Kuppeln der Salicylsäure mit antipyretischen und ebenfalls antirheumatisch wirksamen Substanzen mehr Erfolg gehabt. Insbesondere haben Acetylaminoverbindungen der Phenole in diesem Sinne Verwendung gefunden.

Der Salophen genannte Salicylsäureacetyl-p-aminophenoläther C_6H_4. $OH.COO.C_6H_4.NH.CO.CH_3$ hat dieselben günstigen Eigenschaften wie Salol, ist dabei geruch- und geschmacklos und von geringerer Giftigkeit, dabei ist aber die zweite wirksame Komponente, das Acetyl-p-aminophenol, für sich zwar keine besonders antiseptisch wirksame Substanz, wie Phenol, hingegen aber ein Antipyreticum im Sinne der Anilinderivate. Von diesem Gesichtspunkte aus müssen auch die Substanzen dieser Reihe betrachtet werden. Salophen hat höchstens Salicylsäurewirkung[7].

Von dieser Betrachtung ausgehend ist auch Salicylsäureformyl-p-aminophenoläther

$$C_6H_4{<}{\overset{COO.C_6H_4.N{<}{\overset{H}{OC.H}}}{OH}}$$

ein minder brauchbarer Körper, da er den Formylderivaten des Anilins

---

[1] Bayer-Elberfeld, DRP. 185800.
[2] Bayer, DRP. 197245, Zusatz zu DRP. 193767.
[3] Bayer, DRP. 212454.
[4] Zusatz zu diesem Patente DRP. 193114.
[5] DRP. 186659.
[6] Nesbitt, Sem. méd. **1891**. Nr. 54.
[7] Siebel, Ther. Mon. **1892**. 31. 87. 519. P. Guttmann, Deutsche med. Wochenschrift **1891**. 1359.

eigentümliche, therapeutisch nicht verwertbare Wirkungen äußert, worüber im Kapitel: Antipyretica (s. p. 263) das Nähere nachzulesen ist.

Salophen[1])

$$C_6H_4 \begin{cases} COO.C_6H_4.N \begin{cases} H \\ CO.CH_3 \end{cases} \\ OH \end{cases}$$

erhält man, wenn man den Salicylsäure-p-nitrophenylester, den man durch Einwirkung wasserentziehender Mittel auf ein Gemisch von Salicylsäure und p-Nitrophenol erhält, in alkoholischer Lösung mit Zinn und Salzsäure reduziert. Die so erhaltene Aminoverbindung wird durch Behandeln mit Essigsäureanhydrid in das Acetylderivat übergeführt. Zu derselben Substanz kann man gelangen, wenn man Acetyl-p-aminophenol bei Gegenwart von Kondensationsmitteln, wie Phosphoroxychlorid, Phosphortrichlorid, Phosphorpentachlorid auf Salicylsäure einwirken läßt, am besten bei Gegenwart eines indifferenten Lösungsmittels, wie etwa des Benzols.

An Stelle der Salicylsäure wurde vorgeschlagen, Kresotinsäure[2]) zu verwenden; man erhält die Kresotinsäureacetylaminophenylester nach einem der oben beschriebenen Verfahren, ohne daß jedoch diese Substanzen medizinische Verwendung gefunden hätten. Der Grund ist darin zu suchen, daß die Kresotinsäure vor der Salicylsäure in bezug auf antirheumatische Wirkung, wie schon ausgeführt wurde, keine Vorzüge besitzt, eher aber Nachteile, so daß weder die Kresotinsäuren selbst, noch deren Derivate als Ersatzmittel der Salicylsäure je werden Verwendung finden können.

In gleicher Weise wie Acetylaminophenol kann man auch Lactylaminophenol zur Darstellung von Salophenen verwenden.

Behufs Gewinnung erhitzt man entweder Salicylsäurephenylester mit Milchsäureanhydrid auf ca. 150°, oder Aminosalolchlorhydrat mit Lactamid[3]).

Wie p-Aminophenol, so kann auch Oxyphenacetin zur Darstellung solcher esterartiger Salicylsäurederivate mit einer zweiten antipyretisch wirksamen Komponente verwertet werden.

Oxyphenacetylsalicylat erhält man, wenn man salicylsaures Natron mit Chlorphenacetin mengt und das Gemisch auf 180° erhitzt. Die Reaktion erfolgt nach folgender Gleichung:

$$C_6H_4 \begin{cases} NH.CO.CH_3 \\ O.C_2H_4Br \end{cases} + C_6H_4 \begin{cases} OH \\ COONa \end{cases} =$$

$$C_6H_4 \begin{cases} NH.CO.CH_3 \\ O.C_2H_4.COO.C_6H_4.OH \end{cases} + BrNa$$

Doch hat dieses Präparat keine praktische Verwendung gefunden.

Wenn man Methyl- oder Äthylsalicylsäure[4]) nitriert, so erhält man eine Nitroalkylsalicylsäure (1 : 2 : 5 = COOH : OR : NO₂). Wenn man diese Substanz in üblicher Weise reduziert, so gelangt man zur Aminomethylsalicylsäure, welche mit Essigsäureanhydrid behandelt, Acetylaminoalkylsalicylsäure liefert.

---

[1]) DRP. 62533, 69289.
[2]) DRP. 70714.
[3]) DRP. 82635.
[4]) DRP. 71258.

Diese Substanz führen wir als typisches Beispiel an, wie kritiklos Körper dieser Art dargestellt und in die Therapie eingeführt werden. Man kann sie ja als die Carbonsäure eines dem Phenacetin isomeren Körpers ansehen. Nun ist aber die Carbonsäure des Phenacetins wegen des Vorhandenseins der Carboxylgruppe eine unwirksame Substanz. Anderseits ist schon die Alkylsalicylsäure wegen der Verdeckung des Hydroxyls durch die Alkylgruppe eine nunmehr wenig wirkende Substanz. Solche Substanzen erweisen sich dann natürlich als wertlos.

Wie von der Salicylsäure, so wurde auch von antiseptisch wirkenden Phenylessigsäure $C_6H_5.CH_2.COOH$ ein benzoyliertes Aminoderivat dargestellt, indem

man die aus Mandelsäure $C_6H_5.CH\diagup^{OH}_{\diagdown COOH}$ erhältliche Aminophenylessigsäure

$NH_2.C_6H_4.CH_2.COOH$ in bekannter Weise benzoyliert [1]).

Diese Benzoylaminophenylessigsäure

$$C_6H_5.CO.NH.C_6H_4.CH_2.COOH$$

läßt sich nach der Nencki'schen Synthese in den Benzoylaminophenylessigsäurephenylester $C_6H_5.CO.NH.C_6H_4.CH_2.COO.C_6H_5$ überführen [2]).

Man erhält durch Kondensation der Acetylsalicylsäure mit Acetaldehyd, Isovaleraldehyd oder Chloral ohne Zusatz von Wasser und ohne Anwendung eines Kondensationsmittels bei 150⁰ neue Produkte [3]).

An Stelle der acetylierten Salicylkohlensäurealkylester werden gemischte Anhydride acetylierter Salicylsäuren und beliebiger anderer organischer Carbonsäuren der Formel

$$C_6H_4\diagup^{O.Acidyl}_{\diagdown CO_2.Acidyl}$$

verwendet. Das Gemenge der entstehenden Säureanhydride läßt sich durch Äther oder Benzol trennen. Dargestellt wurden Acetylsalicylsäurebenzoesäureanhydrid, geht durch Erwärmen in Acetylsalicylsäureanhydrid über und aus Benzoylsalicylsäure und Benzoesäureanhydrid entsteht Benzoylsalicylsäureanhydrid, ferner wurde noch Cinnamoylsalicylsäureanhydrid dargestellt [4]).

Ein Versuch, über dessen therapeutische Verwertbarkeit sich noch kein Urteil fällen läßt, wurde gemacht, indem man die Acetamidverbindungen aromatischer Carbonsäuren darstellte.

So hat man Phenoxylacetamid $C_6H_5.O.CH_2.CO.NH_2$ durch Erhitzen von Phenol mit Chloracetamid und alkoholischem Kali erhalten [5]). Vom Guajacol ausgehend bekommt man in gleicher Weise Guajacoxylacetamid

$$C_6H_4\diagup^{OCH_3 \ 1.}_{\diagdown OCH_2.CO.NH_2 \ 2.}$$

Ferner kann man erhalten α- oder β-Naphthoxylacetamid

$$C_{10}H_7.OCH_2.CO.NH_2.$$

Weiter kann man in gleicher Weise erhalten Acetamidäthersalicylamid

$$C_6H_4\diagup^{CO.NH_2 \ 1.}_{\diagdown OCH_2.CO.NH_2 \ 2}$$

[1]) DRP. 55026. Sie soll ein gutes Darmdesinficiens sein.
[2]) DRP. 55027.
[3]) DRP. Anmeldung V. 3380.
[4]) Einhorn, DRP. 231093, Zusatz zu DRP. 224844.
[5]) DRP. 108342.

und Tribromphenoxylacetamid $Br_3C_6H_2.OCH_2.CO.NH_2$. In derselben Weise reagieren auch die Salze aromatischer Carbonsäuren mit Chloracetamid und man kann vom Kaliumsalicylat ausgehend zum Salicylsäureacetamid-Ester gelangen

$$C_6H_4\begin{matrix}CO.OCH_2.CO.NH_2\\OH\end{matrix}$$

Ein Derivat der Salicylsäure und des Resorcins ist das in Wasser und Säuren unlösliche Resaldol.

Es ist dies die Diacetylverbindung eines Reaktionsproduktes zwischen Chlormethylsalicylaldehyd und Resorcin, welche durch Einwirkung von zwei Mol. des letzteren auf ein Mol. des ersteren entsteht. Man erhält ein Produkt mit der empirischen Formel $C_{20}H_{16}O_5$, welches Diresorcylmethylensalicylaldehyd sein soll und diacetyliert dieses [1]).

Es wird im Darme unter Abspaltung von Acetylgruppen gelöst und wirkt alkalisch-antiseptisch und adstringierend.

Als wirksamer Bestandteil des Perubalsams, insbesonders gegen Scabies, werden zwei Ester des Benzylalkohols $C_6H_5.CH_2.OH$ angesehen und zwar der Zimtsäurebenzylester und Benzoesäurebenzylester. Der reine Benzoesäurebenzylester ist im Gegensatze zum Perubalsam farb- und geruchlos und wirkt prompt gegen Scabies; er wird Peruscabin genannt. Seine Lösung in Ricinusöl heißt Peruol.

Das ideale Ziel, ein Antisepticum zu finden, welches für den inneren Gebrauch in der Weise verwertbar ist, daß es Bakterien innerhalb des Organismus tötet, ohne diesen selbst zu schädigen, ist wohl nicht erreichbar, weil allen antiseptisch wirkenden Substanzen eine ganz bestimmte Giftigkeit zukommt, welche Eigenschaft von der antiseptischen Kraft untrennbar ist.

Kreosot und Guajacol.

Sommerbrodt gebührt das Verdienst, auf die günstigen Wirkungen des Buchenholzteerkreosots bei der Behandlung der Lungentuberkulose hingewiesen zu haben. Es ist hier nicht der Ort auf die Ursache dieser Kreosotwirkungen, welche keineswegs als spezifische anzusehen sind, einzugehen; jedenfalls steht es fest, daß bei Phthisikern eine subjektive und oft objektiv nachweisbare Besserung des Allgemeinzustandes, Gewichtszunahme infolge von Appetitzunahme und insbesonders ein Zurückgehen der katarrhalischen Erscheinungen zu verzeichnen ist.

Als wirksamer Bestandteil des Kreosots wurde von Sahli Guajacol, der Brenzcatechinmonomethyläther

$$\begin{matrix}OCH_3\\OH\end{matrix}$$

zu einer Zeit, wo Guajacol noch nicht rein dargestellt wurde, ange-

---

[1]) DRPAnm. F. 12151 u. F. 12767.

nommen. Von anderen Autoren wurde als wirksamer Bestandteil neben dem Guajacol das Kreosol, der Monomethyläther des Homobrenzcatechins

$$OH . C_6H_3 . (CH_3) . OCH_3$$

bezeichnet. Dieses ist nach dem im allgemeinen Teil Ausgeführten weniger giftig und stärker antiseptisch als Guajacol, da der Ersatz von Kernwasserstoff durch Methylgruppen die Giftigkeit aromatischer Verbindungen für den tierischen Organismus herabsetzt, während die antiseptische Kraft erhöht wird, aber es zeigt in der Therapie dem Guajacol gegenüber keine besondere Überlegenheit.

Die Reindarstellung von Guajacol und Kreosol aus dem Buchenholzteerkreosot wurde zuerst in der Weise ausgeführt, daß man Kreosot mit heißer Ätzbarytlösung mischte [1]), den Krystallbrei abpreßte, mit Salzsäure zerlegte und das Gemisch von Guajacol und Kreosol mit Wasserdampf übertrieb. Guajacol und Kreosol werden dann durch Rektifikation getrennt. Diese Trennungsmethode gibt aber kein reines Guajacol. Die käuflichen flüssigen Guajacolsorten des Handels enthielten anfangs höchstens 50 % Guajacol. Später wurde die Reindarstellung des Guajacols durch Ausfrieren des flüssigen sogenannten „reinen Guajacols" des Handels vorgeschlagen [2]).

Die Reindarstellung des Guajacols geschieht am vorteilhaftesten, wenn man von Kreosot ausgeht, durch Verestern des Kreosots, Krystallisation des Guajacolesters und Verseifen desselben.

Auf synthetischem Wege wird Guajacol durch Methylierung des Brenzcatechins gewonnen, eine Methode, welche technisch wegen der Kostspieligkeit und der technischen Mängel dieses Verfahrens wenig angewendet wird.

Weit bequemer und billiger gelangt man zum Guajacol von dem billigen Anisidin $NH_2 . C_6H_4 . OCH_3$ ausgehend, indem man dasselbe diazotiert und verkocht.

o-Anisidin $(OCH_3)C_6H_4 . NH_2$ wird diazotiert und die Lösung in konz. Schwefelsäure gegossen, die viel Natriumsulfat enthält. Man erhitzt auf 135—160⁰ und bewirkt dadurch, daß das Produkt der Einwirkung der Schwefelsäure, das Guajacol, sofort mit dem Wasserdampf übergeht. Dadurch wird die Bildung von Nebenprodukten sehr eingeschränkt. Vielfach wird beim Verkochen ein Kupfersalz zugesetzt.

Eine neue Veresterung statt mit Nitrosomethylurethan kann man durchführen mit Nitrosoalkylharnstoffen bei Gegenwart von Basen; so erhält man aus Morphin in methylalkoholischer natronalkalischer Suspension bei 0⁰ mit Nitrosomonomethylharnstoff Codein. Aus β-Naphthol mit Nitrosodiäthylharnstoff Naphtholäthyläther. Aus Brenzcatechin und Nitrosomonomethylharnstoff Guajacol; aus Guajacol und Nitrosodimethylharnstoff Veratrol. Aus Pyrogallol und Nitrosodiäthylharnstoff Pyrogalloltriäthyläther [3]).

Guajacol hat, wie Kreosot selbst, bei interner Anwendung ätzende Eigenschaften und ist deshalb giftig. Seine desinfizierende Kraft ist größer, als die des Phenols. Die ätzende und antiseptische Wirkung dieser, ebenso wie Brenzcatechin und Phenol, auch antipyretisch wirkenden Substanz beruht auf der Gegenwart des freien Hydroxyls.

Seine allgemeinen Wirkungen bestehen in einer Erregung und Lähmung der Nervenzentren. Die krampfartigen Erscheinungen treten bei der Vergiftung um so weniger hervor, je höher die Tierklasse ist. Auch die Krampfwirkung steht mit dem Vorhandensein des freien Hydroxyls in innigem Zusammenhange. Wird nämlich auch das zweite

[1]) DRP. 53307, DRPAnm. 10265.
[2]) DRPAnm. 13216.
[3]) Bayer, DRP. 189843.

Hydroxyl des Brenzcatechins methoxyliert, so gelangt man zum Veratrol, dem Brenzcatechindimethyläther,

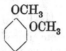

welcher dreimal weniger giftig ist als Guajacol, bei größeren Gaben nur eine schnelle und tiefe Lähmung hervorruft, ohne vorher aber Krämpfe zu bewirken. Dem Veratrol kommen aber, wie dem Brenz-catechin und dem Guajacol, antipyretische Eigenschaften zu. Veratrol soll aber örtlich stärker ätzen. Es macht in geringer Weise Rausch, Taumeln und Absinken der Temperatur und des Blutdruckes [1]).

Guajacol hat im allgemeinen ähnliche Wirkungen, wie Phenol und Brenzcatechin, ist aber weniger giftig, seine antipyretische Kraft ist hingegen größer. Die Absonderung der Bronchialschleimhaut und der Nieren wird nach Einnahme von Guajacol erhöht.

Bei der Verabreichung von Guajacol werden 28% an Glykuron-säure, 22% an Schwefelsäure gebunden ausgeschieden, beim Carbonat 20,48% an Glykuronsäure, 33,04% an Schwefelsäure, bei der Guajacol-zimtsäure 26,28%, an Glykuronsäure, 44,56% an Schwefelsäure, guajacolsulfosaures Kalium wird zu 23—27% an Glykuronsäure ge-bunden ausgeschieden. Guajacolglycerinäther wird zu 40—50% an Glykuronsäure gebunden, zu 10—30% an Schwefelsäure gebunden aus-geschieden. Die Glykuronsäureausscheidung nach Verabreichung von guajacolsulfosaurem Kalium tritt erst nach Verabreichung großer (3 g-) Dosen auf [2]).

Nach Eschle [3]) tritt nach sehr großen Gaben von Guajacol, nicht aber von Guajacolcarbonat, ein seiner Natur nach bisher nicht bestimm-barer organischer Körper im Harn auf, welcher durch Salzsäure in zähen, schleimigen Flocken gefällt wird und möglicherweise zur Verstopfung der Harnkanälchen und Unterdrückung der Nierenfunktion, mithin zu schweren Schädigungen des Organismus Anlaß geben kann.

Das Stiracol findet man im Kot zu 86% wieder, nur durch Fäul-nis wird ein kleiner Teil zerlegt. Monotal (Äthylglykolsäureester des Guajacols) wird stark gespalten und das frei werdende Guajacol gut resorbiert. Beim Hunde werden 59% und beim Menschen 36% mit dem Harne ausgeschieden. Auch Guajacolacetat (Eucol) wird im Darmkanal stark gespalten. Beim Menschen wurden im Harn 56% nachgewiesen [4]).

Die günstigen Wirkungen des Kreosots und Guajacols haben diesen beiden Präparaten einen stetig steigenden Bedarf gesichert, um so mehr als bei der chronischen Tuberkulose die Mehrzahl der Ärzte zu Kreosot-

---

[1]) Surmont, Sem. med. 1895. 38.
[2]) Th. Knapp, Schweizerische Wochenschr. für Chemie und Pharm. 49. 229, 245, 257 (1911).
[3]) Zeitschr. f. klin. Med. 29. H. 3 u. 4.
[4]) G. B. Valeri, Archiv International de Pharmacodynamie 19. 97.

präparaten greift, da ja zu lang andauernder medikamentöser Behandlung der Phthise diese unter den bis nun angewendeten antiseptischen Mitteln wohl die geeignetsten sind.

Statt des Guajacols wurde versucht, analog gebauten Körpern in
die Therapie Eingang zu verschaffen. Statt der Methylgruppe wurde
in das Brenzcatechin die Äthylgruppe eingeführt. Der so dargestellte
Brenzcatechinmonoäthyläther,

$$OC_2H_5$$
$$OH$$

Guäthol, hat naturgemäß eine identische Wirkung, wie Guajacol, ohne
vor diesem wesentliche Vorzüge zu besitzen. Die analgetische Wirkung
ist nach Buck deutlich ausgeprägt. Hingegen ist seine Darstellung
teurer, als die des Guajacols.

Solche höhere Homologe des Brenzcatechins wollte Baum nach einem zurück-
gezogenen Patente durch Erhitzen von Brenzcatechin mit Äthylalkohol, Propylalkohol, Isobutylalkohol oder Amylalkohol bei Gegenwart von Chlorzink auf 160
bis 220 ⁰ unter Druck darstellen.

Guajacolpräparate, in denen Hydroxylwasserstoff durch eine Acylgruppe ersetzt ist.

Von sehr großer Bedeutung bei der massenhaften Anwendung
des Kreosots und Guajacols war es, die unangenehmen Ätz- und Gift-
wirkungen dieser Präparate zu kupieren, was ja sich leicht nach analogen
Methoden in verwandten Gruppen, insbesonders nach dem Salolprinzipe
Nencki's, bewerkstelligen ließ. Es war ein bedeutender Vorteil, daß
bei den ersten Präparaten dieser Art, welche dargestellt wurden, man
diese Phenole mit einem an und für sich unwirksamen Körper, der
Kohlensäure, verbunden hat, statt der sonst angewendeten aromatischen
Carbonsäuren, und so partiell wirksame Salole erhielt. Späterhin wurden
Kreosot und Guajacol mit einer Reihe von anorganischen und organischen
Säuren verestert. Es ist klar, daß keines dieser Präparate vor dem anderen
irgendwelche nennenswerte Vorteile bieten kann. Alle sind sie Ester
des Guajacols, die im Darme die wirksame Komponente Guajacol abspalten und deren physiologische und therapeutische Wirkung nur auf
dem Guajacolgehalt beruht.

Die Darstellung[1]) des sogenannten Kreosotcarbonats und Guajacolcarbonats
(letzteres wird Duotal[2]) genannt) geschieht in der Weise, daß man auf eine alkalische
Guajacollösung Phosgengas einwirken läßt.

Man erhält so aus Kreosot ein in Wasser unlösliches, wenig schmek-
kendes Präparat, frei von Ätz- und Giftwirkungen des Kreosots. Nur
der Rauchgeschmack des Kreosots haftet diesem Ester noch an.

Geschmacklose Verbindungen dieser Art kann man, wie aus Kreosot
und Guajacol, auch aus Menthol, den Borneolen, Carvakrol, Kreosol,
Eugenol und Gaultheriaöl (Salicylsäuremethylester) erhalten.

---

[1]) DRP. 58129.
[2]) Berliner klin. Wochenschr. 1891. Nr. 51.

Die Reaktion verläuft in der Weise, daß man ein Molekül Phosgen (gasförmig oder gelöst) entweder auf zwei Moleküle der betreffenden hydroxylhaltigen Verbindungen bei erhöhter Temperatur nach der Gleichung

$$2\,XOH + COCl_2 = \overset{XO}{\underset{XO}{\diagup}}\!\!\diagdown CO + 2\,HCl$$

oder auf zwei Moleküle eines trockenen oder gelösten Salzes dieser Stoffe nach der Gleichung

$$2\,XONa + COCl_2 = \overset{XO}{\underset{XO}{\diagup}}\!\!\diagdown CO + 2\,NaCl$$

einwirken läßt.

Statt des Phosgengases kann man Chlorkohlensäureamid nehmen, wodurch man zu den Carbaminsäureestern der Phenole gelangt. Ein Molekül Chlorkohlensäureamid $ClCO.NH_2$ reagiert mit einem Molekül des betreffenden Phenols nach der Gleichung $XOH + ClCO.NH_2 = (XO)CO(NH_2) + HCl$ oder
$XONa + ClCO.NH_2 = (XO)CO(NH_2) + NaCl.$

Symmetrische neutrale Kohlensäureester erhält man, wenn man die nach DRP. 116386 darstellbaren chlorhaltigen Derivate der Pyridinbasen (aus Chlorameisensäureester und Pyridinbasen) durch Wasser in neutrale Kohlensäureester zersetzt: $2[(C_5H_5N)OR].CO[(C_5H_5N)Cl] + H_2O = CO(OR)_2 + CO_2 + 2(C_5H_5N.$ $HCl) + 2(C_5H_5N).$ So wurden dargestellt: Dimethylcarbonat und Diphenylcarbonat [1]).

Die Carbaminsäureester kann man auch erhalten durch Einwirkung von einem Molekül des betreffenden hydroxylhaltigen Körpers oder seines Salzes auf ein Molekül Phosgen und darauf folgende Behandlung mit Ammoniak gemäß folgender Gleichungen:

1. $XOH + COCl_2 = (XO)COCl + HCl$ oder
$XONa + COCl_2 = (XO)COCl + NaCl$
2. $(XO)COCl + 2NH_3 = (XO)CO(NH_2) + HCl + NH_3.$

Nach diesem Verfahren wurden dargestellt die Kohlensäureester des Menthol, d-Borneol, l-Borneol, Guajacol, Kreosol, Eugenol, Carvakrol, Gaultheriaöl und die Carbaminsäureester des Menthol, d-Borneol, l-Borneol, Carvakrol, Guajacol, Kreosol, Eugenol, Thymol, Geraniol. Ferner wurde auf diese Weise Salicylsäureäthylester in das Carbonat verwandelt.

Außer diesen rein dargestellten Substanzen wurde dasselbe Veresterungsverfahren, wie schon erwähnt, auf das Kreosot genannte Gemenge von Phenolen angewendet und ein Kreosotcarbonat genanntes Gemenge von reizlosen neutralen Kohlensäureestern erhalten.

Statt in die Carbonate oder Carbamate können diese Phenole auch in die Alkylcarbonate [2]) verwandelt werden, z. B. Eugenol in methylkohlensaures Eugenol. Die so erhaltenen Stoffe sind im Gegensatze zu den festen Carbonaten oder Carbamaten flüssig und werden aus diesem Grunde zu Injektionen empfohlen, haben aber keinerlei praktische Bedeutung erlangt.

Von diesen Verbindungen wurden dargestellt methylkohlensaures Eugenol

$C_6H_3\!\!\begin{array}{l}\diagup C_3H_5 \\ \!\!-OCH_3 \\ \diagdown OCOO.CH_3\end{array}$, äthylkohlensaures Eugenol $C_6H_3\!\!\begin{array}{l}\diagup OC_3H_5 \\ \!\!-OCH_3 \\ \diagdown OCOO.C_2H_5\end{array}$,methylkohlen-

---

[1]) Bayer-Elberfeld, DRP. 118566.
[2]) DRP. 60716.

saures Guajacol $C_6H_4 < {}^{OCH_3}_{OCOO.CH_3}$, äthylkohlensaures Guajacol $C_6H_3 < {}^{OCH_3}_{OCOO.C_2H_5}$,

methylkohlensaures Kreosol $CH_3.C_6H_3 < {}^{OCH_3}_{OCOO.CH_3}$, äthylkohlensaures Kreosol

$CH_3.C_6H_3 < {}^{OCH_3}_{OCOO.C_2H_5}$, äthylkohlensaures Kreosot — methylkohlensaures Kreosot,

methylkohlensaures Carvakrol $CH_3.C_6H_3 < {}^{C_3H_7}_{OCOO.CH_3}$, äthylkohlensaures Carva-

krol $CH_3.C_6H_3 < {}^{C_3H_7}_{OCOO.C_2H_5}$, methylkohlensaures Gaultheriaöl $C_6H_4 < {}^{COO.CH_3}_{OCOO.CH_3}$,

äthylkohlensaures Gaultheriaöl $C_6H_4 < {}^{COO.CH_3}_{OCOO.C_2H_5}$, methylkohlensaures Äthyl-

salicylat $C_6H_4 < {}^{COO.C_2H_5}_{OCOO.CH_3}$, äthylkohlensaures Äthylsalicylat $C_6H_4 < {}^{COO.C_2H_5}_{OCOO.C_2H_5}$.

Die Herstellung dieser Stoffe erfolgt durch Einwirkung von Chlorameisensäureester auf die betreffenden hydroxylhaltigen Körper oder auf deren Salze in festem oder gelöstem Zustande.

In Verfolgung der gleichen Idee wurde in gleicher Weise auch Isoeugenol[1]) in das Carbonat

$$CO\left(OC_6H_3 < {}^{C_3H_5}_{OCH_3}\right)_2, \text{ in das Methylcarbonat } CO < {}^{OCH_3}_{OC_6H_3} < {}^{C_3H_5}_{OCH_3}$$

und in das Äthylcarbonat $CO < {}^{OC_2H_5}_{OC_6H_3} < {}^{C_3H_5}_{OCH_3}$ übergeführt.

Diese Methode der Darstellung der Kohlensäureester wurde außer auf die natürlich vorkommenden Substanzen auch auf die synthetischen Derivate des Brenzcatechins[2]) angewendet, um auf diese Weise die synthetischen Ersatzmittel des Guajacols, in denen statt der Methylgruppe höhere Alkylgruppen eingetreten sind, von ihren ätzenden Eigenschaften zu befreien. So wurden dargestellt die Carbonate des Brenzcatechinmonoäthyläther, Brenzcatechinmonopropyläther, Brenzcatechinmonoisopropyläther, Brenzcatechinmonobutyläther, Brenzcatechinmonoisobutyläther, Brenzcatechinmonoamyläther, des Brenzcatechin selbst und schließlich des Homobrenzcatechinmonomethyläther.

Der so gewonnene Kohlensäureäther des Brenzcatechins kann hin, wiederum als Ausgangsmaterial zur Darstellung gemischter Verbindungen welche neben Brenzcatechin einen zweiten wirksamen Körper enthalten, verwendet werden. Wenn man Brenzcatechincarbonat

$$C_6H_4 < {}^{O}_{O} > CO$$

mit Verbindungen, die alkoholische Hydroxylgruppen, primäre oder sekundäre Aminogruppe enthalten, in Reaktion bringt, findet eine Addition statt, ein Phenolhydroxyl des Brenzcatechin wird regeneriert und der Rest der sich addierenden Verbindungen wird an das Carboxyl gebunden, so daß gemischte Kohlensäureester entstehen, z. B.

---

[1]) DRP. 61848.
[2]) DRP. 72806.

$$C_6H_4{<}^O_O{>}CO + C_2H_5.OH = C_6H_4{<}^{O.CO.OC_2H_5}_{OH}$$

$$\text{oder } C_6H_4{<}^O_O{>}CO + C_6H_5.NH_2 = C_6H_4{<}^{O.CONH.C_6H_5}_{OH}$$

Man kann nach diesem Verfahren [1]) erhalten: Brenzcatechinäthylcarbonat, Brenzcatechinamylcarbonat, Phenylcarbaminsäurebrenzcatechinester, Oxäthylphenylcarbaminsäurebrenzcatechinester, p-Phenylcarbonsäureestercarbaminsäurebrenzcatechinester, Phenylhydrazid der Brenzcatechinkohlensäure, Diäthylaminderivat der Brenzcatechinkohlensäure, Piperidid der Brenzcatechinkohlensäure.

Läßt man auf Verbindungen, welche mehrere Aminogruppen enthalten, Brenzcatechincarbonat einwirken, so gelingt es nicht nur ein Mol. des letzteren, sondern auch mehrere mit der Polyaminoverbindung zu kondensieren.

So kann man das Hydrazid der Brenzcatechinkohlensäure

$$H_2N.NH.COO.C_6H_4.OH$$

und das Bishydrazid der Brenzcatechinkohlensäure

$$HO.C_6H_4.O.CO.NH$$
$$\dot{}$$
$$HO.C_6H_4.O.CO.NH$$

ferner das Äthylendiamin der Brenzcatechinkohlensäure

$$CH_2.NH.COO.C_6H_4.OH$$
$$\dot{}$$
$$CH_2.NH.COO.C_6H_4.OH$$

erhalten.

Bei der Darstellung von Carbonaten der Phenole ergibt sich manchmal der Übelstand, daß Phosgen eine schädliche Einwirkung auf leicht veränderliche Stoffe, wie Isoeugenol, oder Menthol zeigt.

Man vermeidet diese Nebenwirkung des Phosgens, indem man zuerst Diäthylcarbonat $CO{<}^{OC_2H_5}_{OC_2H_5}$ oder noch besser Diphenylcarbonat $CO{<}^{OC_6H_5}_{OC_6H_5}$ darstellt und erst mit diesem diejenigen Phenole, deren Carbonate man darzustellen wünscht, behandelt, worauf sich das gewünschte Carbonat bildet und Äthylalkohol oder Phenol regeneriert wird [2]).

Der Reaktionsverlauf ist nun bei der Darstellung des Isoeugenolcarbonats folgender:

$$CO{<}^{Cl}_{Cl} + 2\,C_6H_5.OH + 2\,NaOH = CO{<}^{OC_6H_5}_{OC_6H_5} + 2\,ClNa + 2\,H_2O,$$

$$CO{<}^{OC_6H_5}_{OC_6H_5} + 2\,C_6H_3{<}^{C_3H_5}_{OCH_3}_{OH} = CO{<}^{OC_6H_3{<}^{OCH_3}_{C_3H_5}}_{OC_6H_3{<}^{C_3H_5}_{OCH_3}} + 2\,C_6H_5.OH$$

Eine weitere Modifikation bei der Darstellung der verschiedenen Phenolcarbonate war, daß man statt der direkten Wirkung von Phosgen und Alkali auf Phenole, die durch Einwirkung von Phosgen, Perchlormethylformiat oder Hexachlordimethylcarbonat auf Basen der Pyridinreihe erhältlichen Chlorcarbonyle auf Phenole einwirken läßt, wobei man den Alkalizusatz erspart [3]).

[1]) DRP. 92535.
[2]) DRP. 99057.
[3]) DRPAnm. 10908.

Der Reaktionsverlauf ist folgender[1]):

Man erhält aus Kohlenoxychlorid und Pyridin das Pyridinderivat

$$
\text{I.} \quad \underset{\underset{\text{Cl}}{\big|}}{\overset{\overset{\text{Cl}}{\big|}}{\text{C}}} : \text{O} + 2(\text{C}_5\text{H}_5\text{N}) = \underset{\underset{\text{Cl}}{\big|}}{\overset{\overset{\text{Cl}}{\big|}}{\text{C}}} : \text{O} \quad \begin{array}{l} \diagdown \text{NC}_5\text{H}_5 \\ \diagdown \text{NC}_5\text{H}_5 \end{array}
$$

aus Perchlormethylformiat

$$
\text{II.} \quad \overset{\text{Cl}}{\underset{\text{O}}{\overset{|}{\text{C}:\text{O}}}} - \text{C} \overset{\text{Cl}}{\underset{\text{Cl}}{\diagdown}} \text{Cl} + 4(\text{C}_5\text{H}_5\text{N}) = 2\left(\text{C}:\text{O} \begin{array}{l} \text{Cl} \diagdown \text{NC}_5\text{H}_5 \\ \text{Cl} \diagup \text{NC}_5\text{H}_5 \end{array} \right)
$$

aus Hexachlordimethylcarbonat

$$
\text{III.} \quad \text{C}:\text{O} \begin{array}{l} \text{O} - \text{C} \diagup^{\text{Cl}}_{\diagdown \text{Cl}}{\overset{\text{Cl}}{\cdot}} \\[4pt] \text{O} - \text{C} \diagup^{\text{Cl}}_{\diagdown \text{Cl}}{\overset{\text{Cl}}{\cdot}} \end{array} + 6(\text{C}_5\text{H}_5\text{N}) = 3\,\text{C}:\text{O} \begin{array}{l} \text{Cl} \diagdown \text{NC}_5\text{H}_5 \\ \diagup \text{NC}_5\text{H}_5 \\ \text{Cl} \end{array}
$$

Mit Alkoholen, Phenolen und phenolartigen Körpern tritt Umsetzung nach folgendem Schema auf:

$$
\text{C}:\text{O} \begin{array}{l} \text{Cl} \diagdown \text{NC}_5\text{H}_5 \\ \diagup \text{NC}_5\text{H}_5 \\ \text{Cl} \end{array} + \begin{array}{l} \text{HO} - \text{R} \\ \text{HO} - \text{R} \end{array} = 2(\text{C}_5\text{H}_5\text{N}.\text{HCl}) + \text{C}:\text{O} \begin{array}{l} \diagup \text{O} - \text{R} \\ \diagdown \text{O} - \text{R}. \end{array}
$$

Statt Kohlenoxychlorid kann man zur Darstellung chlorhaltiger Derivate von Basen der Pyridinreihe Chlorameisensäureester verwenden. Bei Verwendung von Pyridin erhält man

$$
\overset{\text{C}_5\text{H}_5\text{N} \quad \text{NC}_5\text{H}_5}{\underset{\text{RO} \quad \text{CO} \quad \text{Cl}.}{\diagdown\diagup \diagdown\diagup}}
$$

Mit Alkoholen, Phenolen etc. reagieren diese Körper nach folgender Gleichung

$$
\begin{array}{l} \text{C}_5\text{H}_5\text{N} \diagup \text{OR} \\ \qquad\quad \diagdown \text{CO} \\ \text{C}_5\text{H}_5\text{N} \diagdown \text{Cl} \end{array} + \text{R}.\text{OH} = \text{C}_5\text{H}_5\text{N}.\text{HCl} + \text{C}_5\text{H}_5\text{N} \begin{array}{l} \diagup \text{OR} \\ + \text{CO} \\ \diagdown \text{OR} \end{array}
$$

Zur Darstellung des neuen Körpers mischt man eine Lösung von 2 Mol. der Base mit einer Lösung von 1 Mol. Ester[2]).

Ebenso kann man α-Picolin mit Chlorameisensäuremethylester und α-Lutidin mit Chlorameisensäurephenylester reagieren lassen.

Kohlensäureester der Phenole werden erhalten, wenn man auf Phenole oder saure Phenoläther, die durch Einwirkung von Phosgen, Perchlormethylformiat und Hexachlordimethylcarbonat auf Basen der Pyridinreihe erhältliche Pyridin-

[1]) DRP. 109913, DRP. 117346.
[2]) DRP. 116386.

chlorcarbonyle [1]) einwirken läßt. Dagegen werden bei der Einwirkung dieser Körper auf aromatische Alkohole z. B. Benzylalkohol und hydroxylierte Substanzen, wie Salicylsäure, keine Phenolcarbonate erhalten, sondern im ersten Falle wird Benzylchlorid, im zweiten Falle je nach Art und Dauer der Einwirkung Heptasalicylosalicylsäure und Tetrasalicylid und bei der Einwirkung auf Salicylaldehyd wahrscheinlich die Verbindung $\dot{C}_6H_4 . OH . CHCl_2$ gebildet, da aus Benzaldehyd unter gleichen Bedingungen Benzalchlorid entsteht.

Wie Pyridinchlorcarbonyl wirken auch die Chlorcarbonyle der Picoline, Lutidine und andere Homologen des Pyridins auf Phenole und saure Phenoläther, wie Phenol, die isomeren Kresole, Guajacol und Kreosot unter Bildung der Phenolcarbonate ein. So wird aus Pyridinchlorcarbonyl und Phenol unter Anwendung geeigneter Lösungsmittel (Benzol, Toluol, Xylol) und ebenso aus α-Lutidinchlorcarbonyl und Guajacol Guajacolcarbonat, aus Pyridinchlorcarbonyl und o-Kresolweißes o-Kresolcarbonat, aus α-Picolinchlorcarbonyl (aus Hexachlordimethylcarbonat und α-Picolin) und Kreosot Kreosotcarbonat in annähernd quantitativer Ausbeute. Ebenso reagieren Thymol, Guäthol und die isomeren Kresole. Vor den früheren Verfahren [2]) zeichnet sich diese Methode angeblich durch höhere quantitative Ausbeute aus.

Die in DRP. 114025 beschriebenen Chlorcarbonylderivate der Pyrazolonreihe liefern im Gegensatz zu den gemäß DRP. 117346 und 117625 benutzten Chlorcarbonylderivaten der Pyridinreihe mit Alkoholen, Phenolen, sowie die freie Hydroxylgruppe enthaltenden Derivate dieser Körper keine Carbonate, sondern sie setzen sich mit den erwähnten OH-Verbindungen zu den entsprechenden Chlorameisensäureestern um. So gibt Antipyrinchlorcarbonyl mit n-Propylalkohol in glatter Weise den bekannten n-Propylchlorameisensäureester. Aus Antipyrinchlorcarbonyl und Methyl-n-propylcarbinol erhält man den entsprechenden Chlorameisensäureester der Formel

$$CH_3 . CH_2 . CH_2(CH_3) . CH . O . COCl$$

ein farbloses Öl von stechendem Geruch. Mit Menthol liefert Antipyrinchlorcarbonyl Mentholchlorameisensäureester $C_{10}H_{19} . O . CO . Cl$ ein farbloses nach Menthol riechendes Öl [3]).

Aus Tolypyrinchlorcarbonyl und Guajacol entsteht Guajacolchlorameisensäureester.

Durch Einwirkung der in DRP. 109933 beschriebenen Chlorcarbonylderivate der Basen der Pyridinreihe auf aliphatische Alkohole kann man in glatter Weise die neutralen Kohlensäureester der betreffenden Alkohole darstellen gemäß der Gleichung

$$[(C_5H_5N)Cl]_2CO + 2CH_3 . OH = 2C_5H_5N . HCl + CO(OCH_3)_2$$

Dargestellt werden auf diese Weise Dimethylcarbonat, Diäthylcarbonat und Carbonat des Methyl-n-propylcarbinols von der Formel

$$[(CH_3 . CH_2 . CH_2) . (CH_2) . CH . O]_2CO$$

ein Öl von aromatischem Geruch [4]).

Gemäß dem Hauptpatent läßt man die gemäß DRP. 114025 darstellbaren Chlorcarbonylderivate der Pyrazolonreihe auf Alkohole etc. einwirken. An Stelle der fertigen Chlorcarbonylderivate kann man nun diese Substanzen in statu nascendi anwenden, indem man Phosgen, bzw. seine Polymolekularen, Perchlormethylformiat und Hexachlordimethylcarbonat in Gegenwart von Antipyrin etc. auf die Alkohole und Phenole einwirken läßt. In der Patentschrift sind Beispiele angegeben für die Darstellung von Chlorameisensäureäthylester, Chlorameisensäurebenzylester und Chlorameisensäurephenylester [5]).

---

[1]) DRP. 109933.
[2]) DRP. 58129.
[3]) Bayer-Elberfeld, DRP. 117624.
[4]) Bayer-Elberfeld, DRP. 117625.
[5]) Bayer-Elberfeld, DRP. 118536, Zusatz zu DRP. 117624.

Wenn man anstatt, wie in dem I. Zus.-Pat. angegeben, Phosgen und seine Polymolekularen in Gegenwart von tertiären Basen vom Typus des Antipyrins auf die Alkohole und Phenole einwirken zu lassen, die Reaktion in Gegenwart irgendwelcher anderer tertiärer Basen, mit Ausnahme der Basen der Pyridinreihe vornimmt, gelangt man ebenfalls zu den Chlorameisensäureestern. Bei Verwendung von Basen der Pyridinreihe entstehen bekanntlich neutrale Kohlensäureester. Bei den in der Patentschrift angegebenen Beispielen ist die Verwendung von Dimethylanilin oder Chinolin vorgesehen. Es werden so dargestellt Chlorameisensäureäthylester, Chlorameisensäurebenzylester und Chlorameisensäuresalolester. $Cl.CO.O.C_6H_4.CO.O.C_6H_5$ [1]).

Der große Erfolg der Carbonate des Kreosots und Guajacols veranlaßte die Darstellung einer Reihe von analogen Konkurrenzpräparaten, bei denen die analoge Wirkung ganz selbstverständlich war und die dennoch als „neue Arzneimittel" auftraten.

So wurden dargestellt Kreosot- und Guajacolpräparate, deren Hydroxylgruppe durch Säureradikale verschlossen ist, wie beim Kreosot- und Guajacolcarbonat:

Phosphatol, Kreosotphosphit und der phosphorigsaure Guajacoläther [2]).

Als Entschuldigung für die Einführung dieser analog den anderen Kreosot- und Guajacolpräparaten wirkenden Substanz mag dienen, daß man den phosphorigsauren Salzen eine günstige Beeinflussung der Tuberkulose zuschreibt. Ferner sind die Phosphite im Gegensatze zu den Carbonaten und Phosphaten des Guajacols in fetten Ölen löslich, was die Anwendung erleichtert. Bei Darstellung des Guajacolphosphits wird Guajacol und die entsprechende Menge Natron in Alkohol suspendiert und langsam ein Molekül Phosphortrichlorid unter Kühlung zugesetzt. Hierauf wird zum Sieden erhitzt und der Alkohol abdestilliert [3]). Man erhält so

$$P{\Large\langle}^{O.C_6H_4.OCH_3}_{O.C_6H_4.OCH_3}_{O.C_6H_4.OCH_3}$$ Guajacolphosphit, welches sehr reich an Guajacol ist. Es ist ein krystallinisches Pulver.

Phosphorsäureguajacyläther $\left(C_6H_4{<}^{OCH_3}_{O}\right)_3 = PO.$Krystallpulver [4]).

Ein aus 2 Mol. Guajacol und 1 Mol. Phosphoroxychlorid erhaltenes Reaktionsgemisch wird unmittelbar mit Wasser versetzt und in der Siedehitze mit Calciumcarbonat neutralisiert. Man erhält $[(CH_3.O.C_6H_4.O)_2PO.O]_2Ca + 4H_2O$ [6]).

Gemischte Schwefelsäureester mit je einem Alkylrest der fetten und aromatischen Reihe darzustellen, haben mit Rücksicht auf das Guajacol die Farbenfabriken Elberfeld vorgeschlagen [5]).

Man erhält stabile Verbindungen, wenn man z. B. Äthylschwefelsäurechlorid in eine Guajacollösung einfließen läßt. Der so erhaltene Schwefelsäureguajacyläthylester $SO_2{<}^{O.C_2H_5}_{O.C_6H_4.OCH_3}$ ist flüssig. An Stelle des Guajacols kann man Eugenol

---

[1]) DRP. 118537, Zusatz zu DRP. 117624.
[2]) Ballard, Rep. de Pharm. 1897. 105.
[3]) DRP. 95578.
[4]) Gilbert, Semaine Medicale 1897. 75.
[5]) DRP. 75456.
[6]) H. Schröder-Ichendorf, DRP.Anm. Sch. 35776.

oder Isoeugenol resp. andere Phenole nehmen, an Stelle des Äthylschwefelsäurechlorids Methyl-, Butyl-, Amylschwefelsäurechlorid.

Diese Körper haben angeblich lokalanästhesierende und sedative Wirkungen, wobei sie aber lokal reizen. Die Eigenschaften sollen wesentlich von denen des Guajacols und Eugenols abweichen, was wohl nicht gut möglich ist. Praktische Verwendung haben sie nicht gefunden.

Weiter wurden in dieser Reihe dargestellt Schwefelsäureguajacyl

methyl- bzw. isobutylester, dann $SO_2 < \begin{smallmatrix} OC_2H_5 \\ OC_6H_3(CH_3)(OCH_3) \end{smallmatrix}$ Äthyl

schwefelsäurekreosolester und die analogen Verbindungen des Resorcinmonomethyläther, Hydrochinonmonomethyläther, Acetyl-p-aminophenol o-Nitrophenol, Salicylamid.

Ferner wurden alle Fettsäureester des Kreosots und Guajacols dargestellt und zwar: die Ölsäureester des Kreosots und Guajacols, Oleokreosot[1]) und Oleoguajacol genannt.

Die Darstellung [2]) geschieht, indem man Ölsäure und Kreosot, resp. Guajacol im Verhältnis der Molekulargewichte mit Phosphortrichlorid allmählich auf 135° erhitzt und nach Beendigung der Reaktion den gebildeten Äther

$$CH_3O . C_6H_4 . OCO . CH = (CH_2)_{14} . CH_3$$

mit Wasser und Sodalösung wäscht. Das Produkt ist flüssig und unlöslich in Wasser.

In gleicher Weise wird statt Ölsäure Palmitin- oder Stearinsäure zweckmäßig verwendet [3]). Auch diese Produkte sind ölig.

Eucol ist Guajacolacetat.

In dieser Reihe wurden noch folgende Derivate dargestellt:

caprylsaures Guajacol, Kreosol und Kreosot

caprinsaures	„	„	„
laurinsaures	„	„	„
myristinsaures	„	„	„
palmitinsaures	„	„	„
arachinsaures	„	„	„
cerotinsaures	„	„	„
ricinolsaures	„	„	„
leinölsaures	„	„	„
erucasaures	„	„	„
capronsaures	„	„	„
sebacinsaures	„	„	„

Kreosot- und Guajacolisovaleriansäureester bilden ölige Flüssigkeiten.

Monotal ist Guajacoläthylglykolsäureester $C_2H_5O . CH_2 . CO . O . C_6H_4 . OCH_3$.

Tanosal ist der Gerbsäurekreosotester in Form einer amorphen, sehr hygroskopischen Substanz, die vor den bis nun angeführten Kreosotderivaten den Vorzug hat, in Wasser löslich zu sein und eine zweite wirksame Komponente, die Gerbsäure, abzuspalten. Die sonstigen Nachteile, insbesonders seine unangenehme Hygroskopizität, wiegen jedoch die angeführten Vorteile dieses Präparates nicht auf [4]).

---

[1]) Prevost, Revue méd. de la Suisse rom. **1893**. Nr. 2.
[2]) DRP. 70483.
[3]) DRP. 71446.
[4]) Ther. Mon. **1896**. 609.

Styrakol ist Zimtsäure-Guajacoläther $C_6H_5.CH:CH_2.CO.O.C_6H_4.$
OCH_3 [1]). Nach nicht publizierten Versuchen von Mering[2]) wirkt Styrakol
als ganzes ungespalten antiseptisch. Hunde vertragen 8—10 g ohne
Schaden. Es ist wasserunlöslich.

Landerer hat die intravenöse Behandlung mit Zimtsäure bei Tuberkulose warm empfohlen. Dieses Präparat soll nun beide wirksamen
Komponenten in esterartiger, nicht ätzender Bindung vereinigen (s.
auch p. 572).

Die Darstellung geschieht durch Einwirkung von Zimtsäurechlorid auf Guajacol
oder Zimtsäureanhydrid auf Guajacol oder nach der Nencki'schen Salolsynthese
durch Erhitzen der beiden Komponenten mit Phosphorpentachlorid, Phosphoroxychlorid, Phosgengas etc.

Benzosol ist Guajacolbenzoat $C_6H_5.CO.O.C_6H_4.OCH_3$ [3]).

Wird dargestellt durch Einwirkung von Benzoylchlorid auf Guajacolkalium [4]).

Um die aromatischen Guajacolester leichter spaltbar zu machen,
wurde vorgeschlagen, in den eintretenden Benzoylrest eine Aminogruppe
in der p-Stellung einzuführen und diese zu acetylieren.

Man läßt zu diesem Zwecke p-Nitrobenzoesäurechlorid auf Guajacol- oder
Eugenolkalium einwirken, reduziert die Verbindung und acetyliert sie mit Essigsäureanhydrid. So erhält man p-Acetaminobenzoylguajacol

$$CH_3.CO.NH.C_6H_5.CO.O.C_6H_4.OCH_3,$$

resp. p-Acetaminobenzoyleugenol.

Statt der Benzoesäure wurde auch die Benzolsulfosäure $C_6H_5.SO_3H$
zur Esterbildung vorgeschlagen.

Man läßt auf die Alkali- oder Erdalkalisalze des Guajacols, Eugenols oder
Vanillins Benzolsulfochlorid einwirken.

Die erhaltenen Benzolsulfoäther sind dicke Öle [5]).

Ferner wurde Guajacolsalicylat $OH.C_6H_4.CO.O.C_6H_4.OCH_3$ [6]) dargestellt.

Fehrlin in Schaffhausen verbindet Guajacol oder Guäthol mit Eiweißkörpern,
indem er wässerige Lösungen coagulierbarer Eiweißstoffe mit den Brenzcatechinäthern vermischt, wobei die Emulsion nach kurzer Zeit erstarrt. Das Reaktionsprodukt wird abgeschleudert, getrocknet, auf 150—120 ⁰ erhitzt, mit indifferenten
Lösungsmitteln ausgewaschen und nochmals getrocknet. Das Guajacol kann
man zu diesem Zwecke entweder in Alkohol oder in Lauge lösen und die Eiweißstoffe nach dem Vermischen zuerst anwärmen und dann abschleudern [7]).

Einhorn und Heinz [8]) haben unter dem Namen Gujasanol ein
Guajacolderivat empfohlen, welches den Vorzug der Wasserlöslichkeit
hat, hingegen aber salzig und bitter schmeckt. Es ist dies das salzsaure Salz des Diäthylglykokollguajacols

$$C_6H_4 {<}^{OCH_3}_{O.CO.CH_2.N(C_2H_5)_2.HCl}$$

[1]) DRP. 62716.
[2]) Mohr, Privatm.
[3]) Sahli, Korresp.-Bl. Schweiz. Ärzt. **1890**. Nr. 16.
[4]) DRP. 55280.
[5]) DRPAnm. 11259.
[6]) Bovet, Korresp.-Bl. Schweiz. Ärzte. **1890**. 505.
[7]) DRP. 162656.
[8]) Münchener med. Wochenschr. **1900**. 11. Arch. d. Pharm. **240**. 632 (1902).

Dieser Körper wird erhalten, wenn man auf die Chloracetylverbindungen der Phenole substituierte Ammoniake einwirken läßt.

Im Darme wird Guajacol unter bekannten Umständen regeneriert.

Ebenso kann man darstellen: Diisobutylglykokollguajacol, Diäthyl-glykokollkresol, Diäthylglykokollphenol, Diäthylglykokoll-o-kresol, Di-äthylglykokoll-m-kresol, Diäthylglykokoll-p-kresol [1]).

Ebenso wurden vom Guäthol (Brenzcatechinmonoäthyläther)

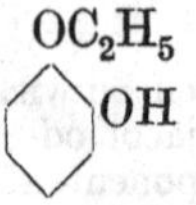

$$OC_2H_5$$
$$\langle\rangle OH$$

die Ester der Phosphorsäure, Buttersäure, Isovaleriansäure, Benzoesäure und Salicylsäure in analoger Weise und in gleicher Absicht wie beim Guajacol dargestellt.

Die Monoalkyläther des Brenzcatechin wurden zu gleichem Zwecke auch mittelst Phosphoroxychlorid mit Camphersäure verestert (Gua-camphol). Diese Verbindung soll auch die antihydrotische Wirkung der Camphersäure mit der Guajacolwirkung verbinden.

Zimmer-Frankfurt [2]) stellen ein Kohlensäurederivat aus Kreosot her, indem sie Kreosot in der zur Darstellung von Allophansäureestern aus Phenolen üblichen Weise z. B. Carbaminsäurechlorid, Kreosot und Chloroform aufeinander einwirken lassen; es entsteht ein unlösliches Pulver.

Kreosot- und Guajacolpräparate, deren Hydroxylwasser-stoff durch Alkylradikale substituiert ist.

Veratrol

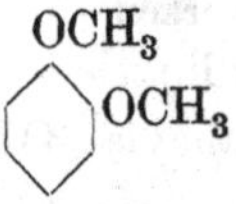

$$OCH_3$$
$$\langle\rangle OCH_3$$

ist wenig wirksam, da die Regeneration von Guajacol aus dieser Ver-bindung fast unmöglich erscheint.

Dasselbe gilt von den Guajacolalkylenäthern, welche durch Ein-wirkung von Halogenalkylenen auf Guajacol entstehen, wobei zwei Mole-küle Guajacol mit einem Molekül Alkylenhalogen zusammentreten [3]).

$$C_6H_4{<}{{OCH_3 \quad CH_3O}\atop{O.CnH_2n.O}}{>}C_6H_4, \quad z. B. \text{ Guajacoläthylenäther.}$$

Diese Äther, von denen der Guajacolmethylenäther einen intensiven Vanillegeruch besitzt, sind wasserunlöslich. Methylenkreosot wurde Pneumin benannt.

Brenzkain ist der Guajacolbenzyläther.

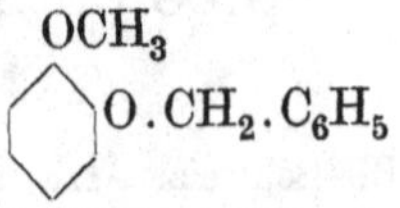

$$OCH_3$$
$$\langle\rangle O.CH_2.C_6H_5$$

Über seine praktische Verwertbarkeit liegen wenig Nachrichten vor.

---

[1]) DRP. 105346.
[2]) DRP. 224072.
[3]) DRP. 83148.

Da die Glycerinäther der Phenole, die Endemann dargestellt, sich den übrigen Alkyläthern gegenüber durch ihre Wasserlöslichkeit auszeichnen, wurde auch der Glycerinäther des Guajacols dargestellt,

Guajamar $C_6H_4 \begin{smallmatrix} O.C_3H_7O_2 \\ OCH_3 \end{smallmatrix}$ genannt.

Man erhält ihn durch Einwirkung von Monochlorhydrin auf Guajacolalkali oder durch Behandlung von Guajacol und Glycerin mit wasserentziehenden Mitteln unter Druck [1]).

Guajamar ist ein wasserlösliches festes Pulver von bitterem aromatischem Geschmack. Die Spaltung dieses Äthers scheint auf der Einwirkung von Mikroorganismen des Darmes daselbst zu beruhen [2]).

Jedenfalls hat dieses wasserlösliche Guajacolpräparat, das Guajamar, trotz dieses seines scheinbaren Vorzuges der Wasserlöslichkeit, anderseits den großen Nachteil des bitteren Geschmackes.

Ein wasserunlösliches Guajacolpräparat ist Cetiacol oder Palmiacol (Brenzcatechinmethylcetyläther [3]).

Man trägt Guajacol in Natriumalkoholat ein, gießt bei 80° C die Mischung in Walratöl, setzt Glycerin zu und hebt das sich oben ansammelnde Cetylguajacol ab. Es soll den Verdauungstrakt nicht reizen.

Weitere wasserlösliche Guajacolderivate.

Hingegen erhält man wasserlösliche, geschmacklose Derivate des Guajacols, wie auch der anderen Phenole, wenn man bei Gegenwart geeigneter Kondensationsmittel, wie Salzsäure, Schwefelsäure, Chlorzink etc., Alloxan auf Phenole einwirken läßt.

Die Reaktion vollzieht sich nach folgender Gleichung:

$$
\begin{matrix}
& CO - NH & & & CO - NH \\
& | & & & | \\
CO & CO + ROH = RO.C.OH & CO \\
& | & & & | \\
& CO - NH & & & CO - NH
\end{matrix}
$$

Es wurden aus dieser Reihe dargestellt: Alloxan-Phenol, Alloxan-m-Kreosol, Alloxan-p-Kreosol, Alloxan-Guajacol, Alloxan-Brenzcatechin, Alloxan-Resorcin, Alloxan-Hydrochinon, Alloxan-Pyrogallol, Alloxan-α-Naphthol [4]). Resorcin- und Pyrogallollösungen in heißem Wasser mit Alloxan versetzt geben schon nach wenigen Minuten das betreffende Kondensationsprodukt [5]). Die Produkte dieser Reaktion sind aber bis nun therapeutisch nicht verwertet worden.

Hexamethylentetramintriguajacol erhält man, wenn man entweder eine konz. wässerige Lösung von Hexamethylentetramin mit Guajacol oder eine Formaldehydlösung mit einer ammoniakalischen Guajacollösung zusammenbringt [6]).

[1]) DRPAnm. 5328.
[2]) Buttler, New-York Med. Journ. 23. IX. 1899.
[3]) Englisches Patent 16349.
[4]) DRP. 107720.
[5]) DRP. 113722.
[6]) Hoffmann-Laroche, DRP. 220267.

Man läßt Hexamethylentetramin und Guajacol ohne Lösungsmittel aufeinander einwirken. Man kann so Hexamethylentetramindi- und -triguajacol erhalten [1]).

Feste Molekularverbindungen aus Hexamethylentetramin und Guajacol kann
man herstellen, indem man entweder eine konzentrierte wässerige Hexamethylentetraminlösung mit Guajacol oder eine Formaldehydlösung mit einer ammoniakalischen Guajacollösung in anderem Verhältnis zusammenbringt als der Bildung
des Hexamethylentetramintriguajacols entspricht. Diese guajacolärmeren Produkte
sollen gegenüber dem Triguajacol nicht reizend wirken [2]).

Guajaperol, wie der Phantasiename für Piperidin-Guajacol (Additionsprodukt) lautet, ist $C_5H_{11}N.(C_7H_8O_2)_2$; es wurde dargestellt, um
gleichzeitig mit der Guajacolwirkung die herz- und gefäßtonisierende
Wirkung des Piperidins zu erhalten. Es ist ohne reizende Wirkung [3]).

Piperidin wird zu diesem Zwecke mit Guajacol zusammengebracht und
wegen der eintretenden Reaktionswärme gekühlt; es wird dann die Reaktionsmasse fest. Piperidin geht aber nicht mit allen Phenolen Verbindungen ein.
Resorcin gibt keine Piperidinverbindung, während Hydrochinon und Brenzcatechin
krystallisierte Piperidinverbindungen geben. Es verbindet sich mit o- und p-Nitrophenol, aber weder mit m-Nitrophenol, noch mit α- und β-Nitrophenol, obwohl
es mit Dinitro-α-naphthol (1:2:4) eine Verbindung bildet. Das Entstehen der
Verbindungen läßt sich nicht in eine bestimmte Regel kleiden. So z. B. verbindet
sich 1 Mol. Piperidin mit 1 Mol. Hydrochinon, 2 Mol. Brenzcatechin, 2 Mol. Guajacol,
1 Mol. o- und p-Nitrophenol, 1 Mol. Pyrogallol.

Das Kondensationsprodukt aus Formaldehyd und Kreosot, Kreosoform genannt, wurde hauptsächlich als inneres Antisepticum empfohlen.

Euguform ist ein acetyliertes Kondensationsprodukt von Guajacol
und Formaldehyd.

Bei der Kondensation von Formaldehyd mit Guajacol durch Salzsäure entsteht nach Brissonet unter Austritt von Wasser ein Körper
der Formel

$$\begin{array}{c} CH_3O \\ OH \end{array}\Big\rangle C_6H_3 - CH_2 - C_6H_3\Big\langle\begin{array}{c} OCH_3 \\ OH \end{array}$$

Guajaform genannt. Dieser soll nicht ätzend wirken. Entweder ist
diese Angabe oder die angegebene Formel unrichtig, da ja die Ätzwirkung des Guajacols vom offenen Hydroxyl abhängt.

Letzteres ist wohl der Fall, weil sich bei dieser Reaktion der Methylenäther
bilden muß. Es lassen sich aber so gewonnene Verbindungen acetylieren, wobei
man zart pulverförmige Substanzen bekommt [4]).

Unter Zuhilfenahme von Tannin erhält man aus Kreosoform Tanno-
kreosoform, aus Guajaform Tannoguajaform, Substanzen mit drei wirksamen Komponenten.

Guajacolpräparate, aus denen Guajacol nicht regeneriert wird.

Selbstredend wurde auch beim Guajacol der Versuch unternommen,
diese Substanz durch Sulfurieren wasserlöslich zu machen. Es ist über-

[1]) Hoffmann-Laroche, DRP. 231726. Zusatz zu DRP. 220267.
[2]) DRP. 225924, Zusatz zu DRP. 220267.
[3]) Chaplin and Tunnicliffe, Brit. med. Journ. 1897. 137. DRP. 98465.
[4]) DRP. 120558.

flüssig, wiederholt auf die Abschwächung, resp. Vernichtung der Wirkung durch Einführung einer Säuregruppe hinzuweisen. Wirksam bleiben die Guajacolsulfosäuren nur aus dem Grunde, wenn auch in wesentlich schwächerer Weise wie Guajacol, resp. deren Ester, weil die OH-Gruppe des Guajacols erhalten bleibt, aber man muß weit größere Dosen verabreichen, um überhaupt eine Wirkung zu erzielen, was bei unsicherer Wirkung die Therapie ungemein verteuert. Roßbach hat Tieren 30 g Guajacolsulfosäure pro die verfüttert, ohne irgend welche Reizerscheinungen zu sehen. Ein genügender Beweis für die Wirkungslosigkeit, denn von welcher wirksamen Substanz können wir 30 g ohne welche Erscheinungen verfüttern[1]? Knapp und Suter[2] zeigten, daß dem Thiocol (s. u.) jede fäulnishemmende Wirkung fehlt. Guajacol wird aus der Verbindung im Organismus nicht abgespalten. Es passiert den Organismus unverändert.

Durch Vermischen von äquimolekularen Mengen von Guajacol und Schwefelsäure und Erwärmen auf 70—80 ° C erhält man o-Guajacolsulfosäure

$$C_6H_3 \begin{cases} OH & \text{1. oder 1.} \\ OCH_3 & \text{2.} \quad\quad 2. \\ SO_3H & \text{3.} \quad\quad 6. \end{cases}$$

Sulfuriert man hingegen bei 140—150 ° C, so erhält man p-Guajacol-sulfosäure[3]).

$$\begin{array}{c} OH \\ \langle\quad\rangle OCH_3 \\ SO_3H \end{array}$$

Die p-Guajacolsulfosäure erhält man krystallisiert, wenn man auf p-Bromguajacol saure oder neutrale schwefligsaure Salze in einem geeigneten Verdünnungsmittel unter Druck einwirken läßt[4]).

Das Kaliumsalz der Guajacolsulfosäure des DRP. 109789 läßt sich direkt mittelst Chlorkalium aussalzen[5]).

Nach den Angaben von DRP. 188506, Heyden in Radebeul, erhält man nach DRP. 109789 nicht die freie Säure, sondern das Salz, ferner nicht nur die o-Säure, sondern auch die p-Verbindung. Man erhält die Monosulfosäuren bei allen Temperaturen unter 100 °. Man kann die beiden Guajacolsulfosäuren trennen, indem man sie in die basischen Salze der Erdalkalien, Erden oder Schwermetalle überführt. Die o-Guajacolsulfosäure bildet leicht lösliche, die p-Säure schwer lösliche oder unlösliche Salze. Durch Umsetzung kann man die freien Säuren oder deren Alkalisalze erhalten. Am besten sulfuriert man zwischen 30 bis 60°, führt die Mischung in das neutrale Kalksalz über und setzt noch in Form von Kalkmilch auf das Guajacol berechnet ½ Molekül Ätzkalk zu. Dann scheidet sich das basische Kalksalz der p-Säure ab. In der Lösung bleibt das o-Salz. Die Guajacolsulfosäure soll unangenehme Nebenwirkungen haben[6]).

Einhorn[7]) stellt die Salze der Guajacolcarbonatmono- und Disulfosäure her, indem er auf 2 Mol. eines guajacolsulfosauren Salzes resp. auf molekulare Mengen von Guajacol und guajacolsulfosaurem Salz Phosgen bei Gegenwart von Alkalien oder analog wirkenden Basen einwirken läßt. Die Salze sind in Wasser leicht löslich und sollen einen besseren Geschmack als Thiocol haben.

---

[1]) Ther. Mon. **1899**. 96.
[2]) AePP. **50**. 340 (1903).
[3]) DRP. 105052.
[4]) DRP. 109789.
[5]) DRPAnm. 24272.
[6]) Siehe Hager's Handbuch der pharmazeutischen Praxis.
[7]) DRP. 203754.

Hoffmann-Laroche [1]) stellen Guajacol-5-sulfosäure her, indem sie Acidyl-guajacole mit oder ohne Zusatz von wasserbindenden Mitteln sulfurieren, das Produkt verseifen, nach Entfernung der Schwefelsäure die Sulfosäure isolieren. Die in DRP. 188506 beschriebene Guajacol-o-sulfosäure ist die Guajacol-m-sulfosäure [2]).

Guajacol-5-monosulfosäurecarbonat [3]) erhält man aus Guajacolcarbonat ohne äußere Wärmezufuhr mit konz. Schwefelsäure und scheidet die gebildete Sulfosäure als solche oder als Salz ab.

Eine wasserlösliche Verbindung aus den Dinatriumsalzen der Guajacol-4 und 5-sulfosäure und Casein erhält man, indem man die konzentrierte wässerige Lösung dieser Salze auf Casein in wässeriger Suspension einwirken läßt und die Lösung im Vakuum verdampft [4]).

Die Sanatogenwerke stellen wasserlösliche Eiweißpräparate aus den Di-natriumsalzen der Guajacol-4 und 5-sulfosäure und Casein in der Weise her, daß sie die Dinatriumsalze der bei der Sulfurierung von Guajacol unter 100⁰ neben-einander entstehende Guajacol 4- und 5-sulfosaure beziehungsweise die konzen-trierte wässerige Lösung dieser Salze entweder auf Casein in wässeriger Suspension einwirken läßt und die erhaltene Lösung bei niederer Temperatur, am besten im Vakuum zur Trockne dampft oder auf Casein in ätheralkoholischer Suspension oder in Gegenwart anderer indifferenter organischer Lösungsmittel einwirken läßt und das Reaktionsprodukt durch Filtration und Trocknen von den organischen Lösungsmitteln befreit [5]). Die Lösungen der Mononatriumsalze von den bei der Sulfurierung bei 100⁰ nebeneinander entstehenden Guajacolsulfosäuren läßt man auf die Natriumsalze von Casein oder Albuminat einwirken und bringt die Lösungen im Vakuum zum Trocknen oder fällt sie mit Alkoholäther [6]).

Während die Salze der leicht löslichen o-Guajacolsulfosäure thera-peutische Anwendung finden, sind die Salze, sowie die freie p-Guajacol-sulfosäure therapeutisch nicht anwendbar, da sie üble Einwirkungen auf den Magen haben.

Das Kaliumsalz der o-Guajacolsulfosäure ist bittersüß, leicht löslich und kommt unter dem Namen Thiocol in den Handel.

Guajacyl ist guajacolsulfosaures Calcium, welches wie Guajacol wirken soll [7]).

Wie aus dem Guajacol selbst, so wurden auch aus aliphatischen Kreosot-und Guajacolestern Sulfosäuren dargestellt [8]), indem man diese mit etwas über-schüssiger Schwefelsäure schüttelt, ohne die Temperatur höher als 150⁰ steigen zu lassen.

So wurden die Sulfosäuren des Isovalerylguajacol, Isovalerylkreosot, Kreosotal (Kreosotcarbonat), Acetguajacol, Formylkreosot gewonnen.

Formylkreosot bildet sich. wenn man konz. Ameisensäure mit Kreosot in molekularer Menge 8 Stunden am Rückflußkühler erhitzt und dann mit Lauge behandelt.

Die therapeutische Anwendung der verschiedenen Holzteere, die ja ungemein phenolreich sind, sich aber durch üblen Geruch und Wasser-unlöslichkeit mancherlei Anwendung entziehen, suchte die Firma Knoll ebenfalls durch Sulfurierung zu ermöglichen.

Man läßt Holzteer und konz. Schwefelsäure zusammenfließen, erhält das Gemisch bei 100⁰ und trägt das Reaktionsprodukt in Wasser ein, wobei es sich pulverförmig ausscheidet.

---

[1]) DRP. 212389.
[2]) Paul, BB. **39**. 2773 (1906).
[3]) DRP. 215050.
[4]) Ercih Bohlen, DRPAnm. 53315.
[5]) DRP. 229183.
[6]) Bauer & Co., Sanatogenwerke, DRP. 231589. Zusatz zu DRP. 229183.
[7]) Journ. de Pharm. et Chim. **1898**. I. 324.
[8]) DRP. 94078.

Die so entstandenen Sulfosäuren geben wasserlösliche Salze. Der anhaftende Geruch kann noch durch Destillation mit Wasserdampf entfernt werden.

Novocol ist monoguajacolphosphorsaures Natron. Es wird dargestellt[1]) durch Erhitzen äquimolekularer Mengen von Guajacol und Phosphortrichlorid auf 130⁰ durch 8 Stunden, Eintragen in die zur Verseifung des Dichlorids notwendige Menge Wasser, Neutralisation mit Soda bis zum Verschwinden der Kongoreaktion, wodann das Mononatriumsalz der Monoguajacolphosphorsäure auskrystallisiert, da es in der gleichzeitig gebildeten Natriumchloridlösung nahezu unlöslich ist. Man kann es durch Umkrystallisieren aus Methylalkohol reinigen und alsdann gegebenenfalls durch Neutralisieren mit der berechneten Menge Natriumcarbonat in das Dinatriumsalz überführen.

Ebenfalls ein Präparat, aus dem Guajacol im Organismus nicht regeneriert wird, ist ein Brenzcatechinderivat, das brenzcatechinmono-acetsaure Natron, $C_6H_4{<}^{OCH_2.COOH}_{OH}$ gewonnen durch Einwirkung von Monochloressigsäure auf Brenzcatechin bei Gegenwart von einem Alkali, Guajacetin genannt[2]).

Die Brenzcatechinmonoacetsäure entsteht ferner[3]), wenn man ein Alkalisalz eines Säureesters des Brenzcatechins, z. B. Monobenzolsulfonbrenzcatechinnatrium mit chloressigsaurem Natrium behandelt und dann aus dem erhaltenen Produkt die Benzolsulfosäure durch Erhitzen mit Alkalilösung abspaltet. Die Reaktion erfolgt folgendermaßen:

$$C_6H_4{<}^{ONa}_{OSO_2.C_6H_5} + ClCH_2.COONa = C_6H_4{<}^{O.CH_2.COONa}_{O.SO_2C_6H_5} + ClNa$$

$$C_6H_4{<}^{OCH_2.COONa}_{OSO_2.C_6H_5} + 2NaOH = C_6H_4{<}^{O.CH_2.COONa}_{OH} + C_6H_5SO_3Na$$

Ferner[4]) entsteht sie durch Abspaltung einer Glykolgruppe aus der Brenzcatechindiacetsäure, indem man deren Natriumsalz mit Wasser oder einem Molekül Alkali unter Druck auf 160—170⁰ erhitzt. Die Brenzcatechindiacetsäure erhält man durch Einwirkung von zwei Molekülen Chloressigsäure auf ein Molekül Brenzcatechin.

Man erhält sie auch, indem man über Guajacooxacetsäure Bromwasserstoffsäure leitet oder sie mit konz. Salzsäure im geschlossenen Rohr auf 100⁰ C erwärmt. Ebenso kann man von der Eugenoloxacetsäure ausgehend zu der Propyloxyphenoxacetsäure gelangen.

Guajacetin ist fast geschmacklos und in Wasser löslich. Die unangenehmen Nebenerscheinungen vom Magendarmkanal, sowie Kopfschmerz und Schwindel, die dem Gebrauche des Guajacetins folgen, treten häufig auch bei Verwendung des Kreosots und Guajacols auf[5]).

Naturgemäß ist Guajacetin kein Guajacol-, sondern ein Brenzcatechinderivat; da es analoge therapeutische Anwendung wie Kreosot und Guajacol und mit ähnlichem Erfolg findet, so muß man annehmen, daß nicht nur Guajacol, sondern auch Brenzcatechin als Ausgangssubstanz zur Darstellung gleichwertiger Kreosotersatzmittel dienen kann.

---

[1]) G. Richter-Budapest, DRP. 237781.
[2]) DRP. 87386.
[3]) DRP. 87668.
[4]) DRP. 87669.
[5]) Zentralbl. f. inn. Med. 20. VI. 1896.

In gleicher Absicht wurden von Cutolo und Auwers und Haymann die Guajacoloxacetsäure dargestellt.

Die schwer lösliche Guajacolcarbonsäure [1])

$$C_6H_3 \underset{\diagdown}{\overset{\diagup}{\underset{COOH}{\overset{OCH_3}{—OH}}}}$$

wirkt antiseptisch, zeigt aber vor dem Guajacol keine verwertbaren Vorzüge.

Interessant ist noch folgende Kombination, welche auch keine praktische Verwendung gefunden. Es ist dies die Darstellung von Alphoxylessigsäurealphylestern [2]) und deren Homologen. Diese Körper spalten sich angeblich im Darme in zwei Moleküle Phenol, was wohl höchst unwahrscheinlich und wohl auch unrichtig ist.

Man stellt sie dar durch Kondensation von Phenoxylessigsäuren mit den Phenolen bei Gegenwart eines Kondensationsmittels. Es können als Ausgangssäuren dienen: Phenoxylessigsäure, Naphthoxylessigsäure etc.

Dargestellt wurden in dieser Gruppe: Phenoxylessigsäurephenylester, Phenoxylessigsäureguajacylester, o-Kresoxylessigsäure-o-kresylester, o-Kresoxylessigsäureguajacylester, m-Kresoxylessigsäure-m-kresylester, m-Kresoxylessigsäureguajacylester, p-Kresoxylessigsäureguajacolester, β-Naphthoxylessigsäure-m-kresylester.

Von den Elberfelder Farbwerken wurde wegen seiner Resorptionsfähigkeit und Reizlosigkeit auf der Haut zur äußerlichen Verwendung Äthylglykolylguajacol sehr empfohlen. Zu diesem Zwecke werden Guajacol, Kreosot oder deren Derivate mit Hilfe von Alkyloxyessigsäure oder deren Derivate esterifiziert, z. B. Guajacol in verdünnter Lauge gelöst und mit Äthoxyessigsäurechlorid geschüttelt. Man erhält Äthylglykolylguajacol $C_2H_5 . O . CH_2 . COO . C_6H_4 . OCH_3$. Die Substanz ist ein Öl.

Ebenso kann man aus Santalol [3]), Menthol und Borneol Alkyloxyacetylverbindungen darstellen, die geruch- und geschmacklos sind und leicht spaltbar und auch äußerlich verwendet werden können, während die in DRP. 85490 beschriebenen festen Alkyloxyacetylverbindungen sich viel schwerer bei äußerlicher Verwendung überhaupt nicht spalten. Die hydroaromatischen Alkohole werden in Benzol-Pyridin gelöst und mit Äthoxyessigsäurechlorid geschüttelt, dann schüttelt man die Benzollösung mit verdünnter Salzsäure, um das Pyridin zu entfernen. Beschrieben sind die Darstellungen von Äthylglykolylborneol, Methoxyäthylmenthol.

Die Carbamate der 1.3.Dialkylpyrogalloläther [4]) sollen antituberkulöse Wirkungen haben und zwar besser als die Pyrogalloläther selbst, was dadurch erklärt werden soll, daß die Pyrogalloläther im Organismus zu rasch in Form von Coerulignon eliminiert werden, während die Carbamate nur nach und nach Pyrogalloläther abspalten. Man stellt 1.3.Dimethylpyrogallolcarbamat dar, indem man in die trockne ätherische Lösung des Pyrogalloldimethyläthers unter starker Kühlung eine ätherische Lösung von Carbaminsäurechlorid zusetzt. Nach mehreren Stunden werden die ausgeschiedenen Krystalle abgesaugt und aus Alkohol umkrystallisiert. Mit Alkalien ist die Verbindung verseifbar. Den Dialkyläther [5]), der sonst nur in kleinen Mengen im Buchenholzteer vorkommt, erhält man beim Erhitzen von Trialkylpyrogalloläthern und Trialkyläthern der Gallussäure, in wässeriger oder

---

[1]) DRP. 51381.
[2]) DRP. 85490.
[3]) DRP. 191547.
[4]) Baseler Chemische Fabrik, DRP. 181593.
[5]) Baseler Chemische Fabrik, DRP. 162658,

alkoholischer Lösung mit Ätzalkalien oder Erdalkalien unter Druck und zwar im Autoklaven bei 195—200 °.

Einhorn in München [1]) stellt gemischte basische Carbonate der Phenole und Alkoholbasen durch Einwirkung basischer Alkohole auf die Chlorkohlensäureester der Phenole her. Diese Verbindungen sind wasserlöslich und sollen als interne Antiseptica wertvoll sein, da sie im Organismus Phenol abspalten. Die Chlorkohlensäureester der Phenole kann man aus diesen durch Umsetzung mit Phosgen in Benzollösung in Gegenwart von Chinolin herstellen. Beschrieben sind Eugenolkohlensäurediäthylaminoäthylester $C_6H_3(C_3H_4)(OCH_3)OCOOC_2H_4N(C_2H_5)_2$, ferner Eugenolkohlensäurepiperidoäthylester, dann Thymolkohlensäurediäthylaminoäthylester, Guajacolkohlensäurediäthylaminoäthylester, β-Naphtholkohlensäurediäthylaminoäthylester, Carbodiäthylaminoäthoxysalicylsäuremethylester $C_6H_4(COOCH_3)O$. $COOC_2H_4 . N(C_2H_5)_2$, dann Carbodiäthylaminoäthoxysalicylsäureäthylester, Carbodiäthylaminoäthoxy-p-oxybenzoesäuremethylester.

Einhorn-München [2]) stellt Alkyläther und durch basische Reste im Alkylrest substituierte Alkyläther der Phenole und Derivate derselben her, indem er die Carboxylalkylester von Phenolen oder deren Substitutionsprodukte mit Ausnahme des Guajacoläthylcarbonates bzw. die im Alkyl durch basische Reste substituierten Carboxylalkylester der Phenole, eventuell in Gegenwart eines Katalysators erhitzt, z. B. in Gegenwart von Chlorzink. Dabei wird Kohlensäure abgespalten und es entstehen die Phenolalkyläther. Man erhält z. B. aus β-Naphthol-Kohlensäuremethylester β-Naphtholmethyläther, während bei der gleichen Reaktion aus Guajacolkohlensäuremethylester Dimethylbrenzcatechin entsteht. Aus Resorcindikohlensäurediäthylester entsteht Resorcindiäthyläther, aus Guajacol-Kohlensäureäthylester entsteht neben Guajacolcarbonat Äthylguajacol.

Aus Resorcinmonokohlensäureäthylester erhält man Resorcinmonoäthyläther, aus Guajacolkohlensäurediäthylaminoäthylester erhält man Diäthylaminoäthylguajacol. Aus Carbodiäthylaminoäthoxy-p-benzoesäuremethylester entsteht Diäthylamino-p-oxybenzoesäuremethylester

$$C_6H_4 \begin{cases} O.COOC_2H_4.N(C_2H_5)_2 \\ COOCH_3 \end{cases} \qquad C_6H_4 \begin{cases} O.C_2H_4.N(C_2H_5)_2 \\ COOCH_3 \end{cases}$$

Aus Thymolkohlensäurediäthylaminoäthylester erhält man Diäthylaminoäthylthymol

$$C_6H_3 \begin{cases} CH_3 \\ C_3H_7 \\ O.CH_2.CH_2.N(C_2H_5)_2 \end{cases}$$

Aus Eugenolkohlensäurediäthylaminoäthylester erhält man Diäthylaminoäthyleugenol

$$C_6H_3 \begin{cases} C_3H_5 \\ OCH_3 \\ O.CH_2.CH_2.N(C_2H_5)_2 \end{cases}$$

Es muß aber trotz der massenhaften Anwendung der Kreosotpräparate entschieden in Abrede gestellt werden, daß noch irgend ein Bedürfnis nach einem neuen Präparat mit Kreosotwirkung besteht.

Als billiges Ersatzmittel des Kreosots und Guajacols wurde ohne wesentlichen Eingang zu finden, Solveol empfohlen. Es ist dies ein Gemenge der in Wasser unlöslichen isomeren drei Kresole in p-kresotinsaurem Natrium klar gelöst (s. p. 521, 522). Von den drei isomeren Kresotinsäuren ist nur die p-Kresotinsäure allein, welche mit Nutzen therapeutisch zu verwenden ist. Die wasserunlöslichen Kresole lösen sich wie in Seifenlösungen, ebenso in kresotinsaurem und salicylsaurem Natron.

---

[1]) DRP. 224108.
[2]) DRP. 224160.

Die interne Anwendung der Kresole gibt analoge Resultate, wie die Kreosotbehandlung, ohne aber Vorzüge zu besitzen.

Landerer hat in einer Reihe von Versuchen auf die Erfolge der Zimtsäurebehandlung bei Tuberkulose hingewiesen. Leider hat die Zimtsäure $C_6H_5 . CH : CH . COOH$, deren starke Wirkung wohl auf die doppelte Bindung zurückzuführen ist, den Nachteil, daß man sie intravenös injizieren muß. Sie macht starke Leukocytose, indem sie positiv chemotaktisch und auch entzündungserregend wirkt[1]).

Zimtsaures Natrium wirkt ähnlich wie phenylpropriolsaures Natrium, wahrscheinlich durch die ungesättigte Gruppe. Cumarinsaures Natrium $C_6H_4(OH) . CH : CH . COONa$ hat dieselbe Wirkung in ganz außerordentlich erhöhtem Maße, die m-Verbindung stärker, die p-Verbindung weniger stark als die o-Verbindung[2]).

Zimtsäureester von Oxyarylurethanen, -harnstoffen und -thioharnstoffen, welche insbesondere bei der Tuberkulose angewendet werden sollen, erhält man, wenn man z. B. p-Oxyphenylharnstoff in natronalkalischer Lösung mit einer ätherischen Zimtsäurechloridlösung behandelt; so entsteht Cinnamoyl-p-oxyphenylharnstoff. Aus p-Oxyphenylurethan durch Erhitzen mit Zimtsäurechlorid erhält man das Cinnamoyl-p-oxyphenylurethan. Dieselbe Substanz erhält man auch aus Zimtsäure-p-oxyphenylurethan und Phosphoroxychlorid. Man kann auch Zimtsäureanhydrid verwenden und direkt zusammenschmelzen. Ferner ist beschrieben Cinnamoyl-p-oxyphenylthioharnstoff[3]).

Ihre Verwendung als Guajacolester wurde p. 563 erwähnt. Auch in Verbindung mit Kresol als Cinnamyl-m-kresolester, Hetokresol genannt, wird sie als in Wasser unlösliches Streupulver für abgeschabte tuberkulöse Wunden verwendet.

Die Zimtsäureester des Phenols, p-Kresols, des o-Kresols und des Guajacols haben sich als wertlos erwiesen, insbesonders für antiseptische Zwecke (Streupulver), da sie starke lokale Reizungen und Entzündungen hervorrufen. m-Kresolzimtsäureester ist hingegen ungiftig. Er wird durch Kondensation von m-Kresol mit Zimtsäure in Toluollösung durch Phosphoroxychlorid bei 110—120° erhalten[4]).

Ferner wurden auch Derivate des m-Kresols mit Zimtsäure kondensiert, in welcher ein Kernwasserstoff durch Alkyl oder Oxyalkyl ersetzt ist. Diese Ester haben eine höhere bakterizide Wirkung und leiden nicht beim Sterilisieren. So wurden dargestellt Zimtsäureester des p-Methoxy-m-kresol und des Thymol[5]).

*   *   *

Zwei Absichten liegen der Darstellung der zahlreichen Abkömmlinge des Kreosots und Guajacols zugrunde. Die empirisch festgestellte günstige Beeinflussung tuberkulöser Prozesse durch die Anwendung des Kreosots und des einen wirksamen Bestandteiles, des Guajacols,

---

[1]) Landerer, Behandlung der Tuberkulose mit Zimtsäure, Leipzig 1898.
[2]) Gilbert Morgan, Pharmazeut. Journ. 4. 20. 816.
[3]) Gesellschaft für Chemische Industrie in Basel, DRP. 224107.
[4]) DRP. 99567.
[5]) DRP. 107230.

zeitigte eine ausgebreitete Anwendung dieser Präparate, denen nur die Giftigkeit, welche zum Teile durch Ätzwirkung bedingt war, der schlechte Geschmack und die Wasserunlöslichkeit hindernd im Wege standen.

Die Giftigkeit und Ätzwirkung zu vermeiden, indem man zugleich geschmacklose Derivate meist nach dem Salolprinzipe darstellte, war der Endzweck der Darstellung der einen Reihe von Derivaten, denen aber der Mehrzahl nach der Nachteil des Kreosots und Guajacols, die Wasserunlöslichkeit, anhaftete.

Die Wasserlöslichkeit zu erzielen, war die andere Absicht, welcher aber die Geschmackskorrektur oft zum Opfer fiel, da die so darge-stellten Substanzen einen bitteren Geschmack zeigten und eine wesent-liche Abschwächung der Wirkung im Falle des Sulfurierens unver-meidlich war.

Es gebührt daher in dieser Gruppe den durch Veresterung des Hydroxyls gewonnenen Körpern unbestreitbar der Vorrang in der thera-peutischen Anwendung.

Wir wollen noch bemerken, daß von den im Kreosot enthaltenen wirksamen Bestandteilen nur das Guajacol in reinem Zustande Ver-breitung gefunden, während das weniger giftige Kreosol, welches ana-loge Wirkungen zeigt, bis nun keine Beachtung erlangte. Es scheinen ihm trotz geringer Giftigkeit keine wesentlichen Vorzüge gegenüber dem Guajacol zuzukommen.

Dem Guajacol kommen neben seinen antituberkulösen und an-ästhesierenden auch erhebliche antiseptische Wirkungen zu, die besonders bei geringer Giftigkeit seine Verwendung als Darmantisepticum zur Herabminderung der Fäulnisprozesse im Darm ermöglichen. Zu gleichem Zwecke werden die analog wirkenden Substanzen: Menthol, Eugenol, Isoeugenol, Eucalyptol empfohlen, ebenso gegen Phthise, wie zur Darm-desinfektion. Aus diesem Grunde wurden auch die angeführten Sub-stanzen in geschmacklose und nicht ätzende umgewandelt, nach Ver-fahren, die beim Guajacol ausführlich behandelt werden.

Eucalyptol kann man mit α- oder β-Naphthol verbinden, wenn man äquimolekulare Mengen der beiden Substanzen zusammenschmilzt[1]).

Aus Eucalyptol und Formaldehyd wird eine Verbindung dargestellt, indem man die beiden Substanzen unter Zusatz eines Kondensationsmittels aufeinander einwirken läßt, so z. B. Eucalyptol mit Trioxymethylen und Lauge auf 100° er-hitzt und das Reaktionsprodukt mit Äther ausholt und mit Wasser wäscht[2]).

Antiseptica der Chinolinreihe.

Nach den Untersuchungen von Donath[3]) wirkt Chinolin stark anti-septisch, ist aber gegen Hefezellen auffälligerweise ganz unwirksam.

[1]) DRP. 100551.
[2]) Henschke in Müncheberg, DRP. 164884.
[3]) BB. 14. 178, 1769 (1881). s. p. 175.

Der Eintritt von Methylgruppen, wie von Alkylen überhaupt, in das Molekül des Chinolins erhöht die antiseptische Kraft dieser Substanz.

Vom Chinolin beziehungsweise vom Oxychinolin aus kann man zu einem für äußerliche Anwendung angeblich gut verwendbaren Desinfektionsmittel, Chinosol [1]) genannt, auf folgende Weise gelangen:

Man löst o-Oxychinolin in siedendem Alkohol und trägt auf 2 Moleküle der Base 1 Molekül Kaliumpyrosulfat ein und kocht das ganze 12 Stunden lang. Hierauf erstarrt beim Abkühlen die Flüssigkeit zu einem Krystallbrei. Ob dieser Körper chinophenylschwefelsaures Kali oder ein schwefelsaures Doppelsalz ist, läßt sich nach Angaben der Firma Fritsche & Co. nicht feststellen [2]). Chinosol ist o-Oxychinolinsulfat.

Nach Eingabe von Chinosol, welches ja oxychinolinsulfosaures Kalium sein soll, fand sich im Harne der Versuchstiere o-Oxychinolinglykuronsäure. Da aus ätherschwefelsauren Salzen im Organismus aber der organische Spaltling nicht regeneriert werden kann, untersuchte Brahm Chinosol und fand, daß es weder eine Ätherschwefelsäure, noch eine Sulfosäure des Chinolins ist, sondern ein Gemenge von o-Oxychinolinsulfat mit Kaliumsulfat.

Unter dem Namen Oxychinaseptol oder Diaphterin wurde eine Substanz in den Handel gebracht, die eine Verbindung der o-Phenolsulfosäure mit 2 Molekülen Oxychinolin ist, von denen das eine an die Hydroxylgruppe, das andere an die Sulfogruppe der Phenolsulfosäure gebunden ist. Es ist also oxychinolin-o-phenolsulfosaures Oxychinolin.

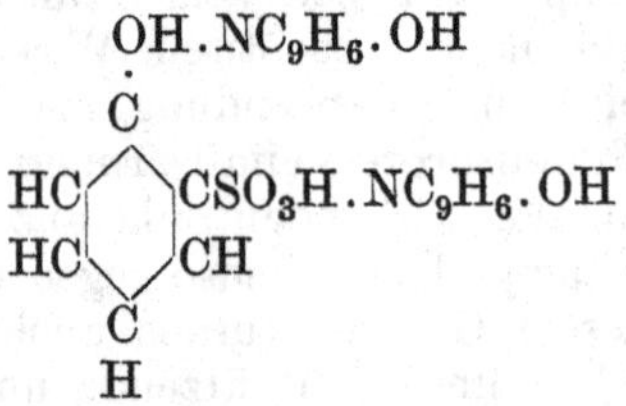

$$OH.NC_9H_6.OH$$
$$\overset{|}{C}$$
$$HC\overset{\diagup\diagdown}{}CSO_3H.NC_9H_6.OH$$
$$HC\overset{\diagdown\diagup}{}CH$$
$$\overset{|}{\underset{H}{C}}$$

Dieser Körper hat angeblich starke antiseptische Wirkungen, ist dabei relativ ungiftig, in Wasser klar löslich, ätzt die Wunden nicht, macht auch keine Ekzeme, ist aber zur Desinfektion von Instrumenten nicht verwendbar, weil er dieselben schwarz färbt.

Die Darstellung geschieht in der Weise, daß man 2 Moleküle o-Oxychinolin, 1 Molekül Phenol und 1 Molekül Schwefelsäure aufeinander einwirken läßt unter Zusatz von mindestens 3 Molekülen Wasser und Erwärmen der Mischung [3]).

Neutrale o-Oxychinolinsalze mit mehrbasischen Säuren lassen sich aus der Lösung darstellen, wenn man jedes Verdampfen des Lösungsmittels vermeidet und die Mengenverhältnisse von Base, Säure und Lösungsmittel so wählt, daß das neutrale Salz aus der Lösung unmittelbar ausfällt [4]).

---

[1]) DRP. 88520.
[2]) Carl Brahm, HS. 28. 439 (1899).
[3]) DRP. 73117. Emmerich, Münchener med. Wochenschr. 1892. Nr. 19. Ther. Mon. 7. 26.
[4]) Fritsche, Hamburg, DRP. 187869.

Man erhält o-Oxychinolinsulfosäure von F 310—313⁰ (vielleicht 8-Oxychinolin.7.sulfosäure), wenn man konzentrierte Schwefelsäure auf die Base bei einer wenig über deren Schmelzpunkt liegenden Temperatur einwirken läßt.

R. Griese in Berlin stellt ein im Magen leicht lösliches Doppelsalz aus 7.Jod. 8.oxychinolin.5.sulfosäure her, indem er molekulare Mengen Ammoniumjodid und des Ammoniumsalzes der 7.Jod.8.oxychinolin 5.sulfosäure unter Erwärmen in Wasser auflöst und erkalten läßt.

Jodoform und seine Ersatzmittel.

Die therapeutischen Untersuchungen von Mosetig haben gezeigt, daß Jodoform CHJ_3, auf welches schon Moleschott hingewiesen, in der Chirurgie als trockenes Antisepticum die vorzüglichsten Dienste leistet und insbesonders seine heilungbefördernden, granulationerregenden Wirkungen haben diesem so ungemein kräftig antiseptisch wirkenden Stoff jene weittragende Bedeutung für die Medizin verliehen. Die Wirkungen des Jodoforms lassen sich wohl zwanglos durch den hohen Jodgehalt dieser Verbindung erklären, aber es ist zu beachten, daß die antiseptische Kraft des Jodoforms nicht dieser Substanz selbst zukommt, sondern, daß sie sich erst entfaltet, wenn Jodoform mit Geweben oder Gewebssäften in Berührung kommt, daß es also erst zu einer Abspaltung von jodhaltigen Substanzen oder von freiem Jod kommen muß. Aber diesem so vorzüglichen Mittel, welches ja das erste Trockenantisepticum war und das erste Wundstreupulver, das wir überhaupt besessen und dessen Bedeutung trotz der Ersatzmittel, deren eine Legion vorhanden, nur infolge dessen Überganges von der Antisepsis zur Asepsis zurückgegangen ist, haften eine Reihe von Nachteilen an, die man nicht bei jeder Art der Therapie mit in den Kauf nehmen will. So vor allem der eigentümliche, äußerst charakteristische und die Jodoformanwendung verratende Geruch, welcher bei der großen Flüchtigkeit der Verbindung, selbst bei Anwendung kleinster Mengen nicht zu verkennen ist. Ferner neigen eine Reihe von Individuen ungemein leicht bei Anwendung des Jodoforms, welches man durchaus nicht zu den reizlosen Präparaten zählen kann, zu Ekzemen, die zu den unangenehmsten Nebenerscheinungen führen können. Ein weiterer Nachteil ist die häufig eintretende Jodoformvergiftung, die man wohl jetzt durch die Kenntnis dieser Erscheinung schon durch die Art der Anwendung zu vermeiden gelernt hat.

Die Darstellung des Jodoforms hat im Laufe der Zeit manche Veränderung und Verbilligung erfahren.

Bekanntlich erhält man Jodoform, wenn man Alkohol oder Aceton m it caustischem, oder kohlensaurem Alkali erwärmt und metallisches Jod einträgt. Man kann es auch darstellen, indem man Natriumhypochlorit, Aceton, Natron, Jodnatrium und Wasser reagieren läßt. Da bekanntlich nach Lieben aus allen Körpern, welche die Gruppen $CH_3.CO.C...$, $CH_3.CH(OH).C...$, enthalten, Jodoform entstehen kann, kann man von verschiedenen Substanzen zu diesem Körper gelangen. Jedoch kann in der Praxis nur die Darstellung aus Alkohol oder Aceton eine technische Bedeutung erlangen. Die Nachteile dieser Darstellung

bestehen nur darin, daß ein Teil des Jods Jodkalium bildet, aus dem es immer
wieder regeneriert werden muß. Es wurde auch vorgeschlagen, statt nach den
bekannten üblichen Methoden vorzugehen, Jodoform sowie auch Bromoform
und Chloroform auf elektrolytischem Wege [1]) aus den entsprechenden Halogenverbindungen der Alkalien bei Gegenwart von Alkohol oder einer gleichwertigen
Substanz in der Wärme zu gewinnen. Eine wässerige Lösung von Jodkalium
wird mit Alkohol versetzt und in der Wärme unter fortwährendem Einleiten von
Kohlensäure elektrolysiert, wobei sich Jodoform abscheidet. Bei der Gewinnung
von Bromoform und Chloroform unterbleibt das Einleiten von Kohlensäure.

Otto hat ein Verfahren vorgeschlagen, eine Lösung von Jodkali in 30%igem
Alkohol auf 50 ⁰ zu erwärmen und Ozon hindurchzuleiten, wobei sich Jodoform
abscheidet. Man setzt mit Vorteil etwas Natriumcarbonat zu und leitet so lange
Ozon ein, bis das ganze Jodkalium verbraucht ist [2]).

Die Versuche, Jodoform geruchlos zu machen, erstreckten sich
in der ersten Zeit nur darauf, den Geruch deckende Substanzen dem
Jodoform beizugeben, Versuche, die nicht so sehr in das Gebiet der
synthetischen Chemie, als vielmehr in das der pharmazeutischen Zubereitung gehören. Durch Zusatz von Teer z. B. wurde das sogenannte
Jodoformium bituminatum hergestellt, in welchem der Geruch wohl
abnimmt, aber man erhält die reizenden Eigenschaften des Teers als
unerwünschte Beigabe zum Jodoform. Die Mehrzahl der französischen
Jodoformpräparate, welche wegen ihres schwachen Geruches sehr be-
liebt sind, enthält Cumarin oder ähnliche Riechstoffe, die zur Verdeckung des Geruches beitragen.

Auf synthetischem Wege versuchte man durch Paarung des Jodoforms mit einem zweiten geruchlosen Körper die Flüchtigkeit der Verbindung herabzusetzen und auf diese Weise zu geruchlosen Substanzen
zu gelangen. Diese Versuche bewegten sich in jeder Beziehung mit
sehr mangelhaftem Erfolge in zwei Richtungen, erstens in der Darstellung von Verbindungen des Jodoforms mit einem anderen Antisepticum und in Verbindung des Jodoforms mit einem indifferenten Körper,
wie Eiweiß. So gelingt es, Jodoform mit dem antiseptisch wirkenden
Hexamethylentetramin $(CH_2)_6N_4$ in der Weise zu kuppeln, daß man
ein Präparat, welches 75% Jodoform enthält und keinen so hervor-
stechenden Jodoformgeruch besitzt, erhält, das man Jodoformin benannt hat [3]).

Zu diesem Zwecke wird Hexamethylentetramin und Jodoform in Alkohol
gelöst, aus dem bei passender Konzentration Jodoformhexamethylentetramin als
weiße Verbindung herausfällt.

Diese Verbindung hat den Nachteil, daß sie bei bloßer Berührung
mit Wasser sich in ihre beiden Komponenten zerlegt, wobei naturgemäß der Jodoformgeruch wieder zum Vorschein kommt.

Ebenso wie vom Hexamethylentetramin kann man von den Halogenalkyl-
und Alkylderivaten des Hexamethylentetramins zu geruchlosen Jodoformver-
bindungen gelangen, wenn man diese Verbindungen mit Jodoform in alkoholischer
Lösung zusammenbringt, wobei dann das Additionsprodukt herauskrystallisiert.

---

[1]) DRP. 29771.
[2]) DRP. 109013.
[3]) DRP. 87812.

Eine so dargestellte Verbindung, Äthyljodidhexamethylentetramin-jodoform $C_6H_{12}N_4 . C_2H_5J . CHJ_3$ wurde unter dem Namen Jodoformal[1]) für kurze Zeit in die Therapie eingeführt, doch konnten sich beide Präparate dieser Art, Jodoformin und Jodoformal, aus dem Grunde im Gebrauche nicht behaupten, weil durch ihre Darstellung die Absicht, ein tatsächlich geruchloses Jodoform zu erhalten, keineswegs erreicht war, was an der leichten Zersetzlichkeit der Verbindung liegt. Beim Jodoformal ist auch die Äthyljodidkomponente an der Jodwirkung beteiligt.

Ein Verfahren, welches beim Tannin mit Erfolg verwendet wurde, um ein unlösliches Gerbsäurepräparat zu erhalten, wurde in analoger Weise auch zur Darstellung von fast geruchlosen Verbindungen des Jodoforms mit Eiweißkörpern verwendet (Jodoformogen)[2]).

Wenn man Eiweißlösungen bei Gegenwart eines Eiweißfällungsmittels, wie Alkohol, mit einer Jodoformlösung, etwa einer alkoholisch-ätherischen, zusammenbringt, so erhält man einen Niederschlag, der aus Eiweiß und Jodoform besteht. Während ein solcher Niederschlag, wenn man ihn trocknet, an Jodoformlösungsmittel das Jodoform wieder abgibt, gelingt dies nicht mehr, wenn die so gewonnene Verbindung bei 120 ⁰ getrocknet wird[3]). Statt des Eiweißes kann man Pepton, Casein etc. anwenden, es ist aber zu bemerken, daß es sich hier keineswegs, wie etwa beim Tannin, um eine chemische Verbindung zwischen dem Eiweiß und Jodoform handelt, sondern es kommt hier einfach eine Umschließung des Jodoforms durch koaguliertes Eiweiß zustande.

Das Problem, geruchloses Jodoform darzustellen, welches ja an sich aus dem Grunde nicht lösbar ist, weil der Körper als solcher und nicht eine Verunreinigung den Geruch bedingt und es sich ja nur bei den sogenannten Jodoformpräparaten um Verbindung mit anderen Substanzen handeln könnte, ist aus dem Grunde für der Chemiker von geringerem Interesse, weil wir eine große Reihe vortrefflicher Jodoformersatzmittel sowohl jodhaltiger, als auch jodfreier besitzen, die geruchlos sind und denen auch andere Nebenwirkungen des Jodoforms fehlen und wir ja nur durch ganz bestimmte Umstände in manchen Fällen verhindert sind, das sonst so vorzügliche Jodoform in Anwendung zu ziehen, durch Umstände, die keineswegs im Wesen des Präparates selbst liegen, sondern vielmehr durch gesellschaftliche Rücksichten oder durch Neigung zu Jodoformekzemen oder Jodoformvergiftungen bedingt sind. Ein anderer Umstand ist, daß Jodoform als solches noch kein Antisepticum ist, ja daß man dasselbe auch nicht sterilisieren kann, weil es sich zu leicht zersetzt und verflüchtigt. Man wollte dieses durch Zusatz von einem Antisepticum zµm Jodoform korrigieren und schlug vor, Paraformaldehyd $(HCOH)_3$ dem Jodoform beizumengen, welches nunmehr sterile und antiseptische Jodoform unter dem Namen Ekajodoform [4]) eine unwesentliche Verbreitung fand, da ja Jodoform bei Berührung mit Geweben seine antiseptische Wirkung äußert und aus diesem Grunde jeder Zusatz eines anderen Trockenantisepticums für überflüssig zu erachten ist.

---

[1]) DRP. 89243.
[2]) Pharm. Zentralbl. 1898. 189.
[3]) DRP. 95580.
[4]) Thomalla, Ther. Mon. 1897. 381.

Die weitverbreitete Anwendung des Jodoforms war ein großer Anreiz für die Synthetiker, Präparate zu schaffen, die sich ebenso als Wundstreupulver verwenden lassen, die gleichfalls die vorzüglichen granulationsbefördernden Wirkungen besitzen, sich aber durch eine größere Reizlosigkeit, sowie vorzüglich durch die Geruchlosigkeit vor diesem auszeichnen sollten. Um so mehr war ein Bedürfnis in der medizinischen Praxis nach solchen Ersatzmitteln vorhanden, als der hohe Preis des Jodoforms bei seiner ausgebreiteten Anwendung jedenfalls hinderlich war und man auch bei Verwendung von größeren Mengen dieser Substanz mit der toxischen Wirkung dieses so jodreichen Körpers rechnen mußte. Das Problem war daher, eine antiseptische, geruchlose, in Wasser unlösliche Substanz zu finden, die bei großer Reizlosigkeit und möglichst geringer Giftigkeit auf Wunden granulationerregend, Heilung befördernd und reinigend wirkt. Diesem Problem trat man nun auf die mannigfaltigste Weise näher. Es ergab sich eine so große Anzahl von Möglichkeiten, nicht nur einzelne Körper, sondern ganze chemische Reihen für solche Zwecke dienstbar zu machen, daß die praktischen Ärzte, die schließlich die vielen Präparate anwenden sollten, gänzlich die notwendige Orientierung unter denselben verloren und aus diesem Grunde je mehr solche Substanzen eingeführt wurden, sich desto mehr veranlaßt sahen, auf Jodoform selbst, das Standardpräparat dieser Reihe, zurückzugreifen.

Für die Zwecke der übersichtlichen Darstellung teilen wir die Körper, die hier besprochen werden sollen, in halogenhaltige Verbindungen und in Substanzen, die ihre Wirkung und ihre Eigenschaften wesentlich ihrem Gehalt an Wismut verdanken. Diese Wismutverbindungen sind in dem betreffenden Kapitel nachzulesen.

Die Einführung von Halogen, insbesonders aber von Jod in aliphatische und aromatische Verbindungen, verleiht diesen reichlich antiseptische Eigenschaften. Für die Zwecke, die hier ins Auge zu fassen sind, mußte in erster Linie nach Substanzen gefahndet werden, die wasserunlösliche Verbindungen mit Jod eingehen, aus denen der Organismus langsam Jod regenerieren kann. Daß es für diese Zwecke nicht etwa genügt, daß die Substanzen Jod enthalten, sieht man leicht beim Jodamylum, in dem das Jod nur mechanisch gebunden oder in starrer Lösung ist und deshalb zu stark reizend wirkt. Jod muß eben in einer Form vorhanden sein, in der es chemisch gebunden, aber doch wieder regenerierbar ist. Ist die Regeneration im Organismus nicht möglich, so sind die Präparate dieser Art als Jodoformersatzmittel aus bloßer Rücksicht auf ihren Jodgehalt nicht zu empfehlen, es mögen denn ihnen andere heilungbefördernde Eigenschaften innewohnen, die zu dem Jodgehalt in keiner Beziehung stehen. Substanzen der aliphatischen Reihe haben wohl aus dem Grunde keine Verwendung in dieser Richtung gefunden, wenn man vom Jodoform absieht, weil sie zu leicht zersetzbar sind. Eine solche Verbindung, wie das Dijodoform C_2J_4, welche geruchlos und unlöslich ist, konnte aus diesem Grunde keine Verbreitung neben dem Jodoform erlangen. Dazu kommt noch der Umstand, daß es bei der Anwendung von Jodoformersatzmitteln sehr darauf ankommt, möglichst voluminöse Substanzen zu haben, um im Gebrauch der teuren Verbindungen sparsam sein zu können, was ebenfalls dem Dijodoform im Wege stand, welches spezifisch sehr schwer ist[1]).

Über die Wirkung der Jodderivate des Acetons liegen keine Berichte vor.

Man erhält sie, wenn man Jod mit Acetondicarbonsäure bei Gegenwart einer Jodwasserstoff bindenden Substanz in Reaktion bringt. Es entstehen so Perjodaceton und durch Kochen mit Wasser aus diesem unter Jodabspaltung Penta- und Tetrajodaceton[2]). In gleicher Weise lassen sich die Bromderivate des Acetons darstellen[3]).

Durch Jodieren des Succinimids bekommt man leicht zersetzbare Derivate dieses Halogens, welche als Jodoformersatzmittel versucht wurden, da sie geruchlos sind.

Das Jodderivat des p-Äthoxylphenylsuccinimids[4])

$$\left(\begin{matrix} CH_2 - CO \\ | \qquad \\ CH_2 - CO \end{matrix} \middle\rangle N.C_6H_4.O.C_2H_5\right)_2.J_2.KJ$$

gewinnt man durch Vermischen einer Lösung von p-Äthoxyphenylsuccinimid in Eisessig mit einer konzentrierten wässerigen Lösung von Jod in Jodkalium. Es krystallisiert dann der obige Körper heraus. In gleicher Weise erhält man das Jodderivat des p-Methoxyphenylsuccinimids. Das Jodderivat des Succinimids

$$\left(\begin{matrix} CH_2 - CO \\ | \qquad \\ CH_2 - CO \end{matrix} \middle\rangle NH\right)_4.J_2.KJ$$

entsteht unter den gleichen Bedingungen aus Succinimid.

Tetramethylammoniumtrijodid $(CH_3)_4NJ_3$ hat nach Rosenbach als Jodoformersatzmittel günstige Wirkungen. Es wirkt, nach Jacobj, wie Curare und Muscarin und ist in mäßigen Dosen schon giftig. Ähnliche Erscheinungen zeigt auch Tetramethylammoniumjodid, doch hat es nur schwache Muscarinwirkung. Ebenso das Valeryl- (Valearin) und Isoamyltrimethylammoniumchlorid (Amylarin). Versuche mit Tetraäthylammoniumtrijodid ergaben, daß diesem, im Gegensatze zur Methylverbindung, die Muscarin- und Curarewirkung fehlt, dagegen die auf Abspaltung von Jod beruhende lokale Wirkung ebenso stark wie bei der Methylverbindung vorhanden ist[5]).

Eine große Zahl von Versuchen ging dahin, Jodsubstitutionsprodukte von an sich antiseptischen Stoffen, wie es die Phenole, deren Äther, deren Carbonsäuren und die Ester derselben sind, darzustellen. Hierbei konnte Jod entweder im Kern substituiert werden oder in die Seitenkette treten. Doch haben die Präparate dieser Reihe trotz der

---

[1]) Macoprenne u. Taine, Nouv. reméd. 1893. 545.
[2]) DRP. 95440.
[3]) DRP. 98009.
[4]) DRP. 74017.
[5]) Nachr. k. Ges. Wiss. Göttingen. 1902. 108. Jacobj und Rosenbach, AePP. 48. 48 (1902).

vielen an sie geknüpften Hoffnungen, keineswegs die Erwartung erfüllt, wenigstens nicht als Wundantiseptica, während sie wegen ihres Jodgehaltes andere, den Jodverbindungen überhaupt eigenen Wirkungen in guter, therapeutisch verwertbarer Weise auszulösen in der Lage waren. So wurde die ganze Gruppe der Phenole nach einer von Messinger und Vortmann[1]) angegebenen Methode in Jodverbindungen verwandelt, von denen aber nur eines, das Thymolderivat, ein größeres Interesse gefunden hat. Diese beiden Untersucher haben gefunden, daß man bei der Einwirkung von Jod in Jodalkali auf Phenole Produkte erhält, die sowohl im Kern Jod enthalten, als auch den Wasserstoff der Hydroxylgruppe durch Jod ersetzt haben, daß man aber das am Sauerstoff sitzende Jodatom durch Behandlung mit schwefligsauren Salzen oder durch kaustische Alkalien aus der Verbindung wieder verdrängen kann.

So erhält man Monojodthymol z. B., indem man auf die alkalische Lösung von Thymol Jod in Jodkalium zufließen läßt, worauf Jodthymoljodid ausfällt, welches mit unterschwefligsaurem Natron behandelt, das geruch- und geschmacklose kernsubstituierte Monojodthymol ergibt. Ebenso gelingt es bei Monojodderivaten des Thymols, in denen Jod in der Sauerstoffbindung enthalten ist, Jodthymol zu erhalten, d. h. Jod in den Kern wandern zu lassen, wenn man Thymoljodid mit caustischen Alkalien und unterschwefligsauren Salzen behandelt. In gleicher Weise erhält man aus β-Naphtholjodid Jod-β-naphthol. Ebenso erhält man, wie aus Thymol, auch aus Phenol, Resorcin und Salicylsäure, Dijodphenoljodid, Dijodresorcinmonojodid und Jodsalicylsäurejodid. Auch die nächst höheren Homologen der Salicylsäure, die o-Oxy-o-m- und p-toluylsäuren, lassen sich in gleicher Weise in die entsprechenden Jod-o-oxytoluylsäure-jodide überführen. Auch das isomere des Thymols, das Carvacrol, gibt in alkalischer Lösung mit Jod und Jodalkalien behandelt, Carvacroljodid[2]) (Jodocrol). Es ist fünfmal so schwer, wie Jodoform.

Ebenso wie die erwähnten Phenole und deren Carbonsäuren geben auch die Isobutyl-, Phenol- und Kresol-Verbindungen solche Jodide[3]). So wird p-Isobutylphenoljodid, ferner p-Isobutyl-m-kresoljodid und p-Isobutyl-o-kresoljodid in gleicher Weise dargestellt. Diese Methode wurde auch ausgedehnt auf die Darstellung der Jodide der folgenden substituierten Kresole: Methyl-, Äthyl-, n-Propyl- und Isoamyl-o-kresol, sowie n-Propyl- und Isoamyl-m-kresol[4]). Die als Ausgangsmaterial notwendigen alkylsubstituierten Kresole erhält man am besten durch Erhitzen von o-Kresol mit dem betreffenden Alkohol und Chlorzink unter Rühren auf 180°.

Die Jodoxylderivate der Phenole lassen sich statt in der beschriebenen Weise durch Behandlung der alkalischen Lösung der Phenole mit Jodjodkaliumlösung auch nach der Methode darstellen, daß man ein Gemisch der Lösung von Phenolalkalien und Jodalkalien der Elektrolyse unterwirft. Die jodoxylierten Verbindungen scheiden sich hierbei an der positiven Elektrode ab[5]).

Verändert man die anfangs beschriebene Methode zur Darstellung der Jodverbindungen von Phenolen dahin, daß man nicht mit überschüssigem Alkali, sondern mit einer ganz genau berechneten Menge Ätzkali arbeitet, so gelangt man zu Substanzen anderer Art[6]). So spalten insbesondere die Phenolcarbonsäuren Kohlensäure ab unter Bildung von Jodphenolen. Von Kresotinsäure ausgehend

---

[1]) DRP. 49739, 52828, 52833, 53752.
[2]) DRP. 53752.
[3]) DRP. 56830.
[4]) DRP. 61575.
[5]) DRP. 64405.
[6]) DRP. 72996.

kann man auf diese Weise zu Jodkresolen gelangen, von denen insbesonders Trijod-kresol von Interesse ist. Zur Darstellung dieser Substanz geht man von der m-Kresotinsäure (o-Oxy-p-toluylsäure) aus, die man unter Zusatz von wenig Natrium-carbonat in sehr viel Wasser löst. Wenn man zu dieser Lösung Jodjodkalium zufließen läßt, so scheidet sich nach einigem Stehen Trijodkresol $C_6HJ_3 . CH_3 . (OH)$ ab, so daß sich also die Carboxylgruppe abgespalten hat und drei Wasserstoffatome des Kernes durch Jod ersetzt wurden, während die Hydroxylgruppe unverändert bleibt. Das Produkt, welches durch diese veränderte Darstellung gewonnen ist, unterscheidet sich wesentlich in seinen chemischen Eigenschaften dadurch von den vorher besprochenen Substanzen, daß hier Jod nur im Kerne substituiert ist und das Hydroxyl frei bleibt, während in den Jodoxylverbindungen gerade der Wasser-stoff des Hydroxyls durch Jod vertreten ist.

Die Jodoxylverbindungen, welche Jod in der Seitenkette haben, geben dieses auch viel leichter ab und sind dadurch befähigt, anti-septische und, wie wir gleich hören werden, antisyphilitische Wirkungen auszulösen, während das jodsubstituierte Kresol seine Wirkung nur bei bestimmten parasitären Hautkrankheiten äußert, wo ihm wohl die Kresolwirkung als solche zukommt, die hier durch den Eintritt von Jod nur insofern begünstigt wird, als man eine krystallisierte wasser-unlösliche Substanz erhält.

Zur Darstellung der Jodoxylverbindungen kann man statt der Jod-Jodkalium-lösung Chlorjod oder Chlorjodsalzsäure verwenden [1]).

Auch das Jodderivat des Eugenols wurde nach dem oben beschriebenen Verfahren dargestellt [2]).

Von Cattani (Mailand) wurde Jodokol bei beginnender Tuber-kulose und als Expektorans bei Bronchitis empfohlen, es entsteht beim Behandeln von Guajacol mit Jod-Jodnatrium.

p-Jodguajacol erhält man durch Jodieren von Acetylguajacol mit Jod-und Quecksilberoxyd [3]).

Während man nach Messinger und Vortmann durch Einwirkung von Jod und Alkali auf die Kresole Jodkresoljodide erhält, die sowohl im Kern, als auch in der Hydroxylgruppe substituiert sind, gelingt es, unter Veränderung der Bedingungen vom m-Kresol zum Trijod-m-kresol zu gelangen, welches nur kernsubstituiert ist, aber in der Hydr-oxylgruppe unverändert bleibt [4]); es wird hierbei zu einer sehr ver-dünnten Lösung von m-Kresol in Lauge Jod-Jodkaliumlösung zu-fließen lassen und der erhaltene Niederschlag aus Alkohol umkrystalli-siert. Es besteht hier jedenfalls ein Widerspruch zu den früheren Angaben von Messinger und Vortmann über die Bildung von Jod-kresoljodiden, sowie zu der Tatsache, daß man zur ersten Darstellung des Trijod-m-kresols nicht von m-Kresol selbst, sondern von der ent-sprechenden Kresotinsäure ausgegangen ist. Dasselbe Verfahren, näm-lich in stark verdünnter Lösung zu arbeiten, aber in bestimmten Ver-hältnissen von Phenolen, Lauge und Jod läßt sich auch zur Darstel-lung des Monojodthymols [5]) verwerten, wobei man in der Weise vor-

---

[1]) DRPAnm. 6068.
[2]) DRP. 70058.
[3]) E. Tassilly und I. Seroide Franz. Patent 371982.
[4]) DRP. 106504.
[5]) DRP. 107509.

geht, daß man äquivalente Mengen von Thymol und Lauge mit zwei Äquivalenten Jod in Reaktion treten läßt, während man zur Darstellung des Trijod-m-kresols 3 Moleküle Ätznatron, 1 Molekül Kresol mit 6 Äquivalenten Jod in Wechselwirkung bringt.

Wenn man im Salol Wasserstoffatome des Phenylrestes durch Jod ersetzt, so erhält man Jodpräparate, die eine spezifische Jodwirkung kaum mehr auslösen. Dasselbe dürfte auch der Fall sein, wenn man Wasserstoffe des Kernes im Salicylsäurerest des Salols durch Jod ersetzt.

Um solche Körper zu erhalten, jodiert man Salol bei Gegenwart von Quecksilberoxyd und trennt dann durch Umkrystallisieren aus Alkohol und aus Eisessig das so dargestellte Dijodsalol vom Jodquecksilber. In anderer Weise wie vom Salol kann man zu Dijodsalicylsäureestern, welche fette Alkylreste enthalten, gelangen, indem man Salicylsäuremethylester z. B. in Lauge löst und Jod-Jodkaliumlösung zufließen läßt. Bei Ansäuern dieser Lösung scheidet sich der Ester, in diesem Falle der Dijodsalicylsäuremethylester (Sanoform), ab. Zu demselben Körper kann man gelangen, wenn man die alkalische Lösung des Esters mit einer alkoholischen Lösung von Jod und mit Quecksilberoxyd versetzt. Ferner erhält man ihn, wenn man Dijodsalicylsäure in bekannter Weise verestert [1]).

Aus den nach diesen Methoden dargestellten, zahlreichen Derivaten sind einige wenige, und diese mit geringem Erfolge als Jodoformersatzmittel zur Geltung gekommen. Hingegen haben sie sich zum Teile wenigstens als vorzügliche Mittel und zwar als Jodüberträger bei der Behandlung von syphilitischen Prozessen, insbesonders von Spätformen dieser Erkrankung Geltung verschafft, Wirkungen, die ausschließlich auf der leichten Abspaltbarkeit der Jodkomponente beruhen. Aus dem Folgenden wird ersichtlich sein, daß sich der Satz aufstellen läßt, daß nur diejenigen Jodsubstitutionsprodukte der Phenole, der Phenolcarbonsäuren und ihrer Ester, sowie analoger Körper eine therapeutische Bedeutung, sei es als Jodoformersatzmittel, sei es als Antisyphilitica, verdienen, in denen Jod in der Seitenkette leicht abspaltbar enthalten ist, wie etwa in den Jodoxylverbindungen, während die kernsubstituierten Jodverbindungen trotz ihres oft weit größeren Reichtums an Jod entweder in dieser Richtung ganz unwirksam sind oder hinter den Jodoxylverbindungen weit zurückbleiben und ihre Wirksamkeit nur dadurch zu erklären ist, daß die Wirkung auf der Verbindung selbst, beziehungsweise auf der Grundsubstanz und nicht etwa auf der Jodkomponente und deren Abspaltbarkeit beruht. Hierbei wollen wir den Satz in Erinnerung bringen, daß die kernsubstituierten Halogenderivate der Phenole fast unabhängig von der Art des eintretenden Halogens durch den Eintritt des Halogens in die Verbindung in ihrer antiseptischen Fähigkeit gesteigert werden.

Aus den Verbindungen dieser Gruppen, die zugleich die entwickelten Sätze beweisen, mögen die folgenden Erwähnung finden:

Aristol, Dithymoldijodid

$$\text{CH}_3 \qquad \text{CH}_3$$

OJ JO

$$\text{C}_3\text{H}_7 \qquad \text{C}_3\text{H}_7$$

---

[1]) DRP. 94097.

enthält also Jod statt des Wasserstoffes des Hydroxyls, äußert als leicht Jod abspaltende Jodoxylverbindung sowohl als Antisepticum, Jodoformersatzmittel, als auch als Antisyphiliticum günstige Wirkungen und seine Verwendung dürfte wohl an der leichten Zersetzbarkeit, sowie an dem teueren Preise ein Hindernis gefunden haben, während es sich sonst als unschädliches und ungiftiges Mittel viele Freunde erwarb[1]). Daß dieses Mittel Jod abspaltet, ist ja schon aus seiner Konstitution leicht ersichtlich.

Ebenso haben Phenoljodid und Salicyljodid gute Resultate in der therapeutischen Anwendung gegeben, aber sie konnten sich in der Praxis nicht halten, weil sie, wie Chrysarobin etwa, Haut, Wäsche und Verbandmaterial dunkelviolett färben und aus diesem Grunde nicht gut brauchbar sind. Auch das von Frankreich aus empfohlene Traumatol, welches man durch Jodieren von Kresol erhält, wobei aber nur ein Wasserstoff durch Jod ersetzt wird, hat als Jodoformersatzmittel aus dem gleichen Grunde gute Erfolge zu verzeichnen, obgleich es infolge Überfluß an solchen Substanzen in Deutschland nicht einzudringen vermochte.

Neosiode ist Jodcatechin $(C_{15}H_{14}O_6 \cdot 3H_2O)_3J$.

Auch Europhen[2]), Isobutyl-o-kresoljodid

$$C_6H_2 \underset{\underset{OJ}{CH_3}}{\overset{C_4H_9}{<}}$$
$$\mid$$
$$O$$
$$C_6H_3 \underset{C_4H_9}{\overset{CH_3}{<}}$$

kann aus gleichen Gründen als reizloses und geruchloses Jodoformersatzmittel gelten[3]); wenn aber Kernwasserstoffe, wie im Trijodkresol, dem sogenannten Losophan[4]), durch Jod substituiert sind, erhält man wohl antiseptische Präparate, die aber ihre antiseptischen Fähigkeiten nicht etwa, wie Jodoform, durch Abspaltung von Jod auslösen und die daher auch keineswegs als Antisyphilitica zu verwerten sind, sondern in denen nur durch den Ersatz von Kernwasserstoffen durch Halogen die dem zugrunde liegenden Phenol eigentümliche antiseptische Kraft gesteigert ist, die aus diesem Grunde durch den Eintritt von Halogen für die Haut auch stark reizend werden. Man kann daher Trijodkresol nicht etwa als Jodoformersatzmittel verwenden, sondern nur als ein Antisepticum, wie etwa die Carbolsäure und zwar als ein Antimycoticum, muß aber seine Verwendung wegen seiner stark reizenden Wirkung auf allen Anwendungsgebieten des Jodoforms strenge vermeiden. Aus den gleichen Gründen konnten sich weder Dijodsalicylsäure, in der beide Jodatome Kernwasserstoffe vertraten, noch Jodsalol, in dem Wasser-

---

[1]) Eichhoff, Monatshefte f. prakt. Dermatologie 1890. Nr. 2. Neißer, Berliner klin. Wochenschr. 1890. Nr. 19.

[2]) DRP. 56830.

[3]) Ther. Mon. 1891. 373, 379, 536, 1893. 53.

[4]) Ther. Mon. 6. 544.

stoffe des Phenylrestes durch Jod vertreten werden, ebensowenig wie Jodsalol, in dem Wasserstoffe des Kernes des Salicylsäurerestes durch Jod vertreten waren, noch schließlich die aliphatischen Ester der Dijodsalicylsäure als Jodoformersatzmittel behaupten. So verschwand nach kurzer Zeit der unter dem Namen Sanoform in die Therapie eingeführte Dijodsalicylsäuremethyläther, welcher ein geruchloser und ungiftiger Körper ist, aber im Organismus kein Jod abspaltet, wieder vom Schauplatze (s. p. 582).

Die Behandlung von Tuberkulose mit Zimtsäure und die Darstellung des Zimtsäure-m-kresolesters als Wundstreupulver auf tuberkulöse Wunden veranlaßte, da seine antiseptische Kraft gering ist, die Jodierung des Esters im Zimtsäurerest (s. p. 563).

Der jodierte Zimtsäureester (dargestellt wurden p-, o- und m-Jodzimtsäure-m-kresolester) wird durch Kondensation der jodierten Säure und m-Kresol in benzolischer Lösung mit Phosphoroxychlorid erhalten [1]).

Man kann auch die Jodierung, um die antiseptische Wirkung des Esters zu verstärken, im Kresolreste vornehmen.

Cinnamyltrijod-m-kresol und Cinnamyl-p-chlor-m-kresol wurden zu diesem Behufe durch Kondensation von Zimtsäure mit den betreffenden halogensubstituierten Kresolen gewonnen [2]).

Trotz der größten Anstrengungen konnte aus dem gleichen Grunde wie die vorhergehenden auch Tetrajodphenolphthalein (Nosophen) nicht durchdringen, da hier Jod in Kernwasserstoffen enthalten ist. Wir wiederholen, daß diese Substanzen trotz dieser Jodstellung sehr gute Antiseptica sein können, aber dort, wo es auf die Jodwirkung ankommt, keineswegs dieselbe zu äußern in der Lage sind, da sie Jod in so fester Bindung enthalten, daß durch die Einwirkung von Gewebesäften dieses aus der Bindung nicht entwickelt werden kann.

$$\text{Phenolphthalein} \quad (C_6H_4.OH)_2.C \underset{O}{\overset{C_6H_4.CO}{\diagdown}}$$

$$\text{Tetrajodphenolphthalein} \quad (C_6H_2J_2.OH)_2.C \underset{O}{\overset{C_6H_4CO}{\diagdown}}$$

Tetrajodphenolphthalein wird nach Classen nach mehreren Verfahren dargestellt [3]).

Es entsteht, wenn man in der Kälte zu einer alkalischen Phenolphthaleinlösung Jodjodkalium zufließen läßt, wobei die rote Farbe in eine tiefblaue umschlägt. Wenn man stark gekühlte Salzsäure in die kalte Lösung einträgt, so fällt ein amorpher, gelbbrauner Körper aus, welcher bei 100° in einen weißen übergeht, wobei 1 Molekül Wasser abgespalten wird. In der Wärme erhält man Tetrajodphenolphthalein, wenn man nach dem Jodzusatz die blaue Lösung auf dem

---

[1]) DRP. 105242.
[2]) DRP. 106506.
[3]) BB. 28. 1606 (1895). DRP. 85930, 86069, 88390.

Wasserbade erwärmt, bis sie einen gelbbraunen Ton erhält und nun fällt man mit Salzsäure.

Auf elektrolytischem Wege gelangt man zu dieser Verbindung durch Elektrolyse einer alkalischen Phenolphthaleïnlösung unter Zusatz der entsprechenden Menge von Jodkalium. Der Farbenumschlag ins Blaue zeigt das Ende der Reaktion an. Man erwärmt nun, bis der blaue Ton einem gelbbraunen gewichen und fällt Tetrajodphenolphthaleïn mit Salzsäure. Statt der Ätzkalilösung kann man andere Lösungsmittel, wie Ammoniak, Barytwasser, Alkohol und Äther benützen, ebenso wie man zur Entfernung der bei der Jodierung sich entwickelnden störenden Jodwasserstoffsäure statt Kali, Ammoniak, Barythydrat oder Quecksilberoxyd verwenden kann. Bei gar keiner dieser Reaktionen bilden sich Jodoxylverbindungen, ähnlich wie bei den Phenolen, sondern es entstehen unter allen Umständen kernsubstituierte Jodderivate des Phenolphthaleïns, in denen die Hydroxylwasserstoffe unverändert vorhanden sind.

Man kann auch im Kern jodiertes Phenolphthaleïn erhalten, wenn man statt der Alkalilösungen in wässerigen Lösungen von borsauren Salzen, Phosphaten oder Pyrophosphaten Jodjodkaliumlösungen auf Phenolphthaleïn einwirken läßt. Da solche Lösungen durch die freiwerdenden Säuren sauer werden, scheidet sich der Jodkörper sofort aus der Verbindung ab.

Tetrajodphenolphthaleïn erzeugen Kalle-Biebrich[1]), indem sie auf eine wässerige Lösung von Phenolphthaleïnnatrium eine Lösung von Chlorjodsalzsäure oder Chlorjod in berechneter Menge einwirken lassen.

Auch Jodderivate des Diphenylamins, in denen ebenfalls Jod in Kernwasserstoffe eingetreten ist, wurden in derselben Absicht, zu Jodoformersatzmitteln zu gelangen, hergestellt, da ihnen ebenfalls der Vorzug der Geruchlosigkeit zukommt [2]).

Man jodiert Diphenylamin z. B. mit Quecksilberoxyd und alkoholischer Jodlösung in der Siedehitze und fällt mit einer wässerigen Jodkaliumlösung.

Man erhält so Dijoddiphenylamin

$$\frac{C_6H_4J}{C_6H_4J}{>}NH$$

In ähnlicher Weise kann man zum Dijodnitrosodiphenylamin

$$\frac{C_6H_4J}{C_6H_4J}{>}N.NO$$

und zum Acetyldijoddiphenylamin

$$\frac{C_6H_4J}{C_6H_4J}{>}N.CO.CH_3$$

und zum Benzoyldijoddiphenylamin

$$\frac{C_6H_4J}{C_6H_4J}{>}N.CO.C_6H_5$$

gelangen. Keine von diesen Substanzen hat aber eine praktische Bedeutung erlangt.

Ebenso wurde Dijodcarbazol $\frac{C_6H_3J}{C_6H_3J}{>}NH$ durch Einwirkung von Jod und Quecksilberoxyd in alkoholischer Lösung auf Carbazol[3]) erhalten, ferner wurden die Jodderivate des Oxytriphenylmethans[4]) dargestellt.

Wir haben gesehen, daß der Eintritt von Jod in die Kernwasserstoffe des Benzolkerns wohl die antiseptische Kraft der Verbindungen

[1]) DRP. 143596.
[2]) DRP. 81928.
[3]) DRP. 81929.
[4]) DRP. 85929.

selbst steigert, aber das gewonnene Produkt als Jod abspaltendes Mittel
aus dem Grunde nicht verwendbar ist, weil die so konstituierten Substanzen unter der Einwirkung der Gewebe keineswegs Jod abzuspalten
vermögen. Anders verhält es sich hingegen beim Pyrrolring. Wenn
hier die Wasserstoffe mit Ausnahme des Imidwasserstoffes durch Halogen
ersetzt werden, so bilden sich Halogensubstitutionsprodukte, welche
durchaus nicht so resistent sind, wie die der Benzolderivate, sondern
unter der Einwirkung der Gewebe, wenn auch schwieriger, wie etwa
Jodoform, Jod abzuspalten in der Lage sind. Tetrajodpyrrol

$$
\begin{array}{c}
JC\text{——}CJ \\
JC\diagdown\diagup CJ \\
N \\
H
\end{array}
$$

z. B. spaltet im Organismus Jod ab und seine toxische Wirkung ist eine
äußerst geringe. Nach Verfütterung von Jodol (Tetrajodpyrrol) findet
man die Hälfte des eingeführten Jods im Harne (Rösel). Aus diesem
Grunde kann es auch als Ersatzmittel des Jodkaliums benützt werden[1]).
Wegen seiner Unlöslichkeit und Reizlosigkeit, sowie wegen seiner Geruchlosigkeit konnte es als erstes Jodoformersatzmittel, welches eingeführt
wurde, sich viele Freunde erwerben. Die Erklärung, daß Tetrajodpyrrol
im Gegensatze zu den Benzolverbindungen, in denen Kernwasserstoffe
durch Jod ersetzt sind, Jodwirkungen zu äußern in der Lage ist, mag
darin liegen, daß hier eben alle durch Jod ersetzbaren Wasserstoffe
auch durch Jod vertreten sind, was der Verbindung einen solchen Grad
von Labilität gibt, daß sie leicht ein oder mehrere Jodatome unter der
Einwirkung der Gewebe abzuspalten vermag. Die Darstellung des
Tetrajodpyrrols, welches Jodol genannt wird, erfolgt nach der von
Ciamician und Silber angegebenen Methode[2]).

Pyrrol stellt man aus Knochenölen, dem Dippel'schen Öle, dar und jodiert
es, indem man auf eine alkalische, wässerige Lösung des Pyrrols eine Jodlösung
einwirken läßt. Das ausfallende Tetrajodpyrrol C_4J_4NH wird aus einer alkoholischen Lösung mit Wasser gefällt und so gereinigt; oder man jodiert Pyrrol
in alkoholischer Lösung bei Gegenwart von Quecksilberoxyd und fällt das Reaktionsprodukt mit Wasser, oder es wird Pyrrol, jodsaures Kali und Jodkalium in Wasser
gelöst und Alkohol bis zur Trübung zugesetzt. Hierauf erfolgt die Bildung des
Tetrajodpyrrols durch die Einwirkung verdünnter Schwefelsäure, die man zusetzt,
auf die Jodsalze.

Man kann auch zum Tetrajodpyrrol vom Tetrachlorpyrrol oder Tetrabrompyrrol gelangen. Tetrachlorpyrrol erhält man durch Behandlung von Pyrrol oder
von Pyrrolcarbonsäuren mit Chlor in alkoholischer Lösung. Derselbe Weg führt
bei Anwendung von Brom zum Tetrabrompyrrol. Behandelt man die Chlor-,
Brom- und Jodsubstitutionsprodukte des Pyrrols mit Halogenalkylen in alkoholischer Lösung, so gelangt man zu den alkylierten Halogenpyrrolen. Vom Te-
trachlor- oder Tetrabrompyrrol ausgehend, erhält man Jodol, wenn man eine
alkoholische Lösung mit Jodkalium erhitzt. Die Reaktion erfolgt quantitativ.

Die leichte Zersetzlichkeit des Jodols, welches in seiner antiseptischen Wirkung, sowie auch in den übrigen Wirkungen dem Jodoform
weit nachsteht und deshalb, trotzdem es das erste Jodoformersatzmittel

---

[1]) E. Pick, Vierteljahresschrift f. Derm. u. Syphilis **1886**. 583.
[2]) DRP. 35130, 38423.

war und trotz seiner gelben Farbe keine allgemeine Verbreitung finden konnte, hat dazu geführt, es mit anderen Substanzen zu verbinden, Verfahren, die aber ohne jede praktische Bedeutung sind. So hat man durch die Darstellung des Coffeinjodols ein unlösliches, angeblich weit beständigeres Präparat erhalten, als es Jodol ist. Es ist kein rechter Grund einzusehen, warum gerade dazu Coffein verwendet wurde. Ferner wurde aus Jodol und Hexamethylentetramin, wie aus Jodoform und Hexamethylentetramin (s. p. 576, 577), ein molekulares Additionsprodukt dargestellt, welches angeblich sehr beständig ist.

Es entsteht beim Zusammenbringen einer alkoholischen Jodollösung mit einer wässerigen oder alkoholischen Hexamethylentetraminlösung als silbergraue Krystallmasse.

Auch die Darstellung des Jodolalbumins, Jodolen genannt, ähnlich, wie des Jodoformalbumins, welche nur als Umschließung des Jodols mit geronnenem Eiweiß anzusehen ist, erscheint uns zwecklos, da ja Jodol keine intensiv riechende Substanz ist und schon für Jodoform der Wert der Eiweißverbindungen als sehr zweifelhaft angesehen werden muß (s. p. 577).

Zur Darstellung der Jodoleiweißverbindung vermischt man Lösungen von Eiweiß mit einer Jodollösung und koaguliert das Eiweiß in der Siedehitze [1]).

Pyrroldiazoljodid wirkt lähmend auf periphere Nervenendigungen, entfiebernd, antiseptisch und zwar stärker als Chinin. Das Bromid zeigt schon in kleinen Dosen die nämliche Wirkung [2]).

Kernjodierte Imidazole erhält man, indem man Imidazole oder deren Derivate mit kernsubstitutionsfähigen Wasserstoffatomen mit Jodlösungen behandelt, gegebenenfalls unter Zusatz von Jodwasserstoffsäure bindenden oder oxydierenden Mitteln. Diese Produkte sind sehr jodreich und völlig geruch- und geschmacklos [3]).

Jodierte Imidazole verhalten sich im Tierkörper anders als Imidazol, welch' letzteres ziemlich indifferent ist. Trijodimidazol wirkt in schon kleinen Dosen stark Atmung und Puls steigernd, ohne daß diese Wirkung auf Jodabspaltung zurückzuführen ist.

Die jodierten Imidazole und auch Tribromimidazol rufen im Gegensatz zu den halogenfreien Basen, die noch in relativ großen Dosen gut vertragen werden, schon in kleinen Dosen sowohl nach intravenöser als auch nach subkutaner Injektion und per os starke Steigerung der Puls- und Atemfrequenz hervor. Diese Wirkung dauert nach mäßigen Dosen mehrere Stunden, während höhere Dosen rasch zum Tode führen, wahrscheinlich durch Lähmung des Respirationszentrums. Nur das N-α-β-μ-Tetrajodimidazol macht eine Ausnahme, weil es sehr schwer löslich und wahrscheinlich nur sehr langsam resorbiert wird. Beim Tetrajodhistidinanhydrid wurden keine Wirkungen beobachtet, es ist anscheinend sehr schwer resorbierbar [4]). Untersucht wurden β-Monojod-α-methylimidazol, α-β-Dijod-μ-methylimidazol sowie die zwei erwähnten

[1]) DRP. 108904.
[2]) Lo Monaco u. Tarulli, Bull. della Soc. Lancei 1896. XV. 26.
[3]) DRP. 223303.
[4]) BB. 43. 2249 (1910).

Jodderivate. N-α-β-μ-Tetrajodimidazol wirkt antiseptisch wie Tetrajodpyrrol. Die bromsubstituierten Imidazole scheinen giftiger zu sein als die jodsubstituierten. Von den jodsubstituierten wirkt am giftigsten β-Monojod-α-methylimidazol, dann folgt α-β-Dijod-μ-methylimidazol, während am relativ ungiftigsten α-β-μ-Trijodimidazol ist [1].

Isoform nennt Liebrecht p-Jodoanisol $C_6H_4\!\!\begin{array}{l}\diagup OCH_3 \\ \diagdown JO_2\end{array}$ ein farbloses, schwach nach Anis riechendes, in Wasser schwer lösliches, auch bei höheren Temperaturen nicht zersetzbares Pulver, welches als Trockenantisepticum dienen soll.

Isoform d. i. p-Jodoanisol hat explosive Eigenschaften und kommt daher in einer Mischung mit gleichen Teilen Calciumphosphat oder Glycerin in den Handel. Man stellt die Substanz so wie das analoge p-Jodophenetol dar, indem man p-Jodanisol und p-Jodphenetol direkt oder nach Überführung in die Chlorjod- resp. Jodosoverbindungen mit oxydierenden Agentien, wie Chlor, unterchlorige Säure behandelt oder indem man die Jodosoverbindungen mit Wasserdampf destilliert [2].

Aus Holzteer und Holzteerölen wird in Gegenwart schwachbasischer Kondensationsmittel mit einem Aldehyd, z. B. Formaldehyd eine Kondensation durchgeführt und dann das Kondensationsprodukt in üblicher Weise jodiert [3].

Wir kommen nun auf einen Körper zu sprechen, das Sozojodol [4], welcher scheinbar der ausgeführten Anschauung widersprechen würde, daß der Ersatz von Kernwasserstoffen durch Jod im Benzolkern für die Jodwirkung der Substanz ganz belanglos ist und, ferner, daß durch Sulfurierung der Substanzen ihre Wirkung wesentlich abgeschwächt oder ganz aufgehoben wird. Mit einem Aufwande von großer Reklame wurde Sozojodol, die Dijod-p-phenolsulfosäure $C_6H_2J_2 . OH . SO_3H$ und ihre Salze als Arzneimittel empfohlen. Daß die freie Säure antiseptische Wirkungen äußern kann, daran ist wohl nicht zu zweifeln, da dies ja eine allen stärkeren Säuren zukommende Eigenschaft ist. Der Gehalt an Jod in der Verbindung ist aber für diese Eigenschaft aus dem Grunde gleichgültig, weil die antiseptische Wirkung hier nur durch die Sulfosäuregruppe ausgelöst wird. Daß aber die neutralen Salze der Alkalimetalle Jodoformersatzmittel sein können, muß auf das Entschiedenste in Abrede gestellt werden. Nur wenn die Alkalisalze dissoziieren, kann es hier zu einer antiseptischen Wirkung kommen, sonst aber nicht. Ein anderes ist es, wenn die Sozojodolsäure Salze mit Quecksilber oder Zink bildet. Diesen Verbindungen kommt naturgemäß die dem Metallion eigentümliche Wirkung zu und wie schon öfter erwähnt, ist es ziemlich gleichgültig, welche Säure in die Salzbildung eingeht. Die Wirkung beruht nur auf den spezifischen Eigenschaften des salzbildenden Metalles. Dieses ist auch der Grund, weshalb trotz der von den Fabrikanten aufgewendeten Mühe sich in der Praxis nur die Quecksilber- und Zinkverbindung zu halten vermochte, weil die Wirkung dieser Salze eben auf der Wirkung des Quecksilbers und des Zinks und nicht auf der Sozojodolsäure beruht. Sollte die Sozojodolsäure

[1] K. Gundermann AePP **65**. 259 (1911).
[2] Höchster Farbwerke, DRP. 161725.
[3] J. Härtkorn, Berlin, DRP. 223838.
[4] DRP. 45226.

im Sinne einer Jodverbindung wirksam sein, so müßte ihr eine andere Konstitution zukommen.

Man erhält die jodierten Sulfosäuren der Phenole, wenn man p-phenolsulfosaures Kali mit Chlorjodsalzsäure, die vor dem Jodieren mit Neutralisationsmitteln bis zum Auftreten von freiem Jod versetzt ist, zusammenbringt. Man erhält so das saure Kaliumsalz einer Dijod-p-phenolsulfosäure, welches schwerer löslich und das leichter lösliche Kaliumsalz einer Monojod-p-phenolsulfosäure. Die Entstehung dürfte nach folgender Gleichung geschehen:

$$2\,C_6H_4\!\!\begin{array}{c}/OH\\\backslash SO_3K\end{array} + 3\,JCl = C_6H_2\!\!\begin{array}{c}/J_2\\\backslash OH\\\backslash SO_3K\end{array} + C_6H_3\!\!\begin{array}{c}/J\\\backslash OH\\\backslash SO_3K\end{array} + 3\,HCl$$

Das schwer lösliche, saure Kaliumsalz, mag eben vielleicht wegen dieser sauren Eigenschaften antiseptische Wirkungen in geringerem Grade besitzen.

Die freie Dijod-p-phenolsulfosäure, das eigentliche Sozojodol, erhält man durch Zersetzen des schwerlöslichen Barytsalzes mit Schwefelsäure. Auf gleiche Weise erhält man die Jodverbindungen: α-dijodphenolsulfosaures Kalium, β-dijodphenolsulfosaures Kalium, die Monojod-p-kresolsulfosäure und deren Salze, Jodo-kresolsulfosäure und deren Salze, Jodthymolsulfosäure und deren Salze.

Von diesen kamen das leicht lösliche Natriumsalz der Dijod-p-phenolsulfosäure $C_6H_2J_2(OH)SO_3Na+2H_2O$ und das schwer lösliche Kaliumsalz $C_6H_2J_2(OH)SO_3K$ zur therapeutischen Anwendung. Diese Präparate blieben ohne wesentlichen Erfolg, während die entsprechenden Zink- und Quecksilberverbindungen, wie erwähnt, eine größere Verbreitung erlangten. Im Organismus wird aus diesen Präparaten kein Jod abgespalten, sie verlassen ihn ganz unverändert.

In diese Gruppe gehört noch Pikrol, das dijodresorcinmonosulfosaure Kali, welches farblos, geruchlos und ungiftig ist und dem man naiverweise nachsagte, daß es so antiseptisch wirke, wie Sublimat. Man muß wohl staunen, wie wenig Verständnis des wahren Sachverhaltes Erfinder und Fabrikanten häufig zeigen.

Formidin ist ein Kondensationsprodukt aus Jod, Formaldehyd und Salicylsäure $C_{15}H_{10}O_2J_6$ (Methylendisalicylsäurejodid ?).

Von Claus stammt das ebenfalls ganz vergebliche Bemühen, durch Jodieren und Sulfurieren von Oxychinolin zu Jodoformersatzmitteln zu gelangen. Claus, wie eine Reihe von Chemikern, glaubten im Gegensatze zu den tatsächlichen Verhältnissen, daß es bei der Darstellung von Jodoformersatzmitteln, welche jodhaltig sein sollten, gerade darauf ankomme, daß das Jod möglichst fest gebunden sei. Sie übersahen auch, daß es eine Kardinalregel bei der Arzneimittelsynthese ist, daß die Einführung von Säuregruppen in eine Verbindung deren Wirkung vernichtet oder wesentlich abschwächt.

m-Jod-o-oxychinolinanasulfosäure, Loretin, stellte Claus nach folgendem Verfahren dar[1]:

o-Oxychinolin wird mit rauchender Schwefelsäure in der Kälte behandelt und man gelangt so zur Monosulfosäure des Oxychinolins, wobei die Sulfogruppe in der Anastellung des Chinolins steht. Läßt man nun auf das Kaliumsalz Jod einwirken, am besten, indem man Jodkalium und Salzsäure verwendet, so tritt das Halogenatom in die m-Stellung des Chinolinkernes

---

[1] DRP. 72942.

$$\text{J} \underset{\overset{}{\text{OH} \quad \text{N}}}{\overset{\overset{\text{SO}_3\text{H}}{}}{\bigcirc\bigcirc}}$$

Ebenso gelangt man durch Chlorieren und Bromieren zur m-Chlor- und m-Brom-o-oxychinolin-ana-sulfosäure [1]).

Loretin, die freie Säure, ist ein gelbes, geruchloses und unlösliches Pulver, welches nur als Säure antiseptische Eigenschaften zeigt. Als Jodoformersatzmittel angewendet sollen ihm keine unangenehmen Wirkungen zukommen. Auch das Kalium- und Natriumsalz wurde empfohlen, aber nur das Wismutsalz hat für kurze Zeit als Jodoformersatzmittel Anwendung finden können. Vorteile gegenüber den anderen Wismutmitteln kann diese Verbindung keineswegs bieten. (Siehe Wismutverbindungen p. 634 ff.)

Den gleichen Zweck verfolgte Claus mit der Darstellung im Benzolkern jodierter und hydroxylierter Chinoline. Man behandelt o- oder p-Oxychinolin mit Jod in statu nascendi und erhält so Ana-jod-p-oxychinolin [2]).

p-Methyl-m-jod-o-oxychinolin-ana-sulfosäure [3]) erhält man in gleicher Weise, wie Loretin, durch Einwirkung von Jod auf die p-Methyl-o-oxychinolin-ana-sulfosäure.

Die Wirkungen dieser Substanz sollen mit den Loretinwirkungen identisch sein.

Auch die dem Loretin isomere p-Jod-ana-oxychinolin-o-sulfosäure [4]) erhält man, wenn man nach dem Claus'schen Verfahren die Ana-oxychinolin-o-sulfosäure jodiert.

Ein ungiftiges Jodoformersatzmittel, von Tavel und Tomarkin eingeführt [5]), soll Jodchloroxychinolin (Vioform) sein, welches aus Anachlor-o-oxychinolin durch Jodieren dargestellt wird, in wässeriger Lösung mit Jodjodkalium, resp. mit Jodkalium und Hypochloriten. Es ist nur spurenweise wasserlöslich [6]).

Jodofan ist Monojoddioxybenzolformaldehyd $C_6H_3(OH)_2J \cdot HCOH + 2 H_2O$.

Phenol mit Formaldehyd bei 100° und unter Druck mit Alkalien behandelt gibt ein polymeres Anlagerungsprodukt beider Ausgangssubstanzen, welches Formaldehyd sowohl in fester Bindung als auch labil enthält. Es wird daraus durch Enzyme Formaldehyd abgespalten [7]). Läßt man auf die Verbindung Jod in alkalischer Lösung einwirken und fällt dann mit Säure, so erhält man eine Jodphenolformaldehydverbindung [8]).

Von Jodderivaten, die als Jodoformersatzmittel hätten dienen sollen, aber in kürzester Zeit verschwanden, sind noch zu nennen: das

---

[1]) DRP. 73415.
[2]) DRP. 78880.
[3]) DRP. 84063.
[4]) DRP. 89600.
[5]) Deutsche Zeitschrift f. Chirurgie **1900**. Heft 6.
[6]) DRP. 117767.
[7]) Hernchke-Müncheberg, DRP. 157553.
[8]) DRP. 157554.

von Frankreich her empfohlene Antiseptol, welches Cinchoninum jodo-sulfuricum ist, ein in Wasser unlösliches Salz, über das aber keine therapeutischen Erfahrungen vorliegen. Die Wirkung dürfte sich hauptsächlich auf die bekannte Cinchoninwirkung beziehen, ebenso wie beim Chininum lygosinatum. Dieses ist ein Desinfektionsmittel und zwar ein Doppelsalz von Chinin und dem Natronsalz des Di-o-cumarketons. Es ist erst geschmacklos, dann bitter.

Lygosin ist Di-o-cumarketon, es wirkt hindernd auf Bakterienentwickelung.

Jodverbindungen.

Eine Reihe von Jodverbindungen wurde zu dem Zwecke dargestellt, um Jodoformersatzmittel zu erhalten, Ersatzmittel, welche, da es sich um Streupulver handelte, denen mehr oder minder starke antiseptische und granulationsbefördernde Eigenschaften zukommen sollten, auch aus anderen chemischen Gruppen, ohne daß die Anwesenheit von Jod dazu unumgänglich notwendig wäre, darstellbar waren, wir nennen hier nur die Tannin- und Wismutgruppen. Eine Reihe von Jodverbindungen, insbesondere für den inneren Gebrauch, wurde nur aus dem Grunde dargestellt, um Ersatzmittel für Jodkalium oder Jodnatrium zu finden, denen bei interner Verabreichung die eigentliche Jodwirkung, die insbesondere bei syphilitischen Spät-Affektionen geradezu als spezifische zu bezeichnen ist, zukommt. Es handelt sich wohl hier vor allem um die resorptionsbefördernde Wirkung der Jodsalze. Diese einfachsten anorganischen Verbindungen des Jods aus der Therapie je zu verdrängen, wird wohl keinem synthetischen Mittel gelingen. Weshalb man überhaupt Ersatzmittel des Jodkaliums suchte, ist nur erklärlich aus der Zersetzbarkeit der wässerigen Lösungen der Jodalkalisalze, aus dem schlechten Geschmacke derselben, der sich ja bekanntlich durch pharmazeutische Verabreichungsformen sehr gut korrigieren läßt und endlich, was das wichtigste ist, aus dem Auftreten des Jodismus benannten Symptomenkomplexes. Es handelt sich nur darum, organische Verbindungen, welche Jod oder Jodwasserstoffsäure unter dem Einflusse der Gewebe, wenn auch nicht so leicht wie die Jodsalze, abgeben, darzustellen. Für diese Zwecke konnten sich ja wohl nur aliphatische Jodverbindungen eignen oder solche aromatische, wo Jod in Seitenketten enthalten und leicht abspaltbar ist. Ob Verbindungen dieser Art Vorzüge gegenüber den Jodalkalisalzen zukommen, wollen wir dahingestellt sein lassen, wenn es auch sehr wahrscheinlich ist, daß in einzelnen organischen Verbindungen das nicht ionisierte Jod von einzelnen Geweben relativ besser aufgenommen wird. Die Erfahrung zeigt nur, daß bei der ungeheuer großen Anwendung von Jodsalzen in der Therapie der verschiedensten Erkrankungen keines der Jodpräparate, welche für die innere Verabreichung dargestellt wurden, die anorganischen Jodsalze, welche auch die billigsten sind, ver-

drängen konnte. Man hat sich bemüht, in fast alle intern verabreich-
baren Substanzen, Jod zu substituieren, man hat auch jodwasserstoffsaure Salze der verschiedensten Substanzen mit den verschiedensten
Wirkungen ganz zwecklos in dieser Absicht dargestellt. Wir wollen
nur einige dieser Substanzen erwähnen:

Wülfing in Berlin[1]) erzeugt eine krystallisierte wasserfreie Doppelverbindung
von Glukose und Jodnatrium durch Krystallisation aus 80%igem Alkohol.

An Stelle des Äthylalkohols kann man auch andere Alkohole oder Ketone
verwenden, in welchen Glucose und Natriumjodid löslich, z. B. Methylalkohol und
Aceton[2]).

Jodoform wurde auch intern gegeben, wobei es sich schon im Darmkanal zersetzt, so daß es zur Resorption von jodwasserstoffsauren
Verbindungen aus dem Darme kommt. Ähnlich verhalten sich wohl
zahlreiche aliphatische Körper.

Jodäthyl wurde in Frankreich als Ersatzmittel für die ebenfalls
Jodäthyl enthaltende Jodtinktur zu Pinselungen verwendet, auch
intern eingenommen soll es gut wirken.

Man wird begreifen, daß bei der Kostspieligkeit des Jodäthyls
gegenüber der Jodtinktur oder gegenüber dem Jodkalium jeder Arzt
wohl bei den alten Mitteln bleiben wird, wenn das Neue gar keinen
nennenswerten Vorteil bietet.

Einen größeren Vorteil scheinen uns die von Winternitz[3]) empfohlenen Jodfette zu bieten, die gut resorbiert langsam bei der Verbrennung im Organismus Jod frei machen. Diese Jodfette (ebenso
verhalten sich die Bromfette) zersetzen sich beim Aufbewahren nicht.
Sie werden dargestellt durch Behandeln von Fetten und Ölen mit Chlorjod oder Chlorbrom, doch bleiben die Fette hierbei zum Teile ungesättigt, weshalb sich das Halogenprodukt auch nicht zersetzt, während
die jodgesättigten Fette sehr leicht unter Jodabspaltung zersetzlich sind[4]). Diese Idee, ungesättigte Fette zu jodieren, hat noch
grösseren Erfolg in der Form gehabt, ungesättigte Fettsäuren zu
jodieren und deren geschmacklose pulverförmige Kalksalze zu verabreichen.

Jod- und Bromfette erzeugt Arnold Voswinkel-Berlin[5]) in der Weise, daß
er Jod oder Brom in Gegenwart der Sulfhydrate von chlorierten Aldehyden auf
fette Ölen, Fette etc. zur Einwirkung bringt. Es entsteht Halogenwasserstoff,
der sich mit dem Öl verbindet. Man kann z. B. Jod- und Brom-Sesamöl unter
Anwendung von Chloralsulfhydrat oder Butylchloralsulfhydrat darstellen.

Trijodierte Derivate der Stearinsäure[6]) erhält man durch Einwirkung von
drei Mol. Jodmonobromid, Jodmonochlorid oder Jodwasserstoff auf Linolensäure.

---

[1]) DRP. 196605.
[2]) Johann Wülfing in Berlin, DRP. 204764, Zusatz zu DRP. 196605.
[3]) Deutsche med. Wochenschr. **23**. 1897.
[4]) DRP. 96495 *).
*) Man erhält diese Verbindungen auch (DRP. 135835), wenn man gas-
förmige Jod- oder Bromwasserstoffsäure auf Fette in unzureichender Menge einwirken läßt und zwar bei niederer Temperatur.
[5]) DRP. 233857.
[6]) E. Erdmann-Halle a. S., DRP. 233893.

An Stelle von reiner Linolensäure kann man auch das durch Verseifung von Leinöl erhältliche Gemisch von Leinölfettsäuren verwenden. Die erhaltenen Halogenderivate der Stearinsäure sind im Wasser unlösliche, geschmacklose Verbindungen, die sich durch Behandlung mit organischen Basen in die entsprechenden Salze überführen lassen. Die Halogenderivate können als freie Säuren oder als Salze Verwendung finden. Beschrieben sind Trijodtribromstearinsäure, Trijodtrichlorstearinsäure und Trijodstearinsäure [1]).

Phenylester jodierter Fettsäuren [2]) erhält man, wenn man jodierte Fettsäuren mit Phenolen in üblicher Weise verestert oder in Phenylester von ungesättigten Fettsäuren Jod einführt oder die Phenylester von chlor- oder bromsubstituierten Fettsäuren mit Jodsalzen behandelt. Dargestellt wurden: Jodessigsäurephenylester, Jodacetylthymol, α-Bromisovalerianylguajacolester, α-Jodisovalerianylguajacolester, α-Jodisovalerianylkreosotester, Methylpropyljodpropionsäureguajacolester, α-Jod-n-buttersäureguajacolester und die entsprechende Bromverbindung, Jodbehensäureguajacolester, Hydrochinondi-α-bromisovaleriansäureester, aus welchem man mit Jodnatrium das entsprechende Jodderivat enthält, Jodstearinsäureguajacolester, α-Jodisobuttersäureguajacolester.

Sajodin ist das von E. Fischer und Mering dargestellte Calciumsalz der Monojodbehensäure $(C_{22}H_{42}O_2J)_2Ca$, ein in Wasser unlösliches geschmackloses Pulver mit 26% Jod. Es wird zum kleinen Teil mit dem Kot wieder ausgeschieden, der Hauptteil wird resorbiert, besonders im Knochenmark, im Fett und in der Schilddrüse aufgespeichert und nach der Resorption von dort nach erfolgter Spaltung im Harn als Jodalkali ausgeschieden [3]).

Geschwefelte Jodfette [4]) erhält man, wenn man auf Fette oder fette Öle in Gegenwart von Schwefelwasserstoff Jod einwirken läßt. Nimmt man ungesättigte Fettsäuren [5]), so gelangt man zu analogen Produkten, welche aber wasserlösliche Salze bilden.

Jodfettpräparate [6]) in fester und nahezu geschmackloser Form erhält man durch Darstellung der Salze der Chlorjodfettsäuren.

Fette, bzw. Fettsäuren und deren Ester, die Brom und Jod gleichzeitig enthalten und halbar sind, stellt Majert (Berlin) [7]) dar durch Einwirkung von Brom und Jod in zur vollständigen Halogenisierung unzureichender Menge.

E. Merck (Darmstadt) beschreibt die Darstellung von haltbaren Jod- und Bromfetten, indem man Jod- und Bromwasserstoffsäure in wässeriger Lösung und in statu nascendi auf die Fette einwirken läßt [8]).

Die Ester der einfachen ungesättigten Dijodfettsäuren [9]) sollen den Monojodfettsäureestern des DRP. 188834 gegenüber den Vorteil haben, daß sie bei gewöhnlicher Temperatur fest bleiben und gut krystallisieren. Sie haben einen viel höheren Jodgehalt als die Jodderivate der fetten Öle. Dargestellt wurden Dijodbrassidinsäuremethylester mit Methylalkohol und Salzsäure, ferner der Äthylester und der Isoamylester, ferner der Methylester der Dijodelaidinsäure. Durch Erhitzen von Jod und Eisenpulver mit Behenolsäuremethylester entsteht der Dijodbrassidinsäuremethylester.

Man erhält die Säurechloride der ungesättigten Dihalogenfettsäuren [10]) der Formel $CnH_2n_{-4}(Hal.)_2O_2$ quantitativ durch Behandlung der Halogenfettsäuren

---

[1]) E. Erdmann-Halle a/S., DRP. 233893.
[2]) Bayer-Elberfeld, DRP. 233327.
[3]) E. Abderhalden, Zeitschr. f. exp. Path. u. Ther. 4. 716. Georg Basch, HS. 55. 399 (1908).
[4]) Bayer-Elberfeld, DRP. 132791.
[5]) DRP. 135043.
[6]) Akt.-G. f. Anilin-Fabr., Berlin. DRP. 150434.
[7]) DRP. 139566.
[8]) DRP. 159748.
[9]) DRP. Anmeldung G 30940.
[10]) Hoffmann-La Roche, DRP. 232459.

mit Thionylchlorid. Beschrieben werden das Chlorid von Stearolsäuredijodid, -dibromid, von Brassidinsäuredijodid und Behenolsäuredijodid.

Dijodbrassidinsäureäthylester $C_{19}H_{39}CJ:CJ.COOC_2H_5$ (Lipojodin)[1]) soll in bezug auf Verträglichkeit und Lipotropie viel besser sein als Jodival, Jodipin, Sajodin, während die freien Dijodfettsäuren, wie die Dijodelaidinsäure, diesen Anforderungen nicht entsprechen. Lipojodin wird langsam resorbiert und im Darm kein Jod abgespalten. Ebenso verhält sich Sajodin. Sajodin und Jodipin werden nach Winternitz als fettsaure Alkalien resorbiert.

Jodival wird sehr rasch resorbiert und verhält sich sonst wie Jodkalium.

Ulzer und Batig in Wien stellen Phosphorsäureester aus dem Diglyceriden von Fettsäuren oder Halogenfettsäuren und Phosphorpentoxyd her, indem sie die Reaktion in Gegenwart von Wasser durchführen. Sie vermischen 2 Mol. Diglycerid und 1 Mol. Phosphorpentoxyd und lassen 1 Mol. Wasser unter Rühren und Kühlung nach und nach zutropfen. Beschrieben ist die Darstellung der Dijodstearylglycerinphosphorsäure.

$$C_3H_5 \underset{O}{\overset{O.CO.C_{17}H_{33}J_2}{\underset{}{\lessgtr}}} \quad OP \overset{OH}{\underset{OH}{\lessgtr}} O.CO.C_{17}H_{33}J_2$$

Monojodfettsäuren erhält man aus Ölsäure, Elaidinsäure, Erucasäure und Brassidinsäure durch Einwirkung von Jodwasserstoff in Eisessig, bei gelinder Wärme. Den Jodwasserstoff erzeugt man, um ihn phosphorfrei zu haben, da sonst der Phosphor an der Reaktion teilnimmt, aus Jod und Copaivaöl. Beschrieben ist die Darstellung der Monojodbehensäure aus Erucasäure und der Monojodstearinsäure aus Ölsäure[2]). Man erhält die Monojodbehensäure aus der Monobrombehensäure, die aus Erucasäure durch Anlagerung von Bromwasserstoff entsteht, indem man sie auf Jodmetalle einwirken läßt[3]). Die Darstellung des Calcium-, Strontium-, Magnesiumsalzes der Jodbehensäure, des Calcium- und Strontiumsalzes der Jodstearinsäure und des Calciumsalzes der α-Jodpalmitinsäure geschieht durch Einwirkung von Jodkalium auf Brompalmitinsäure. In Form dieser Salze sind diese Jodfettsäuren sehr gut haltbar, man erhält sie entweder in wässeriger Lösung durch Neutralisation der Fettsäuren mit den Basen oder durch Umsetzung der Alkalisalze mit den Erdalkalisalzen, am besten aber in organischen Lösungsmitteln, indem man zu der freien Säure eine überschüssiges Ammoniak enthaltende Lösung des Erdalkalisalzes hinzufügt[4]).

Die Bromverbindungen der ungesättigten Fettsäuren und zwar die Erdalkaliverbindungen werden genau so dargestellt wie die Jodverbindungen[5]).

Die Darstellung von Monobromfettsäuren führt man mit Bromsalzen, konzentrierter Schwefelsäure und Eisessig oder Chlorwasserstoff und Eisessig durch[6]).

Die Darstellung von Monojodfettsäuren aus ungesättigten Säuren durch Anlagerung von Jodwasserstoff wird durchgeführt, indem man auf ungesättigte Fettsäuren unter möglichstem Ausschluß von Wasser, Jodmetalle in Gegenwart von Säuren oder Säuregemischen einwirken läßt, welche eine höhere Acidität haben als die Fettsäuren. Man erhält z. B. aus Erucasäure, Jodnatrium, Eisessig, der mit

---

[1]) Oswald Loeb und Reinhard von den Velden. Ther. Mon. **25**. April (1911).
[2]) DRP. 180087.
[3]) DRP. 196214.
[4]) DRP. 180622.
[5]) DRP. 187449, Zusatz zu DRP. 180622.
[6]) DRP. 196740.

Chlorwasserstoff gesättigt ist, Monojodbehensäure; durch Eingießen von Wasser fällt diese Säure aus dem Reaktionsgemische heraus[1]).

Die Ester der Monojodfettsäuren können zu subcutanen Einspritzungen benützt werden. Man erhält sie durch direkte Veresterungen, z. B. den Äthylester durch Äthylalkohol mit konzentrierter Schwefelsäure. Beschrieben sind der Jodbehensäureäthylester und Jodstearinsäureäthylester. In der englischen Patentschrift 11494 ex 1902 wird Jodwasserstoff einfach an die Ester der ungesättigten Säuren angelagert[2]).

Heyden-Radebeul[3]) jodieren Fette mit chlorfreien Jodierungsmitteln und erzeugen Bromfette und Jodfette durch Brom in Gegenwart von Bromsäure und Jod in Gegenwart von Jodsäure[4]).

Riedel-Berlin[5]) stellt chlorfreie Ester und Salze hochmolekularer Jodfettsäuren in der Weise her, daß Fette ungesättigter Säuren oder die entsprechenden Salze derselben in Gegenwart von Jod und Wasser mit Quecksilberoxyd so behandelt werden, so daß unterjodige Säure entsteht, welche dann jodierend einwirkt.

Heyden-Radebeul[6]) jodieren Fette, welche eine mittlere Jodzahl von 45 haben, mit chlorfreien Jodierungsmitteln in erschöpfender Weise. Kakaobutter z. B. wird mit Jodtinktur und Jodsäure bei 60° geschüttelt.

Riedel (Berlin) beschreibt ein Jodlecithin, dargestellt durch Einwirkung von Jodmonochlorid oder Mischungen, welche Chlorjod abgeben. Die Verbindung enthält Jod in den ungesättigten Fettsäureradikalen substituiert[7]).

G. Richter-Budapest[8]) jodiert Lecithin in Tetrachlorkohlenstofflösung mit gasförmiger Jodwasserstoffsäure und filtriert durch wasserfreies Natriumcarbonat. Das Jodlecithin enthält 32% Jod.

Jodstärke, resp. im allgemeinen Halogenstärke erhält man in trockener Form durch Versetzen eines Stärkekleisters mit Halogen und Tannin, Dekantieren, Zentrifugieren und Trocknen des Niederschlages. Tannin tritt nur in kleinen Mengen in die Verbindung ein[9]).

Erst im Darm wird aus α-Jodisovalerianylharnstoff Jod abgespalten. Man erhält ihn durch Einwirkung von Jodsalzen auf α-Brom- oder α-Chlorisovalerianylharnstoff (s. p. 478)[10]).

Jothion ist Dijodhydroxypropan $C_3H_5J_2 . OH$, es wurde als Ersatzmittel der Jodtinktur empfohlen.

Die Substitutionsprodukte des Coffeins und Theobromins, z. B. das jodwasserstoffsaure Dijodcoffein, sind so labil, daß sie schon bei der Berührung mit Wasser Jod abspalten und in halbwegs erheblichen Dosen innerlich gegeben durch die Elimination des Jods in den Respirationswegen krampfhaften Husten erzeugen.

Zu den erfolglosesten Bemühungen in der Arzneimittelsynthese gehört das bei jungen Synthetikern und bei jungen Fabrikanten so beliebte Einführen von Halogenen in bekannte Arzneikörper. Um so erfolgloser muß so ein Bemühen erscheinen, wenn zur Einführung eine Grundsubstanz gewählt wird, die an und für sich sehr teuer ist. Da die mit Brom oder Jod substituierten und addierten Körper meist keine be-

---

[1]) DRP. 187822.
[2]) DRP. 188434.
[3]) DRP. Anm. C. 13419.
[4]) DRP. Anm. 13420.
[5]) DRP. 202790.
[6]) DRP. 199549.
[7]) DRP. 155629.
[8]) DRP. 223594.
[9]) Eichelbaum-Berlin, DRP. 142897.
[10]) Knoll-Ludwigshafen, DRP. 197648.

sonders hervorragenden Wirkungen, insbesondere keine neuen verwertbaren Eigenschaften zeigen, so fristen sie meist nur ein Eintagsdasein. In der Thallinperiode wurde ein Jodadditionsprodukt des Thallinsulfates als Thallinperiodat eingeführt, und Grenville behandelte damit Carcinome angeblich mit bestem Resultat. Jodopyrin ist Jodantipyrin, in dem ein Wasserstoff der Phenylgruppe durch Jod ersetzt ist. Der Körper wirkt wie Antipyrin und Jod, hat aber vor einer Mischung beider keinen Vorteil, soll aber angeblich wegen Ersatz des Wasserstoffes weniger giftig sein, als Antipyrin[1]). Ebenso wurde Bromopyrin, d. i. Monobromantipyrin, dargestellt, über dessen Wirkung nichts bekannt ist.

Chlorantipyrin wurde durch Einwirkung von Chlorkalk und Salzsäure auf Antipyrin gewonnen, fand jedoch nie eine Verwendung.

Ein jodhaltiges wasserlösliches Präparat aus 1.Phenyl, 2, 3.dimethyl, 4.dimethylamino-5.pyrazolon entsteht, wenn man Jodwasserstoffsäure von sp. G. 1,7 zu einer wässerigen gesättigten Lösung der freien Base zusetzt, die Flüssigkeit zur Trockne eindampft und mit Alkohol-Äther auswäscht[2]).

Das Jodantifebrin scheint aber beide Wirkungen (Antifebrin und Jodwirkung) einzubüßen, da es nicht resorbiert wird, wohl wegen seiner äußerst schweren Löslichkeit. Dem Jodophenin, dem Trijodderivat des Phenacetins, wußte man nur nachzusagen, daß es antibakteriell wirke[3]). Dieses Jodsubstitutionsprodukt hat in der medizinischen Welt ebenfalls gar keine Beachtung gefunden. Es zersetzt sich in allen Lösungsmitteln unter Abgabe von Jod, wirkt durch Abspaltung von Jod antiseptisch, da aber die Jodmenge sehr groß ist, so wirkt das neue Präparat ebenso reizend, wie eine reine Jodlösung und besitzt demnach vor dieser keine Vorzüge[4]). Ebensowenig das Chinjodin, ein Jodsubstitutionsprodukt des Chinins, welches leicht spaltbar ist und bei Gesunden und Kranken den Stickstoffwechsel regelmäßig steigert.

Jodchinin und Jodcinchonin erhält man durch Behandeln der Base in sehr verdünnter salzsaurer Lösung mit Chlorjod in Salzsäure in molekularen Verhältnissen; macht man alkalisch, so fällt ein rein weißer Niederschlag heraus[5]).

Dem Benzojodhydrin $(C_3H_5)ClJ(C_7H_5O_2)$, also dem Chlorjodbenzoesäureglycerinäther sollen bei der internen Verabreichung als Ersatzmittel der Jodalkalien keine unangenehmen Nebenwirkungen zukommen. Doch ist diese Substanz eine braungelbe, fettige Masse, die man erst mit Zucker mischen muß, um sie verabreichen zu können[6]).

Die E. Baumann'sche Entdeckung, daß in der normalen Schilddrüse der Tiere Jod in fester organischer Bindung enthalten ist und diese Jodothyrin genannte Substanz starke stoffwechselsteigernde Wirkungen schon in sehr kleinen Dosen auszulösen vermag, hat dazu geführt, Jod in Eiweißkörpern zu substituieren in der Hoffnung, so auf syntheti-

---

[1]) Lavéran u. Arnold, Revue méd. **1897**. Nr. 2. Santesson, Deutsche med. Wochenschr. **1897**. Nr. 36. Von Dittmar 1885 dargestellt, von E. Münzer geprüft.
[2]) Delli und Paolini in Rom, DRP. 180120.
[3]) DRP. 58409.
[4]) Siebel, Deutsche Med. Ztg. **1891**. 527.
[5]) Ostermayer, Erfurt. DRP. 126796.
[6]) Chenal, Thèse de Paris, 1896.

schem Wege zu dem Jodothyrin analog wirkenden Substanzen zu ge langen. Diese Hoffnung ist nicht erfüllt worden, hingegen hat man Substanzen erhalten, die man ganz gut als Ersatzmittel der Jodalkalien benützen kann. So wurden unter den verschiedensten Namen Jodderivate von verschiedenen Eiweißkörpern dargestellt.

Das Jodieren von Eiweißkörpern gelingt leicht, wenn man deren wässerige Lösung entweder mit Jodjodkaliumlösung behandelt oder in die warme wässerige Lösung solange feingepulvertes Jod einträgt, als noch eine Aufnahme von Jod erfolgt und hierauf die Lösung mit Hilfe von Essigsäure koaguliert [1]).

Auch aus Peptonen und Albumosen kann man auf diese Weise leicht zu wasserlöslichen Jodderivaten gelangen. Blum stellte durch alkalische Spaltung von jodiertem Eiweiß ein schwefelfreies jodiertes Produkt her, welches 10% Jod enthält, aber keineswegs in seinen therapeutischen Eigenschaften mit dem Jodothyrin aus der Schilddrüse übereinstimmt, aber als Jodkaliumersatz bei der Syphilisbehandlung unter dem Namen Jodalbacid [2]) von mancher Seite empfohlen wurde.

Die festen wasserlöslichen Verbindungen des Caseins mit Jodwasserstoffsäure oder Bromwasserstoff erhält man durch Verrühren von Casein mit dieser Säure in mittlerer Konzentration oder durch Lösen in verdünnter oder konzentrierter Säure und Ausfällen der Verbindung [3]).

Wegen der starken Dissoziation solcher Verbindungen [4]) in wässeriger Lösung werden wohl solche Substanzen sogar hinter Jodkalium oder Bromkalium zurückstehen. Ebenso wurden Jodleimverbindungen dargestellt, welche, um sie unlöslich und dadurch auch geschmacklos zu machen, ferner um die Gerbsäurewirkung dem Präparate zu verleihen, mit Tannin kombiniert wurden.

Tannin wurde mit Jodtinktur zunächst gemischt und dann Leimlösung zugesetzt. Die Fällung wird getrocknet und gepulvert. Sie enthält 22,5% Jod [5]).

Es wurden zahlreiche Versuche unternommen aromatische Eiweißspaltlinge zu jodieren, aber die dargestellten Substanzen von Phenylalanin, Tyrosin, Tryptophan und Histidin sich ableitend, hatten nicht die erwartenden Wirkungen.

Dijodtyrosin ist als Dinatriumsalz bei Kaninchen und Affen intravenös ungiftig. 2 g machen beim Menschen keinen Jodismus [6]). 3.5-Dijod-1-tyrosin gibt im Organismus 46% seines Jods aus der organischen Bindung ab. Aus dem 3.5-Dijod-r-tyrosin wird viel weniger Jod abgespalten [7]).

Das Jod des Glycyl-3,5-dijod-1-tyrosins wird im Organismus ionisiert [8]).

Die Frage, wie sich Jodonium-, Jodo- und Jodosoverbindungen im Organismus verhalten, welche doch in mancher Beziehung von großem

[1]) G. Hopkins und Brook, Journ. of physiology. **22**. 184.
[2]) F. Blum, Münchener med. Wochenschr. 1898. 233.
[3]) DRP. Anm. C. 9082.
[4]) Erb, Zeitschr. f. Biol. **51**; Ley, Zeitschr. f. physik. Chemie 4. 319 (1889).
[5]) DRP. Anm. A. 6515.
[6]) Albert Berthelot, C. r. **152**. 1323 (1911).
[7]) Adolf Oswald, HS. **62**. 399 (1909).
[8]) J. Slawu. Crsb. **76**. 734.

physiologischem Interesse wäre, ist wenig bearbeitet worden. Jodonium-basen wirken curareartig [1]).

Jodosobenzol ist relativ giftig und wirkt als solches und nicht sein Umwandlungsprodukt, das Jodbenzol, auf das zentrale Nervensystem. Im Organismus wird es zu Jodbenzol reduziert. Zum Teil wird aber Jodion abgespalten [2]).

Jodobenzol ist viel weniger giftig als Jodosobenzol. Es wird leicht im Organismus zu Jodbenzol reduziert, welches als Acetyljodphenyl-merkaptursäure $JC_6H_4 . S . CH_2 . (NH . CO . CH_3)COOH$ ausgeschieden wird. Es macht bei Fröschen keine curareähnlichen Symptome [3]).

$$\text{Jodosobenzoat } C_6H_4{<}^{\text{J} \,=\, \text{O}}_{\text{COONa}}$$ kann Sauerstoff für die Peroxydase-

reaktion liefern, wie Wasserstoffsuperoxyd, es wirkt depressiv auf das Respirationszentrum, es macht Apnoe. Jodosobenzoesäure schmeckt wie Wasserstoffsuperoxyd [4]).

Von der Jodosobenzoesäure wissen wir, daß sie örtlich stark reizend wirkt und in Berührung mit im Blut kreisenden Jodalkalien freies Jod abspaltet (Heinz) [5]).

Die Darstellung der Jodosobenzoesäure wird in der Weise vorgenommen, daß man o-Jodbenzoesäure mit rauchender Salpetersäure behandelt [6]). Man bekommt dann die Verbindung

$$C_6H_4{<}^{\text{J} \,=\, \text{O}}_{\text{CO.OH}}$$

Ferner erhält man sie, wenn man o-Jodbenzoesäure mit Permanganat in schwefelsaurer Lösung in der Siedehitze oxydiert [7]). Weiter wurde gefunden, daß o-Jod-benzoesäure in Chloroform beim Einleiten von Chlor in diese Lösung einen gelben Körper abscheidet, der das Jodidchlorid der Jodbenzoesäure ist [8]). Beim Erwärmen mit Alkali und Ausfällen der alkalischen Lösung mit Mineralsäuren erhält man ebenfalls Jodosobenzoesäure.

Jodoxybenzoesäure

$$C_6H_4{<}^{\text{J}{<}^{\text{O}}_{\text{O}}}_{\text{COOH}}$$

ist noch kräftiger in der Erzeugung von Apnoe. Jodbenzoesäure $J . C_6H_4 . COOH$ ist unwirksam.

Jodterpin $C_{10}H_{16}J$, bildet eine Flüssigkeit, die man mit Kaolin mischt und so als Streupulver verwenden kann.

---

[1]) V. Meyer u. R. Gottlieb, BB. **27**. 1592 (1894).
[2]) R. Luzzatto und G. Satta, Arch. d. Farmacol. sperim. **8**. 554.
[3]) R. Luzzatto und G. Satta, Arch. d. Farmacol. sperim. **9**. 241 (1910).
[4]) A. S. Loevenhart und W. E. Grove, Journ. of biol. chem. **7**. XVI. (1909—10).
[5]) Virchow's Arch. **155**. Heft 1.
[6]) DRP. 68574. BB. **25**. 2632 (1892). **26**. 1339. 1357. 1727. 1735. 2953 (1893).
[7]) DRP. 69384.
[8]) DRP. 71346.

Knoll-Ludwigshafen stellen organische Jodverbindungen aus den Chlor- oder Bromverbindungen durch Einwirkung von Alkalijodiden her, indem sie die Reaktion in Gegenwart von Aceton, Methyläthylketon, Diäthylketon oder Acetessigestern ausführen[1]).

Man erhält Quecksilberjodidjodfettverbindungen, wenn man Elajomargarinsäure oder verseifte Holzöle mit unterjodiger Säure in Gegenwart von Quecksilberoxyd behandelt[2]).

J. Hertkorn in Langschede[3]) stellt jodhaltige Produkte aus Kondensationsprodukten von Aldehyden mit Ketonen her durch Jodierung mit Jod oder jodabgebenden Mitteln, z. B. aus Aceton und Formaldehyd und Jod.

Nathan Weiß und Artur Horowitz-Berlin[4]) kondensieren Jod, Resorcin und Formaldehyd, indem sie Jod auf Resorcin in wässeriger Lösung bei 50⁰ bis zur beständigen gelben Färbung einwirken lassen, dann auf 70⁰ steigern und Formaldehyd zusetzen.

Ein aus Halogenphenolformaldehyd und Ammoniak erhaltenes Reaktionsprodukt wird zur Trockene verdampft und durch Umlösen und Wiederausfällen gereinigt[5]). Solche Verbindungen wurden dargestellt aus Resorcin, Pyrogallol und β-Naphthol in der Weise, daß man die Phenole, Formaldehyd und Ammoniak ohne zu kühlen aufeinander einwirken läßt.

Jodacetylierte Salicylsäuren werden aus jodierten fetten Säuren und zwar aus deren Chloriden, Bromiden oder Anhydriden und Salicylsäure dargestellt. Beschrieben ist die Darstellung von Jodacetylsalicylsäure[6]).

Max Haase-Berlin jodiert Salicylsäure, indem er Jod in alkalischer Lösung einwirken läßt und zwar eine weniger als die molekulare Menge Jod in Gegenwart von Jodkalium und die jodierte Säure durch Mineralsäure ausfällt[7]).

Verwendet man dieses Verfahren zur Jodierung von Acetylsalicylsäure, so wird die Acetylgruppe abgespalten. Man kann aber die jodierte Acetylsalicylsäure erhalten, wenn man bei der Acetylierung jodierte Salicylsäure verwendet. Die

Jodacetylsalicylsäure $C_6H_3J\big\langle{\substack{O \cdot CO \cdot CH_3 \\ COOH}}$ ist ein geschmackloser Körper[8]).

Max Haase-Berlin[9]) stellt Monojodsalicylsäureamid in der Weise her, daß er Salicylsäureamid in alkalischer Lösung mit Jodkalium behandelt, welches weniger freies Jod enthält als zur Monojodierung notwendig ist.

Chlor- und Bromderivate.

Die allgemeine Bedeutung des Eintrittes von Chlor und Brom in organische Verbindungen wurde bereits im allgemeinen Teile auseinandergesetzt. Der Eintritt von Chlor in Substanzen der aliphatischen Reihe vermag denselben hypnotische Eigenschaften, sowie narkotische, in starkem Maße zu verleihen, ebenso wie diesen Derivaten herzschädigende Wirkungen zukommen. Aber den Chlorsubstitutionsprodukten der aromatischen Reihe, in denen Chlor Kernwasserstoffe ersetzt, kommen, da der Organismus das Halogen aus der Kernsubstitution nicht abzuspalten vermag, keine hypnotische Eigenschaften mehr zu, aber der Eintritt von Halogen in diese Verbindungen steigert die diesen eigentümliche antiseptische Kraft in erheblicher Weise. Doch ist auch diese

[1]) DRP. 230172,
[2]) Riedel-Berlin, DRP. 215664,
[3]) DRP. 206330.
[4]) DRP. 209911.
[5]) Hoffmann-Laroche-Basel, DRP. 200064.
[6]) DRP. 221384, Zusatz zu DRP. 212422.
[7]) DRP. 224536.
[8]) Max Haase, DRP. 224537.
[9]) DRP. 224346.

Fähigkeit nicht allein vom Eintritte des Chlors, sondern auch von der Stellung desselben abhängig. So ist von den drei isomeren Monochlorphenolen die p-Verbindung die am stärksten antiseptisch wirkende. Der unangenehme Geruch dieser Substanz ist aber bei ihrer Verwendung als Antisepticum sehr hinderlich. Hingegen kommt diese Eigenschaft des üblen Geruches dem p-Chlorsalol nicht zu. Da p-Chlorsalol im Darme p-Chlorphenol abspaltet, welches ja ein stärkeres Antisepticum ist als Phenol selbst, so ist p-Chlorsalol als Darmantisepticum ein energischer desinfizierendes Mittel, als Salol. Doch wird diese Substanz nicht verwendet.

o-Chlorsalol ist wegen seines Geruches als Arzneimittel für den internen Gebrauch nicht verwendbar.

o-Chlorphenol und o-Bromphenol erhält man, wenn man auf hoch erhitztes (150—180 ^{0}) Phenol Brom oder Chlor einwirken läßt.

o-Monobromphenol wurde zur Erysipelbehandlung mit gutem Erfolge benützt. Für die aromatischen Bromderivate gilt dasselbe wie für die Chlor- und Jodderivate. Der antiseptischen Wirkung nach, ist p-Chlorphenol das stärkste, dann folgt m- und schließlich o-Chlorphenol. Dasselbe Verhalten zeigen die Bromsubstitutionsprodukte, ebenso wie die Chlorsalole.

Die Carbonate des Chlorphenols werden in der üblichen Weise dargestellt, indem man auf die alkalische Chlorphenollösung Phosgengas einwirken läßt oder indem man eine benzolische Chlorphenollösung im Druckgefäße mit Phosgengas erhitzt.

Chlor-m-kresol (Lysochlor) ist nach mehreren Berichten ein ausgezeichnetes Mittel für Händedesinfektion, dabei relativ wenig giftig[1]).

Chlor-m-kresol $CH_3 : OH : Cl = 1 : 3 : 6$ erhält man durch Chlorierung von reinem m-Kresol oder einem technischen Gemisch aus m- und p-Kresol, indem man das chlorierte m-Kresol sulfuriert, dabei geht nur die p-Verbindung in die Sulfosäure über, während die o-Verbindung unverändert bleibt und leicht abgeschieden werden kann. Diese Sulfosäure gibt besonders schwer lösliche Salze und kann so in Form des Natriumsalzes von den andern getrennt werden. Die Sulfogruppe wird dann durch Erhitzen mit starken Säuren abgesprengt[2]).

Trotz der vielen Vorteile, die die Anwendung solcher Halogenphenolderivate bieten würde, haben sie in der Medizin keine Verbreitung gefunden, ebensowenig wie die zahlreichen substituierten Salole, die nach der Nencki'schen Synthese dargestellt wurden[3]). Der Grund liegt darin, daß der Vorteil der höheren antiseptischen Wirkung der chlor- und bromsubstituierten Phenole den großen Nachteil ihrer schleimhautreizenden Eigenschaften nicht aufwiegt. Von solchen Derivaten sind bekannt: die Salicylsäureester des o-, m- und p-Chlorphenol, des o- und p-Bromphenol, des Dichlorphenol 2.6. und 1.4., des Dibromphenol 1.2.6. und 1.2.4., des Trichlorphenols 1.2.4.6.. wobei OH 1 und des Tribromphenol 1.2.4.6. des Trijodphenol 1.2.4.6., des o- und p-Monojodphenols und des Dijodphenols.

---

[1]) Laubenheimer, Deutsche med. Wochenschr. 1910, Nr. 4. p. 199; Conrad, Archiv f. Gynäkologie 91, Nr. 2, I. Kada Diss. 1910.
[2]) Liebrecht-Frankfurt, DRP. 233118.
[3]) DRP. 70519.

2 Mol. Pentabromphenol wirken ebenso stark entwickelungshemmend wie 40 Mol. Trichlorphenol oder 1000 Mol. Phenol[1]).

Die Untersuchungen von Bechhold und P. Ehrlich über die Rolle der Anhäufung von Halogen im Kern aromatischer Verbindungen zeigten, daß je mehr Halogen eintritt, desto intensiver die Desinfektionswirkung ist.

In der Phenolgruppe lassen sich als allgemeine Regel aufstellen, daß die Einführung von Halogenen in den Benzolkern von Phenolen den Desinfektionsgrad erhöht. Ebenso wirkt die Einführung von Alkylen. Dabei ist zu bemerken, daß man häufig sieht, wie derselbe Desinfizient gegen verschiedene Bakterien sehr verschieden stark wirkt. H. Bechhold und Paul Ehrlich fanden z. B., daß Tetrabrom-o-krsoel ein ganz hervorragendes Desinfektionsmittel ist, 250 mal so kräftig als Phenol und nur halb so giftig. Bouchard fand, daß die beiden Naphthole stärker desinfizieren als Phenol, was durch die verstärkte Wirkung der zwei Benzolkerne zu erklären ist. Man erhält auch eine solche verstärkte Wirkung, wenn man zwei Phenole zusammenschweißt entweder direkt oder durch Vermittlung einer fetten Gruppe, z. B. das Tetrachloro-biphenol und das Tetrabrom-o-biphenol. Das Hexabromdioxydiphenylcarbinol ist ungiftig und hat eine sehr hohe Desinfektionskraft. Verkuppelt man aber zwei Phenolgruppen durch die Gruppen CO oder SO_2, so sinkt die Desinfektionskraft. Die Carboxylgruppe vermindert die Desinfektionskraft von Phenolen.

Die Einführung von einem Bromatom in das Phenol vermindert zunächst die Krampfwirkung und auch die Giftigkeit, weitere Einführung von Halogen sistiert die Krampfwirkung vollständig, aber es wird die Giftigkeit des Phenols entsprechend der Zahl der eingeführten Halogene gesteigert. Trichlorphenol und Tribromphenol sind wieder gerade so giftig wie Phenol, Tetrachlorphenol, noch mehr aber Pentachlorphenol sind recht giftige Substanzen[2]).

Es steigt auch die Giftigkeit nicht an, um so mehr als solche Substanzen unverändert, d. h. ohne Abspaltung von Halogen den Organismus passieren. Tribromphenol z. B., welches das Ausgangsmaterial für eine Reihe von antiseptischen Verbindungen darstellt, wirkt sehr kräftig desinfizierend, aber es reizt die Schleimhäute stark, eine unangenehme Eigenschaft, die dem Tribromsalol schon fehlt. So vertragen Kaninchen von zwei Kilo 15 g Tribromsalol, ohne irgend welche Vergiftungserscheinungen zu zeigen.

Die Substitution von Chlor oder Brom in den Kern der aromatischen Carbonsäuren zeigt dieselben Effekte, wie beim Phenol. Ihre Darstellung kann als völlig zwecklos bezeichnet werden.

Brom-p-oxybenzoesäure erhält man, wenn man diese selbst oder ihre Alkylester in Eisessig oder in Lauge gelöst mit Brom versetzt. Mono- und Dichlorp-oxybenzoesäure lassen sich leicht erhalten, wenn man Chlor auf eine Eisessiglösung von p-Oxybenzoesäure einwirken läßt. p-Chloroxybenzoesäure erhält man, wenn man Chlor oder besser Schwefeldichlorid SCl_2 in einem Verdünnungsmittel auf m-Oxybenzoesäure einwirken läßt. In gleicher Weise erhält man p-Bromoxy-

---

[1]) Bechhold und P. Ehrlich, HS. 47. 182 (1906). S. auch Kolle-Wassermann, Handbuch d. pathogenen Mikroorganismen 4. 1. 226.
[2]) HS. 47. 173 (1906).

benzoesäure, wenn man auf eine Schwefelkohlenstofflösung von m-Oxybenzoesäure bei Gegenwart von Eisenbromür Brom einwirken läßt.

Ein Bromderivat des Salols, in welchem Brom sowohl im Kerne der Salicylsäure als auch im Kerne des Phenols substituiert ist, ist das von Rosenberg [1]) dargestellte Tribromsalol vom Schmelzpunkte 195 ^{0}. Dieses Tribromsalol

$$CO\!-\!\!-\!O$$

spaltet sich in Dibromsalicylsäure und p-Bromphenol, während gewöhnliches Tribromsalol sich in die unbeständige Tribromsalicylsäure und Phenol verseifen läßt.

Man bromiert, um die erstgenannte Verbindung zu erhalten, Salol in der Eiskälte in der Weise, daß man Salol in die achtfache Menge Brom einträgt.

Dieses Tribromsalol soll hypnotisch und hämostatisch wirken [2]). Die hypnotische Wirkung dieses Präparates, wie alle Bromwirkungen desselben, muß man entschieden in Abrede stellen, ebenso wie, daß zwischen diesem Präparat und dem gewöhnlichen Tribromsalol Unterschiede in der physiologischen Wirkung bestehen. Es ist auch dieses Präparat trotz solcher Angaben nicht zu einer praktischen Bedeutung gelangt.

p-Monobromphenylacetamid $C_6H_4Br.CH_2.CO.NH_2$, Antisepsin genannt, ist aus dem Grunde ein wirksamer Körper gegen geformte Fermente, weil hier die antiseptische Kraft des Phenylacetamids durch den Eintritt von Brom in die p-Stellung gesteigert wird. Therapeutische Erfahrungen über diesen Körper liegen nicht vor. Der Versuch, die Dibromgallussäure, in welcher beide Bromatome Kernwasserstoff ersetzen, als Ersatzmittel der Bromalkalien bei Epilepsie zu verwenden, muß aus dem schon öfter angeführten Grunde als gescheitert angesehen werden, weil der Organismus dieser ihn unzersetzt passierenden Substanz nicht Brom zu entziehen in der Lage ist.

Nur den aliphatischen Bromverbindungen können Bromeigenschaften, wie den Bromalkalien, zugeschrieben werden. Versuche, solche organische Derivate darzustellen, welche die beruhigenden Bromwirkungen besitzen, denen aber die depressiven Eigenschaften der Bromalkalien fehlen, sind zahlreich unternommen worden. Bromoform $CHBr_3$ z. B. findet nunmehr nur noch als Keuchhustenmittel Anwendung. Die Darstellung des Bromalin genannten Hexamethylentetraminbrommethylates $(CH_2)_6N_4.CH_3Br$ hat den gewünschten Erfolg nicht gehabt, da die sedative Wirkung wesentlich schwächer ist, als bei den Bromalkalien, doch kommt es bei Anwendung dieser Substanz angeblich nicht zu den unangenehmen Nebenwirkungen der anorganischen Brompräparate [3]). Auch Tribromhydrin $C_3H_5Br_3$, welches, infolge seines Bromgehaltes, schmerzstillend

---

[1]) DRP. 94284. 96105.
[2]) Sem. med. 1897. Nr. 40.
[3]) Bardet, Nouv. remèd. 1894. 171. Deutsche Ärzte-Ztg. 1902. 358.

und beruhigend wirkt, hat keine solchen Vorzüge vor den Bromalkalien, daß seine Anwendung einen nennenswerten Umfang angenommen hätte, hingegen wirkt es wie Trichlorhydrin stark reizend auf die Darmschleimhaut.

Auch das sehr billige Phthalimid[1])

$$C_6H_4 \underset{\cdot CO}{\overset{\cdot CO}{\diagup}} NH$$

dient zur Darstellung von am Stickstoff substituierten Halogenverbindungen, über deren Wirksamkeit noch nichts bekannt ist.

So erhält man z. B. Chlorphthalimid, wenn man auf die wässerige Lösung von Phthalimid in Ätznatron Chlor einleitet. In ähnlicher Weise wird man wohl zum Brom- und Jodderivat gelangen.

Auch p-Dioxyphthalimid sollte als Antisepticum Verwendung finden. Durch 2 Mol. naszierende CNH auf 2 Mol. Benzochinon wird neben Hydrochinon Dicyanhydrochinon gebildet.

$$2\,C_6H_4O_2 + 2\,HCN = C_6H_2.(OH)_2{}^1.{}^4(CN)_2{}^2.{}^3 + C_6H_4(OH)_2.$$

Beim Erwärmen mit konz. Schwefelsäure entsteht p-Dioxyphtalimid

$$C_6H_2(OH)_2 . \underset{CO}{\overset{CO}{\diagup}} NH.$$

Bromderivate des Acetons erhält man durch Einwirkung von Brom auf Acetondicarbonsäure in wässeriger Lösung, wobei eine feste Substanz, das Pentabromaceton, sich abscheidet, die sich durch verdünnte Alkalien rasch unter Abscheidung von Bromoform zerlegt. Bei Verwendung einer konzentrierten Acetondicarbonsäurelösung entsteht festes Penta- und flüssiges Tetrabromaceton. Als Neutralisationsmittel für den bei dieser Darstellung entstehenden Bromwasserstoff eignet sich Marmor am besten.

Doppelverbindungen von Harnstoff mit Erdalkalibromiden werden in der Weise hergestellt, daß Harnstoff und das betreffende Bromid im molekularen Verhältnis 4:1 in einem Lösungsmittel einige Stunden lang erhitzt werden[2]).

Die in der Norm am chlorreichsten Organe sind nach Bromsalzverabreichung am bromreichsten. Nencki und Schumoff-Schimanofski, sowie A. Ellinger und Y. Kotake. Zimtesterdibromid wirkt wie Bromnatrium und die Bromverteilung in Organen ist ganz ähnlich. Sabromin bewirkt einen weit geringeren Bromgehalt des Gehirns als Bromnatrium und die Bromverteilung nach demselben unterscheidet sich prinzipiell von der von Bromnatrium und Zimtesterdibromid, da beim Sabromin Unterhautzellgewebe und Leber Bromdepot sind. Aus der Lipoidlöslichkeit eines organischen Brompräparates kann man keine Schlüsse auf die Verteilung im Organismus ziehen[3]).

Brom wird an das Gehirn abgegeben und dort gespeichert, aber nicht angelagert, sondern das Gehirn enthält nur seinem Wasserreichtum entsprechend Brom. Bei Bromfütterung sinkt der Chlorgehalt im Hirn und Blut[4]).

---

[1]) DRP. 117005.
[2]) Gehe & Co., DRP. 226224,
[3]) A. Ellinger und Kotake, AePP. 65. 87 (1911).
[4]) H. v. Wyß, AePP. 59. 186 (1908).

Die leicht resorbierbaren bromsubstituierten Fette, Bromipin [1]) genannt, haben sich besser bewährt, welche bei ihrer Verbrennung im Organismus Bromwasserstoff abspalten und so als anorganische Bromverbindungen wirken [2]). Der Vorteil der Verbindungen solcher Art beruht wohl darauf, daß der Organismus, nicht wie bei der Anwendung der Bromalkalien, unter dem Einflusse der ganzen Dosis auf einmal steht, sondern hier langsam die wirkende Substanz zur Geltung kommt. Ein anderer Vorteil mag in einer besseren Selektion der bromierten Fette für das Erfolgsorgan liegen. Aber dieser Vorteil, der sich darin äußert, daß die Nebenwirkungen der Bromalkalien eben durch die kleine zirkulierende Dosis vermieden werden, wägt durchaus den Nachteil nicht auf, welcher aus folgenden Gründen die ganze Wirkung in Frage stellt:

Wir verabreichen in der Praxis Brompräparate, als Sedativa und als Hypnotica und greifen insbesonders bei Epilepsiebehandlung zu großen Dosen dieser Präparate, um durch eine rasche Überflutung des Organismus mit der wirkenden Substanz den beabsichtigten Effekt, Erzeugung von Schlaf oder Kupierung eines epileptischen Anfalles, zu bewirken. Organische Substitutionsprodukte des Broms aber, welche nur langsam unter dem Einflusse der Oxydation im Organismus Brom oder Bromwasserstoff abzuspalten in der Lage sind, vermögen in diesem Sinne nicht zu wirken und dieses ist der Grund, warum die zahlreich dargestellten Brompräparate der aliphatischen Reihe, denen ja Bromwirkungen tatsächlich zukommen, in der Therapie als Bromersatzmittel wohl häufig versucht werden, aber neben den Bromalkalien nur relativ geringere Bedeutung gewinnen können.

Sabromin ist dibrombehensaures Calcium [3]).

Die Darstellung geschieht analog dem Sajodin (s. d.).

Das Calciumsalz der Dibrombehensäure wird dargestellt durch Neutralisation der Dibrombehensäure und Umsetzung mit einem Calciumsalz [4]).

Die Umsetzung der Dibrombehensäure in das Magnesiumsalz [5]) geschieht auf analoge Weise.

Ebenso die Umsetzung in das Strontiumsalz [6]).

Um Bromlecithin [7]) darzustellen, sättigt man eine chloroformige Lösung von Lecithin mit Brom und trocknet im Vakuum. Das Produkt enthält 30 bis 50% Br. Bromlecithin wird im Gegensatz zu Lecithin im Dünndarm nicht gespalten, es gelangt angeblich ungespalten zur Resorption.

Aus dem oben angeführten Grunde vermögen auch die halogensubstituierten Eiweißkörper, sowie Bromalbumine und Brompeptone nicht zur Geltung zu gelangen. Die Darstellung geschieht ähnlich wie die der Jodeiweißverbindungen (s. p. 597).

Auch Bromtanninleimverbindungen, Bromokoll genannt, wurden dargestellt.

---

[1]) Deutsche med. Wochenschr. **1897.** Nr. 23.
[2]) DRP. 96495.
[3]) DRP. 186740, 187449.
[4]) Bayer-Elberfeld, DRP. 215007.
[5]) DRP. 215008.
[6]) Emil Fischer, DRP. 215009.
[7]) Akt.-Ges. f. Anilinfabr. Berlin, DRP. 156110.

Sie werden durch Fällen von Gelatinelösungen mit Bromtannin als geschmacklose, beinahe unlösliche Pulver dargestellt [1]). Ferner wurden analog Bromtannineiweißverbindungen dargestellt durch Einwirken von Brom auf alkoholische Tanninlösungen und Fällen von Eiweißlösungen mit vorgenannter Lösung. Das Präparat enthält 18 % Brom [2]).

Nahezu geschmacklose Bromtanninverbindungen erhält man auch, indem man Dibromtannin mit Formaldehyd behandelt und mit Salzsäure fällt. Sie enthalten 25 % Brom.

Dietrich (Helfenberg) stellt einen bromhaltigen Eiweißkörper, Bromeigon genannt, in der Weise dar, daß er zu einer Eiweißlösung eine durch Auflösen von Brom in verdünnten Alkohol entstandene alkoholische Lösung von Bromal und Bromäthyl zusetzt. Nach mehreren Stunden wird die Mischung zu einer starren farblosen Gallerte, die nun mit Alkohol gereinigt wird. Das Einwirkungsprodukt von Chlor auf Eiweiß und das saure Spaltungsprodukt des Chloreiweißes, Chloralbacid genannt, soll bei Magenerkrankung gute Erfolge zeitigen [3]). Es scheint jetzt ganz verlassen zu sein.

In ähnlicher Weise wurden von Dietrich Helfenberg auch Jodeigone aus Eiweiß gewonnen.

Die chlorhaltigen Eiweißkörper [4]), werden gewonnen durch Einwirkung von Chlor auf feuchtes oder gelöstes Eiweiß, am besten durch abwechselndes Einleiten von Chlor und darauf folgendes Neutralisieren der entstehenden Salzsäure [5]) oder nach einem elektrolytischen Verfahren, indem man eine Lösung von Eiweiß und Kochsalz einem Strome von ca. ½ Ampère 24 Stunden lang aussetzt. Um den chlorhaltigen Eiweißanteil vom chlorfreien zu trennen, zerkocht man das Chloreiweiß mit 5—10 %iger Mineralsäure. Der ungelöste Rückstand enthält das chlorhaltige Säurespaltungsprodukt des Chloreiweißes, welches nun durch Lösen in Lauge und Fällen mit Säure gereinigt wird.

In gleicher Weise lassen sich auch Bromeiweiße darstellen und Bromgelatine mit 14 % Brom.

Es läßt sich also die Regel aufstellen, daß Substitutionen mit Brom oder Jod bei den antipyretisch wirkenden Mitteln nie neue verwertbare Eigenschaften des neuen Körpers zutage fördern und man höchstens zu Körpern gelangt, welche ebenso wirken, wie die Mischung von einem Halogenalkali mit dem reinen Antipyreticum. Es ist auch von vorneherein nicht abzusehen, auf welcher theoretischen Überlegung Synthesen dieser Art beruhen sollen, und welche neue Eigenschaften der Erfinder zu erlangen gedachte. Aber wir glauben nicht irre zu gehen, wenn wir annehmen, daß bei der großen Reihe der noch zu findenden Körper noch immer eine große Reihe von Halogensubstitutionsprodukten, sowie von Sulfosäuren dieser Körper zwecklos dargestellt werden wird.

Heyden-Radebeul stellen bromacetylierte Salicylsäuren her, indem sie Salicylsäure mit den Chloriden, Bromiden oder Anhydriden bromierter fetter Säuren bei Gegenwart eines säurebindenden Mittels behandeln. Salicylsäure wird in benzolischer Lösung mit Dimethylanilin und Bromacetylbromid behandelt. Man erhält Bromacetylsalicylsäure. Ferner wurden dargestellt α-Brompropionylsalicylsäure und Tribromacetylsalicylsäure, letzterer Körper soll vom Magen gut vertragen werden und viel stärker physiologisch wirken als Acetylsalicylsäure [6]).

---

[1]) DRP. 116654.
[2]) DRP. 120623.
[3]) Münchener med. Wochenschr. 1899. 1.
[4]) Journ. f. prakt. Ch. 56. 393. 57. 365. Chem. Ztg. 1899. 81.
[5]) DRP. 118606. DRP. 118746.
[6]) DRP. 212422.

Trichloracetylsalicylsäure erhält man aus Salicylsäure und Trichloracetyl-halogenid oder Anhydrid oder durch intermediäre Bildung dieser Halogenide mit oder ohne Zusatz von Kondensationsmitteln. Die Trichloracetylsalicylsäure ist geschmacklos[1]).

Halogenalkyloxymonocarbonsäuren der aromatischen Reihe erhält man aus Halogenalkyläthern der Kresole der allgemeinen Formel[2])

$$C_6H_4{<}^{\displaystyle CH_3}_{\displaystyle O.R.Halogen,}$$

wenn man sie der Einwirkung solcher Oxydationsmittel unterwirft, welche Toluol zu Benzoesäure oxydieren. Aus p-Kresolbromäthyläther erhält man durch Permanganat Bromäthyl-p-oxybenzoesäure. Aus dem o-Kresolbromäthyläther erhält man Bromäthylsalicylsäure. Die Oxydation kann man auch mit Schwefelsäure und Braunstein durchführen.

Monobromisovalerianoglykolylharnstoff wird Archibromin genannt. Monojodisovalerianoglykolylharnstoff Archiodin.

Schwefelverbindungen.

Die Eigenschaft des Schwefels, beim Eintritt in die Verbindungen, namentlich in der nicht oxydierten Form, diesen schwach antiseptische häufig aber granulationsbefördernde und resorptionsbeschleunigende Wirkungen zu verleihen, hat bei der Billigkeit des Schwefels gegenüber dem Jod die Chemiker veranlaßt, Versuche zu machen, ob nicht einerseits Schwefel für sich den Verbindungen ähnliche Eigenschaften wie Jod verleiht und man zu schwefelhaltigen, aber jodfreien Jodoformersatzmitteln gelangen kann, anderseits versuchte man Verbindungen herzustellen, welche sowohl Jod, als auch Schwefel enthielten, um auf diese Weise die wichtigen Wirkungen dieser beiden Metalloide in einem Körper zu vereinigen. So wurde Thioresorcin[3]), welches die Zusammensetzung $C_6H_4O_2S_2$ besitzt, als Jodoformersatzmittel empfohlen, ohne daß es als solches brauchbar wäre, da es störende Nebenerscheinungen, Lidödem und stark juckenden Hautausschlag macht.

Es wird dargestellt, indem man eine konzentrierte Lösung von Resorcin mit Natriumhydroxyd versetzt und in der Wärme Schwefel einträgt, bis sich dieser völlig löst. Wenn man verdünnte Säure in die Reaktionsmasse bringt, so scheidet sich das gebildete Thioresorcin ab.

Sulfaminol, ein geschwefeltes Oxydiphenylamin, hat ebenfalls als Jodoformersatzmittel keine Anwendung finden können[4]).

Man schwefelt m-Oxydiphenylamin in der Weise, daß man in die heißen Lösungen der Alkalisalze dieser Substanz Schwefel einträgt und kocht, oder wenn man Schwefel vorerst in Lauge löst und in die heiße alkalische Lösung Oxydiphenylamin einträgt. Durch Zusatz von Säure scheidet sich Thiooxydiphenylamin ab, ein gelbes geruch- und geschmackloses Pulver, dem die Konstitution

---

[1]) Heyden-Radebeul, DRP. 213591.
[2]) Heyden-Radebeul, DRP. 213593.
[3]) DRP. 41514.
[4]) Ther. Mon. 1890. 295; DRP. 52827. Wojtaszek, Przeglad lekarski 1891. Nr. 32.

$$\text{(Struktur: } S-S \text{ mit } -N- \text{, } \overset{\cdot}{H}\text{, } OH\text{)}$$

zukommt.

Da die Verbindung ein freies Hydroxyl enthält, läßt sie sich leicht acetylieren und man erhält eine ebenfalls schwachgelb gefärbte Substanz.

Unter dem Namen Thiurete[1]) wurden von E. Fromm[2]) Sulfidverbindungen basischer Natur dargestellt, die ebenso wie die bis nun erwähnten Verbindungen trotz ihres Schwefelgehaltes zu keiner Geltung zu gelangen vermochten.

Die Thiuretbase selbst $C_8H_7N_3S_2$ erhält man, wenn man Phenyldithiuret in alkalischer Lösung mit Jod behandelt, wobei es zu einer Oxydation kommt und man zu dem jodwasserstoffsauren Salz der Disulfidbase gelangt, welcher folgende Konstitution zukommt:

$$C_6H_5N = C - S$$
$$HN$$
$$NH = C - S$$

Von dieser Base lassen sich nun verschiedene Salze mit Halogenwasserstoffsäuren, mit Borsäure, Salicylsäure, Kresotinsäure und Phenolsulfosäure darstellen. Der Grund, warum Verbindungen dieser Art trotz ihres Schwefelgehaltes nicht zur Geltung kommen können, mag darin liegen, daß der Schwefelgehalt dem Jodgehalt, auch wenn der Schwefel leicht abspaltbar, keineswegs in der physiologischen Wirkung analog ist, hingegen, wenn es sich um eine Schwefelwirkung im Sinne der Ichthyolgruppe handelt, genügt eine so lockere Bindung nicht, dann handelt es sich gerade in der Therapie um die Eigenschaften von Verbindungen mit fest gebundenem Schwefel und um Verhältnisse in der Konstitution, die wir zu übersehen noch keineswegs in der Lage sind, da keine von den synthetisch dargestellten Substanzen bekannter Konstitution wirkliche Ichthyolwirkungen zeigte.

Die Versuche, Verbindungen, die Jod und Schwefel enthalten, als Jodoformersatzmittel zu verwenden, haben bislang auch keinen rechten Erfolg zeitigen können. So hat man vom oben beschriebenen Thioresorcin ausgehend Dijodthioresorcin dargestellt, indem man auf die alkalische Lösung des Thioresorcins Jodjodkalium einwirken ließ[3]). Es tritt hierbei Jod für die Hydroxylwasserstoffe ein und man erhält so eine gewiß wirksame Verbindung, welche wohl aus dem Grunde nicht zur Geltung gekommen ist, weil ihr neue Wirkungen, die man durch die schon vorhandenen Substanzen nicht erhalten könnte, trotz ihres Gehaltes an Jod und Schwefel nicht zukommen. Die Konstitution dieser Verbindung ist

---

[1]) Blum, Deutsche med. Wochenschr. 1893. Nr. 8.
[2]) DRP. 68697.
[3]) DRP. 58878.

$$\text{OJ}$$

Jodoform kann mit quaternären Schwefelbasen oder deren Salzen unter Bindung von Additionsprodukten reagieren [1]).

Hierbei lagert sich stets ein Molekül Jodoform an ein quaternäres Schwefelatom an. Wenn man Triäthylsulfoniumjodid in alkoholischer Lösung mit einer Jodoformlösung zusammenbringt, so erhält man Jodoformtriäthylsulfoniumjodid. Wenn man Triäthylsulfoniumhydroxyd in alkoholischer Lösung mit Jodoform versetzt und hierauf alkoholische Salzsäure zufügt, so erhält man Jodoformtriäthylsulfoniumchlorid. Ebenso kann man Jodoformtriäthylsulfoniumbromid und Jodoformtriäthylsulfoniumjodid erhalten. Wenn man Jodoform in Methylsulfid löst und Jodäthyl zusetzt, so erhält man Jodoformdimethyläthylsulfoniumjodid. Ferner kann man Jodäthyläthyldisulfidjodoform

$$(C_2H_5)_2 = S - J$$
$$CHJ_3 \cdot (C_2H_5)_2 = S - J$$

erhalten, wenn man in alkoholischer Lösung Äthyldisulfid, Jodäthyl und Jodoform erhitzt.

Die Jodoformverbindung des Jodoformäthyldiäthylsulfidmethans der Formel

$$CH_2 \begin{cases} S \underset{J}{\overset{(C_2H_5)_2 \cdot CHJ_3}{<}} \\ S \underset{J}{\overset{(C_2H_5)_2 \cdot CHJ_3}{<}} \end{cases}$$

erhält man aus Jodoform und dem Einwirkungsprodukt von Jodäthyl auf das durch Kondensation von Mercaptan und Formaldehyd vermittelst Salzsäure erhaltene Diäthylsulfidmethan

$$CH_2 \overset{S \cdot C_2H_5}{\underset{S \cdot C_2H_5}{<}}$$

Man bekommt ebenfalls Jodoformadditionsprodukte aus Jodäthylallylsulfid, Äthylsulfodiisopropyljodid, Jodmethylmercaptol und Jodmethylperbrommethyltrisulfid. Über die therapeutische Anwendung dieser Verbindungen ist nichts bekannt geworden, doch scheinen sie vor dem Jodoform selbst keine Vorzüge besessen zu haben.

Tiodin ist ein Anlagerungsprodukt von Jodäthyl auf Thiosinamin

$$C = S \overset{NH \cdot C_2H_5}{\underset{NH \cdot (C_3H_5)J}{<}}$$

Thiophen, welches nach den Untersuchungen von A. Heffter [2]) ungiftig ist und bei Verfütterung den Eiweißzerfall vermindert, vermehrt die gepaarte Schwefelsäure nicht. Trotz seiner antiseptischen Eigenschaften kann es als solches wegen seiner Flüchtigkeit nicht verwendet werden. E. Spiegler [3]) empfahl Thiophendijodid als Jodoformersatzmittel,

---

[1]) DRP. 97207.
[2]) Pflüger's Arch. **39.** 420.
[3]) Ther. Mon. **1892.** 67.

welches sich als entwickelungshemmend für Bakterien, desodorisierend und sekretionsbeschränkend erwies. Die Substanz hat einen angenehmen aromatischen Geruch. Auch hier handelt es sich beim Ersatz von zwei Wasserstoffen durch Jod keineswegs um Jodwirkung der Substanz, sondern die ursprüngliche antiseptische Kraft des Thiophens wird durch den Eintritt von Halogen nur verstärkt und durch das eintretende Jod eine feste und nicht mehr flüchtige Substanz gewonnen.

Thioantipyrin stellt Michaelis in der Weise dar, daß er Metallsulfide oder Metallsulfhydrate auf die Halogenmethylate des 1-Phenyl-3-methyl-5-chlorpyrazol in alkoholischer Lösung einwirken läßt [1]).

Fluorverbindungen.

Während Chloroform, Bromoform und Jodoform in der Therapie eine große Rolle spielen, scheiterte bis nun die Anwendung des Fluoroforms wohl hauptsächlich an der Schwierigkeit der Darstellung dieser Verbindung, obwohl ja bekanntlich den Fluorverbindungen starke antiseptische Eigenschaften zukommen. Auch hat Fluoroform den besonderen Nachteil ein Gas zu sein.

Das alte Verfahren Fluoroform zu gewinnen, beruhte auf der Umsetzung von Fluorsilber und Jodoform in Gegenwart von Chloroform. Das ältere Darstellungsverfahren für Fluoroform wurde dahin geändert, daß man gleiche Gewichtsmengen Jodoform und Fluorsilber mit Sand mischt und gelinde erwärmt [2]). Das sich entwickelnde Gas wird mit Alkohol jodfrei gewaschen und hierauf mit Kupferchlorür von etwa anhaftendem Kohlenoxyd befreit und in einem Gasometer über Wasser aufgefangen. Um Fluoroform luftfrei zu bekommen, wird das mit Jodoform, Fluorsilber und Sand beschickte Entwickelungsgefäß mit Wasser völlig gefüllt, um die Luft zu verdrängen [3]). Auf diese Weise gelingt es luftfreies, chemisch reines Fluoroform zu gewinnen.

Genügende Erfahrungen über Fluoroform [4]) und auch andere Fluorpräparate in der Therapie besitzen wir bis nun nicht und es läßt sich aus diesem Grunde, trotz mancher theoretischer Voraussetzung, die man an diese Halogenverbindungen knüpfen konnte, nichts Bestimmtes über dieselben aussagen. Nach Binz soll es wie Chloroform wirken [5]).

Im Kern fluorierte aromatische Verbindungen erhält man, wenn man wässerige Diazochloridlösung mit Flußsäure in Reaktion bringt [6]). Wenn man salzsaures Anilin mit salpetrigsaurem Natron diazotiert und nun Flußsäure zu der Diazochloridlösung zufließen läßt, so entsteht Fluorbenzol, ein wasserhelles, mit Wasserdampf destillierbares Öl. Auf gleichem Wege gelangt man vom Toluidin, resp. vom Toluoldiazochlorid zum Fluortoluol, vom Pseudocumidin zum Fluorpseudocumol, von Phenetidin zum Fluorphenetol, vom β-Naphthylamin zum Fluornaphthalin, vom Benzidin zum Difluordiphenyl.

Valentiner und Schwarz stellen aromatische Fluorverbindungen aus Diazo- und Tetraazoverbindungen durch Zersetzung mit konz. Flußsäure her, indem sie die Zersetzung in Gegenwart von Eisenchlorid ausführen. Es entsteht z. B. aus

---

[1]) DRP. 105916.
[2]) DRP. Anm. Kl. 12. p. M. 18474.
[3]) DRP. 106513.
[4]) Münchener med. Wochenschr. 1899. 976, 1697.
[5]) Verhl. des internat. med. Kongresses Berlin Bd. II. p. 63.
[6]) DRP. 96153.

Benzidin auf diese Weise Difluordiphenyl, welches mit Fluorphenetol gemischt als Fluorrheumin in den Handel kommt [1]).

Von so dargestellten Verbindungen kam in erster Linie Difluordiphenyl C_6H_4Fl—C_6H_4Fl in die Therapie und zwar als Wundheilmittel [2]), dem aber keine baktericiden Eigenschaften zukommen; daran ist aber nicht der Fluorg halt schuld, sondern nur der Umstand, daß hier Fluor Kernwasserstoff ersetzt und weil ja, wie öfters erwähnt, Diphenyl ein an und für sich unwirksamer Körper ist (s. p. 60). Auch bei Keuchhusten soll sich dieser Körper bewährt haben. Unter dem Namen Fluorrheumin kommt eine Mischung von Fluorphenetol mit Difluordiphenyl in den Handel, welche bei Rheumatismus empfohlen wird, ebenso ist das Epidermin nur eine Mischung von Fluorxylol und Difluordiphenyl. Es wäre wohl viel aussichtsvoller gewesen, Fluorverbindungen darzustellen, in denen Fluor entweder in leicht spaltbaren aliphatischen Verbindungen oder in Seitenketten von aromatischen Verbindungen enthalten ist.

Die organischen Farbstoffe.

Die Eigentümlichkeit zahlreicher organischer Farbstoffe, nur bestimmte Gewebe oder nur bestimmte Teile des Gewebes anzufärben, sowie ihre Fähigkeit, Bakterien und andere Mikroorganismen durch Färbung zu differenzieren, hat bei einzelnen Forschern den Gedanken erweckt, diese spezifische Selektion bestimmter Gewebe und bestimmter Mikroorganismen für gewisse Farbstoffe dazu zu verwenden, daß man durch Ankettung wirksamer Gruppen an solche Farbstoffe, wenn nicht besonders wirksame Gruppen in diesen von Haus aus vorhanden sind, pharmakologisch wirksame Körper schafft, die durch die besondere Selektion gerade in den spezifisch zu färbenden Geweben zur Ablagerung gelangen und dann dort ihre Wirkung ausüben. Zu dem trat eine Beobachtung von Stilling, daß die organischen Farbstoffe zum großen Teile enorme desinfizierende Eigenschaften besitzen und als Antiseptica um so mehr gute Dienste leisten müßten, weil sie, infolge der Fähigkeit der Bakterien den Farbstoff aus seiner Lösung anzuziehen, um so leichter und sicherer ihre antiseptische Wirkung entfalten können. Aber der anfängliche Enthusiasmus, welcher dieser hübschen Idee entgegengebracht wurde, hat sich nunmehr ganz verloren. Die spezifische Selektion der Gewebe und Mikroorganismen für bestimmte Farbstoffe ist ja nicht eine besondere Funktion der Farbstoffe; bei den Farbstoffen kommt nur diese Selektion zur sichtbaren, leicht erkenntlichen Erscheinung, während bei den ungefärbten Substanzen die Selektion nur durch die spezifische Wirkung des reagierenden Gewebes erschlossen werden kann. Es ist klar, daß die färbende Eigenschaft dieser chemischen Substanzen zu ihren sonstigen physiologischen Wirkungen in keiner Beziehung stehen muß, vielmehr sind die physiologischen Wirkungen nur abhängig von dem allgemeinen Baue dieser Substanzen und daher auch von der Zugehörigkeit zu bestimmten chemischen Gruppen. Daß die chemischen

---

[1]) DRP. 186005.
[2]) Thimm, Dermatol. Zeitschr. 4. Heft 15.

Gruppierungen innerhalb des Moleküls der Farbstoffe, welchen die Farbstoffe ihre Farbe verdanken, neue oder spezifische Wirkungen physiologischer Art auslösen, die den nicht gefärbten Substanzen nicht eigen sein sollten, ist ja wohl nicht anzunehmen und tatsächlich hat die praktische Erfahrung auch gezeigt, daß die organischen Farbstoffe keinerlei Vorzüge vor den anderen wirksamen Substanzen nicht gefärbter Art haben. Dabei haben ja die organischen Farbstoffe bei ihrer Zirkulation im Organismus den Nachteil, daß sie durch die reduzierende Wirkung der Gewebe ziemlich rasch in ihre meist ganz unwirksamen Leukoverbindungen verwandelt werden und wir so innerhalb des Organismus unwirksame Substanzen diesem einverleiben. Nur der Reiz, daß man sichtbare spezifische Selektion als Resultat der Verwendung von Farbstoffen als Antiseptica z. B. erhält, war der Hauptbeweggrund für die Anwendung der Farbstoffe in der Therapie. So war Th. Billroth von der Hoffnung erfüllt, daß man einen Farbstoff finden werde, welcher die Gewebe ungefärbt läßt, und so auf diese nicht einwirkt, aber die spezifischen Bakterien innerhalb des Organismus färbt und gleichzeitig tötet. Daß man sich solchen Selektionsvorstellungen hingab und gerade die Farbstoffe als diejenigen Körper ansah, unter denen man den chemischen Stoff finden müßte, dem eine solche eigentümliche spezifische Selektion zukommt, ist nur, wie erwähnt, daraus zu erklären, daß man bei den Farbstoffen, um es derb zu sagen, die Selektion zu Gesicht bekommt. Daß gerade bei den Medizinern falsche Vorstellungen dieser Art so große Verbreitung gefunden und einen so großen Enthusiasmus erweckt haben, ist nur dem Umstande zuzuschreiben, daß die Mediziner die ihnen aus der Histologie wohlbekannten Erscheinungen der Farbenselektion der Gewebe rasch auch auf die Wirkung der Farbstoffe auf lebende Gewebe ohne längeren Vorbedacht ausgedehnt haben.

Es muß aber bemerkt werden, daß gesundes Protoplasma z. B. von Methylenblau überhaupt nicht gefärbt werden soll, wie es Michailow[1]) berichtet, sondern erst absterbendes Gewebe, womit der ganzen Therapie der physiologische Boden entzogen werden würde.

Schon im Altertume hat man den blauen Indigo zur Heilung von Geschwüren empfohlen und verwendet. Die schwach antiseptischen Wirkungen dieser Substanz wären vielleicht wieder einmal für die Darmantiseptik zu versuchen, da Indigo, wie Nigeler gezeigt hat, den Darm unverändert passiert und nichts von dieser Substanz in irgend einer Form in den Kreislauf gelangt. Doch ist der reine Indigo nach R. Kobert's Angabe in fein verteiltem Zustande eine heftig lokal reizende Verbindung.

Wir teilen die in der Therapie versuchten Farbstoffe hier nach ihren chemischen Beziehungen und nicht nach ihren therapeutischen Verwendungen ein, weil so die Beziehungen zwischen Aufbau und Wirkung klarer zum Ausdruck kommen werden[2]).

Die gelben Nitrofarbstoffe zeigen eigentlich zweierlei Wirkung: die Wirkung der Nitrogruppen am aromatischen Kern und die Wirkung

---

[1]) Petersburger med. Wochenschr. 1899. 23.
[2]) Th. Weyl, Teerfarben.

der zugrunde liegenden Verbindungen, wie z. B. des Phenols. Wie durch den Eintritt von Halogenradikalen für Kernwasserstoffe oder von Alkylgruppen für Kernwasserstoffe die antiseptische Kraft des Phenols ansteigt, so geschieht es auch beim Eintritt von Nitrogruppen in die Kerne. Aber im Gegensatze zum Eintritt von Alkylen steigt hier die Giftigkeit der Verbindung beim Eintritt von Nitrogruppen und zwar ist die Giftigkeit durch die Wirkungen der Nitrogruppen selbst bedingt. Nitrobenzol und Dinitrobenzol sind giftig.

Trinitrophenol (Pikrinsäure)

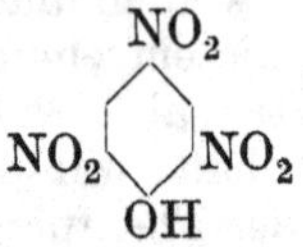

$$NO_2$$
$$NO_2 \quad NO_2$$
$$OH$$

ist daher ein starkes Antisepticum und ist in verdünnten Lösungen äußerlich gut anwendbar. Es wird in Frankreich gegen Brandwunden viel verwendet. Hingegen ist diese Verbindung für den innerlichen Gebrauch wegen der Zerstörung der roten Blutkörperchen und ihrer energisch krampferregenden Wirkung, sowie wegen der Störungen in der Niere und der schließlichen Lähmung des Atemzentrums unverwendbar; doch ist die Pikrinsäure keineswegs zu den heftigen Giften zu rechnen und ist ganz gut verwendbar, wo man neben der antiseptischen Kraft dieses Mittels auch ihre schmerzstillenden Eigenschaften zu verwerten beabsichtigt.

Hingegen ist Dinitrokresol

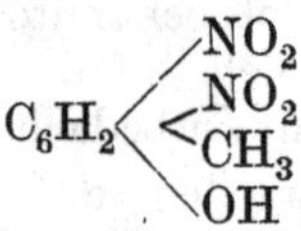

$$C_6H_2 \Big< \begin{array}{l} NO_2 \\ NO_2 \\ CH_3 \\ OH \end{array}$$

weit intensiver giftig, was vielleicht durch seine leichtere Löslichkeit in Wasser der Pikrinsäure gegenüber zu erklären ist. Daher kann dieser Farbstoff keine medizinische Anwendung finden.

Martiusgelb ist Dinitro-α-naphthol

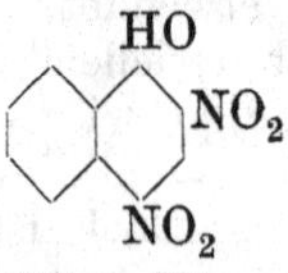

$$HO$$
$$NO_2$$
$$NO_2$$

Auch dieser Körper zeigt giftige Eigenschaften, obwohl er weniger giftig ist, als Dinitrokresol. Auch hier mag die geringere Giftigkeit mit der schweren Löslichkeit der Substanz in innigem Zusammenhange stehen.

Die Regel, daß giftige Körper durch Überführung in Säuren entgiftet werden, findet auch in dieser Gruppe ihre Bestätigung, da Naphtholgelb-S (Dinitro-α-naphtholsulfosäure)

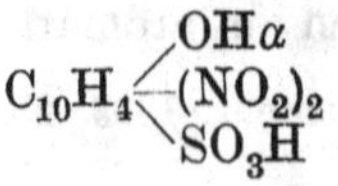

$$C_{10}H_4 \Big< \begin{array}{l} OH\alpha \\ (NO_2)_2 \\ SO_3H \end{array}$$

also eine Sulfosäure des eben besprochenen giftigen Martiusgelb, ein ganz ungiftiger Körper ist. Einer Analogie, daß der Eintritt einer an Kohlenstoff haftenden Sulfogruppe eine solche entgiftende Wirkung zeitigt, findet man auch in dem im allgemeinen Teil erwähnten Versuche von E. Salkowski, welcher die Phenolschwefelsäure $OH.C_6H_4.$ SO_3H ganz ungiftig fand[1]). Aus demselben Grunde ist auch das Schöllkopfsche Brillantgelb, welches eine dem Naphtholgelb-S isomere Dinitro-α-naphtholmonosulfosäure ist, unwirksam.

Der Aurantia genannte Farbstoff, welcher ein Salz des Hexanitrodiphenylamins ist

$$\begin{array}{c} C_6H_2(NO_2)_3 \\ C_6H_2(NO_2)_3 \end{array}\!\!>\!NH$$

scheint wegen der Nitrogruppen giftig zu sein, was wohl von einzelnen Beobachtern wieder geleugnet wird.

Die Azofarbstoffe, welche durch die Gruppe — N = N — charakterisiert sind, sind durchaus ungiftige Körper. Diaminoazobenzol, dessen Chlorhydrat Chrysoidin genannt wird,

$$C_6H_5 - N = N\!\!<\!\!\!\bigcirc\!\!\!>\!\!\!\begin{array}{c} NH_2 \\ NH_2 \end{array}\!.HCl$$

hat die eigentümliche Fähigkeit, schon in sehr verdünnten Lösungen Choleravibrionen zu agglutinieren. Aber ebenso, wie die Kommabazillen, verhalten sich sämtliche Vibrionen diesem Farbstoff gegenüber. Chrysoidin ist als Antisepticum aufzufassen, welchem aber keine spezifischen Wirkungen zukommen. Über einige Azofarbstoffe, die Paul Ehrlich und Einhorn in Kombination mit Cocain dargestellt haben, ist in dem Kapitel Alkaloide nachzulesen (s. p. 352).

Aus der Reihe der Diphenyl- und Triphenylmethanfarbstoffe hat Stilling[2]) mehrere Körper untersucht und als Antiseptica empfohlen. Das gelbe Pyoktanin ist salzsaures Auramin

$$(CH_3)_2 - N\!\!-\!\!\bigcirc\!\!-\!\!\underset{\underset{NH}{\|}}{C}\!\!-\!\!\bigcirc\!\!N(CH_3)_2.HCl$$

das violette Pyoktanin, Methylviolett genannt, ist ein Gemenge der Chlorhydrate von methylierten p-Rosanilinen, besonders vom Penta- und Hexamethyl-p-rosanilin.

$$C\!\!<\!\!\begin{array}{l} C_6H_4 - N(CH_3)_2 \\ C_6H_4 - N(CH_3)_2 \\ C_6H_4 - N(CH_3)_2.Cl. \end{array}$$

Methylviolett ist ein weit stärkeres Antisepticum, als gelbes Pyoktanin, und ist relativ ungiftig. Bei sehr großen Dosen erfolgt der

---

[1]) Pflüger's Arch. 4. 92.
[2]) AePP. 28. 351. Wiener klinische Wochenschr. 1891. 201. 263. Lancet 1891. April, 272.

Tod vom Zentralnervensystem aus. Einzelne Autoren, insbesonders v. Mosettig, haben Beobachtungen mitgeteilt, daß die spezifisch färbende und antiseptische Kraft des Methylvioletts sich bei der Behandlung inoperabler maligner Neoplasmen besonders bewähre, ja, daß sogar solche inoperable, bösartige Geschwülste auf die Behandlung mit Methylviolett völlig zurückgehen und vernarben.

Penzoldt untersuchte die Anwendbarkeit von Farbstoffen als Antiseptica und zog in den Bereich seiner Untersuchungen:

Malachitgrün (Tetramethyldiaminotriphenolcarbinol), Fuchsin (Triaminodiphenyltolylcarbinol), Trimethylrosanilin = Hofmann's Violett, Methylviolett (Gemenge von Tetra-, Penta-, Hexamethylrosanilin), Phenylblau (triphenylrosanilinsulfosaures Natrium), Korallin, Eosin (Tetrabromfluorescin), Rose Bengale (Tetrajodfluorescin), Methylorange (dimethylaminoazobenzol-p-sulfosaures Natrium), Vesuvin, Tropäolin (diphenylaminoazobenzolsulfosaures Kalium), Scharlachrot, Kongorot (diphenyltetraazo-α-naphthylaminsulfosaures Natrium), Indulin, Methylenblau. Methylviolett, Malachitgrün, Phenylblau und Trimethylrosanilin wirken völlig entwickelungshemmend.

Nach Penzoldt macht Methylviolett intern lokale Veränderungen, während Malachitgrün motorische Lähmungen mit zeitweisen Krampferscheinungen, Trimethylrosanilin Muskellähmung erzeugt.

Bei den Rosanilinen nehmen mit Einführung von Alkylen die ätzenden Eigenschaften zu[1]).

Rose-Bengal, Phenylblau und Methylenblau haben keine bemerkenswerten Störungen zur Folge. Doch haben alle diese Farbstoffe bei der Diphtheriebehandlung im Stich gelassen. Stilling hatte Methylviolett insbesondere bei Augenerkrankungen auf das Wärmste empfohlen. Später konnten Stilling und Wortmann zeigen, daß die dem Pyoktanin, welches ja eine Methylverbindung ist, analoge Äthylverbindung bakteriologisch und therapeutisch viel stärker wirkt. Aber schon das salzsaure p-Rosanilin, Fuchsin genannt, die nicht alkylierte Grundsubstanz dieser Verbindungen,

$$C<\begin{array}{l}C_6H_4NH_2\\ C_6H_4NH_2\\ C_6H_3<\begin{array}{l}CH_3\\ NH_2Cl\end{array}\end{array} + 4\,H_2O$$

ist nach Loujorrais sehr fäulniswidrig und dabei ein ganz ungiftiger Körper, wobei naturgemäß vorausgesetzt wird, daß die Versuche mit reinen Präparaten gemacht sind.

Toluidinblau ist das Chlorzinkdoppelsalz des Dimethyltoluthionin; es ist für Mikroorganismen ein erhebliches Gift und kann wie Methylenblau in der Augenheilkunde verwendet werden[2]).

Wir sehen schon bei Betrachtung dieser Gruppe von Körpern, daß ihnen nicht etwa eine spezifische Wirkung zukommt, sondern daß sie nur vorzugsweise in der äußeren Anwendung als antiseptische Mittel

---

[1]) Graehlin, Vogt. Zeitschr. f. Augenheilkunde Bd. 10. 13. 15.
[2]) Sem. med. 1898. N. 45, Philadelphia med. Journ. 1898. 13.

verwendbar sind, als Mittel, die in ihrer Wirkung etwa zwischen Carbolsäure und Sublimat stehen und denen gerade ihre färbende Kraft, derent-
halben sie ja eigentlich in Verwendung gezogen wurden, in dieser Verwendung sehr hinderlich ist, da die Färbung der Verbandstoffe, der
Hände des Operateurs und der Haut des Patienten gewiß nicht zu den
Annehmlichkeiten gerechnet werden kann. Daß die antiseptische Kraft
in Beziehung steht zu den Eigenschaften desselben Körpers als Farbstoff, muß man entschieden in Abrede stellen. Sie ist nur abhängig
von dem allgemeinen Aufbau der Substanz, steht aber in keiner direkten
Beziehung zu den chromophoren und auxochromen Gruppen der Substanz,
vielmehr zu dem aromatischen Kern. Ja es kann sogar der Fall eintreten, daß eine auxochrome Gruppe die Wirksamkeit einer solchen
Substanz als Antisepticum herabsetzt.

Daß die von Cazeneuve und Lepine [1]) untersuchten Monoazofarb-
stoffe, wie schon oben erwähnt, sämtlich ungiftig waren, läßt sich aus
der Konstitution dieser Körper leicht erklären. Diese beiden Forscher
untersuchten

$$\text{Rouge soluble } C_{10}H_{16}{}^{\alpha SO_3Na}_{\alpha}N = N - C_{10}H_5{}_{\alpha SO_3Na}^{\alpha OH}$$

$$\text{Rouge pourpre } C_{10}H_6{}^{\alpha SO_3Na}_{}N = N - C_{10}H_4{}^{(SO_3Na)_2}_{\beta OH}$$

$$\text{Bordeaux B } C_{10}H_7 \alpha N = N - C_{10}H_4{}^{\beta OH}_{(SO_3Na)_2}$$

$$\text{Ponceau R } C_6H_3{}^{(CH_3)_2}_{}N = N - C_{10}H_4{}^{\beta OH}_{(SO_3Na)_2}$$

$$\text{Orange I } C_6H_4{}^{4 . SO_3Na}_{1 .}N = N - C_{10}H_6(\alpha)OH$$

$$\text{Jaune solide } C_6H_3{}^{2 . CH_3}_{SO_3Na} \quad (2)CH_2$$
$$1 . N = N(_1)C_6H_2(4)NH_2$$
$$SO_3Na$$

Diese Körper sind sämtlich Sulfosäuren und die Sulfosäuregruppen
bedingen hier die Entgiftung der ursprünglichen Substanz.

Wenn aber die Azofarbstoffe keine Sulfogruppe enthalten, so sind
sie giftig. So z. B. Bismarckbraun $C_{12}H_{13}N_5$, 2HCl. Dieses macht in
kleinen Dosen keine Erscheinungen, hingegen machen Dosen von 0,35
pro kg Tier Albuminurie und Erbrechen.

Sudan I $C_{16}H_{12}N_2O$ ist Anilinazo-β-naphthol

---

[1]) Coloration des vins. Paris 1866.

Es ist nicht völlig unschädlich, da dieser Farbstoff eine geringe Albuminurie hervorzubringen scheint. m-Nitrazotin, ein von Weil dargestellter
Azofarbstoff aus diazotiertem m-Nitranilin gepaart mit β-Naphthol, von
der Konstitution

$$NO_2$$

$$\overset{1}{\underset{3}{\bigcirc}}N=N\underline{\qquad\qquad}HO\overset{\beta}{\bigcirc\bigcirc}$$

ist trotz des Vorhandenseins der Nitrogruppe ein ungiftiger Körper.
Ebenso ist p-Nitrazotin, ein Azofarbstoff aus diazotiertem p-Nitranilin
gepaart mit β-Naphtholmonosulfosäure der Konstitution

$$NO_2$$

$$\overset{1}{\underset{4}{\bigcirc}}SO_3H\overset{\beta}{\bigcirc}\overset{\alpha}{}\overset{\beta}{\bigcirc}OH$$
$$N\!=\!\!=\!N$$

ein ungiftiger Körper, was um so leichter zu erklären ist, weil hier,
nach Analogie mit dem m-Nitrazotin, die Nitrogruppe keine giftige
Wirkung äußert, anderseits die Sulfosäuregruppe eine etwa vorhandene
Giftigkeit unterdrücken würde.

Nach den Untersuchungen von Weil ist Orange II (Mandarin)
der wahrscheinlichen Konstitution

$$N\!=\!\!=\!N$$
$$\overset{1}{\underset{4}{\bigcirc}}\quad HO\overset{\alpha}{\underset{\beta}{\bigcirc}}\bigcirc$$
$$SO_3H$$

erhalten aus p-Diazobenzolsulfosäure und β-Naphthol vom Magen aus
schon in kleinen, für den Menschen schon in 0,2 g Dosen giftig[1]). Bei
Hunden erzeugen 2 g Erbrechen, Diarrhöe; im Gegensatze hierzu, ist
aber nach den Untersuchungen von Cazeneuve und Lepine das entsprechende α-Naphtholorange

$$OH$$
$$N\!=\!\!=\!N-\overset{\alpha}{\underset{\beta}{\bigcirc}}\bigcirc$$
$$\overset{1}{\underset{4}{\bigcirc}}$$
$$SO_3H$$

welches sich also vom β-Naphtholorange nur durch die Stellung der
Hydroxylgruppe unterscheidet, ungiftig.

Ebenso ist Metanilgelb = Orange MN so gut wie unschädlich.

---

[1]) Zeitschr. f. Unters. Nahr. Genußmittel 5. 241.

Ponceau 4GB $C_{16}H_{11}N_2O_4SNa$, mit der wahrscheinlichen Konstitution

$$N = N ---$$

OH ... SO_3Na,

kann als ungiftig gelten, was wohl auch hier mit der Sulfogruppe zusammenhängen wird. Auch der eine Nitrogruppe enthaltende Orseilleersatz $C_{16}H_{11}N_4O_5SNa$ der Konstitution

$$N = N ---$$

NH_2 ... SO_3Na ... NO_2

ist ungiftig.

Wie beim Naphtholgelb S ist hier die Wirkung der NO_2-Gruppe durch die gleichzeitig vorhandene HSO_3-Gruppe ganz abgeschwächt.

Das schon oben erwähnte Chrysoidin $C_{12}H_{12}N_4 \cdot HCl$ ist salzsaures Diaminoazobenzol

$$N = N$$

NH_2 + HCl NH_2

und bewirkt eine geringe Albuminurie und verursacht eine bemerkenswerte Abnahme des Körpergewichtes, es erzeugt Gewerbeekzeme.

Diphenylaminorange $C_{18}H_{14}N_2SO_3Na$ der wahrscheinlichen Konstitution

$$N = N$$

SO_3Na ... NH

ruft nur Albuminurie hervor. Weitere Störungen traten selbst nach mehrwöchentlichen Versuchen nicht auf.

Metanilgelb $C_{18}H_{14}N_3SO_3Na$ ist das Natronsalz des m-Aminobenzolmonosulfosäure-azodiphenylamin

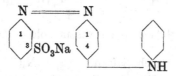

Ein Hund von 11 kg wurde von 20 g dieses Farbstoffes innerhalb vier Tagen getötet, während das isomere Diphenylaminorange ungiftig ist. Es muß wohl erst erwogen werden, ob sich nicht die Giftigkeit dieses Körpers etwa durch eine leichte Abspaltbarkeit von Diphenylamin erklären läßt, um so mehr, als dieser Farbstoff schon von Haus aus stark nach Diphenylamin riecht.

Von großem Interesse unter allen Farbstoffen ist jedoch durch die Paul Ehrlich'schen Versuche das Methylenblau[1]) gewesen

$$(CH_3)_2N \cdot \underset{N}{\overset{S}{\bigcirc\bigcirc}} N(CH_3)_2Cl$$

dessen große Verwandtschaft zur lebenden Nervensubstanz Paul Ehrlich[2]) erkannte und zugleich diese Verwandtschaft zu therapeutischen Zwecken ausnützen wollte. Eine in den Kreislauf injizierte Methylenblaulösung färbt die Endigungen der zentrifugal laufenden Nerven, während die Umgebung farblos bleibt. Aus diesem Grunde versuchte P. Ehrlich Methylenblau bei Neuralgien und rheumatischen Affektionen therapeutisch zu verwerten. Die antipyretische Wirkung des Methylenblaus ist eine geringe. Es erfolgen Temperaturabfälle von einem halben Grad und eine Verminderung der Schweiße tritt ein. Wie die Akridinfarbstoffe, insbesonders Phosphin, zeigt auch Methylenblau eine lähmende Wirkung auf die Erreger der Malaria, eine Wirkung, welche die des Chinins um das vierfache übertrifft. Die Parasiten nehmen hierbei den Farbstoff aus der Lösung auf. Doch kann Methylenblau trotz der anfänglichen Empfehlung durch Gutmann und Paul Ehrlich[3]) keineswegs mit dem Chinin konkurrieren, wenn auch die Wirkung des Farbstoffes im allgemeinen viel energischer sein soll, als die des Chinins. Trotz mancher Empfehlung des Methylenblaus als Chininersatzmittel hat dieser Farbstoff keinen endgültigen Erfolg zu erreichen vermocht. Innerhalb der Blutbahn findet aber tatsächlich keine sichtliche Färbung der Malariaparasiten statt, die Wirkung des Methylenblau bei Malaria liegt also hier nicht in der Färbungsfähigkeit des Parasiten.

Methylenblau als spezifisches Mittel, wie Chinin, anzusehen, ist trotz einzelner solcher Versuche unstatthaft. Es kommen ihm Nebenwirkungen zu, die zum Teil auf lokaler Reizung des Magendarmkanales, zum Teil aber auf spastischer Blasenreizung mit vermehrtem Harndrang beruhen.

Triphenylrosanilin (Anilinblau)

$$\begin{array}{c} C_6H_5 \cdot HN \\ \diagdown \\ CH_3 \end{array} C_3H_3 - C \begin{array}{c} \diagup C_6H_4 \cdot NH(C_6H_5) \\ | \\ OH \diagdown C_6H_4 \cdot NH(C_6H_5) \end{array}$$

ist in etwa 5% der Malariafälle wirksam, ohne überhaupt die Malariaparasiten zu färben[4]).

Zu erwähnen ist noch Safranin, $C_{21}H_{22}N_4Cl$, welches keine therapeutische Anwendung gefunden hat. Obwohl die Substanz per os wenig

---

[1]) DRP. 38573.
[2]) Biolog. Zentralbl. 6. 214.
[3]) Berliner klin. Wochenschr. 1891. Nr. 39.
[4]) A. Iwanoff, Deutsche med. Wochenschr. Ther. Beil. 1900. 83.

giftig ist, treten doch bei subcutaner Verwendung schwere Vergiftungserscheinungen auf.

Der Versuch von Cazeneuve, Morphin mit Nitrosoanilin zu kondensieren und so zum Morphinviolett

$$C_{17}H_{12}NO_4 = NC_6H_4N(CH_3)_2$$

zu gelangen, lieferte eine amorphe, sehr bitter schmeckende, narkotische und in größeren Dosen giftige Substanz. Die Absicht, die Cazeneuve verfolgte, Morphin durch die Verbindung mit einem Farbstoff
leichter an die Nervenelemente heranzubringen, ist schon aus dem
Grunde im Vorhinein als zwecklos zu bezeichnen, weil gerade Morphin
eine spezifische Selektion für das Nervengewebe, insbesondere für die
Großhirnrinde hat. Dieser Versuch ist ferner von dem eingangs geäußerten Standpunkte zu beurteilen, daß man auf diese Weise nur eine für
das Auge sichtbare Selektion erhalten kann, eine Selektion, die einer
großen Reihe von ungefärbten Substanzen ebenso eigen ist, trotzdem
der Effekt sich nicht gerade in Färbung äußert. Die Hoffnungen, die
von mancher Seite gehegt wurden, durch Verleihen von tinktoriellen
Eigenschaften an bestimmte wirksame Körper, mit diesen neue Effekte
zu erzielen, anderseits über die Wirkungsstätte dieser Substanzen im
Organismus für das Auge sichtbare Aufschlüsse zu erhalten, haben sich
in Wahrheit keineswegs erfüllt. So geistreich ein solcher Versuch auch
sein mag, so müssen die bisherigen Endergebnisse, sowie die voraus-
sichtlichen weiteren Erfolge nach dem bis nun Geleisteten entschieden
von einem weiteren Einschlagen dieser Bahn, welche anscheinend zu
verlockend ist, zurückhalten.

Scharlachrot (Aminoazotoluolazo-β-naphthol) wirkt nach einigen
Angaben von E. Hayward gut bei der Behandlung schwer epithelisierender
Wundflächen, ebenso wirkt Aminoazotoluol[1]), indem sie die epithelisierende
Kraft der Gewebe erhöhen.

Tryparosan ist ein gechlortes p-Fuchsin und wirkt gegen Trypanosomen.

Trypanrot ist ein Benzidinfarbstoff, SO_3H

welcher den Körper von Mäusen gegen Trypanosomen sterilisiert. Die
verschiedenen Derivate des Trypanrots wirken ähnlich[2]).

In allen gegen Trypanosomen als wirkungsfähig gefundenen Substanzen nehmen die Schwefelsäurereste im Naphthalinkern die Position
3,6 ein, während die Oxy-, Amino-, Aminoxy-, Dioxy-, Diamino-Reste
am besten in die Stellung 7 des Naphthalinkerns verlegt werden.

[1]) Münchener med. Wochenschr. 1909. Nr. 36. 1836.
[2]) P. Ehrlich, Berliner klin. Wochenschr. 1907. Nr. 9—12.

Malachitgrün und Brillantgrün (Tetramethyl- resp. Tetraäthyl-diaminodiphenylcarbinol) sind schon in außerordentlich geringen Dosen imstande, Trypanosomen zum Verschwinden zu bringen (Wendelstadt)[1]).

Malachitgrün ist stark giftig und intensiv entzündungserregend. Basische Anilinfarbstoffe machen sehr schwere Augenveränderungen, die mitunter zur Panophtalmie führen[2]).

Beim Rosanilin nehmen mit dem vermehrten Eintreten von Methyl- und Äthylgruppen in das Salz des Rosanilins die ätzenden Eigenschaften des entstehenden Farbstoffes zu. Die trypanosomenfeindliche Wirkung des Rosanilins wird am allerstärksten bis zum vollkommenen Verschwinden durch Säurereste verändert, sehr erheblich durch Oxygruppen, noch sehr deutlich durch Methoxygruppen. Tritolylrosanilin und das einfache Fuchsin sind wirksam. Ebenso Parafuchsin.

Diantipyrinrot ist unwirksam. Ebenso farbige Alkaloide.

Neben Atoxyl zeigen sich viele Benzidin- und Tri- und Diphenyl-methanfarbstoffe bei der Trypanosomenkrankheit als wirksam.

Neben dem N in der Seitenkette kommt bei den letzteren zwei Farbstoffreihen vielleicht auch dem Methankohlenstoff ein Anteil zu. Methyl- und andere Gruppen in der Seitenkette des N können die Wirksamkeit vorteilhaft, aber auch nachteilig beeinflussen. Ein trypano-somenschädigender Einfluß läßt sich mehr oder minder vom einfachsten Triphenylmethanfarbstoff bis zu denen der Rosanilingruppe feststellen, soweit er nicht durch andere Substituenten oder Seitenketten zerstört wird. Die trypanosomenschädigende Wirkung ist noch stärker, wenn auch die dritte Phenolgruppe eine Aminogruppe enthält. Am wirksamsten zeigt sich das Chlorhydrat des Triaminodiphenylmethan-m-tolylcarbinol, Fuchsin J.D.T., also Substitution einer der Phenol-gruppen außer durch eine Amino- noch durch eine Methylgruppe, im Gegensatz zu Fuchsin S., einer Sulfosäure des Fuchsins, die ganz wir-kungslos ist.

Die Fuchsingruppierung ist vorteilhafter, als wenn die Aminowasser-stoffe ganz oder teilweise durch Methylgruppen ersetzt sind. Doch ist auch dann noch eine gewisse Wirkung vorhanden (Methylviolett und Krystallviolett), ferner auch, wenn 5 Aminowasserstoffe durch Methyl-gruppen und einer durch die Phenylgruppe ersetzt wird und wenn an die Stelle einer Phenylgruppe eine Naphthylgruppe getreten ist (Viktoriablau 4. R. Badisch). Sind dagegen nur 4 Wasserstoffe durch Methyl und einer durch Phenyl ersetzt, so fehlt die Wirksamkeit (Viktoriablau B. Badisch), ebenso wenn 4 H durch Äthyl und je 1 durch Phenyl und Methyl ersetzt sind (Nachtblau). Im Gegensatz dazu besteht eine schwache Wirkung, wenn 4 Wasserstoffe der Aminogruppe durch Äthyl, 1 H durch Methyl und das andere durch phenolsulfosaures Natrium ersetzt sind und wenn kein Naphtholkern im Molekul ist (Alkaliviolett L. R.). Die durch Kombination von Tetramethyldiaminobenzophenon mit Salicylsäure oder α-Oxynaphthoesäure gewonnenen Farbstoffe

---

[1]) Zeitschr. f. Hyg. (1906). **52**. Deutsche med. Wochenschr. **1904**. 1711.
[2]) Vogt, Zeitschr. f. Augenheilkunde **13**. (1905). **15**. (1906); Gräflin, Zeitschr. f. Augenheilkunde **10**. (1903); Kuwahara, Arch. f. Augenheilk. **49**. (1904).

Chromviolett und Chromblau sind wirkungslos, ebenso Azogrün und Lichtgrün S. Badisch und Neu-Viktoriablau B.

Azarin-S ist vom Magen aus ganz unschädlich. Bei subcutanen Injektionen kann es aber vorkommen, daß sich der Hydroazofarbstoff, welcher dem Azarin-S zugrunde liegt, abspaltet, wobei es zu einer letalen Vergiftung des Versuchstieres kommen kann.

Von den Diazofarbstoffen erweisen sich alle von Weil untersuchten Körper, wie Echtbraun-G, Wollschwarz, Naphtholschwarz-P, Kongo-Azoblau und Chrysamin-R als unschädlich, insbesondere, wenn man sie vom Magen aus einverleibt.

Aus der Gruppe der Akridinfarbstoffe versuchte Tappeiner Phosphin, d. i. das Nitrat des Diaminophenylakridins

$$NH_2—\bigcirc—\bigcirc\bigcirc N . HNO_3$$

als Ersatzmittel des Chinins zu verwenden, um so mehr, weil Phosphin, wie Chinin, ein starkes Protoplasmagift, besonders für Protozoen ist. Ja, Phosphin überragt Chinin in seiner Wirkung auf Protozoen ungemein stark und trotz dieser stärkeren Wirkung auf Protozoen entbehrt Phosphin der spezifischen Wirkung des Chinins auf Malaria, woraus zu schließen ist, daß nicht allein die Giftigkeit einer Substanz für Protozoen für die Chininwirkung entscheidend ist und daß im Aufbaue des Chinins die große Anzahl ringförmig geschlossener Gruppen die besondere Wirkung des Chinins bei Malaria nicht zu erklären vermag. Die Phosphine sind lokal stark reizende und entzündungserregende Körper von mittlerer Giftigkeit, so daß Menschen 0,4 g gut vertragen können. Nach Auclert wird die Chrysanilindinitrat genannte Substanz [Dinitrat des Diaminophenylakridin (Phosphin)], von der Haut aus gar nicht resorbiert, auch vom Magen aus wird sie nur wenig aufgenommen. Sie konnte nur im Blutserum, sonst in keinem Sekrete, nachgewiesen werden. Der Tod erfolgt durch Respirationsstillstand.

M. Nicolle und F. Mesnil[1]) führten ebenfalls Versuche mit Farbstoffen an Trypanosomen aus und fanden besonders solche mit freien Aminogruppen wirksam.

Auramin O, ein Diphenylmethanfarbstoff ist in geringem Grade wirksam. Ringförmige oder sehr atomreiche Seitenketten schwächen anscheinend die Wirkung des Methankohlenstoffes.

Gustave Meyer fand Curcumin S, Tartrazin, Naphtholrot S, Carmoisin B, Naphtholgelb S, Helianthin, Ponceau 2 R kräftig giftig.

Alle diese Farbstoffe werden unverändert in den Fäces und zum kleinen Teil mit dem Urin ausgeschieden[2]).

Almathein ist ein Kondensationsprodukt des Hämatoxylins und Formaldehyd $CH_2O_2 = (C_{16}H_{12}O_5)_2 = CH_2$

[1]) Annales de l'Institut Pasteur 20. 417 (1906).
[2]) Journ. Americ. Chem. Soc. 29. 892.

Es soll die adstringierende Wirkung des Hämatoxylins mit der antiseptischen des Formaldehyds vereinigen[1]).

Formaldehyd.

Die wertvollen, für die Medizin wichtigen Wirkungen des Formaldehyd H.CHO wurden, obschon dieser Körper schon längst bekannt ist, lange Zeit nicht in Anwendung gebracht. Erst als es gelungen war, starke Lösungen dieses Gases in Wasser zu erzeugen, die sich beim Stehen nicht polymerisieren, war die Möglichkeit gegeben, für diesen energisch wirkenden Körper eine ausgebreitete Anwendung zu suchen.

Die ungemein große Aktivität dieses einfachsten Aldehyd steht zu seinen starken antiseptischen Wirkungen [2]), sowie zu seiner härtenden Eigenschaften in naher Beziehung. Er verhindert die Fäulnis. Auf höhere Tiere wirkt er jedoch erst nach stundenlanger Inhalation giftig, wenn man von den Reizwirkungen, die er auf die Schleimhäute der Atmungsorgane und auf die Konjunktiva ausübt, absieht. Subcutan tötet Formaldehyd Meerschweinchen schnell, wenn man 0,8 g pro kg Tier anwendet. Bei intravenöser Injektion werden Hunde durch 0,07 g, Kaninchen durch 0,09 g pro kg Tier getötet. Formaldehyd wird nach Filippi und Motolese im Organismus nicht oxydiert. Vollkommen neutrales Formaldehyd wird nach den Angaben von Bruni gut von Tieren vertragen, im Gegensatz zu dem käuflichen sauren. Neutrales Formaldehyd wirkt auf Bakterien nur schwach, saures viel stärker [3]).

Die Darstellung des Formaldehyds geschieht in bekannter Weise, indem man feinverteilten Methylalkohol auf einer heißen, porösen Masse (Kupfer, Platin, Koks oder Ziegelstücken [4]) mit Luft oxydiert.

Die Lösungen des Formaldehyds werden gemeiniglich durch die Gegenwart von Kalksalzen an der Polymerisation gehindert.

Sonst polymerisiert sich, insbesondere beim Erwärmen, Formaldehyd zu Trioxymethylen $(HCOH)_3$, aus dem man hinwiederum durch Chlorcalcium oder durch trockenes Erhitzen Formaldehyd, regenerieren kann. Trioxymethylen ist ein starkes Antisepticum, wie etwa β-Naphthol. In der physiologischen Wirkung steht es dem Kalomel nahe. Dosen von 3—4 g wirken purgierend, während geringere Dosen Verstopfung erzeugen. Bei der Einnahme wird die Mundschleimhaut stark gereizt. Französische Autoren sahen bei der internen Verabreichung des Trioxymethylens sehr schlechte Wirkungen [5]).

---

[1]) Bertini, Bull. gén. de therap. 1905. 47.
[2]) C. r. 1892, 1. Aug. Berliner klinische Wochenschr. 1892, Nr. 30. O. Liebreich, Ther. Mon. 1893. 183.
[3]) Annali di Farmacoter 1899. T. 8. p. 325.
[4]) DRP. 55716.
[5]) Berlioz und Amequin, Dauphiné med. 1893. Nov.

Die Hauptverwendung des Formaldehyds in der Medizin ist die Benützung desselben mit Wasserdampf für die Desinfektion von Wohnräumen. Man verdampft zu diesem Zwecke die 40% wässerige Lösung oder verwendet das teuere Autanverfahren.

Das Autanverfahren beruht auf einer Entpolymerisierung und Verflüchtigung von Paraformaldehyd zusammen mit Wasserdampf mittelst Bariumsuperoxyd. Man kann statt Paraformaldehyd auch wässerige Formaldehydlösungen verwenden[1]) und diese in solchen Mengen auf alkalisch reagierende Metallsuperoxyde oder sich von ihnen ableitende Salze von Persäuren zur Einwirkung bringen, daß eine gleichzeitige Formaldehydgas- und Wasserdampfentwickelung stattfindet.

Formaldehyd zusammen mit Wasserdämpfen wird entwickelt, indem man Oxydationsmittel, die mit Formaldehyd ohne äußere Wärmezufuhr überhaupt nicht reagieren, bei Gegenwart von Wasser und Formaldehyd oder formaldehyderzeugenden Substanzen auf leicht oxydierbare Körper, besonders fein gepulverte Metalle oder Metallgemische einwirken läßt. Es werden z. B. Gemische von Aluminium- und Eisenpulver mit Kaliumpersulfat und Paraformaldehyd verwendet[2]).

Statt polymerisierten Formaldehyd kann man wässerigen Formaldehyd in solchen Mengen auf alkalisch reagierende Metallsuperoxyde oder Salze von Persäuren zur Einwirkung bringen, daß eine gleichzeitige Formaldehyd- und Wasserdampfentwickelung stattfindet, z. B. Bariumsuperoxyd und Formaldehydlösung[3]).

Bayer-Elberfeld[4]) entwickeln gasförmigen Formaldehyd aus polymerisiertem, indem sie Mischungen von Paraformaldehyd und übermangansauren Salzen mit oder ohne Zusatz von alkalisch reagierenden Substanzen mit Wasser behandeln.

Die chemische Fabrik Griesheim-Elektron[5]) schlug zu gleichem Zwecke vor, gastörmigen Formaldehyd aus wässerigem Formaldehyd oder Paraformaldehyd zu erzeugen, indem man feste unterchlorigsaure Salze, wie Handelschlorkalk oder deren Lösungen auf Formaldehyd einwirken läßt.

Um die antiseptischen Eigenschaften des Formaldehyds für die interne und externe Behandlung zu verwerten, mußte man es in eine Form bringen, aus der sich langsam Formaldehyd durch verschiedenerlei Einwirkung regenerieren kann. Eines der ersten Präparate dieser Art war das Glutol, das man durch Einwirkung von Formaldehyd auf Gelatine erhält, wobei die Gelatine wasserunlöslich wird und fein geraspelt als Streupulver auf Wunden gebracht, durch die Einwirkung der Wundsekrete und der Gewebe Formaldehyd abspaltet und so desinfizierend wirkt[6]). Das Glutol ist sehr bald aus der Therapie verschwunden.

In gleicher Weise kann man auch aus Casein ein Formaldehydcasein erhalten, welches auf Wunden gebracht, schwach antiseptisch wirkt, ähnlich wie Glutol. Es reizt die Wunden nicht, macht einen aseptischen Schorf, während die Wirkung auf eiternde Wunden eine sehr beschränkte ist.

---

[1]) DRP. 177053, 181509, 212843.
[2]) K. A. Lingner-Dresden, DRP. 233651.
[3]) DRP. 212843, Zusatz zu DRP. 177053.
[4]) Bayer-Elberfeld, DRP. 230236.
[5]) DRP. 217994.
[6]) Schleich, Ther. Mon. 1896. Nr. 1, 2 u. 5.

Doyen (Paris)[1]) stellt eine Formaldehyd-Caseinverbindung dar durch Behandlung von pulverförmigem Casein mit Formaldehyd und darauf folgende Behandlung des getrockneten Produktes mit verdünntem Alkali und längere Zeit während Behandlung mit konz. Formaldehydlösung.

Auch Nukleinsäuren und deren Abbauprodukte (z. B. Nukleothyminsäure oder Thyminsäure) verbinden sich direkt mit Formaldehyd und geben Verbindungen, deren Alkalisalze wasserlöslich sind. Formaldehyd ist in ihnen nur locker gebunden[2]).

Die Verwendung dieser unlöslichen Präparate ist nur von dem Standpunkte aus zu erklären, daß man ihre Wirkung für eine protektive ansieht, da ja ihre antiseptischen Eigenschaften weit hinter denen der zahlreichen Jodoformersatzmittel zurückstehen. In gleicher Weise, wie mit Eiweißkörpern und Leim, lassen sich auch Formaldehydverbindungen mit zahlreichen Kohlenhydraten darstellen, aus denen sich ebenfalls langsam durch die Gewebewirkung Formaldehyd regeneriert.

Classen[3]) hat gefunden, daß Formaldehyd mit Stärke, Dextrinen und Pflanzenschleim in der Weise reagiert, daß man wasserunlösliche, geruch- und reizlose Verbindungen erhält, die, wie Glutol, Formaldehyd abspalten und ohne giftig zu sein, antiseptisch wirken.

Die Darstellung geschieht in der Weise, daß man diese Polysaccharide entweder mit 40%iger Formaldehydlösung in hermetisch geschlossenen Gefäßen erhitzt, oder daß man statt der wässerigen Formaldehydlösung festes Trioxymethylen zu gleichen Zwecken benützt. Wenn man in der Temperatur auf 130 bis 140 °C geht und dann das Produkt bei 120—130 °C trocknet, erhält man an Formaldehyd reichere Präparate. Statt der Kohlenhydrate kann man auch deren Acetyl- oder Benzoylester zur Verarbeitung in Formaldehydderivate verwenden.

Diese Präparate wurden von Classen unter dem Namen Amyloform (Kondensationsprodukt von Stärke und Formaldehyd) und Dextroform (lösliches Kondensationsprodukt von Dextrin und Formaldehyd) als antiseptische Streupulver und als Darmantiseptica empfohlen.

Um ein lösliches Derivat zu erhalten, wurde das oben erwähnte Verfahren in der Weise modifiziert, daß man Formaldehyd auf Kohlenhydrate bei einer Temperatur von 100—115 °C einwirken läßt, das Reaktionsprodukt mit Alkohol reinigt und dann bei nur 50—60 °C trocknet.

Schlemmt man die besprochenen Formaldehydverbindungen mit Wasser auf, leitet dann Wasserdampf durch und fügt eine Lösung von Jod und Jodkalium hinzu, so erhält man tiefblaue Jodformaldehydstärkeverbindungen mit 12% Jod[4]).

Man läßt Milchzucker mit Formaldehyd in Gegenwart von Wasser 1 Molekül zu 5 Molekülen reagieren und verdampft die konzentrierte wässerige Lösung zwischen 60—70° im Vakuum, und trocknet den Rückstand bei gleicher Temperatur. Die Substanz riecht nicht nach Formaldehyd, spaltet aber diesen im Organismus reichlich ab[5]).

Von anderer Seite wurde eine leicht lösliche geruch- und geschmacklose Formaldehydverbindung mit Milchzucker zu gleichem Zwecke dargestellt.

Wenn man ein Molekül Halogenalkali mit zwei Molekülen Milchzucker heiß löst und zwei Moleküle Formaldehyd hiermit reagieren läßt und die Lösung im

---

[1]) Doyen Paris, DRP. 136565.
[2]) DRP. 139907.
[3]) DRP. 92259, 93111, 94628, 99378.
[4]) DRP. 94282.
[5]) Paul Rosenberg-Berlin, DRP. 189036.

Vakuum konzentriert, so erhält man eine zähflüssige Masse, welche in warmem Zustande mit Milchzucker gemischt wird, um sie pulverig zu erhalten [1]).

Busch (Erlangen) beschreibt eine trockene, wasserlösliche Formaldehyd-Dextrinverbindung, die langsam in wässeriger Lösung den ganzen Formaldehyd abspaltet.

Man stellt sie dar durch Eindampfen von Dextrin mit Formaldehyd im Wasserbade und Einbringen der noch warmen, zähflüssigen Masse ins Vakuum bei Gegenwart eines Trockenmittels [2]).

Einhorn gewinnt [3]) Verbindungen der Amide einbasischer Säuren mit Formaldehyd durch Reaktion beider Substanzen bei Gegenwart alkalischer Kondensationsmittel. Die Verbindungen haben die allgemeine Formel R.CO.NH.CH$_2$OH. So wurden dargestellt n-Methylolbenzamid. Sie spalten beim Erhitzen und durch Hydrolyse Formaldehyd ab.

Formicin (Formaldehydacetamid CH$_3$.CO.NH.CH$_2$. OH oder CH$_3$.C(:NH). O.CH$_2$OH[4]) wird durch Einwirkung von Formaldehyd oder dessen Polymeren auf Acetamid gewonnen. Die Verbindung ist flüssig, greift Instrumente nicht an und spaltet leicht Formaldehyd ab[5]).

Durch Einwirkung von Formaldehyd auf Pentamethylendiamin entsteht eine Verbindung C$_7$H$_{14}$N$_2$, deren Salze im Gegensatz zu den ungiftigen Kadaverinsalzen auf das Zentralnervensystem und das Herz lähmend wirken[6]).

Ebenso wie Formaldehyd wirkt auch Acetaldehyd CH$_3$.CHO und sein Polymeres, der Paraldehyd (CH$_3$.CHO)$_3$, antiseptisch. Um aber diese Wirkung ausnützen zu können, muß man ihn ebenfalls an eine Substanz binden, aus der er wieder abgespalten werden kann. Classen hat solche Verbindungen von Acetaldehyd und Dextrin, Paraldehyd und Dextrin, Acetaldehyd und Stärke, Paraldehyd und Stärke durch Erhitzen der Substanzen unter Druck im Autoklaven erhalten. Die Anwendung dieser Verbindungen ist völlig verlassen[7]).

Wenn man Formaldehyd in alkalischer Lösung auf Harnstoff einwirken läßt, so erhält man einen amorphen, weißen Niederschlag, der aus einem Anlagerungsprodukte von zwei Molekülen Formaldehyd mit einem Molekül Harnstoff besteht.

$$CO\!\!<\!\!^{NH_2}_{NH_2} + 2HCHO = CO\!\!<\!\!^{NH_2.CH_2O}_{NH_2.CH_2O}$$

Diese Substanz ist ebenfalls befähigt, obwohl sie an sich geruchlos ist, langsam Formaldehyd abzuspalten[8]).

Durch Einwirkung von Formaldehyd auf Eugenol in alkalischer Lösung kann man Eugenolcarbinolnatrium erhalten.

Dieser Eugenoform genannte Körper spaltet im Organismus leicht wieder Formaldehyd ab[9]). Er ist der erste Repräsentant einer Gruppe von Substanzen, welche aus Formaldehyd und aus einem zweiten wirksamen Körper bestehen.

---

[1]) DRPAnm. 11253.
[2]) DRP. 155567.
[3]) DRP. 157355.
[4]) Kalle & Co., Biebrich, DRP. 164610.
[5]) Fuchs, Pharmaz. Ztg. 1905. 803.
[6]) BB. **36**. 35 (1903).
[7]) DRP. 95518.
[8]) DRP. 97164.
[9]) G. Cohn, Zeitschr. f. Hyg. u. Infektionskrankh. **26**. 381 (1897).

Wie Eugenol kann man auch andere Phenole mit Formaldehyd verbinden, indem man z. B. Thymol mit Formaldehydlösung behandelt und mit konzentrierter Salzsäure fällt. Man bekommt eine geruch- und geschmacklose Verbindung, welche im Organismus Formaldehyd und Thymol wieder abspaltet. Statt des Thymols kann man auch Jodthymol mit Formaldehyd verbinden, wobei man dann die kombinierte Wirkung dreier antiseptischer Substanzen erhält [1]).

Paul Höring und Fritz Baum[2]) stellen Alkyloxymethyläther ein- und mehrwertiger Phenole dar, die durch allmähliche Spaltung unter gleichzeitigem Freiwerden von Formaldehydderivaten und ihren Homologen zu Desinfektionszwecken und zwar innerlich geeignet sein sollen. Auf die Alkalisalze der Phenole läßt man Halogenmethylalkyläther der allgemeinen Formel $Halogen . CH_2 . O .$ Alkyl einwirken. Dargestellt wurden Methoxymethyläther der Phenole und Kresole, des p-Nitrophenols, Guajacols, Eugenols, Brenzcatechins, Hydrochinons, Protocatechualdehyds und der Salicylsäure und ihrer Ester.

Höring und Baum[3]) setzen aromatische Oxyaldehyde und Oxycarbonsäureester mit Organomagnesiumverbindungen um und spalten eventuell aus den zu erhaltenden Kondensationsprodukten die Oxyalkylätherester durch Verseifung ab. Die Verbindungen sollen als Antiseptica benützt werden. Durch Wasserabspaltung erhält man die ungesättigten Verbindungen.

Aus Menthol wurde eine antiseptisch wirkende Verbindung mit Formaldehyd dargestellt.

Man schmilzt Menthol mit Trioxymethylen oder man leitet Formaldehyd in geschmolzenes Menthol; auf letztere Weise kann man Substanzen, die bis 12% Formaldehyd enthalten, gewinnen[4]).

Durch Einwirkung von Ammoniak auf Formaldehyd erhält man Hexamethylentetramin $(CH_2)_6(NH_2)_4$, eine Substanz, der noch bedeutende antiseptische Eigenschaften zukommen, welche aber bei interner Verabreichung trotzdem ungiftig und reizlos ist. Unter dem Namen Urotropin wurde diese Base von Nikolaier[5]), insbesonders gegen Cystitis, empfohlen. Hexamethylentetramin ist nun für sich wieder sehr reaktionsfähig und läßt sich mit aromatischen Phenolen zu Substanzen, die unlöslich sind und hervorragende antiseptische Eigenschaften zeigen, verbinden.

Die borsauren Salze des Hexamethylentetramins erhält man durch Einwirkung von Borsäure auf diese Base, mit oder ohne Anwendung von Lösungsmitteln. Die Substanz ist eine feste Verbindung[6]).

Cystopurin ist ein Doppelsalz des Hexamethylentetramins mit Natriumacetat[7]). Es beeinflußt den Lymphstrom und soll als Prophylakticum gegen Gonorrhöe Verwendung finden.

J. A. Wülfling[8]) mischt zur Herstellung dieses Doppelsalzes trocken 2 Mol. Natriumacetat mit 1 Mol. Hexamethylentetramin und schmilzt es bei 95° zusammen oder er bringt unter Rühren in das in seinem Krystallwasser geschmolzene Natriumacetat fein gepulvertes Hexamethylentetramin, erhitzt auf 105° und bringt durch rasches Abkühlen zur Krystallisation.

Läßt man ohne zu kühlen auf mehrwertige Phenole oder Naphthol Formaldehyd und Ammoniak einwirken[9]), so erhält man Verbindungen, die durch Alkalioder Säureeinwirkung Formaldehyd abspalten.

---

[1]) DRPAnm. 8876.
[2]) DRP. 209608.
[3]) DRP. 208886.
[4]) DRP. 99610.
[5]) Deutsche med. Wochenschr. 1895. Nr. 34.
[6]) Agfa Berlin, DRP. 188815.
[7]) Bergell, Deutsche med. Wochenschr. 33. 55.
[8]) DRPAnm. Kl. 12. p. W. 31583.
[9]) DRP. 99570.

Rhodanwasserstoffsaures Hexamethylentetramin [1]) erhält man durch Zusammenbringen von salzsaurem Hexamethylentetramin mit Rhodanalkali in molekularen Mengen. Es ist geruchlos und nicht giftig. Schon bei 35—40 ^{0} wird das Salz in wässeriger Lösung langsam in Formaldehyd und Rhodanammon gespalten.

Helmitol ist die Hexamethylentetraminverbindung der Anhydromethylencitronensäure (s. d.), sie wird durch Einwirkung von Alkalien unter Entwicklung von Formaldehyd gespalten [2]).

Formurol ist citronensaures Hexamethylentetraminnatrium

$$C_6H_7O_7 . Na . C_6H_{12}N_4.$$

Während Methylensalicylsäure im Organismus keinen Formaldehyd abspaltet, sondern unverändert im Harn erscheint, spaltet Methylenoxyuvitinsäure

im Organismus Formaldehyd ab und erscheint als Oxyuvitinsäure im Harn.

Man erhält sie [3]) durch Lösen von Oxyuvitinsäure in konzentrierter Schwefelsäure und Versetzen mit Trioxymethylen in der Kälte. Die Lösung wird mit Wasser gefällt.

Riedel-Berlin stellt sulfosalicylsaures Hexamethylentetramin durch Versetzen einer wässerigen Lösung von einem Gewichtsteil Hexamethylentetramin mit einer alkoholischen Lösung von zwei Gewichtsteilen Sulfosalicylsäure her. Die Verbindung soll nicht nur antiseptisch, sondern auch stark adstringierend auf die entzündeten Schleimhäute einwirken [4]).

Ferner wurden Verbindungen des Hexamethylentetramins in gleicher Weise dargestellt, indem man es auf Halogenpyrrole, z. B. Jodol oder auf aromatische Sulfosäuren, z. B. auf Phenolmono- und polysulfosäuren resp. deren Halogenderivate [5]) einwirken läßt. Über die Bedeutung dieser Substanzen ist nichts bekannt geworden, sie dürften aber die bekannten Eigenschaften des Hexamethylentetramins und des Jodols zeigen, ohne neue Effekte auslösen zu können.

Die Bedeutung dieser Gruppe liegt vorzüglich in der starken antiseptischen und härtenden Wirkung der Grundsubstanz, des Formaldehyds, selbst. Alle Kombinationen mit demselben, welche diese antiseptische Wirkung für den menschlichen Organismus verwertbar machen sollten, haben sich in der Praxis aus dem Grunde nicht bewährt, weil die Wirkung hinter denen der Konkurrenzpräparate aus anderen Gruppen wesentlich zurückstehen, jedenfalls keine Vorzüge besitzen. Neben dem Formaldehyd selbst dürfte nur noch Hexamethylentetramin von Bedeutung für die Zukunft bleiben.

---

[1]) Schütz u. Cloedt St. Vith, DRPAnm. 12. 18619.
[2]) Pharm. Ztg. 47. 856.
[3]) DRPAnm. 11318.
[4]) DRP. Anm. R. 32103.
[5]) DRPAnm. C. 8174.

Die innere Anwendung des Formaldehyds, sowie der ihn abspaltenden Präparate, wird immer an der reizenden Wirkung auf die Schleimhäute scheitern, so daß neue Kombinationen in dieser Gruppe, außer unter Anwendung von Hexamethylentetramin, als aussichtslos zu bezeichnen sind.

Hingegen gewinnt die Anwendung des Formaldehyds und des Paraformaldehyds zum Zwecke der Desinfektion der Wohnräume etc. immer größere Bedeutung.

Es wurde versucht, und zwar ohne jeden Erfolg, Akrolein[1]) CH: CH.CHO, einen wegen der doppelten Bindung sehr energisch wirkenden Aldehyd, als Formaldehydersatz einzuführen. Nach Lewin[2]) ist Akrolein wenig antiseptisch, es greift beim Menschen die Schleimhäute stark an und schädigt die Atmungsorgane. Es macht geatmet oder subcutan injiziert Reizung der Luftwege, Dyspnoe; injiziertes Akrolein wird zum Teil durch die Lunge ausgeschieden.

Es gelingt wässerige Lösungen des Akroleins, welches ja so ungemein leicht sich polymerisiert, an der Polymerisation zu verhindern, wenn man diesen schweflige Säure zusetzt.

Hinderlich ist der Anwendung wohl auch der außerordentlich unangenehme Geruch.

Aus Akrolein und schwefliger Säure durch Erhitzen im Autoklaven erhält man ein wasserlösliches Pulver von saurer Reaktion, welches als Antisepticum Verwendung finden soll[3]).

Es wurde vorgeschlagen, Formaldehydlösungen mit Akrolein zu sättigen, so daß man 60—70%ige Aldehydlösungen erhält; durch Einleiten von schwefliger Säure werden die Lösungen haltbar[4]).

Eine Reihe von Formaldehydverbindungen wirksamer Substanzen sind in den betreffenden Spezialkapiteln nachzusehen.

Tannin, Gallussäure und deren Derivate.

Tannin zeichnet sich durch seine adstringierende Wirkung, sowie durch seine styptische, bei äußerst geringer Giftigkeit besonders aus. Diese beiden Wirkungen scheinen im Darmkanale miteinander im Zusammenhange zu stehen, da die Unterdrückung der Schleimabsonderung von seiten der Schleimhäute wohl auf der adstringierenden Wirkung der Gerbsäure beruht. Ob sich durch Verfüttern von Gerbsäure auch Wirkungen innerhalb des Organismus außerhalb des Darmkanales, die auf Gerbsäure zu beziehen wären, auslösen lassen, darüber läßt sich gegenwärtig noch nichts Bestimmtes aussagen, da es sehr fraglich ist, ob überhaupt unveränderte Gerbsäure nach Verfüttern derselben, oder eines der Gerbsäurepräparate, im Harne erscheint. E. Rost z. B. leugnet die adstringierende Fernwirkung des Tannins und seiner Derivate völlig[5]). Bei ihrer Anwendung auf Schleimhäute, ins-

---

[1]) Zentralbl. f. Bakteriol. **26**. 560.
[2]) AePP. **43**. 351.
[3]) DRP. 119802.
[4]) DRPAnm. K. 187575.
[5]) S. dagegen Beckurts 1878, p. 563, auch Landois, Physiologie, nach dem es die Vasomotorenzentren erregt, und zwar ohne nachträgliche Lähmung.

besonders auf die des Darmkanals, erwies es sich aber von Wichtigkeit, die Gerbsäure erst am Orte, wo deren Wirkung ausgelöst werden soll, zur Entstehung zu bringen, denn die in Wasser leicht lösliche Gerbsäure hat einen unangenehmen zusammenziehenden Geschmack und kann auf Schleimhäuten auch Reizerscheinungen und Ätzwirkungen hervorrufen. Es erschien daher von Vorteil, aus Tannin Präparate herzustellen, welche in Wasser unlöslich, erst durch langsame Zersetzung unter bestimmten Umständen, hauptsächlich durch den alkalischen Darmsaft, die wirksame Komponente abspalten und so Mund- und Magenschleimhaut unbelästigt lassen. Die Gerbsäure entfaltet im Gegensatze zu den meisten antiseptisch wirkenden Säuren auch als Alkalisalz ihre eigentümliche Wirkung. Bei Synthesen dieser Art war die Möglichkeit geboten, die Gerbsäure mit anderen, ähnlich wirkenden Stoffen in Verbindung zu bringen, insbesonders um von beiden wasserunlösliche, als Streupulver verwendbare Produkte zu erhalten. Während es nicht angeht, freie Gerbsäure, welche allzustark reizend wirken würde, auf Wunden zu streuen, eignen sich solche Produkte der Gerbsäure und der ihr nahestehenden Gallussäure sehr gut für diese Zwecke. Es tritt noch der Umstand hinzu, daß die Anwendung des Tannins als Antihydroticum wegen seiner stark färbenden Eigenschaften sehr unangenehm ist, eine Eigenschaft, die den Derivaten meist nicht mehr zukommt.

Eines der ersten Präparate dieser Art war das Tannigen[1]), von Hans H. Meyer dargestellt.

Es war dies die erste Verbindung mit der Absicht dargestellt, daß sie den Magen ungelöst passiere und erst im Darme unter Rückbildung von Tannin zersetzt werde.

Man kann vom Tannin, sowie von der α- oder β-Digallussäure zu alkalilöslichen Acetylderivaten gelangen. Es wird z. B. trockenes Tannin mit der halben Gewichtsmenge Eisessig und der gleichen Gewichtsmenge Essigsäureanhydrid erwärmt und nach der Lösung das Reaktionsprodukt in Wasser eingegossen, wobei man dann ein Gemenge von Monoacetyl- und Diacetylverbindungen bekommt. Je mehr Essigsäureanhydrid zugesetzt wird, desto reicher wird das entstehende Pulver an Acetylgruppen. Statt des Anhydrids kann man Acetylchlorid oder Essigsäure unter Zusatz von Kondensationsmitteln in Anwendung bringen. Das erhaltene Produkt ist geruch- und geschmacklos, in Wasser unlöslich, in Alkali hingegen löslich und durch Säuren fällbar.

Würde man höhere Acetylderivate, als mit zwei Acetylgruppen, darstellen, etwa die Pentaacetylverbindung, so würde man zu ganz unwirksamen Körpern gelangen, da diese Säurederivate in verdünnten Alkalien, also auch im Darmsaft unlöslich sind und daher im Organismus nicht unter Regenerierung des wirksamen Bestandteiles gespalten werden. Statt der Acetylgruppen kann man auch Benzoylgruppen einführen und man erhält angeblich noch wirksamere Derivate[2]). Doch darf man nur ein bis zwei Benzoylgruppen einführen, da man sonst wie bei den Acetylderivaten zu alkaliunlöslichen Produkten gelangt.

Die Farbwerke Höchst[3]) stellen eine Tanninzimtsäureverbindung dar, die durch Alkali spaltbar ist. Man erhält sie aus Tannin und Zimtsäure in Gegenwart

---

[1]) DRP. 78879. Deutsche med. Wochenschr. 1894. Nr. 31.
[2]) DRP. 92420.
[3]) DRP. 173729.

von Essigsäureanhydrid mit Wasser entziehenden Mitteln, wie Phosphorpentachlorid, Phosphoroxychlorid.

Statt der Mono- und Dibenzoylderivate des Tannins wurde auch die nach der Schotten-Baumann-Methode dargestellte krystallisierte Tribenzoylgallussäure, welche sich ebenfalls in Alkalien löst und unter Einwirkung von Pankreasfermenten in die Komponenten gespalten wird, empfohlen [1]). Eine praktische Verwendung hat sie jedoch nicht gefunden.

Gallussäure wirkt irritierend, die antiseptische Wirkung ist fünfmal so groß als die der Gerbsäure [2]).

Ebensowenig praktische Verwendung hat ein Kondensationsprodukt der Salicylsäure und Gallussäure gefunden, welches durch Einwirkung von Phosphoroxychlorid auf ein molekulares Gemenge von Salicylsäure und Gallussäure entsteht und dem nach Döbner die folgende Strukturformel zukommen soll.

$$\overset{\text{CO CO}}{\underset{\text{HO}\,.\,C_6H_4\quad O\quad C_6H_2(OH)_3}{\diagup\!\!\diagdown}}$$

Im Gegensatze zu den bis nun erwähnten Tanninderivaten zeigt dieses keine Löslichkeit in kohlensauren Alkalien.

Dem Tannigen kann man nur nachsagen, daß es den Nachteil hat, schon bei Körperwärme in feuchtem Zustande eine klebrige Beschaffenheit zu haben.

Die eigentümlich härtenden Eigenschaften des Formaldehyds, welcher aber auf Schleimhäute in größeren Mengen reizend wirkt, haben Veranlassung gegeben, Tannin mit Formaldehyd zu kondensieren. Viel mehr als diese therapeutische Erwägung muß der naheliegende Gedanke maßgebend gewesen sein, daß man ja aus einer so hydroxylreichen Verbindung, wie die Gerbsäure, durch Einwirkung von Formaldehyd ein wasserunlösliches Methylenderivat erhalten muß. Dieses Kondensationsprodukt von Formaldehyd und Tannin, Tannoform genannt, ist nach Mering ein geruch- und geschmackloses, in Wasser und sauren Flüssigkeiten unlösliches, in Alkali lösliches Pulver, welches neben den Wirkungen des Tannins, wenn auch im minderen Grade die dem Formaldehyd eigenen antiseptischen, härtenden und trocknenden Eigenschaften entfaltet.

Behufs Darstellung [3]) dieser Substanz, welche als Methylenditannin aufzufassen ist und sich nach der Gleichung

$$2\,C_{14}H_{10}O_9 + HCOH = H_2O + CH_2 {<} \begin{smallmatrix} C_{14}H_9O_9 \\ C_{14}H_9O_9 \end{smallmatrix}$$

bildet, werden Tannin und die doppelte Menge 30%iges Formaldehyd zusammengebracht und so lange konzentrierte Salzsäure hinzugefügt, als noch ein Niederschlag entsteht.

Statt des Tannins kann man auch andere Gerbstoffe zu gleichem Zwecke verwenden, so die Gerbstoffe des Myrobalanen, Quebrachoholz, Ratanhia, Eichenrinde, Fichtenrinde, Walnuß, Katechu. Die Darstellung und das Endprodukt sind mit dem Tannoform aus Tannin ziemlich identisch [4]).

Statt der Kondensation mit konzentrierter Salzsäure kann man auch zu dem gleichen Methylenderivat gelangen, wenn man Gerbstoffe mit Paraformaldehyd

[1]) DRP. 93942.
[2]) Heinz und Liebrecht, Berliner klinische Wochenschr. 1891. 584. 744.
[3]) DRP. 88082.
[4]) DRP. 88481.

oder einer 40%igen Formaldehydlösung unter Druck mehrere Stunden auf 100 ° erhitzt [1]).

Voswinkel [2]) kondensiert Tannin mit Formaldehyd und Harnstoff oder mit Formaldehyd und Urethan unter Zusatz von Kondensationsmitteln. Man erhält so das unlösliche Methylentannincarbamid. Dieses passiert den Magen unzersetzt und kommt erst im alkalischen Darm zur Wirkung. Sowohl diese Substanz, wie auch das Methylentanninurethan sollen sich zur externen Anwendung eignen, da sie auf die Schleimhäute nicht korrodierend wirken.

Man kann bei dieser Reaktion Harnstoff durch Thioharnstoff ersetzen, muß aber mit Kondensationsmitteln arbeiten. Beschrieben sind Methylentanninthioharnstoff, Methylentanninthiosinamin, Methylentanninmethylthioharnstoff, Methylentanninäthylthiocarbamid [3]).

Tannin läßt sich mit aliphatischen Säureamiden und Formaldehyd zu Methylentanninsäureamiden kondensieren. Dargestellt wurden Methylentanninformamid, Methylentanninacetamid, Methylentanninpropionamid [4]).

Harnstoff tritt mit je 2 Mol. Gallussäure und Formaldehyd in Reaktion und man erhält nach den Verfahren des Hauptpatentes Methylenharnstoffgallussäure [5]).

Richard Lauch nud Arnold Voswinkel [6]) stellen in ähnlicher Weise Kondensationsprodukte bromierter Gerbstoffe mit Harnstoff und Formaldehyd her.

H. Hildebrandt [7]) kondensiert Formaldehyd, Tannin und Phenole. Beschrieben sind Tanninphenolmethan, Tanninthymolmethan, Bromtanninphenolmethan, Bromtannin-o-kresolmethan, Bromtanninthymolmethan, Bromtannin-β-naphtholmethan. Es werden nur solche Monohydroxylverbindungen der Benzol- und Naphthalinreihe verwendet, welche keine weiter durch Alkyl- oder andere Reste substituierte Hydroxylgruppe enthalten.

Tannobromin ist Dibromtanninformaldehyd [8]) (s. p. 600 ff. Bromverbindungen).

Während die bis nun besprochenen Derivate auf der Festlegung der Hydroxylgruppen im Tannin und in der Gallussäure beruhen, wurde bei den nunmehr zu besprechenden der Versuch gemacht, die Carboxylgruppe festzulegen. Ein Präparat dieser Art ist das Gallicin, der Methyläther der Gallussäure

$$C_6H_2\diagdown\begin{matrix} COO.CH_3 \\ OH \\ OH \\ OH \end{matrix}$$

Dieser Äther wurde eine kurze Zeit als Augenstreupulver verwendet, er verursacht aber Brennen beim Einstreuen, weshalb von seiner Anwendung abgesehen werden mußte.

Den entschieden einfachsten Weg, um zu einem unlöslichen und erst im Darm spaltbaren Tanninderivat zu gelangen, schlug R. Gottlieb [9]) ein, indem er eine in Wasser unlösliche Eiweißverbindung des Tannins darstellte, Tannalbin genannt. Selbstverständlich ist das Produkt dieser Art nur für die interne Verwendung als Darmadstringens verwertbar.

---

[1]) DRP. 93593.
[2]) DRP. 160273.
[3]) DRP. 164612, Zusatz zu DRP. 160273.
[4]) DRP. 165980, Zusatz zu DRP. 160273.
[5]) DRP. 171788, Zusatz zu DRP. 160273.
[6]) DRP. 180864.
[7]) DRP. 188318.
[8]) DRP. 125305.
[9]) Deutsche med. Wochenschr. **1896.** N. 11. N. 25.

Schon vor Gottlieb hatte Lewin 1882[1]) ein Tanninum albuminatum dargestellt und empfohlen, welches nach seiner Angabe besser als Tannin schmeckt und den Magen nicht belästigt.

Während frisch gefällte Gerbsäure-Eiweißverbindungen vom Magensaft rasch verdaut werden, kann man durch 6—10stündiges Erhitzen auf 110° ein Tannineiweißpräparat so verändern, daß es vom Magensafte nicht mehr angegriffen wird. Hingegen wird aus diesem Präparat im Darme leicht Tanninalkali gebildet. Zur Darstellung[2]) dieser Verbindung wird Eiweiß in Wasser gelöst und mit der doppelten Gewichtsmenge Gerbsäure gefällt. Der abgepreßte Niederschlag wird in der angegebenen Weise getrocknet. Von anderer Seite wurde versucht, ganz analog wirkende Präparate darzustellen und auch mit analogen Eigenschaften, indem statt des Eiweißes entweder Casein oder Gelatine verwendet wurde. Das Tanninleimpräparat wurde Tannokol[3]) genannt. Es ist klar, daß alle diese Präparate etwas durchaus Identisches sind.

Von zwei Seiten wurde versucht, statt des Tannins allein, gleichzeitig Tannin und Formaldehyd in die Verbindung zu bringen. Es wird das oben erwähnte Tannoform in alkoholischer oder alkalischer Lösung mit Lösungen von Eiweißkörpern behandelt, mit oder ohne Neutralisation. Das ausfallende Produkt wird, wie bei der Darstellung des Tannalbins, getrocknet[4]).

Von anderer Seite wurde ebenfalls ein Tanninformaldehydeiweißpräparat dargestellt, welches wohl nicht ganz identisch mit dem eben erwähnten ist. Hierbei wird Eiweiß mit einer Gerbsäurelösung gefällt und das Präzipitat mit Formaldehydlösung erwärmt und das Reaktionsprodukt filtriert, gepreßt und getrocknet. Ferner wurde vorgeschlagen, Tanninformaldehydeiweißbindungen in der Weise herzustellen, daß man unlösliche Formaldehydeiweißverbindungen mit Gerbsäure behandelt oder Eiweiß bei Gegenwart von Formaldehyd mit Gerbsäure fällt, oder wenn man lösliches Formaldehydeiweiß mit Gerbsäure fällt[5]).

Bei den Kondensationsprodukten aus Phenolen, Formaldehyd und Tannin haben die Phenolderivate mit einem oder mehreren verdeckten Hydroxylen keine adstringierende, sondern eher eine reizende Wirkung auf den Darmkanal. Bromtannothymal ist nicht adstringierend; das Freibleiben der o-Stellung zum OH ist für das Zustandekommen der adstringierenden Wirkung unerläßlich.

Die adstringierende Wirkung ist nur bei denjenigen Derivaten erhalten, die außer der OH-Gruppe keine weiteren Gruppen am Kerne tragen oder aber an gewissen Stellen reine Alkylgruppen. Die Derivate mit α- und β-Naphthol zeigen die adstringierenden Wirkungen in abgeschwächtem Maße. Die adstringierende Wirkung wird abgeschwächt durch den Eintritt einer Carboxylgruppe an den Benzolkern.

Verbindungen, die ein durch Säurereste verestertes Hydroxyl enthalten, wie z. B. Acetyltannin, zeigen unveränderte adstringierende Wirkung durch Verseifung im Darmsaft[6]).

Bis nun wurden diese kombinierten Präparate therapeutisch nicht in Anwendung gezogen.

Tannothymal ist ein Kondensationsprodukt von Tannin, Thymol und Formaldehyd und zwar Tannin-Thymol-Methan

[1]) Allg. Med. Zentral-Ztg. 1882. N. 11.
[2]) DRP. 88029.
[3]) Fr. P. 278076.
[4]) DRP. 104237.
[5]) DRP. 122098.
[6]) H. Hildebrandt, AePP. 56. 410 (1907).

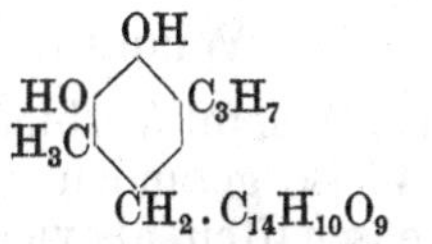

$$\begin{array}{c}\text{OH}\\ \text{HO}\diagup\diagdown\text{C}_3\text{H}_7\\ \text{H}_3\text{C}\diagdown\diagup\\ \text{CH}_2\cdot\text{C}_{14}\text{H}_{10}\text{O}_9\end{array}$$

von Hildebrandt für innere Anwendung empfohlen[1]).

Statt des Formaldehyds wurde Tannin auch, um zu einer geschmacklosen und unlöslichen Verbindung zu gelangen, mit Hexamethylentetramin in Verbindung gebracht (Tannopin, Tannon). Dem Hexamethylentetramin kommen antiseptische und sonstige Eigenschaften, wenn auch in viel geringerem Grade, wie seiner Muttersubstanz, dem Formaldehyd zu.

Die Darstellung geschieht in der Weise, daß man entweder ein Molekül Hexamethylentetramin mit drei Molekülen Gerbsäure fällt oder mit sechs Molekülen.

Diese Niederschläge sind noch in Wasser löslich und haben einen adstringierenden Geschmack. Erhitzt man sie jedoch mit einer Flüssigkeit oder mit wenig Wasser auf dem Wasserbade, so verlieren sie ihren adstringierenden Geschmack und werden wasserunlöslich [2]).

Wie erwähnt, geben aromatische Aldehyde mit Proteinstoffen Kondensationsprodukte, denen antiseptische Eigenschaften zukommen. Man läßt hierbei auf ein Protein, wie Eiweiß, Albumose, Pepton u. dgl. einen aromatischen Aldehyd, z. B. Benzaldehyd, Salicylaldehyd, Resorcylaldehyd usf. einwirken. Diese Produkte werden dann mit Gerbsäure behandelt, um zu Tanninaldehydproteinverbindungen zu gelangen.

Es wird z. B. eine Lösung von Eiereiweiß mit Salicylaldehyd angerührt, die gebildete Paste koaguliert und das Koagulum gewaschen und getrocknet. Diese Verbindung enthält 35—40% durch Verdauung abspaltbaren Aldehyd. Sie wird in Pastenform mit Tanninlösung angerührt. Die resultierende Verbindung löst sich schwer in verdünnten Alkalien und ist als aus zwei wirksamen (einer adstringierenden und einer antiseptischen) Komponenten bestehend zu betrachten.

Durch Kondensation von Tannin und Chloral erhält man eine Captol genannte Substanz, ein dunkelbraunes, hygroskopisches Pulver, welches in der Dermatologie, namentlich bei Erkrankungen der behaarten Kopfhaut[3]), gute Dienste leisten soll.

Zum Zwecke der Darstellung wird Tannin aus einer konzentrierten wässerigen Lösung durch Zusatz von 50%iger Schwefelsäure gefällt. Nun setzt man $\frac{1}{4}$ des Tanningewichts an Chloralhydrat zu, wobei sich das gefällte Tannin beim Umrühren wieder löst. Diese Lösung wird mehrere Stunden lang auf 70—80° erwärmt, wobei sich das Reaktionsprodukt abscheidet [4]).

Einen theoretischen Grund für die Darstellung dieses Präparates vermögen wir nicht anzugeben.

Die Verbindungen der Gerb- und Gallussäure mit Wismut sind unter Wismut nachzulesen.

---

[1]) Münchener med. Wochenschr. **1907**. Nr. 25. p. 1219.
[2]) DRP. 95186.
[3]) Eichhoff, Deutsche med. Wochenschr. **1897**. Nr. 41. DRP. 188318.
[4]) DRP. 98273.

Wismut.

Die Verwendung, die Wismut-Verbindungen in den letzten Jahren in so ungeahnt großer Weise gefunden haben, verdanken sie nicht so ihren antiseptischen Eigenschaften, als vielmehr den besonders günstigen Einwirkungen auf die Wundflächen selbst, die durch Wismutsalze eine charakteristische, eigentümlich trockene Beschaffenheit annehmen, ohne hierbei, wie Steinfeld und Meyer [1]) gefunden, die Fähigkeit zum Zusammenheilen verloren zu haben.

Aber noch ein zweiter Umstand hat gerade dieses Metall so vorzüglich geeignet gemacht, Verbindungen zu liefern, die man als Darmadstringentien und als Wundstreupulver und zwar als Jodoformersatzmittel mit großen Vorteilen gebrauchen kann, das ist die Leichtigkeit, mit der unlösliche, basische Salze, wie überhaupt wasserunlösliche Verbindungen dieses Metalles, erhalten werden können. Früher wurden wesentlich anorganische Verbindungen des Wismuts, zu den gleichen Zwecken verwendet. Der Chirurg Kocher in Bern hat zuerst auf die günstigen Wirkungen des altbekannten Magisterium Bismuthi in der Wundbehandlung hingewiesen. Es ist wohl nicht anzunehmen, daß die kleine Menge Salpetersäure, die sich aus dem basischen Wismutsalz abspalten kann, diese Effekte hervorbringt. Vielmehr muß man sich der Ansicht anschließen, daß es eben die Wismutwirkung ist, auf die es hier ankommt, da man mit Wismutoxyd und mit basischkohlensaurem Wismut dieselben Effekte erzielen kann.

Hans H. Meyer [2]) schreibt nicht dem Wismut als solchem die sogenannten Wismutwirkungen zu, wenigstens nicht für Wunden, sondern glaubt, daß die austrocknende Wirkung des Magisterium Bismuthi auf der physikalischen Beschaffenheit desselben beruht. Dieses ist ja ein außerordentlich feines, chemisch relativ indifferentes und nahezu unlösliches Pulver, das sich mit Wasser zu einer dünnen Milch, wie auch zu einem homogenen Brei mischen läßt und nach dem Trocknen eine zusammenhängende, dicke Kruste bildet. Bei Versuchen mit frisch gefälltem Bariumsulfat und frischgeschlemmtem Kaolin zeigen die Wundflächen ebenfalls jene, durchaus eigentümliche trockene Beschaffenheit, wie nach Behandlung mit Magisterium Bismuthi, so daß die Vermutung eine große Wahrscheinlichkeit hat, daß es sich hier um eine wesentlich mechanische Wirkung handelt und zwar besteht diese in der mechanischen Verstopfung der feinsten Blut- und Lymphgefäße durch das feine Pulver, die bei der Verwundung geöffnet wurden und unter gewöhnlichen Verhältnissen das Wundsekret liefern. Die Wirkung der Wismutpräparate, insbesondere der anorganischen, wäre also in erster Linie als eine protektive anzusehen, während die antiseptische gegen dieselbe weit zurücktritt. Wenn man sich der Meyer'schen Ansicht anschließen würde, so könnte man sich die heilungsbefördernde Wirkung bei Anwendung der Wismut-Präparate analog vorstellen, wie die Heilung unter dem Schorfe der älteren Chirurgen. Es muß

---

[1]) AePP. 20. 40.
[2]) AePP. 20. 40.

aber darauf hingewiesen werden, daß es sich auch um eine sehr leichte
Ätzwirkung dieses Schwermetalles handeln kann.

Wie alle Schwermetalle, so zeigt auch Wismut heftige Vergiftungserscheinungen bei seiner Einverleibung. Injiziert man subcutan neutrales
Wismutnitrat, so tritt bei den Versuchstieren Stomatitis, Enteritis
und Nephritis auf. Daß die basischen Wismutverbindungen nicht
giftig wirken, ist eben ihrer Unlöslichkeit zuzuschreiben. Lösliche
Doppelverbindungen des Wismuts, wie etwa das Wismut-Ammonium-
Citrat, die kein basisches Salz abscheiden, wirken auch innerlich genommen giftig. Aus diesem Grunde kann auch von einer therapeutischen Anwendung des kolloidalen Wismuts nicht gesprochen
werden, da dieses, als lösliches Wismut die giftigen Eigenschaften
auslöst.

Diese interessante Substanz erhält man, wenn man Wismuttartarat, das
man mit Hilfe von Weinsäure und Kali in Lösung gebracht hat, mit Zinnchlorür
und Lauge versetzt; es entsteht eine klare braune Flüssigkeit, welche nur ganz
geringe Spuren von Wismut absetzt und aus der das Wismut leicht ausgesalzen
werden kann. Das durch Aussalzen gewonnene Wismut löst sich nur mehr teilweise
im Wasser, da es bald wieder in die gewöhnliche Form übergeht.

Von den anorganischen Wismutverbindungen sind nur zwei für
unsere Zwecke erwähnenswert. Das sogenannte lösliche phosphor-
saure Wismut ist eine Doppelverbindung, welche 20% Wismutoxyd
enthält und die als Darmadstringens empfohlen wird. Vor der Anwendung von löslichen Wismutverbindungen muß entschiedenst wegen
der Giftigkeit gewarnt werden; wir wenden ja eben die Wismutpräparate
gern an, weil sie unlöslich und deshalb ungiftig sind. Wismutoxyjodid,
welches Jod und Wismutwirkung vereinigt, wurde von Sidney Reynolds [1])
bei Ulcerationen empfohlen. Wir erwähnen diese Verbindung, da
mehrere organische Wismutpräparate auf ihr basieren.

Man kann die synthetisch dargestellten Wismutpräparate zweckmäßig in drei Gruppen teilen:

1. Basische Wismutverbindungen mit organischen Säuren,

2. Verbindungen mit aromatischen Phenolen und

3. organische Verbindungen mit Wismutoxyjodid.

Über die Wirkung aller dieser Präparate läßt sich folgendes aussagen:

Wismutverbindungen, ob nun eine organische oder anorganische
Komponente in diese eintritt, sind unter allen Umständen wegen ihrer
großen Reizlosigkeit als vorzügliche Streupulver anzusehen, wenn es
sich um unlösliche Verbindungen handelt. Man könnte da selbst-
verständlich eine Unzahl von Kombinationen mit allerlei Phenolen und
Säuren schaffen, ohne daß an der Wirkung auf die Wunden irgend
etwas geändert werden möchte, denn die Abspaltung der organischen
Komponente auf Wundflächen kann ja doch nur in äußerst geringem
Maße erfolgen. Für diese Verbindungen ist vom Standpunkte eines
Ersatzmittels des Jodoforms zu verlangen, daß sie voluminös seien, um

---

[1]) Americ. Journ. of Pharm. Vol. 58. Nr. 12.

im Gebrauche sparsam sein zu können, ferner, daß die organische Komponente reizlos sei. Eine der wichtigsten Forderungen aber ist, daß die so dargestellten Wismutverbindungen, auf deren antiseptische Kraft sich die Chirurgen gemeiniglich nicht verlassen, sterilisierbar sind, d. h. daß sie sich ohne Zersetzung auf etwa 110⁰ erhitzen lassen, da sie als unlösliche Substanzen meist für sich noch keine antiseptischen Effekte auszulösen in der Lage sind. Eine scheinbar lächerliche Empfehlung für den Chemiker ist es, Wismutverbindungen für die Zwecke der Wundbehandlungen, womöglich von gelber Farbe darzustellen und doch verdanken einzelne dieser Mittel nur diesem Umstande ihre so ausgebreitete Verwendung in der medizinischen Praxis. Für das starkriechende, gelbe Jodoform mit seinen häufig Ekzem hervorrufenden Eigenschaften wurden Ersatzmittel gesucht, die man ebenfalls als Streupulver verwenden konnte. Diese sollten geruchlos sein, da die Behandlung mit Jodoform in der Privatpraxis trotz der großen Erfolge auf den größten Widerstand stieß, weil die Patienten durch den Geruch geradezu stigmatisiert wurden. Bei der großen Angewöhnung der Ärzte an das gelbe Jodoform ist es klar, daß sie unter sonst gleichen Umständen einen gelben Körper, an den sie schon gewöhnt waren, vorziehen werden. Während für die äußere Verwendung die organische Komponente fast gleichgültig, liegen bei internem Gebrauche die Verhältnisse ganz anders. Vor allem wird durch den alkalischen Darmsaft Wismut aus der Verbindung abgespalten, anderseits zerlegt auch der, namentlich bei Darmkatarrhen, entwickelte Schwefelwasserstoff die Wismutverbindung, so daß in beiden Fällen die organische Komponente frei wird und zur Wirkung gelangen kann. Während für die Anwendung als Streupulver die organische Komponente nur insofern von Belang ist, als sie für die physikalische Beschaffenheit des Endproduktes Bedeutung hat, muß man bei der Darstellung von Wismutverbindungen für den internen Gebrauch darauf achten, möglichst ungiftige Säuren oder Phenole mit kräftigen antiseptischen Eigenschaften auch in Form ihrer Alkaliverbindung in Verwendung zu ziehen. Mag es für die Anwendung auf Wundflächen von Bedeutung sein, ob ein Wasserstoff des Wismutoxydhydrates durch Jod ersetzt ist, so muß man die Bedeutung dieser Jodeinführung für Präparate, die für den internen Gebrauch als Darmadstringentien bestimmt sind, in Abrede stellen. Anderseits ist es für den internen Gebrauch ungemein wichtig, solche Wismutverbindungen zu haben, die an den sauren Magensaft kein Wismut in Lösung abgeben.

Das erste Präparat, welches als Jodoformersatzmittel dargestellt wurde, das basisch-gallussaure Wismut (Dermatol), hat seine ausgebreitete Anwendung und Beliebtheit nicht etwa seinen großen Vorzügen vor allen später dargestellten Wismut-Präparaten zu verdanken, sondern vielmehr dem Umstande, daß es schwer ist, Ärzte für eine ganz neue Anwendung eines Jahrhunderte lang bekannten und für andere Zwecke bewährten Heilmittels zu begeistern. Es liegt in der Natur der Sache, daß ein neues Präparat, welches von Fabrikanten mit großer Reklame getrieben wird, auch bei ganz gleichen Eigenschaften über das altbekannte Magisterium obsiegen mußte, welches zu poussieren niemand ein großes wissenschaftliches oder pekuniäres Interesse hatte und nur diese zwei Triebfedern kommen für die literarische Empfehlung der Heilmittel in Betracht. Zudem hatte Dermatol[1]) die sehr bestechende Eigenschaft, als geruchloses, aber gelbes Jodoform-Ersatzmittel aufzutreten.

Die Darstellung[2]) dieses Körpers geschieht in der Weise, daß man entweder eine alkoholische Lösung von Gallussäure mit einer sauren Lösung von salpetersaurem Wismut zusammenbringt und allmählich neutralisiert, oder daß man ein wasserlösliches Salz der Gallussäure mit einer sauren Lösung von salpetersaurem Wismut mischt und hierauf neutralisiert.

Die dem Tannin sehr nahe stehende Gallussäure äußert im Darme ebenfalls eine Wirkung ähnlich wie Tannin (s. d.). Dermatol ist gelb, ungiftig, reizlos, geruchlos, beständig und sterilisierbar, kurz das Ideal eines unschädlichen Wundstreupulvers mit mehr mechanischen als chemischen Wirkungen[3]).

Als ohnmächtiger Konkurrent zu diesem trat das basisch-gallussulfosaure Wismut[4]) auf mit der Prätention, daß Gallussulfosäure stärker antiseptisch wirke als Gallussäure, was wohl für diese Zwecke von keiner Bedeutung ist, da es sich hier nur um die Wirkung des gallussulfosauren Natrons im Darme handeln kann, welche sicherlich hinter den Wirkungen des gallussauren Natrons zurückstehen muß, da es ferner hier nicht so auf die antiseptische Wirkung, als vielmehr auf die adstringierende ankommt.

Die Darstellung dieses Präparates, welches keine praktische Anwendung gefunden hat, geschieht in der Weise, daß man getrocknete Gallussäure in die fünffache Menge rauchender Schwefelsäure mit 25% Anhydrid einrührt und die Temperatur nicht über 50⁰ steigen läßt, hierauf in Eiswasser eingießt. Durch Einwirkung der gebildeten Gallussulfosäure auf Wismuthydrat erhält man ebenfalls ein unlösliches, gelbes Pulver.

Statt nun Gallussäure zu verwenden, wurde auch Methylendigallussäure mit Wismut in Kombination gebracht, um so einen Körper, der die Wirkung des Formaldehyds, der Gallussäure mit denen der basischen Wismutsalze verbindet, zu erhalten. Diese Substanz wurde unter dem Namen Bismal für den inneren Gebrauch empfohlen.

Zur Darstellung läßt man Methylendigallussäure in Gegenwart von Wasser bei mäßiger Temperatur auf Wismuthydroxyd einwirken[5]).

Das erhaltene voluminöse Pulver hat eine graublaue Farbe, was wohl die größere Anwendung dieser Substanz geschädigt haben mag. Die Zusammensetzung des Bismals ergibt, daß bei dieser Reaktion vier Moleküle Säure mit drei Molekülen Wismut in Verbindung getreten sind. Auch Mono- und Dibromgallussäureverbindungen des Wismuts wurden überflüssigerweise versucht[6]).

Wismuttannat, welches in seiner Zusammensetzung dem Ditannat nahe kommt, erhält man, indem man normales Wismutsalz mit Tannin und Soda umsetzt und

---

[1]) Heinz und Liebrecht. Berliner klinische Wochenschr. 1891. 584 u. 744.
[2]) Versagte DRPAnm. 5335.
[3]) Berliner klinische Wochenschr. 1891. Nr. 27.
[4]) DRP. 74602.
[5]) DRP. 87099.
[6]) DRPAnm. F. 10712.

das ausgeschiedene Produkt mit Wasser auswäscht und bei niederer Temperatur trocknet[1]).

Heyden-Radebeul stellen eine Wismuttanninverbindung, welche in ihrer Zusammensetzung dem Wismutditannat nahekommt, in der Weise her, daß sie eine wässerige Tanninlösung mit der Lösung eines Wismutsalzes, im Verhältnis von 2 Mol. Tannin zu 1 Mol. Wismutsalz bei gewöhnlicher Temperatur behandeln[2]).

Zu erwähnen sind noch folgende Verbindungen, die aber nur kurze Zeit in Verwendung standen:

Phenylschwefelsaures Wismut. Da phenylschwefelsaures Alkali im Darme keine antiseptische Wirkung auslösen kann, so kann phenyl-schwefelsaures Wismut keinerlei Vorzüge vor dem Magisterium besitzen.

Wörner stellt Wismutsalze der Cholsäure dar, indem er neutrales Wismutnitrat in basisches verwandelt und mit cholsaurem Natron auf dem Dampfbade digeriert. Der Rückstand wird mit Wasser gewaschen und getrocknet[3]).

Wismuttrisalicylat ist überhaupt nicht existenzfähig. Bei Umsetzung einzelner Wismutsalzen und salicylsaurem Natron erhält man nicht Tri-, sondern Wismut-disalicylat (auf 1 Atom Wismut 2 Mol. Salicylsäure) und freie Salicylsäure, die sich durch indifferente Lösungsmittel in der Kälte oder durch vorsichtiges Neutralisieren weglösen läßt, beim Auskochen hingegen erhält man Wismutmonosalicylat. Das eine Molekül Salicylsäure ist sehr leicht abspaltbar[4]).

Wismutdisalicylat stellt man her durch Umsetzen von normalem Wismutsalz mit salicylsaurem Salz u. z. durch vorsichtiges Neutralisieren oder durch Behandlung mit Alkoholäther. Es wird z. B. Wismutnitrat mit salicylsaurem Natron umgesetzt, mit Ammoniak gerade neutralisiert, mit kaltem Wasser ausgewaschen und bei gewöhnlicher Temperatur getrocknet[5]).

Gastrosan ist das Bismutum bisalicylicum. Die Hälfte der Salicyl-säure spaltet sich schon im Magen ab.

Ebenso zwecklos wie die Kombination des Wismuts mit Salicyl-säure (salicylsaures Wismut), da ja Salicylsäure als Alkalisalz im Darme doch gar keine lokale Wirkung ausüben kann, ist die Kombination des Wismuts mit der Dithiosalicylsäure (Wismutdithiosalicylat) als Darm-antisepticum. Als Wundstreupulver und Jodoformersatzmittel mag es ja analoge Wirkung wie jedes andere Wismut-Präparat haben. Es ist ein graugelbes, geruch- und geschmackloses voluminöses Pulver, Thioform genannt[6]).

Die Darstellung geschieht durch Einwirkung der Dithiosalicylsäure, bzw. des Gemenges der beiden isomeren Dithiosalicylsäuren auf Wismutoxydhydrat.

Dithiosalicylsäure[7]) erhält man durch Erhitzen molekularer Mengen Salicyl-säure und Chlor-, Brom- oder Jodschwefel. Der Prozeß verläuft wie folgt:

$$2\, C_6H_4{<}{\overset{OH}{COOH}} + S_2Cl_2 = 2\, HCl + \begin{matrix} S - C_6H_3{<}{\overset{OH}{COOH}} \\ | \\ S - C_6H_3{<}{\overset{COOH}{OH}} \end{matrix}$$

Die beiden isomeren Dithiosalicylsäuren, welche sich bei der Reaktion bilden, lassen sich durch Fällen der Natriumsalze mit Kochsalz oder Behandeln mit Alkohol trennen.

---

[1]) Heyden-Radebeul, DRP. 172933.
[2]) Heyden-Radebeul, DRP. 202244.
[3]) DRP. 191385.
[4]) Heyden-Radebeul, DRP. 168408.
[5]) Heyden-Radebeul, DRP. 168408.
[6]) Ther. Mon. 8. 164.
[7]) DRP. 46413. 51710.

Dithiosalicylsaures Natron soll stärker wirken als salicylsaures und angeblich keine Nebenwirkungen auf die Zirkulation ausüben, kein Ohrensausen, keinen Kollaps und keine Magenbeschwerden verursachen.

Zu den basischen Säurewismutverbindungen gehört auch Loretinwismut (s. Loretin).

Um den Übelstand zu vermeiden, daß die als Darmantiseptica verwendeten Wismutsalze im Magen giftiges Chlorwismut bilden, wurde folgendes Verfahren eingeschlagen. Die Doppelsalze des Wismuts z. B. mit Milchsäure und Tannin oder Gallussäure erwiesen sich als erheblich widerstandsfähiger gegen verdünnte Säuren als die einfachen basischen Salze. Solche Verbindungen sind z. B. die Monolactoditannate und die Dilactomonotannate des Wismuts, sowie deren basische Salze.

Man erhält sie durch Fällen von trimilchsaurem Wismut mit der theoretischen Menge Gerbsäure. Man kann entweder Wismuthydroxyd in Milchsäure zu einem Lactat auflösen und dieses mit Gerbsäure behandeln oder aber umgekehrt, z. B. basisch gerbsaures Wismut mit Milchsäure [1]).

Zu erwähnen wäre noch Hetoform (zimtsaures Wismut von der Zusammensetzung $Bi(C_9H_7O_2)_3 \cdot Bi_2O_3$), ein weißes, zimtartig riechendes Pulver, welches durch Wechselumsetzung von Wismutnitrat und zimtsaurem Natron gewonnen wird.

Eine weitere Gruppe von Wismut-Präparaten, die ebenfalls als basische Salze von organischen Säuren und Wismut anzusehen sind, sind Körper, in denen, um auch die Jodwirkung, welche ja beim Jodoform so vorteilhaft zur Geltung kommt, diesen Präparaten zu verleihen, Jod statt eines Wasserstoffes des Metallhydroxydes enthalten ist. Das wichtigste Präparat und auch das erst dargestellte dieser Gruppe ist das basisch gallussaure Wismutoxyjodid, unter dem Namen Airol mit mächtiger Reklame getrieben, obwohl es nicht besser und nicht schlechter als die anderen Wismutpräparate als Jodoformersatzmittel ist. Chemisch ist es als ein Dermatol anzusehen, in welches ein Halogenatom und zwar Jod eingetreten ist. Es ist ein grau-grünes, geruch- und geschmackloses Pulver, welches den Vorzug besitzt, lichtbeständig zu sein. Es muß als viel weniger giftig als Jodoform angesehen werden. Seine Giftigkeit ist jedoch noch größer als die des Dermatols, was wohl auf die Jodwirkung zu beziehen ist. Dasselbe Präparat wurde von anderer Seite auch unter dem Namen Airoform eingeführt.

Die Darstellung kann auf zweierlei Weise erfolgen [2]). Man läßt verdünnte Jodwasserstoffsäure auf Dermatol in der Weise einwirken, bis die gelbe Farbe in eine graugrüne übergegangen ist, hierbei tritt Jod in das Wismuthydroxyd und nicht in den Gallussäurerest ein [3]); oder man läßt Gallussäure auf Wismutoxyjodid einwirken und erwärmt das Ganze, bis die rote Farbe vollständig in dunkel-graugrün übergegangen ist. Man kann auch die Einwirkung der Gallussäure auf das Wismutoxyjodid in statu nascendi des letzteren vornehmen. Zu einer Lösung von Jodkalium und Gallussäure läßt man eine Lösung von Wismuthydrat und essigsaurem Natron einfließen und erwärmt, bis der entstandene Niederschlag graugrün wird.

---

[1]) DRP. 113128.
[2]) DRP. 80399.
[3]) DRP. 82593.

Auch vom Gallussäuremethyläther ausgehend wurde Jodgallicinwismut, welches dem Airol gleichwertig ist, dargestellt.

Vom Tannin ausgehend, wurden, wie von der Gallussäure, ebenfalls Verbindungen mit Wismutoxyjodid erhalten[1]). Ihre Darstellung wurde durch den Umstand entschuldigt, daß man bei der Herstellung von Verbandgaze, die mit Airol imprägniert werden soll, auf große Schwierigkeiten stößt, während die Wismutoxyjodidlacke des Tannins durch ihre physikalische Beschaffenheit sich für diesen Zweck gut eignen sollen. Doch hat diese Modifikation bei der großen Überfüllung des Marktes mit ähnlichen Präparaten keinen Anklang gefunden. Bei der Einwirkung von Tannin auf Wismutoxyjodid oder bei der Darstellung dieser Verbindung aus frisch entstehendem Wismutoxyjodid können sich drei Körper bilden, die einen verschiedenen Gehalt an Wismut und Jod zeigen. Die für therapeutische Zwecke empfohlene Substanz erweist sich als ein Gemenge der drei folgenden Wismutoxyjodidlacke[2]):

$$
1.\ C_6H_2{<}^{O}_{O}{>}BiJ\ \ \ \ 2.\ C_6H_2{<}^{O}_{O}{>}BiJ\ \ \ \ 3.\ C_6H_2{<}^{O}_{O}{>}BiJ
$$

1. $C_6H_2\!\!\begin{array}{l}O\\O\end{array}\!\!>BiJ$, $\overset{|}{OH}$, $\overset{|}{CO}$, $\overset{|}{O}$, $C_6H_2\!\!\begin{array}{l}OH\\OH\\COOH\end{array}$

2. $C_6H_2\!\!\begin{array}{l}O\\O\end{array}\!\!>BiJ$, $\overset{|}{OH}$, $\overset{|}{CO}$, $\overset{|}{O}$, $C_6H_2\!\!\begin{array}{l}O\\O\end{array}\!\!>BiJ$, COOH

3. $C_6H_2\!\!\begin{array}{l}O\\O\end{array}\!\!>BiJ$, $\overset{|}{OH}$, $\overset{|}{CO}$, $\overset{|}{O}$, $C_6H_2\!\!\begin{array}{l}O\\O\end{array}\!\!>BiOH$, COOH

Wismutoxyjodidagaricinat[3]), wegen der antihydrotischen Eigenschaften der Agaricinsäure dargestellt, entsteht durch Einwirkung von Jodwasserstoff auf einfach basisch agaricinsaures Wismut oder Wismutoxyjodid auf Agaricinsäure resp. Alkaliagaricinate.

Da Tetrajodphenolphthalein zwei freie Hydroxyle hat, so gelingt es leicht durch Umsetzen des Natronsalzes des Tetrajodphenolphthaleins mit löslichen Salzen der Schwermetalle zu den Tetrajodphenolphthalein-Metallverbindungen zu gelangen, in denen die Wasserstoffe der Hydroxylgruppen durch Metall ersetzt sind[4]). Es wurden von solchen Verbindungen das Zinksalz, das Eisensalz, das Quecksilber- und Wismutsalz dargestellt. Letzteres kann man in zwei Modifikationen erhalten: als neutrales Wismutsalz

$$
\left(C_6H_4{<}^{C<^{C_6H_2J_2O}_{C_6H_2J_2O}}_{CO{-}O}\right)_3Bi_2
$$

und ein basisches Salz

$$
C_6H_4{<}^{C<^{C_6H_2J_2O}_{C_6H_2J_2O}}_{CO{-}O}{>}Bi(OH)
$$

Letzteres wurde unter dem Namen Eudoxin in die Therapie eingeführt, konnte sich aber nicht behaupten, trotzdem ihm ja, wie allen basischen Wismutverbindungen die diesen eigentümlichen therapeutischen Eigenschaften zukommen müssen (s. p. 636). Der hohe Preis

---

[1]) Korrespondenzbl. f. Schweiz. Ärzte **1900**. Nr. 1.
[2]) DRP. 101776.
[3]) Riedel-Berlin DRP. 138713.
[4]) DRP. 87785.

dieser Verbindungen dürfte neben der Übersättigung des Marktes mit ähnlichen Präparaten der Verbreitung im Wege gestanden sein.

Jodsalicylsaures Wismut wird Jodylin genannt [1]).

Die therapeutischen Eigenschaften aller dieser Verbindungen beruhen, wie wir wiederholt erwähnt haben, auf der Gegenwart von Wismut, bei den Oxyjodidverbindungen auch noch auf der Abspaltung der Jodkomponente.

Man erzielt aber keinen Vorteil, wenn man auch Halogen in die organischen Säuren einführt. Ein solches Präparat wurde durch Einwirkung von Mono- und Dibromgallussäure auf Wismutoxyjodid in der Wärme erhalten.

Während die Einführung von organischen Säuren in die Wismutverbindung für deren antiseptische Wirkung namentlich im Darme, aus dem Grunde gleichgültig ist, weil diese Säuren in alkalischer Lösung keineswegs gärungshemmend wirken, erweist es sich als von Vorteil Wismut mit Phenolen zu kombinieren, die auch in alkalischer Lösung antizymotische Fähigkeiten besitzen.

Von Bedeutung ist bei der Auswahl der mit dem Wismut zu kombinierenden Phenole neben der antiseptischen Kraft derselben noch die Größe ihrer Giftigkeit. Die Wismutphenolate üben in vitro keine abtötende Wirkung auf Fäulnisbakterien aus, sie hemmen sie in ihrer Wirkung nur wenig. (Ähnlich verhält sich auch Jodoform.) Durch den Magensaft, bzw. durch die Salzsäure desselben wird nur wenig Wismut als Chlorwismut abgespalten, so daß diese Verbindungen nahezu unzersetzt in den Dünndarm gelangen, wo sie langsam in ihre beiden Komponenten gespalten werden. Alle diese Verbindungen erweisen sich als sehr wirksam bei akuten und chronischen Magen- und Darmbeschwerden. Dargestellt wurden in dieser Reihe Phenolwismut, m-Kresolwismut und β-Naphtholwismut [2]). Das letztere wurde unter dem Namen Orphol eine kurze Zeit als Antisepticum und als Adstringens benützt. Wie alle Körper dieser Reihe, ist es geschmacklos. Auch vom Pyrogallol, welches sich durch seine stark reduzierenden Eigenschaften, namentlich in alkalischer Lösung auszeichnet, wurde eine nicht giftige Wismutverbindung dargestellt. Ebenso wurde eine Wismutoxyjodidverbindung des Pyrogallols ganz analog nach dem zur Gewinnung des Airols empfohlenen Verfahren erhalten [3]). Auch das Oxypyrogallol genannte, aus Pyrogallol durch Einwirkung von atmosphärischer Luft und Ammoniak erhaltene Oxydationsprodukt wurde zur Darstellung einer Wismutoxyjodidverbindung benützt, ohne daß diese je Verwendung gefunden hätte.

Die Einführung von Halogen in die organischen Säuren, die man mit Wismut kombiniert, ist aus dem Grunde zwecklos, weil die halogensubstituierten organischen Säuren in ihren Alkalisalzen ebensowenig antiseptisch wirken können, als die halogenfreien Salze. Anders verhält es sich hingegen bei Verwendung von Phenolen; da diese auch

---

[1]) Eugen Israel, Mediz. Woche **1902**. 139.
[2]) Arch. biol. St. Petersburg **1893**. 247.
[3]) DRP. 94287. DRP. 100419.

in alkalischer Lösung ihre antiputride Wirkung ausüben, so werden diese Verbindungen stärker wirken, wenn Halogen in die Phenole substituiert wird, da ja die antiseptische Kraft der Phenole durch Ersatz von Kernwasserstoffen durch Halogen erhöht wird. Aus diesem Grunde wurde Tribromphenol $C_6H_2Br_3$. OH, welches viel stärker wirkt, als Phenol, mit dem Wismut kombiniert. Tribromphenol-Wismut wurde zuerst nur als Darmantisepticum verwendet. Es war ja das kurze Zeit geheim gehaltene Mittel, welches bei der Hamburger Choleraepidemie versucht wurde [1]. Erst später wurde es unter dem Namen Xeroform als Wundantisepticum empfohlen. Wie Dermatol hat es den Vorzug, gelb gefärbt zu sein. Es ist lichtbeständig, nicht giftig und reizlos.

Die Herstellung des Tribromphenolwismuts erfolgt durch Wechselwirkung von Tribromphenolalkali und Wismutsalzen [2].

Tribrombrenzcatechin erhält man durch Behandlung von Brenzcatechin mit Brom im Verhältnis von 1 : 3 Mol. unter Ausschluß des Arbeitens in essigsaurer Lösung[3]. Die Darstellung von Wismutsalzen des Brombrenzcatechin geschieht durch Umsetzung in alkalischer Lösung [4].

Zu erwähnen ist noch, daß auch vom Chinolinrhodanat [5], welches Edinger [6] empfohlen, eine Wismutverbindung, Krurin benannt, ein grobkörniges, rotgelbes Pulver, als Arzneimittel eingeführt wurde; während die Wismutverbindungen sonst ganz reizlos sind, erzeugte dieses Präparat merkwürdigerweise nach der Applikation Schmerzgefühl [7].

Für innere Anwendung wurde Wismut auch mit Eiweißkörpern kombiniert. Von solchen Präparaten wurden zwei dargestellt: Wismutalbuminat, Bismutose genannt [8] und Wismutpeptonat [9].

Dieses Präparat wird durch Behandeln mit Formaldehyd in Formaldehyd-Eiweiß-Wismut verwandelt.

Kalle-Biebrich [10] stellen Wismutoxyd in kolloidaler Form enthaltende Substanzen her, indem sie Protalbinsäure und Lysalbinsäure in Form ihrer Natriumsalze mit bestimmten Mengen löslicher Wismutsalze und mit überschüssigen Mengen kohlensaurer oder ätzender Alkalien versetzt und die so gebildete kolloidale Lösung durch Diffusion gegen Wasser reinigt.

Man erhält das gleiche Präparat, wenn man die in DRP. 117269 beschriebene Bismutose in der Wärme mit verdünnter Natronlauge behandelt, die filtrierte Lösung dialysiert und alsdann im Vakuum zur Trockene eindampft [11].

A. Busch in Braunschweig stellt ein im Magensaft schwer lösliches Jodwismut-Eiweißpräparat her durch Fällung von Eiweißkörpern mit Kaliumwismutjodid und Erhitzen des Niederschlages für sich oder in Gegenwart von Toluol oder Xylol auf Temperaturen von 100—130°[12].

[1] Hueppe, Berliner klin. Wochenschr. **1893**. 162.
[2] DRP. 78889.
[3] Heyden, DRP. 215337.
[4] DRP. 207444.
[5] DRP. 80768, 86148, 86251.
[6] Deutsche med. Wochenschr. **1895**. Nr. 24.
[7] Ther. Mon. **1898**. 445.
[8] Presse medicale **1900**. 289. DRP. 117269.
[9] Kalle-Biebrich, DRP. 150201.
[10] DRP. 164663.
[11] DRP. 172683, Zusatz zu DRP. 164663.
[12] DRP. 177109.

Das im vorhergehenden Patent beschriebene Präparat wird in wässeriger Suspension zur Verminderung der Fällbarkeit mit Formaldehyd behandelt oder die Vorbehandlung mit Formaldehyd an dem frisch gefällten Niederschlag vorgenommen[1]).

Schering-Berlin[2]) stellen wasserlösliche Cerproteinverbindungen her, indem sie unlösliche Cerproteinverbindungen mit Albumosen behandeln. Man fällt Eiweiß mit Cernitrat und trägt dann den Niederschlag in eine 30%ige Albumoselösung ein und digeriert.

Saure Metallsalze des Guajakols und dessen Homologen erhält man, wenn man die Lösung oder Suspension des betreffenden Phenoläthers in überschüssiger Salzsäure oder Essigsäure mit den anorganischen Metallsalzlösungen in der Wärme vermischt, alsdann die überschüssige Säure in Vacuum abdestiliert, den noch heißen Rückstand in Alkohol aufnimmt und das betreffende saure Salz gegebenen Falles nach dem Abstumpfen noch vorhandener Säure mit Alkalien durch Zusatz von Wasser ausfällt[3]).

In der angegebenen Weise lassen sich fast alle basischen Metalloxyde an einen Überschuß von Guajacol und dessen Homologen (Kreosole, Kreosot) binden. Wegen ihrer therapeutischen Wirkung kommen hauptsächlich das Wismutsalz, $(OH.C_6H_4.OCH_3)_2 (OCH_3.C_6H_4.O)_3$ Bi, das Bleisalz $OH.C_6H_4 OCH_3 (OCH_3) (OCH_3)$ $(OCH_3) (C_6H_4 O)_2$ Pb, das Magnesiumsalz $(OH C_6H_4 OCH_3) (OCH_3 C_6H_4 O)_2$ Mg, und das Calciumsalz $(OHC_6H_4 OCH_3) (OCH_3 C_6H_4 O)_2$ Ca in Betracht.

Quecksilberverbindungen.

Die ungemein verbreitete Anwendung der Quecksilberpräparate bei der Behandlung der Syphilis und als Antiseptica hat die synthetische Chemie besonders vor zwei Aufgaben gestellt. Einerseits handelte es sich darum, ein Präparat zu schaffen, welches leicht löslich, subcutan oder intramuskulär sich injizieren läßt, ohne eiweißfällend (ätzend) zu wirken (bei Injektion der meisten Quecksilberverbindungen treten wohl durch die ätzende Wirkung der Präparate manchmal starke Schmerzen auf) und welches womöglich langsamer ausgeschieden wird, als Sublimat, welches den Organismus rasch verläßt und dabei wie alle leicht ionisierbaren Quecksilberpräparate an der Austrittsstelle im Dickdarm infolge der höheren Ionenkonzentration zu schweren Geschwürsbildungen Veranlassung gibt. Anderseits hat sich bei der Verwendung des Sublimats, welches ja eines der kräftigsten antiseptischen Mittel überhaupt ist und dabei auch als das billigste sich erweist, in der Chirurgie der Übelstand gezeigt, daß Sublimat ohne Kochsalz in Wasser sich nur langsam und schwer löst, daher man nicht rasch genug Lösungen dieser Substanz herstellen kann. Diesen Lösungen haftet aber der Fehler an, daß man im Gegensatze zur Carbolsäure und ähnlichen organischen Desinfektionsmitteln keine Metallinstrumente in ihnen sterilisieren kann, weil sofort unter Abscheidung von metallischem Quecksilber Sublimat reduziert wird. Es bestand nun die Aufgabe darin, ein Präparat zu schaffen, welches durch Metalle aus seinen Lösungen nicht reduziert werden kann und mit dieser Eigenschaft womöglich die andere verbindet, in Wasser prompt und leicht löslich zu sein.

---

[1]) DRP. 189478, Zusatz zu DRP. 177109.
[2]) DRP. 227322.
[3]) Johannes Potratz, Lübbenau, DRP. 237019.

Trotz der zahlreichsten Versuche dieser Art kann man nicht behaupten, daß diese beiden Probleme in allgemein zufriedenstellender Weise gelöst worden wären. Keines der vielen für diese Zwecke vorgeschlagenen Präparate konnte trotz der größten Bemühung seitens der Darsteller eine allgemeine Anwendung erhalten. Die meisten führten nur ein ephemeres Dasein. Alle Versuche dieser Art hier anzuführen, ist wohl nicht die Aufgabe dieses Buches. Wir werden uns nur bemühen, an einer Reihe von ausgewählten Beispielen die Richtung zu zeigen, in denen die mehr oder weniger erfolglosen Versuche dem Problem nahezukommen sich entwickelt haben, um so jeden künftigen Synthetiker auf diesem Gebiete abzuhalten, die bereits erfolglos gewandelten Bahnen mit gleichem Mißerfolge wiederholt zu betreten, wie es ja in Unkenntnis des wahren Sachverhaltes auf den verschiedensten Gebieten der Arzneimittelsynthese sehr häufig geschieht.

Anscheinend war man dem Probleme, wasserlösliche Quecksilberverbindungen, die ohne ätzend zu wirken, injizierbar sind, in dem Momente sehr nahe getreten, als die Darstellung des kolloidalen, wasserlöslichen Quecksilbers gelungen war[1]). Beruht ja doch der schmerzhafte Effekt der Injektionen von Quecksilberpräparaten insbesondere darauf, daß die Quecksilbersalze fällende Eigenschaften auf Eiweißkörper zeigen, und so zu entzündlichen Reizungen an der Injektionsstelle Veranlassung geben.

Das wasserlösliche Quecksilber, Hyrgol genannt, erhält man, wenn man Quecksilbersalze, z. B. Quecksilberoxydulnitrat mit salpetersaurem Zinnoxydul reduziert und die entstandene dunkle Lösung mit einer Lösung von citronensaurem Ammoniak versetzt, worauf das gelöste kolloidale Quecksilber als schwarze Masse ausfällt.

Diese Masse gibt mit Wasser eine dunkle, stark fluorescierende Lösung. Aber die Lösungen des kolloidalen Quecksilbers haben den großen Nachteil, daß sie Spuren von Citronensäure und von Zinn enthalten, ferner setzen sie beim Stehen fortwährend einen Schlamm von feinst verteiltem metallischen Quecksilber ab, so daß der Gehalt der Lösung Schwankungen ausgesetzt ist[2]). Über den therapeutischen Wert des wasserlöslichen Quecksilbers kann man gegenwärtig wohl noch kein abschließendes Urteil fällen[3]). Man hat nach verschiedenen Methoden kolloidales Quecksilber dargestellt, ohne daß dieses Präparat trotz größerer Reinheit sich in die Therapie gut eingeführt hätte.

Die Quecksilberverbindungen für Injektionen lassen sich in mehrere Gruppen trennen: Verbindungen, in denen Quecksilber den Hydroxylwasserstoff in Phenolen ersetzt oder Wasserstoff von basischen Resten und in Quecksilbersalze verschiedener organischer Säuren, die als solche keine so ätzenden Eigenschaften wie Sublimat besitzen sollen. An diese Gruppe schließt sich die Darstellung von den verschiedensten Eiweißverbindungen des Quecksilbers an, von der sehr richtigen Voraussetzung ausgehend, daß solche Präparate die geringste Ätzwirkung haben müssen.

---

[1]) Lottermoser, Journ. f. prakt. Chemie. **57**. 484 (1898).
[2]) Höhnel, Pharm. Ztg. 1898. 868.
[3]) Werler, Berliner klin. Wochenschr. 1898. 937.

Die Verbindungen des Quecksilbers mit Phenolen erhält man, wenn man in eine saure Lösung von salpetersaurem Quecksilberoxyd eine alkalische Lösung eines Phenols einträgt. Es krystallisiert dann eine Doppelverbindung von Phenolquecksilber mit Quecksilbernitrat heraus. Man kann auch das Verfahren in der Weise modifizieren, daß man die warme, saure Lösung von salpetersaurem Quecksilberoxyd in eine alkoholische Lösung von Phenol gibt, wobei man dann dasselbe Produkt erhält [1]).

Nach diesem Verfahren wurden die Quecksilberverbindungen des Phenols, Resorcins, Naphthols, Tribromphenols, des Phloroglucins und des Thymols dargestellt, die alle in Säuren, mit Ausnahme der Thymolverbindung, leicht löslich sind, aber deren Salze auch alle sich leicht zersetzen [2]).

Die therapeutische Prüfung der Resorcin- und der Naphtholverbindungen zeigte, daß die Einspritzung der Acetate dieser Substanzen heftige Schmerzen verursachte.

O. Liebreich ersetzte im Formamid den Amidwasserstoff durch Quecksilber und erhielt so Quecksilberformamid

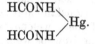

Durch die alkalische Reaktion des Blutes soll sich angeblich metallisches Quecksilber im Kreislauf aus der Verbindung abscheiden.

Auch Quecksilberchloridharnstoff wurde in gleicher Richtung versucht.

Diphenylquecksilber $2(C_6H_5)Hg$ unterscheidet sich von den eigentlichen Phenolaten in seinen Wirkungen sehr wesentlich. Dieser Körper ist äußerst giftig und eignet sich aus diesem Grunde zu intramuskulären Injektionen nicht, da bei Anwendung dieser Substanz, nicht wie bei den eigentlichen Quecksilberphenolaten, Quecksilber langsam vom Organismus aufgenommen wird, indem es sich aus der Verbindung herausspaltet, sondern erst nach längerer Einverleibung kommt es beim Diphenylquecksilber durch Kumulativwirkungen zu sehr schweren Vergiftungserscheinungen. Bei den eigentlichen Quecksilberphenolaten ist das Quecksilber vermittelst Sauerstoff an die organischen Radikale gebunden, daher ist auch ihre Haltbarkeit und ihre Resistenz eine geringere. Diphenylquecksilber ist aber im Organismus viel beständiger, da es nicht dissoziiert, und äußert daher spät, aber dann um so intensiver seine giftige Wirkung. Dieses Verhalten des Diphenylquecksilbers ist identisch mit dem der von Hepp untersuchten Verbindungen: Dimethylquecksilber $(CH_3)_2Hg$ und Diäthylquecksilber $(C_2H_5)_2Hg$. Bei den Versuchen mit diesen Substanzen zeigt es sich, daß infolge der Beständigkeit dieser Verbindung dem Organismus gegenüber zuerst eine reine Quecksilberäthylwirkung auftritt, später mischen sich die Vergiftungsbilder des Quecksilbers und des Quecksilberäthyls und schließlich kommt erst die reine Quecksilberwirkung zur Geltung. Diäthylquecksilber und Äthylquecksilberchlorid sowie Dimethylquecksilber machen Erscheinungen zentraler Natur und erst nach mehreren Tagen tritt Quecksilber im Harn auf [3]). Nach Hepp bewirkt die scheinbar

[1]) DRP. 48539.
[2]) Ther. Mon. 1890. 51, 128.
[3]) B. Hepp, AePP. 23. 91 (1887).

geringe Giftigkeit und die außerordentliche Länge des Latenzstadiums
bei der Vergiftung die größte Gefahr bei der therapeutischen Anwendung
dieser Substanzen. Während bei den üblichen Quecksilberbehandlungen
das Auftreten bestimmter Symptome, so z. B. der Salivation,
Stomatitis, Tenesmus und blutiger Stühle uns anzeigt, daß die Kur
zu unterbrechen sei, weil bereits eine Quecksilbervergiftung eintritt,
haben wir bei den nicht dissoziierenden organischen Derivaten des
Quecksilbers keine Zeichen, welche uns die nahende Gefahr verraten,
da erst spät, aber dann um so heftiger, das Vergiftungsbild erscheint.
Von diesem Gesichtspunkte aus hält Hepp die Anwendung von Organo-
derivaten des Quecksilbers in der Therapie als durchaus verwerflich.

Bei den Derivaten des Quecksilbers, die sich als Salze von organischen Säuren charakterisieren lassen und die wasserlöslich sind, muß
man es den verschiedentlichen Angaben der Erfinder und der Fabrikanten gegenüber strikte betonen, daß die antiseptische Kraft, sowie
die Wirkung auf Lues nur auf den Gehalt der Verbindungen an Quecksilber und auf die Dissoziationsfähigkeit zu beziehen ist. Es wurde
Quecksilberoxycyanat empfohlen, welches angeblich sechsmal so stark
wirkt, wie Sublimat, dabei die Gewebe weniger reizt und die Instrumente
nicht angreift. Trotz dieser Angaben hat diese Verbindung in der
Therapie kaum ein Eintagsdasein geführt. Viel mehr Erfolg hat
man bei der Anwendung von Salzen verschiedener Aminosäuren gesehen. Es wird diesen nachgesagt, daß sie gut löslich sind und reizlos
wirken. J. v. Mering hat Glykokollquecksilber $(NH_2.CH_2.COO_2)Hg$,
Vollert Succinimidquecksilber

$$C_2H_4{<}{CO \atop CO}{>}N - Hg - N{<}{CO \atop CO}{>}C_2H_4$$

E. Ludwig Asparaginquecksilber $[OOC.C_3H_3(NH_2).CO(NH_2)]_2Hg$ nach
dieser Richtung hin empfohlen. Auch Alaninquecksilber $(CH_3.CH$
$(NH_2).COO)_2Hg$ wurde untersucht.

Von den phenolessigsauren Verbindungen des Quecksilbers ist
zu sagen, daß sie meist in Wasser unlöslich und daher nur in Vehikeln
injizierbar sind. Alle unlöslichen Quecksilberverbindungen haben bei
der Injektion den Nachteil, daß sie unter der Haut oder in einem Muskel
abgelagert werden und von diesem Depot aus kann es zu einer plötzlichen Quecksilberresorption und so zu einer Quecksilbervergiftung
kommen. Solche Nachteile muß man den Salzen der Benzoesäure, Tri-
bromphenolessigsäure, Resorcinessigsäure etc. nachsagen. Die alkylschwefelsauren Salze, so z. B. äthylschwefelsaures Quecksilber, sind
sehr leicht zersetzlich und durch Wasser wird aus ihnen unlösliches
basisches Salz abgespalten.

Große Verbreitung hat die Verwendung des sekundären Queck-
silbersalicylates

$$C_6H_4{<}{COO \atop O}{>}Hg$$

gefunden.

Dieser Körper enthält Quecksilber gleichsam larviert, weil es durch Schwefelwasserstoff oder Schwefelammonium nicht gefällt wird. Quecksilber ersetzt in der Salicylsäure sowohl den Carboxyl- als auch Hydroxylwasserstoff. Wenn auch das Präparat an und für sich wasserunlöslich ist, so gibt es doch mit Chloralkalien wasserlösliche Doppelsalze[1]).

Das Hydrargyrum salicylicum ist das in Wasser unlösliche Anhydrid der Oxyquecksilbercarbonsäure[2]). Alkaliphenolate des o-Oxyquecksilbersalicylsäureanhydrids und der sekundären Alkalisalze der o-Quecksilbersalicylsäure in fester Form werden dargestellt, indem man das Quecksilbersalicylat der Pharmakopoe in 1 resp. 2 Mol. wässerigem, bzw. alkoholischem Alkali löst und die erhaltene Lösung im Vakuum eindampft oder mit Fällungsmitteln versetzt.

Unter dem Namen Hydrargyrol wurde p-phenolsulfosaures Quecksilber $C_6H_4.OH.SO_3.Hg$ empfohlen, welchem die Eigenschaft zukommen soll, keine Eiweißfällung zu erzeugen und die Instrumente nicht anzugreifen, aber dieses Salz ist leicht durch Wasser zersetzbar.

Ferner wurden von Lumière und Chevrottier neue organische Quecksilber-Verbindungen durch Behandlung alkalischer Lösungen von Phenoldisulfosäure mit Quecksilberoxyd in äquimolekularen Mengen dargestellt, welche leicht löslich sind, Quecksilber larviert enthalten, Eiweiß nicht fällen und die Haut nicht ätzen[3]). Sie werden Hermophenyl genannt, enthalten 40 % Hg und sind in fünf Teilen Wasser löslich.

Die sogenannten Egole sind Quecksilberkaliumsalze der o-Nitrophenol- resp. Kresol- oder Thymol-p-sulfosäure (Phenegol, Kresegol, Thymegol). Angeblich sind sie ungiftig (?!)[4]).

Wasserlösliche Alkalisalze von Quecksilberverbindungen der Oxybenzoesulfosäuren und deren Homologen erhält man durch Behandlung der Quecksilberverbindungen der Oxybenzoesulfosäure mit Alkali. Beschrieben sind die Verbindungen der Salicylsulfosäure[5]).

Die Alkalisalze der Quecksilberphenolsulfosäuren des DRP. 132660, ebenso die der Quecksilberdipropionsäure[6]) enthalten das Quecksilber larviert, aber sie sollen wirkungslos sein. Schöller und Schrauth[7]) stellen wasserlösliche Präparate aus den Anhydriden der Oxyquecksilbercarbonsäuren dar, indem man diese in Wasser in einer äquimolekularen Menge solcher Alkalisalze löst, die wenigstens 1 Natriumatom an Schwefel gebunden enthalten und aus diesen Lösungen das Reaktionsprodukt zur Trockene bringt. Es wird z. B. Oxyquecksilberessigsäureanhydrid in Natriumthiosulfat gelöst; man erhält die Verbindung.

$$S \begin{cases} - S - Hg - CH_2.COONa \\ = O \\ = O \\ - O.Na \end{cases}$$

oder man löst Oxyquecksilberbenzoesäureanhydrid in Natriumsulfid und erhält

$$S \begin{cases} - Hg.C_6H_4.COONa \\ = O \\ = O \\ - ONa \end{cases}$$

[1]) Über Wirkungen cfr. Aranjo, Wiener Medizinische Presse. 1888. 16. Schadeck, Monatshefte f. prakt. Derm. 1888. Nr. 10.
[2]) Schöller und Schrauth, DRP. Anm. S. C. H. 30511.
[3]) C. r. 132. 145.
[4]) Gautrelet, C. r. 1899. II. 113.
[5]) Heyden-Radebeul, DRP. 216267.
[6]) BB. 40. 386 (1907).
[7]) DRP. 221483.

Eine Reihe ungesättigter Carbonsäuren von dem Typus $ACH:CHA_1$ COOH, in dem A und A_1 an Kohlenstoff haftende Reste bedeuten, reagieren leicht mit Merkurisalzen in der Weise, daß Körper entstehen, welche an Kohlenstoff komplex gebundenes Quecksilber enthalten. Leicht gelingt es, das Quecksilber in die Doppelbindung ungesättigter Carbonsäuren einzuführen, wenn man nicht auf die in Wasser gelösten Säuren selbst, sondern auf die entsprechenden Carbonsäureester in alkoholischen Lösungsmitteln Quecksilbersalze einwirken läßt und die komplexen Ester verseift. Man kann auf diese Weise zu mercurierten Fettsäuren und zu mercurierten Lecithinen gelangen. Aus Zimtsäuremethylester erhält man vorerst den mercurierten Ester $C_6H_5.CHOCH_3.CH.HgO(OC)CH_3$. $COO.CH_3$ in methylalkoholischer Lösung mit Quecksilberacetat. Aus dem Ester kann man mit Zusatz von Halogensalzen die Halogenverbindung und zwar das Chlorid $C_6H_5.CHOCH_3.CH.HgCl.COOCH_3$ und aus dem Acetatester durch Alkali und nachheriges Ansäuern das An-

hydrid einer Oxyquecksilbercarbonsäure $C_6H_5.CHOCH_3.CHHgCOO$ erhalten. Aus oleinsaurem Äthyl erhält man in ähnlicher Weise eine Ölsäure mit 38 % Quecksilber, ebenso aus verschiedenen ungesättigten Ketten. Aus Lecithin erhält man ein mercuriertes Lecithin.

Komplexe Quecksilberverbindungen, welche kein ionisierbares Quecksilber enthalten, zeigen zum Teil außerordentlich hohe und untereinander stark differenzierte Desinfektionswerte und bei manchen Individuen dieser Klasse wirkten sie stärker als die stärksten ionisierbaren Quecksilbersalze. Walter Schrauth und W. Schoeller[1]) prüften nun solche Hg-verbindungen der Benzoesäure (quecksilberbenzoesaures Natrium) und beobachteten, daß sich mit dem Wechsel des am Quecksilber haftenden anorganischen Radikals eine analoge Abstufung der Desinfektionswerte ergibt wie in den Versuchen von Krönig und Paul. Die Desinfektionskraft der Präparate hängt ab von der chemischen Verwandtschaft, mit der die einzelnen Reste an der zweiten Valenz des Hg haften.

Sehr groß ist diese „Restaffinität" beim oxyquecksilberbenzoesauren Natrium und wirkt durch die Substitution der Oxygruppe durch Jod, Brom, Cyan, Schwefel. Bei dem mit beiden Valenzen am Kern gebundenen Hg schwindet die Desinfektionskraft vollständig, da die C-verbindung des Hg die stabilste und keine Restaffinität mehr vorhanden. Die chemische Nebengruppierung ist für die Desinfektionskraft organischer komplexer Hg-verbindungen von entscheidendem Einfluß, vorausgesetzt, daß dem mit dem organischen Rest verbundenen Hg ein Restbetrag an chemischer Energie verblieben ist[2]).

Leichtlösliche Verbindungen des salicylsauren Quecksilberoxyds mit Aminofettsäuren und Alkali werden hergestellt, entweder durch Auflösen des Präparates in den Alkalisalzen der Aminofettsäuren oder zuerst in Alkalien und nachherigen Zusatz der Aminofettsäure. Beschrieben ist die Verbindung mit Alanin, mit Glykokoll und β-Aminooxybuttersäure. In gleicher Weise kann man leichtlösliche Verbindungen bekommen, wenn man statt Aminosäuren solche stickstoff-

[1]) Zeitschr. f. Hyg. und Infekt.-Krankh. **66**. 417 (1910).
[2]) Bechhold und P. Ehrlich, HS. **47**. 173 (1906).

haltige Körper verwendet, die bei neutraler Reaktion sauren und basischen Charakter besitzen. Solche Körper sind: Dicyandiamid, Harnstoffe und andere Säureamide, Polypeptide und Albumosen sowie Eiweißkörper, ferner Nucleinsalze und Xanthinbasen[1]).

Asurol ist ein Doppelsalz aus Quecksilbersalicylat und aminooxyisobuttersaurem Natron [2]).

Leicht lösliche Verbindungen des salicylsauren Quecksilberoxyds[3]) werden folgendermaßen dargestellt: Es wurde gefunden, daß nicht nur die gegen Lackmus neutral reagierenden stickstoffhaltigen Körper, wie Säureamide, Harnstoffe, Urethane, Eiweiß etc., sondern auch solche Derivate, die stärker sauren Charakter zeigen, d. h. auf Lackmus mehr oder weniger stark reagieren, befähigt sind, mit den Quecksilbersalicylalkalisalzen beständige Körper zu geben, die neutrale Verbindungen darstellen und beim Einleiten von Kohlensäure verhältnismäßig beständig sind. Hierdurch wird eine größere Haltbarkeit und auch eine günstigere therapeutische Wirkung erzielt. Derartige Verbindungen können in ihrer Konstitution die größte Abweichung zeigen; nur müssen sie eine Imidgruppe neben Resten, die eine Säurenatur bedingen, enthalten. Zu dieser Körperklasse sind Säureamide, Barbitursäuren, Parabansäure, andere Säureureide und deren Derivate zu zählen. Sie zeigen gegen Lackmus mehr oder weniger stark saure Reaktion und bilden alkalisch reagierende Salze. Die Quecksilberverbindungen können in der Weise erhalten werden, daß man das Quecksilbersalicylat als Alkalisalz mit den stickstoffhaltigen Derivaten zusammenbringt oder das freie Salicylat mit den entsprechenden Alkalisalzen reagieren läßt, oder aber das Gemisch des Hydragyrum salicylicum und der Stickstoffverbindungen mit Alkalien behandelt.

In dem Verfahren des DRP. 227391 wird das salicylsaure Quecksilberoxyd durch andere Oxyquecksilbercarbonsäuren, bzw. ihre Anhydride oder Derivate ersetzt[4]). Von Vertretern dieser Körperklasse sind in der Literatur nur wenige bekannt, wie außer dem salicylsauren Quecksilberoxyd (Oxymercurisalicylsäureanhydrid) die Oxymercuribenzoesäureanhydride[5]). Sie werden erhalten entweder durch Erhitzen der entsprechenden Säure mit Quecksilberoxyd in einem beliebigen Lösungsmittel oder durch Erhitzen des Quecksilbersalzes der entsprechenden Säure auf höhere Temperatur. Diese Oxyquecksilbercarbonsäuren zeigen alle die therapeutisch wichtige Eigenschaft, das Quecksilber im sogenannten halbgebundenen Zustande zu enthalten, wodurch das Quecksilber nur langsam im Organismus zur Abscheidung gelangt und unerwünschte Nebenwirkungen vermieden werden. Die Doppelverbindung aus Oxymercuribenzoesäureanhydrid und diäthylbarbitursaurem Natrium ist krystallinisch, in Wasser mit neutraler Reaktion sehr leicht löslich, unlöslich in organischen Solventien; sie scheidet die freie Mercurisäure wieder ab.

Das in Wasser, Alkohol und Äther unlösliche Oxymercuri-o-chlorbenzoesäureanhydrid (durch Erhitzen des o-chlorbenzoesauren Quecksilbers auf 140—145⁰ erhalten) gibt mit Glutarsäureimid, eine in Wasser leicht lösliche krystallinische Doppelverbindung.

Auch in dem Verfahren des DRP. 224864 ist das salicylsaure Quecksilberoxyd durch andere Oxyquecksilbercarbonsäuren, bzw. ihre Anhydride oder Derivate zu ersetzen. Die Doppelverbindungen aus Quecksilber-m-oxybenzoesäureanhydrid und Acetamid, sowie aus Oxymercuribenzoesäureanhydrid und Coffein sind krystallinisch und in Wasser löslich. Es können auch andere stickstoffhaltige Körper von gleichzeitig basischem und saurem Charakter, wie Harnstoffe, Eiweißkörper, Alkalisalze der Acylaminofettsäuren, wie z. B. acetylaminoessigsaures Natrium, Benzoylalaninkalium etc. Anwendung finden[6]).

---

[1]) DRP. 224435, 224864, Zusatz zu DRP. 224435.

[2]) A. Neisser, Therap. Monatshefte **23**. 627 (1909); W. Schöller und W. Schrauth ebenda p. 631.

[3]) Bayer & Co., Elberfeld. DRP. 227391.

[4]) Bayer & Co., Elberfeld, DRP. 229574, Zusatzpatent zu DRP. 224435.

[5]) BB. **35**. 2870 (1902).

[6]) Bayer & Co.-Elberfeld, DRP. 229575, Zusatz zu DRP. 224435.

Das salicylsaure Quecksilberoxyd wird in dem Verfahren des DRP. 224435 durch andere Oxyquecksilbercarbonsäuren, bzw. ihre Anhydride oder Derivate ersetzt. Es gehen z. B. Oxymercuri-m-oxybenzoesäureanhydrid (erhalten durch Kochen von Quecksilberoxyd und m-Oxybenzoesäure) mit Alanin und Oxymercuribenzoesäureanhydrid mit Asparagin unter Zusatz von Alkali leichtlösliche Verbindungen ein [1]).

Die Salze der kernsubstituierten Quecksilberverbindungen aus Alkyl-, Halogen- oder Alkylhalogenbenzoesäuren zeigen eine Desinfektionswirkung, die derjenigen von Quecksilberverbindungen, aromatischen Carbonsäuren sowie des Sublimats überlegen ist. Man erhält die Körper durch Umsetzung der entsprechenden Säuren mit Quecksilberoxyd oder Quecksilbersalzen bei höherer Temperatur oder durch Erhitzen der Quecksilbersalze der Toluylsäure oder Halogenbenzoesäure in An- oder Abwesenheit von Verschmelzungs- oder Lösungsmitteln. Beschrieben sind Quecksilber-o-toluylsäure, Quecksilber-o-chlorbenzoesäure und o-jodbenzoesaures Quecksilber [2]).

Reizlose, leichtlösliche Doppelverbindungen aus Oxyquecksilbercarbonsäuren, ihren Anhydriden oder Substitutionsprodukten werden dargestellt, indem die mercurierten Verbindungen mit Ammoniak, Aminen und Aminofettsäuren oder ihren Salzen und ähnlichen Substanzen behandelt werden; so wird z. B. eine Verbindung aus Quecksilbersalicylat mit Alanin und Äthylendiamin resp. mit Piperidin und Succinimid sowie die Verbindung aus Oxymercuri-m-oxybenzoesäureanhydrid (aus m-Oxybenzoesäure und Quecksilberoxyd) mit Diäthylbarbitursäure und Piperidin beschrieben [3]).

Oxyquecksilberessigsäureanhydrid wirkt als Salz auf Hefe wie alle Hg-verbindungen. Kaninchen vertragen per os 0.01 g pro kg Tier, sterben bei 0.08 g. Subcutan wirkt es ganz ähnlich.

Durch Einwirkung von Malonester oder deren Monoalkylsubstitutionsprodukten [4]) in Gegenwart von Wasser auf Quecksilberoxyd in äquivalenten Mengen mit Verseifung der entstandenen Monomercurimalonester in üblicher Weise und Abspaltung von Kohlensäure, erhält man Quecksilberfettsäuren resp. deren Salze von der Formel

$$Hg\diagdown\begin{array}{l}CHR.COOMe\\OH\end{array}$$

und der entsprechenden Anhydride von der Formel

$$Hg\diagdown\begin{array}{c}CHR\\O\end{array}\diagup CO$$

(R = Wasserstoff oder Alkyl).

An Stelle der Malonester und ihrer Monoalkylderivate kann man die entsprechenden Salze als Ausgangsmaterialien verwenden, indem man diese Salze unter dem Einfluß von Alkali oder Alkalicarbonat mit Quecksilberoxyd oder Quecksilbersalzen kondensiert und die entstehenden monomercurimalonsauren Salze durch Ansäuern der Abspaltung von Kohlensäure unterwirft [5]).

Die Alkalisalze von substituierten Oxyquecksilberbenzoesäuren [6]) werden dargestellt, indem man solche substituierte Säuren, die keinen sauren salzbildenden Substituenten enthalten, mit einem Äquivalent Alkali, und zwar Oxyd, Hydroxyd oder Carbonat, in wässerige Lösung bringt und diese Lösung im Vakuum

---

[1]) Bayer & Co.-Elberfeld, DRP. 229781, Zusatz zu Nr. 224435,
[2]) Bayer-Elberfeld, DRP. 234914.
[3]) Bayer, DRP. 231092.
[4]) W. Schöller und W. Schrauth, Charlottenburg, DRP. 208634, siehe auch BB. **41**. 2087 (1908).
[5]) DRP. 213371, Zusatz zu DRP. 208634.
[6]) Walter Schrauth und Walter Schöller, DRP. 234054.

zur Trockne dampft oder mit organischen Lösungsmitteln abscheidet. Durch Einführung von Halogen-, Alkyl-, bzw. Arylgruppen, sowie Oxalkyl- und Stickstoffsubstituenten, erfährt die Desinfektionskraft des oxyquecksilberbenzoesauren Natriums eine starke Erhöhung, dagegen wird durch die Einführung salzbildender saurer Gruppen in den Benzolkern die Carboxylphenol- oder Sulfogruppen die Desinfektionskraft stark herabgesetzt. Es wurden dargestellt die Natriumsalze aus Oxyquecksilber - o - toluylsäureanhydrid, Oxyquecksilber - o - chlorbenzoesäureanhydrid, Oxyquecksilber-acetyl-anthranilsäureanhydrid und Oxyquecksilber-p-methoxybenzoesäureanhydrid.

Untersucht man nun die von Schöller und Schrauth dargestellten Quecksilberverbindungen, so sieht man, daß sie sehr verschieden wirken, je nachdem, ob beide Valenzen des Quecksilbers durch Kohlenstoffreste besetzt sind, oder ob nur eine Valenz des Metalls organisch gebunden ist. Fast vollkommen ungiftig sind z. B. Quecksilberdipropionsäure und Quecksilberdibenzoesäure in Form ihrer Natriumsalze, während die Natriumsalze der Oxyquecksilberpropionsäure und der Oxy-, Cyan- und Natriumthiosulfatquecksilberbenzoesäure höchst giftig sind. Bei doppelter Kohlenstoffbindung des Quecksilbers hat das Quecksilber keine Affinität im Organismus und ist so lange ungiftig, solange diese Bindung nicht zerstört wird, wenn nicht die organische Komponente oder Gesamtsubstanz eine Eigenwirkung hat. Wenn aber eine Valenz des Quecksilbers mit reaktionsfähigen Resten wie Hydroxyl, Cyan, Halogen, Thiosulfat besetzt ist, so tritt deutliche Giftwirkung auf.

Das Natriumsalz der Oxyquecksilber-o-jodbenzoesäure ist viel ungiftiger als eines der Salze dieser Gruppe. Der Ersatz von Wasserstoffatomen des Benzolkernes durch andere Reste übt auf die giftige Wirkung der Verbindungen keinen allzugroßen Einfluß aus. Aber die komplexen Moleküle, welche Quecksilber enthalten, sind viel wirksamer, als die ohne Quecksilber, doch bleibt der Typus der Wirksamkeit erhalten. Die Propionsäureverbindungen z. B. erzeugen Narkose, die Benzoesäureverbindungen nicht.

Das Natriumsalz der Oxyquecksilberanthranilsäure macht tiefe Blutdrucksenkung, Atemstillstand, allgemeine Erregbarkeitssteigerung und starke Reizung des Atemzentrums, welche auf die Aminogruppe im Benzolkern zurückzuführen ist, während die Anthranilsäure wenig giftig ist. Da die Anilinwirkung durch die Carboxylgruppe behindert wird, kommt diese Wirkung des Anilins durch den Eindruck des Quecksilberrestes in den Benzolkern wieder zur Geltung. Der Tod der Tiere aber tritt durch die Quecksilberkomponente ein, da es zu einer typischen Gefäß- oder Herzlähmung kommt, wie sie alle Quecksilberverbindungen zukommen. Die komplexen Anionen, welche Quecksilber enthalten, können denselben Wirkungstypus besitzen, wie Quecksilbersalze bei akuter Giftwirkung. Schrauth und Schöller sprechen die akute Giftwirkung ionisierter Quecksilbersalze demgemäß als eine Molekularwirkung der im Serum gebildeten Quecksilbereiweißverbindung an.

Bei der Zersetzung organischer Quecksilberpräparate im Organismus geht der Abspaltung des Quecksilbers aus dem organischen Rest anscheinend die Bildung organischer Chlorquecksilberverbindungen voraus[1]).

---

[1]) Biochem. Zeitschr. 33. 381 (1911).

S. Lustgarten hat ein unlösliches Quecksilberoxydulpräparat dargestellt, gerbsaures Quecksilberoxydul, welches im Darme unter dem Einflusse der normalen Darmsoda metallisches Quecksilber in feinster Verteilung entstehen läßt und die adstringierende Wirkung der Gerbsäure schützt hierbei vor den leicht auftretenden Durchfällen bei Quecksilberkuren. Diese therapeutische Idee kann man wohl als interne Schmierkur bezeichnen, da hier metallisches Quecksilber in feinster Verteilung statt durch die Haut von der Darmoberfläche aufgenommen wird. Aber das Präparat scheint sich nicht bewährt zu haben, da es alsbald in der Therapie verlassen wurde.

H. Dreser [1]) machte den Vorschlag, quecksilberunterschwefligsaures Kali anzuwenden, welches Lokalerscheinungen und Eiweißfällung vermeiden läßt. Man kann auf diese Weise Quecksilber in Form einer komplexen Quecksilbersäure in den Organismus hineinbringen, ohne lokale Reiz- oder Ätzwirkungen hervorzurufen, aber auch dieses Präparat fand keine Verbreitung.

Bei der Einwirkung von Quecksilber-Acetat auf Indolderivate entstehen Verbindungen, aus denen sich das Quecksilber leicht wieder abspalten läßt [2]). Sie enthalten das Quecksilber jedenfalls an Stelle des leicht beweglichen Wasserstoff-Atoms in der CH-Gruppe im Indolkern und zwar tritt je nach Wahl des Indolderivates entweder der einwertige Rest — $Hg.OCOCH_3$ oder der Rest $-Hg.OH$ ein. Auf Zusatz von alkoholischem Quecksilberacetat zu einer heißen alkoholischen Lösung von Phthalylmethylindol scheidet sich die Verbindung

$$\text{C.Hg.O.CO.CH}_3$$
$$\text{C.CH}_3$$
$$\text{N.CO.C}_6\text{H}_1\text{.COOH}$$

ab, die unlöslich ist. Die Quecksilber-Verbindung aus N-Methylindol und Quecksilber-Acetat

$$\text{C.Hg.O.CO.CH}_3$$
$$\text{CH}$$
$$\text{N.CH}_3$$

ist krystallisiert.

Die Verbindung

$$\text{C.Hg (OH)}$$
$$\text{C.COOH}$$
$$\text{N.CH}_3$$

aus N-Methylindolcarbonsäure ist in Alkalien löslich.

Aus Acetylanisolphenylhydrazon und Chlorzink dargestelltes Anisylindol liefert in alkoholischer Lösung mit Quecksilber-Acetat die Verbindung

$$\text{C.Hg.OH}$$
$$\text{C.C}_6\text{H}_4\text{(OCH}_3\text{).}$$
$$\text{N}$$
$$\text{H.}$$

Aus Methylketol erhält man die gelbe unlösliche Verbindung

$$\left(\begin{array}{c}\text{C.Hg.OH}\\ \text{.C.CH}_3\\ \text{NH}\end{array}\right)_2 \ (\text{CH}_3.\text{CO}_2)_2\ \text{Hg}$$

die allmählich mit Schwefelwasserstoff Schwefelquecksilber abscheidet.

[1]) AePP. **32**. 456.
[2]) Boehringer-Waldhof, DRP. 236893.

Quecksilberverbindungen von alkyldithiocarbaminessigsauren Alkalien der allgemeinen Formel (MeO.CO.CH$_2$.NR.CS.S)$_2$ Hg (R = Alkyl, Me = Alkalimetall) werden dargestellt, entweder durch Behandlung von Alkyldithiocarbaminessigsäureestern des Quecksilbers mit Alkalien oder durch Auflösen von gelbem Quecksilberoxyd in den Alkalisalzen der Alkyldithiocarbaminessigsäuren der allgemeinen Formel MeO.CO.CH$_2$.NR.CS$_2$.Me (Me = Alkalimetall) und dann die erhaltene Lösung mit Alkohol versetzt. Methylaminoessigsäureäthylester gibt in ätherischer Lösung mit Schwefelkohlenstoff den Dithiocarbaminessigsäureäthylester in Form des Methylaminoessigsäureäthylestersalzes C$_2$H$_5$.COO.CH$_2$.N (CH$_3$).CS.S.NH$_2$ (CH$_3$).CH$_2$.COO.C$_2$H$_5$. In der wässerigen Lösung erzeugt Quecksilberchlorid einen Niederschlag. Beim Auflösen dieses in 30 %iger Natronlauge entsteht das Quecksilbernatriumdoppelsalz, das beim Erhitzen sich färbt und mit Alkohol wird aus der Lösung ein Pulver gefällt, das 39 % Quecksilber enthält und die Zusammensetzung Na COO.CH$_2$.N (CH$_3$).CS.S.Hg.S.CH$_2$.COO Na besitzt. Durch längeres Erhitzen erhält man in schwarzen Blättchen Quecksilbernatriumthioglykolat [1]).

Man erhält im Kern durch Quecksilber substituierte Verbindungen der Halogennitro- oder Halogennitrophenole, indem man entweder die freien Phenole mit Quecksilberoxyd oder Quecksilbersalzen oder die salzartigen Quecksilberverbindungen der Halogennitro- oder Halogennitrophenole mit oder ohne Zusatz von Lösungs- oder Verdünnungsmitteln erhitzt. Dargestellt wurden p-Chlorphenylquecksilberoxyd, o-Nitrophenylquecksilberoxyd [2]).

Diaminodiphenylmercuridicarbonsaures Natrium [3])

erhält man (Lüdecke) durch Reduktion einer Verbindung, die beim Erhitzen des Quecksilbersalzes der Nitrobenzoesäure auf sehr hohe Temperaturen entsteht. Man kann mit dieser Verbindung 20 mal so viel Quecksilber beim Kaninchen einverleiben als mit Sublimat. Auch für Ratten ist diese Verbindung sehr ungiftig. Sie wirkt auf den Darm nicht reizend. In vitro ist diese Substanz kein Antisepticum. Die Verbindung wirkt im Organismus ausgesprochen spirillocid.

Die Doppelverbindungen des Quecksilbers haben, trotzdem J. Lister, dem wir ja die ganze Antiseptik zu verdanken haben, die erste Verbindung dieser Reihe empfohlen hat, wenig Glück in ihrer Verbreitung besessen, weil sie trotz ihrer bedeutenden entwickelungshemmenden, beinahe keine bakterientötende Kraft besitzen sollen, wie dies für das von J. Lister empfohlene Quecksilberzinkcyanat nachgewiesen wurde [4]).

Zweckmäßig scheint ein Verfahren zu sein, das in Deutschland zuerst von Emmel eingeschlagen wurde, um aus Quecksilberverbindungen leicht auflösbare, aber metallische Instrumente nicht angreifende Präparate zu erhalten. So war in England schon seit Jahren ein Präparat im Handel, welches wohl nur wegen seines hohen Preises nicht

---

[1]) Poulenc Frères und Ernest Fourneau-Paris, DRP. 235356.
[2]) Bayer-Elberfeld, DRP. 234851.
[3]) F. Blumenthal, Biochem. Zeitschr. **32**. 59 (1911).
[4]) Brit. med. Journal. **1889**. 1025.

eine allgemeine Anwendung erlangte. Es war dies das Quecksilber-
jodidjodkalium mit einem Zusatze von einem kohlensauren Alkali, ein
sehr leicht lösliches Präparat, aus dem Metalle kein Quecksilber zu
reduzieren in der Lage waren.

In gleicher Weise mischte Emmel, um ein in Wasser leicht lösliches, Metalle
nicht angreifendes Quecksilbersalzpräparat zu erhalten, Quecksilbercyanid, Queck-
silberoxycyanid oder Quecksilber-p-phenolsulfonat mit einfach oder doppeltkohlensauren Salzen [1]).

Während p-phenolsulfosaures Quecksilber durch Wasser leicht
zersetzt wird, fehlt diese unangenehme Eigenschaft dem Doppelsalze
mit weinsaurem Ammon, dem Asterol, dem p-phenolsulfosaurem Queck-
silber-Ammoniumtartarat.

Man erhält dieses, indem man zu einer frisch bereiteten Lösung von p-phenolsulfosaurem Quecksilber die entsprechende Menge von weinsaurem Ammon zusetzt
und die Lösung zur Trockene eindampft.

Das erhaltene Produkt entspricht der Formel

$$(C_{12}H_{10}O_8S_2Hg) . 4(C_4H_4O_6(NH_4)_2) + 8 H_2O \; [2]).$$

Der Erfinder behauptete von diesem Präparat, daß es Eiweiß
nicht fälle und Metallinstrumente nicht angreife, dabei aber stärker
als Sublimat wirke [3]), doch kommen ihm diese nachgerühmten Eigenschaften nicht zu, da es, entsprechend seinem geringeren Quecksilber-
gehalt schwächer als Sublimat wirkt, Metallinstrumente angreift und
Eiweiß fällt.

Für die Zwecke der Injektion scheinen sich von allen bis nun dargestellten Quecksilberderivaten außer dem Quecksilbersalicylat doch die
Eiweißverbindungen am besten zu eignen. War doch das von Bamberger zu Injektionen zuerst empfohlene Präparat eine Pepton-
quecksilberverbindung. C. Paal hat dann gezeigt, daß die aus Leim
durch Kochen mit Säuren erhaltenen alkohollöslichen Glutinpepton-
chlorhydrate Doppelverbindungen mit Quecksilberchlorid geben, die
in Wasser in jedem Verhältnis löslich sind, durch Eiweiß nicht
gefällt werden und aus denen auch Alkali kein Quecksilber abzuscheiden vermag. Wie beim Eisen und beim Silber wurde auch
beim Quecksilber versucht, Verbindungen desselben mit Eiweiß
oder Casein darzustellen. Wenn man ein Caseinalkalisalz in wässeriger
Lösung mit einer wässerigen Sublimatlösung versetzt, so erfolgt keine
Fällung. Es läßt sich aber das gebildete Caseinquecksilber durch Alkohol
aus dieser Lösung abscheiden. Ein von den Höchster Farbwerken
auf diese Weise dargestelltes Präparat löst sich namentlich bei Zusatz
von einer Spur Alkali oder Ammoniak im Wasser vollständig klar und
enthält 7 % Quecksilber, welches durch Schwefelwasserstoff oder
Schwefelammonium nicht nachgewiesen werden konnte.

Für desinfizierende Quecksilberseifen sind nach Walter Schrauth
die oxyquecksilbercarbonsauren Alkalisalze am wirksamsten, da hier
scheinbar die Affinität der Oxygruppe zum Quecksilber eine nur geringe ist und infolgedessen die größte Affinität des quecksilberhaltigen

---

[1]) DRP. 104904, 121656.
[2]) Statt der einfachen oder doppeltkohlensauren Alkalien werden auch Alkali-
oxyde oder Alkalihydroxyde verwendet. DRP. 157663.
[3]) Berliner klin. Wochenschr. 1899. 229.

Radikals zu den Bakterien besteht. Für die praktische Verarbeitung eignen sich lediglich die Alkalisalze der aromatischen Quecksilbercarbonsäuren, die das Metall im Benzolkern so fest gebunden enthalten, daß auch die stärksten Quecksilberreagenzien keine Ionreaktion ergeben. Die durch Halogen substituierten Oxyquecksilberbenzoesäuren übertreffen in ihren wirksamsten Gliedern alle bisher gebräuchlichen Desinfektionsmittel. Hermophenyl $(SO_3Na)_2C_6H_2O$ (Hg) besitzt trotz 40 % Quecksilber infolge der Gegenwart von 3 sauren Gruppen im Benzolkern nahezu keine Desinfektionskraft, hingegen das Afidol, das Natriumsalz der Oxyquecksilber-o-toluylsäure[1]).

Anogon ist das Mercurosalz der Dijod-p-phenolsulfosäure $C_6H_2(J_2)^{2\cdot 6}(OHg)^1(SO_3Hg)^4$. Es ist ein Antisepticum und Antisyphiliticum.

Von anderer Seite wurde vorgeschlagen, Verbindungen des Caseins mit Quecksilber, Silber und Eisen, die wohl zu subcutanen Injektionen ihrer Unlöslichkeit wegen nicht brauchbar sind, die aber für die interne Verwendung vom Vorteil sein können, in der Weise darzustellen, daß man Casein in starkem Alkohol suspendiert und mit einer konzentrierten wässerigen oder alkoholischen Lösung eines Quecksilber-, Silber- oder Eisensalzes mehrere Stunden kocht. Die so erhaltenen drei Präparate, von denen das Quecksilberpräparat 7%, die Silberverbindung 15½% (s. Silberverbindungen), die Eisenverbindung 3½% Metall (s. Eisenverbindungen) enthalten, sind wasserunlöslich, aber alkalilöslich und das Metall kann in ihnen weder durch Schwefelwasserstoff, noch durch Schwefelammonium nachgewiesen werden. Statt des Caseins kann man auch in gleicher Weise Albumine aus Blut, Eiern und Pflanzen anwenden. Man kann auch den Alkohol durch ein anderes indifferentes Suspensionsmittel, wie z. B. Aceton oder konzentrierte Neutralsalzlösungen (Chlornatrium, Chlormagnesium), in diesem Darstellungsverfahren ersetzen. Alle diese Verbindungen enthalten, wenn man von Chloriden der Metalle ausgegangen ist, Chlor und alle haben sie die Eigenschaft, durch Zusatz von ein wenig Alkali in Lösung gebracht zu werden.

Riedel-Berlin[2]) stellen Quecksilbersalze der Cholsäure her, indem sie cholsaure Salze mit neutralen Lösungen organisch saurer Quecksilbersalze versetzen. Man kann Oxyd- und Oxydulsalze herstellen. In Verbindung mit Tanninalbuminat wird dieses Präparat als Mergal in den Handel gebracht und soll für interne Luesbehandlung dienen. Das Verfahren von DRP. 171585 wird derart benützt, daß man statt den Quecksilbersalzen organischer Säuren schwachsaure Lösungen von Quecksilberoxydnitrat verwendet[3]).

Eine weitere Ausbildung des Verfahrens des Patents 171485 besteht darin, daß man zwecks Darstellung von cholsaurem Quecksilberoxyd die nach dem Vermischen wässeriger Lösungen von cholsauren Salzen und Quecksilberchlorid entstehenden milchigen Flüssigkeiten so lange in der Wärme behandelt oder bei gewöhnlicher Temperatur stehen läßt, bis das cholsaure Quecksilberoxyd zur Abscheidung gebracht ist[4]).

---

[1]) Seifensiederzeitung **37**. 1276. 1323 (1910).
[2]) DRP. 171585,
[3]) DRP. 224980.
[4]) Riedel-Berlin. DRP. 225711, Zusatz zu DRP. 171485.

Die Nichtfällbarkeit des Quecksilberchlorids mit cholsaurem Kalium beruht nicht auf der Löslichkeit des cholsauren Quecksilberoxyds in Chloralkalien, wie im Hauptpatent angegeben, sondern in seinem kolloidalen Zustande, der durch vorliegendes Verfahren beseitigt wird.

Die Umsetzung von cholsauren Salzen mit Quecksilberoxydsalzen wird anstatt in wässeriger Lösung in wässerig-alkoholischer Lösung ausgeführt. Cholsaures Quecksilberoxyd scheidet sich hierbei in nadelförmigen Krystallen aus, die sich leicht filtrieren lassen, während aus der rein wässerigen Lösung ausfallendes cholsaures Quecksilberoxyd eine sehr voluminöse, Wasser zurückhaltende amorphe Masse bildet [1]).

Durch Behandlung der Alkalisalze der 2, 6-Dioxy-2-iminodihydropyrimidin-3-essigsäure mit Quecksilberverbindungen erhält man quecksilberhaltige Pyrimidinderivate. Die Präparate sollen vollkommen reizlos und viel weniger giftig als Sublimat sein. Die freie Säure kann man erhalten durch Kondensation von Cyanessigsäure mit Hydantoinsäureester. Der so erhaltene Cyanacetylhydantoinäthylsäureester wird in Alkalilauge verseift und geht in das entsprechende Alkalisalz der gewünschten Säure über. Das Quecksilbersalz ist leicht löslich [2]).

Die Darstellung einer Quecksilberverbindung der β-Naphtholdisulfosäure R geschieht aus Sublimat und der Säure bei Gegenwart von Alkalicarbonat [3]).

Eine analoge in Wasser lösliche Verbindung $ClHg.OC_{10}H_6.SO_3Na$ erhält man aus Schäffer'scher Säure resp. deren Natriumsalz ($\beta_1\beta_3$-naphtholsulfosaurem Natrium) Sublimat und Soda [4]).

Silber.

Das bis vor kurzem in der Medizin allein angewendete salpetersaure Silber vereinigt mit seinen Ätzwirkungen starke antiseptische Eigenschaften, wie sie ja allen Salzen der Schwermetalle eigen sind. Da nun salpetersaures Silber Eiweißkörper fällt und ebenso von den Chloriden niedergeschlagen wird, so konnte man seine therapeutischen Eigenschaften nur für Oberflächenwirkungen ausnützen. Anderseits war man häufig in der Lage, auf die ätzenden Wirkungen des salpetersauren Silbers zu verzichten, wenn man nur die antibakteriellen des Silbers in Anwendung bringen wollte [5]). Die Bemühungen der Chemiker gingen nun dahin, Silberpräparate zu schaffen, welche einerseits auf Eiweißkörper nicht fällend wirken, anderseits durch Chloride selbst nicht gefällt wurden. Lazzaro experimentierte mit dem Fluorsilber, welches aber aus dem Grunde, trotz seiner ungemein starken antisepti-

---

[1]) J. D. Riedel. DRP. 231396. Zusatz zu DRP. 171485.
[2]) DRP. 224491.
[3]) Akt.-G. f. Anilinfabrik. Berlin. DRP. 143448.
[4]) Akt.-G. f. Anilinfabrik. Berlin. DRP. 143726.
[5]) Es wäre sicherlich von Interesse, statt der Silberoxydsalze einmal Chromoxydsalze zu versuchen. Chromoxydsalze sind nach den Untersuchungen Pander's 100 mal weniger giftig, als die Salze der Chromsäure. Während die Chromate, ähnlich wie die Quecksilbersalze, zu den heftigsten Metallgiften gehören, sind die Chromoxydsalze ebenso giftig wie die Silberoxydverbindungen. So wurde früher Chromoxydhydrat statt Magisterium Bismuthi empfohlen.

schen Eigenschaften, nicht verwendbar ist, weil es in wässeriger Lösung leicht dissoziiert und hierbei Fluorwasserstoffsäure abspaltet.

Von anderer Seite wurde vorgeschlagen, um Silberpräparate, die durch Halogenalkalien nicht gefällt werden, zu erhalten, wasserlösliche Silberhalogensalze darzustellen. Man erhält solche durch Einwirkung von Halogenen auf das sogenannte kolloidale Silber, welches zuerst von Carey Lea dargestellt wurde. Man versetzt die dunkle Lösung von kolloidalem Silber solange mit freiem Halogen, bis Entfärbung eintritt. Durch Zusatz von Salzlösung, insbesondere aber durch Zusatz von Gelatine und citronensaurem Ammonium zu diesen Lösungen gelingt es diese Silberhalogene in fester, aber noch wasserlöslicher Form abzuscheiden. Man bekommt so eine Mischung des kolloidalen Halogensilbers mit Gelatine, welche in warmem Wasser löslich ist. Die Gelatine wirkt hierbei als Schutzkolloid.

Das wasserlösliche, kolloidale Silber selbst, Collargolum genannt, wurde wegen seiner antiseptischen Eigenschaften in die Therapie eingeführt. Die Wundermären, welche über seine angeblichen außerordentlichen Wirkungen bei Sepsis etc. verbreitet wurden, haben keine Bestätigung gefunden. Doch kommen der Substanz sicherlich verwendbare therapeutische Eigenschaften zu.

Von geringerem Interesse ist die Einführung von phenylschwefelsaurem Silber, welches angeblich nicht ätzt, gut löslich und beständig ist.

Ichthargan ist ichthyolsulfosaures Silber [1]. (S. Ichthyol).

Unter dem Namen Argentol wurde ein im Wasser unlösliches Silberpräparat empfohlen, welches china-α-aseptolsaures Silber ist und leicht in Oxychinolin und metallisches Silber zerfällt.

Die Tiefenwirkung, die man von den Silberpräparaten besonders in der Urologie verlangt, kann man auch erhalten, wenn man Silberphosphat in einer wässerigen Lösung von Äthylendiamin auflöst. Bei diesem Präparate ist die Tiefenwirkung wohl größer [2]), aber auch die Reizerscheinungen sind stärker, so daß sich dieses Silberpräparat von dem Moment an nicht halten konnte, als man auf den naheliegenden Gedanken verfiel, der bei allen Metallen schließlich und endlich in Anwendung gebracht wurde, Silber, um ihm Tiefenwirkung zu verleihen, mit Eiweißkörpern zu kombinieren. So wurde das Argonin [3]) dargestellt, indem man Caseinnatrium mit salpetersaurem Silber versetzte und die Lösung mit Alkohol ausfällte. Die so erhaltene Substanz ist im kalten Wasser schwer löslich und lichtempfindlich und enthält 4,2% Silber.

Ferner kann man Silberverbindungen, die in Wasser leicht löslich sind, auf die Weise darstellen, daß man die unlöslichen Verbindungen des Silbers mit Proteinstoffen mit Albumoselösung behandelt; dann gelangt man zu Substanzen, die in Wasser sehr leicht löslich sind. Man geht zu diesem Zwecke in der Weise vor, daß man eine Peptonlösung mit Silbernitrat fällt und den entstandenen Niederschlag mit Protalbumose digeriert und die Lösung, die nun entsteht, im Vakuum zur Trockene eindampft. Aus der so erhaltenen Verbindung kann Silber durch

---

[1]) Cordes, Hermani & Co., Hamburg, DRP. 114394.
[2]) Schaeffer, Zeitschr. f. Hyg. u. Infektionskr. **14**. Ther. Mon. **1894**. 354.
[3]) Ther. Mcn. **1895**. 307.

Salzsäure nicht abgespalten werden. Statt nun mit salpetersaurem Silber Peptonlösung zu fällen, kann man zu derselben Substanz gelangen, wenn man eine Peptonlösung mit feuchtem Silberoxyd schüttelt und die Silberpeptonverbindung dann mit Protalbumose digeriert.

Das so gewonnene Produkt, Protargol genannt, enthält 8.3% Silber, hat keine Ätzwirkung, besitzt aber starke, den Silberverbindungen eigentümliche baktericide Effekte[1]). Von demselben Gedanken ausgehend, zu wasserlöslichen Proteinverbindungen des Silbers zu gelangen, hat L. Lilienfeld einen identischen Weg eingeschlagen, indem er den alkohollöslichen Anteil der Spaltungsprodukte der Paranucleoproteide, den schon Danilewski Protalbin genannt hat, mit Silber behandelte und so eine Silberprotalbin-Verbindung, das Largin[2]), erhielt, welche 11.1% Silber enthielt und sich bis zu 10% im Wasser löste. Die wässerigen Lösungen des Largins werden weder durch Chloride, noch durch Eiweiß gefällt.

Lösliche Eiweißverbindungen des Silbers, Eisens, Kupfers, Quecksilbers, Bleis, Zinks und Wismuts erhält man weiters bei Verwendung der Pflanzenglobuline, wenn man Pflanzenlegumin in Alkali löst und einen Überschuß von Alkali zusetzt, hierauf das betreffende Metallsalz, z. B. Silbernitrat, in berechneter Weise eingießt. Ein etwa entstandener Niederschlag verschwindet beim Erwärmen auf dem Wasserbad. Die Reaktionsflüssigkeit fällt man mit Alkohol oder dialysiert sie und trocknet dann im Vakuum.

Man läßt auch Silbersalze oder Silberoxyd auf Methylenproteine (durch Einwirkung von Formaldehyd auf Proteine in der Kälte erhalten) einwirken, resp. auf Methylenalbumosen[3]).

Bei allen diesen Silberpräparaten, welche als Silbersalze von Eiweißkörpern anzusehen sind, ist zu bemerken, daß ihnen je nach ihrem Silbergehalt und nur von diesem abhängig, baktericide Wirkungen zukommen. Es empfiehlt sich daher, bei der Darstellung dieser Präparate darauf zu sehen, und desto wertvoller ist auch das Endprodukt, daß die Körper möglichst reich an Silber sind und daß sie sich in Wasser möglichst leicht lösen. Es ist nämlich ein Nachteil dieser Präparate, daß sie, wegen ihrer schweren Benetzbarkeit und auch wegen ihrer meist sehr schweren Löslichkeit sehr schlecht wieder in Lösung gehen. Die ätzende Wirkung des salpetersauren Silbers geht diesen Substanzen ab. Da wir nun in der Therapie in hohem Grade auf die ätzende Wirkung des salpetersauren Silbers angewiesen sind, wird dieses Präparat von all den besprochenen nach dieser Richtung hin nicht verdrängt werden. Hingegen sind für Tiefenwirkungen solche komplexe oder halbkomplexe Silbereiweißverbindungen zu empfehlen. Gegenwärtig kann wohl kaum mehr von einem Bedürfnis nach einem neuen Silberpräparat in der oben angedeuteten Richtung gesprochen werden. Kombinationen dieser Art mit verschiedenen Eiweißderivaten, welche mehr oder weniger zweckentsprechend sein werden, sind natürlich leicht möglich.

Die Spaltungsprodukte des Leims (Gelatosen) z. B. werden neutralisiert, mit Silbernitrat versetzt und eingedampft oder mit Alkohol oder Aceton gefällt. Die

---

[1]) Neißer, Dermatolog. Zentralbl. **1897**. Heft 1. Barlow, Münchener med. Wochenschr. **1897**. Nr. 45.
[2]) Pezzoli, Wiener klin. Wochenschr. **1898**. Nr. 11.
[3]) DRP. 118353, 118496.

Gelatosesilberverbindungen enthalten ca. 20% Ag.[1]). Statt Silbernitrat kann man organische Silberverbindungen oder Silberoxyd benützen[2]). Die Silbergelatosen erhält man auch, wenn man das Neutralisationsmittel für die Gelatosen erst nach dem Vermischen der Gelatoselösung mit der Silberlösung zugibt[3]).

Hegonom ist eine Silbernitratammoniakalbumose, welche etwa 7% Silber enthält, in Wasser leicht löslich ist und alkalisch reagiert.

Mit Hilfe von Alkalisalzen der Harzsäuren kann man Schwermetallpräparate erhalten, welche auch nach dem Trocknen sich leicht kolloidal in Alkalien lösen. Auch von Schwefelammon wird das Metall nicht ausgefällt. Im Magensaft werden die Verbindungen nicht angegriffen. Man kann z. B. aus copaivasaurem Natrium, Silbernitrat, Ätzkali und Hydroxylamin ein solches Präparat erhalten. Silber kann durch andere Metalle, wie Quecksilber, Hydroxylamin durch Hydrazin, Formaldehyd etc. ersetzt werden[4]).

Riedel stellt ein leichtlösliches Doppelsalz aus Succinimidsilber und Hexamethylentetramin her durch Lösen dieser beiden Verbindungen und Einengen zur Krystallisation[5]).

Eisen.

Eisenpräparate werden aus zwei Gründen in der Therapie benützt. Die größte Verwendung findet Eisen in der Therapie des Heilmittel bei Chlorose und Anämie, wo es als Material zum Aufbaue und zur Regeneration der roten Blutkörperchen dienen soll, oder, wie andere glauben, als Reizmittel für die Regeneration; ferner werden in der Therapie die blutstillenden Eigenschaften des Eisens, wenn auch in weit geringerem Maße, benützt. Diese letztere Eigenschaft, Blut zur Koagulation zu bringen, kommt aber nur der Oxydreihe der Eisensalze zu, fehlt jedoch der Oxydulreihe vollständig.

Über den therapeutischen Wert der Eisenpräparate bei Chlorose zu sprechen ist hier nicht am Platze. Jedenfalls stehen die Praktiker ausnahmslos auf dem Standpunkte, daß man mit der Eisentherapie gute Erfolge zu verzeichnen hat. Eine andere Frage ist es, ob es sich besser empfiehlt anorganische Eisenpräparate oder organische, insbesonders solche, in denen Eisen in einer larvierten, nicht ionisierbaren Form enthalten ist, zu verwenden. Die große Erfahrung der Kliniker hat gezeigt, daß für die Therapie die anorganischen Salze unter sonst gleichen Umständen mindestens dasselbe leisten, wie die organischen Präparate mit larviertem Eisen. Die Zahl der seit langer Zeit empfohlenen Eisenverbindungen ist Legion. Diese hier eingehend zu besprechen, erscheint überflüssig, da es sich meist um anorganische oder organische Salze des Eisens handelt, deren Säure ohne jede Beziehung zur Wirkung ist.

Für die Verwendung bei Chlorose und Anämie eignen sich von den Salzen die Oxydulsalze aus dem Grunde besser, weil die Oxydsalze eine ätzende Wirkung haben und aus diesem Grunde den Magen stärker belästigen als die Oxydulsalze.

------

[1]) Höchster Farbwerke. DRP. 141967.
[2]) DRP. 146792.
[3]) DRP. 146793.
[4]) K. Roth, Darmstadt. DRP.Anm. R. 30497.
[5]) DRP. 217987.

Die ätzenden und den Magen belästigenden Wirkungen des Eisens, ferner die unangenehme Nebenwirkung auf die Zähne haben von jeher das Bestreben gezeigt, unschädliche Präparate dieser Art zu gewinnen. Zum Teil wurde dieser Zweck durch die pharmazeutische Darreichungsform erreicht.

Eine Richtung ging dahin, Präparate darzustellen, in denen das Eisen in einer Form gebunden, wie im Hämoglobin selbst, daß es sich nämlich durch Schwefelammonium nicht mehr nachweisen läßt.

Vom Hämoglobin ausgehend, hat R. Kobert durch Reduktion mittelst Zink das sogenannte Hämol dargestellt, welcher eisenhaltige Eiweißkörper das Eisen noch in derselben Form gebunden enthält, wie Hämoglobin, der rote Blutfarbstoff. Die Kliniker halten jedoch daran fest, daß die verschiedenartigen Blutpräparate, sowie die rein dargestellten Hämoglobinpräparate bei ihrer therapeutischen Verwendung vor den gewöhnlichen Eisenmitteln keine Vorzüge haben, wenn auch in den letzten Jahren die Verwendung von Blutpräparaten in der Eisentherapie eher zugenommen hat.

R. Bunge[1]) hat in der Leber einen eigentümlichen eisenhaltigen Eiweißkörper (Hämatogen) gefunden, welcher dadurch charakterisiert ist, daß in einer ammoniakalischen Lösung desselben Schwefelammonium unmittelbar keinen Niederschlag erzeugt.

Einen analogen Körper wollten O. Schmiedeberg[2]) und Pio Marfori[3]) nach folgendem Verfahren darstellen.

Zuerst wird aus Eiweiß Alkalialbuminat erzeugt und das Albuminat ausgefällt. Man löst dieses in Ammoniak wieder auf und versetzt es mit einer mit Ammoniak neutralisierten Lösung von weinsaurem Eisen. Man erwärmt, filtriert die Lösung und fällt mit Essigsäure aus. Man bekommt immer ein Präparat von konstantem Eisengehalt. Im Mittel enthält die Ferratin genannte Verbindung 0,702 g Fe.

Diese Verbindung ist resorbierbar, was nach Pio Marfori nur bei Präparaten mit organisch gebundenem Eisen möglich ist. Der große Enthusiasmus, mit dem diese anscheinend große Errungenschaft begrüßt wurde, hat sich inzwischen schon gelegt.

De Groot[4]) wies darauf hin, daß dieser künstliche Körper mit der Eisenverbindung der Leber (Bunge's Hämatogen) keineswegs identisch ist, er sei vielmehr eine schwach saure, zu den Eisenalbuminaten gehörige Verbindung und stimmt in seinen Eigenschaften fast vollkommen mit dialysiertem Eisenalbuminat überein. Von Bunge's Hämatogen unterscheidet es sich dadurch, daß ihm durch salzsäurehaltigen Alkohol Eisen sofort entzogen wird. Battistini[5]) erhielt gleiche Resultate bei Untersuchung dieses Ferratins. Auch in der Praxis zeigte es sich, wie zuerst an der Ziemßen'schen Klinik konstatiert wurde, daß diese Substanz keinen Vorteil vor den übrigen Eisenpräparaten besitze.

¹) HS. **10**. 453 (1886).
²) AePP. **33**. 101.
³) Ther. Mon. **1895**. Nr. 10. AePP. **29**. 212.
⁴) Nederl. Tijdschr. Pharm. **1895**. 161.
⁵) Wiener med. Presse, **1895**. 1842.

Durch Verdauung wird Hämatogen nicht angegriffen, das Eisen des Ferratins aber in Eisenchlorid übergeführt [1]).

Wenn man sich bei einem vorliegenden Eisenpräparat überzeugen will, ob das Eisen in demselben organisch gebunden (larviert) ist oder ob es sich um ein organisches Eisensalz handelt, bedient man sich am besten der Probe von Macallum [2]). Diese Probe beruht auf der Verfärbung von Hämatoxylinlösungen durch Eisensalze. Man bereitet eine frische $\frac{1}{2}$%ige Lösung von Hämatoxylin in Wasser und setzt eine kleine Menge der zu prüfenden Substanz zu. Präparate, welche anorganische Eisenverbindungen sind, erzeugen eine blauschwarze Färbung, während die Präparate mit organisch gebundenem Eisen mit dem Hämatoxylin nicht reagieren.

Eine Prüfung mit diesem Reagens zeigt, daß das Spaltungsprodukt des Hämoglobins, das Hämatin, sowie das Ferratin aus Ochsenlebern, organische (larvierte) Eisenverbindungen sind, hingegen ist das künstliche Ferratin eine anorganische Eisenverbindung, ebenso wie alle sonstigen Eisenpeptonate und Albuminate.

Warum trotzdem im künstlichen Ferratin das Eisen scheinbar larviert erscheint, ist aber von keiner Seite genügend aufgeklärt worden. Von Interesse für dieses auffällige Verhalten des Ferratin ist, daß das Cuperatin (eine dem Ferratin nachgebildete Kupferverbindung [Kupferalbuminsäure]) auch für den Menschen im wesentlichen unbedenklich wirkt, während stearinsaures Kupfer sehr giftig ist [3]).

Bei einer Nachuntersuchung der O. Schmiedeberg'schen Angaben fanden Beccari und Scaffidi[4]) sowie E. Salkowski [5]), daß das natürliche Ferratin kein Körper sui generis, keine Ferrialbuminsäure sei, sondern ein Nucleoproteid mit schwankendem Eisengehalt und daß die künstliche Ferrialbuminsäure mit dem natürlich vorkommenden Körper nicht identisch oder verwandt sei.

Um die unangenehmen Nebenwirkungen der Eisenpräparate zu vermeiden, bedient man sich mit Vorliebe der Verbindungen des Eisens mit Eiweiß (Eisenalbuminate), (hierher gehört auch das Ferratin), Pepton (Eisenpeptonate), Albumosen (z. B. Eisensomatose), Eisensaccharate etc.

Ein Eiseneiweißpräparat, welches im Magensaft ganz unlöslich ist und erst durch Einwirkung von Darmsaft Eisen abspaltet, soll die Eiweißverbindung des Naphtholgrün (Eisenverbindung des α-nitro-β-naphthol-β-sulfosauren Natrons) sein. Therapeutische Versuche liegen nicht vor.

Der Bedarf nach Eisenpräparaten liegt bei der großen Verwendung von Eisen darin, daß man den Magen wenig belästigende Kombinationen sucht und bei dem langen Gebrauche dieser Mittel gern abwechselt. Dieses ist der Grund der wahren Hochflut verschiedenster Eisenpräparate, die tagtäglich „erfunden" werden.

---

[1]) R. Kobert, Deutsche med. Wochenschr. **1894**. 600.
[2]) Journ. of physiol. **22**. 92. 187.
[3]) Nach Schwarz, AePP. **35**. 437 ist diese Angabe unrichtig. Bei solchen Kupferverbindungen ist die Wirkung sehr verlangsamt, aber sonst identisch.
[4]) Maly's Jahresb. f. Tierchemie **32**. 494 (1902), HS. **54**. 448 (1907/8).
[5]) HS. **58**. 282 (1908/9).

So haben Knoll & Co. [1]) ein P- und N-haltiges Eisenpräparat aus Casein-verdauungsprodukten (durch Pepsinsalzsäure gewonnen) dargestellt, indem sie neutralisieren und das Filtrat mit 5% Ferriammoniumlösung versetzen. Beim Erhitzen zum Sieden scheidet sich das Eisensalz einer N- und P-haltigen organischen Säure ab, die in Magensaft unlöslich, in schwacher Soda (Darmsoda) löslich ist.

Nach O. Cohnheim [2]) besitzt die Phosphorsäure die Fähigkeit, ähnlich wie Nucleinsäure, Eisen zu maskieren.

Die Darstellung der sauren Eisensalze der Phosphorweinsäure geschieht durch Umsetzung der Alkalisalze der genannten Säure mit Eisensalzen oder Einwirkung von Weinsäure auf die Eisenphosphate oder Fällen der Eisentartrate mit Phosphorsäure. Man kann auch aus der durch Einwirkung von überschüssiger Weinsäure auf Eisenphosphate gewonnenen Lösung die komplexen Salze durch Wasser, Alkohol oder Alkali abscheiden. Dargestellt wurden saures Ferro- und Ferri-phosphortartrat [3]).

Man kann an Stelle von Weinsäure, Citronensäure verwenden und so die sauren Ferro- und Ferriphosphorcitrate erhalten [4]).

Die freien hochmolekularen Monojodfettsäuren [5]) werden in die unlöslichen Salze des Eisens und Mangans verwandelt. Die alkoholische Lösung der Säure wird mit Kalilauge neutralisiert und mit Manganchlorür versetzt. Das Eisensalz wird mit Eisenchlorür in gleicher Weise erhalten.

Es wurde auch vorgeschlagen, Eisen, sowie auch Silber (s. p. 657) und Queck-silber (s. p. 643) mit Nuclein zu verbinden, was wohl keinen Vorteil vor anderen Säuren haben kann. Man gewinnt das notwendige Nuclein aus Hefe, indem man diese mit Alkali extrahiert und die Eiweißkörper in der mit Essigsäure angesäuerten Lösung bei 75° C koaguliert. Aus dem Filtrate wird das Rohnuclein mit saurem Alkohol gefällt. Das Nuclein wird mit Permanganat durch leichte Oxydation gereinigt. Die schwach alkalische Nucleinlösung versetzt man nun mit Salzen des Silbers, Quecksilbers oder Eisens und fällt die Lösung mit Alkohol, dem man etwas Neutralsalz zusetzt.

G. Richter-Budapest [6]) verbindet Lecithin und dessen Halogenderivate mit Ferrohalogeniden, indem er alkoholische Lösungen von Ferrobromid oder Ferro-jodid mit alkoholischen Lösungen von Lecithin, Bromlecithin oder Jodlecithin vermischt und die ausgefallenen Niederschläge, nach dem Abkühlen mit Eis, mit Alkohol auswäscht.

Von sehr vorübergehendem Erfolg begleitet war die anfangs ebenfalls mit großem Jubel erfolgte Einführung von blutstillenden Eisenverbindungen und zwar kam gleichzeitig dasselbe Präparat unter zwei verschiedenen Bezeichnungen Ferropyrin [7]) und Ferripyrin [8]) auf den Markt. Es ist dies die Doppelverbindung des Eisenchlorids mit dem Antipyrin, welches kräftig adstringierend und schwach anästhesierend wirkt. Aus dem gleichen Grunde wurde Eisenchloridchinin dargestellt. Beide verbinden mit ihrer blutstillenden Wirkung auch alle jene schädlichen Nebenwirkungen, welche dem Eisenchlorid eigen sind und die dessen Anwendung zur Blutstillung so außerordentlich beschränken.

---

[1]) DRP. 114273.
[2]) O. Cohnheim, Chemie d. Eiweißkörper.
[3]) DRP. 211529.
[4]) DRP. 211530, Zusatz zu DRP. 211529.
[5]) DRP. 202353, Zusatz zu DRP. 180622.
[6]) DRP. 237394.
[7]) Auf Veranlassung von Cubasch (Wien. med. Presse 1895. Nr. 7) von Knoll & Co., Ludwigshafen dargestellt.
[8]) Auf Veranlassung von Witkowski von den Farbwerken Höchst a. M. dargestellt.

Arsen- und Antimonpräparate.

Die bekannten Wirkungen der arsenigen Säure haben mehrere Versuche gezeitigt, um Derivate der arsenigen Säure für die innere Anwendung als Ersatzmittel der Grundsubstanz selbst einzuführen. Der Versuch, Dimethylarsinsäure $(CH_3)_2AsO.OH$ als Ersatzmittel des Arsens einzuführen, ist hinter den gehegten Erwartungen zurückgeblieben. Die ersten Untersucher der Kakodylsäure hielten sie für ungiftig, aber sie ist ebenfalls als giftig anzusehen, da sie im tierischen Organismus später dieselben Erscheinungen erzeugt, wie die anorganischen Arsenpräparate. Die organischen Arsenverbindungen scheinen den Organismus z. T. zu passieren, ohne in eine der giftigen anorganischen Verbindungen des Arsens überzugehen. Die pharmakologische Wirkung der Kakodylsäure ist daher nicht allein auf die Bildung von anorganischen Arsenoxyden zurückzuführen. Der größte Teil der Kakodylsäure wird von einer großen Zahl von Organen zu flüchtigem Kakodyloxyd reduziert, und zwar in erster Linie vom Magen, Darm und der Leber; als solches wird sie dann vom Organismus ausgeschieden, zum großen Teil durch die Exspirationsluft und dies besonders, wenn die Einnahme per os stattgefunden[1]). Die Kakodylverbindungen wirken zunächst anders als Arsenik, aber sobald sie längere Zeit im Körper verweilen und sich zersetzen, treten Arsensymptome auf[2]). Es scheint hier ein analoges Verhalten wie beim Quecksilberdimethyl vorzuliegen. Nach Schulz ist die Kakodylsäure bei Berücksichtigung gleichen Arsengehaltes weniger giftig, als die arsenige Säure. Es handelt sich also nur um Verlangsamung und nicht Verringerung der Wirkung durch Eintritt der organischen Radikale in die Arsensäure. Doch zeigt die Kakodylsäure unangenehme Nebenwirkungen, da sie dem Harne, Schweiße und der Respirationsluft der Kranken einen sehr widerlichen Geruch verleiht.

Von der eingeführten Kakodylsäure wird ein Teil im Harn unverändert ausgeschieden, ein anderer sehr kleiner Teil wird im Organismus oxydiert und dessen Arsen erscheint in Form von arseniger Säure oder Arsensäure im Harn. Die therapeutischen Wirkungen der Kakodylsäure beruhen nach Heffters Ansicht auf dem im Organismus abgespaltenen Arsen und die Säure ist nur in dem Maße wirksam, als sie der Oxydation anheimfällt[3]).

Astruc und Murco empfahlen für Tuberkulosebehandlung Guajacolkakodylat und Kakodylzimtsäure. Ersteres heißt Kakodyljacol $As(CH_2)_3$ $O_2.C_6H_4.OCH_3$ und wird schon durch kaltes Wasser in beiden Komponenten zerlegt. Letzteres $C_6H_5.CH:CH.COOH.AsO(CH_3)_2.OH$ zersetzt sich ebenfalls mit Wasser[4]).

Diphenylarsinsäure $(C_6H_5)_2AsO.OH$ ist ein ziemlich schnell wirkendes Gift und läßt sich ihrer Wirkungsweise nach, hinsichtlich der analogen Konstitution, der Dimethylarsinsäure an die Seite setzen. Mono-

---

[1]) H. Schulz, AePP. **11**. 131 (1879), A. Heffter, AePP. **46**. 231 (1901).
[2]) Carlson, HS. **49**. 432 (1906).
[3]) A. Heffter, AePP. **46**. 230 (1901).
[4]) Journal Pharm. et Chim. **12**. 553.

phenylarsinsäure scheint im Organismus langsamer, aber sonst wie Diphenylarsinsäure zu wirken. Der Ersatz von Hydroxylen durch organische Radikale in der Arsensäure $AsO(OH)_3$ verzögert aber nur die Wirkung, denn das Substitutionsprodukt wirkt qualitativ der Grundsubstanz gleich. Von diesen Derivaten hat nur die Kakodylsäure eine beschränkte Anwendung in der Medizin gefunden.

Das sehr moderne Verfahren, anorganische Substanzen an Eiweißkörper zu binden, hat auch den Versuch gezeitigt, eine Arsencaseinverbindung herzustellen. Wenn man Arseniodür, -bromür oder -chlorür in Alkohol löst und auf pulveriges Casein einwirken läßt, so erhält man Arsencaseinate, welche auch das verwendete Halogen enthalten. Diese Arsenverbindungen enthalten Arsen angeblich in der larvierten Form und sind alle wasser- und alkalilöslich. Über die praktische Verwertbarkeit dieser Verbindungen liegen keine Urteile vor, aber man muß bedenken, daß diese Verbindungen durch verdünnte Säure aus ihrer wässerigen Lösung fallen und daß sie daher länger sich im Magendarmkanal aufhalten werden, als etwa arsenige Säure, die man in Form der Fowler'schen Lösung den Patienten eingibt. Nun suchen wir bei der internen Verabreichung des Arsens möglichst rasch resorbierbare Präparate einzugeben, damit wir nur Wirkungen innerhalb des Organismus und nicht Wirkungen auf die Schleimhaut des Magendarmkanales erzielen, die wir keineswegs benötigen und die immer schädlich sind, da es unter Umständen zur Entstehung einer Gastroenteritis kommen kann.

Aus diesem Grunde werden wir wohl annehmen können, daß es zweckmäßiger ist, die arsenige Säure in einer der bekannten pharmazeutischen Zubereitungen in gelöster und leicht resorbierbarer Form zu verabreichen, als in Form von Präparaten, aus denen erst die arsenige Säure abgespalten werden muß, und die wegen ihrer schwereren Resorbierbarkeit und ihres längeren Aufenthaltes im Magendarmkanal die so unerwünschten Nebenwirkungen gastroenteritischer Natur hervorrufen.

Arseneiweißverbindungen, welche noch Phosphor und Schwefelsäure enthalten, erhält man aus Eiweißkörpern durch Einwirkung von Arsentrichlorid und Phosphorpentoxyd in Essigsäureanhydridlösung. Die Präparate enthalten 0,6% Arsen[1]).

Volkmar Klopfer-Dresden stellt eine Arseneiweißverbindung durch Einwirkung von Arsentrichlorid auf Weizeneiweiß bei Gegenwart von Alkohol bei gewöhnlicher Temperatur her. Das Produkt enthält 4,33 % Arsen[2]).

Wasserlösliches arsensaures Eisen in kolloidaler Form enthaltende Präparate kann man gewinnen, wenn man eine wässerige ammoniakalische Lösung von arsensaurem Eisen mit einer wässerigen Lösung von Alkali- oder Ammoniumsalzen der Protalbin- und Lysalbinsäure oder mit einer Lösung der Alkalisalze von Albumosen versetzt, den entstehenden Niederschlag abfiltriert und das Filtrat im Vakuum zur Trockne eindampft[3]).

Arsen in kolloidaler Form enthaltende Präparate erhält man durch Reduktion von Arsenverbindungen auf nassem Wege bei alkalischer Reaktion und bei Gegenwart von Schutzkolloiden[4]).

Karl Sorger in Frankfurt stellt Eisensalze der Arsenweinsäure und Arsencitronensäure her, indem er entweder die Alkalisalze der Arsenweinsäure resp.

[1]) J. Gnezda, DRP. 201370.
[2]) DRP. 214717.
[3]) Kalle, DRPAnm. K. 23394.
[4]) Heyden, DRPAnm. C. 15869.

Arsencitronensäure mit Eisensalzen umsetzt oder die Eisentartrate bzw. Eisencitrate mit Arsensäure behandelt oder schließlich Weinsäure resp. Citronensäure auf Eisenarseniate einwirken läßt[1]).

Wasserlösliche Salze der Arsensäure[2]) mit Albumosen erhält man durch Vereinigen der wässerigen Lösungen und Fällung mit Alkohol. Arsensaure Salze der Gelatosen erhält man durch Erhitzen einer Glutinlösung mit Arsensäure, wobei Peptonisation eintritt[3]).

Die wässerige Arsensäurelösung[4]) kann auch auf die in Alkohol suspendierte Albumose zur Einwirkung gebracht werden.

Wasserlösliches glycerinarsensaures Eisenoxydul wird folgendermaßen dargestellt[5]): Ferroammonsulfat wird mit Alkali bei Ausschluß von Luftsauerstoff gefällt und mit luftfreiem Wasser ausgewaschen, hierauf eine Lösung von Glycerinarsensäure (durch Erwärmen von Arsensäure mit Glycerin erhalten) zugebracht und erwärmt, die Lösung wird im Vakuum bei Gegenwart von Kohlensäure eingeengt.

Man kann auch Spateisenstein mit Glycerinarsensäurelösung erwärmen, filtrieren und einengen[6]).

Das Arsanilid (Atoxyl) wurde zuerst von Béchamp 1863 dargestellt, 1901 von Ferdinand Blumenthal toxikologisch untersucht, welcher fand, daß es keine Anilinwirkung, sondern eine spezifische Arsenwirkung zeigt. Schließlich wurde nach verschiedenen Untersuchungen, welche die Unrichtigkeit der Bechamp'schen Formel dartaten, von P. Ehrlich und Bertheim die richtige Formel ermittelt.

P. Ehrlich und A. Bertheim[7]) zeigten, daß das Atoxyl das Mononatriumsalz der p-Aminophenylarsinsäure

$$NH_2\cdot\langle\hspace{-0.3em}\rangle\cdot AsO{<}^{OH}_{ONa} \text{ ist.}$$

Diese Konstitutionsermittlung, sowie die physiologische Prüfung des Atoxyls und zahlreicher Derivate desselben, war von größter Tragweite für die Synthese des Salvarsans.

Atoxyl gibt erst bei der Kalischmelze das festgebundene Arsen ab. Man kann in dieser Form 40—50 mal soviel Arsen geben, als bei Verwendung von Sol. Fowleri[8]).

Die Einführung von Jod und Brom erhöht die Giftigkeit des Atoxyls, weil dieses sich in der Leber ablagert, während das halogenfreie es nicht tut. Beim Hektin ist die Arsenausscheidung am schnellsten beendigt, während die Halogenderivate des Atoxyls am langsamsten ausgeschieden werden. Recht wenig giftig ist das tertiäre Dimethylarsenanilin von Michaelis.

Arsacetin ist Acetylatoxyl, es ist ungleich ungiftiger als Atoxyl[9]).

Die Einführung eines Acetylrestes setzt aber nicht bei allen Tierarten die Toxicität der Arsanilsäure herab, weil die Acetarsanilsäure bei verschiedenen Tieren mehr oder weniger vollständig in die beiden Komponenten gespalten wird.

---

[1]) DRP. 208711.
[2]) Knoll-Ludwigshafen, DRP. 135306.
[3]) Knoll-Ludwigshafen, DRP. 135307.
[4]) Knoll-Ludwigshafen, DRP. 135308.
[5]) Spiegel-Charlottenburg, DRP. 138754.
[6]) Spiegel-Charlottenburg, DRP. 146456.
[7]) BB. 40. 3292 (1907).
[8]) F. Blumenthal, Medizin. Woche 1902. Nr. 15. Schild, Berliner klin. Wochenschr. 1902. 279.
[9]) Alb. Neißer, Deutsche med. Wochenschr. 34. 1500.

Phenoxylessigsäure erhöht die Toxizität, Phthalsäure mindert sie beträchtlich in Verbindung mit Atoxyl. Diese Verbindungen sollen gegen Trypanosomen heilkräftiger sein als Atoxyl[1]).

Hektin ist das Natriumsalz der Benzolsulfon-p-aminophenylarsinsäure[2]).

Der Arsensäurerest haftet beim Atoxyl sehr fest am Benzolkern und es zeigt sich eine weitgehende Analogie zwischen Arsanilsäure und Sulfanilsäure. Diese Analogie geht soweit, daß man auch die leichte Spaltbarkeit beider durch Halogen durchführen kann. So entsteht aus Arsanilsäure mit Bromwasser fast quantitativ Tribromanilin und Arsensäure. Alle Halogenderivate der Arsanilsäure haben eine bedeutend stärkere Giftigkeit als ihre Muttersubstanz.

Atoxylsaures Quecksilber wird Atyrosyl genannt.

Der Chininester der p-Dichlorarsinobenzoesäure ist ein wirksames Gift gegen Trypanosomen, aber auch sehr giftig für das an Trypanosomen erkrankte Tier[3]).

p-Aminophenylarsensäuretetrajodid HJ, $NH_2 \cdot C_6H_4 \cdot AsJ_4$ erhält man durch Übergießen trockener p-Aminophenylarsensäure mit Jodwasserstoffsäure von 1,7 sp. G. bis zur Lösung beim Erwärmen. Die Substanz wirkt wie die anderen jodierten Atoxylderivate, dabei aber stark ätzend und nekrotisierend[4]).

Triphenylarsinoxychlorid $(C_6H_5)_3As{\displaystyle <{OH \atop Cl}}$[5]) und Methyldinatriumarseniat $CH_3AsO_3Na_2 + 5\,H_2O$ wurden von Gautier unter dem Namen Arrhenal empfohlen[6]).

Dioxydiaminoarsenobenzoldichlorhydrat ist Salvarsan. (Ehrlich-Hata 606).

Säureabkömmlinge der p-Aminophenylarsinsäure erhält man durch Acylierung von p-Aminophenylarsinsäure. Formylarsanilsäure, Acetylarsanilsäure, Butyrylarsanilsäure, Chloracetylarsanilsäure, Malonylarsanilsäure, Benzoylarsanilsäure, Phthalylarsanilsäure, ebenso ist der Harnstoff der Aminophenylarsinsäure beschrieben[7]).

p-Aminophenylarsinsäure und ihr Homologen kann man in Harnstoff- und Thioharnstoffabkömmlinge verwandeln durch Einwirkung von Cyansäure resp. Sulfocyansäure oder deren Estern auf Arsanilsäure[8]).

Bei der Einwirkung von Arsensäure auf o- und m-Toluidin, sowie auf p-Xylidin wird 1-Aminobenzol-4-arsinsäure, resp. ihre Homologen gebildet, insbesondere wenn man 2 Teile Arsensäure mit 3 Teilen Amin erhitzt. Sie zeigen analoge Wirkungen wie die Arsanilsäure. Die Darstellung von o-Tolylarsinsäure aus o-Tolylarseniat durch Erhitzen auf 180° ist im englischen Patent 855 v. 14./I. 1908 beschrieben[9]).

---

[1]) DRP. 191548.

[2]) Balzer und Mouneyrat, Progres Medical **1909**. Nr. 27. Revue International de Medicin et de Chirurgie **1909**. 375.

[3]) K. J. Oechslin, The Philippine Journ. of Science. 6. Sektion. A. 23.—24. Januar (1911). Manila.

[4]) Boll. Soc. Med. Chir. di Pavia (1911).

[5]) R. Kobert, Therap. d. Gegenwart **1902**/3. 159.

[6]) Presse médicale **1902**. 791 u. 824.

[7]) Speyerstiftung, DRP. 191548.

[8]) Farbwerke Höchst, DRP. 213155, Zusatz zu DRP. 191548.

[9]) Farbwerke Höchst, DRP. 219210.

Aus Arsanilsäure kann man p-Arylglycynarsinsäuren erhalten durch Umsetzung von p-Aminoarylarsinsäuren mit Halogenessigsäuren oder mit Formaldehyd und Blausäure. Diese Verbindung ist als Arsanilglycin beschrieben[1]).

Die carboxylierten Acylaminophenyl- und Acylaminotolylarsinsäuren erhält man durch die Oxydation der Homologen der p-Acylaminophenylarsinsäuren. Die Acet-o-toluidinarsinsäure, durch Acetylierung der Grundsubstanz erhalten, geht durch Permanganat in Acetanthranilarsinsäure über[2]).

Sie haben eine herabgeminderte Toxicität, sie sind auch weniger giftig als die Acylderivate, da sie im Organismus schwerer spaltbar sind. Die Methylcarbaminoarsanilsäure ist viel weniger giftig beim Kaninchen, halb so giftig als die Acetylarsanilsäure. Die Heilerfolge sollen auch viel bessere sein.

Die in DRP. 191548 beschriebenen Diarsanilharnstoffe setzen schon die Toxizität bedeutend herab, die Giftigkeit ist wie die des Methylharnstoffes der Arsanilsäure, aber die Heilfunktionen sind nicht gesteigert, so daß bei der praktischen Verwendung der Diarsanilharnstoff dem unsymmetrischen Harnstoff bei weitem nachsteht. Dargestellt wurden Carbaminoarsanilsäure, Thiocarbaminoarsanilsäure, Methylcarbaminoarsanilsäure, Phenylcarbaminoarsanilsäure, Carbamino-o-methylarsanilsäure, Carbaminoanthranilarsinsäure.

m-Aminophenylarsinsäure (Metarsanilsäure) erhält man, indem man die durch Nitrierung von Phenylarsinsäure erhältliche Nitrophenylarsinsäure in alkoholischer Lösung mit Natriumamalgam oder mit Schwefelammon und nachher mit Alkalien behandelt[3]).

Die Einwirkung von Phenylisocyanat auf Arsanilsäure führt nach A. Mouneyrat zu der Verbindung $C_6H_5 \cdot NH \cdot CO \cdot NH \cdot C_6H_4 \cdot As \cdot O(OH)_2$. Im gleichen Patent ist die Darstellung der Sulfoarylderivate der Aminophenylarsinsäure beschrieben[4]).

Die p-Aminophenylarsinsäure, welche Béchamp durch Einwirkung von Arsensäure auf Anilin gewonnen und fälschlich als Metaarsensäureanilid bezeichnet hat, gibt bei der Verdrängung des Arsensäurerestes durch Jod p-Jodanilin. Mit salpetriger Säure läßt sie sich diazotieren. Aus dem Diazokörper läßt sich durch Erhitzen mit Schwefelsäure die p-Oxyphenylarsinsäure gewinnen, durch Behandlung mit Salzsäure und Kupferpulver gelangt man zur p-Chlorphenylarsinsäure, welche man am besten als Kobaltsalz isoliert. Der Diazokörper läßt sich leicht zu Azofarbstoffen kuppeln[5]).

Oxyarylarsinsäuren erhält man durch Erhitzen von Phenolen mit Arsensäure. Die Acetonlöslichkeit ermöglicht es, aus dem Reaktionsprodukte die Säure zu gewinnen. Dargestellt wurden p-Oxyphenylarsinsäure und die m- und o-Kresolarsinsäure[6]).

Am Arsen geschwefelte Derivate der p-Aminophenylarsinsäure sowie deren Derivaten erhält man bei Behandlung ihrer Lösung mit Schwefelwasserstoff. Aus den Arsinsäuren und Arsenoxyden erhält man

Arsendisulfide,   Arsensesquisulfide und Arsensulfüre[7])

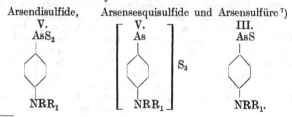

[1]) Farbwerke Höchst, DRP. 204664.
[2]) Farbwerke Höchst, DRP. 203717.
[3]) DRP. 206334.
[4]) Franz. Patent 401586, 30. Juli 1908.
[5]) Speyerstiftung, DRP. 205449.
[6]) Farbwerke Höchst, DRP. 205616.
[7]) Farbwerke Höchst, DRP. 205617.

Den entsprechenden Sauerstoffverbindungen gegenüber zeigen sie eine erhöhte Toxicität, aber auch eine entsprechend stärkere trypanocide Wirkung. Diese Schwefelverbindungen mit den Schwefelalkalien und kaustischen Alkalien sind leicht löslich und können aus der alkalischen Lösung durch Säuren gefällt werden, während sie in Soda schwer löslich sind.

Aus Oxyarylarsinsäuren kann man durch Nitrieren und Reduzieren Aminooxyarylarsenoverbindungen erhalten. Diese Verbindungen zeichnen sich besonders durch ihre Wirkung auf Recurrensspirillen aus. Dargestellt wurden Aminooxyphenylarsinsäure durch Nitrierung mit Salpeterschwefelsäure und Reduktion der Nitrophenolarsinsäure mit Natriumamalgam oder Natriumhydrosulfid. Es scheidet sich Diaminodioxyarsenobenzol aus, welches durch Oxydation mit Wasserstoffsuperoxyd in Aminophenolarsinsäure übergeht. Ferner wurden dargestellt Aminokresolarsinsäure und Diaminophenolarsinsäure. Bei starker Reduktion erhält man Diaminoarsenokresol resp. Tetraaminoarsenophenol [1]).

Oxyarylarsinsäuren werden durch Zersetzung diazotierter Aminoarylarsinsäuren in wässeriger Lösung hergestellt. Die freie Oxyphenylarsinsäure ist acetonlöslich [2]).

Arsenophenole und deren Derivate werden durch Reduktion von Oxyarylarsinsäuren oder Arsenoxyden erhalten. Als Reduktionsmittel können Zinn und Salzsäure oder Natriumhydrosulfid verwendet werden, während bei Einwirkung schwächerer Reduktionsmittel leicht Arsenoxyde entstehen, welche bei weiterer Reduktion mit Natriumamalgam in die Arsenophenole übergehen. Die Arsenophenole unterscheiden sich pharmakologisch von den Oxyarylarsinsäuren durch eine erhebliche Steigerung ihres Effektes gegenüber Trypanosomen und Spirillen. Die Äther der Phenole wie Arsenoanisol und Arsenophenetol sind indifferente, wasserunlösliche, für therapeutische Zwecke unbrauchbare Verbindungen, während die Arsenophenole in Alkalien löslich sind. Arsophenolnatrium wirkt auf Trypanosomen sehr giftig. Beschrieben ist die Darstellung von Arsenophenol und Arseno-o-kresol [3]).

Arsenoarylglykol- und Thioglykolsäuren werden durch Reduktion von Arylglykol- resp. Arylthioglykolarsinsäuren oder der entsprechenden Arsenoxyde gewonnen. Die Arylglykolarsinsäuren und Thioverbindungen kann man aus den Oxyarylarsinsäuren resp. Thiophenolarsinsäuren durch Umsetzung mit Chloressigsäure herstellen. Beschrieben sind die Darstellungen von Arsenophenylglykolsäure und Arsenophenylthioglykolsäure. Der trypanocide Charakter dieser Verbindungen soll ungemein hoch sein [4]).

Die Übertragung des durch das Hauptpatent geschützten Reduktionsverfahrens auf die Halogenderivate von Oxyaxylarsinsäuren führt zu den Halogenderivaten der Arsenophenole, welche sich den nicht halogenierten Arsenophenolen gegenüber dadurch auszeichnen, daß sie neutral lösliche Alkalisalze bilden; außerdem tritt bei diesen Verbindungen eine baktericide Wirkung gegenüber Spirillen mehr hervor. Dargestellt wurde p-Oxydijodphenylarsinsäure, Tetrachlor-, Tetrabrom- und Tetrajodarsenophenol [5]).

Man erhält Derivate des Phenylarsenoxyds und Arsenobenzols durch Behandlung von p-Aminophenylarsinsäure und deren Derivaten mit Ausnahme der Dialkylderivate mit Reduktionsmitteln. Bei dieser Reduktion geht das fünfwertige Arsen in dreiwertiges über. Während Atoxyl in 1%iger Lösung im Reagenzglase Trypanosomen nicht abtötet, kann Anilinarsenoxyd $NH_2.C_6H_4.AsO$ in der Verdünnung von 1 zu einer Million Trypanosomen abtöten. Die besonders virulenten Trypanosomen Nagana ferox werden noch bei einer Verdünnung von 1:600 von Arsenophenylglycin $(COOH.CH_2.NH.C_6H_4.As)_2$ geheilt, während Atoxyl in der doppelten Konzentration nur in 5—8% der Fälle Heilung herbeiführt. Arsenophenylglycin kann z. B. atoxylfeste Parasiten im Organismus abtöten. Beschrieben sind Reduktionen mit Jodwasserstoffsäure und schwefeliger Säure, mit Phenylhydrazin, Zinnchlorür, Natriumamalgam und die Darstellungen von Aminophenylarsenoxyd $NH_2.C_6H_4.AsO + 2 H_2O$. Diaminoarsenobenzol

---

[1]) DRP. 224953.
[2]) Höchst. DRP. 223796, Zusatz zu DRP. 205616.
[3]) DRP. 206456.
[4]) DRP. 216270, Zusatz zu DRP. 206456.
[5]) Höchst, DRP. 235430, Zusatz zu DRP. 206456.

$NH_2 . C_6H_4As:AsC_6H_4 . NH_2$, Dihydrooxydiaminoarsenobenzol $NH_2 . C_6H_4 . As(OH)$. $As(OH)C_6H_4 . NH_2$, Arsenophenylglycin, Arsenooxyanilinsäure[1]).

An Stelle der Arsanilsäure können die Homologen und Carbonsäuren mit Ausnahme der m-Dialkylderivate mit Reduktionsmitteln behandelt werden[2]). Dimethylamino-p-tolylarsenoxyd und Tetramethyldiaminoarsenotoluol sind ohne jedes therapeutisches Interesse. Dargestellt wurden Aminotolylarsenoxyd (CH_3 : NH_2 : AsO = 1 : 2 : 5), Acetanthranilsäurearsenoxyd (Acetaminoarsenoxydbenzoesäure $NH:COCH_3:AsO:COOH$ = 1:4:2), Arsenoacetanthranilsäure.

Oxyarylarsenoxyde erhält man durch Behandlung von Oxyarylarsinsäuren mit schwachen Reduktionsmitteln. Man kann aus ihnen leicht die entsprechenden Arsenophenole durch weitere Reduktion erhalten. Die biologischen Wirkungen der Oxyarylarsenoxyde verglichen mit denjenigen der Oxyarylarsinsäuren sind vielfach gesteigert, was Paul Ehrlich damit erklärt, daß nur der dreiwertige Arsenrest von den Parasiten gebunden wird und sie beeinflußt, während bei den fünfwertigen Arsenrest eine vorübergehende Reduktion die Bedingung für die biologische Wirkung ist[3]).

Die therapeutischen Eigenschaften dieser Oxyarylarsenoxyde lassen sich durch Einführung von Aminogruppen in den Benzolkern bedeutend steigern. Zu solchen Aminooxyarylarsenoxyden gelangt man durch Behandlung von Aminoderivaten der Oxyarylarsinsäuren mit schwachen Reduktionsmitteln. So wird Aminoxyphenylarsinsäure mit Jodkalium. verdünnter Schwefelsäure und schwefliger Säure zu Aminooxyphenylarsenoxyd reduziert[4]).

Organische Arsinsäuren entstehen durch Erhitzen der arsensauren Salze organischer Basen mit Hilfe eines Verdünnungsmittels, dessen Siedepunkt ungefähr bei der Umlagerungstemperatur in die Arsinsäure liegt[5]).

Aus Arsentrichlorid und Dimethylanilin dargestelltes p-Dimethylanilinarsenoxyd wird in Natronlauge mit Wasserstoffsuperoxyd oxydiert und mit Essigsäure ausgefällt[6]).

Azofarbstoffe aus Arsanilsäure erhält man, indem man die Diazoverbindung dieser Säure mit Naphtolen, Naphthylaminen, Aminonaphtolen resp. deren Sulfosäuren vereinigt[7]).

Aus der Arsanilsäure werden Polyazofarbstoffe dargestellt, welche eine andere doppeltkuppelnde Aminonaphtol- oder Dioxynaphthalinsulfosäure enthalten, während im Hauptpatent 1.8-Aminonaphtol-3.6-disulfosäure verwendet wird[8]).

Es wird ein primärer Diazofarbstoff aus Arsanilsäure hergestellt, indem man 1 Mol. der Diazoverbindung derselben in saurer Lösung auf 1 Mol. 1.8.3.6-Aminonaphtoldisulfosäure einwirken läßt und das so erhaltene Zwischenprodukt mit einem zweiten Mol. der Diazoverbindung in alkalischer Lösung kombiniert. Der neue Diazofarbstoff ist 2½mal weniger giftig als Atoxyl, obgleich er 78% Atoxyl enthält. In der Wirksamkeit gegen Trypanosomen stimmt er fast genau mit dem arsenfreien Trypanrot (s. d.) zusammen, besitzt aber eine entschieden geringere Giftigkeit als dieses[9]).

Die anorganischen Salze der Arsanilsäure zersetzen sich bei dem längeren Erhitzen; dieses soll bei den Chinin- und Cinchoninsalzen nicht der Fall sein. Man erhält diese durch Einwirkung der Säure auf die Base oder Umsetzung der Salze[10]).

Das Quecksilbersalz der p-Aminophenylarsinsäure wird durch doppelte Umsetzung dargestellt. Gleiche Versuche wurden von verschiedenen Seiten in verschiedenen Staaten zum Patent angemeldet[11]).

---

[1]) Höchst, DRP. 206057.
[2]) Höchst, DRP. 212205, Zusatz zu DRP. 206057.
[3]) Höchst, DRP. 213594.
[4]) Höchst, DRP. 235391, Zusatz zu DRP. 213594.
[5]) Paul Wolff-Berlin, DRP.Anm. W. 29524, versagt.
[6]) Michaelis-Rostock, DRP. 200065.
[7]) Agfa, DRP. 212018.
[8]) Agfa, DRP. 212304.
[9]) Agfa, DRP. 216223.
[10]) Chemische Werke, Charlottenburg, DRP. 203081.
[11]) Bayer-Elberfeld, DRPAnm. F. 24523, zurückgezogen.

Das neutrale Quecksilbersalz der p-Aminophenylarsinsäure [1]) erhält man, wenn man 2 Mol. p-Aminophenylarsinsäure auf 1 Mol. Quecksilberoxyd einwirken läßt. Das basische Quecksilbersalz entsteht bei der Einwirkung von 1 Mol. Quecksilberoxydsalz auf 1 Mol. p-Aminophenylarsinsäure in Gegenwart von 2 Mol. Alkali.

p-aminophenylarsinsaures Quecksilber [2]) wirkt bei experimenteller Syphilis sehr gut. Die Jodverbindungen wie p-jodphenylarsensaures Natrium, Quecksilber und Silber, sowie p-aminojodphenylarsensaures Natrium, Quecksilber und Silber scheinen vielleicht auf maligne menschliche Tumoren von zerstörendem Einfluß zu sein. F. Blumenthal untersuchte auch p-aminodibromarylarsensaures Natrium, sowie atoxylsaures Quecksilber und Silber.

Asiphyl ist p-aminophenylarsinsaures Quecksilber.

α-Naphtholarsinsäure erhält man, indem man die durch Verschmelzen von Sulfonaphthylamin mit Arsensäure erhältliche α-Naphthylaminarsinsäure diazotiert und die Diazoverbindung umkocht. Diese Verbindung soll gegenüber den anderen Arsenpräparaten eine intensive Wirkung auf die Haut ausüben [3]).

Arsinosalicylsäure (Stellung 1.2.4) erhält man aus der Acetylarsinoanthranilsäure durch Diazotieren und Umkochen der Diazoverbindung. Die Verbindung soll weniger giftig sein als Atoxyl [4]).

Die Chemozeptoren der Parasiten sind nur imstande, den dreiwertigen Arsenrest, nicht aber den fünfwertigen zu verankern, daher übt die Reduktion eine große Verstärkung auf die Wirkung aus. Bei Mäusen beträgt durchschnittlich die ertragene Dosis Atoxyl 0,25 g, beim p-Aminophenylarsenoxyd aber 0,004 g pro kg, beim Diaminoarsenobenzol 0,0066 g pro kg. Beim Kaninchen besteht aber ein erheblicher Unterschied in der Toxicität der beiden Verbindungen insofern, als intravenös die letale Dosis der Diaminoarsenobenzols 0,01 pro kg beträgt, während sie für p-Aminophenylarsenoxyd nur 0,0012 g beträgt. Ebenso ist die trypanocide Wirkung dieser Präparate maximal gesteigert.

A. S. Levaditti und Knaffl-Lenz stellen sich aber vor, daß das Arsen des Atoxyls, sowie Brechweinstein von tierischen Eiweißkörpern fixiert wird und in dieser Bindung eine starke trypanocide Wirkung ausübt. Die Arsenbindung an das Eiweiß ist eine feste, Antimon geht aber nur eine lockere Bindung ein [5]).

Einigermaßen ähnlich, wenn auch viel schwächer, wie die Arsenderivate wirken nach der gleichen Richtung Antimonderivate.

Der von Yvon dargestellte Arsen-Anilin-Brechweinstein ist gegen Trypanosomen sehr wirksam und die Injektionen scheinen weniger schmerzhaft zu sein, als die mit Natrium-, Kalium- oder Anilinbrechweinstein [6]).

A. Laveran hat gegen Trypanosomen Brechweinstein verwendet und dann statt dessen das Antimonylanilintartrat.

Auf Trypanosomenerkrankte Ratten wirken Tetraäthylstiboniumjodid und Diphenylstibinchlorid nicht, ebensowenig Kaliummetaantimoniat $KSbO_3$ und kolloidales Sb_2O_3. Natriumsulfantimoniat Na_3SbS_4 zerstören zwar Trypanosomen, machen aber lokale Erscheinungen.

---

[1]) Agfa-Berlin, DRP. 237787.
[2]) Biochem. Zeitschr. 28. 91 (1910).
[3]) W. Adler-Karlsbad, DRP. 205775.
[4]) W. Adler-Karlsbad, DRP. 215251.
[5]) Zeitschrift für Immunitätsforschung 2. 545.
[6]) A. Laveran, C. r. 151. 580.

Die Antimonsalze von Oxyfettsäuren sind am wirksamsten, das Äthylantimontartrat war außerordentlich brauchbar[1]).

Phenylarsensaures Natron[2]) macht bei der Katze nervöse Erscheinungen wie das Atoxyl. Aus dem Atoxyl wird im Organismus Arsen zum Teil abgespalten.

Die Arsanilsäure besitzt nach ihrer Reduktion sehr große Wirkung. Man erhält vorerst das Phenylarsenoxyd $C_6H_5.AsO$ und dann das Arsenobenzol $C_6H_5.As:As.C_6H_5$. Diesen zwei Grundtypen entsprechen nun die aminierten Derivate, welche aber weitaus reaktionsfähiger sind als die Grundkörper. Das Aminophenylarsenoxyd ist gegenüber der Arsanilsäure reaktionsfähiger, da das Arsen in der Oxydbildung bedeutend gelockert ist und gewissermaßen einen ungesättigten Charakter hat und so die Tendenz hat, in Verbindungen mit fünfwertigem Arsen überzugehen[3]).

Nitrooxyarylarsinsäuren können aus Nitroaminoarylarsinsäuren durch Einwirkung von Ätzalkalilaugen in der Wärme hergestellt werden. Nitro-1-aminobenzol-4-arsinsäure liefert mit Kalilauge Nitrophenolarsinsäure. Ebenso erhält man Nitro-o-kresolarsinsäure aus 1-Amino-2-methylbenzol-4-arsinsäure (o-Toluidinarsinsäure)[4]).

Die Arsanilsäure selbst erhält man durch Einwirkung von Arsensäure auf Anilin zunächst in wässeriger Lösung und nachheriges Erhitzen unter Druck.

Bei der Einwirkung von Aldehyden mit und ohne Kondensationsmitteln auf die Arsanilsäuren erhält man durch Kondensation Derivate. Beschrieben sind die Einwirkungsprodukte von p-Oxybenzaldehyd, Dimethylaminobenzaldehyd und Resorcylaldehyd[5]).

p-Diazophenylarsinsäure erhält man durch Einwirkung von salpetriger Säure auf Arsanilsäure[6]).

Das Arsenophenylglycin wirkt nach Wendelstadt gegen die Naganaerkrankung ganz vorzüglich. Von den drei Präparaten Arsacetin, Atoxyl und Arsenophenylglycin verbleibt letzteres am längsten im Organismus u. z. 68 Tage. Arsacetin wird in 2 Tagen, Atoxyl in 3 Tagen ausgeschieden[7]).

Nitro-1-aminophenyl-4-arsinsäure erhält man, indem man Oxanil-4-arsinsäure $C_6H_4(NH.CO.COOH).AsO_3H_2$ nitriert und dann den Oxalsäurerest abspaltet[8]).

An Stelle der Oxanil-4-arsinsäure werden Urethane der 1-Aminophenyl-4-arsinsäure mit nitrierenden Mitteln behandelt und alsdann der Kohlensäurerest abgespalten[9]).

Sowohl Atoxyl, als auch Arsenophenylglycin und Arsacetin führen zu Vergiftungen und bei der Schlafkrankheit haben sich die Hoffnungen, welche an die Verwendung dieser Präparate geknüpft wurden, durchaus nicht ganz erfüllt. Uhlenhut und Mulzer haben besonders auf die Wirkungen des atoxylsauren Quecksilbers bei Lues hingewiesen[10]).

---

[1]) J. D. Thomson und Arthur R. Cushny. Proc. Roy. Soc. London, Serie B. **82**. 249.

[2]) J. Igersheimer und A. Rothmann, HS. **59**. 256 (1909).

[3]) Paul Ehrlich und A. Bertheim, BB. **43**. 917 (1910).

[4]) Farbwerke Höchst, DRP. 235141.

[5]) Speyer-Stiftung, DRP. 193542.

[6]) Speyer-Stiftung, DRPAnm. V. 6535.

[7]) Berliner klin. Wochenschr. 1908. 2263.

[8]) Höchst. DRP. 231969.

[9]) DRP. 232879, Zusatz zu DRP. 231969.

[10]) Deutsche med. Wochenschr. 1910. Nr. 27. p. 1262.

Ihren vorläufigen Kulminationspunkt hat die Arsentherapie und mit ihr die Chemotherapie in der bahnbrechenden Synthese des Salvarsans, welches sich als ausgezeichnetes Mittel gegen verschiedene Spirillosen und Syphilis erwies, gefunden. Diese Ehrlich'sche Großtat ist das Endglied seiner Untersuchungen, welche mit der Konstitutionsermittlung des Atoxyls begonnen haben.

Die Synthese des Salvarsans kann also etwa nach folgendem Schema vor sich gehen. Die p-Aminophenylarsinsäure wird durch Einwirkung von salpetriger Säure in die p-Diazophenylarsinsäure übergeführt, welche durch Umkochen p-Oxyphenylarsinsäure liefert. Man kann aber auch diese Säure durch direkte Einführung von Arsensäure in Phenol erhalten. Nitriert man nun diese Säure, so erhält man eine Nitrogruppe in m-Stellung zum Arsenrest und in o-Stellung zum Hydrooxyl, so daß m-Nitro-p-oxyphenylarsinsäure resultiert. Durch vorsichtige Reduktion erhält man p-Oxyaminophenylarsinsäure und p-Aminophenylarsenoxyd und aus diesen dann das Dioxydiaminoarsenobenzol durch weitere Reduktion. Dem dreiwertigen Arsen schreibt P. Ehrlich eine besondere Bedeutung zu, welche er als spirillocide Fähigkeit bezeichnet, während die in der p-Stellung befindliche Hydroxylgruppe eine Herabsetzung der Toxicität nach sich zieht. Die o-Stellung der Amino- oder der Hydroxylgruppe zum Arsenrest ist von Bedeutung für die Heilwirkung, eine Erfahrung, die Ehrlich zuerst an den ähnlicher Atomgruppierungen aufweisenden Farbstoffen Trypanrot und Trypanblau gemacht hat.

p-Jodphenylarsinsäure und p-Jodphenylarsenigsäurejodid $JC_6H_4AsJ_2$ sind bedeutend toxischer als Atoxyl. Das Arsen wird zum Teil in anorganischer Form ausgeschieden, das Jod hingegen wird bei der Jodphenylarsinsäure nur in organischer Bindung eliminiert, beim Jodphenylarsenigsäurejodid zum Teil auch in ionisiertem Zustande. Beim Kaninchen machen diese Verbindungen eine Verminderung des Stickstoffumsatzes. Gegenüber dem Trypanosoma Brucei sind beide Verbindungen unwirksam[1]).

Aluminium.

Die lange bekannten adstringierenden Eigenschaften der Aluminiumsalze haben, trotzdem keine nachteiligen Folgen und auch keine Unzukömmlichkeiten bei Verwendung der üblichen Salze zu bemerken waren, doch Veranlassung zur Darstellung neuer adstringierender Aluminiumsalze gegeben. Von allen diesen Verbindungen kann man folgendes aussagen: Ein therapeutisches Bedürfnis nach deren Darstellung bestand und besteht nicht. Neue Eigenschaften besitzen sie nicht, da in allen Salzen Aluminium gleichmäßig als Base auftritt und die verschiedenen Säuren an der Grundwirkung nichts ändern. Das

---

[1]) Efisio Mameli uud Aldo Patta. Arch. d. Farmacol. sperim. **11**. 475; **12**. 1 (1911).

gewöhnlich in der Praxis verwendete essigsaure Aluminium reicht für die gewöhnlichen Zwecke völlig aus. Alformin ist eine 16%ige Lösung von ameisensaurem Aluminium $Al_2(OH)_2(HCOO)_4$. Der Versuch Martenson's als Konkurrenten Aluminium boroformicicum einzuführen, welches durch Auflösen von Tonerdehydrat in Borsäure und Ameisensäure entsteht, ist gescheitert. Auch die Versuche, geruchlose Doppelverbindungen des Aluminiums in die Praxis einzuführen (essigsaures Aluminium riecht schwach nach Essigsäure), sind fehlgeschlagen, da gar kein Bedürfnis nach solchen Präparaten vorhanden und sie nichts Neues leisten. So wurde Boral, eine Doppelverbindung von Aluminium mit Borsäure und Weinsäure dargestellt, die leicht löslich und von leicht säuerlichem Geschmack ist. Unter dem Namen Cutol war kurze Zeit eine Doppelverbindung des Aluminiums mit Borsäure und Gerbsäure in die Therapie eingeführt. Sie war unlöslich, von adstringierendem Geschmack und sollte die schwach antiseptischen Wirkungen der Borsäure mit den adstringierenden der Gerbsäure und der Tonerde vereinigen. Das Cutol geht mit Weinsäure eine wasserlösliche Verbindung ein (Cutolum solubile). Tannal heißt ein wasserlösliches Doppelsalz von Aluminium, Gerbsäure und Weinsäure. Allen diesen Präparaten kommt naturgemäß keine bakterientötende, aber die allen Aluminiumsalzen eigentümliche adstringierende Wirkung zu [1].

Auch aromatische Säuren wurden zweckloserweise mit Aluminium kombiniert. So sind die Salumine lösliche und unlösliche Verbindungen der Salicylsäure mit Tonerde [2]. Sozal wurde p-phenolsulfosaures Aluminium benannt. Es sollte antiseptische Wirkungen auslösen und vor der essigsauren Tonerde den Vorzug der Unzersetzlichkeit besitzen [3]. Ähnlich sollte Alumnol [4], naphtholsulfosaures Aluminium, wirken, aber keines dieser Präparate konnte neben der essigsauren Tonerde irgend eine, wenn auch nur temporäre, Bedeutung erlangen.

---

[1] Koppel, Ther. Mon. **1895**. 614.
[2] DRP. 78903, 81819. Heymann, Berliner laryngol. Ges. Sitzung 9. VI. **1893**.
[3] Lüscher, Diss. Bern **1892**.
[4] DRP. 74209, Berliner klinische Wochenschr. **1892**. Nr. 46.

VI. Kapitel

Schwefelpräparate und die Ichthyolgruppe.

Aus einem in Tirol vorkommenden, dem Asphalte mancher Provenienz sehr nahe stehenden bituminösen Schiefer wird teils durch Saigern, teils durch Schwelen und trockene Destillation ein Öl gewonnen, welches als Volksheilmittel in Tirol lange Zeit benützt wurde, dessen Wert als therapeutisches Agens man dann in der Wissenschaft erkannte und durch große Bemühungen aller Art in der Form eines wasserlöslichen sulfosauren Salzes auf die verschiedensten Gebiete der Therapie einführte [1]).

Dieses aus bituminösem Schiefer gewonnene Öl zeichnet sich insbesondere dadurch aus, daß es ca. 10% fest gebundenen Schwefels enthält, dem wohl die therapeutischen Wirkungen zuzuschreiben sind. Zum großen Teile hängen diese letzteren aber mit dem ungesättigten Charakter der Verbindungen zusammen. Dem ichthyolsulfosauren Ammon, das gegenwärtig den Namen Ichthyol trägt, kommen vorwiegend resorptionsbefördernde, reduzierende und keratoplastische Wirkungen zu, welche die große Anwendung dieser Substanz in der Therapie der Frauenkrankheiten und Hautkrankheiten erklärt.

Die Ichthyolsulfosäure [2]) wird in der Weise dargestellt, daß man das durch Destillation gewonnene Öl mit dem doppelten Quantum konzentrierter Schwefelsäure mischt, wobei unter Entwickelung von schwefliger Säure sich die Ichthyolsulfosäure bildet, die man durch Eingießen in Wasser abscheidet, hierauf durch Lösen in Wasser und Aussalzen mit Kochsalz reinigt.

Es wirft sich nun die Frage auf, wieso dem ichthyolsulfosauren Ammon, trotzdem es ja durch die Einführung der negativen Schwefelsäuregruppe an Wirksamkeit gegenüber der wasserunlöslichen Muttersubstanz eingebüßt haben muß, trotzdem so beträchtliche Wirkungen zukommen. Es ist wohl am naheliegendsten, die therapeutischen Wirkungen des Ichthyols nur zum geringsten Teile auf den Gehalt des Präparates an Sulfosäuren zu beziehen und die eigentliche Wirkung auf die Wirkung der bei der Sulfurierung gebildeten Sulfone zu basieren. Es würde dann das eigentliche ichthyolsulfosaure Ammon gleichsam nur das Lösungsmittel für die in Wasser schwer löslichen oder unlöslichen Sulfone abgeben, ähnlich, wie es kresotinsaures Natron und Seifen für Kresole sind.

---

[1]) E. Baumann u. Kast, Unna's Monatsschr. f. Derm. Bd. 2.
[2]) DRP. 35216.

Dem Ichthyol, welches eine braunschwarze, unangenehm riechende Flüssigkeit darstellt, war der unangenehme Geruch und der unangenehme Geschmack in mancherlei Anwendung sehr hinderlich. Es wurde daher versucht, diese Eigenschaften zu beseitigen, ohne den therapeutischen Effekt der Substanz zu beeinträchtigen. Anderseits hat der beispiellos große Erfolg dieser Präparate, den man ja unter allen Umständen auf den fest gebundenen, nicht oxydierten Schwefel beziehen mußte, Veranlassung gegeben, eine Reihe von Ersatzmitteln und Konkurrenzpräparaten darzustellen, teils aus Substanzen, die schon von Natur aus festgebundenen Schwefel enthielten, teils durch Schwefeln organischer Körper.

So wurde für Ichthyol und für ihm nahestehende künstliche sulfurierte Körper vorgeschlagen, das neutrale Salz mit Äther wiederholt zu extrahieren, in welches Lösungsmittel das Ichthyolsulfon, ein schwefelreicher Körper, übergeht. Dieses ist in Wasser unlöslich, löst sich aber in Ichthyolsulfosäure und läßt sich auch durch Behandlung mit Schwefelsäure in die Ichthyolsulfosäure weiter überführen. Der Rückstand nach der Extraktion mit Äther enthält das eigentliche Salz der Ichthyolsulfosäure.

Die elementare Zusammensetzung der so dargestellten Sulfone zeigt klar ihren ungesättigten Charakter, welcher wohl auch in Beziehung zur therapeutischen Wirkung steht [1]).

Aus dem Sulfurierungsgemisch der Einwirkung von Schwefelsäure auf Ichthyolöle wird mit Äther oder aromatischen Kohlenwasserstoffen die wirksame Substanz herausgeholt, die ätherische Lösung mit Ammoniak neutralisiert und das Lösungsmittel abgedampft [2]).

Ein anderes Verfahren besteht darin, daß man die ichthyolsulfosauren Salze mit der doppelten Gewichtsmenge Alkohol aus dem Ichthyol extrahiert, während der Rückstand der Alkoholextraktion eine geruchlose Masse ausmacht, die in Wasser für sich allein nicht löslich ist, sondern erst der Gegenwart der ichthyolsulfosauren Alkalisalze bedarf, um in Lösung zu gehen. Diese neutralen, sulfonartigen Verbindungen sind in Chloroform, Benzol und Äther löslich.

Aus den von uns mehrfach entwickelten theoretischen Gründen nehmen wir an, daß nur der wasserunlösliche Sulfonanteil der wirksame ist [3]).

Ein fernerer Beweis dafür ist, daß, wenn man bei der Sulfurierung des ursprünglichen Öles eine zu hohe Temperatur entstehen läßt und so mehr Sulfosäure und weniger Sulfone entstehen, man zu einem weit weniger wirksamen und auch manchmal wertlosen Präparate gelangt [4]).

N. Zwingauer [5]) in Berlin stellt schwefelhaltige Kohlenwasserstoffe aus schwefelhaltigen Fossilien wie Ichthyolschiefer mittelst Destillation im luftverdünnten Raum her, eventuell unter Einleitung von erhitztem Wasserdampf von ca. 400 °.

Man bemühte sich ferner geruch- und geschmacklose Ichthyolpräparate darzustellen, da der eigentümlich durchdringende Geruch dieser Substanz die Verwendbarkeit in der Praxis, insbesondere für den inneren Gebrauch, ungemein beeinträchtigte.

---

[1]) DRP. 72049.
[2]) Société de la Thioléine, DRP. 169356.
[3]) DRP. 76128, 82075.
[4]) Helmers in DRP. 76128.
[5]) DRP. 216906.

Es wurde versucht, Ichthyol durch Oxydation mit Wasserstoffsuperoxyd geruchlos zu machen [1]), aber es wird merkwürdigerweise Ichthyol durch diesen Oxydationsprozeß in einen unwirksamen Körper verwandelt, was wohl auch für die oben angeführte Ansicht spricht. Hingegen kann man gewöhnliches Ichthyol geruchlos machen, wenn man es bei vermindertem Drucke zum Sieden bringt und durch die Lösung des Ichthyols überhitzten Dampf leitet und gleichzeitig über die Oberfläche der siedenden Flüssigkeit ebenfalls einen kräftigen Strom von überhitztem Dampf streichen läßt. Ohne daß eine Zersetzung eintritt, gelingt es bei diesem Vorgang das riechende Öl völlig aus dem Präparate zu entfernen [2]).

Dieses Präparat wird Desichthol (Knoll) genannt. Weiter wurde für den innerlichen Gebrauch eine unlösliche Verbindung des Eiweißes mit Ichthyol in der Weise dargestellt, daß man die Lösungen beider Substanzen durch Zusatz von Säuren fällte. Das so dargestellte geruch- und geschmacklose Ichthyoleiweißpräparat wird Ichtalbin genannt. Die angeblich günstigen Wirkungen der Ichthyolpräparate bei der Behandlung der Lungentuberkulosen und auch bei Darmerkrankungen waren der Beweggrund, Ichthyol mit Eiweiß zu kombinieren [3]).

Hell-Troppau reinigen sulfurierte Schwefelverbindungen der Mineralöle nach Entfernung anorganischer Salze durch Dialyse, durch Anwendung von Reduktionsmitteln, wie Schwefelwasserstoff, Schwefelammon, Alkalisulfit oder Thiosulfat, Magnesium oder Aluminiumpulver oder mittelst elektrischen Stromes [4]).

Hell, Troppau [5]), reinigen sulfonierte Schwefelverbindungen der Mineralöle nach Entfernung der anorganischen Salze durch Dialyse, durch Eindampfen, Extraktion mit Äther-Alkohol und die äther-alkoholische Lösung wird dann wieder eingedampft.

Man unterließ auch nicht, die so modern gewordenen Formaldehydreaktionen mit dem Ichthyol vorzunehmen. Durch Behandeln von Ichthyolsulfosäure mit Formaldehydlösung auf dem Wasserbade entsteht eine wasserunlösliche Masse, die getrocknet und gepulvert werden kann und dann geruch- und geschmacklos ist [6]). Infolge der schweren Löslichkeit in alkalischen Flüssigkeiten kommt dieses, Ichthoform genannte, Präparat bei innerlicher Darreichung nur langsam zur Wirkung. Es wurde als Wundantisepticum empfohlen.

Von anderer Seite wurde versucht, diese beiden Verfahren, Ichthyol geruch- und geschmacklos zu machen, nämlich die Kombination mit Eiweiß und die Reaktion mit Formaldehyd zu vereinigen. Man löst zu diesem Zwecke Eiweiß in Wasser und trägt in diese Lösung Ichthyolsulfosäure ein. Der koagulierte Niederschlag wird nun in der Wärme mit Formaldehyd behandelt, wodann man zu einem in Säuren unlöslichen, durch Alkalien sich langsam aufspaltenden Präparat gelangt [7]).

Weiter wurden aus dem Ichthyol durch Absättigen der freien Sulfosäure mit wirksamen Metallen Verbindungen geschaffen, die aber

---

[1]) DRP. 99765.
[2]) DRPAnm. 17762.
[3]) Sack, Deutsche med. Wochenschr. 1897. Nr. 23.
[4]) DRP. 141185.
[5]) DRP. 161663.
[6]) DRP. 107233.
[7]) DRPAnm. 11063.

wohl kaum von besonderem Werte sind, so z. B. Ferrichthyol[1]), ein Ichthyol-Eisenpräparat, ferner Ichthargan, welches 30% Silber an stark schwefelhaltige, aus der Ichthyolsulfosäure gewonnene, Körper gebunden enthält. Ferner kann man das von den Sulfonen befreite Ichthyol, beziehungsweise den in Alkohol löslichen Anteil, das ichthyolsulfosaure Salz, zum Löslichmachen von an und für sich unlöslichen, wirksamen Substanzen benützen, worüber im Kapitel über Kresole das Nötige nachzulesen ist (Anytole).

Die Ersatzmittel des Ichthyols, welche alle schwefelhaltige Substanzen sind, lassen sich in zwei Hauptgruppen teilen: Entweder wurde das Hauptgewicht darauf gelegt, bestimmte von Natur aus schwefelhaltige Substanzen in wasserlösliche Sulfosäuren nach Analogie des bei der Ichthyoldarstellung eingeschlagenen Verfahrens zu verwandeln, oder man legte mit viel mehr Recht das Hauptgewicht auf den Schwefelgehalt der Verbindungen und zwar auf den Gehalt an nicht oxydiertem Schwefel und schwefelte so eine Reihe von chemischen Individuen. Leider hat man bei der Darstellung dieser Substanzen noch zu wenig Gewicht auf den ungesättigten Charakter solcher Körper gelegt.

In die erste Gruppe gehört das künstlich geschwefelte Thiol[2]). Die gesättigten Paraffine nehmen beim Erhitzen mit Schwefel keinen Schwefel in ihr Molekül auf, hingegen zeichnen sich die ungesättigten Kohlenwasserstoffe oder ein Gemenge von gesättigten und ungesättigten Kohlenwasserstoffen dadurch aus, daß sie beim Erhitzen unter Abspaltung von Schwefelwasserstoff Schwefel gegen Wasserstoffatome austauschen.

Man kann so z. B. das Braunkohlenöl (sogenanntes Gasöl des Handels) in der Weise schwefeln, daß man bei 215 ° portionenweise Schwefelpulver einträgt und das Reaktionsprodukt durch Alkohol von den unveränderten Paraffinen trennt. Durch Einwirkung von konzentrierter Schwefelsäure oder Chlorsulfonsäure erhält man die Sulfosäure, die in ihrem chemischen Verhalten dem Ichthyol nahe steht.

Diese Thiole lassen sich durch Dialyse von den ihnen anhaftenden anorganischen Salzen und anderen Körpern reinigen[3]).

Man kann auch in der Weise vorgehen, daß man das Braunkohlenteeröl vorerst mit Schwefelsäure sulfuriert, wobei die ungesättigten Verbindungen in Reaktion treten, die gesättigten aber nicht und die so erhaltene Sulfosäure dann durch Erhitzen mit Schwefel auf 155° schwefelt.

Thiol konnte trotz mancher günstigen, ihm nachgerühmten Eigenschaften nicht als erstes Konkurrenzpräparat dem Ichthyol gegenüber zur Geltung gelangen. Dasselbe Schicksal teilte mit ihm Tumenol[4]).

Zur Darstellung dieser Substanz wurde der mehr oder weniger schwefelhaltige Rückstand, den man beim Reinigen der Mineralöle mit Schwefelsäure als sogenannten Säureteer erhält, benützt. Dieser Säureteer zeichnet sich durch seinen Gehalt an ungesättigten Verbindungen vorteilhaft aus. Die Darstellung der Tumenolsulfosäure und die Abtrennung des Sulfons aus den Gemengen geschieht nach den beim Ichthyol angeführten Methoden.

---

[1]) Deutsche Ärzte-Zeitg. **1902.** 107.
[2]) DRP. 38416, 54501.
[3]) DRP. 54501.
[4]) DRP. 56401. A. Neißer, Deutsche med. Wochenschr. **1891.** 1238.

Bengough [1]) schlug vor, Säureabfallteer mit Kalk zu destillieren, und die so gewonnenen ungesättigten Kohlenwasserstoffe mit Chlorschwefel zu schwefeln, hierauf mit Natronlauge zu kochen, um Chlor zu entfernen.

Auch die schwefelhaltigen Rückstände mancher Rohpetroleumsorten wurden zu dem Ichthyol analogen Sulfosäuren verarbeitet, so das Petrosulfol genannte Präparat, welches dem Ichthyol sehr ähnliche Eigenschaften zeigt.

Die, Lysol genannte, Auflösung von stark kresolhaltigen Teerölen wurde mit Schwefel solange erhitzt bis eine tiefbraune, beinahe feste Masse resultierte, welche wasserlöslich war [2]).

Ferner wurde versucht, Tran, welcher ja reich an ungesättigten Verbindungen ist, zu schwefeln und das geschwefelte Produkt in üblicher Weise wasserlöslich zu machen [3]).

Zu diesem Zwecke wird Tran mit ca. 12% Schwefelblumen verrieben und auf 120 ⁰ erhitzt, wobei sich ca. 10% des Schwefels mit dem Tran verbinden, während der Überschuß sich geschmolzen zu Boden senkt. Man gießt vom ungelösten Schwefel ab und erhitzt weiter auf 240 ⁰. Durch Verseifen mit Lauge erhält man ein wasserlösliches Produkt.

Ferner wurde Schwefellebertran nach J. W. M. Nobl durch siebenstündiges Erhitzen von 20 Teilen Oleum jejecoris aselli mit 1 Teil Schwefel auf 125⁰ C erhalten.

Paul Koch, Berlin stellt Schwefelverbindungen, die er Thiozonide nennt, her, indem er Schwefel auf Terpene einwirken läßt, wobei je drei Schwefelatome sich an eine doppelte Bindung des Terpenmoleküls anlagern. Man kann dieses Erhitzen mit Schwefel auch unter Zugabe von Weingeist durchführen und statt der reinen Terpenalkohole oder deren Ester die natürlichen ätherischen Öle, wie Fichtennadelöl, etc. verwenden [4]).

Diese Verbindungen sind aber an der Luft leicht veränderlich. Ein Zusatz von Thiozonat, wie Natriumthiozonat, Na_2S_4 begünstigt aber die Bildung haltbarer Thiozonide [5]).

Auch geschwefeltes Leinöl und Lanolin wurden in ähnlicher Absicht, jedoch nicht mit dem gleichen therapeutischen Erfolg, dargestellt.

Auch geschwefelte Methyl- und Äthylester von Fettsäuren wurden vorgeschlagen [6]), dargestellt durch Einwirkung von Chlorschwefel oder von Schwefel bei höherer Temperatur auf Methylester von ungesättigten Fettsäuren.

Die Compagnie Morana [7]), Zürich, stellen geschwefelte Kohlenwasserstoffe her, durch Einwirkung von Metallsulfiden, Polysulfiden oder Sulfhydraten auf Aldehyde oder Ketone, z. B. Acetophenon, Benzophenon, Citral.

Zum Teil war der Erfolg des schwefelhaltigen Ichthyols, zum Teil auch die bekannte günstige Wirkung geschwefelter Substanzen bei einzelnen Hautkrankheiten die Veranlassung zur Darstellung einer Reihe von Substanzen, die Schwefel in fester oder lockerer Bindung enthielten, um so mehr, als der Eintritt von Schwefel in viele Verbindungen ihnen antiparasitäre Eigenschaften verleiht; jedoch blieb die Darstellung der nun zu besprechenden Präparate, denen sicher bestimmte Wirkungen zukommen, ohne den gewünschten Erfolg.

---

[1]) DRP. 138345.
[2]) DRPAnm. R. 12928.
[3]) DRP. 56065.
[4]) H. Erdmann, Liebig's Annalen **362**. 133.
[5]) DRP. 219129.
[6]) Majert-Berlin, DRP. 140827.
[7]) DRP. 162059.

Kolloidalen Schwefel oder Selen stellt man bei Gegenwart kolloidaler Substanzen, z. B. Albumin, Gelatin, Pepton, auf nassem Wege her. Aus der rohen Reaktionsmischung fällt durch Ansäuern kolloidaler Schwefel oder Selen, der filtrierte Niederschlag wird in Wasser unter Zusatz von sehr wenig Alkali gelöst, ev. dialysiert, durch Eindampfen oder durch Ausfällen mit Alkohol, Alkohol-Äther oder Aceton erhält man es in fester Form. Unter dem Namen Sulfoid wird ein solches Präparat in den Handel gebracht[1]).

Außer auf chemischem Wege kann man auch auf physikalischem Wege kolloidalen Schwefel machen. Dieses Präparat kommt mit 80% Schwefel als Sulfoid in den Handel. Man löst Schwefel in indifferenten Lösungsmitteln, wie Alkohol, Aceton oder in Lösungsmitteln, welche durch Zersetzung mit Säuren oder Wasser, Schwefel liefern und bringt dann bei Gegenwart von Eiweißkörpern oder ihren Abbauprodukten den Schwefel zur Abscheidung. Man löst z. B. Schwefel in heißem Alkohol, gibt zu der Lösung Eiweiß in Wasser, der Schwefel ist dann kolloidal gelöst. Säuert man an, so fällt er heraus; durch Neutralisation der Säure geht er wieder in Lösung und durch Eindunsten oder Fällen in Alkohol erhält man ihn in haltbarer, kolloidaler, wasserlöslicher Form[2]).

Allylsulfid $\begin{matrix} C_3H_5 \\ C_3H_5 \end{matrix} > S$ (Knoblauchöl) wurde mehrmals gegen Cholera empfohlen[3]). Französische Forscher sahen bei subcutaner Injektion von Allylsulfid in öliger Lösung bei Tuberkulösen sehr gute Erfolge[4]).

Dithiokohlensaures Kalium K_2COS_2 zersetzt sich leicht unter Abspaltung von Schwefelwasserstoff. Nach Unna's Ansicht sind die Schwefelpräparate nicht an sich wirksam, sondern erst durch Freiwerden von Schwefelwasserstoff, weshalb diese Substanz wirksam sein müßte. Doch hat dieses Präparat unangenehme Nebenwirkungen (Brennen, Pustelbildung).

Triphenylstibinsulfid ist sehr leicht oxydabel und spaltet Schwefel ab. Subcutan injiziert wirkt es toxisch; es soll als Schwefelmittel für Hautkrankheiten verwendet werden[5]).

Dr. Ludwig Kaufmann in Berlin[6]) stellt Triphenylstibinsulfid, dessen Homologen und deren Derivate dar, indem er Schwefelwasserstoff oder eine andere zur Umsetzung geeignete Schwefelverbindung auf die halogenierten Triphenylstibine resp. auf Triphenylstibinhydroxyd unter Vermeidung eines Überschusses der Schwefelverbindung einwirken läßt. Man arbeitet in der Weise, daß man Triphenylstibinbromid mit einer kaltgesättigten alkoholischen Ammoniaklösung behandelt und Schwefelwasserstoff einleitet, bis eine schwach gelbe Färbung eintritt, dann krystalliert die Substanz aus.

Thiosinamin (Allylthioharnstoff) $NH_2.CS.NH(C_3H_5)$ macht nach Hebra[7]) lokale Reaktion bei Lupus und anderen Leiden, steigert die Diurese, bewirkt Nachlassen der Nachtschweiße und beschleunigt die Resorption von Exsudaten in den Geweben.

Hinsberg stellte durch Einleiten von schwefeliger Säure in geschmolzenes o-Phenylendiamin bei 140⁰ einen schwefelhaltigen Körper dar, dem die Formel

$$C_6H_4 \underset{N}{\overset{N}{\diagdown}} S \quad \text{oder} \quad C_6H_4 \underset{N}{\overset{N}{\diagdown}} S$$

[1]) Heyden-Radebeul, DRP. 164664.
[2]) Heyden, DRP. 201371.
[3]) Pertik 1892, Angyan 1893 im Orvosi Hetilap Budapest.
[4]) Séjournet, Sémaine médicale 1895. Nr. 52. p. 206.
[5]) Ludwig Kaufmann, Biochem. Zeitschr. 28. 67. 86 (1910).
[6]) DRP. 223694.
[7]) II. intern. Dermatol. Kongreß.

zukommt. Verwendet man statt des o-Phenylendiamin dessen homologes, das o-Toluylendiamin, so erhält man eine Substanz der Formel

$$\underset{-N}{\overset{CH_3}{\diagdown}}{\diagup}S \quad\quad oder \quad\quad \underset{-N}{\overset{CH_3}{\diagdown}}{\diagup}S.$$

Diese sogenannten Piazothiole sind jedoch nie zur praktischen Verwendung gelangt [1]).

Ebenfalls als Mittel gegen Hautkrankheiten wurde Thiodinaphthyloxyd dargestellt.

Es wird Thio-β-naphthol in alkoholischer Lösung durch Einwirken oxydierender Mittel in Thiodinaphthyloxyd übergeführt. Man oxydiert mit Ferricyankalium oder mit Jod-Jodkaliumlösung.

Das Produkt ist unlöslich und geruchlos, weshalb es wohl als Streupulver hätte Verwendung finden sollen.

Zu gleichem Zwecke wurden von Busch Thiobiazolderivate dargestellt [2]).

Man gewinnt diese, indem man Schwefelkohlenstoff mit Hydrazin oder primären Hydrazinen in alkoholischer Kalilösung erhitzt. Die Reaktion erfolgt hierbei nach folgenden Gleichungen, wobei sich zuerst das Kaliumsalz der Phenylsulfocarbazinsäure bildet. Dieses reagiert nun mit Schwefelkohlenstoff weiter.

$$C_6H_5 . NH . NH . CS . SK + CS_2 = H_2S + C_6H_5 . \underset{SC\diagdown\diagup CSK}{\overset{N-N}{\quad S}}$$

Der so entstandene Körper ist Phenyldithiobiazolonsulfhydrat.

Läßt man nur Hydrazin unter gleichen Umständen reagieren, so gelangt man zu Thiobiazoldisulfhydrat

$$\underset{HS.C\diagdown\diagup C.SH}{\overset{N-N}{\quad S}}$$

Zu den Thiobiazolinderivaten [3]) kann man gelangen, wenn man Aldehyde auf die Alkalisalze der Sulfocarbazinsäuren der allgemeinen Formel $R . NH . NH . CS . SH$ einwirken läßt. Man erhält stark saure Körper der allgemeinen Formel

$$\underset{RH.C\diagdown\diagup CSH}{\overset{R.N-N}{\quad S}}$$

die mit Alkalien charakteristische, wasserlösliche Salze geben.

Nach dieser Methode wurden dargestellt: Phenylthiobiazolinsulfhydrat und Diphenylthiobiazolinsulfhydrat

$$\underset{H_2C\diagdown\diagup CSH}{\overset{C_6H_5 . N - N}{\quad S}} \quad\quad\quad \underset{C_6H_5.HC\diagdown\diagup CSH}{\overset{C_6H_5 . N - N}{\quad S}}$$

[1]) DRP. 49191. BB. 22. 862, 2895 (1888), 23. 1393 (1889).
[2]) DRP. 81431. BB. 27. 2507 (1894).
[3]) DRP. 85568.

Arylsulfinsäure mit Phenolen oder Phenolcarbonsäuren auf 100 bis 150 ⁰ C erhitzt gibt Oxydiarylsulfide [1]), z. B.

$$2 C_6H_5 . SO_2H + C_6H_5 . OH = C_6H_5 . S . C_6H_4 . OH + C_6H_5 . SO_3H + H_2O$$

E. Baumann [2]) hat ebenfalls in der Absicht, einen schwefelhaltigen Ichthyolersatz synthetisch darzustellen, Schwefel auf Zimtsäureester einwirken lassen.

Wenn man Stilben (Diphenyläthylen) $H_5C_6 . CH = CH . C_6H_5$ oder analoge Verbindungen mit Schwefel erhitzt, so erhält man Thiophenderivate. Analog verläuft die Reaktion, wenn man Zimtsäure $C_6H_5 . CH = CH . COOH$ mit Schwefel zusammenschmilzt. Man erhält dann zwei isomere Diphenylthiophene $C_4H_2 . (C_6H_5)_2S$. In anderer Weise reagieren aber die Ester der Zimtsäure, insbesondere der Zimtsäureäthylester $C_6H_5 . CH = CH . COO . C_2H_5$. Man erhält hierbei schwefelhaltige Körper, die nicht mehr der Thiophenreihe angehören. Wenn man vom Zimtsäureäthylester ausgeht, so bekommt man einen Körper, der Schwefel in lockerer Bindung enthält und als Thiobenzoylthioessigsäuredisulfid aufzufassen ist.

$$C_6H_5 . C = CH - CO$$

Die vom Erfinder an die Darstellung dieses Körpers geknüpften Hoffnungen sind wohl aus dem Grunde nicht in Erfüllung gegangen, weil es sich bei Präparaten dieser Art, denen Ichthyolwirkungen zukommen sollen, nicht so sehr um leicht abspaltbaren Schwefel handelt, auch keineswegs um Körper, die Sulfhydrylgruppen enthalten, sondern vielmehr um Substanzen, in denen der Schwefel in fester Bindung vorkommt. Wenn man sich dieser Auffassung über die pharmakologische Wirkung des Ichthyols und anderer Präparate anschließt, so wird man es sehr seltsam finden, daß bis nun niemand den einfachsten Körper unter den cyclischen Verbindungen, der Schwefel in fester Bindung enthält, das Thiophen H⟨H—H / H⟩ nämlich, zum Ausgangsprodukte für die Darstellung solcher Präparate genommen hat. Um so mehr muß man darüber staunen, als man dem Thiophen sehr nahe stehende Körper synthetisch recht billig erhalten kann.

Aus klinischen Versuchen ist uns bekannt, daß einzelne Derivate des Thiophens, sowie bestimmte natürliche und auch künstliche geschwefelte Kohlenwasserstoffe in ihren Wirkungen mit dem Ichthyol völlig übereinstimmen oder dieses sogar in bezug auf die schmerzstillende Wirkung, die ja nur auf den Schwefelgehalt zu beziehen ist, weit übertreffen, insbesondere aber dann, wenn man nicht den Fehler begeht, durch Einführung der Sulfosäuregruppe die Wirkung abzuschwächen.

Das Zustandekommen der Wirkung ist bei den Substanzen der Ichthyolgruppe von drei Momenten abhängig, was bei der Darstellung von künstlichen Ersatzmitteln stets zu berücksichtigen ist: 1. Vom Schwefelgehalte der Verbindung. Der Schwefel muß in nicht oxydierter

---

[1]) Höchster Farbwerke, DRP. 147634.
[2]) E. Baumann u. E. Fromm, BB. 30. 111 (1907). DRP. 87931.

Form, aber in fester Bindung in der Substanz vorhanden sein, keineswegs aber in Form von leicht abspaltbaren Sulfhydrylgruppen. 2. Von der ungesättigten Natur der Verbindung. Es haben sich die künstlich geschwefelten, von Haus aus ungesättigten Verbindungen in der Therapie nicht halten können und als wenig oder gar nicht wirksam erwiesen, weil bei Behandlung mit Schwefel dieser in die doppelte Bindung tritt und so der ungesättigte Charakter der Substanz aufgehoben wird. 3. Von der cyclischen Natur der Verbindung. Die Sulfurierung ist eine überflüssige Maßnahme und bewirkt nur deshalb keine völlige Vernichtung der Wirkung, weil nur ein kleiner Teil der Substanzen sulfuriert wird, welcher dann als Lösungsmittel für den nicht sulfurierten dient.

VII. Kapitel.

Mittel, welche auf die Darmschleimhaut wirken.

Die Untersuchungen von Tschirch[1]) haben erwiesen, daß in den Abführmitteln im engeren Sinne, in Frangula, Rheum, Senna und Aloe Derivate der Oxymethylanthrachinone

Anthrachinon

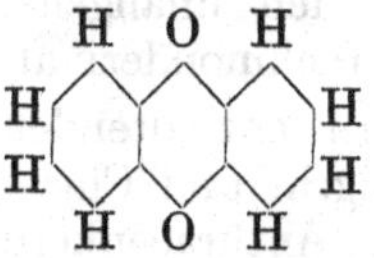

$$\begin{array}{ccc} & H & O & H \\ H & & & H \\ H & & & H \\ & H & O & H \end{array}$$

vorkommen, welche, wie auch die Oxymethylanthrachinone selbst, abführende Wirkungen in eigenartiger Weise auslösen, indem sie die Peristaltik erregen oder erhöhen. In Rheum, Senna und Frangula kommen auch Körper vor, die erst bei der Hydrolyse Oxymethylanthrachinone abspalten; so ist Chrysophan (aus Rhabarber) ein glykosidisches Oxymethylanthrachinon. Im Rhabarber enthält die Fraktion, welche die Hauptwirkung entfaltet, nach der alkalischen Hydrolyse Zimtsäure, Gullussäure, Emodin und Aloeemodin, die in der Droge als Ester vorzuliegen scheinen[2]). Sowohl die reinen Oxymethylanthrachinone als auch deren Glucoside (Anthraglucoside) bedingen die abführende Wirkung dieser Drogen. Barbaloin ist[3]) ein Glykosid, das aus Aloeemodin und d-Arabinose besteht. Das Isobarbaloin ist ein stellungsisomeres des Barbaloins und liefert die gleichen Spaltungsprodukte. Aus Aloin entsteht Aloeemodin und ein Zucker[4]). Bei der Betrachtung des Barbaloins $C_{16}H_{18}O_7$ im Vergleiche mit seinen Spaltungsprodukten Emodin und dem Oxydationsprodukte Alochrysin sieht man Differenzen in der Beeinflussung der Darmperistaltik. Am energischsten wirkt Emodin, dann folgt das Oxydationsprodukt Alochrysin und in letzterer Linie steht die Chrysophansäure (Methyldioxyanthrachinon)

$$C_{14}H_5(CH_3)(OH)_2O_2.$$

---

[1]) Schweiz. Wochenschrift f. Chemie u. Pharmazie. 1898. Nr. 23. Ber. d. Deutschen pharm. Ges. 1898. 174.

[2]) Frank Tutin und H. W. B. Clever, Journ. Chem. Soc. London 99. 967 (1911).

[3]) E. Léger, Cr. 1910. 150.

[4]) Oesterle und Triat, Schweiz. Wochenschr. für Chem. und Pharm. 47. 717 (1910).

Dem Aloeemodin liegt β-Methylanthracen zugrunde. Nach den Untersuchungen von O. A. Oesterle[1])[2]) kommen dem Aloeemodin (I), der Chrysophansäure (II), dem Rhein (III) folgende Formeln zu:

I   II   III

OH CO OH   HO CO OH   OH CO OH

CH₂ . OH   CH₃   COOH

CO   CO   CO

Der Methylanthrachinonkern ist Bedingung für das Zustandekommen der ekkoprotischen Wirkung, ferner aber, daß die Wirkung auf den Darm von der Anzahl der Hydroxyle in der Weise beeinflußt wird, daß mit Zunahme dieser Gruppen die Wirkung sich verstärkt. Nach Tschirch's Angaben ist es auch wahrscheinlich, daß die Stellung der Hydroxyle am Kern von Einfluß auf die Wirkung ist. Diese komplizierten Substanzen, welche nach Tschirch Träger der ekkoprotikophoren Gruppen sind, eröffnen neue Ausblicke auf synthetisch zu gewinnende Abführmittel, die frei von den unangenehmen Nebenwirkungen der Mutterdrogen, welche Anthrachinonderivate enthalten, sein werden[3]).

Alle den Anthracenkern enthaltenden Stoffe: Barbaloin, Aloeemodin, Aloechrysin, Aloenigrin und Chrysophansäure wirken deutlich purgierend, wogegen das den Anthracenkern nicht enthaltende Nataloin keine purgierenden Effekte zeigt. Aloeemodin und Aloechrysin wirken am stärksten, Aloenigrin schwächer, Barbaloin in doppelt so großer Dosis als Aloeemodin, wahrscheinlich erst nach Bildung von Aloeemodin[4]).

Vieth untersuchte hierauf synthetische Oxyanthrachinone und fand die Wirksamkeit am stärksten beim Anthrapurpurin (1.2.7-Trioxyanthrachinon). Flavopurpurin (1.2.6-Trioxyanthrachinon) ist nur halb so wirksam, Anthragallol (1.2.3-Trioxyanthrachinon) ist nur $\frac{1}{3}$ so wirksam. Purpuroxanthin (1.3-Trioxyanthrachinon) ist sechsmal schwächer wirksam. Purpurin (1.2.4-Trioxyanthrachinon) hat nur ein Zwanzigstel der Wirksamkeit und Alizarinbordeaux (1.2.3.4-Tetraoxyanthrachinon) hat nur ein Zehntel der Wirksamkeit des Anthrapurpurins. Die Wirkung scheint also sehr mit der Stellung des Sauerstoffes zu schwanken, doch hängt sie ebenfalls von dem langen Aufenthalte dieser Substanzen im Darme ab. Denn die Acetylverbindungen und die Glucoside, welche nur langsam Oxymethylanthrachinon abspalten, wirken intensiver als die zugrunde liegende Substanz.

Während Rufigallussäure (Hexaoxyanthrachinon), Acetylrufigallussäuretetramethyläther nach Epstein sich als unwirksam erwiesen, konnte Vieth zeigen, daß auch Alizarin, Alizarinblau, Chinizarin und Methylchinizarin, Nitropurpurin und Cyanin unwirksam sind, hingegen ist Diacetylrufigallussäuretetramethyläther wirksam.

---

[1]) Arch. der Pharmazie **249**. 445 (1911).
[2]) Hesse, Liebig's Ann. **309**. 32.
[3]) Tschirch u. Heuberger, Arch. d. Pharm. **290**. 630 (1902). S. auch AePP. **43**. 275 (1899).
[4]) John E. Eßlemont, AePP. **43**. 274 (1899).

Jedenfalls hat die Methylgruppe keine große Bedeutung, da sowohl die methylierten, als auch die nicht methylierten Anthrachinonderivate abführend wirken [1]).

Brissemoret, welcher Resorufin, Indophenol, Oxydiphenoxazon, Aurin, Rosolsäure untersuchte, sowie die Embeliasäure, behauptet, daß jede Ketonchinonverbindung, stamme sie nun von einem Benzol-, Naphthalin- oder Anthracenkern, abführend wirke. Eine Gesetzmäßigkeit läßt sich aber noch nicht ableiten. Es scheinen die Chinongruppe bei gleichzeitiger Anwesenheit von Hydroxyl und fetten Seitenketten in Betracht zu kommen [2]).

Brissemoret [3]) meint, daß die abführende Wirkung der vegetabilischen Abführmittel durch [den Diketoncharakter der] betreffenden Chinonkörper bedingt ist. Aus Versuchen mit Resorufin, einem Chinon-Oxazin, schließt er, daß auch die Monoketone abführend wirken.

Die Embeliasäure ist nach Heffter und Feuerstein [4])

$$
\begin{array}{c}
CO \\
HO.C \diagup \ \diagdown C.C_{11}H_{28} \\
CH_3.C \diagdown \ \diagup C.OH \\
CO
\end{array}
$$

ein Dioxychinon. Das Ammonsalz ist geschmacklos und nach Warden [5]) ein Bandwurmmittel. Es wirkt stark antiseptisch.

Nach Mohr [6]) ist das Wirksame in den Oxymethylanthrachinonen der Sauerstoff in Chinonbindung; es wirkt auch das einfache Chinon,

aber auch Resorufin $O = C_6H_3 \diagup \overset{N}{\diagdown} \diagdown C_6H_3.OH$ [7]).

Die Harzsäuren erzeugen in größeren Dosen Durchfall. (Vieth) [8]).

Purgatin ist Anthrapurpurindiacetat, ein mildes Laxans, welches aber die Nieren reizt [9]).

Als Abführmittel wurden ferner empfohlen die Acidylderivate der Rufigallussäurealkyläther [10]), so Diacetylrufigallussäuretetramethyläther, Diacetylrufigallussäuretetraäthyläther, Monobenzoylrufigallussäuretetramethyläther erhalten durch Acylierung von Rufigallussäurealkyläther. Das so dargestellte Exodin, angeblich Diacetylrufigallussäuretetramethyläther, ist nach Zernik [11]) ein Gemenge verschiedener Äther, von denen Rufigallussäurehexamethyläther ekkoprotisch wirkt, nicht aber Acetyl-

---

[1]) Vieth, Münchener Med. Wochenschr. 1901. Nr. 35.
[2]) Brissemoret, Contribut. à l'étude des purgatifs organiques. Paris, Joamin & Co., 1903. Bull. sc. pharmacol. 1903 17.
[3]) C. r. soc. biol. 55. 48.
[4]) Arch. d. Pharmazie 1900 15.
[5]) Pharm. Journ. 1887. 601 und 1888. 305. S. auch Conradi, Annal. di chim. e farmacolog. 1894. 6.
[6]) Privatmitteilung.
[7]) Vgl. Brissemoret, C. r. s. b. 55. 48 (9. I. 03).
[8]) Verhandl. d. Deutschen Naturforscherv. 1905.
[9]) C. R. Marshall, Scot. Med. and Surg. Journ. 1902.
[10]) Akt.-Gesellschaft Schering, Berlin, DRP. 151724.
[11]) Apoth. Ztg. 19. 598.

rufigallussäurepentamethyläther und Diacetylrufigallussäuretetramethyläther. Das Exodin [1]) wirkt mild abführend.

Von synthetischen Trioxyanthrachinonen wurde Anthrapurpurin (1.2.7-Trioxyanthrachinon) als Abführmittel versucht und zwar in Form des Diacetates, welches durch gelindes Acetylieren entsteht. Im Magensaft unlöslich, wird es vom Darmsaft allmählich unter Spaltung aufgenommen [2]). Es wurde Purgatol genannt. Die synthetischen Di- und Trioxyanthrachinone erzeugen als solche heftige Koliken.

Entgegen den Anschauungen Tschirch's findet Pio Marfori in den verschiedenen Drogen verschiedene Isomere des Dioxymethylanthrachinon (Chrysophansäure). Die aus Chrysarobin dargestellte Chrysophansäure ist eine ganz unschädliche Substanz, sie zeigt nach Marfori gar keine purgative Wirkung und ist in dieser Beziehung ihre Gegenwart in den Drogen ohne jede Bedeutung. Ein Oxydationsprodukt aus Chrysarobin hingegen, welches ein Gemenge verschiedener Isomeren zu sein scheint, zeigte eine energisch purgative Wirkung, während eine solche dem Chrysarobin $C_{30}H_{26}O_7$ selbst völlig abgeht.

Paderi [3]) erklärt die Wirkung der Chrysophansäure durch Tonisierung der glatten Muskelfasern, da sie wie Strychnin, aber schwächer wirkt; der Effekt beruht auf der Gegenwart der Anthracengruppe, nicht aber auf Methyl oder Sauerstoff, da er auch dem Anthracen, Anthrachinon und Alizarin zukommt.

Der Gehalt des Aloins an Hydroxylen befähigt diese abführende Substanz zur Bildung von Verbindungen, die geschmacklos und nicht so leicht (wegen seiner Hydroxylgruppen) zersetzlich sind, wie das Aloin selbst. Wenn man Formaldehyd mit einem Molekül Aloin reagieren läßt, so tritt eine Methylengruppe in zwei Hydroxyle ein, und man erhält ein Methylenderivat des Aloins, welches die gleiche Wirkung wie die Muttersubstanz zeigt.

Versetzt man eine Lösung von Aloin in Wasser mit der entsprechenden Menge 40%igen Formaldehyds, so daß 10 kg Aloin in 20 kg Wasser mit 10 kg 40%igem Formaldehyd zusammengebracht werden bei Gegenwart von 10 kg konzentrierter Schwefelsäure, so scheidet sich das Kondensationsprodukt als flockiger und harziger Niederschlag aus, der nach dem Auswaschen der Schwefelsäure pulverförmig wird [4]).

Hans H. Meyer stellte Tribromaloin $C_{16}H_{13}Br_3O_7$ dar, welches viel schwächer abführend wirkt, als Aloin und ferner Triacetylaloin

$$C_{16}H_{13}(C_2H_3O)_3O_7 + \tfrac{1}{2}H_2O,$$

welches ebenso stark ekkoprotisch wirkt, wie reines Aloin und dabei ganz geschmacklos ist und gute Haltbarkeit zeigt.

Das Barbaloin $C_{20}Hl_8O_9$ ist ein Glykosid, das in Aloeemodin und in d-Arabinose gespalten werden kann (s. p. 683). Das Isobarbaloin liefert die gleichen Spaltungsprodukte, es muß also ein Isomeres des Barbaloins sein.

---

[1]) Ebstein, Deutsche med. Wochenschr. **1904**. 12, Stauder, Therap. d. Gegenw. Juni **1904**.
[2]) DRP. 117730.
[3]) Arch. di Farmacol. **1896**. I. 35.
[4]) DRP. 86449.

Der wirksame Bestandteil des eingetrockneten Saftes der Früchte von Echbalium elaterium ist das α-Elaterin. Wenn man die Elaterinsäure oxydiert, erhält man ein Diketon $C_{24}H_{30}O_5$ und bei der Zinkstaubdestillation 1.4.Dimethylnaphthalin[1]).

Durch Einwirkung eines Gemisches von Essigsäureanhydrid und Ameisensäure auf Aloin erhält man einen gemischten Essigsäureameisensäureester des Aloins, der dieselbe abführende Wirkung wie das Aloin selbst besitzt, vor diesem aber den Vorzug hat, daß es den schlechten Geschmack nicht mehr zeigt. Der Ester enthält zwei Formylreste auf drei Acetylreste [2]).

Statt der Ameisensäure oder deren Estern kann man gemischte Säurenanhydride aus Ameisensäure und anderen aliphatischen Säuren verwenden oder durch Gemische aus wasserfreier Ameisensäure und aliphatischen Säureanhydriden ersetzen [3]).

Wenn man 3—5 Teile Persulfat auf 1 Teil Aloin einwirken läßt, so gelangt man anscheinend zu einem hydrierten Methyltrioxyanthrachinonoxyd, welches schwächer abführend wirkt als Aloin, aber keine schädlichen Nebenwirkungen haben soll [4]).

Zimmer & Co. führen Aloin in Kohlensäureester oder in substituierte Kohlensäureester über, indem sie Phosgen oder Chlorameisensäureester auf die Lösung von Aloin in Pyridin einwirken lassen. Man bekommt so geschmacklose Pulver von Aloinkohlensäureester resp. Aloinäthylcarbonat. Aus Aloin und Harnstoffchlorid erhält man Aloinallophanat [5]).

Diefenbach und Robert Meyer in Bensheim stellen eine alkalilösliche Verbindung aus Aloin und Ferriverbindungen her, indem sie Aloin bei Gegenwart von wässeriger Ammoniak- oder Ätzkalilösung mit Ferriverbindungen behandeln und die so erhaltene Lösung im Vakuum eindampfen.

Ricinolsäure wirkt wie Ricinusöl abführend. Die durch Säuren aus ihr entstehende Pseudoricinolsäure ist unwirksam, ebenso ihr Ester, während die ohne Säure dargestellten Ricinolsäureester wirksam sind. Ricinolamid ist unwirksam, während die aus ihm dargestellte Ricinolsäure wirksam ist. Die abführende Wirkung des Ricinusöles kommt der Ricinolsäure, bzw. solchen Verbindungen derselben zu, welche im Darme unter Bildung von Ricinolsäure zersetzt werden. So ist auch ricinolsaure Magnesia, welche den Darm unverändert durchwandert, unwirksam.

Die stark abführende Wirkung des Crotonöles hängt mit dem ungesättigten Charakter dieser Verbindung zusammen, denn nach der Reduktion zur gesättigten Verbindung entbehrt sie jedweder Wirkung (s. p. 119).

Der Allophansäureester des Ricinusöls ist ein geschmack- und geruchloses Pulver; man stellt ihn dar nach den üblichen Methoden, Alkohole in die Allophansäureester überzuführen [6]).

Es werden die aromatischen Säureester einbasischer Säuren von Ricinusöl dargestellt, z. B. Benzoylricinusöl, Anisylricinusöl und Ricinusölsalicylat. Letzteres durch Erhitzen von Ricinusöl mit Salol, die beiden ersteren Verbindungen durch Verwendung der Säurechloride [7]).

---

[1]) Ch. W. Moore, Journ. Soc. Chem. London **97**. 1797 (1910).
[2]) Bayer-Elberfeld, DRP. 233326.
[3]) Bayer-Elberfeld, DRP. 233325, Zusatz zu DRP. 222920.
[4]) DRP. 134987.
[5]) DRP. 229191,
[6]) Zimmer, DRP. 211197.
[7]) DRP. 226111, Zusatz zu DRP. 211197.

Das durch DRP. 211197 geschützte Verfahren wird in der Weise abgeändert, daß man zwecks Herstellung von Acidylderivaten des Ricinusöls die Hydroxylgruppen des Ricinusöls durch Einwirkung von zur Esterifizierung geeigneten Derivaten der aromatischen einbasischen Säuren, z. B. deren Chloriden oder Phenoläthern, verestert, statt das Öl durch Einwirkung von Harnstoffchlorid oder auf andere Weise in den Allophansäureester zu überführen. — Alle diese Acidylderivate des Ricinusöls haben die Eigenschaft, frei von dem unangenehmen Geschmack und Geruch dieses Öls zu sein und dessen häufig Ekel und Brechen erregende Wirkung nicht zu besitzen [1]).

Unter dem Namen Purgen (Laxin) wurde Phenolphthalein als Abführmittel mit großem Erfolg in die Therapie eingeführt.

Phenolphthalein ist ein physiologisch recht indifferenter Körper. Selbst Dosen von 5 g machten bei interner Verabreichung bei Tieren keine Symptome. Bei Menschen wirkte 1,5 g abführend, aber ohne Kolik. Es trat starke Transsudation auf und reichliche wässerige Entleerungen folgten. Schon Dosen von 0,15 bis 0,20 g Phenolphthalein bewirken Abführen. Sonst sind keine Symptome zu beobachten (Vamossy) [2]).

Phenolphthalein geht zu 85% in den Kot über, nur bei großen Dosen findet man es im Harn. Verfüttert man Phenolphthaleindiisodichinon, so erscheint nur selten Phthalein im Harn. Beim Hunde wird ein geringer Teil als gepaarte Glykuronsäure ausgeschieden [3]).

Schwachgefärbte Alkalisalze des Phenolphthaleins werden hergestellt, indem man Phenolphthalein mit Alkalialkoholaten oder alkoholischen Laugen bei Gegenwart von Alkohol oder Benzol verbindet, die Verbindung auskrystallisieren läßt oder mit Äther fällt [4]).

Das Calciumsalz des Phenolphthaleins wird durch Behandlung von Phenolphthalein mit Calciumalkoholat gewonnen [5]).

Das Ausbleichen alkalischer Phenolphthaleinlösungen beruht außer auf Hydrolyse des zweibasischen Phenolphthaleinsalzes auf einer Hydratation unter Bildung von Alkaliphenolphthalaten. Das rote Salz ist das zweibasische, das farblose ist das Trikaliumsalz der dreibasischen Phenolphthalsäure. Das Trikaliumphenolphthalat wirkt subcutan bei Hunden abführend. Die schwachgefärbten Alkalisalze des Phenolphthaleins sind nach ihrer Darstellung aus Alkoholaten und da sie beim Erhitzen Alkohol verlieren, kaum als einfache Salze, sondern als Äthylderivate der Formel

anzusehen [6]).

[1]) Ver. Chininfabriken Zimmer & Co., Frankfurt a. M., DRP. 226111.
[2]) Münchener med. Wochenschr. 1903. Nr. 26.
[3]) C. Fleig, Journ. pharm. chim. 6. 29. 55.
[4]) Bayer-Elberfeld, DRP. 223968.
[5]) DRP. 223969, Zusatz zu DRP. 223968.
[6]) Journ. Amer. Chem. Soc. 33. 59 (1911).

Trikaliumsalz der dreibasischen Phenolphthalsäure

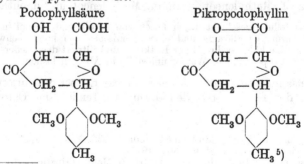

Knoll[1]) stellen aus Phenolphthalein mildwirkende Abführmittel her, indem sie dieses nach bekannten Methoden mit verschiedenartigen Säuren in die Diester überführen. Dargestellt wurden : Phenolphthaleindiisovalerianat, -dibutyrat, -disalicylat und -carbonat. Im Handel ist dieses Präparat unter dem Namen Aperitol und besteht aus einer Mischung gleicher Teile von Isovaleryl- und Acetyl-phenolphthalein[2]).

Statt der Halogenide oder Ester der Fettsäuren kann man auch die freien Säuren in Gegenwart eines Kondensationsmittels auf Phenolphthalein einwirken lassen. Beschrieben ist die Darstellung des Phenolphthaleindizimtsäureesters[3]).

Kurt Ehrlich[4]) in Berlin stellt Carvakrolphthalein in der Weise her, daß er Phthalsäureanhydrid mit Carvakrol für sich oder unter Zusatz von Kondensations-mitteln auf 120° erhitzt. Dieses soll dem Phenolphthalein und dem Thymolphthalein gegenüber sich durch Reizlosigkeit auszeichnen.

Jalapin ist nach J. Samelson ein Anhydrid der zweibasischen Jalapinsäure $C_{17}H_{30}O_9$. Es zerfällt beim Erwärmen mit verdünnten Säuren in Jalapinol und Zucker. Jalapinol ist ein Aldehyd, wahrscheinlich ein Tetrabutyraldehyd.

In der Jalapin-Elateringruppe sind die freien Säuren und deren Salze unwirksam, ihre Anhydride dagegen wirksam.

Podophyllotoxin $C_{15}H_{14}O_6$ ist der identische wirksame Bestandteil von Podophyllum emod. und Podophyllum pelt. Es ist neutral, eine stark abführende, darmreizende Substanz. Beim Erhitzen mit Alkali geht es in Podophyllinsäure $C_{15}H_{16}O_7$ über. Die Säure verliert leicht Wasser und gibt Pikropodophyllin, welches mit Podophyllotoxin isomer ist. Beim Schmelzen mit Alkalien entsteht Orcin und Essigsäure. Die Säure und Pikropodophyllin enthalten zwei Methoxylgruppen und kein Hydroxyl. Wahrscheinlich ist Pikropodophyllin das Lacton der Podophyllsäure, welche die Oxycarbonsäure der Dimethoxymethyl-phenylhydro-γ-pyronsäure ist.

Podophyllsäure   Pikropodophyllin

[1]) DRP. 212892.
[2]) Pharm. Ztg. **53**. 582.
[3]) DRP. 216799, Zusatz zu DRP. 212892.
[4]) DRP. 225893.
[5]) Dunstan u. Henry, Proceed. Chem. Soc. **1897/1898**. Nr. 189.

Das aus dem wirksamen Podophyllotoxin bei Behandlung mit Alkalien entstehende isomere Pikropodophyllin wirkt wohl subcutan injiziert irritierend, ist aber als Purgans ganz unsicher. Podophyllinsäure wirkt als Natriumsalz nicht purgierend [1]).

Die abführende Wirkung des Schwefels ist wahrscheinlich in der Weise zu erklären, daß in der Darmschleimhaut der Schwefel teilweise zu schwefeliger Säure oxydiert wird, die in diesen Mengen reizend auf die Darmschleimhaut einzuwirken imstande ist, indem sie Hyperämie sowie erhöhte Peristaltik hervorruft. Eine Umwandlung des Schwefels in Schwefelwasserstoff findet nicht statt [2]).

Cotoin, der wirksame Bestandteil der Cotorinde

$$CH_3O.C_6H_2(OH)_2.CO.C_6H_5,$$

ein Derivat des Phloroglucins, wirkt in der Weise gegen Diarrhöen, daß es eine eigentümliche Wirkung auf die Darmgefäße äußert. Diese werden erweitert und zur Resorption angeregt [3]). Doch kommen dem Cotoin keinerlei adstringierenden und keine besonderen antiseptischen Wirkungen zu. Subcutan wirkt selbst 1 g bei Kaninchen nicht toxisch. Es wirkt im Darme antifermentativ und geht in den Harn, nicht aber in die Milch über. Vom Cotoin ausgehend, welches einen scharfen Geschmack hat, wird, um diesen dem Präparate zu benehmen, ein, Fortoin genanntes, Cotoinderivat durch Einwirkung von Formaldehyd auf Cotoin dargestellt [4]). Der Körper ist als Methylendicotoin $CH_2(C_{14}H_{11}O_4)_2$ anzusehen. Es fehlt ihm der scharfe Geschmack der Muttersubstanz und er soll auch angeblich eine kräftigere Wirkung besitzen, besonders soll die bactericide Kraft eine erhöhte sein [5]).

Man kann behufs Herstellung geschmackloser Cotoinderivate auch so verfahren, daß man in dem Methylendicotoin einen Cotoinrest durch den Rest eines ein- oder mehrwertigen Phenols ersetzt, wodurch zusammengesetzte Körper erhalten werden, welche als Methylencotoinphenole bezeichnet werden können.

Von solchen Derivaten des Cotoins wurden beispielsweise dargestellt: Methylencotoinresorcin, Methylencotoinhydrochinon, Methylencotoinguajacol, Methylencotointannin, Methylencotoin-β-naphthol.

Die Darstellung geschieht durch Lösen von Cotoin und Phenol in Eisessig, Zusatz von Formaldehydlösung und eines Gemisches von konz. Schwefelsäure und Eisessig. Man kühlt während der Reaktion und filtriert den Niederschlag ab. Die gebildeten Körper sind in Wasser unlöslich, in Alkalien löslich.

Der Zusammensetzung nach müssen diese Körper die antiseptischen Wirkungen der Phenole mit den darmtonisierenden des Cotoins vereinigen [6]).

---

[1]) Makenzie u. Dixon, Edinb. med. Journ. **1898**. Nov. p. 134.
[2]) Theodor Frankl, AePP. **65**. 303 (1911).
[3]) Diese Beobachtung Albertoni's bestreitet Mohr (Privatmitteil.).
[4]) DRP. 104362.
[5]) Overlach, Zentralbl. f. inn. Med. **1900**. Nr. 10 Neter, Deutsche med. Wochenschr. **1900**. Nr. 48.
[6]) DRP. 104903.

m-Phenylendiamin ist ein Antidiarrhoicum [1]). Das Chlorhydrat desselben wurde Lentin benannt.

Gewöhnlich werden in der Therapie als Appetit erregende Mittel insbesondere die Bitterstoffe verwendet, sowohl die bitteren Alkaloide, wie Chinin und Strychnin, als auch die verschiedenartigen bitteren Glykoside aus Pflanzen.

Die intensiven Riechstoffe der Früchte und Gewürze (zumeist Ester und Terpene), sowie die Bitterstoffe und gewisse Alkaloide bewirken nach J. Pohl oft in kurzer Zeit ein deutliches Ansteigen der Zahl weißer Blutkörperchen im zirkulierenden Blut. Die Alkohole, Alkalisalze sind in dieser Richtung gar nicht, von den Metallverbindungen salpetersaures Wismut und Eisenoxyd nicht regelmäßig wirksam. Sie wirken verdauungsbefördernd und appetitmachend, sie sind imstande, disponibles Nährmaterial aus den Reservestoffbehältern in den Kreislauf zu bringen und in dieser Förderung des zellulären Nährstofftransports darf wohl nach Pohl's Ansicht die so lange gesuchte Ursache der allenthalben geübten diätetischen und therapeutischen Verwendung dieser Stoffe gesucht werden [2]).

Durch Zufall ist man auf synthetischem Wege zu einem Appetit reizenden Mittel gelangt.

C. Paal stellte Phenyldihydrochinazolin dar,

in der Hoffnung, einen stark antimykotischen Körper zu erhalten. Aber bei den Tierversuchen und bei Versuchen an Menschen zeigte die Substanz nur äußerst geringe Giftigkeit und bei innerer Einnahme bitteren Geschmack und ein auffallend frühzeitiges Hungergefühl. Es ist von Interesse, daß andere von Penzoldt [3]) nach dieser Richtung hin untersuchte, dem Phenylhydrochinazolin, Orexin genannten, nahe verwandte Körper keine solchen Appetit erregenden Eigenschaften auszulösen in der Lage sind. Nach dieser Richtung wurden untersucht:

Diphenyldihydrochinazolin ist ohne jede Wirkung.

---

[1]) Unverricht, Münchner med. Wochenschr. 1904. 1225.
[2]) AePP. 25. 51.
[3]) Ther. Mon. 1890. 59 u. 374.

Methylphenyldihydrochinazolin ist sehr giftig. Am Menschen wurden wegen der hohen Giftigkeit keine Versuche gemacht.

$$\text{C}_6\text{H}_4 \begin{array}{c} \text{N.HCl} \\ \text{C.CH}_3 \\ \text{N.C}_6\text{H}_5 \\ \text{CH}_2 \end{array}$$

Anisyldihydrochinazolin ist erheblich giftiger als Orexin, macht aber keinen Appetit.

$$\text{C}_6\text{H}_4 \begin{array}{c} \text{N} \\ \text{CH} \\ \text{N.C}_6\text{H}_4\text{.O.CH}_3 \\ \text{CH}_2 \end{array}$$

Weniger giftig als dieses, aber giftiger als Orexin, ist Phenäthyl-dihydrochinazolin. Es zeigt sich eine Andeutung von Appetitvermehrung.

$$\text{C}_6\text{H}_4 \begin{array}{c} \text{N} \\ \text{CH} \\ \text{N.C}_6\text{H}_4\text{.O.C}_2\text{H}_5 \\ \text{CH}_2 \end{array}$$

Salzsaures Tolyldihydrochinazolin ist ebenso giftig, wie Orexin, aber ohne Appetitwirkung.

Weddige bezeichnet als Chinazolin einen Körper von der Formel

$$\text{C}_6\text{H}_4 \left\langle \begin{array}{c} \text{N} = \text{CH} \\ \text{CH} = \text{N} \end{array} \right.$$

Bei der Einwirkung von Benzoylchlorid auf Phenyldihydrochinazolin (Orexin) in Gegenwart von Pyridin entsteht das Dibenzoylderivat des Phenyltetrahydro-chinazolins, welches beim Verseifen mit Säure wieder Phenyldihydrochinazolin gibt[1]).

Chinazolinderivate, welche sich von einem Dihydrochinazolin ableiten

$$\text{C}_6\text{H}_4 \left\langle \begin{array}{c} \text{N} = \text{CH} \\ \text{CH}_2 - \text{NH} \end{array} \right.$$

entstehen durch Reduktion des o-Nitrobenzylformanilids, o-Nitrobenzyl-formotoluids usw. Es bildet sich intermediär die Aminoverbindung,

---

[1]) Kalle & Co. Biebrich, DRP. 164426.

die unter spontaner Wasserabspaltung das entsprechende Chinazolin-
derivat nach folgender Gleichung liefert:

$$C_6H_4{<}{NO_2 \atop CH_2}- N{<}{COH \atop C_6H_5} + 3\ H_2O =$$

$$C_6H_4{<}{NH_2 \atop CH_2}- N{<}{COH \atop C_6H_5} + 2\ H_2O =$$

$$C_6H_4{<}{N = CH \atop \atop CH_2 - N - C_6H_5} + 3\ H_2O$$

Vom Phenyldihydrochinazolin ist bekannt, daß es ein Stomachicum ist. Die
folgenden Derivate setzen den Blutdruck stark herab und veranlassen eine Erweiterung der Blutgefäße. Man stellt sie dar durch Addition von Alkylverbindungen an Chinazolin, z B. Jodäthyl oder Jodmethyl, aus denen man dann mit
starker Kalilauge die freie Oxybase gewinnen kann[1]).

Bei der Darstellung des Phenyldihydrochinazolins [2]) verfährt man in der
Weise, daß man o-Nitrobenzylchlorid behufs Gewinnung des o-Nitrobenzylanilins
mit Anilin eine Stunde lang auf 100⁰ erhitzt. Mit verdünnter Essigsäure ent-
1ernt man das salzsaure Anilin und das überflüssige basische Anilin und erhitzt
den Rückstand mit Ameisensäure, es bildet sich o-Nitrobenzylformanilid und
nun reduziert man in üblicher Weise die Nitrogruppe zur Aminogruppe. Beim
Eindampfen der wässerigen Lösung der salzsauren Base kristallisiert dann unter
Wasserabspaltung salzsaures Phenyldihydrochinazolin heraus. Ebenso verfährt
man bei der Darstellung der entsprechenden p-Tolyl-, p-Anisyl- und p-Phenetyl-
derivate. Man kann auch zu denselben Körpern gelangen, wenn man die durch
Reduktion von o-Nitrobenzylanilin etc. erhaltenen Aminoderivate mit Ameisensäure erhitzt.

Die Darstellung des Orexins gelingt nun auch vom o-Aminobenzylalkohol
ausgehend, wenn man auf denselben Formanilid einwirken läßt:

$$C_6H_4{<}{NH_2 \atop CH_2 . OH} + {H . CO \atop H}{>}N . C_6H_5 = C_6H_4{<}{N : CH \atop CH_2-}{>}N . C_6H_5$$

Es ist nicht notwendig, fertiges Formanilid zu verwenden, es genügt vielmehr,
o-Aminobenzylalkohol mit Ameisensäure und Anilin oder mit ameisensauren
Salzen und salzsaurem Anilin unter geeigneten Bedingungen zu kondensieren.
Die Reaktion wird bei 100—130⁰ unter Verwendung von Kaliumbisulfat, salzsaurem Anilin etc. als wasserentziehenden Mitteln ausgeführt [3]) [4]).

Wie salzsaures Orexin hat sich auch die freie Base, das Phenyldihydrochinazolin, als echtes Stomachicum in der Praxis gut bewährt,
doch haftet dieser Substanz der Nachteil an, daß sie einen schlechten
Geschmack besitzt. Gerbsaures Orexin hingegen ist ein in Wasser
unlösliches Pulver, dem aus diesem Grunde, ähnlich wie dem gerbsauren Chinin der Nachteil der Muttersubstanz nicht mehr anhaftet [5]).

Die Darstellung des gerbsauren Orexins geschieht in der Weise, daß man
eine wässerige Lösung von salzsaurem Orexin bei 40—50⁰ mit einer wässerigen
Gerbsäurelösung mischt und durch Zusatz von essigsaurem Natron in wässeriger
Lösung das gerbsaure Orexin aus der Lösung fällt [6]).

Das erhaltene gerbsaure Orexin ist in verdünnter Salzsäure leicht
löslich, was die Wirkung dieses Präparates im Magen erklärt.

---

[1]) S. Gabriel und James Colman, Berlin, DRP. 161401.
[2]) DRP. 51712.
[3]) DRP. 113163.
[4]) Penzoldt, Ther. Mon. **1893**. 204.
[5]) F. Steiner, Wiener med. Blätter **1897**. Nr. 47. p. 768.
[6]) Amerik. Pat. 615307.

VIII. Kapitel.

Antihelminthica.

Phloroglucin und seine Derivate sind für den Synthetiker aus dem Grunde interessant, weil es R. Böhm gelungen ist, den Nachweis zu führen, daß Filixsäure, einer der unwirksamen Bestandteile des verbreitetsten Bandwurmmittels, des Extractum filicis maris, ein Phloroglucinderivat sei, da sich bei den Spaltungen der Filixsäure Phloroglucin, sowie homologe Phloroglucine neben Isobuttersäure

$$\left. \begin{array}{c} CH_3 \\ \\ CH_3 \end{array} \right\rangle CH.COOH$$

nachweisen ließen. Insbesondere gelang es Böhm, durch Behandeln der Filixsäure mit Zinkstaub und Natronlauge die Filicinsäure $C_8H_{10}O_3$ zu erhalten, welche sich als im Kern alkyliertes bisekundäres Phloroglucinderivat erwies. Bei der durch die H. Weidel'sche Synthese verbilligten Art der Phloroglucindarstellung aus symmetrischem Trinitrobenzol kann diese Substanz vielleicht als Ausgangsmaterial zur Darstellung eines der Filixsäure analog wirkenden Körpers benützt werden.

Interessant ist noch, daß die Filixsäure selbst wirksam ist, während ihr Anhydrid sich als unwirksam erweist.

Monomethylphloroglucin ist toxisch, 6 mg töten Frösche. Dimethylphloroglucin ist viel schwächer wirksam, Trimethylphloroglucin ganz unwirksam.

Die Wirkung steht also im Zusammenhang mit dem Eintritte einer Methylgruppe in das Phloroglucin, jedoch mit der Besonderheit, daß sie mit dem Eintritt mehrerer Methylgruppen wieder vernichtet wird.

Filicinsäure ist wirkungslos. Filixsäure tötet Frösche zu 2 mg, Aspidin in Dosen von 1 mg, Albaspidin kommt dem Aspidin sehr nahe.

Filicinsäurebutanon ist etwa 5 mal schwächer wirksam als Filixsäure.

Die Wirksamkeit der Phloroglucinderivate beginnt erst mit dem Eintritte des Buttersäurerestes in das Filicinsäuremolekül, wodurch Filicinsäurebutanon

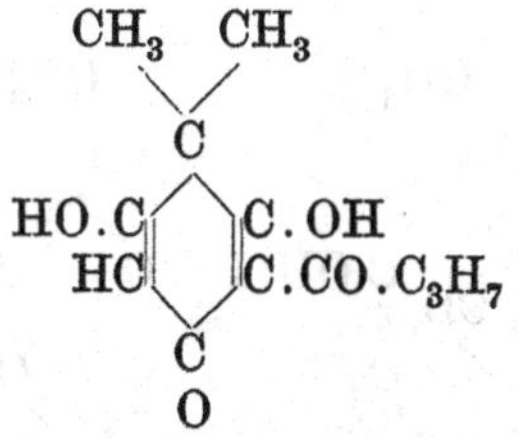

$$
\begin{array}{c}
\mathrm{CH_3}\quad\mathrm{CH_3}\\
\diagdown\diagup\\
\mathrm{C}\\
\mathrm{HO.C}\diagup\diagdown\mathrm{C.OH}\\
\mathrm{HC}\quad\mathrm{C.CO.C_3H_7}\\
\diagdown\diagup\\
\mathrm{C}\\
\mathrm{O}
\end{array}
$$

entsteht.

Der Eintritt von 1 oder 2 Mol. Phloroglucin verstärkt die Wirkung der Verbindung, denn Albaspidin ist wirksamer als Filicinsäure, während Filixsäure als Kondensationsprodukt von drei methylierten Phloroglucinen noch wirksamer ist als Albaspidin.

Albaspidin

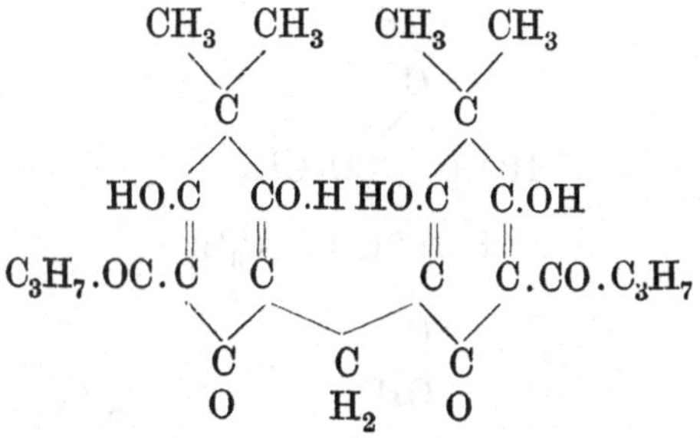

$$
\begin{array}{cc}
\mathrm{CH_3}\ \mathrm{CH_3} & \mathrm{CH_3}\ \mathrm{CH_3}\\
\diagdown\diagup & \diagdown\diagup\\
\mathrm{C} & \mathrm{C}\\
\mathrm{HO.C}\quad\mathrm{CO.H} & \mathrm{HO.C}\quad\mathrm{C.OH}\\
\mathrm{C_3H_7.OC.C}\quad\mathrm{C} & \mathrm{C}\quad\mathrm{C.CO.C_3H_7}\\
\mathrm{C}\quad\mathrm{C}\quad\mathrm{C}\\
\mathrm{O}\quad\mathrm{H_2}\quad\mathrm{O}
\end{array}
$$

Filixsäure

$$
\begin{array}{cc}
\mathrm{CH_3}\ \mathrm{CH_3} & \mathrm{O}\\
\diagdown\diagup & \mathrm{C}\\
\mathrm{C} & \\
\mathrm{HO.C}\quad\mathrm{C.OH} & \mathrm{C}\quad\mathrm{C.CO.C_3H_7}\\
\mathrm{C_3H_7.OC.C} & \mathrm{CH_2}\\
\mathrm{C}\quad\mathrm{C}\ \mathrm{H} & \mathrm{HO.C}\quad\mathrm{CO}\\
\mathrm{O} & \mathrm{C}\\
\mathrm{C}\\
\mathrm{HO.C}\quad\mathrm{C.OH}\\
\mathrm{C_3H_7.CO.C}\quad\mathrm{C.CH_2}\\
\mathrm{C}\\
\mathrm{O\,H}
\end{array}
$$

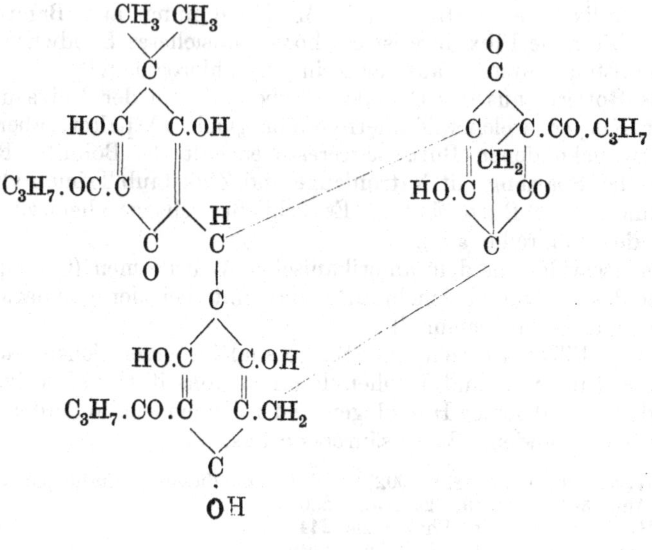

Flavaspidsäure

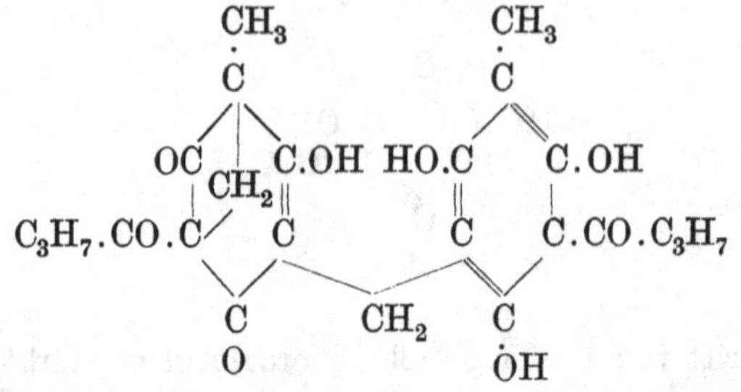

$$
\begin{array}{ccccc}
& CH_3 & & CH_3 & \\
& \overset{.}{C} & & \overset{.}{C} & \\
OC & \diagdown\diagup & C.OH \quad HO.C & \diagdown\diagup & C.OH \\
& CH_2 & \| & \| & \\
C_3H_7.CO.C & \diagup\diagdown & C \qquad\qquad C & & C.CO.C_3H_7 \\
& C & CH_2 & C & \\
& O & & \overset{.}{O}H &
\end{array}
$$

enthält die Filicinsäurebutanongruppe in der durch das Brückenmethylen modifizierten Form bloß einmal, womit vielleicht, nach Walther Straub, ihre schwächere Wirkung dem Albaspidin gegenüber in Zusammenhang zu bringen ist.

Aspidinol

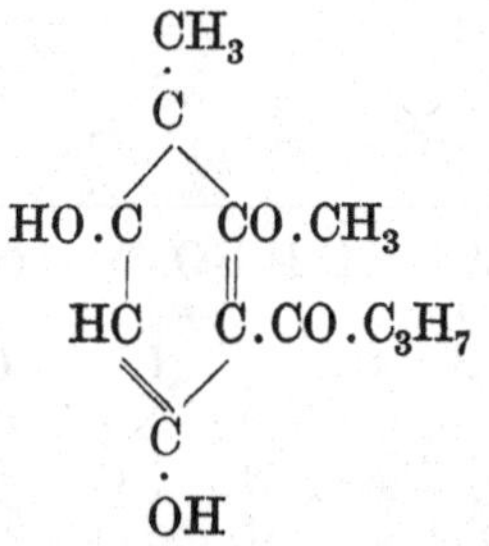

$$
\begin{array}{ccc}
& CH_3 & \\
& \overset{.}{C} & \\
HO.\overset{.}{C} & & CO.CH_3 \\
H\overset{.}{C} & & \overset{.}{C}.CO.C_3H_7 \\
& C & \\
& \overset{.}{O}H &
\end{array}
$$

unterscheidet sich von Filicinsäurebutanon bloß dadurch, daß die zwei Methylgruppen an getrennten C-Atomen — das eine als Methoxyl — stehen, dabei überragt es an Wirksamkeit Filicinsäurebutanon beträchtlich.

Die Filixsäure dürfte durch Muskellähmung auf Bandwürmer wirken. Die reine Filixsäure ist ein höchst unsicheres Bandwurmmittel. Im Organismus entsteht aus ihr Trimethylphloroglucin[1]).

Das Rotlerin aus der Camala ist ebenfalls ein der Filixsäure verwandter Körper, welcher Trimethylphloroglucin abspaltet, aber keine ketonartig gebundenen Buttersäurereste enthält (R. Böhm). Rotlerin gibt bei der Spaltung mit Natronlauge und Zinkstaub Trimethylphloroglucin und ferner Buttersäure. Es schließt sich eng chemisch an die Körper der Filixreihe an[2]).

Das Ascaridol aus dem amerikanischen Wurmsamen (Chenopodium ambrosioides L. var. antihelminthicum) gibt bei der Oxydation mit Permanganat Isobuttersäure[3]).

Die zur Filixsäure gehörigen Stoffe sind im wesentlichen nach dem Typus des Diphenyl- und Triphenylmethan konstitutierte Derivate des Phloroglucins und seiner Homologen und zeichnen sich außerdem durch ketonartige gebundene Buttersäurereste aus.

---

[1]) W. Straub, AePP. 48. 1 (1902). S. d. Chemie dieser Verbindungen R. Böhm, Liebig's Ann. 301. 17/1, 307. 249, 318. 230.
[2]) H. Telle, Arch. der Pharmazie 244. 441.
[3]) Schimmel & Co., Geschäftsber. April 1908.

Das im Tanacetum vulgare enthaltene Tanacetin ist ebenfalls ein wurmtreibendes Mittel. Beim Schmelzen mit Ätzkali erhält man aus diesem Brenzcatechin und Buttersäure. Tanacetin ist amorph, mit dem Charakter einer Säure. In den physiologischen Eigenschaften besteht Übereinstimmung zwischen der Filixsäure und dem Tanacetin. Filixsäure und Tanacetin sind beide Phenolderivate, die erstere vom Phloroglucin, das letztere vom Brenzcatechin sich ableitend. Als weiteres Spaltungsprodukt erhält man aus dem Filicin Isobuttersäure, aus dem Tanacetin Buttersäure.

Es ist eigentümlich, daß die meisten Bandwurmmittel Isobuttersäure oder Buttersäure abspalten, denn Kosotoxin $C_{25}H_{33}O_2$ wird durch Ätzbaryt in krystallinisches Kosin, Akrolein und Isobuttersäure zerlegt.

Polystichin aus Polystichum spinulosum gibt nach Analogie mit Filicin Polystichinsäure und Polystichinol $C_{21}H_{30}O_9$, ein Phenol, und normale Buttersäure[1]).

Santonin $C_{15}H_{18}O_3$ ist ein Bitterstoff und ein Mittel gegen Spulwürmer. Nach Verfütterung an Hunde tritt im Harn α-Oxysantonin $C_{15}H_{18}O_4$ auf, das durch Kochen mit Baryt in die einbasische Säure $C_{15}H_{20}O_5$ umgewandelt wird. Nach Verfütterung an Kaninchen tritt β-Oxysantonin $C_{15}H_{18}O_4$[2]) im Harne auf. Es ist für Menschen ziemlich giftig. Es macht Xanthopsie, Halluzinationen, zentral verursachte Krämpfe[3]).

Die Konstitution des Santonin ist

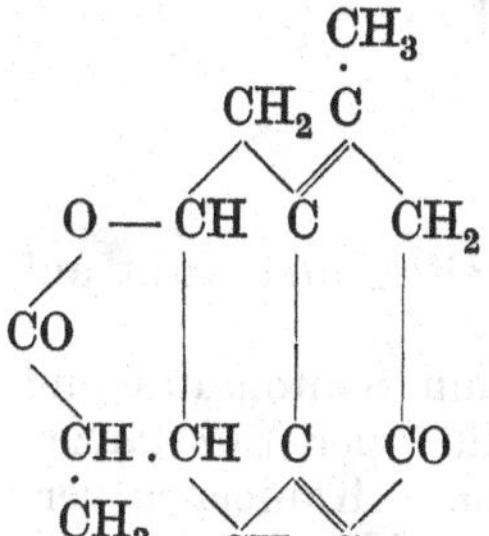

Desmotroposantonin

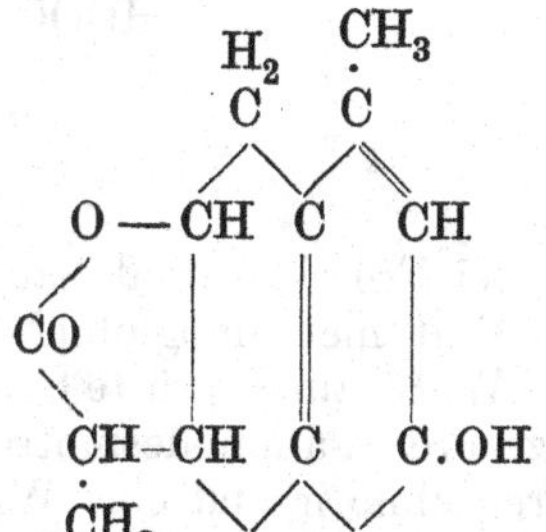

Santonsäure

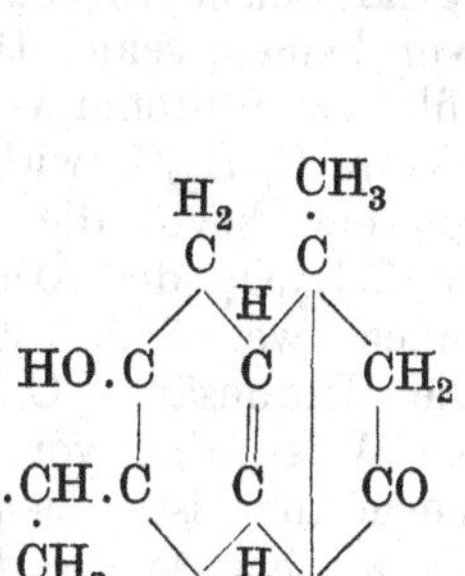

----

[1]) E. Poulsson, AePP. **41**. 246.
[2]) M. Jaffé, HS. **22**. 538 (1896/97).
[3]) S. auch Lo Monaco, Atti d. R. Acad. dei Linc. Rendic. [5] **5**. I. 366, 410.

Die santonige Säure[1]) ist ein ziemlich starkes, vorwiegend narkotisches Gift.

Durch vorsichtige Reduktion des Santoninoxim entsteht Santoninamin.

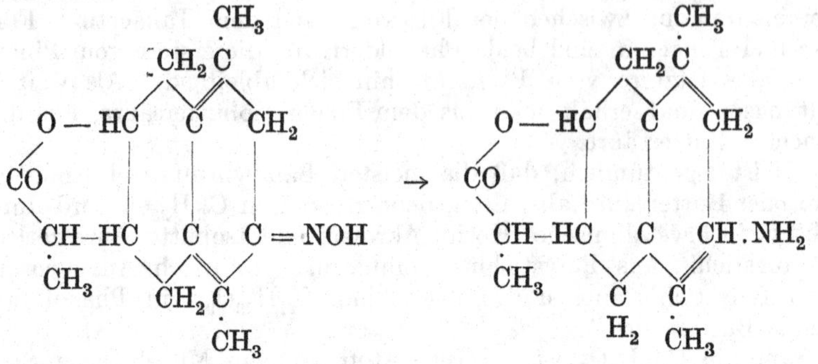

$$
\begin{array}{ccc}
& CH_3 & \\
& CH_2\ C & \\
O - HC & C & CH_2 \\
CO & & \\
CH-HC & C & C = NOH \\
CH_3 & CH_2\ C & \\
& CH_3 &
\end{array}
\quad\rightarrow\quad
\begin{array}{ccc}
& CH_3 & \\
& CH_2\ C & \\
O - HC & C & CH_2 \\
CO & & \\
CH-HC & C & CH\,.\,NH_2 \\
CH_3 & C\ C & \\
& H_2\ CH_3 &
\end{array}
$$

Santoninamin ist sehr stark toxisch.

Das Chlorhydrat der d-aminodesmotroposantonigen Säure[2])

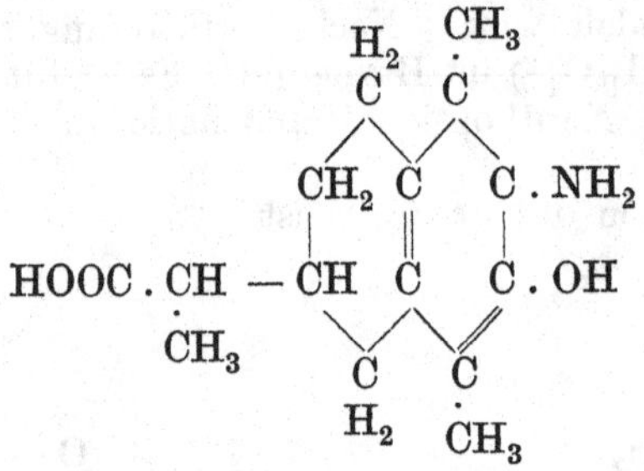

$$
\begin{array}{ccc}
& H_2\ CH_3 & \\
& C\ C & \\
CH_2 & C & C\,.\,NH_2 \\
HOOC\,.\,CH - CH & C & C\,.\,OH \\
CH_3 & C\ C & \\
& H_2\ CH_3 &
\end{array}
$$

ist bei Fröschen und Säugetieren vollkommen ungiftig und wirkt auf das Blut methämoglobinbildend ein.

W. Straub[3]) prüfte Santonin, Desmotroposantonin, Santonsäure und salzsaure d-aminodesmotroposantonige Säure. Alle vier Substanzen waren ohne irgend eine Wirkung auf marine Würmer. Kaninchen vertragen 0.2 g ohne irgend welche Erscheinung. Askariden wurden nur von Santonin, aber von keinem seiner Derivate getötet. Die geringste Änderung am Moleküle des Santonin vernichtet seine Wirkung.

Die Photosantonsäure $C_{15}H_{22}O_5$ wirkt hypnotisch, doch tritt Stillstand der Respiration ein, bevor die Reflexerregbarkeit aufgehoben wird. Photosantonin $C_{17}H_{24}O_4$, der Äthyläther des Photosantonsäureanhydrids wirkt ähnlich, wegen der Schwerlöslichkeit aber erst in größeren Dosen. Die Santonsäure $C_{15}H_{20}O_4$ wirkt nach Coppola[4]) auf Säugetiere in der Weise, daß vor dem konvulsivischen ein narkotisches Stadium bemerkbar ist. Isophotosantonin besitzt nur die krampferregende Wirkung, ebenso wie die Isophotosantonsäure.

---

[1]) Lo sperimentale **1887**. Nr. 35 und Arch. per le sc. med. **11**. 255 (1887).
[2]) Wedekind, HS. **43**. 240 (1904/05), untersucht von R. Kobert.
[3]) S. bei Wedekind, HS. **43**. 245 (1904/05).
[4]) Ann. d. chim. u. farm. 4 Ser. **6**. 330. Die Konstitution dieser Santoninderivate behandeln Cannizzaro und Fabris, BB. **19**. 2260 (1886).

IX. Kapitel

Campher und Terpene.

————

Carvon erweist sich im Tierversuche als nicht sehr aktiv, es zeigt hauptsächlich paralysierende Wirkungen im Gegensatze zu seinen Isomeren: zum Campher und Fenchon. Von diesen unterscheidet sich Carvon auch chemisch: so erleidet es bekanntlich leicht eine Hydrolyse unter Bildung von Oxytetrahydrocarvon und es ist leicht anzunehmen, daß Carvon eine ähnliche Umwandlung auch im Organismus erfährt [1]).

Vom Carvon

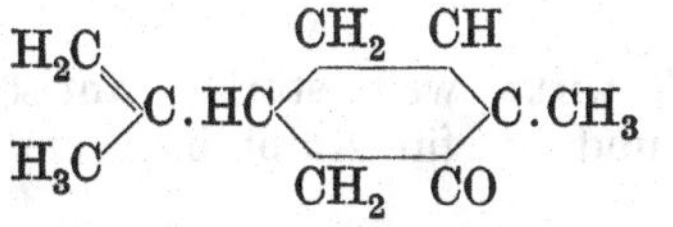

$$\begin{array}{ccc} & CH_2 & CH \\ H_2C & & \\ \diagdown C.HC\diagup & & \diagdown C.CH_3 \\ H_3C & & \\ & CH_2 & CO \end{array}$$

(Ketodihydro-p-cymol) wirken 0.5 g pro kg Kaninchen tödlich. Es macht ununterbrochene Krämpfe und Betäubungszustand [2]).

Menthon (Ketohexahydro-p-cymol) ist weit weniger giftig als Carvon. An Stelle der doppelten Bindungen ist eine Anlagerung von zwei Wasserstoffen getreten [2]).

Linalool

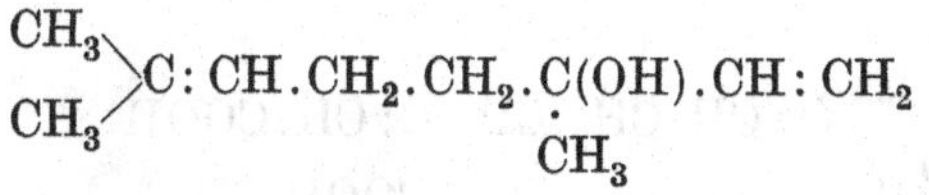

$$\begin{array}{c} CH_3\diagdown \\ \quad\quad C:CH.CH_2.CH_2.C(OH).CH:CH_2 \\ CH_3\diagup \\ \qquad\qquad\qquad CH_3 \end{array}$$

paart sich im Organismus mit Glykuronsäure.

Rhodinol, Coriandol, Nerolol, die dem Geraniol isomeren optisch aktiven Alkohole haben in Dosen von 3—5 ccm keine akuten Wirkungen, wohl aber verursachen sie bei fortgesetzter Darreichung schwere Störungen des Allgemeinbefindens, Magenblutungen und Abmagerung.

Die aliphatischen Kohlenwasserstoffe der ätherischen Öle sind indifferent, die aromatischen nicht indifferent, aber nur wenig giftig.

Die aromatischen Aldehyde sind schwach oder gar nicht giftig. Verschiedene ätherische Öle machen gleichzeitig Vermehrung der Zahl der weißen Blutkörperchen. Nur das Pfefferminzöl macht eine sehr bemerkenswerte Ausnahme.

————

[1]) Enrico Rimini, Atti R. Accad. dei Lincei Roma. [5] **10**. I. 435.
[2]) H. Hildebrandt, HS. **36**. 441 (1902).

Pulegon[1]) macht zentrale Paralyse, bei Fröschen erzeugt es, wie Campher, Curarewirkung, starke Verlangsamung der Herzaktion durch zentrale Vagusreizung, Atmungsstörungen und Fettdegeneration der Gewebe. Pulegon enthält statt der Gruppe CH.OH des Menthols eine doppelte Bindung und eine CO-Gruppe. Der entsprechende Alkohol Pulegol und Pulegolamin sind nicht wirksamer als Pulegon selbst.

Sabinol $C_{10}H_{15}$.OH macht in 5 ccm Dosen Betäubungszustände, Gefäßblutungen, Stauungsniere, wirkt aber nicht abortiv[2]). Es erscheint als gepaarte Glykuronsäure im Harn, außerdem entsteht Cuminsäure. α-Tanacetogendicarbonsäure ist wenig different und passiert den Organismus unverändert.

Thujon (Tanaceton) ist dem Sabinol isomer, zeigt abei Ketonstruktur, macht heftige Krämpfe, frequente Atmung, Herzlähmung. Das Spaltungsprodukt der im Harne auftretenden Glykuronsäureverbindung geht von neuem Paarung im Organismus ein, zeigt aber nicht mehr die toxische Wirkung des ursprünglichen Thujons. Thujonoxydglykuronsäure tritt im Harne auf. Es erfolgt also eine Hydroxylierung des Thujonmoleküls, wie sie in gleicher Weise bei Campher und Terpenen zu beobachten ist. Am Frosche ruft die gepaarte Verbindung in gleicher Weise, wie Thujon selbst, zentrale Lähmung hervor neben gleichzeitiger Schädigung der peripheren Nerven[3]). Jonon $C_{13}H_{20}O$ ist ungiftig[4]).

$\varDelta_1$ - Menthenon - 3 wirkt weit stärker antiseptisch als amerikanisches Pfefferminzöl und ist für Amphibien ein Inhalationsanästheticum.

Citral

$$\begin{matrix} CH_3 \\ \diagdown \\ \diagup \\ CH_3 \end{matrix} C : CH.CH_2.CH_2.C : CH.CHO \\ \qquad\qquad\qquad\qquad\quad CH_3$$

gibt beim Passieren des Organismus eine Säure $C_{10}H_{14}O_4$ vielleicht

$$\begin{matrix} CH_3 \\ \diagdown \\ \diagup \\ CH_3 \end{matrix} C : CH.CH_2.CH_2.C : CH.COOH \\ \qquad\qquad\qquad\qquad\quad COOH$$

durch Oxydation der Aldehydgruppe zu Carboxyl und einer Methylgruppe zur Carboxylgruppe.

Citral ist ein Gemisch zweier Stereoisomerer, von denen eines nur die Glykuronsäureverbindung, das andere nur die zweibasische Säure liefert. Die zweibasische Säure ist physiologisch indifferent. Die Glykuronsäureverbindung wirkt bei Kaltblütern fast wie Citral selbst[5]).

---

[1]) AePP. **42**. 356.
[2]) E. Fromm, BB. **21**. 2025 (1888), **32**. 1191 (1899).
[3]) H. Hildebrandt, AePP. **45**. 110 (1901).
[4]) J. v. Mering bei F. Tiemann, BB. **26**. 2708 (1893).
[5]) H. Hildebrandt, AePP. **45**. 110 (1901).

Geraniol

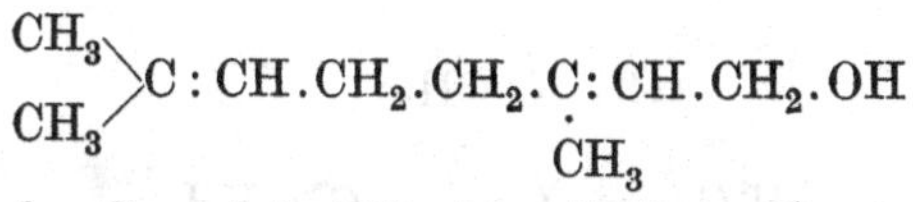

$$\begin{matrix} CH_3 \\ \\ CH_3 \end{matrix}\!\!>\!\!C:CH.CH_2.CH_2.\overset{.}{C}:CH.CH_2.OH$$

$$CH_3$$

ist der Alkohol des Geranials (Citrals), gibt beim Passieren des Organismus dasselbe Produkt wie Citral. Die Oxydation des Geraniols im Tierkörper dürfte in gleicher Weise vor sich gehen, wie die der Alkohole. Zuerst wird die $CH_2.OH$-gruppe zu Aldehyd, dieser schließlich zur Carboxylgruppe oxydiert.

Den Körpern der Camphergruppe kommen trotz ihrer verschiedenen chemischen Zusammensetzungen in physiologischer Hinsicht ganz ähnliche Wirkungen zu. Laureolcampher $C_{10}H_{16}O$,

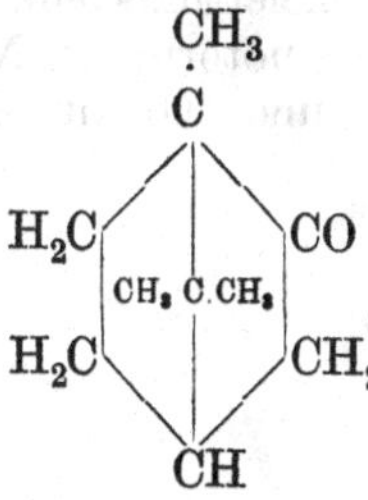

Borneol $C_{10}H_{18}O$

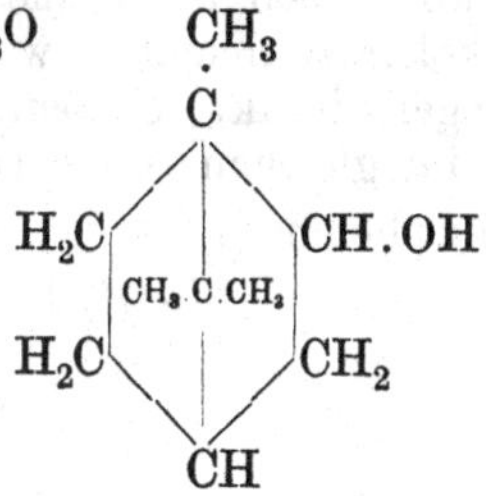

und Menthol $C_{10}H_{19}.OH =$

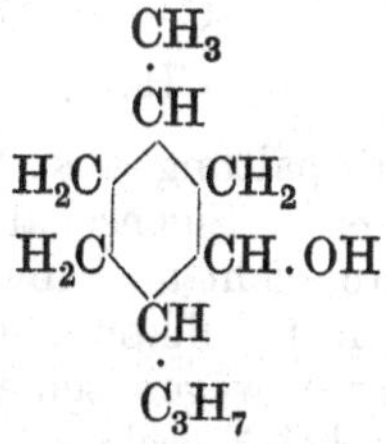

wirken alle drei stark exzitierend und antiseptisch. In der ersten Hälfte des vorigen Jahrhunderts war Campher in der Medizin geradezu als Allheilmittel angesehen, während die Bedeutung dieses Körpers gegenwärtig, trotz mancher vorzüglicher Eigenschaften, sehr zurückgegangen ist. Alle drei Körper stehen in ihrer Wirkung den Substanzen der Alkoholgruppe sehr nahe. Am nächsten steht ihnen Menthol, aber mit der Verringerung der Zahl der Wasserstoffatome erhält man eine erhöhte Tendenz zur Produktion von Krämpfen zerebraler Natur. Borneol wirkt lokal weniger reizend als Campher und wird auch in größeren Dosen vertragen. Japancampher ist als Keton aufzufassen, Borneol und Menthol haben je ein alkoholisches Hydroxyl.

Aus Borneol oder Isoborneol erhält man glatt Campher, wenn man die Lösung von Isoborneol in Petroläther mit Wasser versetzt und bei gewöhnlicher Temperatur Ozon einleitet [1]).

Der Eintritt einer Aminogruppe in den Campher bewirkt keine Änderung in der Qualität der Campherwirkung, hingegen ist die Wirkung des Aminocamphers wesentlich schwächer als die des Camphers selbst [2]). Beim Bornilamin aber

---

[1]) Akt-Ges., vorm. Schering, Berlin, DRP. 161306.
[2]) L. Lewin, AePP. **27**. 235.

$$H_2C \text{——} CH \text{——} CH_2$$
$$CH_3 . C . CH_3$$
$$H_2C \text{——} C \text{——} CN.NH_2$$
$$\overset{.}{C}H_3$$

in dem der Sauerstoff des Borneols ausgetreten, finden wir eine wesentlich stärkere Wirkung, als beim Campher und die herzlähmenden Wirkungen dieser Substanz treten verhältnismäßig früh in den Vordergrund [1]). Läßt man Campher mit Hydroxylamin reagieren, so gelangt man zum Campheroxim $C_{10}H_{16}$: N.OH, welches auf das Herz lähmend wirkt, aber auch in eigenartiger Weise auf die Skelettmuskeln, indem es Muskelstarre macht [2]), während beim Frosch die motorischen Nervenendigungen intakt bleiben. Acetophenonoxim und Önantholdoxim wirken im gleichen Sinne (Fry)[3]).

Camphenamin

$$H_2C \text{——} CH \text{——} C.NH_2$$
$$CH_3 . C . CH_3$$
$$H_2C \text{——} C \text{——} CH$$
$$\overset{.}{C}H_3$$

dargestellt durch Wasserabspaltung aus Aminoborneol [4]), besitzt ähnliche, aber schwächere toxische Eigenschaften als Vinylamin. Papillarnekrose in der Niere konnte nicht nachgewiesen werden. Es steht dem Vinylamin näher, als das fast vollkommen ungiftige Trimethylenimin. Camphenamin ist ungesättigt wegen seiner doppelten Bindung.

Dicamphanazin macht bei Fröschen Paralyse, Verluste der Reflexe und Atemstillstand, bei Meerschweinchen Schlafanfälle, später konvulsivische Zuckungen, endlich Tod, bei Hunden starken Speichelfluß und epileptische Anfälle. Dicamphenhexanazin wirkt wie Dicamphanazin, nur müssen doppelte Dosen verwendet werden. Camphenamin wirkt weniger lähmend als die vorerwähnten beiden Verbindungen (Lo Monaco und Oddo).

Die große Verbreitung, welche die Körper der Camphergruppe früher und noch jetzt finden, hat zur Darstellung zahlreicher Derivate in dieser Gruppe geführt. Über die Kohlensäurederivate des Menthols findet man das Nähere im Kapitel Guajacol (s. p. 555 ff). Vom Borneol oder Menthol ausgehend, erhält man durch Behandlung mit Formaldehyd und Schwefelsäure farblose feste Körper, Diborneolformal und Dimentholformal, welche beide nach der Formel $CH_2(OR)_2$ zusammengesetzt sind.

Die Absicht, welche Verley dazu geführt hat, diese Präparate darzustellen, war wohl, Derivate zu erhalten, denen die lokal irritierenden

[1]) L. Lewin, AePP. **27**. 235.
[2]) Zehner, Dissert. Marburg 1892.
[3]) Fry, Brit. med. Journ. **1897**. 1713.
[4]) Liebig's Ann. **313**. 72.

Wirkungen beider Körper, insbesondere für den internen Gebrauch fehlen.

Formaldehyd und Menthol geben mit Salzsäure Chlormethylmenthyläther [1]).

$$
\begin{array}{c}
\text{CH}_3\ \text{CH}_3 \\
\diagdown\diagup \\
\text{CH} \\
\cdot \\
\text{CH} \\
\text{H}_2\text{C}\diagup\diagdown\cdot\text{CH}\cdot\text{O}\cdot\text{CH}_2\text{Cl} \\
\text{H}_2\text{C}\diagdown\diagup\text{CH}_2 \\
\text{CH} \\
\cdot \\
\text{CH}_3
\end{array}
$$

Außerdem bildet sich Dimenthylmethylal $C_{10}H_{19}\cdot O\cdot CH_2\cdot O\cdot C_{10}H_{19}$, welches den Organismus anscheinend unverändert passiert (R. Kobert).

Coryfin ist der Äthylglykolsäureester des Menthols $C_{10}H_{19}O\cdot CO\cdot CH_2\cdot O\cdot C_2H_5$, es soll ein gutes Schnupfenmittel sein. Der Geschmack ist nicht angenehm.

Die Darstellung der Alkyloxyacetylverbindungen des Menthols geschieht durch Einwirkung der Mentholkohlensäurehalogenide auf die Alkyloxyessigsäure oder deren Salze. Die Reaktion liefert namentlich in Gegenwart tertiärer Basen unter Entwickelung von Kohlensäure die als Arzneimittel bekannten Alkyloxyacetylverbindungen des Menthols [2]).

Gynoval ist der Isovaleriansäureester des Isoborneols.

Salimenthol ist das Salicylsäureester des Menthols.

Salicylsäurementhylester erhält man, wenn man ein Gemisch von Menthol mit Salicylsäure unter Hindurchleiten eines Gasstromes (Kohlensäure, Wasserstoff) auf eine dem Schmelzpunkt des Gemisches übersteigende, jedoch unter 220⁰ liegende Temperatur erhitzt [3]).

Der Borsäure-Borneolester ist im trockenen Zustand sehr beständig, verseift sich leicht mit Flüssigkeiten. Man erhält ihn durch Erhitzen von Borneol mit Borsäure, Borsäureanhydrid oder einem gemischten Anhydrid von Borsäure und einer organischen Säure. Man erhitzt z. B. Borsäure, Borneol und Xylol, bis kein Wasser mehr entweicht, dann destilliert man das Xylol ab und kocht mit Methylalkohol aus, in dem der Ester unlöslich ist. Er hat die Zusammensetzung $Bo(C_{10}H_{17})_3$. Alkohole zersetzen den Ester [4]).

Estoral ist der Mentholester der Borsäure.

Bayer-Elberfeld [5]) stellen gemischte Carbonate von Alkoholen der hydroaromatischen Reihe her, die geruch- und geschmacklos sind. Man läßt die Chlorcarbonate der Alkohole der hydroaromatischen Reihe, bzw. des Thymols auf Salicylsäureester oder die Chlorcarbonate von Salicylsäureestern auf die Alkohole der hydroaromatischen Reihe einwirken. Man kann auch auf die einfachen Carbonate Alkohole der hydroaromatischen Reihe, resp. Salicylsäureester einwirken lassen, oder man behandelt ein Gemisch beider mit Phosgen, so werde dargestellt Mentholsalolcarbonat, Mentholsalicylsäureacetolestercarbonat, Mentholsalicylsäuremethylestercarbonat, Mentholsalicylsäuremethoxymethylestercarbonat, Thymolsalolcarbonat, Santalolacetolcarbonat, Borneolsalicylsäureguajacolestercarbonat.

[1]) Wedekind, BB. **34**. 813 (1901). DRP. 119008.
[2]) Al. Einhorn-München, DRP. 225821,
[3]) Bibus & Scheuble in Wien, DRP. 171453.
[4]) Zimmer & Co., Frankfurt, DRP. 188703,
[5]) DRP. 206055.

Schering-Berlin [1]) stellen Mentholester der Salicylglykolsäure und deren Acidylderivate dar, indem sie auf Salze der Salicylsäure oder deren Acidylderivate Halogenessigsäurementholester einwirken lassen oder durch Acidylierung von Salicylglykolsäureestern.

Thujon, Monobromcampher, Campher, Campherol (Menthol), Bornylamin, Aminocampher erregen direkt den Herzmuskel, während Oxycampher, Borneol bei Muscarinstillstand unwirksam sind.

Menthylamin erzeugt Erregungs- und Krampfzustände.

Bornylendiamin [2]) (Camphandiamin) wird erhalten durch Reduktion des Oxims des Amino-, Isonitroso- oder Isonitrocamphers mit Natriumalkoholat oder Elektrolyse. Bornylendiamin soll völlig ungiftig und stark antipyretisch wirksam sein.

Fenchon   Campher

Fenchon wirkt wie Campher, die gegenteiligen Angaben von H. Hildebrandt [3]) sind unrichtig. Die krampferregende Wirkung des Fenchons ist bedeutend schwächer als die des Camphers, mehr von der Narkose verdeckt. Nach Jakobj ist das Auftreten der eigenartigen Krampfwirkung bei Säugetieren bei Fenchon und Campher nur auf die eigentümliche molekulare Konfiguration beider Substanzen, d. h. auf die in den Ring eingefügte Propylidengruppe, welche zur Bildung eines Doppelringes führt, zu beziehen [4]).

Wenn man im Campher ein Wasserstoffatom durch Brom ersetzt, so gelangt man zum Monobromcampher $C_{10}H_{15}OBr$, welches Derivat in seiner Wirkung im allgemeinen mit der des nichtsubstituierten Camphers identisch ist, aber doch mehr an Borneol, als an Campher oder Menthol erinnert. Die beiden isomeren Monochlorcampher wirken ebenso wie Monobromcampher und wie Campher selbst. Alle erregen sie das Gehirn, rufen Konvulsionen hervor und steigern die Körpertemperatur unabhängig von den Konvulsionen. Man sieht, daß in dieser Gruppe, ebenso wie bei den Benzolderivaten, Halogensubstitutionsprodukte, in welchen Halogen Kernwasserstoff ersetzt, keineswegs von der Wirkung der Grundsubstanz qualitativ differieren, da

---

[1]) DRP. Anm. G. 17121.
[2]) Duden-Jena (Höchst), DRP. 161306.
[3]) AePP. 48. 449 (1902).
[4]) C. Jakobj, Hayashi, Szubinski, AePP. 50. 199 (1903).

die dem Halogen eigentümliche Wirkung aus dem Grunde nicht in Erscheinung tritt, weil die Bindung des Halogens eine zu feste ist und es zur Abspaltung von Halogen oder Halogenwasserstoff im Organismus nicht kommt.

Im Campher läßt sich ein Wasserstoff der Seitenkette CH_2 durch eine Aldehydgruppe ersetzen, wenn man zu einer Lösung von Campher in Toluol metallisches Natrium in äquivalenter Menge zusetzt und unter Kühlung Ameisenäther einwirken läßt. Der so entstandene Campheraldehyd

$$C_8H_{14} \begin{array}{c} CH-CHO \\ | \\ CO \end{array}$$

hat als solcher keine Verwendung gefunden, soll aber zur Darstellung von Campherderivaten dienen. Auch die Camphercarbonsäure[1]) hat keine medizinische Anwendung gefunden, da sie keine pharmakologische Wirkung besitzt.

$$\text{Camphercarbonsäure} \quad C_8H_{14} \begin{array}{c} CH.COOH \\ | \\ CO \end{array}$$

Sie verläßt den Organismus unverändert. Die Ester sind nicht ganz ungiftig, doch tritt die Campherwirkung sehr verspätet ein[2]).

Hingegen konnte man vom Campher durch Oxydation mit Salpetersäure die Camphersäure

$$\begin{array}{c} H_2C - C\begin{array}{c}H\\COOH\end{array} \\ CH_3 \begin{array}{c}|\\C\end{array} \\ CH_3 \begin{array}{c}|\\\end{array} CH_3 \\ H_2C - C\begin{array}{c}\\COOH\end{array} \end{array}$$

erhalten, welche dieselben antiseptischen Wirkungen, wie Campher äußert, aber weit weniger exzitierend wirkt, da die exzitierende Wirkung des Camphers wohl auf der Methylketongruppe dieser Substanz beruht, beziehungsweise durch diese ausgelöst wird, die hier durch Oxydation verändert worden ist. Der Camphersäure kommen ausgezeichnete antihydrotische Eigenschaften zu, weshalb sie sehr häufig zu Synthesen mit den verschiedensten Arzneimitteln anderer Art, insbesonders mit antipyretischen, benützt wird.

Saure Phenolester zweibasischer Säuren erhält man, und zwar die Natrium-verbindungen saurer Alkylester der Phenole, wenn man auf das in Xylol gelöste Phenolnatrium das Anhydrid einer zweibasischen Carbonsäure einwirken läßt[3]).

$$R\begin{array}{c}CO\\CO\end{array}\!\!O + XONa = R\begin{array}{c}COOX\\COONa\end{array}. \quad \text{Durch Ansäuern fällt der freie Ester heraus.}$$

---

[1]) Lapin, Diss. Dorpat 1894.
[2]) J. W. Brühl, BB. **35**. 3510 (1902).
[3]) DRP. 111297.

So wurden dargestellt: Phenolcamphersäure, Thymolbernsteinsäure, Thymolphthal-
säure, Thymolcamphersäure, Guajacolcamphersäure, Guajacolbernsteinsäure, Car-
vakrolcamphersäure, β-Naphtholcamphersäure.

Die Unlöslichkeit des Camphers hat den Versuch gezeitigt, ein
lösliches Derivat in der Weise zu erhalten, daß eine Hydroxylgruppe
in das Camphermolekül eingefügt wurde[1]).　Wenn man Campherchinon

$$C_8H_{14} \Big\langle\begin{array}{c} CO \\ | \\ CO \end{array}$$

in saurer, neutraler oder alkalischer Lösung reduziert, entsteht ein
Oxycampher

$$C_8H_{14} \Big\langle\begin{array}{c} CH.OH \\ | \\ CO \end{array}$$

welcher bis zu 2% In Wasser löslich ist, aber merkwürdigerweise ist
dieser Oxycampher in der Wirkung dem Campher fast entgegengesetzt.
Während Campher ein Erregungsmittel des Zentralnervensystems ist,
setzt Oxycampher die Erregbarkeit des Atemzentrums herab und ist
auf diese Weise ein schnellwirkendes Mittel gegen Dyspnöe.

Auch Sulfosäuren des Camphers wurden dargestellt, um Campher
wasserlöslich zu machen.

Zu diesem Zwecke wird 1 Mol. Campher in 2 Mol. Essigsäureanhydrid gelöst
und unter starker Kühlung 1 Mol. 66 ⁰ Schwefelsäure hinzugefügt.

Es ist anzunehmen, daß dieses Präparat ohne Wirkung oder jedenfalls nur schwach wirksam sein wird.

Diäthylglykokollmenthylester $C_{16}H_{31}O_2N$ ist ein Nierengift, Camph-
orylglykokollmethylesterchlorhydrat $C_{22}H_{37}O_3N$.HCl ein starkes Blutgift, Diäthylglykokollbornylester $C_{16}H_{29}O_2N$ ungiftig.　Diese Substanzen
verlangsamen Atmung und Herzschlag und steigern den Blutdruck nur
schwach und vorübergehend.

Camphorylglykokollbornylesterchlorhydrat $C_{22}H_{35}O_3N$.HCl ist unwirksam [2]).

In der Camphergruppe hat bis nun keines der dargestellten
Derivate den Campher selbst in seinen Wirkungen übertroffen
und keines von den Derivaten hat die Anforderung, die man
in der Praxis an ein Campherderivat stellen würde, daß es wasserlöslich sei, erfüllt.　Während Oxycampher, welcher wasserlöslich ist,
statt erregend zu wirken, die Tätigkeit des Respirationszentrums herabsetzt, zeigen die Aminoderivate sowohl des Camphers, als auch des Borneols für die Therapie unverwertbare Wirkungen, denn Campher macht
eine nicht unbedeutende Erhöhung des Blutdruckes, indem er direkt auf
den Herzmuskel einwirkt und so eine gewisse Analogie mit der Digitalis
zeigt.　Außerdem akzeleriert er die Atembewegung.　Hingegen wirken
sowohl Bornylamin als auch Aminocampher curareartig und auf das Herz
verlangsamend. Aminocampher läßt den Blutdruck unverändert, während

---

[1]) Heinz u. Manasse, Deutsche med. Wochenschr. 1897. Nr. 27.
[2]) Einhorn u. Zahn, Arch. d. Pharmazie 240. 644.

Bornylamin denselben bedeutend erhöht, auch die Atemfrequenz wird durch Bornylamin bedeutend gesteigert. Es wäre von Wert, ein Campherderivat, welches wasserlöslich ist, darzustellen, das sowohl für Injektionen Verwertung finden könnte, als auch wegen der Analogie mit der Digitaliswirkung für den internen Gebrauch geeignet als Herzstimulans zu versuchen wäre.

Doch haben alle Derivate des Camphers und des Terpentins im Gegensatze zu ihren Muttersubstanzen nur sehr geringe Verbreitung in der Medizin gefunden, in der Terpentingruppe wohl aus dem Grunde, weil wir dort, wo es uns auf die balsamischen Wirkungen des Terpentins auf die Schleimhäute, insbesondere auf die der Respirations- und Harnwege ankommt, eine große Auswahl von Harzen und balsamischen Mitteln haben, welche die unangenehmen Nebenwirkungen des Terpentinöls meist nicht besitzen.

Derivate des Terpentinöles darzustellen, ist wohl ein müßiges Bemühen. Hingegen wäre es angezeigt, die wirksamen Substanzen der anderen balsamischen Mittel rein darzustellen, wie es bei Santalöl geschehen, und nach den bekannten Methoden die Reizwirkungen der rein dargestellten, wirksamen Prinzipien zu kupieren, wozu Synthesen nach dem Salolprinzip, sowie mit Formaldehyd und die Darstellung künstlicher Glykoside zu empfehlen wären.

Vom Terpentinöl ausgehend, welches ein Gemenge verschiedener Terpene $C_{10}H_{16}$, z. B. Pinen

ist und als Antisepticum und Sauerstoffüberträger eine beschränkte Verwendung in der Medizin findet, hat man mehrere Derivate dargestellt in der Absicht, die reizenden Wirkungen des Terpentinöls durch Polymerisation oder Oxydation zu beseitigen und auf diese Weise Substanzen zu erhalten, welche die günstigen Eigenschaften des Terpentinöls als Desodorans und Antisepticum besitzen, denen aber die reizenden Wirkungen der Grundsubstanz fehlen und die sich so zur internen Anwendung, insbesondere als sekretionsbefördernde Mittel bei Bronchitis eignen. Pinen selbst macht Schlafsucht und in größeren Dosen Darmreizung. Wenn man Terpentinöl mit konzentrierter Schwefelsäure behandelt, so erhält man eine Tereben genannte Flüssigkeit, die aber nichts anderes ist, als ein Gemenge von polymeren Terpenen. In seinen Wirkungen unterscheidet sich Tereben vom Terpentinöl nicht. Wenn man Terpentinöl mit Alkohol und Salpetersäure mischt, so erhält man

Krystalle der Zusammensetzung $C_{10}H_{16} \cdot 3\,H_2O$, welche dieselben Wirkungen wie Terpentinöl besitzen, aber wenig reizend wirken. Diese Substanz wurde Terpinhydrat genannt[1]). Durch Wasserentziehung (Kochen mit verdünnter Mineralsäure) gelangt man vom Terpinhydrat zum Terpinol, welchem ebenfalls nur Terpentinölwirkungen zukommen, das aber weniger reizend wirkt als Terpentin selbst. Es soll bei tuberkulöser Hämoptöe nach Janowski eine bedeutende blutstillende Wirkung haben.

Durch einfache Hydratation geht Pinen in Terpineol über.

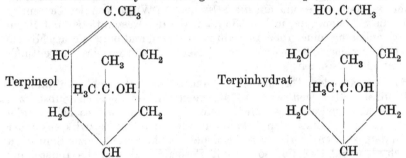

Terpineol, ein tertiärer Alkohol, wirkt wie Terpentinöl, und zwar bei Warmblütern vom Magen aus allgemein lähmend.

Santal.

Zahlreiche Präparate verdanken ihre Entstehung den unangenehmen Eigenschaften des sehr viel verwendeten Gonorrhoemittels Santal (Sandelholzöl). Dieses verlegt bei vielen Personen alsbald den Appetit und zeigt einen sehr unangenehmen Geschmack. Santalol ist der wirksame Anteil des Santalöles. Zahlreiche Ester desselben wurden dargestellt.

Santalolformaldehyd wird aus Santalol und Formaldehyd durch wässerige Mineralsäure bei ca. 100° kondensiert. Es spaltet schon mit warmem Wasser Santalol und Formaldehyd ab[2]).

Santyl ist der Salicylester des Santalols, Blenal der Kohlensäureester des Santalols, beide ölig; Camphoral ist der Camphersäureester des Santalols[3]).

Thyresol (Santalylmethyläther) spaltet kein Santalol im Organismus ab und erscheint als gepaarte Glykuronsäureverbindung im Harn[4]).

Sowohl Santalol als auch sein Acetylderivat und der saure Phthalsäureester[5]) haben einen unangenehmen Geschmack und reizen den Magen. Die Ester der Benzoesäure, Salicylsäure, Zimtsäure und Kohlensäure haben einen schwach öligen, nicht kratzenden Geschmack. Zur Darstellung dieser Ester wird Sandelöl mit Kohlensäureestern, Phosgen oder Anhydriden, Chloriden oder Estern der einbasischen aromatischen Säuren umgesetzt. Den Benzoesäureester erhält man

[1]) Bernhard Fischer, Neuere Arzneimittel. Berlin.
[2]) Stephan-Berlin, DRP. 148944.
[3]) DRP. 182627.
[4]) Ed. Baumer, Med. Klinik 5, 780.
[5]) Knoll-Ludwigshafen, DRP. 173240.

durch Erhitzen mit der gleichen Menge Benzoesäureanhydrid auf 110⁰, Ausschütteln der übrigen Benzoesäure mit Natronlauge und Reinigung des Präparates durch Destillation im Vakuum oder Abtreiben der nicht benzoylierten Bestandteile mit Wasserdampf. Ein anderes Verfahren ist das Sandelöl in Chloroform und Pyridin mit Benzoylchlorid zu behandeln. Den Salicylsäureester erhält man aus gleichen Gewichtsmengen Santal und Salol unter Zugabe von wenig Ätznatron und Erhitzen auf 100—200⁰ unter vermindertem Druck, bis die Abspaltung des Phenols beendigt ist. Das Äthylcarbonat erhält man durch Behandlung von Santal, Pyridin und Chloroform bei 15⁰ mit Chlorkohlensäureestern. Das gewaschene Präparat wird im Vakuum destilliert. Bei der Einwirkung von Phosgen unter gleichen Bedingungen erhält man den neutralen Kohlensäureester. Auch aus Zimtsäurechlorid und Santal kann man unter gleichen Bedingungen den Ester erhalten.

Man kann die Reaktionen bei niedriger Temperatur durchführen, wenn man einen Katalysator zusetzt; solche Katalysatoren sind alle esterspaltende Mittel, wie Alkali- und Erdalkalimetalle, Hydroxylverbindungen, Alkoholate, Phenolate etc. Z. B. Santal wird mit Phenolcarbonat und 2 % des letzteren an Ätznatron oder Ätzkalk unter vermindertem Druck auf 140⁰ erhitzt. Es beginnt das Phenol überzudestillieren und die Austreibung ist bei 175⁰ beendigt, der Rückstand besteht nach Entfernung der geringen Menge des gebildeten Natron- oder Kalksalzes aus fast ganz reinem Santalolcarbonat, das eventuell durch Destillation im Wasserdampf noch weiter gereinigt werden kann[1]).

Es können auch alle Ester einbasischer aromatischer Säuren verwendet werden, wenn man geringe Mengen eines esterspaltenden Mittels zusetzt.

Nur die niederen Santalolester der niederen Fettsäuren besitzen noch den unangenehmen Geschmack und die Reizwirkung des Sandelholzöles. Durch Überführung des Santalol in die Ester der höheren Fettsäuren von Valeriansäure aufwärts, kann man es von diesen unangenehmen Nebenwirkungen befreien. Beschrieben sind die Darstellung von Santalolstearinat durch Erhitzen von Santalol mit Stearinsäure und Umlösen aus 85%igem Alkohol, Santalolisovalerianat aus Isovaleriansäurechlorid und Santalol, das Oleat aus Ölsäurechlorid und Santalol. Man kann diese Ester auch mittelst Säureanhydriden oder durch Umsetzen mit Säureestern anderer Hydroxylprodukte, die durch Santalol verdrängt werden, erhalten[2]).

Ein geschmackloses Santalpräparat wird durch Behandlung mit konzentrierter oder schwach rauchender Schwefelsäure erhalten, wobei man zu einem festen, geschmacklosen, schwach aromatisch riechenden Produkt gelangt. Man löst Sandelöl unter Kühlen in konzentrierter Schwefelsäure und gießt die tiefrote Lösung auf Eis, nimmt die Masse mit einem Lösungsmittel auf und trocknet im Vakuum[3]).

Santalylhalogenide erhält man durch Behandlung von Santalol mit Phosgen, Phosphorpentachlorid oder Thionylchlorid[4]).

Santaloläther erhält man durch Behandlung der Santalylhalogenide mit Metallalkoholaten oder alkoholischen Laugen oder Santalol mit alkylierenden Mitteln. Beschrieben ist Santalylmethyläther, Santalylmentholäther und analoge Äther[5]).

Neutrale Säureester aus Santelöl erhält man durch Behandlung desselben mit den Chloriden oder Estern der mehrbasischen anorganischen oder organischen Säuren mit Ausnahme der Kohlensäure und der Camphersäure. Dargestellt wurden neutraler Santalolbernsteinsäureester mit Hilfe von Bernsteinsäurechlorid und Bernsteinsäurephenylester, der Santalolphosphorsäureester mit Hilfe von Triphenylphosphat[6]).

---

[1]) DRP. 187254, Zusatz zu DRP. 173240.
[2]) Heyden in Radebeul, DRP. 182627.
[3]) Archiv für Pharmazie **238**. 356.
[4]).Bayer-Elberfeld, DRP. 203849.
[5])˙DRP. 202352.
[6]) Knoll-Ludwigshafen, DRP. 201369, Zusatz zu DRP. 173240.

Die meisten Santalolester sind flüssige Substanzen, der Allophansäureester ist fest; er ist geruch- und geschmacklos. Man erhält ihn durch Einleiten von Cyansäure in eine Benzinlösung von Santalol oder aus Harnstoffchlorid und Santalol. Man kann auch zuerst das Santalolcarbonat darstellen und aus diesem durch Einwirkung von Harnstoffchlorid Santalolallophanat erhalten [1]).

Die gleiche Reaktion kann man auch bei Gegenwart von Dimethylanilin oder Pyridin ausführen. Man kann auch Santalol mit 2 Mol. Phenolcarbamat und einer kleinen Menge Ätzkali im Vakuum auf 140 ⁰ erhitzen. Ferner kann man Santalol in gleicher Weise mit Allophansäurephenolester in molekularer Mischung behandeln.

Die sauren Monosantalolester zweibasischer Säuren sind therapeutisch nicht verwendbar, wenn man sie aber in alkalischer Lösung mit Dialkylsulfaten oder Sulfosäureestern behandelt, so erhält man neutrale gemischte Ester, welche neben dem Santalolrest eine Alkylgruppe enthalten. Dargestellt wurde Santalylbernsteinsäuremethylester, Santalylphthalsäuremethylester, Santalylcamphersäuremethylester [2]).

Alkylaminoessigsäuresantalolester erhält man durch Behandlung der Halogenacetylverbindungen des Santalols mit sekundären Aminen. Diese Ester besitzen die Wirkungen des Santalols ohne dessen unangenehme Nebenwirkungen und ihre Salze stellen feste Santalolpräparate dar, die leicht resorbiert werden und geruchlos sind. Dimethylaminoacetylsantalol z. B. hat den F. 154⁰ [3]).

Gallussäuresantalolester wird aus Gallussäuremethylester und Santalol, Tribenzoylgallussäuresantalolester aus Tribenzoylgallussäurechlorid und Santalol dargestellt; ebenso entsteht Triacetylgallussäuresantalolester. Die Gallussäure, welche resorbierbar ist und durch die Nieren ausgeschieden wird, soll neben der balsamischen Wirkung des Santalols adstringierend wirken [4])

Lingner in Dresden [5]) erzeugt feste Kondensationsprodukte aus Copaivabalsam durch Einwirkung von Formaldehyd bei Gegenwart von Kondensationsmitteln.

Knoll & Co.-Ludwigshafen [6]) machen neutrale Präparate aus Copaivabalsam oder den daraus isolierten, verseifbaren Harzbestandteilen, mit Acylierungs- oder Alkylierungsmitteln. Man erwärmt z. B. Copaivabalsam mit Essigsäureanhydrid oder in ätherisch-pyridinischer Lösung mit Chlorkohlensäureester oder mit Benzoesäureanhydrid oder man verseift mit Natronlauge und alkyliert mit Dimethylsulfat.

Durch Verestern von Zimtsäure nach bekannten Methoden erhält man Zimtsäureglykolester, Glycerinmonozimtsäureester, welche als geruch- und reizlose Ersatzmittel des Perubalsams dienen sollen. Die Ester besitzen dem im Perubalsam enthaltenen Zimtsäurebenzylester gegenüber den Vorteil der größeren Löslichkeit, wodurch sie leichter von der Haut aufgenommen werden und besser wirken [7]).

Aus Perubalsam und Formaldehyd, durch Sättigung einer alkalisch alkoholischen Lösung des Perubalsams mit gasförmigem Formaldehyd, stellt Börner in Friedenau [8]) ein wasserlösliches Präparat her. Er verwendet zur Herstellung dauernd haltbarer Lösungen statt eines Teiles des Alkohols Glycerin [9]).

---

[1]) Zimmer-Frankfurt, DRP. 204922.
[2]) Riedel-Berlin, DRP. 208637.
[3]) Bayer-Elberfeld, DRP. 226229.
[4]) Verein. Chem. Werke-Charlottenburg, DRP.Anm. V. 9503.
[5]) DRP. 183185.
[6]) DRP. 167170.
[7]) Bayer-Elberfeld, DRP. 235357.
[8]) DRP. 208833.
[9]) Zusatzpatent 217189 zu DRP. 208833.

Zimtsäureallylester C_6H_5 . CH : CH . COO . CH_2 . CH : CH_2 polymerisiert sich beim Erwärmen zu einem Harz, welches mit dem Perubalsam identisch sein soll.

Arhoin $C_6H_4\!\!\begin{array}{c} \diagup C_{10}H_{13} \\ \!\!-COO.C_2H_5 \\ \diagdown (C_6H_5)_2NH \end{array}$ ist eine als Antigonorrhoicum empfohlene Verbindung des Diphenylamins mit Thymylbenzoesäureäthylester, von brennendem Geschmacke [1]).

Valeriansäurepräparate.

Die käufliche Isovaleriansäure, welche durch Oxydation von Gärungsamylalkohol entsteht, besteht aus der inaktiven Isovaleriansäure $\begin{array}{c} CH_3 \diagdown \\ CH_3 \diagup \end{array}$CH.CH.COOH und der aktiven Isovaleriansäure $\begin{array}{c} C_2H_5 \diagdown \\ CH_3 \diagup \end{array}$CH.COOH.

Der Ester des Menthols mit Isovaleriansäure $(CH_3)_2{=}CH{-}CH_2\,{-}COOH$ wurde Validol genannt. Er ist von ganz schwach bitterem Geschmack und die stimulierende Kraft des Menthols soll in dieser Esterbindung gesteigert sein. Der Körper riecht sehr schwach. Es ist ziemlich gleichgültig, welche Säure überhaupt zur Veresterung des Menthols, um seinen scharfen Geschmack zu verdecken, verwendet wird. Eubornyl ist der Bromisovaleriansäureester des Borneols.

Weder Baldriansäure (und ebensowenig Baldrianöl) besitzen die typische Heilwirkung der Valerianatinktur.

Den Mentholester der α-Bromisovaleriansäure erhält man durch Einwirkung von α-Monobromisovaleriansäurechlorid auf Menthol. Die Esterbindung erfolgt schon in der Kälte [2]).

Byk-Berlin [3]) stellt den α-Bromisovaleriansäureester des Cholesterins durch Veresterung der beiden Komponeten her und zwar durch Einwirkung des Chlorids auf entwässertes Cholesterin bei Gegenwart von Diäthylanilin in benzolischer Lösung.

Isovaleriansäurebenzylester erhält man durch Behandlung von Benzylalkohol oder dessen Derivaten mit Isovaleriansäure und deren Derivaten, z. B. Benzylchlorid und isovaleriansaures Natron oder Benzylalkohol, Pyridin und Isovalerylchlorid oder Isovaleriansäure, Benzylalkohol und konz. Schwefelsäure [4]).

Unter dem Namen Valyl haben Kionka und Liebrecht [5]) Valeriansäurediäthylamid empfohlen als Valerianpräparat von angeblich konstanter Wirkung bei Hysterie etc.

Di lkylierte Amide [6]) der Isovaleriansäure und der α-Bromisovaleriansäure werden dargestellt, indem man offizinelle Baldriansäure oder deren Derivate oder α-Bromisovalerylbromid mit sekundären aliphatischen Aminen behandelt. Im Gegensatze zu dem wenig wirkenden Valeramid und Isovaleramid sollen die dialkylierten Derivate eine starke pharmakologische Wirkung zeigen.

---

[1]) Medizin. Woche **1903**. 48. Ther. Mon. **1904**. Nr. 7.
[2]) Lüdy & Co. in Burgdorf, DRP. 208789.
[3]) DRP. 214157.
[4]) Bayer-Elberfeld, DRP. 165897.
[5]) Deutsche med. Wochenschr. **1901**. Nr. 49.
[6]) DRP. 129967.

Ersatz des Imidwasserstoffes des Diäthylamin durch das Thymyl-
methylenradikal führt zu einer stärker wirkenden Base, die wie Salicyl-
diäthylamid wirkt. Bei Einführung der Homologen der Fettsäurereihe — Essigsäure, Propionsäure, Buttersäure, Valeriansäure — ergibt
es sich, daß die Intensität der Wirkung mit dem Molekül wächst. Auch
in der Reihe der Dialkylamine selbst — Diäthyl-, Dipropyl-, Dibutyl-,
Diamylamin — ergibt sich eine Steigerung der Wirkung mit der Zunahme
der Größe des Moleküls. Am stärksten wirkt Diamylamin, ohne daß
ein Unterschied gegenüber dem Valeriansäurediäthylamid (Valyl) in
qualitativer Hinsicht vorhanden war. Bei der Wirkung des Valyls
handelt es sich anscheinend nicht um Valeriansäurewirkung, sondern
um Amidwirkung.

Ernest Fourneau [1]) empfiehlt das Bromhydrat des Valeriansäure-
esters des Dimethylaminooxyisobuttersäurepropylesters $(CH_3)_2N . C(CH_3)$
$(COOC_3H_7) . O . CO . CH_2 . CH(CH_3)_2$ als Mittel gegen Schlaflosigkeit und
andere Störungen des Nervensystems. Es schmeckt bitter und unangenehm.

---

[1]) Journ. Pharm. et Chim. [6] **27**. 513.

X. Kapitel.

Glykoside.

Im allgemeinen kann man als Regel ansehen, daß die Glykoside intensiver wirken, als der wirksame Spaltling derselben, das entsprechende Phenol oder der Alkohol.

Eine Ausnahme bildet Consolidin, ein Glykosid aus Boragineen (Cynoglossum off., Anchusa off., Echium vulgare). Es wirkt lähmend auf das Zentralnervensystem. Beim Kochen mit Säure zerfällt es in Glykose und Consolicin. Letzteres wirkt dann dreimal so stark wie Consilidin[1]).

Durch die Glykosidbildung entsteht häufig eine Substanz, deren Wirkung von der des Parlings wesentlich verschieden ist; so ist z. B. Digitalin ein Herzgift, das daraus abgespaltene Digitaliresin ein Krampfgift.

Die Verbindungen der auf das Herz wirkenden Digitalisgruppe scheinen alle das gemeinsame zu haben, daß sie Glykoside von cholesterinähnlichen Verbindungen sind. Leider ist die Chemie dieser Verbindungen trotz zahlreicher Arbeiten (O. Schmiedeberg, Kiliani etc.) noch dunkel.

Die Krötengifte Bufotalin, sowie das nordamerikanische Klapperschlangengift Crotalotoxin und das Ophiotoxin stammen wahrscheinlich von Cholesterin ab. Diese Giftwirkungen sind ähnlich den Sapotoxinen und einzelne von Windaus dargestellte Oxidationsprodukte des Cholesterins zeigen ähnliche Wirkungen[2]), wie Gallensäuren und Saponine. Sie sind schwer resorbierbar, machen Nekrose, Pulsverlangsamung und Hämolyse. Diese sauren Oxidationsprodukte erinnern in ihrer lokalen Wirkung an das Viperngift[3]).

Cholesterin wirkt auf das Froschherz beträchtlich stimulierend und zwar auf die systolische Energie, während es die Häufigkeit der Herzschläge nicht beeinflußt. Es wirkt direkt als Stimulans auf die Muskelsubstanz[4]).

Digitoxin läßt sich durch Erwärmen mit Natronlauge in Digitoxinsäure verwandeln. Die Salze dieser Säure sind physiologisch unwirksam (Kiliani).

Helleborein $C_{26}H_{44}O_{15}$ wird durch Säure in Zucker und Helleboretin gespalten. Helleborein ist ein intensives Herzgift, 3 cg töten ein Kaninchen in $1/4$ Stunde. 1—2 g Helleboretin sind bei Hunden ohne jede Wirkung.

---

[1]) Arch. d. Pharm. **238**. 505. Karl Greiner, AePP. **40**. 287.
[2]) E. S. Faust. AePP. **64**. 244 (1911).
[3]) F. Flury, AePP. **66**. 221 (1911).
[4]) B. Danilewsky, Pflügers Arch. **120**. 181.

Antiarin [1]) spaltet bei der sauren Hydrolyse Antiarigenin ab, welches wohl die für die Digitalisgruppe charakteristische Wirkung auf das Froschherz zeigt, aber in weit geringerem Maße als Antiarin.

Glykoside werden von Hefezellen und vom Herzen nicht aufgenommen [2]).

Bei der Strophantinwirkung konnte W. Straub einen nachweisbaren Giftverbrauch nicht konstatieren, so daß keine Speicherung stattfindet. Die physiologische Intensität der Strophantinwirkung ist von der Konzentration des Glykosids in der den Ventrikel umspülenden Flüssigkeit abhängig. Er nimmt nur an der Grenzschicht eine fast irreversible Reaktion an, ohne daß das Glykosid in die Zellen eindringt.

Er sucht die Spezifität der Digitaliswirkung nur darin, daß nur die Oberfläche der Herzmuskelzellen, nicht aber im gleichen Maße auch andere Organismuszellen mit dem Digitaliskörper reagieren [3]).

Es scheint als ob die Glykoside, da sie von den Zellen zu schwer oder gar nicht resorbiert werden, lediglich Membrangifte, beziehungsweise die Membran reizende Gifte sind. Es mag damit auch zusammenhängen, daß die Darmschleimhaut die glykosidisch gebauten Biosen, Rohrzucker und Milchzucker nur sehr schwer oder gar nicht resorbiert, während die Monosen glatt aufgenommen werden. Die abführende Wirkung des Milchzuckers hängt vielleicht mit der Membranreizung seitens dieses Glykosids zusammen.

Strophantin, nach Fraser-Feist aus dem Kombesamen, hat die empirische Formel $C_{40}H_{66}O_{19}$.

Das Arnaud'sche Glykosid, Pseudostrophantin genannt, unterscheidet sich durch einen Mindergehalt von drei Molekülen H_2O. Beide Verbindungen enthalten eine Methoxylgruppe, doch findet sich diese nach der Hydrolyse beim Strophantin im Kohlenhydratspaltling, während sie beim Pseudostrophantin im Pseudostrophantidin bleibt. Pseudostrophantin ist viel schwerer spaltbar. Es wirkt subcutan injiziert fast doppelt so stark als Strophantin. Pseudostrophantin ist mit Strophantin-Merck identisch. Bei der Hydrolyse zerfällt Strophantin in Strophantidin und ein Kohlenhydrat:

$$C_{40}H_{66}O_{19} = (C_{27}H_{38}H_7 + 2H_2O) + C_{13}H_{24}O_{10}.$$

Die Strophantidinformel läßt sich auflösen in

$$OH(C_{25}H_{37}O_2) \diagdown \begin{matrix} CO \diagdown \\ \diamond \\ CO \diagup \end{matrix} \begin{matrix} O \\ O \end{matrix}$$

Die beiden Sauerstoffe des Kernes gehören höchst wahrscheinlich auch Hydroxylgruppen an, außerdem ist mindestens ein Benzolkern und die Gruppe CH : CH enthalten. Der Spaltzucker ist Strophantibiosemethyläther [4]).

---

[1]) Kiliani, Arch. d. Pharm. **234**. 438. Karl Hedbom, AePP. **45**. 342 (1901).
[2]) Bokorny, Straub.
[3]) W. Straub, Biochem. Zeitschr. **28**. 392 (1910).
[4]) Feist, BB. **33**. 2063, 2069 (1900). Fraser: Strophanthus, Edinbourgh 1887. Arnaud: C. r. **107**. 181, 1162.

XI. Kapitel.
Reduzierende Hautmittel.

In der Dermatologie stellt sich insbesondere bei der Behandlung der Psoriasis das Bedürfnis ein, Verbindungen auf die Haut zu bringen, welche reduzierend wirken.

Die alte Erfahrung, daß das Ararobapulver günstige Erfolge bei der Behandlung der Psoriasis zeitigt, hat Veranlassung gegeben, sich mit den chemischen Vorgängen bei Anwendung dieses Präparates zu beschäftigen. Das Ararobapulver besteht zum größten Teile aus einer Chrysarobin genannten Substanz, welche bei Gegenwart von Alkalien, aber auch ohne diese, aus der Luft Sauerstoff aufnimmt und sich hierbei in Chrysophan verwandelt.

Chrysarobin[1])

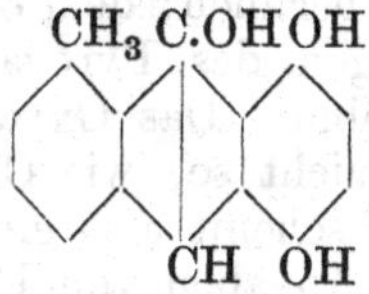

$$CH_3 \quad C.OH \, OH$$

$$CH \quad OH$$

Chrysophansäure

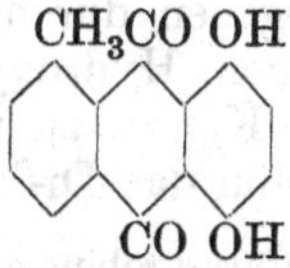

$$CH_3CO \quad OH$$

$$CO \quad OH$$

Chrysophan ist als ein Dioxymethylanthrachinon anzusehen, dessen verschiedene Stellungen noch nicht sichergestellt sind. Chrysarobin ruft an allen tierischen Geweben heftige Reizzustände hervor.

Chrysophanhydroanthron $C_{15}H_{12}O_3$, mit dem Chrysarobin isomer, macht am Auge heftige entzündliche Erscheinung, auf der Haut Reizwirkungen und eine charakteristische rotbraune Pigmentierung. Innerlich wirkt es reizend auf den Verdauungstrakt und die Niere, zum Teil wenigstens wird es als Chrysophansäure ausgeschieden[2]).

Die Erkenntnis, daß beim Chrysarobin wesentlich die Sauerstoffgierigkeit der Substanz, die eigentümlich therapeutische Wirkung ausübt, hat natürlich die Möglichkeit geboten, eine Reihe anderer Sub-

---

[1]) Hesse, Liebig's Ann. 309. 73.
[2]) K. Iwakawa, AePP. 65. 315 (1911).

stanzen, welche sich ebenfalls sehr gierig mit Sauerstoff verbinden, zu dem gleichen Zwecke zu verwenden. So hat insbesondere Pyrogallol

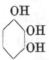

aus dem gleichen Grunde eine ausgebreitete Verwendung gefunden. Nun kommen aber sowohl dem Chrysarobin, als auch dem Pyrogallol auch hautreizende Wirkungen zu. Es haben sich naturgemäß nun zweierlei Bestrebungen geltend gemacht. Die eine Richtung war bestrebt, die schädlichen Nebenwirkungen des Chrysarobins und des Pyrogallols durch chemische Veränderungen dieser Substanzen zu beseitigen, während die andere es sich zur Aufgabe machte, unter der großen Reihe von reduzierend wirkenden Substanzen aus den verschiedensten chemischen Gruppen solche auszusuchen, welche reduzierende Wirkungen mit möglichster Reizlosigkeit vereinigen.

Unna [1]) schlug vor, statt des Pyrogallos das oxydierte Parapyrogallol, welches man durch Einwirkung von atmosphärischer Luft und Ammoniak auf Pyrogallol erhält, bei der Psoriasis zu benützen, indem er annahm, daß Pyrogallol nicht als solches wirke und seine therapeutischen Effekte nicht so sehr die Folge eines Reduktionsprozesses der Hautelemente seien, als vielmehr im wesentlichen auf der Wirkung des Oxydationsproduktes selbst beruhen; dem oxydierten Pyrogallol gehen aber die reizenden Wirkungen des Pyrogallols ab. Anders verhält es sich aber beim Chrysarobin. Das Oxydationsprodukt des Chrysarobins, Chrysophan, wirkt nicht so, wie Chrysarobin und nicht wie oxydiertes Pyrogallol. Hier scheint also ein grundsätzlicher Gegensatz zu bestehen, wenn sich die Angaben von Unna als richtig erweisen [2]).

Ein anderer Weg war gegeben durch den gewöhnlichen Vorgang, einige von den reaktionsfähigen Hydroxylgruppen des Chrysarobins, des Pyrogallols und ähnlicher Körper zu verschließen. So wurde vorgeschlagen, aus dem Chrysarobin das Di- und Tetraacetat darzustellen.

Da bei der Acetylierung des Chrysarobins nach C. Liebermann sich ein Hexaacetylprodukt, das unlöslich ist, bildet, bedient man sich mit Vorteil, um lediglich niedere Acetylprodukte zu erhalten, eines Verdünnungsmittels. Man kann mit Acetylchlorid oder Anhydrid oder mit Essigsäureanhydrid und Natriumacetat in Xylol oder Eisessiglösung kochen [3]).

Das Tetraacetat des Chrysarobins, Lenirobin genannt, reizt die Haut viel weniger als Chrysarobin und hat den Vorteil, die Wäsche nicht so zu beschmutzen. Das Triacetat, Eurobin genannt, unterscheidet sich hingegen in seinen therapeutischen Effekten nicht wesentlich von der Grundsubstanz selbst [4]).

---

[1]) Deutsche Med. Ztg. **1896**. Nr. 84.
[2]) Therap. Wochenschr. **1897**. 1043.
[3]) DRP. 105871.
[4]) Krohmayer u. Vieth, Monatshefte f. prakt. Dermatol. **27**. 1 (1898).

Ebenso wurden aus Pyrogallol und dem ihm nahestehenden Resorcin

$$\text{OH}$$

Acetylderivate in gleicher Absicht dargestellt.

Die Darstellung des Triacetylpyrogallols [1]) geschieht am besten durch Erhitzen von Pyrogallol mit Essigsäureanhydrid und Natriumacetat. Bei der Einwirkung von Acetylchlorid auf Pyrogallol entsteht nämlich neben den Acetaten des Pyrogallols Gallacetophenon $C_6H_2(CH_3.CO)(OH)_3$ und seine Derivate. Glatt erhält man Pyrogalloltriacetat durch Acetylieren von Pyrogallol mit Essigsäureanhydrid bei Gegenwart einer Mineralsäure [2]).

Pyrogallolmonoacetat [3]) erhält man durch Erwärmen von Pyrogallol in Eisessig mit der entsprechenden Menge Essigsäureanhydrid. Nach Abdestillieren der Essigsäure hinterbleibt das gewünschte Produkt. Ebenso erhält man den Körper durch Einwirkung von Acetylchlorid auf eine Eisessiglösung von Pyrogallol. Schließlich kann man ihn am einfachsten durch Zusammenbringen von Pyrogallol mit dem doppelten Gewichte Essigsäureanhydrid und Erwärmen erhalten, durch Wasser wird Pyrogalloltriacetat gefällt. Durch Zusatz einer 15%igen Kochsalzlösung krystallisiert aus der Mutterlauge das Diacetat heraus. Durch Äther läßt sich nun aus der Mutterlauge das Monoacetat ausschütteln.

Monoacetylresorcin erhält man durch Acetylieren von Resorcin in Eisessig mittelst der berechneten Menge Essigsäureanhydrid oder Acetylchlorid. Nach Abdestillieren der Essigsäure hinterbleibt das gewünschte Reaktionsprodukt [4]).

Das Triacetat des Pyrogallols, Lenigallol genannt, ist ungiftig, unlöslich und zersetzt sich erst langsam auf der erkrankten Hautfläche. Das Eugallol genannte Monoacetat ist flüssig und wasserlöslich und steht in seiner Wirkung dem Pyrogallol sehr nahe. Statt der Acetylgruppen kann man auch Salicylgruppen in die Hydroxyle einführen und man erhält so ein Disalicylat, Saligallol genannt, welches harzig ist und angeblich eine äußerst milde Wirkung äußert. [Es hat sich nicht bewährt (Mohr).] Es ist sehr fraglich, ob das Eurisol genannte Monoacetat des Resorcins, welches ölig ist, günstige Wirkungen äußert, um so mehr als es nicht ganz sicher ist, ob dem Resorcin selbst bei den erwähnten Hautkrankheiten solche Wirkungen zukommen. Resorcin zeigt vielmehr schwach ätzende Eigenschaften.

Carbaminsäureester der Pyrogallol-1.3-dialkyläther kann man herstellen, indem man auf die Salze der Alkyläther Phosgen einwirken läßt und die entstehenden Zwischenprodukte mit Ammoniak behandelt [5]).

Unvollständig acetylierte Polyhydroxylverbindungen erhält man durch Erhitzen von hoch acetylierten Verbindungen mit den unveränderten Ausgangskörpern, wobei sich die Acetylgruppen gleichmäßig über die Gesamtmenge der vorhandenen acetylierbaren Hydroxyle verteilen [6]).

Man erhält geschmacklose, in Wasser und Säure unlösliche Derivate [7]) des Diresorcylmethylensalicylaldehyds [8]), wenn man letzteres mit acidylierenden Agenzien behandelt. Die nicht acetylierte Grundverbindung schmeckt schlecht.

---

[1]) DRP. 105240.
[2]) DRPAnm. L. 13504.
[3]) DRP. 104663.
[4]) DRP. 103857.
[5]) Baseler Chemische Fabrik, DRP. 194034, Zusatz zu DRP. 181593.
[6]) DRP. 122145.
[7]) Bayer-Elberfeld, DRP. 123099.
[8]) DRP. 117980.

Man bekommt sowohl die Diacetyl- als auch die Monoacetylverbindung, die beide erst im Darm gespalten werden.

Ferner wurde versucht, noch andere Verbindungen des Pyrogallols, denen die reizende Wirkung der Grundsubstanz abgeht, darzustellen. So wurde Gallanol, Gallussäureanilid

$$C_6H_2 . (OH)_3 . CO . NH . C_6H_5 + 2 H_2O$$

empfohlen. Diese Substanz wirkt reduzierend, macht keine Flecken, ist farblos und hat neben der reduzierenden noch eine antifermentative Wirkung[1]). Auch Gallacetophenon $CH_3 . CO . C_6H_2(OH)_3$, welches aber weniger gut als Pyrogallol wirkt, wurde bei Psoriasis empfohlen. Es hat vor dem Pyrogallol den Vorzug, daß es die Wäsche nicht schmutzt[2]). Da es sich beim Chrysarobin und Pyrogallol wesentlich um die Sauerstoffgierigkeiten bei ihrer therapeutischen Anwendung handelt, so konnte natürlich eine Reihe anderer Substanzen hier zur Anwendung gelangen. So schlug C. Liebermann vor, aus verschiedenen Farbstoffen ähnlich sauerstoffgierige Körper zu machen, indem er durch Reduktion Leukoverbindungen herstellte. So ein Körper war das kurze Zeit in Gebrauch stehende Anthrarobin

$$C_6H_4 \underset{C}{\overset{C(OH)}{\diamondsuit}} C_6H_2(OH)_2$$
$$\overset{|}{H}$$

welches durch Reduktion von Alizarin

$$C_6H_4 \overset{CO}{\underset{CO}{\diamondsuit}} C_6H_2(OH)_2$$

entsteht, eine ungiftige Substanz, die meist unverändert, zum Teil wieder zum Alizarin oxydiert, den Organismus verläßt. Auch das salzsaure Hydroxylamin $NH_2(OH) . HCl$, welches ja für den internen Gebrauch viel zu giftig, wurde von Binz als Ersatzmittel des Chrysarobins um so mehr empfohlen, als es keine färbenden Eigenschaften besitzt, was ja in der dermatologischen Praxis von nicht zu unterschätzendem Wert ist. Wie Hydroxylamin wurde auch Acetylphenylhydrazin

$$C_6H_5 . NH . NH . CO . CH_3$$

welches ja ebenfalls stark reduzierend wirkt, für diese Behandlung kurze Zeit verwertet. Aber es ist kaum anzunehmen, daß durch die Einführung eine Acetylgruppe Phenylhydrazin seine ekzemerregenden und sonst schädlichen Eigenschaften für die Haut verloren haben soll.

---

[1]) Ther. Mon. **1891**. 487.
[2]) Cazeneuve und Rollet, Lyon méd. **1893**. 507.

XII. Kapitel.

Glycerophosphate.

Lecithin, welches im Eidotter vorkommt und sehr ähnlich gebaut ist, wie die ungesättigten Phosphatide, die in einer Reihe von Organen, insbesondere aber in den Geweben des Nervensystems vorhanden sind und anscheinend physiologisch eine große Rolle bei der Tätigkeit dieser Organe spielen, ist als ein Ester des Cholins, also des Oxyäthyltrimethylammoniumhydroxyds mit der Stearyloleylglycerinphosphorsäure, beziehungsweise einer mit Palmitin- oder Oleinsäure substituierten Glycerinphosphorsäure aufzufassen

$$CH_2.O — C_{18}H_{35}O$$
$$CH.O — C_{18}H_{33}O$$
$$CH_2.O — PO — O.C_2H_4$$
$$\qquad \qquad (CH_3)_3 \equiv N$$
$$OH \qquad HO$$

Lecithin spaltet Glycerinphosphorsäure,

$$CH_2.OH$$
$$CH.OH$$
$$CH_2.O.PO \Big\langle {}^{OH}_{OH}$$

auf welche wir zu sprechen kommen, bei Behandlung mit Säuren oder Basen ab.

Nach den Untersuchungen von Danilewski[1] erzeugt Lecithin bei der Verfütterung eine starke Vermehrung der roten Blutkörperchen und ebenso wird das Wachstum von Warmblütern durch Lecithin befördert. Wenn man Tiere aus demselben Wurf gleichmäßig nährt und einem Teile der Versuchstiere Lecithin zur Nahrung zusetzt, so überholen sämtliche Lecithintiere in wenigen Monaten ihre Altersgenossen an Körpergewicht und sind dabei auch kräftiger gebaut. Auffällig ist bei solchen Lecithinhunden die Munterkeit und frühzeitige psychische Entwickelung der Versuchstiere. Nach Danilewski übt Lecithin einen stimulierenden Einfluß auf bioplastische Vorgänge aus, womit die Vermehrung der Erythrocyten und des Hämoglobins zusammenhängt, ebenso wie die direkte Wirkung auf das sich entwickelnde Gehirn.

---

[1] C. r. 1895. 30. XII u. 1896. 20. VII.

Diese eigentümliche Wirkung des Lecithins hat nun Veranlassung gegeben, Glycerinphosphorsäure, welche ein Spaltungsprodukt des Lecithins darstellt und vom Organismus zum Aufbaue des Lecithins wieder verwendet werden kann, in der Therapie zu verwerten. Lecithin wird bei der Verdauung unter Abspaltung von Glycerinphosphorsäure zerlegt, daher wäre die Möglichkeit gegeben, statt des teuren und leicht verderbenden Lecithins die leicht zu gewinnende Glycerinphosphorsäure im gleichen Sinne zu verwenden[1]). Nach Bunge[2]) wird Lecithin vollständig und unversehrt resorbiert, was aber von mehreren Forschern geleugnet wird.

Doch behaupten einzelne Autoren, daß Glycerinphosphorsäure keineswegs im Organismus dazu verwertet wird, Lecithin aufzubauen, weil sie nahezu vollständig in die beiden Komponenten Glycerin und Phosphorsäure bei ihrem labilen Charakter wieder zerfällt, während andere Forscher behaupten, daß ein Teil der eingegebenen Glycerinphosphorsäure im Organismus zurückgehalten wird und zur Bildung von Lecithinen und Nucleinen in den Geweben Verwendung findet. Die Glycerophosphate sollen den Stoffwechsel heben und die Assimilation fördern. Es erscheint dies nun nicht klar, ob die Glycerophosphate als solche die dem Lecithin eigentümlichen Wirkungen auslösen oder ob sie zerfallen und die anorganische Phosphorsäure von den Geweben zur Bildung von Lecithin verwertet wird. In letzterem Falle würde die therapeutische Anwendung der Glycerinphosphorsäure und die Darstellung der verschiedenen Verbindungen (Kalksalze, Casein und Eiweißderivate) keinen Vorteil vor der Anwendung der anorganischen Phosphate besitzen.

Die im Lecithin enthaltene Glycerophosphorsäure ist übrigens mit der synthetischen der Stellung nach nicht identisch (R. Willstätter).

J. A. Wülfing stellt glycerinphosphorsaures Natron in der Weise her, daß er metaphosphorsaures Natron mit einem Überschuß von Glycerin durch Erhitzen auf 120—210 ^{0} verestert und das gebildete Mononatriumglycerophosphat in bekannter Weise übergeführt und abgeschieden wird. Statt des metaphosphorsauren Natriums kann man Metaphosphorsäure und Dinatriumphosphat verwenden[3]).

Bei dieser Reaktion bildet sich Pyroester. Man kann dies umgehen, indem man statt des unlöslichen ein lösliches, im Zustand feiner Verteilung befindliches Natriummetaphosphat, wie es durch Abdampfen konzentrierter, mit Glycerin versetzter wässeriger Lösungen des glasigen Natriummetaphosphats oder der mit zur Bildung von Natriummetaphosphat nötigen Menge Alkali versetzten glasigen technischen Metaphosphorsäure erhalten wird, mit einem Überschuß von Glycerin im Vakuum durch Erhitzen nicht über 145 ^{0} verestert[4]).

Poulenc-Paris stellen Glycerinphosphate in der Weise her, daß sie einbasische Phosphate bei höherer Temperatur im Vakuum auf Glycerin einwirken lassen, das Produkt mit Wasser behandeln und neutralisieren, wobei eine Verseifung der Diesterverbindung erfolgt. Man verwendet zur Reaktion PO_4NaH_2 oder das saure Monoammoniumphosphat. Man nimmt 1 Mol. Phosphat, 2 Mol. Glycerin; setzt man dann Wasser und Ätznatron hinzu, so erhält man krystallisiertes Dinatriumglycerinphosphat[5]).

Das Sanatogen ist angeblich glycerinphosphorsaures Casein.

[1]) Pasqualis, Ann. di Chim. e Farmacolog. 1893. 137.
[2]) Lehrb. d. Physiol. 5. Aufl. II. 80 ff.
[3]) DRP. 205579.
[4]) DRP. 217553, Zusatz zu DRP. 205579.
[5]) DRP. 208700.

XIII. Kapitel

Diuretica.

Die Körper der verschiedensten Gruppen, welche diuretische Wirkungen auslösen, haben sich bis nun nicht so gruppieren lassen, daß man durch die Erkenntnis ihrer Konstitution zu neuen wirksamen Verbindungen gelangen könnte.

Wenn man bedenkt, daß Äthylalkohol, Harnstoff, Theobromin, Coffein, die meisten der sogenannten Gichtmittel, sowie alle Cardiotonica diuretisch wirken, so wird man einsehen, daß hier nur dann möglich ist, auf synthetischem Wege neue Substanzen zu schaffen, wenn man eine bestimmte chemische Gruppe dieser Substanzen herausgreift.

Ameisensäureäthylester $H.COO.C_2H_5$ ist ein unschädliches Diureticum [1]), ebenso ameisensaure Salze [2]).

Kreatinin hat auf Menschen und Hunde eine ziemlich starke diuretische Wirkung, ebenso Kreatin [3]). Harnstoff und Glykokoll wirken ebenfalls diuretisch.

Die Untersuchungen von W. v. Schroeder haben gezeigt, daß dem Coffein zweierlei Wirkungen zukommen: eine das Zentralnervensystem erregende, dem Strychnin vergleichbare, welche die Harnsekretion beeinträchtigt und eine direkte, die Nieren treffende, welche durch den Eintritt einer mächtigen Harnflut charakterisiert ist [4]). Die zentralerregende kann die auf die Niere ausgeübte in verschiedenem Grade, ja selbst völlig kompensieren.

Diese zentralerregende Wirkung des Coffeins auszuschalten, war nun für die Darstellung eines sehr wirksamen Diureticums aus dem Coffein von größter Wichtigkeit. Da zeigte es sich, daß auch das um eine Methylgruppe ärmere Xanthinderivat, das Theobromin

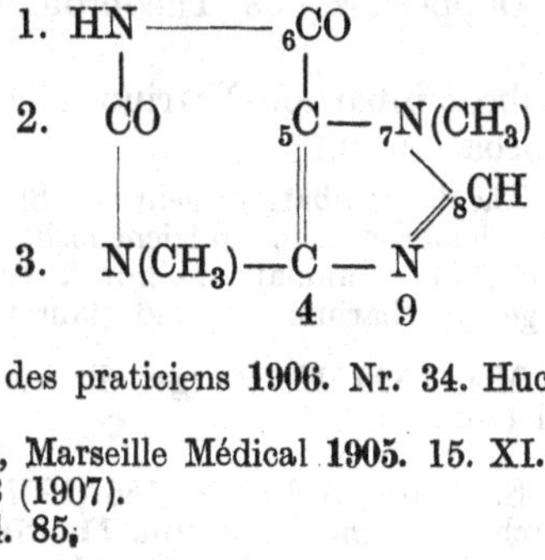

---

[1]) Amblard, Journ. des praticiens 1906. Nr. 34. Huchard, Annal. de pharmacie Nr. 9. 402.

[2]) Pila und Battisti, Marseille Médical 1905. 15. XI.

[3]) Aldis, HS. 50. 13 (1907).

[4]) A₃PP. 22. 39. 24. 85.

diuretische Wirkungen ebenso wie Coffein

$$
\begin{array}{l}
\text{1. } (CH_3)N \underline{\quad\quad} {}_6CO \\[4pt]
\text{2. } \quad\quad CO \quad {}_5C\underline{\quad} {}_7N(CH_3) \\[2pt]
\hspace{4.5cm} {}_{8}^{>}CH \\[2pt]
\text{3. } (CH_3)N\underline{\quad\quad} C\underline{\quad}N \\[2pt]
\hspace{2.2cm} 4 \quad\; 9
\end{array}
$$

besitzt. Doch war der Anwendung des Theobromins, welches ja weit
schwächere Wirkungen auf das Zentralnervensystem ausübt, wie das
Coffein, seine schwere Resorbierbarkeit und seine Schwerlöslichkeit, die
es mit dem Coffein gemeinsam hat, hinderlich.

Diese Schwierigkeit wurde bei beiden Basen durch die Darstellung
leicht löslicher Doppelsalze behoben. Besonders eignen sich zu diesem
Zwecke Doppelsalze mit Natriumsalicylat, aber es soll zur Darstellung
auch die Alkaliverbindung der Xanthinbase und nicht diese selbst verwendet werden. So ist das Diuretin-Knoll dargestellt, ein leicht lösliches Doppelsalz des Theobrominnatrium und Natriumsalicylat mit einem
Gehalte von 50% Theobromin. Es ist ausdrücklich zu bemerken,
daß das Natriumsalicylat in keiner Beziehung zur Wirkung steht, sondern
hier nur zur Darstellung eines leicht löslichen Doppelsalzes Verwendung
findet [1]).

Wie mit dem Natriumsalicylat kann man auch Doppelsalze des
Theobromins und Coffeins mit Natriumbenzoat darstellen.

Bergell-Berlin [2]) stellt ein Doppelsalz aus Coffein und Lithiumbenzoat durch
Auflösen im Verhältnis von 1—2 Mol. in Wasser bei 50 ° und Eindampfen der
Lösung im Vakuum her. Dieses Salz soll stärker diuretisch wirken als Coffein.

Theosalin ist Theobrominnatrium-Natriumsulfosalicylat.

Ebenso wurde als Ersatz des Diuretins das Natriumacetat-Theo-
brominnatrium unter dem Namen Agurin eingeführt.

Statt des alkalischen Diuretins wurde auch versucht, salicylsaures
Theobromin, welches sauer reagiert, zu gleichem Zwecke zu verwenden.

Theolactin ist ein Doppelsalz von Theobrominnatrium und milch-
saurem Natron [3]).

Urogenin ist ein Doppelsalz aus Theobromin und dem Lithiumsalz der Hippursäure [4]).

Barutin ist Theobrominbarium-Natriumsalicylat; es ist neunmal
weniger giftig als Chlorbarium [5]).

Das wenig lösliche Theobrominbarium geht bei Behandlung mit 2 Mol. Natriumsalicylat auf 1 Mol. Theobromin in ein leicht lösliches Doppelsalz über. Man
versetzt eine Lösung von Theobrominnatrium mit 2 Mol. Natriumsalicylat und
setzt die berechnete Menge Chlorbarium zu und dampft im Vakuum ein oder

---

[1]) Ch. Gram, Ther. Mon. 1890. 10. Dargestellt wurde diese Verbindung auf
Veranlassung von Riegel (Gießen).
[2]) DRP. 199108.
[3]) Forschbach und S. Weber, AePP. 56. 186 (1907).
[4]) E. A. Tubini. Arch. d. Farmacol. sperin. 11. 276. 283.
[5]) H. Brat, Berliner klin. Wochenschr. 42. 1219.

man löst Theobrominbarium in Natriumsalicylat. Das Präparat besitzt die diuretische Wirkung des Theobromins und gleichzeitig die blutdruckerhöhende des Chlorbariums[1]). Man erhält dasselbe Salz, wenn man 2 Mol. Theobrominnatrium mit 1 Mol. Bariumsalicylat in Gegenwart von 2 Mol. Natriumsalicylat umsetzt[2]).

Ein recht überflüssiges Ersatzmittel des Diuretin ist Uropherin (Theobrominlithium-Lithiumsalicylat), da die Einführung des Lithium zur diuretischen Wirkung in keiner Beziehung steht; vielleicht wird durch die Gegenwart des Lithium die Resorptionsschnelligkeit erhöht, sonst wäre der Ersatz des Natrium durch Lithium nicht zu entschuldigen, da Lithium ja schädliche Nebenwirkungen auf das Nervensystem zeigt.

Anisotheobromin ist Diuretin, in welchem statt Natriumsalicylat, anissaures Natrium verwendet wird.

Zur Herstellung leichtlöslicher Doppelsalze aus 1.3-Dimethylxanthin resp. 1.3.7-Trimethylxanthin und Bariumsalicylat läßt man 2 Mol. Base auf 1 Mol. Bariumsalicylat einwirken[3]).

Riedel-Berlin[4]) hat statt Coffein 1-Äthyl-3.7.dimethylxanthin vorgeschlagen, welches anhaltender diuretisch wirksam sein soll als Coffein. Leicht lösliche Doppelsalze dieser Base erhält man mit den Alkalisalzen der Benzoesäure und Salicylsäure, indem man die wässerige Lösung molekularer Mengen durch Eindampfen zur Trockne bringt oder die Doppelsalze durch Alkohol oder Aceton fällt.

Da die ameisensauren Salze Diuretica sind, wurde das Theobrominnatrium, Natriumformiat $C_7H_7N_4O_2Na \cdot HCOONa \cdot H_2O$ aus molekularen Mengen Theobrominnatrium und wasserfreiem Natriumformiat dargestellt, Theophorin genannt[5]).

Zimmer-Frankfurt[6]) stellen ein Doppelsalz aus Theobrominnatrium und Alkalihalogeniden her in molekularen Mengen.

Hoffmann-Laroche[7]) stellen aus Coffein und metaphosphorsauren Alkalien Doppelsalze her, indem sie in den Alkalimetaphosphatlösungen in der Wärme Coffein auflösen und die Lösung im Vakuum eindampfen.

Da es sich bei der Darstellung von Derivaten des Coffeins wesentlich auch um leicht lösliche und leicht resorbierbare Derivate handelt, wurde fast selbstverständlich auch beim Coffein durch Darstellung der Sulfosäure,

$$CH_3 \cdot N \!-\!\!-\!\!-\! CO$$
$$CO \qquad C \!-\! N \cdot CH_3$$
$$\diagdown C \cdot SO_3H$$
$$CH_3 \cdot N \!-\!\!-\!\!-\! C \!-\! N$$

beziehentlich der Salze derselben der Versuch gemacht zu leicht wasserlöslichen Derivaten zu gelangen. Freilich vergaß man, daran zu denken, wie wesentlich abgeschwächt oder gar ganz unterdrückt[8]) die physiologischen Wirkungen durch die Einführung der Schwefelsäure in das Molekül werden.

---

[1]) Agfa-Berlin. DRP. 164424.
[2]) Agfa, DRP. 168293.
[3]) Agfa, DRP. 167410, Zusatz zu DRP. 164424.
[4]) DRP. 170302.
[5]) Hoffmann-Laroche, DRP. 172932.
[6]) DRP. 208188.
[7]) DRP. 194533.
[8]) Waters, Brit. med. Journ. 1894. 1241.

Man erhält die Coffeinsulfosäure $C_8H_9(SO_2.OH)N_4O_2$ und deren Salze, wenn man eine wässerige Lösung von neutralen Sulfiten, wie Natriumsulfit mit Bromcoffein oder Chlorcoffein unter Druck auf ca. 150^0 erhitzt [1]).

Aber wie die Nervenwirkungen, so gehen auch die diuretischen Wirkungen des Coffeins bei diesen Salzen verloren, sie zeigen eine höchst unsichere und wenig anhaltende Wirkung, zudem haben sie einen bitteren Geschmack, so daß diese Salze, Symphorole genannt, aus der Therapie wieder verschwinden mußten. Ihre gelegentliche Wirkung verdankten sie überhaupt dem Umstande, daß ihre Lösungen nicht beständig sind [2]).

Auch der Versuch, eine Verbindung von Chloral und Coffein

$$C_8H_{10}N_4O_2 + CCl_3.CH(OH)_2 + H_2O$$

als Diureticum einzuführen, bei dem die zentral erregenden Eigenschaften des Coffeins durch die narkotischen des Chlorals paralysiert werden, mißglückte aus dem Grunde, weil die Kombinationen mit Chloral nur die Chloralwirkungen zeigten und eine differente Wirkung neben sich nicht aufkommen ließen [3]).

Coffeinmethylhydroxyd und Coffeidin zeigen keine deutliche Wirkung. Äthoxycoffein

$$\begin{array}{c} CH_3.N\text{—}CO \\ |\qquad | \\ CO\quad C.N.CH_3 \\ |\qquad \diagdown \\ \qquad\qquad C.OC_2H_5 \\ |\qquad \diagup \\ CH_3.N\text{—}C.N \end{array}$$

erzeugt Diurese, wirkt aber narkotisch.

Die Acylaminocoffeine sollen eine starke Diurese hervorrufen, ohne die Nebenwirkungen des Coffeins zu zeigen.

Man erhält sie [4]) durch Behandeln von Aminocoffein mit aliphatischen Säure-anhydriden oder Säurechloriden. Beschrieben sind Monoacetylaminocoffein, Diacetylaminocoffein, Propionylaminocoffein, Dipropionylaminocoffein, Chloracetylaminocoffein.

Man kann Aminotheobromin und dessen Alkyl- oder Arylderivate erhalten durch Erhitzen von 8-Bromtheobromin mit alkoholischem Ammoniak durch 9 Stunden auf 180 °. Es hat dieselben therapeutischen Eigenschaften wie die anderen Aminodimethylxanthine [5]).

Coffeinäthylendiamin [6]), welches gut wasserlöslich, erhält man durch Einwirkung von Chlor- oder Bromcoffein auf überschüssiges Äthylendiamin in der Wärme.

Nach den Untersuchungen von N. Ach [7]) wirken die Dimethylxanthine am stärksten diuretisch, stärker als Trimethylxanthin (Coffein). Unter den drei Dimethylxanthinen: Theobromin (3.7.Dimethyl-2.6.dioxypurin), Theophyllin (1.3.Dimethyl-2.6.dioxypurin), Paraxanthin (1.7.Dimethyl-2.6.dioxypurin) scheint dem Theobromin die geringste diuretische Wirkung zuzukommen. Theophyllin

[1]) DRP. 74045.
[2]) E. Schmidt, Arch. Pharm. **231**. 1.
[3]) DRP. 75847.
[4]) Höchster Farbwerke. DRP. 139960.
[5]) Böhringer-Waldhof. DRP. 164425. Zusatz zu DRP. 156900 u. 156901.
[6]) DRP. 142896.
[7]) AePP. **44**. 319 (1900).

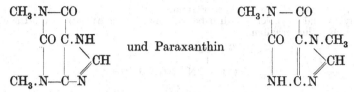

wirken beträchtlich stärker.

Die Methylierung in der 1.3- und 1.7-Stellung ist demnach für die diuretische Wirkung wichtiger, als die Methylierung in 3.7-Stellung.

Die Giftwirkung des Paraxanthins ist bis ins Einzelne der des Xanthins und Theobromins ähnlich, es versetzt die Muskulatur in einen der Totenstarre ähnlichen Zustand und vermindert die Reflexerregbarkeit bis zum allmählichen Erlöschen (Salomon).

Theophyllin macht den höchsten diuretischen Effekt, doch scheint nach Anwendung von Paraxanthin die diuretische Wirkung nachhaltiger zu sein. Theophyllin (1.3.Dimethylxanthin) ist unter dem Phantasienamen Theocin in die Therapie eingeführt[1]). Es fehlt ihm dem Coffein gegenüber die exzitierende Wirkung auf das Herz.

Man erhält es[2]), wenn man die Formylverbindung von 1.3.Dimethyl-4.5.di-amino-2.6.dioxypyrimidin in der Wärme mit Alkalien behandelt. Es findet hier der Ringschluß

$$CH_3.N.CO—C.NH.CHO \quad CH_3.N.CO—C.NH—\!\!\diagdown$$
$$\qquad\big| \qquad\qquad\diagdown \qquad \rightarrow \qquad \big| \qquad\qquad\diagdown\!\!\diagup CH$$
$$CO.N(CH_3).C.NH_2 \qquad\quad CO.N(CH_3).C.N\diagup$$

bereits bei Wasserbadtemperatur statt.

Byk-Berlin[3]) stellt eine wasserlösliche Doppelverbindung aus molekularen Mengen von Theophyllin und Piperazin her.

An Stelle der freien Komponenten kann man auch deren Salze oder diesen entsprechende Gemische aufeinander einwirken lassen[4]).

Man kann statt Piperazin andere aliphatische primäre oder sekundäre Diamine auf Theophyllin einwirken lassen, z. B. Äthylendiamin. Es ist zweckmäßig, das Diamin in geringeren als molekularem Verhältnis auf das Theophyllin einwirken zu lassen[5]).

Euphyllin ist Theophyllin-Äthylendiamin.

Auch beim Piperazin empfiehlt es sich, etwas weniger als im molekularen Verhältnis auf das Theophyllin einwirken zu lassen[6]).

Byk-Berlin[7]) stellen halogenoxalkylsubstituierte Xanthinbasen in der Weise her, daß sie halogensubstituierte Alkylenoxyde auf solche Xanthinbasen einwirken lassen, welche in den Imidgruppen vertretbare Wasserstoffatome enthalten. Beschrieben ist die Darstellung von Chloroxypropyltheophyllin aus Theophyllin und Epichlorhydrin, das man dann in Dioxypropyltheophyllin oder in entsprechende Amine überführen kann.

Bayer-Elberfeld[8]) stellen oxalkylsubstituierte Derivate von Xanthinbasen her, indem sie Halogenhydrine auf Xanthinbasen einwirken lassen, die in den

[1]) Pharm. Ztg. 47. 866. S. auch O. Minkowski, Therapie d. Gegenwart 1902. Nov. p. 490.
[2]) DRP. 138444.
[3]) DRP. 214376.
[4]) DRP. 217620, Zusatz zu DRP. 214376.
[5]) DRP. 223695, Zusatz zu DRP. 214376.
[6]) DRP. 224981, Zusatz zu DRP. 214376.
[7]) DRP. 224159.
[8]) DRP. 191106.

Imidgruppen vertretbare Wasserstoffatome enthalten, so z. B. kann man aus Theophyllin und Glykolchlorhydrin bei Gegenwart von Ätznatron 1.3-Dimethyl-7-oxyäthylxanthin erhalten.

$$CH_3 . N - CO$$
$$CO \quad C . N . CH_2 . CH_2 . OH$$
$$\searrow CH$$
$$CH_3 . N - C . N$$

Aus Theobromin und Monochlorhydrin erhält man Dioxypropyltheobromin

$$OH . H_2C(OH)HC . CH_2 . N - CO$$
$$CO \quad C . N . CH_3$$
$$\searrow CH$$
$$CH_3 . N - C . N$$

Aus 3-Methylxanthin und Glykolchlorhydrin erhält man Oxyäthyltheobromin

$$OH . H_2C . H_2C . N - CO$$
$$CO \quad C . N . CH_2 . CH_2 . OH$$
$$\searrow CH$$
$$CH_3 . N - C . N$$

An Stelle von Halogenhydrinen kann man Alkylenoxyde oder Glykole eventuell unter Zusatz wasserbindender Mittel verwenden. Man kann z. B. Theophyllin mit Äthylenoxyd, Propylenoxyd, Trimethylenoxyd, Äthylenglykol, bei Gegenwart von Chlorzink oder Salzsäure im geschlossenen Gefäß erhitzen[1]).

4.5-Diamino-2.6-dioxypyrimidine kann man aus den entsprechenden 4-Amino-5-isonitroso-2.6.dioxypyrimidinen durch Reduktion mit Metallen in saurer Lösung erhalten, z. B. mit Schwefelsäure und Zinkstaub oder mit Schwefelsäure und Eisen[2]).

Die Reduktion kann man ebenfalls auf elektrolytischem Wege in saurer Lösung mit einer Bleikathode durchführen[3]).

8-Aminotheobromin und dessen Alkylderivate erhält man, indem man Ammoniak oder Amine auf 8-Brom- oder 8-Chlortheobromin einwirken läßt. Beschrieben sind 8-Aminotheobromin, 8-Dimethylaminotheobromin und 8-Phenyl-aminotheobromin[4]).

3-Methyl und 1.3-Dimethyl, 4-amino, 2.6-dioxypyrimidin erhält man aus Cyanacetylmethylharnstoff resp. Cyanacetyldimethylharnstoff mittelst alkalischer Mittel, indem man derart schwach alkalisch reagierende Alkalisalze in Gegenwart von Wasser verwendet, daß das sich bildende Pyrimidinderivat als solches ohne Zusatz von Säure sich abscheidet[5]). Man verwendet am besten Natriumborat und Dinatriumphosphat[6]). Bei der gleichen Reaktion kann man Ammoniak oder Magnesiumoxyd resp. Magnesiumhydroxyd in wässeriger Lösung verwenden[7]).

1-Alkyl, 3-methyl, 4-amino, 2.6-dioxypyrimidin erhält man durch Behandlung der Alkalisalze des 3-Methyl, 4-amino, 2.6-dioxypyrimidins und Halogenalkylen oder Dialkylsulfaten[8]). Acetylderivate von Cyanamid und Harnstoff erhält man, indem man Cyanamid oder dessen Monoalkylderivate auf Cyanessigsäure oder Halogenessigsäure einwirken läßt. So erhält man Cyanacetylcyan-

[1]) DRP. 193799, Zusatz zu DRP. 191106.
[2]) Merck, DRP. 161493.
[3]) DRP. 166267, Zusatz zu DRP. 161493.
[4]) Böhringer-Waldhof, DRP. 164425, Zusatz zu DRP. 156900.
[5]) Höring-Berlin, DRP. 182559.
[6]) Höring-Berlin, DRP. Anm. H. 36444, Zusatz zu DRP. 182559.
[7]) Merck-Darmstadt, DRP. 177768.
[8]) Bayer-Elberfeld, DRP. 167138.

amid, Cyanacetylmethylharnstoff, Chloracetyläthylharnstoff. Die Cyanacetylharn-
stoffe sind von großer Bedeutung für die Darstellung der Purinbasen; man erhält
sie durch Kondensation von Cyanessigsäure mit Harnstoff oder dessen Alkyl-
und Arylderivaten mit Hilfe von Säureanhydriden, z. B. aus Harnstoffcyanessig-
säureanhydrid erhält man Cyanacetylharnstoff, aus Monomethylharnstoff, Cyanessigsäure und Propionsäureanhydrid erhält man Cyanacetylmethylharnstoff. Aus
symmetrischem Dimethylharnstoff erhält man mit Cyanessigsäure und Essigsäureanhydrid Cyanacetyldimethylharnstoff [1]).

Pyrimidine kann man erhalten, indem man Cyanessigester mit Harnstoffen
durch Einwirkung von Alkaliamid kondensiert [2]).

DRP. 165562 beschreibt als Zusatz zu DRP. 165561 ein Verfahren, diese
Kondensation durch die freien Alkalimetalle oder deren Alkoholate zu bewirken.

Man kann bei diesem Verfahren den Harnstoff oder seine Homologen durch
Acylharnstoffe ersetzen, wobei der Ringschluß unter gleichzeitiger Abspaltung der
Acylreste eintritt [3]).

DRP. 170555, Zusatz zu DRP. 165561 behandelt das gleiche Thema.

Die folgende Gruppe besitzt saure und basische Eigenschaften:
8-Aminotheophyllin ist sehr stark diuretisch wirksam.

Man erhält es [4]), sowie seine Alkyl- oder Arylderivate (z. B. Phenylamino-
theophyllin und Dimethylaminotheophyllin) durch Einwirkung von Ammoniak
oder Aminen auf 8-Chlortheophyllin.

8-Aminoparaxanthin [5]) entsteht bei Einwirkung von Ammoniak oder Aminen
auf 8-Chlorparaxanthin. So wurden dargestellt: 8-Aminoparaxanthin, Methyl-
aminoparaxanthin, Dimethylaminoparaxanthin, Phenylaminoparaxanthin.

Von den Monomethylxanthinen wirkt 3.Methylxanthin noch diuretisch, während Heteroxanthin (7.Methylxanthin) keine oder eine unbedeutende Steigerung der Harnmenge hervorruft.

Xanthin selbst

$$
\begin{array}{c}
1.\ \mathrm{HN}-{}_6\mathrm{CO} \\
2.\ \mathrm{CO}\ {}_5\mathrm{C}-{}_7\mathrm{NH} \\
\hspace{2.5cm}\diagdown \mathrm{CH} \\
3.\ \mathrm{HN}-\mathrm{C}\,.\,\mathrm{N}\ {}_8 \\
\hspace{0.8cm}4\hspace{1.3cm}9
\end{array}
$$

erzeugt einen kaum nennenswerten diuretischen Effekt, hingegen kann
man das Auftreten von Hämaturie beobachten.

Isocoffein (1.7.9-Trimethyl-6.8.dioxypurin) wirkt nur schwach
diuretisch.

Noch mehr tritt der diuretische Effekt bei den Monooxypurinen
zurück. Desoxycoffein (1.3.7.Trimethyl-2-oxy-1.6.dihydropurin)

$$
\begin{array}{c}
\mathrm{CH_3.N}-\mathrm{CH_2} \\
\mathrm{CO}\quad\mathrm{C}-\mathrm{N.CH_3} \\
\hspace{2cm}\diagdown \mathrm{CH} \\
\mathrm{CH_3.N}-\mathrm{C}-\mathrm{N}
\end{array}
$$

---

[1]) DRP. 175415.
[2]) Merck, DRP. 165561.
[3]) DRP. 170657, Zusatz zu DRP. 165562.
[4]) Böhringer-Waldhof, DRP. 156900.
[5]) Böhringer-Waldhof, DRP. 156901.

und Desoxytheobromin (3.7.Dimethyl-2-oxy-1.6.dihydropurin)

$$\begin{array}{ccc}
\text{HN} & - & \text{CH}_2 \\
| & & | \\
\text{CO} & \text{C} & -\text{N.CH}_3 \\
| & \| & \searrow\text{CH} \\
\text{CH}_3.\text{C} & -\text{C} & -\text{N}
\end{array}$$

bewirken in größeren Dosen eine Herabsetzung der Diurese. Desoxytheobromin zeigt noch Wirkungen, während Desoxycoffein nach
kleinen Dosen ganz ohne Wirkung ist. Ähnlich verhalten sich ja auch
Theobromin und Coffein zueinander. Desoxycoffein macht in größeren
Dosen tetanische Krampfanfälle und Tod, während dieselbe Dosis
Desoxytheobromin ohne auffallende Wirkung ist. Heteroxanthin macht
neben einer starken Schädigung der Nierenfunktion eine Steigerung
der Reflexerregbarkeit.

Nach N. Ach ist die Grundbase Xanthin für die diuretische Wirkung
der Xanthinderivate von untergeordneter Bedeutung. Erst die methylierten Derivate wirken diuretisch; die Methylierung an bestimmten
Stellen des Purinkernes steht in inniger Beziehung zur eintretenden
Diurese.

Trotzdem wurde versucht Xanthindoppelsalze als Diuretica einzuführen.

Äthyltheobromin, Äthylparaxanthin und Äthyltheophyllin wirken
diuretisch, und zwar Äthyltheophyllin schwächer als Äthyltheobromin.
Auch die Doppelsalze der Äthyltheobromine, ferner Propyl-, Butyl-,
und Amyltheobromin wirken diuretisch. Die Intensität der diuretischen
Wirkung ist bei den Monoäthyldimethylxanthinen von der Isomerie,
bei den homologen alkylierten Theobrominen von der Art des Alkyl-
restes abhängig [1].

Paraxin ist eine Dimethylaminoverbindung des 1.7-Dimethyl-
xanthin

$$\begin{array}{ccc}
\text{CH}_3.\text{N} & - & \text{CO} \\
| & & | \quad \text{CH}_3 \\
\text{CO} & \text{C} & -\text{N} \quad \overset{\cdot}{\diagup} \; \text{CH}_3 \\
| & \| & \searrow \text{C.N} \diagdown \\
\text{HN} & -\text{C} & -\text{N} \qquad \text{CH}_3
\end{array}$$

und wirkt wie Theobrominsalze, macht aber gastrische Beschwerden. Im
menschlichen Organismus verwandelt es sich in 7.Methyl-8.dimethyl-
amino-2.6.dioxypurin, so daß die Methylgruppe in Stellung 1. verloren geht.

1.Methylxanthin zeigt nur eine schwache diuretische Wirkung [2].

Merck stellen 4-Imino, 5-isonitroso.2.6-dioxypyrimidin und dessen 3-Alkyl-
derivate her, indem sie Cyanacetylharnstoff oder dessen Alkylderivate mittelst salpetriger Säure in die Isonitrosoderivate umwandeln und diese durch Behandeln
mit alkalischen Reagenzien in Pyrimidine umlagern [3].

---

[1] Bergell u. Richter, Zeitschr. f. exp. Path. u. Ther. 1. 655.
[2] Max Engelmann, BB. 42. 177 (1909).
[3] DRP. 227390.

4 - Imino, 5 - isonitrosopyrimidinderivate erhält man durch Einwirkung von Harnstoff und dessen Derivaten bei Gegenwart von alkalischen Kondensationsmitteln auf Isonitrosocyanessigester[1]).

1 - Alkyl, 2-alkyloxypyrimidinderivate erhält man durch Alkylierung von 2-Alkyloxypyrimidinderivaten[2]).

Halogenacidylierte o - Diaminopyrimidinderivate erhält man durch Behandlung von o-Diaminopyrimidin mit halogensubstituierten Carbonsäuren oder deren Derivaten[3]).

Pyrimidinderivate erhält man aus den in DRP. 206454 beschriebenen Chlorderivaten durch Behandlung mit Ammoniak oder organischen Basen[4]).

Die in DRP. 209729 beschriebenen Basen kann man durch Behandlung mit alkalischen Kondensationsmitteln in Purinderivate verwandeln, welche leicht lösliche Basen sind und stärker diuretisch wirken als Theophyllin. Dargestellt wurden 8 - Aminomethyl, 1.3-dimethylxanthin, ferner 1.3 - Dimethyl, 8 - dimethylaminomethylxanthin, ferner 1.3-Dimethyl, 8-piperidylmethylxanthin[5]).

In Stellung 8 substituierte Xanthin- bzw. Guaninderivate[6]) werden hergestellt, indem man durch Einwirkung von substituierten Fettsäuren auf 4.5-Diaminopyrimidinderivate erhältliche 5-Monoacidylamino, 4-aminopyrimidine entweder in Form ihrer trockenen Alkalisalze erhitzt oder durch gelöste alkalische Kondensationsmittel den Ringschluß herbeiführt. Dargestellt wurden Verbindungen: des 3-Methyl-2.6.dioxy-4 - amino - 5 - oxyalkylaminopyrimidins und der 3 - Methyl-xanthin - 8 - carbonsäure, 1.3-Dimethyl-2.6 - dioxy - 4 - amino - 5-cyanacetaminopyrimidins und Theophyllin-8-essigsäure, 2.4-Diamino-6-oxy-5-succinaminopyrimidin, der Guanin-8-propionsäure und des Chlorhydrats des Guaninpropionsäureesters und die Substanzen

$$
\begin{array}{ll}
N(CH_3) - CO & \\
\;\;\;| \qquad\quad | & \\
CO \qquad\; C.NH & \\
\;\;| \qquad\quad | & \!\!\!\!\!\!>C.CH_2(OH) \\
N(CH_3) \;\; C.N & \\
NH\!-\!\!-\!\!-\!CO &
\end{array}
$$

$$
\begin{array}{ll}
CO \qquad\; C.NH & \\
\;\;| \qquad\quad | & \!\!\!\!\!\!>C.CH(OH).CH_3. \\
N(CH_3) - C.N & \\
N(CH_3) - CO &
\end{array}
$$

$$
\begin{array}{ll}
\;\;| \qquad\quad | & \\
CO \qquad\; C.NH & \\
\;\;| \qquad\quad | & \!\!\!\!\!\!>C.CH_2.NH.COCH_3. \\
N(CH_3) - C.N &
\end{array}
$$

Eine Reihe von Substanzen, welchen neben ihren harnsäurelösenden Eigenschaften in vitro diuretische Wirkungen zukommen und die wohl hauptsächlich diesem Umstande ihre Anwendung in der Therapie verdanken, werden im folgenden behandelt.

Alle Urethane wirken diuretisch.

Phenoxypropandiol[7]) (Phenylglycerinäther) $C_6H_5O . CH_2 . CHOH . CH_2 . OH$, Antodin genannt ist kein Protoplasmagift, es wirkt nicht lokal anästhesierend und auch nicht auf Erythrocyten. Größere Gaben

---

[1]) Bayer, DRP. 206453.
[2]) Bayer, DRP. 208639.
[3]) Bayer, DRP. 206454.
[4]) Bayer, DRP. 209729.
[5]) Bayer, DRP. 209728.
[6]) DRP. 213711.
[7]) A. Gilbert und P. Descomps C. r. s. b. 1910. 145. E. Filippi und L. Rodolico, Arch. d. Farmacol. sperim. 11. 1.

erst wirken vasokonstringierend. Bei fiebernden Tieren sinkt die Temperatur deutlich für kurze Zeit ab. Die toxische Wirkung hat nicht
den Charakter einer Phenolvergiftung, sondern man beobachtet Wirkungen auf das Centralnervensystem. Es macht vorübergehende Diurese,
ohne die Harnphenole zu vermehren. Man erhält Phenoxypropandiol
durch Behandlung von Phenoxypropanoxyd mit Wasser unter Druck.
Es soll als Analgeticum und Sedativum, welches die Temperatur nicht
herabsetzt, und Diureticum benützt werden.

Phenylglycerinäther macht eine starke anästhesierende Wirkung
unter Aufhebung der Pupillenreflexe, außerdem wirkt er anästhesierend.
Die Chlorverbindungen sind fast geruch- und geschmacklos, sie setzen
die Temperatur erst nach längerer Zeit herab, aber ihre Wirkung ist
andauernder als die der chlorfreien.

XIV. Kapitel.

Gichtmittel.

———

Die Ablagerungen von Harnsäure, welche als Symptome gichtischer Erkrankung in den Gelenken vorkommen, haben zu zwei Arten von Bestrebungen geführt. Die eine Richtung suchte die Bildung von Harnsäure im Organismus überhaupt zu unterdrücken oder herabzusetzen, während es die andere ansah als ihre Hauptaufgabe, in den Organismus Substanzen einzuführen, welche bei möglichster Ungiftigkeit als Lösungsmittel für die in den Geweben abgelagerte Harnsäure dienen sollten. Schulzen[1]) hat die Behauptung aufgestellt, daß, wenn man einem Hunde neben einer gewöhnlichen Nahrung Sarkosin (Methylglykokoll)

$$CH_2 . NH . CH_3$$
$$|$$
$$COOH$$

reiche, Harnstoff und Harnsäure völlig aus dem Harne verschwänden und sich folgende zwei Körper bilden:

$$1. \quad NH_2 . CO . N {<}^{CH_3}_{CH_2 . COOH}$$

$$2. \quad NH_2 . SO_2 N {<}^{CH_3}_{CH_2 . COOH}$$

Den ersten Körper kann man als einen Harnstoff auffassen, in welchem Methyl und Essigsäure substituiert sind oder als ein Sarkosin mit einem Carbaminsäurerest am Stickstoff. Die zweite Substanz ist als Sulfaminsäure aus dem Sarkosin aufzufassen. Bei Hühnern, deren Stoffwechsel in der Weise eingerichtet ist, daß als Zersetzungsprodukt stickstoffhaltiger Substanzen Harnsäure im Harne auftritt, verschwand nach Schulzens Angabe die Harnsäure völlig aus dem Harne. Auf diese Weise wäre man durch die Zufuhr von einem unschädlichen Mittel in der Lage, den Stoffwechsel in der Richtung zu beeinflussen, daß es gar nicht zur Bildung einer Substanz kommen kann, deren vermehrtes Entstehen und deren Ablagerung zu so schweren Krankheitserscheinungen, wie die Gicht, führt. Aber die Untersuchungen von E. Baumann und J. v. Mering, welche späterhin von E. Salkowski bestätigt wurden, zeigten, daß es nach Sarkosinzufuhr gar nicht zu der

———

[1]) HS. **1.** 27 (1877).

von Schulzen behaupteten Bildung von Methylhydantoinsäure komme, sondern daß vielmehr Sarkosin den menschlichen Organismus wesentlich unverändert passiert. Weder beim Hunde, noch beim Huhne konnten diese Forscher den von Schulzen behaupteten Effekt erzielen.

Seit jener Zeit wurde nur eine Beobachtung nach dieser Richtung hin gemacht, welche vielleicht eine Möglichkeit bietet, durch Zufuhr chemischer Substanzen die Bildung der Harnsäure herabzumindern. Weiß (Basel)[1]) hat gefunden, daß Chinasäure $C_6H_7(OH)_4.COOH$, welche in vielen Pflanzen, insbesondere in der Chinarinde und in der Kaffeebohne vorkommt und die wahrscheinlich vom Hexahydrobenzol deriviert und als Tetraoxyhexahydrobenzolcarbonsäure $C_6H(H_6)(OH)_4$. COOH aufzufassen ist, bei ihrer Verfütterung die Menge der ausgeschiedenen Harnsäure vermindert. Das Lithiumsalz der Chinasäure wurde unter dem Namen Urosin in die Therapie eingeführt.

Die Piperazinverbindung der Chinasäure führt den Namen Sidonal. Diese beiden Substanzen stellen Kombinationen von harnsäurelösenden Mitteln mit einer Substanz dar, welche angeblich die Entstehung der Harnsäure im Organismus hindert.

Neu-Sidonal ist Chinasäureanhydrid, welches leicht in Chinasäure übergehen kann[2]). Frz. Hupfer[3]) leugnet aber die Einwirkung von Chinasäure auf den Organismus im Sinne einer Herabminderung der Harnsäureproduktion.

Von anderer Seite wurde vorgeschlagen, ein Kondensationsprodukt von Weinsäure und Phenol anzuwenden, welches angeblich beim Verfüttern an Fleischfresser die Harnsäureproduktion herabsetzt. Es hat sich nämlich herausgestellt, daß die Zufuhr organischer Säuren in den Organismus im allgemeinen die Menge der gebildeten Harnsäure herabsetzt und solche Säuren um so besser wirken, je größer ihr Kohlenstoffgehalt ist. Es mag wohl darauf vielleicht beruhen, daß von Ärzten und Laien die sogenannte Citronenkur empfohlen wird, bei welcher eine Anzahl von diesen Früchten, bzw. der ausgepreßte Saft einzunehmen ist. Statt der Harnsäure erscheint bei der Verfütterung von kohlenstoffreichen, aliphatischen Säuren im Harne Oxalsäure. Ulrich Kreis empfahl nun, da nach Phenolverfütterung der Oxalsäure-Gehalt im Harn bedeutend ansteigt, Weinsäurediphenylester zu dem Zwecke zu verfüttern, um die Harnsäureproduktion im Organismus herabzudrücken.

Weinsäurediphenylester wird dargestellt

$$CO.O.C_6H_5$$
$$|$$
$$CH.OH$$
$$|$$
$$CH.OH$$
$$|$$
$$CO.O.C_6H_5$$

durch Erhitzen von trockenem, neutralem Kaliumtartarat in molekularer Menge mit der doppelten molekularen Menge von Phenol und $^4/_3$ der molekularen Menge

---

[1]) Berliner klin. Wochenschr. **1899**. Nr. 14.
[2]) Huber u. Lichtenstein, Berliner klin. Wochenschr. **1902**. 653.
[3]) HS. **37**. 302 (1903).

Phosphoroxychlorid. Nach 20 Stunden gießt man das Reaktionsprodukt in Wasser, wobei sich ein Öl ausscheidet, welches beim Anreiben mit absolutem Alkohol krystallinisch wird. Durch Umkrystallisieren aus Alkohol erhält man den Körper schön krystallisiert[1]).

Einem ähnlichen Umstand verdankt anscheinend auch Salicylsäure ihre Verwendung als Gichtmittel. Auch der Versuch, Saligenin für diesen Zweck zu verwerten, wird denselben Grund haben. Es wurde besonders empfohlen, statt Saligenin selbst, ein Kondensationsprodukt aus Saligenin und Gerbsäure anzuwenden.

Man erhält dieses durch Einwirkung von Saligenin auf Gerbstoff in warmer salzsaurer Lösung oder durch langes Erwärmen von Salicin und Gerbstoff in salzsaurer Lösung, wobei das sich bildende Saligenin die Verbindung eingeht. Als Gerbstoff sind nur diejenigen Stoffe verwertbar, welche bei Behandeln mit Säuren Gerbsäure, Glykose etc. abspalten, z. B. Eichengerbstoff, Chinagerbstoff, nicht aber Gerbstoffe, welche Gallussäure abspalten, wie Tannin. Das Produkt ist wahrscheinlich Gerbsäureoxybenzylester und wurde Antiarthrin benannt[2]).

Ursal ist eine Verbindung von Harnstoff mit Salicylsäure, es wurde gegen Gicht empfohlen.

Eine Beurteilung des Wertes dieser Substanzen wird sich aus dem Folgenden leicht ergeben.

Es muß hervorgehoben werden, daß nach Untersuchungen von Labraze und Fresal nach Verfütterung von Tannin die Menge der ausgeschiedenen Xanthinkörper sinkt. Von Levisohn wurde beobachtet, daß die Harnsäureausscheidung nach Tannineinnahme sich vermindert. Wenn man Thymus an Tiere füttert, so tritt stets Vermehrung der Harnsäureausscheidung ein. Bohland zeigte aber, daß, wenn man gleichzeitig Tannin und Thymus füttert, die Steigerung der Harnsäureausscheidung ausbleibt.

Nucleinsäure und Thyminsäure wirken in vitro harnsäurelösend[3]).

$$1.6.\ \text{Diaminohexan}\ (CH_2)_6 {\underset{\displaystyle NH_2}{\overset{\displaystyle NH_2}{}}}$$

wirkt in vitro harnsäurelösend wie Urotropin, es passiert den Organismus unverändert, bei Injektion macht es lokale Entzündung, bei interner Gabe von 0.5 g pro kg Tier ist es ungiftig[4]).

In Frankreich wurde Hippursäure $C_6H_5.CO.NH.CH_2.COOH$ als Gichtmittel schon lange benützt.

Methylenhippursäure $C_6H_5.CO.N{\overset{\displaystyle CH_2.CO}{\underset{\displaystyle CH_2.O}{\diagdown\ \ \ |}}}$ wird von Nicolaier[5])

gegen bakterielle Erkrankungen der Harnwege empfohlen, doch scheint das Mittel nicht mehr zu leisten als andere Harnantiseptica.

---

[1]) DRP. 101860.
[2]) Wiener med. Blätter **1899**. Nr. 26, 27.
[3]) M. Goto, HS. **30**. 473 (1900).
[4]) Curtius u. Clemm, Journ. für prakt. Chemie. N. F. **62**.
[5]) Ther. Mon. **1905**. 75.

Sie wird [1]) durch Einwirkung von Formaldehyd oder Paraformaldehyd auf Hippursäure gewonnen, ebenso Methylen-m-nitrohippursäure aus m-Nitrohippursäure [2]); beide spalten leicht Formaldehyd ab.

Methylenhippursäure erhält man auch durch Einwirkung von Chlormethylalkohol bzw. dessen höheren aus Oxymethylenchloriden bestehenden Fraktionen auf hippursaure Salze. Bei diesem Verfahren tritt keine Verharzung der Ausgangsprodukte auf [3]).

Methylenhippursäure erhält man aus Methylensulfat, Methylendiacetat, Methylenchloracetat oder aus Formaldehyd in Gegenwart von Anhydriden oder Chloriden des Schwefels und Phosphors und Hippursäure [4]).

Die zweite Richtung bei der Gichtbehandlung verdankt ihren Ursprung einerseits der Beobachtung, daß die Lithiumsalze der Harnsäure an Löslichkeit alle anderen anorganischen Salze der Harnsäure übertreffen und daß die Lithium enthaltenden Säuerlinge bei der Behandlung gichtischer Affektionen gute Resultate zeitigten, anderseits verdankt sie ihre Entwicklung den Bestrebungen, auf synthetischem Wege die Sperminbase C_2H_5N (?) darzustellen, welcher von manchen Forschern eigentümlich erregende Wirkungen auf das Nervensystem zugeschrieben werden. Die giftigen Nebenwirkungen der Lithiumsalze auf das Nervenystem zeitigten Versuche, organische, ungiftige Basen, denen harnsäurelösende Eigenschaften zukommen, zu finden, welche als Ersatzmittel der Lithiumsalze dienen konnten.

Die therapeutischen Erfahrungen haben aber gezeigt, daß die in vitro konstatierbare harnsäurelösende Wirkung von Substanzen innerhalb des Organismus nicht verwertet werden kann. Einige Umstände partizipieren daran, dieses Verhalten der Harnsäure zu verursachen.

Natriumbicarbonat kann weder das Ausfallen gichtischer Konkretionen verhindern, noch deren Lösung erleichtern, selbst wenn es gelingen würde, das Blut damit merklich anzureichern. Der Grund hierfür ist nach der Erklärung von W. His und Th. Paul [5]) darin zu suchen, daß durch Zusatz von einer Salzlösung zu einer zweiten die Menge des nicht dissoziierten Salzes wächst (sog. Rückdrängung der Dissoziation). Da nun dessen Menge durch das Löslichkeitsverhältnis begrenzt ist, so muß, wenn dieses überschritten wird, das Salz ausfallen, d. h. auf unsern Fall angewendet, die Löslichkeit des primären harnsauren Natrons wird durch die Anwesenheit eines anderen Natronsalzes vermindert.

Aber eine solche Anreicherung des Blutes mit Natriumbicarbonat ist überhaupt gar nicht ausführbar.

Die Darreichung von Kalium- und Lithiumsalzen vermehrt unter keinen Umständen die Löslichkeit des im Körper abgelagerten sauren Natronurates, weil in einer Lösung zweier Salze zunächst diejenigen Basen- und Säure-Ionen zusammentreten, deren Verbindung am schwersten löslich ist. In der Regel ist dies aber das Natronsalz. Dasselbe gilt nun von den organischen Basen (Lysidin, Piperazin).

---

[1]) Schering-Berlin, DRP. 148669.
[2]) DRP. 153860.
[3]) Schering-Berlin, DRP. 163238.
[4]) Grüter-Berlin, DRP.Anm. G. 24619.
[5]) HS. **31.** 1. und 64 (1900).

Das Lösungsvermögen aller dieser Substanzen für Harnsäure äußert sich nur, wenn freie Harnsäure mit der Base zusammentrifft. Geschieht dies aber bei Gegenwart eines Natronsalzes, so bildet sich wieder das schwer lösliche primäre harnsaure Natron.

Die Praxis zeigt nun, daß die von der Theorie gelehrte Aussichtslosigkeit durch Zufuhr von harnsäurelösenden Basen die Harnsäure am Ausfallen zu verhindern oder Konkremente von Harnsäure oder harnsauren Salzen wieder in Lösung zu bringen, tatsächlich eintrifft. Man hat sich durch objektive Erfahrungen überzeugen lassen müssen, daß die harnsäurelösenden Mittel als solche wertlos und wenn man Wirkungen sieht, diese vielmehr durch andere Umstände verursacht sind.

Diese Mittel besitzen meist eine diuretische Wirkung und diese, sowie die bei dem Genusse von lithiumhaltigen Mineralwässern eintretende Diluierung des Harnes vermehren die Ausscheidung der Harnsäure, obgleich es sich hier nicht etwa um eine Lösung der Harnsäure durch die eingeführte Base, sondern vielmehr um Verdünnung des Harnes und Vergrößerung der Harnmenge handelt.

Außer den besprochenen Wegen zu harnsäurelösenden Mitteln zu gelangen, schlug W. His vor, Stoffe zu suchen, die in den Kreislauf gelangen und mit der Harnsäure leicht lösliche oder leicht oxydable gepaarte Verbindungen bilden. Doch ist ein Stoff dieser Art bis nun nicht gefunden worden.

Zu den oben entwickelten physikalischen Gründen der Unwirksamkeit der basischen Mittel, welche gegen die harnsaure Diathese empfohlen wurden, treten noch hinzu: Die äußerst geringe Konzentration ihrer Lösungen im Organismus (1:54000), ferner die rasche Ausscheidung durch die Nieren und unter Umständen noch die Verbrennung der Mittel in den Geweben, durch welche letzterwähnten Faktoren eine weitere Abnahme der Konzentration des Lösungsmittels im Organismus erfolgt. Als ein solches harnsäurelösendes Mittel wurde das wirkungslose Piperazin empfohlen und Dispermin benannt.

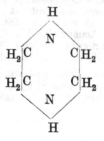

Piperazin wurde von A. W. Hofmann durch Einwirkung von Ammoniak auf Äthylenbromid[1]) erhalten. Aus dem Basengemische wurde Piperazin durch fraktionierte Destillation gewonnen, wobei sich nach dem Abkühlen aus der Piperazinfraktion Diäthylendiamin abscheiden ließ. Bequemer läßt sich Piperazin

[1]) BB. 23. 3297 (1890). Proc. Roy. Soc. London 10. 231.

abtrennen, wenn man das piperazinhaltige Gemisch mit salpetriger Säure behandelt und Piperazin

$$HN\begin{array}{c}CH_2.CH_2\\CH_2.CH_2\end{array}NH \text{ in Dinitrosopiperazin } NO.N\begin{array}{c}CH_2.CH_2\\CH_2.CH_2\end{array}N.NO$$

überführt. Um aus dem Dinitrosopiperazin wieder Piperazin zu gewinnen, behandelt man es mit konzentrierter Salzsäure, wobei salzsaures Piperazin entsteht oder mit Reduktionsmitteln und nachher mit Salzsäure, wobei ebenfalls das salzsaure Salz sich bildet [1]).

Man gelangt zu reinem Piperazin auch, wenn man Dinitroso-, Dinitro-, Trinitro-, Tetranitro-, Pentanitro-, Hexanitro-Diphenylpiperazin mit der 2—4 fachen Menge Natron oder Kalilauge destilliert. Durch Neutralisation des Destillates, welches nur Piperazin enthält, gelangt man zum salzsauren Salze des Piperazins. Es werden also die tertiären, nitrierten oder nitrosierten aromatischen Amine durch Einwirkung von Alkali in Nitro- bzw. Nitrosophenole und in sekundäre Amine gespalten, z. B.

$$\overset{1:3 \quad 4}{C_6H_3(NO_2)_2N(CH_3)_2} + R(OH) =$$
$$C_6H_3(NO_2)_2OR + HN(CH_3)_2 \ [2]).$$

Wegen der schweren Löslichkeit der Nitroprodukte ist es jedoch besser, statt dieser, welche vom Alkali nur unvollkommen zersetzt werden, die sulfurierten Basen anzuwenden, welche durch Alkali leicht aufspaltbar sind. Die chemischen Vorgänge bei dieser Reaktion lassen sich in folgende Gleichungen kleiden:

1. $(C_6H_5)_2C_4H_8N_2 + 2 SO_3 = (C_6H_4SO_3H)_2C_4H_8N_2$

2. $(C_6H_4SO_3H)_2C_4H_8N_2 + 2 HNO_3 =$
   $(C_6H_3.SO_3H.NO_2)_2C_4H_8N_2 + 2 H_2O$

3. $(C_6H_3.SO_3H.NO_2)_2C_4H_8N_2 + 4 NaOH =$
   $C_4H_{10}N_2 + 2 C_6H_3ONa.NO_2.SO_3Na \ [3]).$

Man kann auch statt der Nitro- oder Nitrosulfosäure des Piperazins auch von den bloßen Sulfosäuren der phenylierten Sulfosäuren ausgehen und durch Spalten zu Piperazin gelangen [4]). Statt der hydrolytischen Spaltung der aromatischen Piperazinderivate läßt sich auch behufs Darstellung des reinen Piperazins die Oxydation anwenden, insbesondere bei Piperazinderivaten vom Typus des p-Dioxy- und p-Diaminodiphenylpiperazins läßt sich mit chromsaurem Natron diese Spaltung gut ausführen [5]). Es wurden die erwähnten Piperazinderivate in Schwefelsäure gelöst und in das kalte Gemisch Natriumdichromat eingetragen. Von dem gebildeten Chinon trennt man mittelst Äther, neutralisiert mit Kalk und destilliert Piperazin ab. Ist man vom Diaminodiphenylpiperazin ausgegangen, so enthält das Destillat Ammoniak. Man dampft das zu neutralisierende Destillat zur Trockne ab und trägt es in erwärmte 70%ige Natronlauge ein. Freies Ammoniak entweicht, während Piperazin sich als ölige Schichte ausscheidet.

Auf anderen Wegen kann man zum Piperazin gelangen, wenn man das von A. W. Hofmann [6]) dargestellte Äthylenoxamid $C_2H_4(NH)_2.C_2O_2$ durch Reduktionsmittel, wie Zinkstaub oder Natronlauge oder metallisches Natrium, in Piperazin überführt [7]).

---

[1]) DRP. 59222.
[2]) DRP. 60547, 83524.
[3]) DRP. 63618.
[4]) DRP. 65347.
[5]) DRP. 71576.
[6]) BB. 5. 247 (1872).
[7]) DRP. 66461.

$$\text{Äthylenoxamid} \quad \begin{matrix} CH_2 - NH - OC \\ | \qquad\qquad | \\ CH_2 - NH - OC \end{matrix} + H_8 = \begin{matrix} CH_2 - NH - CH_2 \\ | \qquad\qquad | \\ CH_2 - NH - CH_2 \end{matrix} + 2\,H_2O$$

Das zur Gewinnung von Piperazin verwendbare aromatische Disulfon-piperazid

$$RSO_2.N\underset{CH_2.CH_2}{\overset{CH_2.CH_2}{<}}{\textstyle>}N.SO_2R$$

wobei R einen Kohlenwasserstoffrest (C_6H_5, $C_6H_4.CH_3$ resp. $C_{10}H_7$) bedeutet, kann man erhalten, indem man zuerst ein aromatisches Disulfonäthylendiamin $RSO_2.NH.CH_2.CH_2.NH.SO_2R$ darstellt [1]). Ein solches bildet sich durch Ein-wirkung von zwei Molekülen eines aromatischen Sulfochlorids auf ein Molekül Äthylendiamin oder durch Einwirkung von zwei Molekülen eines aromatischen Sulfoamids auf ein Molekül Äthylenchlorid oder Äthylenbromid. Die aroma-tischen Disulfonpiperazide bilden sich nun durch Einwirkung von einem Molekül Äthylenchlorid oder Bromid auf Disulfonäthylendiamine. Naturgemäß kann man zu den Piperazindisulfonderivaten der aromatischen Reihe auch direkt durch Reaktion von je einem Molekül eines aromatischen Sulfonamids mit Äthylen-chlorid gelangen [2]).

Aus dem so gebildeten aromatischen Disulfonpiperazid erhält man Piperazin, indem man Wasser oder eine Mineralsäure bei erhöhter Temperatur darauf ein-wirken läßt. Bei der Spaltung scheidet sich der Kohlenwasserstoff ab und aus dem eingedampften Rückstande wird durch Einwirkung von Lauge freies Piperazin gewonnen. So kann man aus Dibenzoldisulfonpiperazid, Di-o-toluoldisulfon-piperazid, Di-p-toluoldisulfonpiperazid, Dixyloldisulfonpiperazid, Di-α-naphthalin-disulfonpiperazid, Di-β-naphthalindisulfonpiperazid durch Wasser oder Mineral-säuren bei erhöhter Temperatur Piperazin abspalten. Ebenso gelingt es durch Verschmelzen mit Natron unter Überleitung von erhitztem Wasserdampf Piperazin frei zu machen, auch wenn man in eine siedende amylalkoholische Suspension eines solchen Piperazids Natriummetall einträgt und die amylalkoholische Lösung mit salzsaurem Wasser ausschüttelt [3]).

Ein weiteres Verfahren zur Darstellung des Piperazins beruht auf der Be-obachtung, daß sich Glykolnatrium mit Säurederivaten des Äthylendiamins bei Erhitzung zu Piperazin umsetzt [4]). Auf diese Weise wurde Diacetyl-, Oxalyl-, Di-benzoyläthylendiamin, Äthylenurethan und Äthylenharnstoff durch Behandlung mit Glykolnatrium in Piperazin übergeführt. Auch auf umgekehrtem Wege durch Erhitzen der Natriumverbindungen der Säurederivate des Äthylendiamins mit wasserfreiem Glykol auf 170—200° erhält man ebenfalls Piperazin. Ersetzt man Glykol durch Äthylenbromid, so vollzieht sich die Reaktion schon bei niederer Temperatur. Die Natrium-Säurederivate des Äthylendiamins erhält man, indem man Natrium entweder auf das geschmolzene Säurederivat oder auf das z. B. in Anilin, Dimethylanilin oder einem anderen Lösungsmittel gelöste Säurederivat bei Siedetemperatur des Lösungsmittels einwirken läßt [5]).

Dinitrosodiphenylpiperazin und nach folgender Formel analog gebaute Körper

$$NO.R.N\underset{CH_2 - CH_2}{\overset{CH_2 - CH_2}{<}}{\textstyle>}N.R.NO$$

gehen auch durch Kochen mit schwefliger Säure in Piperazin über [6]):

$$NO.C_6H_4.N\underset{CH_2 - CH_2}{\overset{CH_2 - CH_2}{<}}{\textstyle>}N.C_6H_4.NO + 2\,NaHSO_3$$

---

[1]) DRP. 70055.
[2]) DRP. 70056.
[3]) DRP. 73125.
[4]) DRP. 67811.
[5]) DRP. 73354.
[6]) DRP. 74628.

$$= HN{\diagdown \atop \diagup}{CH_2 - CH_2 \atop CH_2 - CH_2}NH + 2\,C_6H_2{\overset{NH_2}{\underset{SO_3Na}{\diagdown}}\atop}{OH \atop SO_3Na}$$

Statt der Spaltung der aromatischen Disulfonpiperazide mit Salzsäure unter Druck ist es von größerem Vorteile, die genannten Piperazide mit Schwefelsäure-chlorhydrin zu erhitzen [1]). Die Reaktion verläuft nach folgender Gleichung:

$$C_6H_5 . SO_2 . N{\diagdown \atop \diagup}{CH_2 . CH_2 \atop CH_2 . CH_2}N . SO_2 . C_6H_5 + 2\,SO_3HCl =$$

$$SO_3HN{\diagdown \atop \diagup}{CH_2 . CH_2 \atop CH_2 . CH_2}NHSO_3 + 2\,C_6H_5SO_2Cl$$

Es wurde früher erwähnt, daß man Piperazin durch Spaltung von Dinitroso-diphenylpiperazin mit Alkalien oder Säuren erhalten kann. In gleicher Weise gelingt es Körper vom Typus des Diphenylpiperazins bei der hydrolytischen Spaltung in Piperazin überzuführen. Dibenzylpiperazin erhält man durch Ein-wirkung von zwei Molekülen Benzaldehyd auf ein Molekül Äthylendiamin, wobei sich vorerst Benzylidenäthylendiamin bildet. Reduziert man dieses mit Natrium-amalgam, so erhält man Dibenzyläthylendiamin, welches mit Äthylenbromid und Natriumcarbonat erhitzt Dibenzylpiperazin nach der Gleichung liefert:

$$\underset{CH_2 - NH . CH_2 . C_6H_5}{CH_2 - NH . CH_2 . C_6H_5} + \underset{CH_2 . Br}{CH_2 . Br} = \underset{CH_2 - N - CH}{\overset{CH_2 . C_6H_5}{CH_2 - N - CH_2}} + 2\,HBr$$
$$\underset{CH_2 . C_6H_5}{}$$

Unterwirft man diesen Körper der hydrolytischen Spaltung, so gelangt man zum salzsauren Piperazin [2]).

Für die Darstellung des Piperazins ist ferner von Interesse, daß die Hydro-lyse aromatischer Piperazinderivate um so leichter geht, je mehr negative Gruppen in das Molekül eingeführt werden. Die Hydrolyse in saurer Lösung geht besonders leicht bei Einführung mehrerer Nitrosogruppen. Diphenylpiperazin nimmt nur zwei Nitrosogruppen auf. Hingegen können Di-m-oxy-diphenylpiperazin und seine Homologen mit Leichtigkeit vier Nitrosogruppen aufnehmen und sie spalten sich in saurer Lösung in Piperazin und in Dinitrosoresorcin.

Lycetol ist weinsaures Dimethylpiperazin,

Piperazin   Dimethylpiperazin

$$HN{\diagdown \atop \diagup}{CH_2 - CH_2 \atop CH_2 - CH_2}NH \qquad\qquad HN{\diagdown \atop \diagup}{CH_2 - CH(CH_3) \atop CH_2 - CH(CH_3)}NH$$

es ist ebenso harnsäurelösend und völlig ungiftig, nicht hygroskopisch und besitzt, wie Piperazin, einen angenehmen Geschmack.

Stöhr [3]) hat gefunden, daß, wenn man Glycerin mit Chlorammon und Ammon-carbonat destilliert, das Destillat ansäuert und mit Wasserdampf die nicht basischen Substanzen abbläst, man Pyrazinbasen mittelst Alkali abscheiden kann. Das Basengemisch läßt sich durch fraktionierte Destillation in homologe Pyrazine

---

[1]) DRP. 100232.
[2]) DRP. 98031.
[3]) DRP. 73704.

Dimethylpyrazin und Dimethyläthylpyrazin trennen. Das Dimethylpyrazin hat folgende Konstitution

$$
\begin{array}{ccc}
\text{H} & & \text{CH}_3 \\
\text{N} \diagup \!\! \begin{array}{c} \text{C} --- \text{C} \\ \text{C} == \text{C} \end{array} \!\! \diagdown \text{N} \\
\text{CH}_3 & & \text{H}
\end{array}
$$

Dieses Dimethylpyrazin läßt sich nun durch Reduktion in das Dimethylpiperazin, die dem Lycetol entsprechende Base, überführen. Mit Vorteil verwendet man bei der Destillation des Glycerins statt des kohlensauren Ammons phosphorsaures Ammon [1]).

Homologe des Pyrazins lassen sich auch durch Oxydation von Aminoaceton erhalten. Dimethylpyrazin erhält man z. B., wenn man Isonitrosoaceton mit Zinnchlorür und rauchender Salzsäure reduziert und alkalisch macht und Sublimat zusetzt. Durch Sublimat erfolgt nun Oxydation und durch eingeleiteten Wasserdampf läßt sich das gebildete Dimethylpyrazin übertreiben.

Die Darstellung geschieht durch trockene Destillation von salzsaurem Äthylendiamin mit Natriumacetat. Das so gebildete Methylglyoxalidin läßt sich leicht von dem beigemengten Äthylendiamin trennen [2]).

Statt des Piperazins wurde noch versucht, Dioxypiperazin in die Therapie einzuführen. Dieses hat annähernd das gleiche Lösungsvermögen für Harnsäure in vitro, wie Piperazin.

Man gewinnt diesen Körper aus Aminoacetal, indem man dieses in gekühlte Bromwasserstoffsäure einträgt und nach mehreren Stunden im Vakuum bei niedriger Temperatur stark eindampft [3]). Beim Stehen erstarrt der restierende Sirup krystallinisch. Das Endprodukt ist das bromwasserstoffsaure Salz des Dioxypiperazins.

Unter dem Namen Lysidin [4]) wurde ein Äthylenäthenyldiamin beschrieben, welchem in vitro eine fünfmal stärkere harnsäurelösende Wirkung als dem Piperazin zukommt.

$$
\begin{array}{c}
\text{H} \\
\text{CH}_2 - \text{N} \diagdown \\
\qquad\qquad\quad \text{C.CH}_3 \\
\text{CH}_2 - \text{N} \diagup
\end{array}
$$

Nach Geppert ist diese Substanz ohne irgendwelche schädliche Nebenwirkung und erhöht auch die Atemfrequenz nicht.

Zu erwähnen sind noch folgende Substanzen: Urotropin (Hexamethylentetramin $(CH_2)_6(NH_2)_4$), wurde als harnsäurelösendes Mittel von Nicolaier empfohlen (s. p. 626, 627). Ebenso Saliformin, die Salicylsäureverbindung des Hexamethylentetramins. Ferner das chinasaure Urotropin, Chinotropin genannt, welches die harnsäurelösende Wirkung des Urotropins mit der harnsäurevermindernden der Chinasäure verbinden soll. Helmitol ist anhydromethylencitronensaures Hexamethylentetramin.

---

[1]) DRP. 75298.
[2]) DRP. 78020.
[3]) DRP. 77557. BB. 27. 169 (1894).
[4]) BB. 27. 2952 (1894), Deutsche med. Wochenschr. 1894. Nr. 1, BB. 28. 1173, 3068 (1895).

Methylencitronensäure [1]) erhält man durch Erhitzen von Citronensäure mit Paraformaldehyd bei höheren Temperaturen, was nur eine 50%ige Ausbeute gibt, noch besser durch Behandeln von Citronensäure mit Chlormethylalkohol $ClCH_2.OH$ in der Wärme [2]) bei 130—140 ^{0} im Autoklaven.

Tunnicliffe und Rosenheim behaupten, daß Piperidin

$$\begin{array}{c} H_2 \\ C \\ H_2C \diagup \quad \diagdown CH_2 \\ H_2C \diagdown \quad \diagup CH_2 \\ N \\ H \end{array}$$

die Lösungsfähigkeit des Blutserums für Harnsäure erhöht [3]). Sie empfehlen 1.5 g weinsaures Piperidin, welches ohne Nachteil vertragen werden soll (?). Für alle diese basischen Körper, wie auch die in der Folge zu besprechenden, gilt das in diesem Kapitel einleitend bemerkte.

Eine neue Gruppe von Substanzen, welche als harnsäurelösende Mittel verwendet werden sollen, hat Hermann Pauly dargestellt. Aus dem gleichen Grunde wie Piperazin müssen diese nur in vitro harnsäurelösend wirkenden Substanzen als wertlos erscheinen.

Durch Einwirkung von Ammoniak auf Dibromtriacetonamin erhält man [4]) α-Tetramethylpyrrolin-β-carbonsäureamid:

$$\begin{array}{c} CH = C.CO.NH_2 \\ (CH_3)_2.C \diagdown \quad \diagup C.(CH_3)_2 \\ NH \end{array}$$

Durch Einwirkung reduzierender Agenzien erhält man Dihydroderivate, wobei es zur Bildung des α-Tetramethylpyrrolidin-β-carbonsäureamid nach folgender Gleichung kommt [5]):

$$\begin{array}{c} CH = C.CO.NH_2 \\ (CH_3)_2C \diagdown \quad \diagup C(CH_3)_2 \quad + H_2 = \\ NH \\ CH_2-CH.CO.NH_2 \\ (CH_3)_2C \diagdown \quad \diagup C(CH_3)_2 \\ NH \end{array}$$

In gleicher Weise können die Alkylderivate des α-Tetramethylpyrrolin-β-carbonsäureamids in Pyrrolidinderivate übergeführt werden.

Durch Einwirkung von Jodalkyl auf die Base erhält man Alkylderivate derselben, indem Alkyl an den Stickstoff im Pyrrolring tritt.

Durch Behandeln von Triacetonamin mit Brom in stark bromwasserstoffsaurer Lösung erhält man das Bromhydrat eines Dibromtriacetonamins. Dieses

---

[1]) DRP. 120255.
[2]) DRP. 150949.
[3]) Lancet 1898. 189.
[4]) DRP. 109345. BB. **32**. 200 (1899). **33**. 919 (1900).
[5]) DRP. 109346.

reagiert mit aliphatischen primären Aminen, z. B. Methylamin, indem sich alkylierte Amide einer Pyrrolincarbonsäure nach folgenden Gleichungen bilden [1]):

$$
\begin{array}{c}
\text{CO} \\
\diagup \diagdown \\
\text{CHBr} \quad \text{CHBr} \\
| \qquad | \qquad + 3\,\text{CH}_3.\text{NH}_2 = \\
(\text{CH}_3)_2\text{C} \qquad \text{C}(\text{CH}_3)_2 \\
\diagdown \diagup \\
\text{NH}.\text{HBr}
\end{array}
$$

$$
\begin{array}{c}
\text{CO} \\
\diagup \diagdown \\
\text{C} = \text{C} \\
| \qquad | \qquad \cdot \quad + 3\,\text{CH}_3.\text{NH}_2.\text{HBr} \\
(\text{CH}_3)_2\text{C} \qquad \text{C}(\text{CH}_3)_2 \\
\diagdown \diagup \\
\text{NH}
\end{array}
$$

$$
\begin{array}{ccc}
\text{CO} & & \\
\diagup \diagdown & & \\
\text{C} = \text{C} & & \text{HC} = \text{C}.\text{CO}.\text{NH}.\text{CH}_3 \\
| \qquad | & + \text{CH}_3.\text{NH}_2 = & | \qquad | \\
(\text{CH}_3)_2\text{C} \quad \text{C}(\text{CH}_3)_4 & & (\text{CH}_3)_2\text{C} \quad \text{C}(\text{CH}_3)_2 \\
\diagdown \diagup & & \diagdown \diagup \\
\text{NH} & & \text{NH}
\end{array}
$$

α-Tetramethylpyrrolin-β-carbonsäuremethylamid.

Die N-Alkylderivate des α-Tetramethylpyrrolin-β-carbonsäureamids [2])

$$
\begin{array}{c}
\text{CH} = \text{C}.\text{CO}.\text{NH}_2 \\
| \qquad | \\
(\text{CH}_3)_2\text{C} \qquad \text{C}(\text{CH}_3)_2 \\
\diagdown \diagup \\
\text{NH}
\end{array}
$$

erhält man durch Einwirkung von Alkyljodid auf die Base und gelangt so zum

$$
\begin{array}{c}
\text{CH} = \text{C}.\text{CO}.\text{NH}_2 \\
| \qquad | \\
(\text{CH}_3)_2\text{C} \qquad \text{C}(\text{CH}_3)_2 \\
\diagdown \diagup \\
\text{N}.\text{CH}_3.\text{HJ}
\end{array}
$$

N-Methyl-α-tetramethylpyrrolin-β-carbonsäureamid.

Ebenso erhält man die N-Alkylderivate der α-Tetramethylpyrrolin-β-carbon-säurealkylamide z. B.

$$
\begin{array}{c}
\text{CH} = \text{C}.\text{CO}.\text{NH}.\text{CH}_3 \\
| \qquad | \\
(\text{CH}_3)_2\text{C} \qquad \text{C}(\text{CH}_3)_2 \\
\diagdown \diagup \\
\text{N}.\text{CH}_3.\text{HJ}
\end{array}
$$

N-Methyl-α-tetramethylpyrrolin-β-carbonsäuremethylamid.

Auch die Pyrrolidinderivate lassen sich in gleicher Weise am Stickstoff alkylieren und man erhält [3]) z. B.

---

[1]) DRP. 109347.
[2]) DRP. 109348.
[3]) DRP. 109349.

$$\underset{\underset{\displaystyle N.CH_3.HJ}{|}}{\overset{\displaystyle H_2C—CH.CO.NH_2}{\underset{(CH_3)_2C\quad C(CH_3)_2}{|}}}$$

N-Methyl-α-tetramethylpyrrolidin-β-carbonsäureamid.

Wenn man bei der Synthese der Alkylamide statt primärer aliphatischer Amin sekundäre Amine der Fettreihe verwendet, so erhält man analog Dialkylamide der α-Tetramethylpyrrolin-β-carbonsäure [1])

$$\overset{\displaystyle CO}{\underset{\underset{\displaystyle NH,HBr}{|}}{\underset{(CH_3)_2C\quad C(CH_3)_2}{|}}{\overset{CHBr\ CHBr}{|}}} + 3\ \overset{CH_3}{\underset{CH_3}{\Big\rangle}}NH =$$

$$\overset{\displaystyle CO}{\underset{\underset{\displaystyle NH}{|}}{\underset{(CH_3)_2C\quad C(CH_3)_2}{|}}{\overset{C = C}{|}}} + 3\ \overset{CH_3}{\underset{CH_3}{\Big\rangle}}NH + HBr$$

$$\overset{\displaystyle CO}{\underset{\underset{\displaystyle NH}{|}}{\underset{(CH_3)_2C\quad C(CH_3)_2}{|}}{\overset{C=C}{}}} + \overset{CH_3}{\underset{CH_3}{\Big\rangle}}NH =$$

$$\underset{\underset{\displaystyle NH}{|}}{\underset{(CH_3)_2C\quad C(CH_3)_2}{|}}{\overset{\displaystyle CH=C.CO.N\!\!<^{CH_3}_{CH_3}}{}}$$

α-Tetramethylpyrrolin-β-carbonsäuredimethylamid.

Die so erhaltenen Dialkylamide können durch Einwirkung von Halogen-alkylen in analoger Weise, wie die Monoalkylamide am Stickstoff des Pyrrolin-ringes alkyliert, sowie durch Reduktionsmittel in Pyrrolidinderivate übergeführt werden.

Allen diesen Substanzen kommen in vitro harnsäurelösende Eigen-schaften zu, doch ist zu bedenken, daß, abgesehen von der Nutzlosigkeit basischer Lösungsmittel für Harnsäure im Organismus, Pyrrolidin-derivate keineswegs bei interner Verwendung harmlos sein dürften.

Nach H. Hildebrandt zeigen die Tetra- und Pentamethylpyrrolidin-β-carbonsäuren nur geringe Giftwirkung; erst Dosen von 0.05 g rufen bei weißen Mäusen allmählich einen Lähmungszustand hervor; das

---

[1]) DRP 109350.

Pentamethylderivat ist stärker wirksam als die N-methylfreie Säure, analog wie N-Methylpiperidin stärker wirkt als Piperidin.

Atophan ist 2-Phenylchinolin-4-carbonsäure und wird gegen Gicht und Gelenkrheumatismus empfohlen, es soll eine überraschend grosse Harnsäureausscheidung herbeiführen. Atophan erhöht bei Verabreichung von 0,5—3 g innerlich bei purinfreier Nahrung die Harnsäureausscheidung um das 3—4fache (Nicolaier und Dorn), sie geht aber beim Aussetzen des Mittels sofort wieder zurück. Es handelt sich, nach Weintrauds Ansicht, nicht um vermehrten Nukleinzerfall im Körper, sondern um eine Wirkung auf die Niere, deren Funktion der Harnsäureausscheidung elektiv durch das Mittel gesteigert wird.

Abkürzungen.

AePP.	Archiv für experimentelle Pathologie und Pharmakologie.
Apot. Ztg.	Apotheker-Zeitung.
Americ. Ch. Journ.	American Chemical Journal.
Arch. f. kl. Med.	Archiv für klinische Medizin.
Ann. di chim. e farm.	Annali di chimica e di farmacologia.
Arch. d. Pharm.	Archiv der Pharmacie.
BB.	Berichte der Deutschen chemischen Gesellschaft.
Bull. gen. de ther.	Bulletin generale de therapie.
Ber. d. Morph. Phys. Ges.	Berichte der morphologisch-physiologischen Gesellschaft München.
C. r.	Comptes rendus de l'Academie des Sciences, Paris.
C. r. s. b.	„ „ de la Société de biologie, Paris.
Chem. Ztg.	Chemiker-Zeitung, Cöthen.
Diss.	Dissertation.
DRP.	Deutsches Reichs Patent.
DRP.Anm.	Deutsches Reichs Patentanmeldung.
D. A. f. klin. Med.	Deutsches Archiv für klinische Medizin.
Gaz. Chim.	Gazetta chimica italiana.
HB.	Hofmeister's Beiträge zur chemischen Physiologie und Pathologie.
HS.	Hoppe-Seyler's Zeitschrift für physiologische Chemie.
Journ. of Americ. Med. Ass.	Journal of American Medical Association.
Liebig's Ann.	Liebig's Annalen der Chemie.
Merck's Ber.	E. Merck's Berichte.
M. f. Ch.	Wiener Monatshefte für Chemie (Sitzungsberichte der k. Akademie zu Wien, mathematisch-naturwissenschaftliche Klasse, blaues Heft).
N. Y. Med. Journ.	New-York Medical Journal.
Proc. Chem. Soc.	Proceedings of chemical society London.
Proc. R. Soc.	Proceedings of Royal Society London.
Pharm. Ztg.	Pharmazeutische Zeitung.
Rec. des trav.	Recueil des travaux chimiques des Pays-Bas.
Rep. der Pharm.	Repertorium der Pharmacie.
Rev. med. Suisse	Revue medicale de la Suisse Romande.
Sem. méd.	Semaine medicale Paris.
Suppl.	Supplementband.
Ther. Mon.	Therapeutische Monatshefte.
Virch. Arch.	Virchow's Archiv für pathologische Anatomie.
Woch. f. Th. und Hyg. des Auges	Wochenschrift für Therapie und Hygiene des Auges.
Z. f. Biol.	Zeitschrift für Biologie.
Z. f. Hyg.	Zeitschrift für Hygiene.
Z. f. kl. Med.	Zeitschrift für klinische Medizin.
Zentr. f. Phys.	Zentralblatt für Physiologie.

Nachträge.

Zu p. 92, Abs. 3. Das Nitril der Propiolsäure (Cyanacetylen) HC ⁝ C.CN, sowie das Kohlenstoffsubnitrid (Dicyanacetylen), NC.C ⁝ C. CN machen Paralyse und Atemlähmung. Sie sind weniger giftig als Blausäure. Die Einschiebung der Acetylengruppe zwischen H und CN der Blausäure oder zwischen die zwei CN des Dicyans verringert also die Giftigkeit beträchtlich und zwar im gleichen Verhältnis bei jedem der Nitrile, da Kohlenstoffsubnitrid ungefähr viermal weniger giftig ist als Cyanacetylen. Gegenüber anderen Nitrilen z. B. Acetonitril ist die Giftigkeit noch erhöht. Natriumthiosulfat ist gegenüber dem Kohlenstoffsubnitrid eine schützende Substanz, nicht aber gegenüber dem Cyanacetylen [1]).

Zu p. 119, Abs. 3. Die Natronsalze der niederen Glieder der gesättigten Fettsäurereihe bis zur Capronsäure sind vollständig unwirksam, dagegen die höheren von der Caprinsäure aufwärts sehr stark, nicht schwächer als Ölsäure hämolytisch wirksam. Die Nonylsäure bildet etwa ein Zwischenglied, indem sie schwach hämolytisch wirkt [2]).

Zu p. 120, vorletzter Abs. Von den Verbindungen Menthan, Menthen, Terpinen und Cymol wirkt nur das Menthen, welches eine Doppelbindung hat, hämolytisch, während das Terpinen mit zwei ungesättigten Gruppen nicht wirksam ist. Es läßt sich dies vielleicht dadurch erklären, daß sich bei sogenannten konjugierten Doppelbindungen die Valenzen sich gegenseitg absättigen [3]).

Zu p. 165. Nach den Untersuchungen von Carl Neuberg und Sumio Saneyoshi [4]) besteht hinsichtlich der Verbrennbarkeit von d- und l-Weinsäure kein Unterschied. Bei der Traubensäureverfütterung wird nur optisch inaktive Weinsäure ausgeschieden, was nur bei absolut gleicher Verbrennlichkeit beider Komponenten möglich ist. Die Traubensäure wird also nicht asymmetrisch angegriffen.

Zu p. 225. Wenn man l-Phenyl-3-methyl-4-isovalerylamino-5-pyrazolon, l-Phenyl-3-methyl-4-isovalerylamino-5-isovaleryloxypyrazol, l-Phenyl-3-methyl-4-isovaleryl-amino-5-äthoxypyrazol und 1 Phenyl-3-methyl-4-isovalerylamino-5-chlorpyrazol oder analoge α-Bromisovalerylverbindungen mit methylierenden

---

[1]) C. A. Desgrez, C. r. **152**. 1707 (1911).
[2]) J. Shimazono, AePP. **65**. 361 (1911).
[3]) W. Heubner, 28. Kongreß für innere Medizin. Wiesbaden. **1911**. 559.
[4]) Biochem. Zeitschr. **36**. 32 (1911).

Mitteln behandelt, so erhält man l-Phenyl-2, 3-dimethyl-4-isovalerylamino-5-pyrazalon und l-Phenyl-2, 3-dimethyl-4-α-bromisovalerylamino-5-pyrazolon[1]).

Zu p. 242. 1-p-Dimethylaminophenyl- 2, 3, 4-trimethyl, 5-pyrazolon erhält man durch Behandlung von l-p-Aminophenyl-3, 4-dimethyl-5-pyrazolon oder l-p-Aminophenyl-3, 4-dimethyl-5-halogenpyrazol oder l-p-Aminophenyl-3, 4-dimethyl-5-alkyloxypyrazol oder l-p-Aminophenyl-2, 3, 4-trimethyl-5-pyrazolon oder deren Alkyl- und Säurederivaten mit methylierenden Mitteln[2]).

Zu p. 248. Der Hund scheidet einen Teil des Chinins unverändert im Harne, einen kleinen, wahrscheinlich unresorbierten Teil im Kote aus[3]).

Zu p. 256, Abs. 4. o-o-Dimethylphenacetin $CH_3 . CO . HN$.

OC_2H_5 bildet kein Methämoglobin.

Diejenigen mehrwertigen Phenole, die in Chinone übergehen können, erzeugen Methämoglobin, die anderen nicht und die mehrwertigen Phenole werden erst zu den Chinonen oxydiert und dieses verwandelt das Hämoglobin in Methämoglobin. Bei den stickstoffhaltigen Benzolderivaten existieren zwei Möglichkeiten, wie sie methämoglobinbildend werden können: Erstens durch Oxydation zum Chinon, zweitens durch Oxydation zum Hydroxylamin.

Trichloranilin macht Methämoglobinbildung, doch erholen sich die Tiere von der Vergiftung, während Dichloranilin

in geringerer Dosis schon nach kurzer Zeit letal wirkt.

m-Xylidin erzeugt in vitro Methämoglobin aber im

Hundeorganismus nicht und verhält sich nach dieser Richtung hin ganz anders als Dichloranilin[4]).

Zu p. 303, Schluß. Durch Hydrierung von Strychnin und Thebain gehen die krampferregenden Eigenschaften dieser Alkaloide selbst bei Verwendung der 3—5 fach größeren Dose verloren (O. Loeb und L. Oldenberg).

---

[1]) Höchst. DRP. 238373.
[2]) Höchst. DRP. 238256.
[3]) Julius Katz, Biochem. Zeitschr. 36. 144 (1911).
[4]) W. Heubner, Naturforscherversammlung 1910. II. 2. Hälfte. 466.

Zu p. 390. Runge, Hamburg, läßt Salicylaldehyd und Vanillin auf die Ester aromatischer Aminosäuren einwirken und erhält gefärbte Verbindungen, welche anästhesierend und desinfizierend wirken[1]).

Zu p. 402. Morphin kann man alkylieren, indem man mit quaternären Ammoniumbasen oder Mischungen solcher Substanzen, die quaternäre Ammoniumbasen zu bilden vermögen, behandelt. Die Reaktion verläuft in der Weise, daß die quaternäre Base in tertiäres Amin übergeht und der abgespaltene Alkohol in statu nascendi das Morphin in diesen Äther übertührt[2]).

Zu p. 404, Abs. 8. Eine Verbindung von Codein mit Diäthylbarbitursäure erhält man durch Aufeinanderwirken molekularer Mengen beider Bestandteile oder deren Salzen, gegebenenfalls in Gegenwart von passenden Mengen geeigneter Lösungsmittel[3]).

Zu p. 430. Amé Pictet und Alfons Gams[4]) synthetisieren Berberin folgendermaßen:

Homopiperonylamin $CH_2O_2 : C_6H_3 . CH_2 . CH_2 . NH_2$ wird mit Homoveratrumsäurechlorid $(CH_3O)_2C_6H_3 . CH_2 . COCl$ zu Homoveratroyl-homopiperonylamin I kondensiert. Dieses wird in kochender Xylollösung mit Phosphorpentoxyd erhitzt, wobei unter Austritt eines Moleküls Wasser die dihydrierte Isochinolinbase II entsteht, welche durch Reduktion mittelst Zinn und Salzsäure sich in Veratryl-norhydrohydrastinin III sich verwandelt.

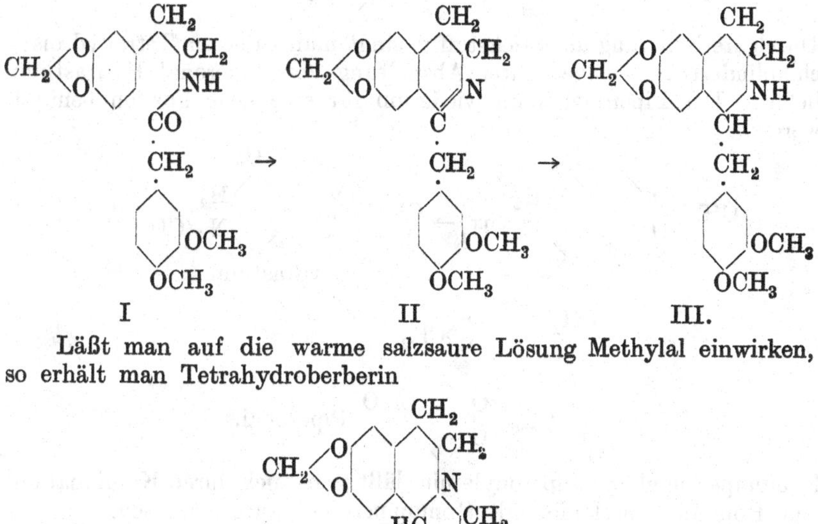

I   II   III.

Läßt man auf die warme salzsaure Lösung Methylal einwirken, so erhält man Tetrahydroberberin

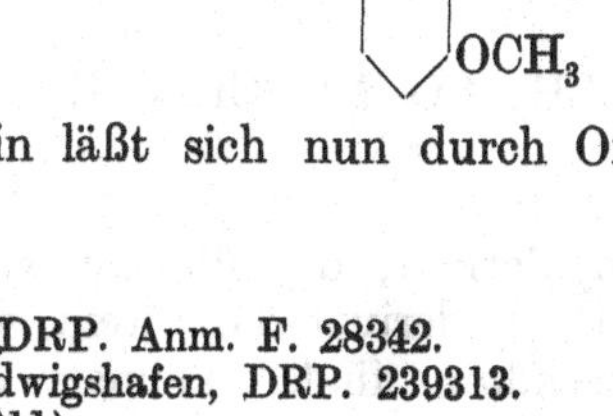

Tetrahydroberberin läßt sich nun durch Oxydation in Berberin verwandeln.

---

[1]) DRP. 228666.
[2]) Bayer-Elberfeld, DRP. Anm. F. 28342.
[3]) Knoll & Co., Ludwigshafen, DRP. 239313.
[4]) BB. 44. 2480 (1911).

Zu p. 438. Die Synthese des Hydrastinins und Kotarnins von H. Decker läuft folgendermaßen: Aus dem Kondensationsprodukte von Piperonal mit Hippursäure läßt sich die Piperonylbrenztraubensäure darstellen, welche durch Einwirkung von Ammoniak in ein Homopiperonylpiperonylalanin

$$CH_2{<}{}^{O}_{O}{>}\!\bigcirc\!\!\bigcirc CH_2 \cdot CH\,(COOH) \cdot NH \cdot CO \cdot CH_2 \bigcirc\!\!\bigcirc{<}^{O}_{O}{>} CH_2$$

übergeht. Das um ein Kohlensäuremolekül ärmere Homopiperonylhomopiperonylamin geht in ein substituiertes Dihydroisochinolinderivat über.

$$CH_2{<}{}^{O}_{O}{>}\!\bigcirc\!\!\bigcirc \cdot CH_2 \cdot CH_2 \cdot NH \cdot CO \cdot CH_2 \bigcirc\!\!\bigcirc{<}^{O}_{O}{>} CH_2 \rightarrow$$

Durch Methylierung am Stickstoff gelangt man zu einem Tetrahydroisochinolinderivat, welches unter Abspaltung von Piperonal Hydrastinin liefert. Das Piperonal kann wiederum für eine neue Portion benützt werden.

Hydrastinin.

$$+ CH_2{<}{}^{O}_{O}{>}\!\bigcirc\!\!\bigcirc CHO \quad \text{Piperonal.}$$

Homopiperonoylhomopiperonylamin läßt sich auch durch Kombination von Homopiperonylamin mit Homopiperonoylsäure gewinnen.

$$CH_2{<}{}^{O}_{O}{>}\!\bigcirc\!\!\bigcirc \cdot CH_2 \cdot COOH + CH_2{<}{}^{O}_{O}{>}\!\bigcirc\!\!\bigcirc \cdot CH_2 \cdot CH_2 \cdot NH_2 \rightarrow$$

$$CH_2{<}{}^{O}_{O}{>}\!\bigcirc\!\!\bigcirc \cdot CH_2 \cdot CO \cdot NH \cdot CH_2 \cdot CH_2 \bigcirc\!\!\bigcirc{<}^{O}_{O}{>} CH_2.$$

Ebenso ist das Benzoylderivat, das Phenacetylderivat, das Acetyl-, das Formyl- und das Oxalylderivat dargestellt worden, die ebenfalls für die Synthese Verwendung finden können. Das Homopiperonylamin wird entweder aus Piperonal, das man aus Safrol nach Tiemann darstellt oder aus Safrol selbst gewonnen. Vom Safrol kann man zum Hydrastinin gelangen, während man von Myristicin aus zum Kotarnin gelangt, wobei als Zwischenprodukt Formylmyristicylamin gewonnen wird.

Zu p. 438. Hydrastinin und analoge Basen erhält man aus Berberin, wenn man Basen, welche aus den quaternären Verbindungen der α-Alkyl-, α-Alkaryl- oder α-Aryltetrahydroberberine durch Einwirkung von Alkalien in der Wärme erhalten werden, der Oxydation unterwirft[1]).

Zu p. 446. Epinin ist 3.4.Dihydroxyphenyläthylmethylamin.

Zu p. 527. Benzoesäure, Salicylsäure, Phenol, Salol, Guajacol, besonders stark Thymol, ferner Menthol sind gute Cholagoga, während Thiocol (Kalium sulfoguajacolium) eher die Gallenmenge verringert. Hauptsächlich rufen Verbindungen der aromatischen Reihe, welche als Ätherschwefelsäuren ausgeschieden werden, eine deutliche Steigerung der Gallensekretion hervor[2]).

Zu p. 588. o-Jodanisol macht bei Hunden in Dosen von 5—6 g keine toxischen Effekte, sondern nur lokale Reizerscheinungen. 40 % des Jods erscheinen im Harn, nur sehr wenig anorganisch gebunden, das meiste wahrscheinlich als o - Jodhydrochinonmethyläther mit Schwefelsäure und Glykuronsäure gepaart. Ein Teil des Jodanisols wird unverändert in den Fäces, ohne resorbiert zu werden, ausgeschieden[3]).

Zu p. 593, Abs. 3. Die Calciumsalze der 2 - Jodpalmitinsäure und der 2-Jodstearinsäure werden gut vertragen und unter Jodabspaltung im Harn ausgeschieden, die entsprechenden Amide (2-Jodpalmitinamid und 2-Jodstearinamid) dagegen werden unzersetzt mit den Fäces entleert[4]).

Zu p. 595. α-Jodpropionylcholesterin, β-Jodpropionylcholesterin und Dijodelaidylcholesterin werden sehr schlecht (etwa nur zu 1/3) resorbiert. Die Jodausscheidung vollzieht sich innerhalb 4 – 5 Tagen, ein erheblicher Teil des resorbierten Jods bleibt in dem Gewebe zurück. Subcutan eingespritzt, erfolgt die Jodausscheidung allmählich[5]).

Zu p. 609, Abs. 2. Durch Reduktion von p-Nitrothiophenolmethyläther wird der p-Aminothiophenolmethyläther hergestellt und acetyliert. Acetaminothiophenolmethyläther ist eine feste Substanz[6]).

Zu p. 626, Abs. 7. Athenstaedt und Redecker in Hämelingen erhalten aus Hexamethylentetramin, Citronensäure und Borsäure Hexamethylentetraminborocitrate verschiedener Zusammensetzung[7]).

Zu p. 672. Man kann in organische Verbindung mit sauren Atomgruppen in freie Säuren, Säureester (Öle) usw. Arsensäurekomplexe einführen, indem man die betreffenden Verbindungen zunächst halogeniert und dann mit arsen-

---

[1]) M. Freund. DRP. Anm. F. 31296.
[2]) M. Petrowa, HS. 74. 429 (1911).
[3]) R. Luzatto und G. Satta. Arch. d. Farmacol. sperim. 11. 393 (1911).
[4]) P. Ponzio. Gazz. chim. ital. 41. I. 781 (1911).
[5]) E. Abderhalden und E. Gressel, HS. 74. 472 (1911).
[6]) Agfa-Berlin, DRP. 239310.
[7]) DRP. 238962.

saurem Silber behandelt. Auf diese Weise wurde Dibrombehensäure, Bromlecithin und Dijodphenolsulfosäure mit arsensaurem Silber behandelt[1]).

Zu p. 672. Wasserlösliche Quecksilberarsenpräparate erhält man, wenn
man Gemische von Kochsalz und Quecksilbersalzen der p-Aminophenylarsinsäure in Wasser oder Quecksilbersalze der p-Aminophenylarsinsäure in Kochsalzlösung auflöst. Es genügt etwa die gleiche Menge Kochsalz den Salzen bei-
zufügen, um Mischungen zu erzeugen, die konz. wässerige Lösungen liefern und
sich daher in ausgezeichneter Weise zu subkutanen Injektionen eignen[2]).

---

[1]) Richard Wolffenstein, Berlin, DRP. 239073.
[2]) Agfa, Berlin, DRP. 239557.

Druckfehlerverzeichnis.

p. 47, Zeile 13 von unten: statt: Äthyläther des Areccidins soll es heißen:
Äthylester des Arecaidins.

p. 56, Zeile 10 von unten: statt: Ecgonin und Benzoylecgonin soll es heißen:
Ekgonin und Benzoylekgonin.

p. 61, Zeile 12 von oben: statt: Karbanilid soll es heißen: Carbanilid.

p. 73, Zeile 13 von oben: statt: Curaewirkung soll es heißen: Curarewirkung.

p. 78, Zeile 27 von oben: statt: J. Gottlieb soll es heißen: R. Gottlieb.

p. 112, Zeile 9: statt: Acetyl - p - a - minophenyläthyläther soll es heißen:
Acetyl-p-aminophenyläthyläther.

Auf p. 131, Zeile 6: statt: Tropasäuretropin soll es heißen: Tropasäure-
tropein.

Zeile 7: statt: Mandelsäuretropin soll es heißen: Mandelsäuretropein.

Zeile 8: statt: Tropasäure-ψ-tropin soll es heißen: Tropasäure-ψ-tropein.

Zeile 8: statt: Mandelsäure-ψ-tropin soll es heißen: Mandelsäure-ψ-tropein.

p. 132: Die Nicotinformel gehört v o r den drittletzten Absatz beginnend:
d- und l-Nicotin.

p. 155, Zeile 14 von oben: statt: d-Isoleuzin lies: d-Isoleucin.

Zeile 17 von oben: statt: Malonsäure lies: Maleinsäure.

p. 181, Zeile 8 von oben: statt: p-Dibromphenyl lies: p-Dibromdiphenyl.

p. 182, Zeile 14 von oben: statt: Auch bei den Phenylurethanen lies: Auch
beim Phenylurethan.

p. 195: Die Anmerkung 6 gehört als Anmerkung 4.

p. 309, Zeile 22: statt: Benzoylbromidspartein lies: Benzylbromidspartein.

p. 310: letzte Zeile gehört als erste Zeile auf p. 311.

p. 329, Abs. 4, Zeile 2: statt: Karvacryl — lies: Carvakryl —.

p. 336, Zeile 6: statt: Base-Säure lies: Base mit einer Säure.

p. 354, Absatz 6: statt: Laktyltropein lies: Lactyltropein.

p. 390, Zeile 9: statt: 1.4.4.Methylcykolhexaminocarbonsäureäthylester
soll es heißen: 1.4.4.Methylcyklolhexaminocarbonsäureäthylester.

p. 416, Zeile 8: statt: Thebein soll es heißen: Thebenin.

p. 441, Zeile 10 von unten: statt: Monoäthylaminoacetobrenzcatechin soll es
heißen: Monoäthanolaminoketon.

p. 445, Absatz 2, Zeile 3: statt: Amoniumbase lies: Ammoniumbase.

p. 447, letzter Absatz soll die Formel heißen:

$$C.CH_2.CH_2.NH_2$$

p. 448. Anm. 3 gehört als Anm. 4.

Anm. 4 „ „ Anm. 3.

Absatz 2, Zeile 3 von unten: statt: vom p-Oxyphenylacetaldehyd-p-nitrophenylhydrazon an, lies statt an: aus.

Absatz 5, Zeile 2: statt: Oxyphenyläthylamino— lies: Oxyphenyläthylamine.

p. 449, Anm. 3: statt: DRP. 155652 lies: DRP. 155632.

p. 450, Anm. 1: statt: DRP. 157300 soll es heißen: 220355.

Anm. 5: lies statt: Schering DRP. 201245 richtig: DRP. 202169.

Anm. 6: statt: DRP. 220355 soll es heißen: 193634.

Anm. 7: statt: 202169 soll es heißen: 185598.

Anm. 8: statt: 193634 soll es heißen: 189483.

Anm. 9: statt: 185598 soll es heißen: 209962.

Anm. 10: statt: 189483 soll es heißen: 216640.

Anm. 11: statt: 209962 soll es heißen: 209609.

Anm. 12: statt: 216640 lies: 209610 Zusatz zu DRP. 209609.

Anm. 13: DRP. 209609 lies 212206 Zusatz zu DRP. 209609.

p. 451. Anm. 1: statt: DRP. 195655 lies: DRP. 201245 und DRP. 195655.

Anm. 4 gehört zu Anm. 5 und dafür ist als Anm. 4 zu setzen Schering Berlin DRP. Anmeldung C. 14.690.

Patentregister.

Deutsche Reichspatente.

Nr.	pag.	Nr.	pag.	Nr.	pag.	Nr.	pag.
426	. . . 528	48539	. . . 645	58394	. . . 437	68111	. . . 539
21150	. . . 219	49073	. . . 495	58396	. . . 544	68176	. . . 230
24151	. . . 528	49075	. . . 275	58409	. . . 596	68419	. . . 426
24317	. . . 222	49191	. . . 680	58878	. . . 607	68574	. . . 598
26429	224, 233	49366	. . . 495	59121	. . . 289	68697	. . . 607
27609	. . . 528	49542	. . . 507	59222	. . . 736	68706	. . . 381
28985	. . . 528	49739	. . . 580	59874	. . . 289	68713	. . . 241
29771	. . . 576	50341	. . . 534	60308	. . . 221	68719	. . . 230
29939	. . . 528	50586	. . . 468	60547	. . . 736	68960	. . . 463
30172	. . . 528	51381	535, 570	60716	. . . 556	69035	. . . 221
31240	528, 534	51597	. . . 228	61125	. . . 535	69289	. . . 550
33536	. . . 224	51710	. . . 638	61575	. . . 580	69328	282, 283
35130	. . . 586	51712	. . . 693	61848	. . . 557	69384	. . . 598
35216	. . . 674	52129	. . . 520	62006	. . . 225	69708	. . . 463
37727	. . . 229	52828	. . . 580	62276	. . . 539	69883	. . . 225
38052	. . . 534	52833	. . . 580	62533	. . . 550	70054	. . . 546
38416	. . . 677	53307	. . . 553	62716	. . . 563	70055	. . . 737
38423	. . . 586	53752	. . . 580	63485	. . . 293	70056	. . . 737
38729	. . . 404	53753	. . . 291	63618	. . . 736	70058	. . . 581
38973	. . . 537	53834	. . . 225	64405	. . . 580	70158	. . . 463
39184	. . . 537	54501	. . . 677	64444	. . . 225	70250	. . . 276
39662	. . . 535	54990	. . . 291	64832	. . . 245	70459	. . . 230
39887	. . . 402	55007	. . . 496	65102	. . . 221	70483	. . . 562
40337	. . . 224	55009	. . . 221	65110	. . . 221	70487	. . . 539
40747	. . . 507	55026	. . . 551	65111	. . . 221	70519	. . . 600
41514	. . . 606	55027	. . . 551	65259	. . . 240	70614	. . . 463
42726	. . . 224	55119	. . . 221	65347	. . . 736	70714	. . . 550
43173	. . . 537	55280	. . . 563	65393	. . . 383	71159	. . . 294
43713	. . . 537	56065	. . . 678	66461	. . . 736	71258	. . . 550
45226	. . . 588	56401	. . . 677	66550	. . . 381	71312	. . . 289
46333	. . . 496	56830	580, 583	66612	. . . 241	71346	. . . 598
46413	. . . 638	57337	. . . 291	66877	. . . 469	71446	. . . 562
46756	. . . 538	57338	. . . 291	67164	. . . 625	71576	. . . 736
47602	. . . 352	57941	. . . 538	67568	. . . 294	71797	. . . 426
47713	. . . 353	58129	555, 560	67811	. . . 737	72049	. . . 675

Nr.	pag.	Nr.	pag.	Nr.	pag.	Nr.	pag.
72806	557	82075	675	91813	403	98840	285
72996	580	82105	281	92259	624	99057	558
73083	293	82593	639	92420	629	99378	624
73117	574	82635	550	92535	558	99469	471
73125	737	83148	564	92756	286	99567	572
73155	265	83524	736	92757	287	99570	626
73279	528	83530	254	92789	402	99610	626
73285	282	83538	281	92796	265	99765	676
73354	737	84063	590	93110	533	100232	738
73415	590	84654	265	93111	624	100419	641
73542	539	85212	276	93593	631	100551	573
73704	738	85490	570	93698	252	101332	368
73804	277	85566	437	93942	630	101684	286
74017	579	85568	680	94078	568	101685	385
74045	724	85803	283	94097	582	101776	640
74209	673	85929	585	94175	353	101860	733
74602	637	85930	584	94282	624	101951	279
74628	737	85988	270	94284	602	102235	368
74691	230	86069	584	94287	641	102315	291
74821	251	86148	642	94628	624	102634	403
74912	239	86251	642	94949	438	103857	717
75298	739	86449	686	95136	633	103982	380
75378	240	87099	637	95186	633	104237	632
75456	561	87386	569	95261	370	104362	690
75611	278	87428	278	95440	579	104663	717
75847	724	87668	569	95518	625	104664	452
75915	509	87669	569	95578	561	104903	690
75975	240	87785	640	95580	577	104904	654
76128	675	87812	576	95620	368	105052	567
76248	230	87897	285	95622	370	105240	717
76433	353	87931	681	95623	370	105242	584
77174	225	87932	472	95644	402	105346	564
77272	293	87933	469	95853	355	105499	525
77317	522	88029	632	95854	420	105666	252
77437	353	88082	630	96105	602	105871	716
77557	739	88270	359	96145	402	105916	609
78020	739	88390	584	96153	609	106492	370
78879	629	88436	354	96342	285	106496	251
78880	590	88481	630	96352	370	106502	390
78889	642	88520	574	96492	291	106504	581
78903	673	88548	278	96493	473	106506	584
79089	284	88919	277	96495 .592,	604	106513	609
79098	274	88950	271	96539	370	106718	404
79099	294	89243	577	96658	287	107225	403
79714	265	89595	284	97009	368	107230	572
79814	284	89597	359	97011	238	107233	676
79857	284	89600	590	97103	380	107509	581
79868	379	89963	404	97207	608	107720	565
79870	354	90069	363, 368	97242	421	108027	391
80399	639	90207	404	97332	238	108075	403
80568	379	90245	369	97333	386	108223	370
80768	642	90308	452	97334 .384,	386	108241	281
80843	238	90595	276	97335	384	108342	551
81431	680	90848	252	97672	368	108871	391
81539	276	90959	238	97736	287	108904	587
81743	292	91081	369	98009	579	10001	76
81765	238	91121	369	98031	738	109259	253
81819	673	91122	368	98465	566	109345	740
81928	585	91171	286	98707	281	109346	740
81929	585	91370	253	98839	290	109347	741

Nr.	pag.	Nr.	pag.	Nr.	pag.	Nr.	pag.
109348	741	121665	654	146949	498	163036	232, 233
109789	567	122096	489	147278	498	163037	232
109913	559	122098	632	147279	498	163038	232
109933	560	122145	717	147280	498	163136	498
110370	533	123099	717	147580	386	163200	498, 502
111297	705	123748	253	147634	681	163238	734
111656	539	125305	631	147790	386	163518	545
111724	239	126311	544	148669	734	164128	540, 541
111963	536	126796	596	148944	708	164424	723
112216	474	127139	544	149345	386	164425	723, 726
113128	639	128063	488	150070	386	164429	692
113163	693	128116	253	150201	642	164610	625
113384	236	129255	740	150799	475	164612	631
113512	543	129452	253	150949	740	164663	642
113722	565	129967	711	151188	471	164664	679
113723	543	130073	281, 282	151189	356, 358	164884	573
114025	560	131723	253	151545	475	165222	501
114273	662	132791	593	151724	685	165223	502
114394	657	134234	463	151725	391	165224	504
114396	488	134307	252	152174	256	165225	500
115252	471	134308	252	152814	449	165281	477
115517	359, 360	134370	254	153860	734	165311	276
115920	255	134981	282	155567	625	165561	727
116386	556, 559	134987	687	155629	595	165562	727
116654	605	135043	593	155652	449	165649	503
116806	408	135306	665	156110	604	165692	500
117095	252, 253	135307	665	156383	499	165693	501
117269	642	135308	665	156384	499	165897	711
117346	559	135835	592	156385	499	165898	411
117624	560	136565	624	156900	724, 727	165980	631
117625	560	137207	254	156901	724, 727	165984	467
117628	360	137585	543	157300	450	166266	503
117629	360	137622	357	157355	625	166267	726
117630	360	138345	678	157553	590	166310	393
117730	686	138443	357	157554	590	166359	477
117767	590	138444	725	157572	231, 232	166362	412
117980	717	138713	640	157663	654	166468	500
118122	252	138754	665	157693	358	167138	726
118352	253	139392	467	158220	476, 477	167170	710
118353	658	139907	624	158620	417	167317	450
118496	658	139960	724	159748	593	167332	498, 504
118536	560	140827	678	160273	631	167410	723
118537	561	141185	676	160471	232	167879	418
118566	556	141422	398	161306	701, 704	168293	723
118606	605	141967	659	161400	435	168406	498
118607	360	142896	724	161401	693	168407	501
118746	605	142987	595	161493	727	168408	638
119008	703	143448	656	161663	676	168451	486
119060	427	143596	585	161725	588	168533	503
119463	540	143726	656	162059	678	168553	498
119785	421	144393	239	162219	501, 502	168739	477
119802	628	144431	499	162220	500	168941	376
120047	420	144432	499	162280	500	169247	531
120558	566	145996	357	162630	232	169356	675
120623	605	146456	665	162656	563	169405	501
120722	281	146496	497	162657	500	169746	372
120864	489	146792	659	162658	570	169787	372, 374
120865	489	146793	659	162823	232	169819	372
120925	251	146849	544	163034	276	170302	723
121262	541	146948	498	163035	231, 232	170354	467

Nr.	pag.	Nr.	pag.	Nr.	pag.	Nr.	pag.
170555	727	180622	594, 622	190688	376	204795	501
170567	727	180669	503	191088	412	204922	710
170586	500	180864	631	191106	725	205263	478
170587	377	181175	374	191385	638	205264	478
170629	477	181287	375	191386	478	205449	667
170727	527	181288	522	191547	570	205579	720
170907	502	181324	386	191548	666, 667	205616	667, 668
171147	502	181509	623	193114	549	205617	667
171292	502	181593	570, 717	193446	503	205775	670
171294	503	182045	503	193447	504	206055	703
171453	703	182559	726	193542	671	206056	541
171585	655	182627	708, 709	193632	241	206057	669
171788	631	182764	497	193634	450	206330	599
171992	502	183185	710	193799	726	206334	667
172301	378	183589	426	194034	717	206453	729
172404	503	183628	502	194051	373, 374	206454	729
172447	378	183857	500	194533	723	206456	668
172568	377	184382	541	195655	451	206637	241
172683	642	184850	241	195656	451	206696	435
172885	502	184868	382	195657	451	207444	642
172886	502	185598	450	195813	375	208188	723
172932	723	185601	404	195814	451	208255	387
172933	638	185800	549	196214	594	208593	241
172979	502	185962	477, 478	196434	532	208634	650
172980	499	185963	497	196605	592	208637	710
173240	708	186005	610	196740	594	208639	729
173610	376	186111	542	197245	549	208700	720
173729	629	186456	498	197648	595	208711	665
173776	540, 541	186659	549	197804	487	208833	710
174178	500	186740	604	198306	374	208886	626
174380	426	186884	426	198715	475	208923	435
174940	503	187138	427	199108	722	208962	521
175068	404	187209	375	199148	373, 374	209608	626
175079	435	187254	709	199549	595	209609	450
175080	375	187449	594, 604	199844	241	209695	291
175415	727	187593	378	200063	254	209728	729
175585	477	187822	595	200064	599	209729	729
175588	502	187869	574	200065	669	209911	599
175589	502	187943	218	201244	501	209962	450
175592	502	188054	435	201245	450	211197	687, 688
175795	500	188055	435	201324	399	211403	531
175796	412	188318	631, 633	201325	532	211529	662
176063	468	188434	595	201326	532	211530	662
177053	623	188506	567, 568	201369	709	211800	387
177109	642	188571	378	201370	664	211801	387
177694	500	188703	703	201371	679	212018	669
177768	726	188815	626	202169	450	212205	669
178172	255	188834	593	202244	638	212304	669
178173	255	189036	624	202382	709	212389	568
178935	502	189076	503	202353	662	212422	605
179212	431	189333	387	202790	595	212454	549
179627	387	189335	378	203081	669	212843	623
179946	502	189478	643	203082	374	212892	689
180087	594	189481	373, 374	203643	474	213155	666
180119	500	189482	375	203717	667	213371	650
180120	596	189483	448, 450	203753	242	213459	387
180291	377	189838	386	203754	567	213591	606
180292	377	189842	241	203849	709	213593	606
180395	435	189843	553	204664	667	213594	669
180424	502	189939	508	204764	592	213711	729

48*

Nr.	pag.	Nr.	pag.	Nr.	pag.	Deutsche Reichs-patent-Anmeldungen.	
						Nr.	pag.
214044	531	224346	599	233325	687	1622	537
214157	711	224347	403	233326	687	3299	507
214376	725	224388	403	233327	593	3380	551
214559	255	224435	649, 650	233551	448	4485	426
214716	241	224491	656	233651	623	5086	496
214717	664	224536	599	233893	592, 593	5305	472
214782	520	224537	599	233968	504	5328	565
214783	403	224844	551	234012	497	5335	637
215007	604	224864	649	234054	650	6068	581
215008	604	224953	668	234137	250	6090	468
215009	604	224980	655	234217	546	6187	468
215050	568	224981	725	234631	240	6515	597
215251	670	225457	504	234741	477	6535	671
215337	642	225710	476	234795	448	6732	545
215664	599	225711	655	234850	439	7184	545
216223	669	225712	474	234851	653	7547	234
216267	647	225821	703	234852	540	7937	496
216270	668	225893	689	234914	650	8138	290
216640	450	225924	566	235141	671	8174	627
216799	689	225984	540	235356	653	8876	626
216906	675	226111	687, 688	235357	710	9082	597
217189	710	226229	710	235358	437, 438	9503	710
217553	720	226231	524	235391	669	9668	496
217557	242	226454	504	235430	668	10039	534
217558	241	227013	235	235801	498	10265	553
217620	725	227321	501	235802	498	10563	530
217946	501	227322	643	236045	540	10581	530
217987	659	227390	728	236196	532	10631	469
217994	623	227391	649	236893	652	10712	637
218389	387	227999	540	237019	643	10908	558
218466	540	228204	357	237211	532	10932	285
218478	234	228205	375	237394	662	11063	676
218727	235	228247	412	237781	569	11253	625
219210	666	228666	747	237787	670	11259	563
219219	678	228667	486	238105	532	11318	627
219570	525	228835	290	238256	746	11462	504
220267	564	229143	524	238373	746	12139	503
220355	450	229183	568	238962	749	12151	552
220941	531	229191	687	239073	745	12767	552
221384	599	229246	403	239310	749	12928	678
221385	531	229574	649	239313	747	12982	239
221483	647	229575	649	239557	750	12991	450
222451	449	229781	665			13209	299
222809	486	229814	235	**Französische Patente.**		13216	553
222920	403, 687	230043	448			13278	239
223303	587	330172	599	278076	632	13419	595
223305	540	230236	623	322096	156	13420	595
223594	595	231092	650	371982	581	13433	235
223695	725	231093	551			13504	717
223796	668	231396	656			13672	531
223838	588	231589	568			13848	234
223839	449, 450	231726	566	**Englische Patente.**		14373	503
223968	688	231887	503, 504	11596	530	14459	503
223969	688	231961	254	16349	565	14713	503
224072	564	231969	671			15767	501
224107	572	232003	435	**Amerikanische Patente.**		15869	664
224108	571	232459	593			16136	501
224159	725	232879	671	615307	693		
224160	571	233069	448				
224197	404	233118	600				

Nr.	pag.	Nr.	pag.	Nr.	pag.	Nr.	pag.
17121	. . . 704	20528	. . . 541	25508	. . . 387	31296	. . . 746
17762	. . . 676	21487	. . . 398	26510	. . . 497	31583	. . . 626
18474	. . . 609	23394	. . . 664	28342	. . . 745	32103	. . . 627
18619	. . . 627	24272	. . . 567	29300	. . . 404	35776	. . . 562
18945	. . . 385	24275	. . . 497	29524	. . . 669	36444	. . . 726
19197	. . . 384	24382	. . . 497	29772	. . . 359	53315	. . . 568
19416	. . . 385	24523	. . . 669	30511	. . . 647	110277	. . . 371
19495	. . . 385	24619	. . . 734	30816	. . . 363	187575	. . . 628
20430	. . . 431	24808	. . . 532	30940	. . . 593	190288	. . . 292

Autoren-Verzeichnis.

Sachregister.

Veränderungen der Substanzen im Organismus.

(Aufgeführt sind die Namen der Verbindungen, deren chemische Veränderungen im Organismus in diesem Werke besprochen sind.)

Verlag von Julius Springer in Berlin.

Einführung
in die experimentelle Therapie.

Von **Dr. Martin Jacoby**

fr. a. o. Professor der Pharmakologie an der Universität Heidelberg,
Leiter des Biochem. Laboratoriums am Städt. Krankenhaus Moabit, Berlin.

Mit 7 Textfiguren. — Preis M. 5.—, in Leinwand gebunden M. 5.80.

Die experimentelle
Chemotherapie der Spirillosen

(Syphilis, Rückfallfieber, Hühnerspirillose, Frambösie)

von **Paul Ehrlich** und **S. Hata.**

Mit Beiträgen von **H. J. Nichols**-New York, **J. Jversen**-St. Petersburg,
Bitter-Kairo und **Dreyer**-Kairo.

Mit 27 Textfiguren und 5 Tafeln.

Preis M. 6.—, in Leinwand gebunden M. 7.—.

Im Dezember 1911 wird vollständig:

Kommentar zum
Deutschen Arzneibuch

5. Ausgabe 1910.

Auf Grundlage der Hager-Fischer-Hartwichschen Kommentare
der früheren Arzneibücher
unter Mitwirkung von

Professor Dr. J. Biberfeld-Breslau, Dr. P. W. Danckwortt-
Breslau, Dr. G. Fromme-Halle a. S., F. M. Haupt-Greifswald,
Dr. M. Pleissner-Dresden, Professor Dr. H. Schulze-Halle a. S.,
Dr. W. Stüwe-Jena, Dr. O. Wiegand-Leipzig

herausgegeben von

Privatdozent Dr. O. Anselmino und **Professor Dr. Ernst Gilg.**

Mit zahlreichen in den Text gedruckten Figuren.

2 Bände. Jeder Band Preis M. 15.—, in Halbleder gebunden M. 17.50.

Zu beziehen durch jede Buchhandlung.

Die experimentelle Chemotherapie der Spirillosen (Syphilis, Rückfallfieber, Hühnerspirillose, Frambösie). Von **Paul Ehrlich** und **S. Hata.** Mit Beiträgen von H. J. Nichols-New York, J. Iversen-St. Petersburg, Bitter-Kairo und Dreyer-Kairo. Mit 27 Textfiguren und 5 Tafeln. 1910. Preis M. 6.—; in Leinwand gebunden M. 7.—.

Einführung in die experimentelle Therapie. Von Dr. **Martin Jacoby,** fr. a. o. Professor an der Universität Heidelberg, zurzeit Leiter des Biochemischen Laboratoriums am Krankenhaus Moabit, Berlin. Mit 9 Kurven und zahlreichen Tabellen. 1910.
Preis M. 5.—; in Leinwand gebunden M. 5.80.

Anleitung zu medizinisch-chemischen Untersuchungen für Apotheker. Von Dr. **Wilhelm Lenz,** Oberstabsapotheker a. D., Privatdozent in Berlin. Mit 12 Textabbildungen. 1907.
In Leinwand gebunden Preis M. 3.60.

Praktische Anleitung zur Syphilisdiagnose auf biologischem Wege. (Spirochäten-Nachweis, Wassermannsche Reaktion.) Von Dr. **P. Mulzer,** I. Assistenzarzt der Universitätsklinik für Haut- und Geschlechtskrankheiten zu Straßburg i. E. Zweite Auflage. Mit 20 Textabbildungen und 4 Tafeln. 1911. In Leinwand gebunden Preis M. 4.80.

Die Serodiagnose der Syphilis. Von Dr. **Carl Bruck,** Privatdozent und Oberarzt der Dermatologischen Universitätsklinik in Breslau. 1909.
Preis M. 4.80.

Vorlesungen über Physiologie. Von Dr. **M. von Frey,** Professor der Physiologie und Vorstand des Physiologischen Instituts an der Universität Würzburg. Mit 80 Textfiguren. Zweite, neubearbeitete Auflage. 1911.
In Leinwand gebunden Preis M. 11.—.

Biologie des Menschen. Aus den wissenschaftlichen Ergebnissen der Medizin für weitere Kreise dargestellt. Bearbeitet von Dr. **Leo Heß,** Prof. Dr. **Heinrich Joseph,** Dr. **Albert Müller,** Dr. **Karl Rudinger,** Dr. **Paul Saxl,** Dr. **Max Schacherl.** Herausgegeben von Dr. **Paul Saxl** und Dr. **Karl Rudinger.** Mit 62 Textfiguren. 1910.
Preis M. 8.—, in Leinwand gebunden M. 9.40.

Biochemie. Ein Lehrbuch für Mediziner, Zoologen und Botaniker von Dr. **F. Röhmann,** a. o. Professor an der Universität und Vorsteher der chemischen Abteilung des Physiologischen Instituts zu Breslau. Mit 43 Textfiguren und 1 Tafel. 1908. In Leinwand gebunden Preis M. 20.—.

Biochemische Zeitschrift. Beiträge zur chemischen Physiologie und Pathologie. Herausgegeben von **E. Buchner**-Breslau, **P. Ehrlich**-Frankfurt a. M., **F. Hofmeister**-Straßburg, **C. von Noorden**-Wien, **E. Salkowski**-Berlin, **N. Zuntz**-Berlin. Redigiert von **C. Neuberg**-Berlin.
Preis des Bandes von 32—36 Bogen M. 12.—.

Verlag von Julius Springer in Berlin.

Chemie der menschlichen Nahrungs- und Genußmittel.

Herausgegeben von Geh. Reg.-Rat Prof. Dr. **J. König,** Münster i. W. Vierte, vollständig umgearbeitete Auflage. In drei Bänden.

I. Band: **Chemische Zusammensetzung der menschlichen Nahrungs- und Genußmittel.** Bearbeitet von Prof. Dr. **A. Bömer,** Münster i. W. Mit Textabbildungen. In Halbleder geb. Preis M. 36.—.

II. Band: **Die menschlichen Nahrungs- und Genußmittel,** ihre Herstellung, Zusammensetzung und Beschaffenheit, nebst einem Abriß über die Ernährungslehre. Von Prof. Dr. **J. König,** Münster i. W. Mit Textabbildungen. In Halbleder geb. Preis M. 32.—.

III. Band: **Untersuchung von Nahrungs-, Genußmitteln und Gebrauchsgegenständen.** In Gemeinschaft mit Fachmännern bearbeitet von Prof. Dr. **J. König,** Münster i. W.
1. Teil: **Allgemeine Untersuchungsverfahren.** Mit 405 Textabbildungen. In Halbleder geb. Preis M. 26.—.
Der 2. Teil, der die **Untersuchung und Beurteilung der einzelnen Nahrungsmittel** usw. behandelt, ist in Vorbereitung und soll tunlichst bald folgen.

Hilfsbuch für Nahrungsmittelchemiker zum Gebrauch im Laboratorium für die Arbeiten der Nahrungsmittelkontrolle, gerichtlichen Chemie und anderen Zweige der öffentlichen Chemie. Verfaßt von Dr. **A. Bujard,** Direktor des Städtischen Chemischen Laboratoriums zu Stuttgart, und Dr. **E. Baier,** Direktor des Nahrungsmittel-Untersuchungsamts der Landwirtschaftskammer für die Provinz Brandenburg zu Berlin. Dritte, umgearbeitete Auflage. 1911. In Leinwand gebunden Preis M. 12.—.

Der Nahrungsmittelchemiker als Sachverständiger. Anleitung zur Begutachtung der Nahrungsmittel, Genußmittel und Gebrauchsgegenstände nach den gesetzlichen Bestimmungen. Mit praktischen Beispielen. Von Prof. Dr. **C. A. Neufeld,** Vorsteher der Kgl. Untersuchungsanstalt für Nahrungs- und Genußmittel zu Würzburg. 1907.
Preis M. 10.—; in Leinwand gebunden M. 11.50.

Die chemische Entwicklungserregung des tierischen Eies.

(Künstliche Parthenogenese). Von **Jacques Loeb,** Professor der Physiologie an der University of California in Berkeley. Mit 56 Textfiguren. 1909.
Preis M. 9.—, in Leinwand gebunden M. 10.—.

Über das Wesen der formativen Reizung. Von **Jacques Loeb,** Professor der Physiologie an der University of California in Berkeley. Vortrag, gehalten auf dem XVI. Internationalen Medizinischen Kongreß in Budapest 1909. Preis M. 1.—.

Umwelt und Innenwelt der Tiere. Von **J. von Uexküll,** Dr. med. hon. c. 1909. Preis M. 7.—, in Leinwand geb. M. 8.—.

Die Variabilität niederer Organismen. Eine deszendenz-theoretische Studie. Von **Hans Pringsheim.** 1910.
Preis M. 7.—, in Leinwand gebunden M. 8.—.

Die Reizbewegungen der Pflanzen. Von Dr. **E. G. Pringsheim,** Privatdozent für Botanik in Halle a. S. Mit 100 Textfiguren. 1912.
Preis ca. M. 12.—, in Leinwand gebunden ca. M. 13.20.

Pflanzenphysiologie. Von Dr. **W. Palladin,** Professor an der Universität zu St. Petersburg. Mit 180 Textfiguren. 1911.
Preis M. 8.—, in Leinwand gebunden M. 9.—.

Zu beziehen durch jede Buchhandlung.

Verlag von Julius Springer in Berlin.

Organische Synthese und Biologie. Von **Emil Fischer.** 1908.
Preis M. 1.—.

Untersuchungen über Kohlenhydrate und Fermente. 1884 bis 1908. Von **Emil Fischer.**
Preis M. 22.—; in Leinwand gebunden M. 24.—.

Untersuchungen über Aminosäuren, Polypeptide und Proteine. 1899—1906. Von **Emil Fischer.**
Preis M. 16.—; in Leinwand gebunden M. 17.50.

Untersuchungen in der Puringruppe. 1882—1906. Von **Emil Fischer.** Preis M. 15.—; in Leinwand gebunden M. 16.50.

Neuere Erfolge und Probleme der Chemie. Experimentalvortrag gehalten in Anwesenheit S. M. des Kaisers aus Anlaß der Konstituierung der Kaiser-Wilhelm-Gesellschaft zur Förderung der Wissenschaften am 11. Januar 1911 im Kultusministerium zu Berlin von **Emil Fischer,** Professor an der Universität Berlin. 1911. Preis 80 Pfg.

Die physikalischen und chemischen Methoden der quantitativen Bestimmung organischer Verbindungen. Von Dr. **Wilhelm Vaubel.** Mit 95 Textfiguren. Zwei Bände. 1902.
Preis M. 24.—; in Leinwand gebunden M. 26.40.

Lehrbuch der theoretischen Chemie. Von Dr. **Wilhelm Vaubel,** Privatdozent an der Technischen Hochschule zu Darmstadt. Zwei Bände. Mit 222 Textfiguren und 2 lithographierten Tafeln. 1903.
Preis M. 32.—; in Leinwand gebunden M. 35.—.

Analyse und Konstitutionsermittlung organischer Verbindungen. Von Dr. **Hans Meyer,** Professor an der Deutschen Universität in Prag. Zweite, vermehrte und umgearbeitete Auflage. Mit 235 Textfiguren. 1909. Preis M. 28.—; in Halbfranz gebunden M. 31.—.

Anleitung zur quantitativen Bestimmung der organischen Atomgruppen. Von Dr. **Hans Meyer,** Professor an der Deutschen Universität in Prag. Zweite, vermehrte und umgearbeitete Auflage. Mit Textfiguren. 1904. In Leinwand gebunden Preis M. 5.—.

Allgemeine und physiologische Chemie der Fette. Für Chemiker, Mediziner und Industrielle. Von **F. Ulzer** und **J. Klimont.** Mit 9 Textfiguren. 1906. Preis M. 8.—.

Analyse der Fette und Wachsarten. Von **Benedikt-Ulzer.** Fünfte, umgearbeitete Auflage, unter Mitwirkung hervorragender Fachmänner herausgegeben von Prof. **Ferd. Ulzer,** Dipl. Chem. **P. Pastrovich** und Dr. **A. Eisenstein** in Wien. Mit 113 Textfiguren. 1908.
Preis M. 26.—; in Halbleder gebunden M. 28.60.

Mikroskopie und Chemie am Krankenbett. Für Studierende und Ärzte bearbeitet von Prof. Dr. **Hermann Lenhartz,** Direktor des Eppendorfer Krankenhauses in Hamburg. Sechste, wesentlich umgearbeitete Auflage. Mit 92 Textfiguren. 4 Tafeln in Farbendruck und einem Bildnis des Verfassers. 1910. In Leinwand gebunden Preis M. 9.—.

Zu beziehen durch jede Buchhandlung.

Physiologie und Pathologie des Mineralstoffwechsels nebst
Tabellen über die Mineralstoffzusammensetzung der menschlichen Nahrungs-
und Genußmittel sowie der Mineralbrunnen und -Bäder. Von Dr. **Albert
Albu,** Privatdozent für innere Medizin an der Universität zu Berlin, und
Dr. **Carl Neuberg,** Privatdozent und chemischer Assistent am Pathologischen
Institut der Universität Berlin. 1906 In Leinwand gebunden Preis M. 7.—.

Makro- und mikroskopische Diagnostik der menschlichen
Exkremente. Von **M. L. Q. van Ledden Hulsebosch.** Mit 255 natur-
getreuen Abbildungen auf 43 Tafeln in Lichtdruck. 1899.
Kartoniert Preis M. 30.—.

Spektroskopie. Von Prof. **E. C. C. Baly,** F. J. C., London. Autorisierte
Übersetzung von Prof. Dr. **Richard Wachsmuth.** Mit 158 Textfiguren. 1908.
Preis M. 12.—; in Halbfranz gebunden M. 14.50.

Einführung in die Chemie. Ein Lehr- und Experimentierbuch von
Rudolf Ochs. Mit 218 Textfiguren und einer Spektraltafel. 1911.
In Leinwand gebunden Preis M. 6.—.

Lehrbuch der analytischen Chemie. Von Dr. **H. Wölbling,** Dozent
und etatsmäßiger Chemiker an der Kgl. Bergakademie zu Berlin. Mit 83
Textfiguren und 1 Löslichkeitstabelle. 1911.
Preis M. 8.—, in Leinwand gebunden M. 9.—.

Grundriß der anorganischen Chemie. Von **F. Swarts,** Prof. an
der Universität Gent. Autorisierte deutsche Ausgabe von Dr. Walter
Cronheim, Privatdozent an der Kgl. Landwirtschaftlichen Hochschule zu
Berlin. Mit 82 Textfiguren. 1911.
Preis M. 14.—, in Leinwand gebunden M. 15.—.

Physikalisch-chemische Tabellen von Landolt und Börn-
stein. Herausgegeben von Professor Dr. **Richard Börnstein** und Professor
Dr. **Wilhelm Meyerhoffer.** Dritte, umgearbeitete und vermehrte Auflage.
1905. In Moleskin gebunden Preis M. 36.—.

Höhere Mathematik für Studierende der Chemie und Physik
und verwandter Wissensgebiete. Von **J. W. Mellor.** In freier
Bearbeitung der zweiten englischen Ausgabe herausgegeben von Dr. Alfred
Wogrinz und Dr. Arthur Szarvassi. Mit 109 Textfiguren. 1906.
Preis M. 8.—.

Naturkonstanten in alphabetischer Anordnung. Hilfsbuch für
chemische und physikalische Rechnungen. Von Professor Dr. **H. Erdmann**
und Priv.-Doz. Dr. **P. Köthner.** 1905.
In Leinwand gebunden Preis M. 6.—.

Das Mikroskop und seine Anwendung. Handbuch der praktischen
Mikroskopie und Anleitung zu mikroskopischen Untersuchungen. Von Dr.
Hermann Hager. Nach dem Tode des Verfassers vollständig umgearbeitet
und in Gemeinschaft mit Regierungsrat Dr. O. Appel, Privatdozenten Dr.
G. Brandes und Prof. Dr. Th. Lochte neu herausgegeben von Dr. **Karl Mez,**
Professor der Botanik an der Universität Halle. Elfte Auflage.
Unter der Presse.

Printed in the United States
By Bookmasters